中毒与药物过量

POISONING & DRUG OVERDOSE

中文翻译版（原书第7版）

主　编　〔美〕肯特·R.奥尔森（Kent R.Olson）

主　译　赵青威　陆远强

科 学 出 版 社

北 京

图字：01-2020-1769

内 容 简 介

本书为中毒与药物过量的诊断和管理提供实用的建议，并列出了相关常见工业化学品的简明信息。本书共分为4章。第一章主要引导读者开展初步的应急管理，包括昏迷、低血压和其他常见并发症的治疗，物理和实验室诊断，以及毒物净化和加快毒物清除的方法。第二章提供了常见药物和毒物的详细资料。第三章介绍了解毒剂和治疗药物的使用信息和副作用。第四章介绍了化学品溢漏和化学品职业暴露的医疗管理情况，附有一个囊括多种化学品信息的表格。

本书适合临床医师、药师、科研人员和药物研究人员阅读参考。

图书在版编目（CIP）数据

中毒与药物过量：原书第7版／（美）肯特·R. 奥尔森（Kent R. Olson）主编；赵青威，陆远强主译 .—北京：科学出版社，2023.5

书名原文：Poisoning & Drug Overdose

ISBN 978-7-03-075203-1

Ⅰ.①中… Ⅱ.①肯… ②赵… ③陆… Ⅲ.①药物中毒—诊疗 Ⅳ.① R595.4

中国国家版本馆 CIP 数据核字（2023）第 049911 号

责任编辑：路 弘／责任校对：张 娟
责任印制：赵 博／封面设计：龙 岩

Kent R.Olson
Poisoning & Drug Overdose, Seventh Edition
978-0-07-1839792
Copyright © 2018 by McGraw-Hill Education.

科 学 出 版 社 出版
北京东黄城根北街 16 号
邮政编码：100717
http://www.sciencep.com

三河市春园印刷有限公司 印刷

科学出版社发行 各地新华书店经销

*

2023 年 5 月第 一 版 开本：889×1194 1/16
2023 年 5 月第一次印刷 印张：27
字数：800 000

定价：180.00 元
（如有印装质量问题，我社负责调换）

译 者 名 单

主　　译　赵青威　陆远强
副 主 译　羊红玉　海　鑫
译者名单　（以姓氏笔画为序）

马蔡芬	王　宸	王幼蕾	王浩如	开洁静	叶子奇
冯梦晓	吕　朵	朱晓璐	刘　健	刘　鑫	刘雪玲
羊红玉	李　璐	吴佳莹	吴梅佳	宋聪颖	张　乔
张菁菁	陆远强	邵　美	林美花	金晓君	周昱君
郑运亮	赵青威	赵琪蕾	赵瑞巧	胡　希	胡兴江
姜久昆	革一婧	顾梦洁	徐娜娜	凌　克	海　鑫
黄　倩	黄玉洁	梁淑红	喻松霞	童利会	翟　优

译 者 前 言

随着人类社会的进步及科学技术的不断发展，新开发化学物质和药品种类不断增加，有毒化学品的种类也在不断增加，导致毒物暴露事件不断增加。另一方面，药物的滥用及不合理使用导致药物严重毒副作用的发生，也使患者的用药风险增加。不同药物或化合物中毒所导致的症状复杂，为临床治疗带来了极大的困难。因此，了解中毒知识，既能在中毒疾病诊治中提供有效思路，也能在毒理学研究实践中发挥重要作用。

《中毒与药物过量》为 *Poisoning & Drug Overdose* 第7版中文翻译版本，由临床药师和急诊中毒专业医师共同翻译。本书兼具科学性、系统性、实用性与指导性，针对常见化合物或药物中毒及过量应用提供了专业的诊断及治疗建议。本书分为4章，第一章以按步骤执行的模式引导读者进行药物中毒及过量的评估与处理，包括昏迷、癫痫、休克和其他常见中毒并发症。第二章提供了常见药物和毒物的详细信息，包括毒性机制、中毒剂量、临床表现、诊断和与每种物质相关的特定治疗方式。第三章描述了常见治疗药物和解毒剂的应用方法与常见不良反应，包括药理学、适应证、禁忌证、不良反应、药物或实验室相互作用、给药剂量及方法、推荐剂量等。第四章描述了危险品意外泄漏和职业化学暴露的医疗管理，涵盖危险品泄漏事件的处理方法、职业化学暴露的评估及常见工业化学品的毒性效应、物理性质和工作场所暴露限值，为关注药物中毒及过量应用的医师、药师、科研人员提供系统而简明的信息。

本书的成功出版离不开所有译者专家的辛勤付出和精心翻译、校对，在此深表感谢。同时，感谢浙江省毒理学会对本书出版工作的大力支持，并将其作为学会建设的重点项目之一，也感谢McGraw-Hill Education对编译团队的信任。我们真诚希望《中毒与药物过量》在中毒防护救治方面能为相关多学科医疗团队及研究团队提供可及而实用的帮助。限于译者水平，书中不足之处，希望读者及时指正，以便再版时补充修订，使其更臻完善。

浙江大学医学院附属第一医院

赵青威　陆远强

2023年1月

原 著 前 言

《中毒与药物过量》一书的出版为中毒与药物过量的诊断和管理提供了实用的建议，并列出了常见相关工业化学品的简明信息。

本书分为4章，每章都由右边空白处的黑色标签标识。第一章主要引导读者开展初步的应急管理，包括昏迷、低血压和其他常见并发症的治疗；物理和实验室诊断；以及毒物净化和加快毒物清除的方法。第二章提供了常见药物和毒物的详细资料。第三章介绍了解毒剂和治疗药物的使用信息和副作用。第四章介绍了化学品溢漏和化学品职业暴露的医疗管理情况，并包括一个囊括常见化学品信息的表格。

本书方便读者根据需要快速地从一章切换至另一章，便捷地从每章获得所需信息。例如，在管理异烟肼中毒患者时，读者可从第二章中获取关于异烟肼毒性的具体信息，在第一章中获取肠道净化的实用建议和诸如癫痫发作等并发症的管理，在第三章中获取关于解毒剂吡哆醇剂量和副作用的详细信息。

主编副主编名单

主编

Kent R. Olson, MD, FACEP, FACMT, FAACT
Clinical Professor of Medicine and Pharmacy,
University of California, San Francisco;
Co-Medical Director, California Poison Control System,
San Francisco Division (retired)

副主编

Ilene B. Anderson, PharmD
Clinical Professor of Pharmacy, University
of California, San Francisco;
Senior Toxicology Management Specialist,
California Poison Control System,
San Francisco Division

Neal L. Benowitz, MD
Professor of Medicine
and Chief, Division of Clinical Pharmacology
and Toxicology,
University of California, San Francisco;
Associate Medical Director,
California Poison Control System,
San Francisco Division

Paul D. Blanc, MD, MSPH
Professor of Medicine and Chief, Division of
Occupational and Environmental Medicine,
University of California, San Francisco

Richard F. Clark, MD, FACEP
Professor of Medicine,
University of California, San Diego;
Director, Division of Medical Toxicology
and Medical Director,
California Poison Control System,
San Diego Division

Thomas E. Kearney, PharmD, ABAT
Professor of Clinical Pharmacy, and Associate Dean
for Academic Affairs
University of California, San Francisco;
Clinical Consultant
California Poison Control System,
San Francisco Division

Susan Y. Kim-Katz, PharmD
Clinical Professor of Pharmacy,
University of California, San Francisco;
Senior Toxicology Management Specialist,
California Poison Control System,
San Francisco Division

Alan H. B. Wu, PhD
Professor of Laboratory Medicine,
University of California, San Francisco;
Chief, Clinical Chemistry Laboratory
San Francisco General Hospital

编著者名单

Suad Abdullah Saif Al Abri, MD, ABEM, OBEM
Medical Toxicology Fellow, California Poison Control System, San Francisco Division, University of California, San Francisco; Consultant Emergency Physician and Medical Toxicologist, Emergency Department, Sultan Qaboos University Hospital, Muscat, Oman

Timothy E. Albertson, MD, MPH, PhD
Professor of Medicine, Medical Pharmacology and Toxicology, University of California Medical Center, Davis; Medical Director, California Poison Control System, Sacramento Division

Ilene B. Anderson, PharmD
Clinical Professor of Pharmacy, University of California, San Francisco; Senior Toxicology Management Specialist, California Poison Control System, San Francisco Division

Gilberto Araya-Rodriguez, Licenciado en Farmacia (Costa Rica)
Volunteer, California Poison Control System, San Francisco Division, San Francisco, California

Ann Arens, MD
Medical Toxicology Fellow, Department of Medicine, University of California,
San Francisco, California; Medical Toxicologist, Minnesota Poison Control System; Assistant Professor, Department of Emergency Medicine, University of Minnesota

Patil Armenian, MD
Associate Professor, Assistant Research Director, Department of Emergency
Medicine, University of California, San Francisco-

Fresno

John R. Balmes, MD
Professor of Medicine, University of California, San Francisco; Division of Environmental Health Sciences, School of Public Health, University of California, Berkeley

Neal L. Benowitz, MD
Professor of Medicine and Chief, Division of Clinical Pharmacology, Medicine and Bioengineering & Therapeutic Sciences, Zuckerberg San Francisco General Hospital/ University of California, San Francisco

Kathleen Birnbaum, PharmD
Toxicology Management Specialist, California Poison Control System, San Diego Division

Paul D. Blanc, MD, MSPH
Professor of Medicine, Division of Occupational and Environmental Medicine, University of California, San Francisco and the Veteran Affairs Medical Center, San Francisco

Stephen C. Born, MD, MPH
Clinical Professor Emeritus, Division of Occupational and Environmental Medicine, University of California, San Francisco

F. Lee Cantrell, PharmD
Managing Director, California Poison Control System, San Diego Division; Professor of Clinical Pharmacy, University of California, San Francisco; Clinical Professor of Pharmacy and Medicine, University of California, San Diego

James Chenoweth, MD, MAS
Assistant Professor, Director of Toxicology Research, Department of Emergency Medicine, University of California, Davis

Richard F. Clark, MD
Medical Director, San Diego Division, California Poison Control System; Director, Division of Medical Toxicology, University of California, San Diego Medical Center

Michael A. Darracq, MD, MPH
Associate Professor of Clinical Emergency Medicine, University of California, San Francisco-Fresno

G. Patrick Daubert, MD, FACEP
Division of Emergency Medicine, Kaiser Permanente, South Sacramento Medical Center, Sacramento, California

Timur S. Durrani, MD, MPH, MBA
Medical Director, Occupational Health Services, Zuckerberg San Francisco General Hospital; Assistant Medical Director, San Francisco Division, California Poison Control System; Principal Investigator, UCSF Pediatric Environmental Health Specialty Unit; Assistant Clinical Professor of Medicine, University of California San Francisco

Jo Ellen Dyer, PharmD
Clinical Professor of Pharmacy, University of California, San Francisco; Senior Toxicology Management Specialist, California Poison Control System, San Francisco Division

Gary W. Everson, PharmD
Toxicology Management Specialist, California Poison Control System, Fresno/Madera Division

Jeffrey Fay, PharmD
Assistant Clinical Professor of Pharmacy, University of California, San Francisco; Toxicology Management Specialist, California Poison Control System, Fresno/Madera Division

Jonathan B. Ford, MD
Assistant Professor, Emergency Medicine, University of California, Davis

Thomas J. Ferguson, MD, PhD
Associate Clinical Professor, Departments of Internal Medicine and Public Health, University of California, Davis

Frederick Fung, MD, MS
Clinical Professor of Occupational Medicine, University of California, Irvine; Medical Director, Occupational Medicine Department and Toxicology Services, Sharp Rees-Stealy Medical Group, San Diego, California

Fabian Garza, PharmD
Assistant Clinical Professor of Pharmacy, University of California, San Francisco; Toxicology Management Specialist, California Poison Control System, Fresno/Madera Division

Curtis Geier, PharmD
Emergency Medicine Clinical Pharmacist, Zuckerberg San Francisco General Hospital, San Francisco, California, Assistant Clinical Professor of Pharmacy, University of California, San Francisco

Richard J. Geller, MD, MPH
Associate Clinical Professor of Emergency Medicine, University of California, San Francisco; Medical and Managing Director, California Poison Control System, Fresno/Madera Division

Nasim Ghafouri, PharmD
Toxicology Management Specialist, California Poison Control System, San Diego Division

Joyce Go, PharmD
Emergency Medicine Clinical Pharmacist, Department of Pharmacy, Zuckerberg San Francisco General Hospital and Trauma Center, San Francisco, California

Joanne M. Goralka, PharmD
Department of Clinical Pharmacy, University of California, San Francisco; Toxicology Management Specialist, California Poison Control System, Sacramento Division

Hallam Gugelmann, MD, MPH
Attending Physician in Emergency Medicine, CPMC St. Luke's Hospital; Assistant Medical Director, California Poison Control System, San Francisco Division

Sandra A. Hayashi, PharmD

Assistant Clinical Professor, University of California, San Francisco; Toxicology Management Specialist, California Poison Control System, San Francisco Division

Patricia Hess Hiatt, BS

Operations Manager (retired), San Francisco Division, California Poison Control System

Raymond Y. Ho, PharmD

Managing Director, California Poison Control System, San Francisco Division

Leslie M. Israel, DO, MPH

Medical Director, Occupational Health Services, Los Angeles Department of Water and Power, Los Angeles, California

Sam Jackson, MD, MBA

Chief Medical Officer, Alkahest, Inc., San Carlos, California

Thomas E. Kearney, PharmD, DABAT

Professor of Clinical Pharmacy and Associate Dean for Academic Affairs, University of California, San Francisco; Clinical Consultant, California Poison Control System, San Francisco Division

Paul Khasigian, PharmD

Toxicology Management Specialist, California Poison Control System, Fresno/Madera Division

Susan Kim-Katz, PharmD

Professor of Clinical Pharmacy, University of California, San Francisco; Senior Toxicology Management Specialist, California Poison Control System, San Francisco Division

Richard Ko, PharmD, PhD

Pharmaceutical Consultant, Herbal Synergy, Pinole, California

Michael J. Kosnett, MD, MPH, FACMT

Associate Clinical Professor, Division of Clinical Pharmacology & Toxicology, Department of Medicine, University of Colorado School of Medicine Denver, Colorado

Allyson Kreshak, MD, FACMT, FACEP

Assistant Clinical Professor, Department of Emergency Medicine, University of California San Diego

Chi-Leung Lai, PharmD

Assistant Clinical Professor of Pharmacy, University of California, San Francisco; Assistant Clinical Professor of Medicine, University of California, Davis; Toxicology Management Specialist, California Poison Control System, Sacramento Division

Darren H. Lew, PharmD

Toxicology Management Specialist, California Poison Control System, Fresno/Madera Division

Justin C. Lewis, PharmD, DABAT

Managing Director, California Poison Control System, Sacramento Division

Kai Li, MD

Medical Toxicology Fellow, Department of Emergency Medicine, University of California, San Francisco

Derrick Lung, MD, MPH

Assistant Clinical Professor, Division of Clinical Pharmacology and Toxicology, Department of Medicine, University of California, San Francisco

Binh T. Ly, MD, FACMT, FACEP

Professor and Vice Chair (Education), Department of Emergency Medicine (Medical Toxicology), University of California, San Diego

Conan MacDougall, PharmD, MAS

Professor of Clinical Pharmacy, University of California San Francisco

Tanya M. Mamantov, MD, MPH

Medical Toxicology Attending Physician, Zuckerberg San Francisco General Hospital and California Poison Control System, San Francisco Division

Beth H. Manning, PharmD

Assistant Clinical Professor of Pharmacy, University of California, San Francisco; Toxicology Management Specialist, California Poison Control System, San Francisco Division

Kathryn H. Meier, PharmD
Assistant Clinical Professor of Pharmacy, University of California, San Francisco; Toxicology Management Specialist, California Poison Control System, San Francisco Division

Alicia B. Minns, MD
Assistant Clinical Professor of Emergency Medicine, Department of Emergency Medicine, University of California, San Diego

Eileen Morentz
Poison Information Provider, California Poison Control System, San Francisco Division

Stephen W. Munday, MD, MPH, MS
Chair, Department of Occupational Medicine, Sharp Rees Stealy Medical Group, San Diego; California Poison Control System, San Diego Division

Sean Patrick Nordt, MD, PharmD, DABAT, FAACT, FAAEM, FACMT
Associate Professor of Clinical Emergency Medicine, Keck School of Medicine, University of Southern California

Charles W. O'Connell, MD
Clinical Professor of Emergency Medicine, Division of Medical Toxicology, University of California, San Diego

Steven R. Offerman, MD
Assistant Professor, Department of Emergency Medicine, University of California, Davis; Division of Emergency Medicine, Kaiser Permanente, South Sacramento Medical Center, Sacramento, California

Kent R. Olson, MD, FACEP, FACMT, FAACT
Clinical Professor of Medicine and Pharmacy, University of California, San Francisco; Co-Medical Director, California Poison Control System, San Francisco Division, San Francisco (retired)

Michael A. O'Malley, MD, MPH
Associate Clinical Professor, Public Health Sciences, University of California, Davis

Annamariam Pajouhi, PharmD
Assistant Clinical Professor of Pharmacy, University of California, San Francisco; Toxicology Management

Specialist, California Poison Control System, Sacramento Division

Mariam Qozi, PharmD
Toxicology Management Specialist, California Poison Control System, San Diego Division

Joshua B. Radke
Medical Toxicology Fellow, Department of Emergency Medicine, University of California, Davis

Cyrus Rangan, MD
Assistant Medical Director, California Poison Control System; Director, Toxics Epidemiology Program, Los Angeles County Department of Health Services; Attending Staff, Children's Hospital, Los Angeles, California

Daniel J. Repplinger, MD
Assistant Clinical Professor, Department of Emergency Medicine, University of California, San Francisco; Zuckerberg San Francisco General Hospital, San Francisco, California

Freda M. Rowley, PharmD
Assistant Clinical Professor of Pharmacy, University of California, San Francisco; Toxicology Management Specialist, California Poison Control System, San Francisco Division

Thomas R. Sands, PharmD
Assistant Clinical Professor of Pharmacy, University of California, San Francisco; Associate Clinical Professor, School of Medicine, University of California, Davis; Toxicology Management Specialist, California Poison Control System, Sacramento Division (retired)

Aaron Schneir, MD
Professor of Emergency Medicine, Division of Medical Toxicology, Department of Emergency Medicine, University of California, San Diego

Jay Schrader, CPhT
Poison Information Provider, California Poison Control System, San Francisco Division

Dennis Shusterman, MD, MPH
Professor of Clinical Medicine, Emeritus, Division of Occupational and Environmental Medicine, University

of California, San Francisco

Craig Smollin, MD
Medical Director, California Poison Control System, San Francisco Division; Associate Professor of Emergency Medicine, University of California, San Francisco

Jeffrey R. Suchard, MD
Professor of Clinical Emergency Medicine and Pharmacology, Department of Emergency Medicine, University of California, Irvine

Mark E. Sutter, MD
Associate Professor of Emergency Medicine, University of California, Davis

R. Steven Tharratt, MD, MPVM
Clinical Professor of Medicine, Division of Pulmonary, Critical Care & Sleep Medicine, University of California, Davis

Ben T. Tsutaoka, PharmD
Assistant Clinical Professor of Pharmacy, University of California, San Francisco; Toxicology Management Specialist, California Poison Control System, San Francisco Division

Janna H. Villano, MD
Clinical Faculty, Emergency Medicine, University of California, San Diego

Kathy Vo, MD
Medical Toxicology Fellow, California Poison Control System, San Francisco Division, University of California, San Francisco; Assistant Clinical Professor of Emergency Medicine, University of California, San Francisco

Rais Vohra, MD
Assistant Professor of Emergency Medicine, University of California, San Francisco-Fresno

Michael J. Walsh, PharmD
Assistant Clinical Professor of Pharmacy, University of California, San Francisco; Toxicology Management Specialist, California Poison Control System, Sacramento Division

R. David West, PharmD
Toxicology Management Specialist, California Poison Control System, Fresno/Madera Division

Michael Young, DO, FACEP, FACMT
Associate Director, Division of Toxicology, Kaiser Permanente, San Diego, California

致 谢

本书第 1 版和第 2 版的成功出版要感谢旧金山湾区区域毒物控制中心（San Francisco Bay Area Regional Poison Control Center）的工作人员、教员和研究员，如果没有他们的共同努力不可能取得成功，对此我深表感谢。从一开始，这本书就一直是我们毒物中心的一个项目；因此，本书出售的所有版税都归属于我们中心的运营基金，而不是发放给其中任何一个编辑或作者。

1997 年 1 月，四个独立的毒物控制中心联合组建成为加州毒物控制系统，由加州大学旧金山分校管理。而本书第 3、第 4、第 5 和第 6 版的出版工作开展时，已经成为我们全州系统的一个项目，并增加了新的作者和编辑。

在此，我谨代表第 7 版的作者和编辑，衷心感谢所有为前 6 版中的一个或多个版本做出贡献的人。

Timothy E. Albertson，MD，PhD

Judith A. Alsop，PharmD

Ilene Brewer Anderson，PharmD

Patil Armenian，MD

Margaret Atterbury，MD

Georgeanne M. Backman

John Balmes，MD

Shireen Banerji，PharmD

James David Barry，MD

Charles E. Becker，MD

Neal L. Benowitz，MD

Bruce Bernard，MD

David P. Betten，MD

Kathleen Birnbaum，PharmD

Paul D. Blanc，MD，MSPH

Stephen Born，MD

Christopher R. Brown，MD

Randall G. Browning，MD，MPH

James F. Buchanan，PharmD

Alan Buchwald，MD

Cindy Burkhardt，PharmD

Chris Camillieri，DO

F. Lee Cantrell，PharmD

Terry Carlson，PharmD

Shaun D. Carstairs，MD

Gregory Cham，MD

Chulathida Chomchai，MD

Summon Chomchai，MD

Richard F. Clark，MD

Matthew D. Cook，MD

G. Patrick Daubert，MD

Delia Dempsey，MD

Charlene Doss

Chris Dutra，MD

Jo Ellen Dyer，PharmD

Brent R. Ekins，PharmD

Andrew Erdman，MD

Gary Everson，PharmD

Jeffrey Fay，PharmD

Thomas J. Ferguson，MD，PhD

Donna E. Foliart，MD，MPH

Frederick Fung，MD

Mark J. Galbo，MS

Fabian Garza，PharmD

Richard J. Geller，MD，MPH

Robert L. Goldberg，MD

Joanna Goralka，PharmD

Colin S. Goto，MD

Gail M. Gullickson，MD

Christine A. Haller，MD

Jennifer Hannum，MD

Sandra Hayashi，PharmD

Patricia H. Hiatt，BS

Raymond Ho，PharmD

B. Zane Horowitz，MD

Yao-min Hung，MD

David L. Irons，PharmD

Leslie M. Israel，DO，MPH

Sam Jackson，MD，MBA

Thanjira Jiranankatan，MD

Gerald Joe，PharmD

Jeffrey R. Jones，MPH，CIH

Paul A. Khasigian，PharmD

Thomas E. Kearney，PharmD

Kathryn H. Keller，PharmD

Michael T. Kelley，MD

Susan Y. Kim-Katz，PharmD

Lada Kokan，MD

Michael J. Kosnett，MD

Allyson Kreshak，MD

Amy Kunihiro，MD

Grant D. Lackey，PharmD

Chi-Leung Lai，PharmD

Rita Lam，PharmD

Shelly Lam，PharmD

John P. Lamb，PharmD

Belle L. Lee，PharmD

Darrem Lew，PharmD

Diane Liu，MD，MPH

Jon Lorett，PharmD

Derrick Lung，MD，MPH

Binh T. Ly，MD

Richard Lynton，MD

Tatiana M. Mamantov，MD

Beth H. Manning，PharmD

Anthony S. Manoguerra，PharmD

Kathy Marquardt，PharmD

Michael J. Matteucci，MD

Timothy D. McCarthy，PharmD

Howard E. McKinney，PharmD

Kathryn H. Meier，PharmD

Michael A. Miller，MD

Alicia Minns，MD

S. Todd Mitchell，MD

Eileen Morentz

Walter H. Mullen，PharmD

Stephen W. Munday，MD，MPH，MS

Nancy G. Murphy，MD

Frank J. Mycroft，PhD，MPH

Joshua Nogar，MD

Sean Patrick Nordt，MD，PharmD

Steve Offerman，MD

Kent R. Olson，MD

Michael O'Malley，MD，MPH

Gary Joseph Ordog，MD

John D. Osterloh，MD

Kelly P. Owen，MD

Gary Pasternak，MD

Manish Patel，MD

Paul D. Pearigen，MD

Cyrus Rangan，MD

Brett A. Roth，MD

Freda M. Rowley，PharmD

Thomas R. Sands，PharmD

Aaron Schnier，MD

Jay Schrader，CPhT

Kerry Schwarz，PharmD

Dennis J. Shusterman，MD，MPH

Craig Smollin，MD

Karl A. Sporer，MD

Jeffrey R. Suchard，MD

Mark E. Sutter，MD

Winnie W. Tai，PharmD

David A. Tanen，MD

S. Alan Tani，PharmD

John H. Tegzes，VMD

R. Steven Tharratt，MD

Josef G. Thundiyil，MD，MPH

Christian Tomaszewski，MD

Ben T. Tsutaoka，PharmD

Mary Tweig，MD

Rais Vohra，MD

Peter H. Wald，MD，MPH

Michael J. Walsh，PharmD

Jonathan Wasserberger，MD

Janet S. Weiss，MD

R. David West，PharmD

Timothy J. Wiegand，MD

Saralyn R. Williams，MD

Joyce Wong，PharmD

Olga F. Woo，PharmD

Alan H. B. Wu，PhD

Lisa Wu，MD

Evan T. Wythe，MD

Peter Yip，MD

Shoshana Zevin，MD

我们也感谢所有同行、学生及McGraw-Hill的编辑人员提供的许多意见和建议，这些意见和建议有助于我们每一版手册的不断改进。

Kent R. Olson，MD

加利福尼亚州旧金山2017年9月

目　　录

第一章

综合评估及处理

一、急诊评估及处理

即使中毒患者症状不明显，也应被视为有可能危及生命的中毒。图1-1所示为中毒患者的急诊评估及治疗流程。详细的急诊中毒诊断及处理流程请参见相关章节。如需要相关专家建议，请拨打区域中毒控制中心。

在诊治可疑中毒患者时，迅速回顾流程表，进而选择合适的干预措施及开始挽救生命的必要措施。如果任

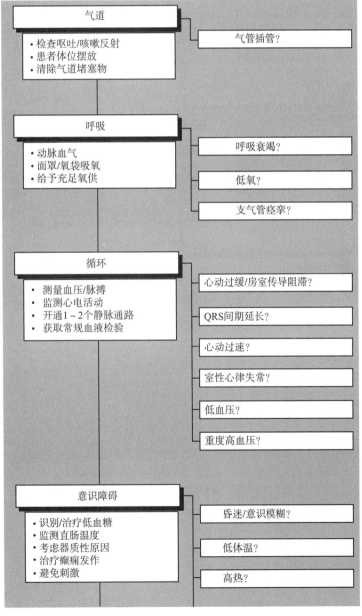

图1-1 急诊评估及治疗流程

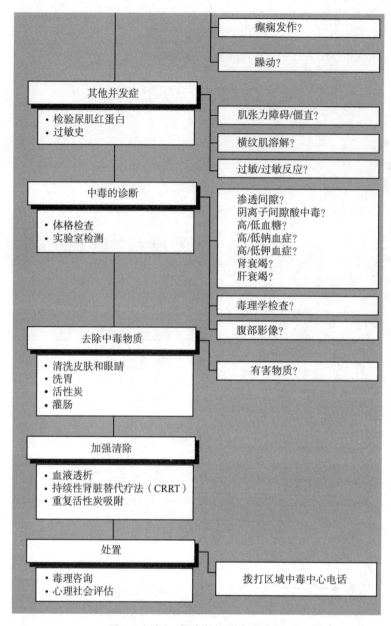

图1-1（续） 急诊评估及治疗流程

何步骤需要更多信息，请转到相关章节详细了解每个主题。虽然流程表是按顺序显示的，但多种处理手段可同时进行（如气道管理、纳洛酮及葡萄糖给药、洗胃可同步进行）。

（一）气道管理

1.评估　药物过量或中毒最常见的死因是舌根后坠、胃内容物误吸和呼吸骤停导致的气道梗阻及气道保护性反射丧失。所有中毒患者都应怀疑存在气道受损的潜在风险。

（1）清醒及可言语应答的患者，可能存在完整的气道反射，但是仍需要密切监测，由于中毒患者病情恶化会迅速导致气道控制力的丧失。

（2）对于嗜睡及昏迷的患者，根据对鼻咽部刺激的反应（如观察患者对鼻咽通气管放置时的反应）或者是否存在自主咳嗽反射，可以判断患者是否存在自主气道保护能力。如不能确定，最好进行气管插管（具体步骤见下文）。

2.治疗　保持气道通畅，必要时行气管插管。尽早使用纳洛酮或氟马西尼可相应唤醒阿片类药物及苯二氮䓬类药物中毒的患者，以避免行气管插管（注意：除非在特定情况下，不建议使用氟马西尼，因其可能诱导癫痫发作）。

（1）患者体位及开放气道

1）调整气道位置，使松弛的舌向前，最大限度地开放气道。以下技巧非常有用（注意：如怀疑患者颈部损伤，要避免颈部操作）。

①仰头提颈法：将颈部及头部置于"嗅吸姿势"，即颈部前伸，头部伸展。

②托举下颌法：是在不弯曲及伸展颈部的情况下，使舌前移。将双手手指放在下颌角，上抬下颌（这个动作也会对下颌角造成疼痛刺激，进而判断患者的昏迷深度）。

③将患者头部转向左侧朝下，使舌向前倾，使分泌物及呕吐物排出口腔。

2）如果气道仍不通畅，检查口腔，通过负压吸引、手指清扫或使用Magill钳清除阻塞物及分泌物。

3）口咽或鼻咽通气管也可以维持气道开放。它们作为临时措施，可以被放置于口腔或鼻腔中，进而提升并向前推动舌头。如果患者对上述人工气道无法抵抗应答，则需要予以气管插管。

（2）气管插管需由接受过专业培训的人员进行。气管插管提供了最可靠的气道保护，防止气道阻塞，降低胃内容物误吸风险，并实现机械辅助通气。此操作需要由接受过相关训练及经验丰富的人员进行。气管插管的并发症包括误吸，口咽、鼻咽及喉部局部损伤，误插入食管或过深至（左/右）主支气管，窒息导致酸中毒，由于肌松药物导致呼吸骤停后未能插管成功。气管插管途径包括经鼻气管插管及经口气管插管。

1）经鼻气管插管：通过盲插，将一根柔软的软管经鼻插入气管中（图1-2A）。

①优点：可用于清醒或意识模糊的患者，无须肌松药物；放置后，耐受性优于经口气管插管。

②缺点：鼻黏膜穿孔伴出血；可引起意识障碍患者呕吐；患者必须存在自主呼吸；由于婴儿的会厌解剖位置靠前，鼻插管操作较困难。

2）经口气管插管：在可视喉镜设备引导下（图1-2B），借助一根长而易弯曲的管芯（探条）导管经患者口腔插入气管中。

①优点：可视化装置辅助气管插管，经口插管插入食管的概率低于经鼻插管；出血风险小；患者不必存在自主呼吸；成功率高于经鼻插管。

②缺点：需要肌松药物，可能会加重呼吸困难进而导致酸中毒，或插管失败可引起呼吸骤停；需要调整颈部位置，如患者存在颈部创伤可能会造成脊髓损伤。

3）对于少数喉部受损或扭曲的患者气管插管无法通过咽部，可能需要环甲膜切开或气管切开。

（3）声门上气道装置：新型先进的气道设备，如喉罩（LMA）。尽管这些新的方式较气管插管操作更容易，特别是针对一些困难气道的患者，但它们不能提供足够的保护来防止胃内容物的误吸，也不能用于喉头水肿、损伤或喉部痉挛的患者，因此在中毒或药物过量患者中的作用尚不清楚。

（二）呼吸

除了气道问题外，呼吸困难是中毒或药物过量患者发病和死亡的主要原因。患者可能存在以下一种或多种并发症：呼吸衰竭、缺氧及支气管痉挛。

1.呼吸衰竭

（1）评估：正常的通气和气体交换过程是互相依赖的生理过程。呼吸衰竭包括多种原因：呼吸肌衰竭，呼吸中枢抑制，重症肺炎或肺水肿。导致呼吸衰竭的药物和毒物种类及致病机制见表1-1。

（2）并发症：呼吸衰竭是中毒患者最常见的死因。

1）缺氧可导致脑损伤、心律失常和心搏骤停。

2）高碳酸血症导致酸中毒，进而导致全身中毒及心律失常，特别是水杨酸中毒或三环类抗抑郁药物过量的患者。

（3）鉴别诊断：须排除以下疾病。

1）细菌性或病毒性肺炎。

2）病毒性脑炎或脊髓炎（如脊髓灰质炎）。

表1-1　导致呼吸衰竭的药物及毒素[a]

呼吸肌麻痹	抑制呼吸中枢
肉毒杆菌毒素（中毒）	抗组胺药
神经肌肉阻滞剂	巴比妥类
尼古丁	可乐定和其他交感神经抑制剂
有机磷和氨基甲酸酯类毒素	乙醇和醇类
石房蛤毒素（"赤潮"）	γ-羟基丁酸酯（GHB）
蛇咬伤（眼镜蛇和其他毒蛇）	阿片类药物
马钱子碱和破伤风（肌肉强直）	吩噻嗪和其他抗精神病药
河鲀毒素	镇静催眠药
战争神经毒气	三环类抗抑郁药

[a].部分摘录于 Olson KR，Pentel PR，Kelly MT. Physical assessment and differential diagnosis of the poisoned patient. Med Toxicol，1987；2：52.

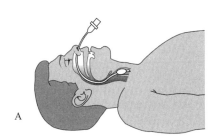
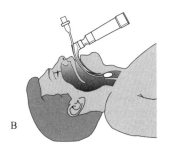

图1-2　两种气管插管路径

A.经鼻气管插管；B.经口气管插管

3）外伤性或缺血性脊髓或中枢神经系统损伤。

4）破伤风造成胸壁肌肉强直。

5）气胸

（4）治疗：测量动脉血气，通过PCO_2水平快速评估通气情况；如PCO_2升高（＞60mmHg）表示气道梗阻需要辅助通气，不要等到患者出现呼吸停止或PCO_2＞60mmHg后才开始辅助通气。

1）使用球囊面罩装置或球囊气管导管装置手动协助呼吸，直到准备使用呼吸机。

2）如果上述措施尚未完成，请进行气管插管。

3）对呼吸机的潮气量（通常为15ml/kg）、呼吸频率（通常为12～15次/分）和氧气浓度（通常开始为30%～35%）进行设定。通过动脉血气值，监测患者对呼吸机参数的反应。注意：对于水杨酸中毒、严重酸中毒和明显代偿性呼吸急促的患者，应对呼吸机参数进行设置，以使其适应患者的高分钟通气量。否则，患者PCO_2的任何升高以及随之而来的血pH下降都会大大增加水杨酸盐的组织水平，带来灾难性后果。

①如患者存在一定的自主呼吸，呼吸机应该设置为间歇指令通气（IMV）模式（10～12次/分），允许患者自主呼吸。

②如果气管插管的目的是保护气道，则可选择气体湿化模式，使患者完全自主呼吸（T型片）。

4）无创虽然经常被用作呼吸辅助手段，但是通气技术，例如BiPAP模式在急性中毒呼吸衰竭患者中尚未得到充分的评价。

2.缺氧

（1）评估：体格检查虽然是不敏感的指标，但是如果患者有发绀、苍白、呼吸窘迫或休克，则是组织缺氧的体征。脉搏血氧检测、动脉血气测定、一氧化碳测定是诊断缺氧最有效的方法。引起缺氧的药物和毒物种类见表1-2。

缺氧可由以下情况引起。

1）环境空气中氧气不足（如氧气被惰性气体替代）。

2）肺损伤导致对氧气吸收障碍（如肺炎或肺水肿）。

①肺炎：药物过量患者肺炎最常见的病因是胃内容物误吸入肺。肺炎也可能是由于静脉注射异物或细菌入血，吸入碳氢化合物或石油馏出物或刺激性气体引起。

②肺水肿：所有引起化学性肺炎的药物（如吸入刺激性气体和碳氢化合物）通过改变肺毛细血管通透性引起肺水肿。在非心源性肺水肿中，肺毛细血管楔压（反映左心室充盈压）通常正常或较低。相反，由心脏抑制药物引起的心源性肺水肿的特点是心排血量低、肺毛细血管楔压升高。

3）细胞缺氧：即使患者动脉血气正常，但仍可能出现细胞缺氧。

①一氧化碳中毒和高铁血红蛋白血症可能会在PO_2

表1-2 低氧血症的部分原因[a]

惰性气体	肺炎或非心源性肺水肿
二氧化碳	吸入胃内容物
甲烷和丙烷	吸入碳氢化合物
氮气	氯气和其他刺激性气体
心源性肺水肿	可卡因
β受体拮抗剂	乙氯维诺（静脉和口服）
钙通道阻滞剂（如维拉帕米）	乙二醇
兴奋剂心肌病	硫化氢
奎尼丁、普鲁卡因酰胺和二吡酰胺	汞蒸气
三环类抗抑郁药	金属烟雾（"金属烟雾热"）
细胞缺氧	二氧化氮
一氧化碳	阿片类药物
氰化物	百草枯
硫化氢	光气
高铁血红蛋白血症	水杨酸盐
硫血红蛋白血症	镇静催眠药
	吸入烟雾

[a] 也可参见表1-1

水平正常情况下限制氧气与血红蛋白结合（进而限制血液的携氧能力），因为常规血气分析测量的是血浆中的溶解氧，而不是实际的氧含量。在这种情况下，只有用辅助血氧计直接测量血氧饱和度（而不是用PO_2计算）才能显示低血氧饱和度（注意：传统的指尖脉搏指氧饱和度测定给出错误的或者不准确的指标水平）。一种新的脉搏血氧仪（Masimo脉搏血氧仪）可以估算碳氧血红蛋白和高铁血红蛋白的浓度，但是其准确度和灵敏度尚不确定。

②氰化物中毒和硫化氢中毒干扰细胞对氧的利用，导致组织摄氧量减少，进而导致静脉血氧饱和度异常升高。

（2）并发症：严重或持续缺氧可导致脑损伤和心律失常。

（3）鉴别诊断：须排除以下情况。

1）取样错误（如将静脉血当作动脉血）。

2）细菌性或病毒性肺炎。

3）外伤性肺挫伤。

4）心力衰竭。

（4）治疗

1）根据动脉血氧分压予以患者足够的氧气，必要时行气管插管及辅助通气。

①如怀疑一氧化碳中毒，给予100%氧气及高压氧治疗。

②参见氰化物中毒、硫化氢中毒及高铁血红蛋白血症处理指南。

2）肺炎的治疗。获取痰标本进行痰培养的同时，当存在感染依据时开始予以适当的抗生素治疗。

3）肺水肿的治疗

①避免过量液体输注。通过超声或肺动脉导管和肺动脉楔压测量评估容量状态，指导液体治疗。

②通过吸氧维持PO_2至少在$60 \sim 70mmHg$。如需要，予以气管插管及呼气末正压通气（PEEP）。

3.支气管痉挛

（1）评估：喘息，呼吸急促，不能说完整的句子以及呼气相延长都是支气管痉挛的症状（注意：在严重情况下，气体交换可能受到损害，不能听到喘息声）。引起支气管痉挛的药物和毒物种类见表1-3。支气管痉挛可能由以下原因引起。

1）吸入气体或石油馏出物或胃内容物误吸入肺引起直接刺激性伤害。

2）毒物的药理作用（如有机磷酸酯或氨基甲酸酯杀虫剂或β肾上腺素能拮抗剂）。

3）超敏反应和过敏反应。

表1-3　某些引起支气管痉挛的药物和毒素

β受体拮抗剂	异氰酸酯
双鞭甲藻毒素	羰基镍
氯气和其他刺激性气体	氮氧化物
引起过敏反应的药物	有机磷酸酯和其他抗胆碱酯酶药物
甲醛	吸入微粒粉尘
戊二醛	吸入烟雾
吸入碳氢化合物	亚硫酸盐（例如在食品中）

（2）并发症：严重的支气管痉挛可能导致缺氧和呼吸衰竭。暴露于高浓度刺激性气体会导致哮喘发作（反应性气道功能障碍综合征，RADS）。

（3）鉴别诊断：需排除以下情况。

1）哮喘或其他之前就存在的能引起支气管痉挛的疾病。

2）上呼吸道损伤和水肿引起的喘鸣音（逐渐加重的气道水肿可能引起急性呼吸道梗阻）。

3）异物阻塞气道。

4）充血性心力衰竭引起的心源性哮喘，原因是肺间质液体充盈。

（4）治疗

1）吸氧。必要时予以辅助通气及气管插管。

2）将患者从刺激性气体或其他有害气体环境中移出。

3）停止使用β肾上腺素能拮抗剂。

4）支气管扩张剂的管理

①$β_2$受体兴奋剂雾化治疗（如沙丁胺醇$2.5 \sim 5mg$雾化），根据需要重复，或在1h内以$5 \sim 15mg$的剂量持续雾化治疗［儿童：$0.3 \sim 0.5mg/（kg \cdot h）$］。

②异丙托溴铵雾化治疗，每$4 \sim 6$小时0.5mg，尤其是在怀疑过度胆碱能刺激的情况下。

③对于反应性气道，考虑吸入或口服类固醇。

5）对于由有机磷酸盐、氨基甲酸酯或其他胆碱酯酶抑制剂中毒引起的支气管痉挛和支气管炎的患者，静脉给予阿托品。异丙托溴铵（参见上文）也可能有帮助。

（三）循环

1.一般状况评估及初期治疗

（1）测量血压以及脉搏的速率和节律。如果无法触摸到患者的脉搏，应立即予以心肺复苏（CPR）并且针对心律失常和休克进行高级心脏生命支持（ACLS）（注意：某些ACLS药物对于中毒或药物引起的心脏疾病患者可能无效或者危险。例如，Ⅰa型抗心律失常药是三环类抗抑郁药或其他钠通道阻滞剂过量患者的禁忌药）。

（2）获取12导联心电图并予以24h持续心电监护。心律失常可能使药物过量的治疗更加复杂，对于摄入可能具有心脏毒性药物中毒的患者需在急诊室或重症监护室监测至少6h。

（3）可靠的静脉通路。肘前或前臂静脉通常易于静脉置管，其他部位包括股静脉、锁骨下静脉、颈内静脉和其他中央静脉。从技术上讲，进入中央静脉比较困难，但是可以测量中心静脉压，方便起搏器或肺动脉导管的放置。在紧急情况下也可以使用骨髓通路（IO）。

（4）常规抽血化验。

（5）开始静脉输液，输注生理盐水、5%葡萄糖盐溶液（D_5NS）、5%葡萄糖0.45%氯化钠溶液（D_5W 0.45%氯化钠溶液）或5%葡萄糖溶液（D_5W）。对于儿童，输注5%葡萄糖0.25%氯化钠溶液（D_5W0.25%氯化钠溶液）。如果患者血压较低，首选输注生理盐水及其他等渗晶体液。

（6）对于重症患者（如低血压、反应迟缓、抽搐或昏迷的患者），可在膀胱内放置Foley尿管用于尿常规及毒物检测，并且监测每小时的尿量。

2.心动过缓和房室传导阻滞

（1）评估：引起心动过缓或房室传导阻滞的药物和毒素种类及机制见表1-4。

表1-4　某些引起心动过缓或房室传导阻滞的药物和毒素[a]

胆碱能药或迷走神经药	交感神经阻滞药
洋地黄苷	β受体拮抗剂
有机磷酸酯、氨基甲酸酯	可乐定
毒扁豆碱，新斯的明	阿片类药物
膜抑制剂	**其他**
普萘洛尔	钙拮抗剂
恩卡尼和氟卡尼	卡马西平
奎尼丁和其他Ⅰa型抗心	锂
律失常药	苯丙醇胺和其他α肾上腺素能激动剂
三环类抗抑郁药	丙氧芬

[a]. 经许可，改编自 Olson KR, et al. Med Toxicol, 1987; 2: 71.

1）心动过缓和房室传导阻滞是钙拮抗剂、抑制交感神经张力药物（如可乐定、β受体阻滞剂）或增加副交感神经张力药物（如地高辛）可引起的常见表现。它也可由钠通道阻滞剂（如三环类抗抑郁药物、奎尼丁及其他类型的Ⅰa和Ⅰc型抗心律失常药物）严重中毒引起。

2）心动过缓或房室传导阻滞也可能是对α肾上腺素能药物如苯丙醇胺和苯肾上腺素引起的高血压的一种反射性反应（压力感受性反射）。

3）对于儿童，心动过缓通常由呼吸困难引起，一般情况下，通气和氧疗有一定的效果。

（2）并发症：心动过缓和房室传导阻滞常可引起低血压，严重时可发展为心搏骤停。

（3）鉴别诊断：须排除以下情况。

1）低体温。

2）心肌缺血或梗死。

3）电解质紊乱（如高钾血症）。

4）代谢紊乱（如甲状腺功能减退）。

5）生理原因，如压力感受器对高血压的刺激应答，生理性脉搏迟缓（常见运动员）或急性血管迷走反射。

6）库欣反射（重症颅内高压引起）。

（4）治疗：除非患者有症状（如出现晕厥或低血压），否则对于心动过缓或房室传导阻滞不予处理（注：心动过缓甚至房室传达阻滞可能是严重高血压患者通过压力感受器降低血压的保护机制）。

1）保持气道通畅，必要时辅助通气及氧疗。

2）对低体温患者进行复温。当体温在32～35℃时，窦性心动过缓心率为40～50次/分，通常会随着体温的升高而恢复正常。

3）给予阿托品0.01～0.03mg/kg静脉注射。如果不成功，使用异丙肾上腺素1～10μg/min静脉注射，滴定至所需速率，或使用紧急经皮或经静脉起搏器。

4）如有必要，使用以下特殊解毒剂。

①对于β受体拮抗剂过量，给予胰高血糖素。

②对于地高辛、洋地黄或其他强心苷中毒，使用Fab抗体片段。

③对于三环类抗抑郁药或膜抑制剂药物过量，使用碳酸氢钠。

④对于钙拮抗剂过量，给予钙剂、高胰岛素高糖疗法或脂质乳剂。

3.QRS间期延长

（1）评估：正常QRS间期为80～100ms，能够引起QRS间期延长的药物和毒物见表1-5。

1）肢体导联QRS间期延长大于100ms（图1-3）常见于三环类抗抑郁药或其他膜抑制剂（如奎尼丁、氟卡

表1-5　某些引起QRS间期延长的药物和毒素[a]

安非他酮	拉莫三嗪
氯喹及相关制剂	吩噻嗪（硫利达嗪）
可卡因（大剂量）	丙氧芬
洋地黄苷（完全性心脏传导阻滞）	普萘洛尔
苯海拉明（大剂量）	奎尼丁和其他Ⅰa型抗心律失常药
恩卡尼和氟卡尼	三环类抗抑郁药
高钾血症	文拉法辛

[a].经许可，改编自Olson KR，et al. Med Toxicol，1987；2：71.

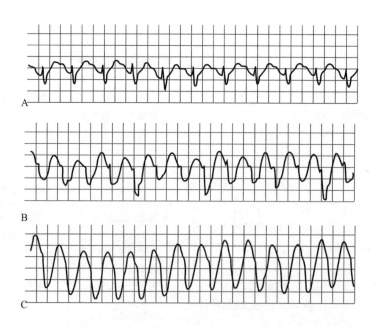

图1-3　由三环类抗抑郁药过量引起的QRS间期延长。A.延迟的心室内传导会导致QRS间期延长（0.18s）；B～C.室上性心动过速伴进行性增宽QRS波复合体类似室性心动过速（参考Benowitz NL, Goldschlager N. Cardiac disturbances in the toxicologic patient.In: Haddad LM, Winchester JF, eds.Clinical Management of Poisoning and Drug Overdose.3rd ed., p 94.WB Saunders; 1998.© Elsevier. ）

尼、氯喹和普萘洛尔）中毒。在三环类抗抑郁药中毒患者中，心电图末端40ms的右轴偏移（很容易被认为是aVR导联中的延迟R波）可能先于QRS增宽（图1-4）。

2）QRS间期延长也可能是由完全性心脏传导阻滞患者出现的室性逸搏心律造成的（如洋地黄、钙拮抗剂中毒，或原有的心脏疾病）。

（2）并发症：三环类抗抑郁药或类似药物中毒患者QRS间期延长常伴有低血压、房室传导阻滞和癫痫发作。QRS在160ms以上的增宽与室性心律失常（室性心动过速、二联律、室性逸搏心律）和休克的可能性增加有关。

（3）鉴别诊断：须排除以下情况。

1）传导系统疾病：如果有既往心电图，排除患者既往存在束支传导阻滞或完全性传导阻滞疾病。

2）Brugada综合征。

3）具有严重心脏毒性的高钾血症患者心电图可能以"正弦波"形式出现，宽QRS波，在峰值T波前出现（图1-5）。

4）核心体温低于32℃的低温通常会导致QRS波外偏性（J波或Osborne波），导致QRS出现增宽（图1-6）。

（4）治疗

1）对于三环类抗抑郁药物及其他钠通道阻滞剂过量者，给予碳酸氢钠0.5～1mmol/kg静脉注射，根据具体情况可重复用药。

2）保持气道通畅，必要时予以辅助通气及氧疗。

3）处理高血钾和低体温。

4）必要时用阿托品、异丙肾上腺素及置入起搏器治疗房室传导阻滞。

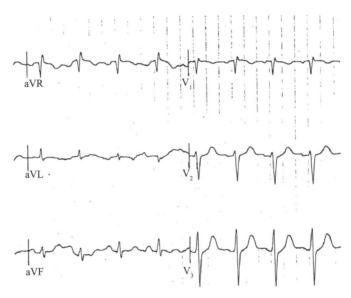

图1-4 终末的右轴偏离40ms，很容易在aVR中识别为延迟R波

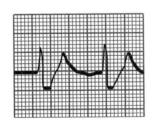 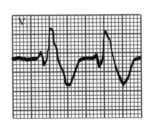

图1-5 高钾血症患者心电图（参考Goldschlager N，Goldman MJ. Effect of drugs and electrolytes on the electrocardiogram.In：Goldschlager N，Goldman MJ，eds.Electrocardiography：Essentials of Interpretation，p 199.Appleton & Lange；1984.）

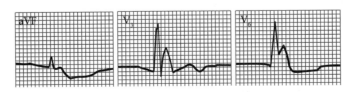

图1-6 低体温患者心电图，可见J波（参考Goldschlager N，Goldman MJ. Miscellaneous abnormal electrocardiogram patterns.In：Goldschlager N，Goldman MJ，eds.Electrocardiography：Essentials of Interpretation，p 227.Appleton & Lange；1984.）

4.心动过速

（1）评估：可引起心动过速的药物和毒物种类及相应的机制见表1-6。

表1-6 某些引起心动过速的药物和毒素[a]

拟交感神经药物	抗胆碱能药物
苯丙胺及其衍生物	鹅膏菌蘑菇
咖啡因	抗组胺药
可卡因	阿托品和其他抗胆碱药
麻黄碱和伪麻黄碱	吩噻嗪类
苯环己哌啶（PCP）	植物（许多）
茶碱	三环类抗抑郁药
引起细胞缺氧的因素	**其他**
一氧化碳	乙醇或镇静催眠药戒断
氰化物	血管扩张剂（反射性心动过速）
硫化氢	甲状腺激素
氧化剂（高铁血红蛋白血症）	

[a]经许可，改编自Olson KR，et al. Med Toxicol，1987；2：71.

1）窦性心动过速和室上性心动过速常由交感神经过度刺激或副交感神经张力抑制引起，窦性心动过速也可能是因为低血压或缺氧所致。

2）窦性心动过速和室上性心动过速伴QRS间期延长（如三环类抗抑郁药物中毒）可能有室性心动过速的发生（图1-3）。

（2）并发症：单纯的窦性心动过速（心率＜140次/分）很少会对血流动力学产生影响，儿童和健康成人可耐受160～180次/分的心率。然而，持续快速的心率可能会导致低血压、胸痛、心肌缺血或晕厥。

（3）鉴别诊断：须排除下列情况。

1）隐匿型失血（如胃肠道出血或外伤）。

2）液体流失（如第三间隔、胃肠炎）。

3）缺氧。

4）发热和感染。

5）心肌梗死。

6）焦虑。

7）原有传导系统疾病造成的心律失常（如Wolff-Parkinson-White综合征）。

（4）治疗：如果心动过速与低血压或胸痛无关，通常情况下予以苯二氮䓬类药物进行镇静和观察（尤其是兴奋剂中毒）。

1）拟交感神经引起的心动过速进而导致缺血或与心率相关的低血压：给予速效可静脉使用的β受体阻滞剂，如艾司洛尔，静脉注射0.025～0.1mg/（kg·min）（注意：如果心动过速伴有高血压，需加用血管扩张药）。

2）抗胆碱能引起的心动过速可能对毒扁豆碱或新斯的明治疗有反应，但仅有心动过速，很少是使用这些药物的适应性。此外，在三环类抗抑郁药过量患者中，这些药物的传导性抑制作用加强可能导致严重的心动过

缓、心脏传导阻滞甚至心搏骤停。

5.室性心律失常

（1）评估：引起室性心律失常的药物和毒物见表1-7。

表1-7 某些引起室性心律失常的药物和毒素[a]

室性心动过速或心室颤动	
苯丙胺和其他拟交感神经剂	可卡因
芳香烃溶剂	洋地黄苷
钡	氟化物/氢氟酸
咖啡因和茶碱	吩噻嗪类
水合氯醛	茶碱
氯代或氟代烃溶剂	三环类抗抑郁药
QT间期延长伴尖端扭转型心动过速[b]	
胺碘酮	伊布利特
三氧化二砷	左旋甲酰
阿司咪唑	美奈达嗪
阿奇霉素	甲氧氯普胺
苄普地尔	美沙酮
氯喹	戊烷脒
氯丙嗪	匹莫齐特
西沙必利	普罗布考
克拉霉素	普鲁卡因胺
丙吡胺	有机磷杀虫剂
多非利特	奎尼丁
多潘立酮	索他洛尔
氟哌利多	司帕沙星
红霉素	特非那定
卤泛群	铊
氟哌啶醇	硫利达嗪

[a]Olson KR，et al. Med Toxicol. 1987；2：71；and Arizona Center for Education and Research on Therapeutics：Drugs With Risk of Torsades de Pointes. http：//www.torsades.org.Accessed March 3, 2010.

[b]Torsade de pointes can deteriorate into ventricular fibrillation and cardiac arrest.

1）心室易激通常与交感神经过度刺激（如可卡因或安非他明）有关。氯代、氟代或其他碳氢化合物中毒的患者可能对儿茶酚胺的致心律失常作用具有更高的心肌敏感性。

2）室性心动过速也可能是三环类抗抑郁药或其他钠离子通道阻滞剂中毒的表现，尽管使用这些药物，但真正的室性心动过速可能难以与窦性或室上性心动过速伴QRS间期延长相区分（图1-3）。

3）引起QT间期延长（男性QTc间期＞0.43s，女性QTc间期＞0.45s）的药物可能产生尖端扭转型室性心动过速。尖端扭转型室性心动过速是一种多形性室性心动过速，心轴持续旋转（图1-7）。尖端扭转也可能由低

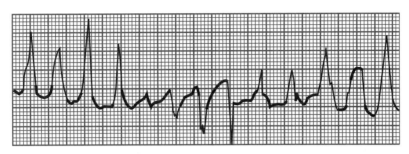

图1-7 多形性室性心动过速（尖端扭转型心动过速）（参考Goldschlager N，Goldman MJ. Effect of drugs and electrolytes on the electrocardiogram. In: Goldschlager N，Goldman MJ, eds. Electrocardiography: Essentials of Interpretation，p 197. Appleton & Lange; 1984.）

钾、低钙血症或低镁血症引起。

（2）并发症：动脉搏动存在患者的室性心动过速可能与低血压有关，也可能恶化为无脉搏室性心动过速或心室颤动。

（3）鉴别诊断：须排除以下可能造成心室期前收缩、室性心动过速或心室颤动的原因。

1）低氧血症。

2）低钾血症。

3）代谢性酸中毒。

4）心肌缺血或梗死。

5）电解质紊乱（如低钙血症或低镁血症）或可能导致QT间期延长和尖端扭转型心动过速的先天性疾病。

6）Brugada综合征。

（4）治疗：必要时进行心肺复苏，并遵循标准的ACLS心律失常管理指南，但不应使用Ⅰa类抗心律失常药物，特别是在怀疑三环类抗抑郁药或钠通道阻滞剂药物过量的情况下。

1）保持气道通畅，必要时予以辅助通气及氧疗。

2）纠正酸碱和电解质紊乱。

3）对于怀疑由水合氯醛、卤化烃或芳香烃引起的心肌敏感性，静脉注射艾司洛尔0.025～0.1mg/（kg·min）或静脉注射普萘洛尔0.5～3mg。

4）对于三环类抗抑郁药或其他钠通道阻滞剂过量引起的室性心律失常，重复静脉注射碳酸氢钠0.5～1mmol/kg，直到心律失常被打断，QRS间期缩小到160ms以下或血清pH超过7.7。

5）对于多形性室性心动过速（尖端扭转型心动过速），请执行以下操作。

①成人静脉注射1～2g硫酸镁，超过20～30min。

②使用超速起搏或异丙肾上腺素1～10μg/min静脉注射，以增加心率（这使复极更同步，进而消除心律失常）。

③与其他类型的室性心律失常一样，如果患者生命体征不稳定或无脉搏，立即除颤是必要的。

6.低血压

（1）评估：引起低血压的药物和毒物及相应机制见表1-8。

表1-8 某些引起低血压的药物和毒素[a]

低血压伴相对心动过缓	低血压伴心动过速
交感神经阻滞药物	**液体流失或进入第三间隙**
β受体拮抗剂	含鹅膏毒素蘑菇
溴苄胺	砷
可乐定和甲基多巴	秋水仙碱
低温	硫酸铜
阿片类	高热
利血平	铁
四氢唑啉和羟甲唑啉	响尾蛇中毒
膜抑制剂	镇静催眠药
恩卡尼和氟卡尼	**周围静脉或小动脉扩张**
奎尼丁、普鲁卡因胺和二吡胺	α肾上腺素能拮抗剂（如多沙唑嗪、哌唑嗪、特拉唑嗪）
丙氧芬	β₂受体激动剂（如沙丁胺醇）
普萘洛尔	咖啡因
三环类抗抑郁药	钙拮抗剂（如硝苯地平、氨氯地平、尼卡地平）
其他	
巴比妥类	肼屈嗪
钙拮抗剂（如维拉帕米、地尔硫䓬）	高热
	米诺地尔
氰化物	亚硝酸盐
氟化物	硝普钠
硫化氢	吩噻嗪类
有机磷酸盐和氨基甲酸酯	喹硫平
镇静催眠药	茶碱
替米考星	三环类抗抑郁药

[a] 经许可，改编自Olson KR，et al. Med Toxicol, 1987; 2: 57.

1）导致低血压的生理紊乱包括由于呕吐、腹泻或出血造成的体液丢失，由静脉扩张、小动脉扩张、心肌收缩力下降和干扰心排血量的心律失常引起的明显的容量不足、低体温。

2）检查脉率。体液丢失、静脉扩张和小动脉扩张可能导致低血压伴反射性心动过速。相反，低血压伴心动过缓应提示交感神经抑制药物、膜抑制药物、钙拮抗剂或强心苷中毒，或存在低体温。

（2）并发症：严重或长期低血压可导致急性肾小管坏死、脑损伤、肝坏死和心肌缺血。代谢性酸中毒较常见。

（3）鉴别诊断：须排除以下情况。

1）低体温，导致代谢率下降及低血压。

2）高体温，导致小动脉和静脉扩张，直接抑制心肌。

3）胃肠道炎症引起的体液丢失。

4）失血（如外伤或消化道出血）。

5）心肌梗死。

6）败血症。

7）脊髓损伤。

（4）治疗：低血压通常对静脉输液和低剂量的血管活性药物（如多巴胺、去甲肾上腺素）的经验治疗反应良好。如果通过简单的措施无法解决低血压，应采取系统的方法确定低血压的原因并选择合适的治疗方法。

1）保持气道通畅，必要时予以辅助通气及氧疗。

2）治疗可能导致低血压的心律失常（心率＜40～50次/分或＞180～200次/分）。

3）低体温引起的低血压常不能缓解，除非使患者复温。当体温为32℃时，预期收缩压为80～90mmHg。

4）用10～20ml/kg的生理盐水或其他晶体液进行静脉输液。

5）多巴胺5～15μg/（kg·min）。注意多巴胺（一种间接作用的加压素）可能对一些儿茶酚胺耗竭的患者无效（例如，双硫仑反应或三环类抗抑郁药过量）或对α肾上腺素能受体可能被阻断的患者无效（三环类抗抑郁药、吩噻嗪）。在这种情况下，直接作用的加压素如去甲肾上腺素0.1μg/（kg·min）或去氧肾上腺素静脉注射可能更有效。

6）一些毒物的特殊解毒剂

①碳酸氢钠用于三环类抗抑郁药或其他钠通道阻滞剂药物过量。

②胰高血糖素用于β受体拮抗剂过量。

③钙剂用于钙拮抗剂过量。

④普萘洛尔或艾司洛尔用于茶碱、咖啡因、沙丁胺醇或其他β受体激动剂过量（通过β2受体介导外周血管舒张）。

7）其他治疗方法

①钙拮抗剂或β受体阻滞剂中毒引起的严重低血压可能与高胰岛素-正血糖治疗有关。

②脂质乳剂可用于治疗脂溶性药物（如布比卡因、维拉帕米、安非他酮）引起的严重心脏毒性。

③如果怀疑肾上腺功能不全，给予皮质类固醇（如氢化可的松，每8小时静脉注射100mg）。

8）如果经验性的血压恢复措施不成功，用床旁超声评估容量状态和心肌收缩力，或植入中心静脉压（CVP）监测仪或肺动脉导管。尽管是有创性的，但CVP监测有助于确定是否需要进一步静脉输液，并测量

心排血量（CO）和计算全身血管阻力（SVR）：

$$SVR = \frac{80 \times (MAP-CVP)}{CO}$$

在以下基础上选择进一步治疗：

①如果中心静脉压或肺动脉楔压仍然较低，给予更多的静脉输液。

②如果心排血量低，给予更多的多巴胺或多巴酚丁胺。

③如果全身血管阻力较低，给予去甲肾上腺素4～8μg/min或去氧肾上腺素。

9）对药物干预无效的患者使用体外膜肺氧合（ECMO）可能获益。保证重要器官的灌注直到毒物被消除或代谢。

7.高血压

（1）评估：在药物中毒患者中高血压常被忽视而且常未予诊疗。许多年轻人基础血压范围在90/60～100/70mmHg，这类人血压突然升高至170/100mmHg，比患有高血压的老年人血压升高更应该受到重视（可能导致严重的后果）。能够引起高血压的药物和毒物见表1-9，高血压可能由于多种机制引起。

表1-9 某些引起高血压的药物和毒素[a]

高血压伴心动过速

全身性拟交感神经药物	抗胆碱能药物[b]
苯丙胺及其衍生物	抗组胺药
可卡因	阿托品和其他抗胆碱药
麻黄碱和伪麻黄碱	三环类抗抑郁药
肾上腺素	**其他**
左旋多巴	乙醇与镇静催眠药戒断
麦角酸二乙酰胺	尼古丁（早期）
大麻	有机磷酸盐（早期）
单胺氧化酶抑制剂	
合成的卡西酮和大麻素	

高血压伴心动过缓或房室传导阻滞

可乐定、四氢唑啉和羟甲唑啉[c]	去甲肾上腺素
麦角衍生物	苯肾上腺素
甲氧胺	苯丙醇胺

[a]. 经许可，改编自 Olson KR, et al. Med Toxicol, 1987; 2: 56.

[b]. 高血压通常是轻度的，并与治疗或超剂量治疗有关。过量可能导致低血压，尤其是三环类药物。

[c]. 高血压通常是短暂的，随后是低血压。

1）苯丙胺和其他相关药物通过全身交感神经刺激引起高血压和心动过速。

2）选择性α肾上腺素能药物引起高血压伴反射性（压力感受器介导）心动过缓甚至房室传导阻滞。

3）抗胆碱能药物引起轻度高血压伴心动过速。

4）刺激烟碱型胆碱能受体（如有机磷）的物质最

初可引起心动过速和高血压，随后可引起心动过缓和低血压。

5）停用镇静催眠药、乙醇、阿片类药物或可乐定可引起高血压和心动过速。

（2）并发症：严重高血压会导致颅内出血、主动脉夹层、心肌梗死、肾损伤、充血性心力衰竭。

（3）鉴别诊断：须排除以下情况。

1）原发性高血压（在普通人群中很常见）。但是如果没有高血压病史，最初不应认为高血压病是导致血压升高的原因。

2）嗜铬细胞瘤或其他分泌肾上腺素、去甲肾上腺素或两者兼有的副神经节细胞瘤很少见，但可能致命。它们通常会引起高血压、头痛、出汗和心悸的发作。

3）自发性出血、外伤或其他原因引起的颅内压升高，可能导致高血压伴反射性心动过缓（库欣反射）。

（4）治疗：快速降压的前提是不引起低血压，否则可能会对老年脑血管病患者造成缺血性脑梗死。对于慢性高血压患者，可以将舒张压降到100mmHg，但对于正常舒张压为60mmHg的年轻患者，舒张压应降低到80mmHg。

1）对于很少或没有心动过速的高血压，建议使用血管扩张剂治疗。使用酚妥拉明0.02～0.1mg/kg静脉注射，或硝普钠2～10μg/（kg·min）静脉注射。

2）对于伴有心动过速的高血压，在上述第1项血管扩张治疗的基础上加用β受体阻滞剂。静脉注射艾司洛尔0.025～0.1mg/（kg·min），或静脉注射拉贝洛尔0.2～0.3mg/kg。注意：不要在没有血管扩张剂的情况下使用β受体阻滞剂来治疗高血压危象；β受体拮抗剂可能会加重高血压，因为当β_2受体介导的血管扩张被阻断时，任何α受体介导的血管收缩都是不可对抗的。尽管拉贝洛尔具有一些α肾上腺素能受体阻滞剂活性，但它可能不足以克服无对抗性的α受体效应。

3）如果高血压伴有局灶性神经检查异常（如偏瘫），应尽快进行计算机断层扫描（CT）。在脑血管意外患者中，除非出现特定的高血压并发症（如心力衰竭或心肌缺血），否则一般对高血压不进行治疗。请神经内科医师或神经外科医师会诊。

（四）意识改变

1.昏迷和神志模糊

（1）评估：意识障碍是药物过量或中毒最常见的严重并发症。引起意识障碍的常见药物和毒素的种类见表1-10（注意：这并不是一个详尽的清单，因为几乎所有毒素都有可能引起意识障碍）。

1）昏迷通常是由于抗胆碱能药物、交感神经抑制药物、全身性中枢神经系统抑制剂或导致细胞缺氧的毒素引起的大脑网状激活系统的全面抑制所致。

2）昏迷有时候是毒物或药物中毒后引起癫痫发作后的表现。

3）昏迷也可能是由脑梗死或颅内出血性脑损伤

表1-10　某些引起意识障碍的药物和毒素[a]

一般中枢神经系统抑制剂	细胞缺氧
抗胆碱药	一氧化碳
抗组胺药	氰化物
巴氯芬	硫化氢
巴比妥类	高铁血红蛋白症
苯二氮䓬类	叠氮化钠
卡马西平	**其他或未知机制**
乙醇和其他醇	对乙酰氨基酚（大量摄入）
GHB（γ-羟基丁酸）	溴化物
吩噻嗪和其他抗精神病药	敌草快
镇静催眠药	双硫仑
三环类和其他抗抑郁药	降血糖药
丙戊酸	异环磷酰胺
交感神经阻滞药	铅
可乐定、四氢唑啉和羟甲唑啉	锂
阿片类药物	非甾体抗炎药（NSAID）
甲基多巴	苯环己哌啶（PCP）
	水杨酸盐

[a] 经许可，改编自Olson KR，et al. Med Toxicol，1987；2：61.

引起的。脑损伤提示存在局灶性神经病变的，需CT或MRI予以进一步确诊。

（2）并发症：昏迷常伴有呼吸抑制，是死亡的主要原因。其他可能伴随或合并昏迷的情况包括低血压、低温、高热和横纹肌溶解症。

（3）鉴别诊断：须排除以下情况。

1）头部外伤或其他原因引起的颅内出血。

2）导致脑灌注不足的生命体征异常，如低血压或缺氧。

3）血糖、钠或其他电解质异常水平。低血糖是导致精神状态改变的常见原因。

4）甲状腺功能减退。

5）肝衰竭或肾衰竭。

6）环境高温或低温。

7）严重的中枢神经系统感染（如脑炎和脑膜炎）或全身性败血症等。

（4）治疗

1）保持气道通畅，必要时予以辅助通气及氧疗。

2）考虑给予葡萄糖、维生素B_1、纳洛酮，可能还有氟马西尼。

①葡萄糖：所有意识水平下降的患者都应该予以浓缩葡萄糖，除非立即进行床旁血糖测定排除低血糖。使用安全的静脉通路，避免外渗；浓缩葡萄糖对组织有高度刺激性。初始剂量包括：

a.成人：50%葡萄糖50ml（25g）静脉注射。

b.儿童：25%葡萄糖2ml/kg静脉注射。

②维生素B_1：维生素B_1用于预防或治疗乙醇中毒患

者和其他怀疑维生素B_1缺乏患者因维生素B_1缺乏引起的韦尼克综合征。常规不用于儿童。维生素$B_1$100mg，静脉注射或肌内注射。如果患者为清醒状态，也可以口服。

③纳洛酮：所有呼吸抑制的患者都应该接受纳洛酮治疗；如果患者已经插管并正在进行人工通气，纳洛酮不是立即需要的，可以被认为是一种诊断药物而不是治疗药物（注意：纳洛酮可能会使苯丙胺或可卡因中毒患者突然戒断或暴露兴奋剂介导的高血压、心动过速或精神错乱。此外，急性肺水肿有时与纳洛酮逆转阿片类药物中毒有关）。

a.给予纳洛酮0.2～0.4mg静脉注射（也可以通过肌内注射或骨内注射，或经鼻给药）。

b.如果在1～2min没有反应，给予纳洛酮2mg静脉注射。

c.如果仍无反应，且根据病史或临床表现高度怀疑阿片类药物过量（针尖样瞳孔、呼吸暂停或低血压），则给予纳洛酮，最多10～20mg静脉注射。

④如果苯二氮䓬类药物是唯一可能导致昏迷的原因，而且没有禁忌证，那么就考虑使用氟马西尼（警告：对依赖苯二氮䓬类药物或同时服用了可引起惊厥药物或毒药的患者，使用氟马西尼可导致癫痫发作）。

3）治疗体温过低或高热。

4）如果有任何中枢神经系统损伤或脑血管意外的问题，予以颅脑CT扫描。

5）如果怀疑是脑膜炎或脑炎，进行腰椎穿刺并用适当的抗生素治疗。

2.低体温

（1）评估：体温过低可能会模拟药物过量或使药物过量复杂化，昏迷患者都应怀疑体温过低。导致体温过低的药物和毒素的种类见表1-11。

表1-11　某些引起低体温的药物和毒素[a]

巴比妥类	吩噻嗪
乙醇和其他醇类	镇静催眠药
降血糖药	三环类抗抑郁药
阿片类药物	血管扩张药

[a] 参考 Olson KR，et al. Med Toxicol, 1987；2：60.

1）低体温通常是由于暴露在低温环境中引起的，表现在一个体温调节反应机制迟钝的患者身上。药物和毒素可能通过引起血管舒张、抑制寒战反应、降低代谢活性或在寒冷环境中引起意识丧失而导致体温过低。

2）体温低于30℃的患者可能会死亡，脉搏或血压几乎检测不到，且无反应。心电图可显示异常终末波型［J波或Osborne波（图1-6）］。

（2）并发症：由于代谢水平降低，对血液的需求减少，因此体温过低通常伴有低血压和心动过缓。

1）对于体温过低的患者，轻度低血压（收缩压为70～90mmHg）不应积极治疗；过量的静脉输液可能会

导致液体过量并进一步降低温度。

2）严重的体温过低（体温<28～30℃）可能会引起顽固的心室颤动和心搏骤停。这可能会突然发生，例如，当患者过快地移动或复温或执行CPR时。

（3）鉴别诊断：须排除以下情况。

1）败血症。

2）低血糖。

3）甲状腺功能减退。

4）肾上腺功能不全。

5）维生素B_1缺乏症。

（4）治疗

1）保持气道通畅，必要时予以辅助通气及氧疗。

2）由于脉搏可能非常缓慢且微弱，因此在假定患者处于心搏骤停之前，予以细致的心脏评估。床旁超声检查也可帮助快速明确心脏活动情况。

3）除非患者处于心搏骤停状态（停搏或心室颤动），需缓慢地复温（用毯子、温热的静脉输液和吸入温热的液体喷雾），以防止复温性心律失常。

4）对于心搏骤停的患者，常用抗心律失常药和直流电除颤在核心温度30～32℃以下是无效的。进行心肺复苏术并开始积极的内部复温（例如，用温暖的液体冲洗胸膜或腹膜；体外循环；血管内复温导管）。

5）对上述治疗无反应的心搏骤停的体温过低患者，可能需要进行开放式心脏按压，直接进行心室温热冲洗或部分体外循环。

6）如果患者血糖过低，则给予葡萄糖和维生素B_1。

7）如果怀疑肾上腺功能不全，请抽血以测定血清皮质醇水平，并给予静脉注射100mg氢化可的松。

8）如果患者有甲状腺功能障碍或外科手术性颈部瘢痕史，则应考虑将严重甲状腺功能减退症（黏液性水肿昏迷）视为体温过低的原因。

3.高热

（1）评估：高热（温度>40℃）可能是多种药物和毒素引起的中毒的严重并发症（表1-12）。它可能是由于持续的癫痫发作、强直或其他肌肉活动过度导致的过多热量产生所致；代谢率增加；因出汗减少而导致的热量散发受损（例如抗胆碱能药）；或下丘脑疾病。

1）抗精神病药恶性综合征（NMS）是与使用抗精神病药有关的高热疾病。NMS通常在诊断前数日至数周内发展，其特征是体温过高，全身肌肉强直（通常如此严重以至于被称为铅管样强直），代谢性酸中毒，横纹肌溶解，脱水和精神错乱。在接受帕金森病治疗的患者中，突然停用多巴胺能药物（如卡比多巴/左旋多巴、溴隐亭）后，也可能发生这种情况。

2）恶性高热是一种遗传性肌肉松弛疾病，表现为在使用某些麻醉剂（最常见的是琥珀酰胆碱和吸入麻醉药）后数分钟内出现严重的高热、代谢性酸中毒和强直。典型表现包括咬肌痉挛、胸壁强直和通气不良。体温过高通常是临终事件。

表1-12 某些引起高热的药物和毒素[a]

肌肉过度活动，强直或癫痫发作	散热或温度调节功能受损
阿莫沙平	阿莫沙平
苯丙胺及其衍生物（包括"摇头丸"）	抗胆碱药
可卡因	抗组胺药（如苯海拉明）
锂	吩噻嗪和其他抗精神病药
麦角酸二乙酰胺（LSD）	三环类抗抑郁药
马普替林	**其他**
单胺氧化酶抑制剂	运动性中暑
苯环己哌啶（PCP）	恶性高热
三环类抗抑郁药	金属烟雾病
代谢率增加	抗精神病药恶性综合征（NMS）
二硝基苯酚和五氯苯酚	5-羟色胺综合征
水杨酸盐	卡比多巴/左旋多巴或溴隐亭
甲状腺激素	停药
	乙醇或镇静催眠药戒断

[a] 经许可，改编自 Olson KR, et al. Med Toxicol, 1987；2：59.

3）5-羟色胺综合征主要发生在服用抗抑郁药和其他可增强5-羟色胺通路药物的患者中。常见诱因包括选择性5-羟色胺再摄取抑制剂（SSRI）和单胺氧化酶（MAO）抑制剂及锂，可卡因和亚甲基二氧甲基苯丙胺（MDMA）。5-羟色胺综合征通常在用药过量或药物剂量变化后24h内出现，其特征是精神错乱、肌肉强直和肌阵挛（尤其是下肢）、发汗、自主神经不稳定和体温过高。

（2）并发症：未经治疗的严重体温过高可能会导致血压降低，横纹肌溶解，凝血病，心、肾功能衰竭，脑损伤和死亡。幸存者通常有永久性神经系统后遗症。

（3）鉴别诊断：须排除以下情况。

1）镇静催眠药物或酒精戒断症状（震颤性谵妄）。

2）运动性或环境性中暑。

3）甲状腺毒性作用。

4）脑膜炎或脑炎。

5）其他严重感染。

（4）治疗

1）立即快速予以降温对于防止死亡或严重脑损伤至关重要。

2）保持气道通畅，必要时予以辅助通气及氧疗。

3）如果患者血糖不足，则给予含葡萄糖的静脉输液药物，并给予大剂量高糖。

4）快速控制癫痫发作、躁动或肌肉强直。

5）物理降温。

6）寒战经常发生在外部快速冷却的情况下，并可能产生更多的热量。使用苯二氮䓬类药物，例如地西泮0.1～0.2mg/kg静脉注射，或劳拉西泮0.05～0.1mg/kg静脉注射，或咪达唑仑0.05～0.1mg/kg静脉注射或肌内注射，或使用神经肌肉麻痹药物（请参阅下文）。降低温度最有效、最可靠的方法是予以神经肌肉麻痹。给予非去极化剂，例如维库溴铵0.1mg/kg静脉注射。注意：患者可能停止呼吸；准备对气管内通气和插管。

7）恶性高热。如果给予神经肌肉阻滞剂后，肌肉强直仍然存在，则应怀疑肌肉细胞水平存在缺陷（即恶性高热）。给予丹曲林1～10mg/kg立即静脉注射。

8）抗精神病药恶性综合征（NMS）。主要治疗方法是脱离影响因素，采取降温措施及经静脉输液补液。对于严重的病例，考虑使用溴隐亭。

9）5-羟色胺综合征。与NMS一样，戒断一种或多种诱因，采取降温措施和静脉输液补液是治疗的主要内容。苯二氮䓬类药物可用于控制躁动。据有关病例报告提示，服用赛庚啶（periactin）可能有效。最初口服12mg，然后每小时4mg，共服用3～4剂。氯丙嗪也可使用，可以静脉给药（25～50mg）并滴定至有效，但它是血管扩张剂，可引起低血压，因此患者应该有足够的容量。

4.癫痫发作

（1）评估：癫痫发作是药物过量或中毒引起的发病和死亡的主要原因。癫痫发作可能是单一的、短暂的，也可能是多重的且持续的，可能是由多种机制引起的（表1-13）。

1）全身性癫痫发作通常会导致意识丧失，常伴有咬舌、二便失禁。

2）可能会将其他导致肌肉活动过度或强直的原因误诊为癫痫发作，尤其是在患者昏迷的情况下。

（2）并发症

1）癫痫发作可使呼吸道受损，导致呼吸暂停或肺部误吸。

2）多次或长时间发作可能导致严重的代谢性酸中毒、体温过高、横纹肌溶解和脑损伤。

（3）鉴别诊断：须排除以下情况。

1）任何严重的代谢紊乱（如低血糖、低钠血症、低钙血症或缺氧）。

2）颅脑外伤。

3）特发性癫痫。

4）酒精或镇静催眠药物的戒断。

5）体外高温。劳累性或环境引起的高温。

6）中枢神经系统感染，如脑膜炎或脑炎。

7）小儿高热惊厥。

（4）治疗

1）保持气道通畅，必要时予以辅助通气及氧疗。

2）如果癫痫发作被认为是因为阿片类药物导致呼吸抑制缺氧造成的，应予以纳洛酮。

3）检查是否有低血糖症，并给予葡萄糖和维生素B_1治疗昏迷。

4）使用以下一种或多种抗惊厥药（注意：抗惊厥药如果给药太快，可能会导致低血压、心搏骤停或呼吸

表1-13 某些引起癫痫发作的药物和毒素[a]

肾上腺能拟交感神经药	抗抑郁药和抗精神病药
苯丙胺及其衍生物（包括"摇头丸"）	阿莫沙平
	安非他酮
咖啡因和茶碱	氟哌啶醇和氟哌利多
可卡因	洛沙平、氯氮平和奥氮平
麻黄碱	吩噻嗪
苯环己哌啶（PCP）	血清素再摄取抑制剂
苯丙醇胺	三环类抗抑郁药
合成的卡西酮（"沐浴盐"）和大麻素	文拉法辛
其他	
抗组胺药（苯海拉明，羟嗪）	拉莫三嗪
硼酸	铅等重金属
樟脑	利多卡因和其他局部麻醉药
卡马西平	锂
细胞缺氧（如一氧化碳、氰化物、硫化氢）	甲芬那酸
氯化烃类	哌替啶（去甲哌啶代谢物）
胆碱能药（氨基甲酸酯、尼古丁、有机磷酸酯）	聚乙醛
	甲醇
毒芹素（水毒芹）和其他植物毒素	甲基溴
	酚类
柠檬酸盐	苯丁酮
避蚊胺（二乙基甲苯酰胺）（稀有）	吡罗昔康
	普萘洛尔
乙二醇	水杨酸盐
	马钱子碱（角弓反张，肌肉僵直）
氟虫腈	毒鼠强（杀鼠剂）
氟化物	替加宾
膦甲酸酯	曲马多
GHB（γ-羟基丁酸）	乙醇或镇静催眠药戒断
异烟肼（INH）	

[a]. 经许可，改编自Olson KR, et al. Med Toxicol, 1987; 2: 63.

⑦苯妥英钠对药物引起的癫痫发作无效，不建议在药物过量的情况下使用。

5）请立即检查直肠或鼓膜温度，如果温度高于40℃，迅速为患者降温。最快速、最可靠的温度控制方法是使用神经肌肉阻滞剂维库溴铵0.1mg/kg静脉输注，或其他非去极化神经肌肉阻滞剂（注意：如果使用神经肌肉阻滞，则必须给患者气管插管和机械通气）。此外，由于不再可见周围的肌肉抽搐，因此请监视脑电图以了解是否有持续的脑癫痫发作活动。

6）如果情况允许，可使用下列对应的解毒剂。

①吡哆醇用于异烟肼（INH）或含一甲基肼蘑菇引起的癫痫发作。

②有机磷或氨基甲酸酯类杀虫剂中毒可用解磷定（2-PAM）或阿托品或两者兼用来解毒。

5.躁动、谵妄及精神类疾病

（1）评估：躁动、谵妄及精神病可能由多种药物和毒素（表1-14）引起。此外，这些症状可能是由医学疾病导致的功能性思维障碍或代谢性脑病引起的。

表1-14 某些引起躁动、谵妄及精神错乱的药物和毒素[a]

意识模糊或谵妄	躁动或精神障碍
金刚烷胺	安非他明及其衍生物
抗胆碱药	咖啡因和茶碱
抗组胺药	可卡因
溴化物	环丝氨酸
一氧化碳	右美沙芬
西咪替丁	麦角酸二乙酰胺（LSD）
双硫仑	大麻
铅等重金属	汞
左旋多巴	苯环己哌啶（PCP）
利多卡因和其他局部麻醉药	普鲁卡因
锂	5-羟色胺再摄取抑制剂（SSRI）
水杨酸盐	类固醇（例如泼尼松）
酒精或镇静催眠药戒断	合成的卡西酮和大麻素

[a]. 参考 Olson KR, et al. Med Toxicol, 1987; 2: 62.

1）功能性精神病或应激导致的躁动和精神病通常与完整的感觉器官有关，幻觉主要是听觉方面。

2）在代谢性脑病或药物引起的谵妄中，通常会有感觉器官的改变（表现为意识混乱或定向障碍）。出现幻觉，主要是视觉上的。抗胆碱能性谵妄常伴有心动过速、瞳孔扩张、潮红、皮肤和黏膜干燥、肠蠕动减少和尿潴留。

（2）并发症：躁动，尤其是伴有多动行为和挣扎，可能导致高热和横纹肌溶解症。

（3）鉴别诊断：须排除以下情况。

1）严重的代谢紊乱（缺氧、低血糖或低钠血症）。

2）酒精或镇静催眠药戒断。

3）甲状腺毒症。

停止）。

①地西泮0.1～0.2mg/kg静脉注射。

②劳拉西泮0.05～0.1mg/kg静脉注射。

③咪达唑仑0.1～0.2mg/kg肌内注射（在静脉注射有困难时使用）或0.05～0.1mg/kg静脉注射。

④苯巴比妥10～15mg/kg静脉注射；缓慢输注15～20min。

⑤戊巴比妥5～6mg/kg静脉注射；缓慢输注8～10min，然后以0.5～3mg/（kg·h）的速度连续滴注以达到理想的效果。

⑥丙泊酚1～2mg/kg静脉注射，每10～20秒静脉注射一次，直至达到理想的效果，然后连续输注1.2～12mg/（kg·h）。

4）中枢神经系统感染，如脑膜炎或脑炎。

5）劳累或环境引起的高体温。

（4）治疗：有时，通过安慰的话语和减少噪声、光线和物理刺激，患者可以平静下来。如果上述措施不能快速起效，应迅速控制患者，测量直肠或鼓膜温度，并根据需要开始快速降温和其他处理措施。

1）保持气道通畅，必要时予以辅助通气及氧疗。

2）治疗低血糖、高热、缺氧或其他代谢紊乱。

3）给予下列苯二氮䓬类药物中的一种。

①咪达唑仑0.05～0.1mg/kg静脉注射超过1min，或0.1～0.2mg/kg肌内注射。

②劳拉西泮0.05～0.1mg/kg静脉注射1min。

③地西泮0.1～0.2mg/kg静脉注射1min。

4）考虑使用抗精神病药物。

①齐拉西酮10～20mg肌内注射，或奥氮平5～10mg肌内注射。

②氟哌啶醇是一种较老的抗精神病药，常用于治疗躁动，0.1～0.2mg/kg肌内注射或静脉注射超过1min（注意：不要静脉注射氟哌啶醇癸酸盐，它是一种长效制剂，每4周1次）。

③注意：氟哌啶醇和其他抗精神病药物可引起QT间期延长和多型性室性心动过速（尖端扭转型心动过速）。避免或慎用于预先存在的QT间期延长或已知延长QT间期药物毒性的患者。氟哌啶醇也可引起急性肌张力障碍反应。

5）对苯二氮䓬类药物或抗精神病药物没有充分反应的躁动患者，可考虑使用右美托咪定和氯胺酮。

6）对于抗胆碱能引起的躁动性谵妄，考虑使用0.5～1mg毒扁豆碱静脉注射［注意：如果有心脏传导障碍（如QRS间期延长）的迹象，不要在三环类抗抑郁药或其他钠通道阻滞剂过量的患者中使用］。

7）如果高体温是由于过度的肌肉亢奋引起的，提示需要进行骨骼肌麻痹。使用维库溴铵0.1mg/kg静脉注射，或其他非去极化神经肌肉阻滞剂（注意：肌肉麻痹后，要准备好通气和气管插管）。

（五）其他并发症

1.肌张力障碍，运动障碍和强直

（1）评估：表1-15列出了引起异常运动或肢体强直的药物和毒素的例子。

1）肌张力障碍反应在许多抗精神病药及某些止吐药的治疗或毒性剂量中很常见。引发这些反应的机制被认为与中枢多巴胺阻滞有关。肌张力障碍通常由被迫性、不自主性及疼痛频繁的肌肉收缩所造成的颈部旋转（斜颈）、伸舌、抬颌或牙关紧闭所组成。也可以在一些患者身上看到其他锥体外系障碍或帕金森病运动障碍（例如球样滚动、运动迟缓和面具脸）。静坐不能患者往往表现出一种内心不安的感觉。

2）运动障碍通常是快速的、重复的身体运动，可能涉及小的局部肌肉群（如发音不清、局灶性肌阵挛）

或可能由全身运动亢进组成。原因多由中枢多巴胺活性增加或中枢胆碱能作用的阻滞造成，而不是多巴胺阻滞。

3）强直发作可由多种毒性成分刺激中枢神经系统或脊髓所引起。抗精神病药物恶性综合征和5-羟色胺综合征的特点是强直、高热、代谢性酸中毒和精神状态改变。强直合并恶性高热是由肌细胞缺陷引起的，一般不会因神经肌肉阻滞而逆转。

表1-15 导致肌张力障碍、运动障碍和强直的某些药物和毒素[a]

肌张力障碍和（或）静坐不能	运动障碍
氟哌啶醇和氟哌利多	安非他明
甲氧氯普胺	抗胆碱药
吩噻嗪类（氯丙嗪）	抗组胺药
齐拉西酮和其他非典型抗精神病药	铋
强直	咖啡因
"黑寡妇"蜘蛛咬伤	卡马西平
锂	卡立普多
恶性高热	可卡因
锰	γ-氨基丁酸（GHB）
甲喹酮	氯胺酮
单胺氧化酶抑制剂	左旋多巴
抗精神病药恶性综合征	锂
苯环己哌啶（PCP）	苯环己哌啶（PCP）
士的宁	5-羟色胺再摄取抑制剂（SSRI）
破伤风	三环类抗抑郁药

[a]. 参考Olson KR, et al. Med Toxicol, 1987; 2: 64.

（2）并发症：持续的肌肉强直或活动过度可能导致横纹肌溶解、高热、呼吸衰竭或代谢性酸中毒。

（3）鉴别诊断：须排除以下情况。

1）功能性思维障碍引起的紧张性强直。

2）破伤风。

3）脑血管意外。

4）缺氧性脑病。

5）特发性帕金森病。

（4）治疗

1）保持气道流畅，必要时予以辅助通气及氧疗。

2）如果体温超过40℃，复测直肠或鼓膜温度，并迅速给予降温处理。

3）肌张力障碍。在成人中使用抗胆碱能药，例如苯海拉明，肌内注射或静脉推注0.5～1mg/kg或苯托品1～4mg肌内注射。2～3d序贯口服药物治疗。

4）运动障碍：禁用抗胆碱药治疗。相反，应使用镇静药，如地西泮0.1～0.2mg/kg静脉注射，或劳拉西泮0.05～0.1mg/kg肌内注射或静脉注射，或咪达唑仑0.05～0.1mg/kg静脉注射或0.1～0.2mg/kg肌内注射。

5）强直：禁用抗胆碱能药物治疗。建议使用镇静药（见上文）或提供如下特定的药物治疗。

①丹曲林治疗恶性高热。

②溴隐亭治疗抗精神病药物恶性综合征。

③苯二氮䓬类或抗蛇毒血清，用于"黑寡妇"蜘蛛咬伤。

2.横纹肌溶解症

（1）评估：肌肉细胞坏死是中毒的常见并发症。引起横纹肌溶解症的药物和毒素见表1-16。

1）横纹肌溶解症的原因包括长时间与坚硬面挤压、过度的癫痫发作或肌肉过度运动、高热、缺氧，以及药物或毒素所导致的直接细胞毒性作用（如一氧化碳、秋水仙碱、铁杉、口蘑和红菇，以及一些蛇毒）。

2）诊断是通过检测尿液中肌红蛋白或血清肌酸激酶（CK）水平升高。血清转氨酶水平通常升高，谷草转氨酶高于谷丙转氨酶。

（2）并发症：受损肌肉细胞释放的肌红蛋白可能在肾脏中沉淀，导致急性肾小管坏死和肾衰竭。当血清肌酸激酶水平超过几千IU/L时，同时患者出现脱水时，这种情况更可能发生。严重的横纹肌溶解症也可能发生高钾、高磷、高尿酸血症和低钙血症。

（3）鉴别诊断：溶血导致血红蛋白尿也可能产生尿隐血阳性。

（4）治疗

1）积极恢复脱水患者的液体容量。建立静脉输液通路以保证稳定的尿量［3～5ml/（kg·h）］。对于伴有少尿的严重横纹肌溶解症患者，也可考虑静脉注射甘露醇0.5g/kg。

表1-16　与横纹肌溶解症相关的药物和毒素

肌肉过度活动、强直或癫痫发作	其他或未知机制
安非他明及其衍生物	一氧化碳
抗组胺药和抗胆碱药	氯苯氧基除草剂
胆碱酯酶抑制剂（自发性收缩）	秋水仙碱
氯氮平和奥氮平	乙醇
可卡因	乙二醇
锂	吉非罗齐
单胺氧化酶抑制剂	哈夫病（波罗的海鱼、水牛鱼中发现未知毒素）
苯环己哌啶（PCP）	铁杉
各种病因引起的癫痫发作	由多种因素引起的高热
士的宁	低钾血症
破伤风	蘑菇（一些鹅膏菌、红菇、口蘑）
三环类抗抑郁药	对苯二胺（染发剂）
	长时间的不动（如由于中枢神经系统抑制药物过量导致的昏迷）
	他汀类胆固醇药物（如西立伐他汀）
	创伤

2）一些临床医师采用每升5%葡萄糖中加入100mg碳酸氢钠，使尿液碱化。这种治疗的基本原理是酸性尿液促进肌红蛋白在肾小管中的沉积，可能加剧急性肾损伤。

3）为急性肾衰竭患者提供强化支持治疗，必要时包括血液透析。这部分患者肾功能通常在2～3周恢复。

3.过敏性和类过敏性反应

（1）评估：引起过敏性或类过敏反应的药物和毒素见表1-17。这些反应的特征是支气管痉挛和血管通透性增加，从而可能导致喉部水肿、皮疹和低血压。

1）过敏反应：当抗原特异性免疫球蛋白E（IgE）与肥大细胞和嗜碱性粒细胞表面结合的患者暴露于抗原中，引发组胺和各种其他血管活性化合物的释放时，就会发生过敏反应。

2）类过敏反应：也由肥大细胞释放活性化合物引起，但不涉及先前的致敏或IgE介导。

（2）并发症：严重的过敏反应或类过敏反应可导致喉梗阻、呼吸停止、低血压和死亡。

（3）鉴别诊断：须排除以下情况。

1）刺激性气体暴露引起的支气管痉挛或喉水肿。

2）药物或毒素的非特异性药理作用。

3）血管迷走性晕厥或过度通气。

表1-17　引起过敏或类过敏反应的药物和毒素

过敏反应（IgE介导）	过敏反应（非IgE介导）
抗血清（抗蛇毒血清）	乙酰半胱氨酸（静脉注射时）
食品（坚果、鱼、贝类）	血液制品
膜翅目和其他昆虫叮咬	碘化造影剂
免疫疗法过敏原提取物	阿片类药物（如吗啡）
青霉素和其他抗生素	鲭鱼肉
疫苗	筒箭毒碱
其他或未分类	
锻炼	
亚硫酸盐	
酒石黄染料	

（4）治疗

1）保持气道开放，必要时辅助通气。如果有喉头水肿表现，可能需要气管插管。辅助氧气治疗。

2）静脉滴注晶体液（如生理盐水）治疗低血压，并将患者置于仰卧位。

3）如出现以下情况需要注射肾上腺素。

①对于轻中度患者，皮下注射0.3～0.5mg（儿童0.01mg/kg，最大0.5mg）。

②对于严重的反应，每5分钟静脉注射0.05～0.1mg/L或以1～4μg/min的速率持续输注，并根据需要进行调整。

4）静脉注射苯海拉明0.5～1mg/kg，持续1min。序贯口服治疗2～3d。H₂受体阻滞剂，如雷尼替丁，每

12小时静脉注射150mg也有帮助。

5）给予糖皮质激素，如氢化可的松200～300mg静脉注射，或甲泼尼龙40～80mg静脉注射。

6）支气管扩张治疗（雾化β₂受体激动剂或抗胆碱能药物）可能有助于解除支气管痉挛。

（六）中毒的诊断

在没有广泛的毒理学筛查结果之前，中毒的诊断和治疗往往必须迅速进行，幸运的是，在大多数情况下，正确的诊断可以通过从病史中仔细收集数据、定向体格检查及实验室检查等方式做出正确诊断。

1.病史 尽管通常不可靠或不完整，但如果仔细询问，毒物摄入史通常帮助较大。

（1）询问患者服用的所有药物，包括非处方药、草药和维生素。

（2）询问家庭成员、朋友和医务人员有关患者或其他人已知使用的任何处方或非处方药。

（3）获取任何可用的药物或药物包装袋以备日后检测，但要非常小心地处理，以避免因皮肤接触或无意中的针扎而中毒，这可能会导致乙型肝炎或人类免疫缺陷病毒（HIV）的传播。

（4）检查患者药物标签上的药店，以确定患者是否在那里获得了其他处方药。

（5）检查患者的手机，以便更好地估计摄入的时间，因为患者有时在摄入之前或之后几分钟就给他们的联系人或亲人发短信。

2.体格检查

（1）总体表征：进行连续的检查，因为中毒患者的表现总是随着时间的推移而改变。仔细进行检查可发现常见的自主神经综合征或"中毒综合征"（表1-18）（注：患者可能不会表现出典型的中毒综合征，尤其是在存在多种药物或基础性疾病相反影响的情况下）。

1）α肾上腺素能综合征：高血压伴反射性心动过缓是其特征。瞳孔通常扩张（如苯丙醇胺和去氧肾上腺素）。

2）β肾上腺素能综合征：β₂受体介导的血管舒张可引起低血压。心动过速很常见（如沙丁胺醇、奥西那林、茶碱和咖啡因）。

3）α和β肾上腺素能综合征：高血压伴有心动过速，瞳孔扩大，皮肤出汗但有黏膜干燥（如可卡因和安非他明）。

4）抗交感神经综合征：血压和脉搏都降低（除外：外周α受体拮抗剂可引起低血压伴反射性心动过速；α₂受体激动剂可引起外周血管收缩伴短暂性高血压）。瞳孔小，通常为针尖大小。胃肠蠕动减少［如中枢作用的α₂受体激动剂（可乐定和甲基多巴）、阿片类和吩噻嗪］。

5）烟碱性胆碱能综合征：刺激自主神经节和神经肌肉连接处的烟碱受体激活副交感神经和交感神经系统，产生不可预测或双相的结果。初始心动过速后可能

会出现心动过缓，肌肉颤动后可能会出现麻痹（例如，尼古丁和去极化神经肌肉阻滞剂琥珀酰胆碱，它们作用于骨骼肌中的烟碱受体）。

6）毒蕈碱性胆碱能综合征：毒蕈碱受体位于副交感神经系统的效应器官，通常介导分泌功能。刺激会引起心动过缓、瞳孔缩小、出汗、蠕动亢进、支气管分泌物增多、喘息、唾液过多和尿失禁（如乌拉胆碱）。

7）混合胆碱能综合征：当烟碱和毒蕈碱受体同时受到刺激时，可能会出现混合效应。瞳孔通常是缩小的（针尖大小）。皮肤出汗，蠕动活动增强。肌末震颤是烟碱刺激神经肌肉接头的表现，可发展为肌无力或麻痹（如有机磷和氨基甲酸酯类杀虫剂和毒扁豆碱）。

8）抗胆碱能（抗毒蕈碱）综合征：心动过速伴轻度高血压是常见的。瞳孔扩大。皮肤潮热干燥。胃肠蠕动减少，尿潴留常见。患者可能有肌阵挛或舞蹈性手足徐动。躁动性谵妄是常见的，并且可能发生高热（例如阿托品、东莨菪碱、苯托品、抗组胺药和抗抑郁药，所有这些药物主要是抗毒蕈碱的）。

表1-18　自主神经综合征[a, b]

	血压	心率	瞳孔大小	出汗	肠蠕动
α肾上腺素能	＋	-	＋	＋	-
β肾上腺素能	±	＋	±	±	±
α和β肾上腺素能	＋	＋	＋	＋	-
抗交感神经	-	-	--		
烟碱性胆碱能	＋	＋	±	＋	＋
毒蕈碱性胆碱能	-	-	-	＋	＋
混合胆碱能	±	±	-	＋	＋
抗胆碱能（抗毒蕈碱）	±	＋	＋	--	--

[a]注解：＋增加；＋＋显著增加；-减少；--显著减少；±混合效应，没有影响或不可预测。

[b]经许可，改编自Olson KR，et al. Med Toxicol，1987；2；54.

（2）眼征

1）瞳孔大小受许多作用于自主神经系统药物的影响。瞳孔缩小和扩张的常见原因见表1-19。

2）眼球水平震颤常见于多种药物和毒素，包括巴比妥类、乙醇、卡马西平、苯妥英钠和蝎子中毒。苯环己哌啶（PCP）可引起水平、垂直甚至旋转性眼球震颤。

3）虹膜震颤是指瞳孔有节律地扩张和收缩，可由乌头碱、一些迷幻药或癫痫活动引起。

4）累及眼睛的脑神经病变可提示脑内病变（如缺血性脑卒中）、脑神经病变（如脑水肿侵犯第Ⅳ对脑神经，引起展神经麻痹）或眼部肌肉病变（如肉毒杆菌中毒，表现为上睑下垂或不同步凝视）。

5）视力问题或眼底检查发现视盘水肿往往提示视网膜毒素，如甲醇（甲酸）或氯喹及相关抗疟疾药物。

6）刺激性或腐蚀性物质可导致角膜损伤。

7）慢性地高辛中毒可引起黄视症（看到物体周围

黄色光晕的错觉）。

8）致幻剂会引起精神上的幻觉。联觉（"看到声音，听到颜色"）是典型的5-羟色胺能致幻剂，如LSD的表现。

表1-19　瞳孔大小变化的原因[a]

瞳孔缩小	瞳孔放大
阻滞交感神经药	**拟交感神经药**
可乐定	安非他明及其衍生物
阿片类药物	可卡因
吩噻嗪	多巴胺
四氢唑啉和羟甲唑啉	麦角酸二乙酰胺（LSD）
丙戊酸	单胺氧化酶抑制剂
胆碱能药	尼古丁[b]
氨基甲酸酯杀虫剂	**抗胆碱药**
尼古丁[b]	抗组胺药
有机磷农药	阿托品和其他抗胆碱药
毒扁豆素	卡马西平
毛果芸香碱	苯己哌啶酮
其他	三环类抗抑郁药
中暑	**视网膜毒素（固定性瞳孔、瞳孔散大）**
脑桥梗死	
蛛网膜下腔出血	甲醇
	奎宁

[a]. 经许可，改编自 Olson KR, et al. Med Toxicol, 1987; 2: 66.
[b]. 尼古丁可导致瞳孔放大（罕见）或缩小（常见）。

（3）神经病变：各种药物和毒物可引起感觉或运动神经病变，通常在长期反复接触后发生（表1-20）。一些药物（如砷和铊）在一次大剂量接触后会引起神经病变。

表1-20　神经病变的原因

原因	注射
丙烯酰胺	感觉和运动远端轴突神经病
抗肿瘤药	长春新碱的相关性最强
抗逆转录病毒药	核苷类逆转录酶抑制剂
砷	感觉为主的混合性轴索神经病
鼠李	家畜与人类脱髓鞘性神经病
二硫化碳	感觉和运动远端轴突神经病
二甲氨基丙腈	泌尿生殖道和远端感觉神经病
双硫仑	感觉和运动远端轴突神经病
乙醇	感觉和运动远端轴突神经病
正己烷	感觉和运动远端轴突神经病
异烟肼（IH）	吡哆醇合用可预防
铅	运动为主的混合性轴索神经病
汞	有机汞化合物
甲基正丁基酮	通过2,5-己二酮代谢物作用的正己烷

续表

原因	注射
呋喃妥因	感觉和运动远端轴突神经病
一氧化二氮	本体感觉丧失的感觉轴突神经病
有机磷杀虫剂	唯一的特效剂（如磷酸三甲基酯）
吡哆醇（维生素B₆）	慢性过量给药引起的感觉神经病
硒	多神经炎
铊	感觉和运动远端轴突神经病
蜱麻痹	几种蜱叮咬后的上肢弛缓性麻痹

（4）腹部检查：胃肠蠕动通常受到药物和毒素的影响（表1-18）。

1）肠梗阻也可能是由机械因素引起的，如胃肠道穿孔和腹膜炎导致胃肠道损伤或吞咽异物造成的机械性梗阻。

2）腹胀和肠梗阻也可能是急性肠系膜栓塞的表现，这是一种罕见但灾难性的并发症，由长期低血压或肠系膜动脉血管痉挛（如麦角、可卡因或安非他明）引起。X线或CT扫描可显示肠壁、胆管或肝静脉中有空气。血清碱性磷酸酶水平经常升高，系统性应激的非特异指标如白细胞计数和乳酸也经常升高。

3）呕吐，特别是呕血，可能表明摄入了腐蚀性物质。

4）腹泻可由多种毒素、阿片类物质的戒断或胆碱能过剩（如有机磷或氨基甲酸酯中毒）引起。

（5）皮肤表现

1）多汗或少汗可能是自主神经综合征的指征（表1-18）。

2）皮肤潮红可能是由一氧化碳中毒、硼酸中毒、腐蚀物或碳氢化合物造成的化学灼伤或抗胆碱剂引起的。也可能是由血管舒张（如吩噻嗪或双硫仑-乙醇相互作用）引起。

3）皮肤苍白伴发汗常由急性贫血或拟交感神经药物引起。局部皮肤严重苍白提示可能的动脉血管痉挛，如麦角或某些安非他明引起的血管痉挛。黄疸或尿毒症也会使肤色变白。

4）发绀可提示缺氧、硫血红蛋白血症或高铁血红蛋白血症。

（6）气味：一些毒素可能具有特征性气味（表1-21）。然而，这种气味可能是微弱的，可能被呕吐物的气味或其他环境气味所掩盖。此外，闻气味的能力因人而异。例如，只有约50%的普通人能闻到氰化物的"苦杏仁"气味。因此，没有气味并不保证没有毒素。

（7）尿液

1）颜色

①红粉色或橙色尿液可与吡啶、利福平或用去铁胺或羟钴胺治疗有关。

②紫罗兰色或蓝色尿液可由亚甲基蓝或甲氧氨基酚引起。

表1-21 毒素和药物引起的一些常见气味[a]

气味	药物或毒素
丙酮	丙酮、异丙酮
刺鼻的或像梨子一样	水合氯醛、三氯乙醛
苦杏仁	氰化物
胡萝卜	毒芹素（水芹）
消毒剂	苯酚、松脂清洁剂、松节油
大蒜味	砷、有机磷、硒、铊
干草（刚割下的）	光气
樟脑球	萘、对二氯苯、樟脑
新的浴帘	乙氯戊烯炔醇
臭鸡蛋	硫化氢、锑化氢、硫醇、旧的磺胺类药
冬青	冬青油

[a]. 经许可，改编自 Olson KR, et al. Med Toxicol, 1987; 2: 67.

③棕色或黑色的尿液可显示苯酚、肌红蛋白（如横纹肌溶解症）和植物性泻药鼠李油的存在有关。

④紫外线下的荧光（伍德灯）表明存在荧光素，这在大多数防冻产品中都存在。然而，尿液中的其他物质也可以被荧光染色。

2）乙二醇中毒患者尿中可见草酸钙晶体。

3. 必要的临床实验室检查 简单、易得的临床实验室检查可为中毒诊断提供重要线索，并可为下一步毒理学检测指定方向。当诊断较明确时，可能不需要进行广泛的实验室检查。

（1）常规检验：以下检验可能有助于筛选诊断不明确的药物过量患者（注意：在选择诊断策略时每种检验都有一定的局限性。与体检结果一样，中毒患者的实验室值也是动态的，在高危或危重患者中需要经常进行连续评估）。①血糖（快速床旁检测）；②心电图；③血清对乙酰氨基酚水平；④钠、钾、碳酸氢盐和阴离子间隙等电解质的测定；⑤血液酒精（乙醇）水平；⑥测定血清渗透压和计算渗透压间隙；⑦全血细胞计数或血象；⑧肝转氨酶（AST、ALT）和肝合成功能（如胆红素和凝血）测定；⑨血尿素氮和肌酐对肾功能的评价；⑩尿检查有无结晶症、血红蛋白尿或肌红蛋白尿；⑪妊娠试验（育龄妇女）；⑫肌酸激酶检查横纹肌溶解症。

（2）血清渗透压和渗透压间隙：在正常情况下，测得的血清渗透压约为290mOsm/L，可根据钠、葡萄糖和血尿素氮（BUN）检测的结果进行计算。计算的渗透压与实验室测量的渗透压之差为渗透压间隙（表1-22）（注意：临床研究表明，正常的渗透压间隙可能为−14～10mOsm/L。因此，小的渗透压间隙难以解释）。

1）渗透压间隙升高的原因（表1-22）

①当存在低分子量物质如乙醇、其他醇类和乙二醇时，渗透压间隙可能会增加，这有助于测定渗透压而不是计算渗透压。表1-23描述了如何使用渗透压间隙估计酒精和乙二醇的含量。

②渗透压间隙伴随或紧接着阴离子间隙酸中毒恶化，应立即提示甲醇中毒或乙二醇中毒。

表1-22 渗透压间隙升高的原因[a]

丙酮	甘露醇
二甲基亚砜（DMSO）	聚乙醛
乙醇	甲醇
乙醚	渗透对比染料
乙二醇和其他低分子量乙二醇	丙二醇
甘油	无透析的肾衰竭
异丙醇	严重酒精性酮症酸中毒，糖尿病酮症酸中毒或乳酸酸中毒
镁	

[a]. 渗透压间隙＝测量－计算渗透压。正常值＝0±（5～10）（见正文）

计算渗透压＝2［Na］＋［葡萄糖］/18＋［BUN］/2.8

钠（血清钠）单位为mmol/L；葡萄糖和BUN（血尿素氮）单位为mg/dl。

注：如果使用汽化点渗透压计而不是冰点装置，则渗透压可能被测量为虚假正常，因为挥发性醇会被煮沸。

表1-23 从渗透压间隙估算酒精和乙二醇水平[a]

酒精或乙醇	分子量（mg/mmol）	换算因子[b]
丙酮	58	5.8
乙醇	46	4.6[c]
乙二醇	62	6.2
甘油	92	9.2
异丙醇	60	6
甘露醇	182	18.2
甲醇	32	3.2
丙二醇	76	7.6

[a]. 经许可，改编自 Ho MT, Saunders CE, eds. Current Emergency Diagnosis & Treatment. 3rd ed. Appleton & Lange; 1990.

[b]. 为了获得估计的血清水平（以mg/dl为单位），将渗透压间隙乘以换算因子。

[c]. 一项临床研究（Purssell RA, et al. Ann Emerg Med, 2001; 38: 653）发现，3.7的换算因子可以更准确地估计乙醇对渗透压间隙的贡献。

2）鉴别诊断

①严重的酒精性酮症酸中毒或糖尿病酮症酸中毒也可出现渗透压和阴离子间隙联合升高，这是由于积累了未测量的阴离子（β-羟基丁酸）和渗透活性物质（丙酮、甘油和氨基酸）。

②未进行血液透析的慢性肾衰竭患者，由于低分子量溶质积聚，可能会出现阴离子间隙升高。

③渗透压间隙异常升高的原因可能是使用了不适当的样品采集管［淡紫色盖，乙二胺四乙酸（EDTA）；灰色盖，含氟草酸钾凝胶蓝色盖，柠檬酸盐；见表1-33］。

④严重高脂血症或高球蛋白血症伴假性低钠血症患者也可能出现渗透压间隙假性升高。

3）渗透压间隙的缺陷和限制

①渗透压、钠、尿素氮和葡萄糖的测量必须在同一个血清样本上进行，否则，间隙可能会假性升高或降低。

②血清渗透压应使用冰点-降渗压计测量。尽管存在挥发性醇，使用蒸发热法测量渗透压可能会导致错误的正常渗透压差，因为醇在达到血清沸点之前会蒸发。

4）治疗方法：取决于病因。如果怀疑乙二醇或甲醇中毒，可能需要进行解毒治疗（如甲吡唑或乙醇）和血液透析。

（3）阴离子间隙代谢性酸中毒：正常的阴离子间隙为8～12mmol/L，这说明血浆中存在未测的阴离子（如磷酸盐、硫酸盐和阴离子蛋白）。代谢性酸中毒通常与阴离子间隙升高有关。

1）阴离子间隙升高的原因（表1-24）

①阴离子间隙升高的酸中毒通常是由乳酸积聚引起的，但也可能是由其他未测量的酸阴离子引起的，如甲酸盐（如甲醇中毒）、乙醇酸盐或草酸盐（如乙二醇中毒）、β-羟基丁酸盐（在酮症酸中毒患者中）和5-氧丙烷。

②在任何负离子间隙升高的患者中，也要检查渗透压间隙，负离子和渗透压间隙升高的组合表明甲醇或乙二醇中毒（注：重度酒精性酮症酸中毒和糖尿病性酮症酸中毒也可出现渗透压和阴离子间隙升高）。

③溴化物或硝酸盐过量会导致阴离子间隙缩小，这两种物质都会增加血清氯化物水平。此外，高浓度的锂、钙或镁可以由于血清钠浓度的相对降低或其盐（氯化物、碳酸盐）的存在而缩小阴离子间隙。最后，严重的低蛋白血症可以减少阴离子间隙。

表1-24　导致阴离子间隙酸中毒升高的药物和毒素[a]

乳酸酸中毒	非乳酸酸中毒
对乙酰氨基酚（浓度＞600mg/L）	醇性酮症酸中毒（β-羟丁酸）
抗逆转录病毒药物	苄醇
β肾上腺素能受体激动剂	糖尿病酮症酸中毒
咖啡因和茶碱	乙二醇（乙二醇和其他酸）
一氧化碳	外源有机酸和矿物酸
氰化物	甲醛（甲酸）
硫化氢	布洛芬（丙酸）
铁	聚乙醛
异烟肼（INH）	甲醇（甲酸）
二甲双胍和苯乙双胍	5-羟脯氨酸尿和其他有机酸
异丙酚（高剂量，儿童）	水杨酸类（水杨酸）
丙二醇	饥饿性酮症
癫痫、休克或缺氧	丙戊酸
叠氮化钠	

[a].阴离子间隙＝［Na］［Cl］［HCO$_3$］＝8～12mmol/L；部分改编，经许可，引自Olson KR, et al. Med Toxicol, 1987；2：73.

2）鉴别诊断：须排除以下情况。

①乳酸酸中毒的常见原因，如缺氧和缺血。

②血清碳酸氢盐和PCO$_2$测量值的假性降低，可能是由于红头真空采血管未完全填充所致。

③当动脉血气过高时，由于过量的肝素会导致PCO$_2$和碳酸氢盐的计算值假性降低。获得2ml血液中0.25ml肝素可以使PCO$_2$降低约8mmHg的误差，碳酸氢盐降低约5mg/L。

④分离和检测前，由于血样管中的无氧糖酵解导致血清乳酸假性升高。

⑤出现第二种慢性酸中毒（如因通气不足引起的呼吸性酸中毒）可加重代谢性酸中毒的临床表现。在单纯代谢性酸中毒中，血气样本中的预期PCO$_2$应为血清碳酸氢盐水平的1.5倍［±（6～10）］，超出此范围的值表示混合酸碱异常。

3）治疗

①治疗酸中毒的病因：a.用抗惊厥药或神经肌肉麻痹治疗癫痫；b.治疗缺氧和低血压；c.用甲吡唑（或乙醇）和血液透析治疗甲醇或乙二醇中毒；d.碱性利尿联合血液透析治疗水杨酸中毒。

②通常不需要治疗酸血症，除非pH＜7～7.1。事实上，轻度酸中毒可能有利于促进组织的氧释放。然而，在三环类抗抑郁药或水杨酸盐中毒时，酸血症可能是有害的。a.在三环类抗抑郁药过量中，酸血症会增强心脏毒性。需要用碳酸氢钠维持血清pH在7.45～7.5（注：尽管有些指南建议连续输注碳酸氢钠以防TCA过量，但我们更倾向于仅在需要时间歇性给予1～2mmol/kg剂量以延长QRS间隙，这可能有助于避免过度碱血症）。b.在水杨酸中毒中，酸血症促进水杨酸进入大脑，必须加以预防。持续输注碳酸氢钠使血液碱化可以促进水杨酸盐在尿液中的消除。一次性快速注射可能有助于减轻神经肌肉麻痹引起的短暂性呼吸性酸中毒的影响。

（4）高血糖和低血糖：各种药物和疾病状态可引起血糖水平的变化（表1-25）。患者的血糖水平可以通过营养状态、内源性胰岛素水平、内分泌和肝功能及各种药物的存在而改变。如果怀疑胰岛素注射是低血糖的原因，获取血清胰岛素和C肽水平；高胰岛素水平伴随低C肽水平表明这是外源因素引起的。

表1-25　血清葡萄糖改变的原因

高血糖	低血糖
β$_2$肾上腺素能受体激动剂	青果或荔枝果（未成熟）
咖啡因中毒 皮质类固醇	内分泌失调（垂体功能低下，Addison病，黏液水肿）
葡萄糖给药	乙醇中毒（特别是儿科）
糖尿病	禁食
二氮嗪	肝衰竭

续表

高血糖	低血糖
过量循环肾上腺素	胰岛素
胰高血糖素	口服磺脲类降血糖药
铁中毒	戊烷脒
茶碱中毒	普萘洛尔中毒
噻嗪类利尿药	肾衰竭
灭鼠剂	水杨酸中毒
	链脲佐菌素
	丙戊酸中毒

表1-26　与血清钠改变相关的药物和毒素

高钠血症	低钠血症
泻药滥用	啤酒过量
滥用乳果糖治疗	脑性耗盐综合征（如外伤后）
锂治疗（肾源性尿崩症）	利尿剂
甘露醇	医源性（静脉液体治疗）
严重胃肠炎（多种毒物）	ADH分泌异常综合征（SIADH）：
钠或盐过量	阿米替林
丙戊酸（双丙戊酸钠）	卡马西平和奥卡西平
	氯磺丙脲
	氯丙特
	MDMA（"摇头丸"）
	催产素
	吩噻嗪类药物

1）高血糖，尤其是严重过量［血糖＞500mg/dl（28mmol/L）］或持续高血糖，可能会导致脱水和电解质失衡，这是由于尿液中葡萄糖的渗透作用造成的；此外，水从大脑转移到血浆中可能会导致高渗性昏迷。更常见的是，在中毒或药物过量的情况下，高血糖是轻微和短暂的。严重或持续的高血糖如果不能自行缓解，应予以治疗。

①如果患者精神状态改变，应保持气道通畅，必要时协助通气，并补充氧气。

②用静脉注射生理盐水或其他等渗晶体液替换液体。监测血清钾水平，随着血糖的纠正，血钾水平可能急剧下降，并根据需要补充钾。

③纠正酸碱和电解质紊乱。

④开始时给予常规胰岛素5～10U静脉注射，然后输注5～10U/h，同时监测对血糖水平的影响［儿童：开始时给予0.1U/kg，然后输注0.1U/（kg·h）］。

2）如果发生严重低血糖［血糖＜40mg/dl（2.2mmol/L）］并持续，可迅速导致永久性脑损伤。因此，当低血糖被怀疑是癫痫、昏迷或精神状态改变的原因时，立即给予葡萄糖经验性治疗。

①如果患者精神状态改变，要保持气道通畅，必要时协助通气，并补充氧气。

②快速进行床旁血糖测试：低血糖被认为是精神状态改变患者的"补充生命体征"。

③如果血糖低［血糖＜60～70mg/dl（3.3～3.9mmol/L）］，或者如果无法进行床旁测试，则给予50%葡萄糖50ml静脉注射（25g）。在儿童中，给予25%葡萄糖2ml/kg。对于小婴儿，一些临床医师使用10%葡萄糖。

④对于营养不良或乙醇中毒的患者，也给予维生素B_1 100mg肌内注射或静脉注射，以治疗或预防急性韦尼克综合征。如果患者清醒，也可以口服维生素B_1。

⑤对于口服磺脲类药物过量引起的低血糖，可考虑用奥曲肽解毒治疗，以防止低血糖反复发作。

（5）高钠血症和低钠血症：钠代谢紊乱很少发生在中毒患者（表1-26），更常见的是原有基础疾病。抗利尿激素（ADH）负责浓缩尿液，防止过量失水。

1）高钠血症（血清钠＞145mmol/L）可能是由于钠摄入过多、自由水流失过多或肾浓缩能力受损所致。

①肾功能正常的脱水。过度出汗、过度换气、腹泻或渗透性利尿（如高血糖或甘露醇的服用）可能导致单纯的水分流失。尿渗透压通常大于400mOsm/kg，抗利尿激素（ADH）功能正常。

②肾浓缩能力受损。过量的游离水在尿液中丢失，尿渗透压通常小于250mOsm/L。这可能是由于下丘脑功能障碍导致ADH产生减少（尿崩症）或肾对ADH反应受损所致。肾源性尿崩症与长期锂治疗和急性过量有关。

2）高钠血症的治疗：治疗取决于病因，但在大多数情况下，患者是低血容量，需要补充（注意：降低血清钠水平不要太快，因为渗透不平衡可能使过多的液体进入脑细胞，导致脑水肿）。校正应在24～36h进行；血清钠离子浓度降低在1mmol/（L·h）以内［注意：如果仍有快速的钠离子摄入（如急性食盐摄入），则应加快校正速度］。

①低血容量：给予生理盐水（0.9%氯化钠溶液）以恢复体积，然后切换到半生理盐水葡萄糖（D_5W 0.45%氯化钠溶液）。

②容量过多：用无钠或低钠液体（如5%葡萄糖或D_5W 0.25%氯化钠溶液）和袢利尿剂，如呋塞米0.5～1mg/kg静脉注射。

③锂致肾源性尿崩症：液体管理。停止锂治疗。口服吲哚美辛50mg，每天3次，氢氯噻嗪50～100mg/d可见部分改善（注：噻嗪类药物也可能损害肾脏锂的清除）。

3）低钠血症（血清钠＜130mmol/L）是一种常见的电解质异常，可能由多种机制引起。严重低钠血症（血清钠＜110～120mmol/L）可导致癫痫发作和精神状态改变。

①假低钠血症可能是由于水从细胞外空间转移（如高血糖）。血糖每升高100mg/dl（5.6mmol/L），血清钠下降约1.6mmol/L。如果使用较旧的（火焰发射）检测设备，相对血容量减少（如高脂血症或高蛋白血症）也可能产生假低钠血症，但这在当前的直接测量电极中是不可能的。

②低钠血症和低血容量血症可能是由过量的体积损失（钠和水）引起的，部分由游离水代替。为了保持血管内容量，机体分泌ADH，这会导致水潴留。尿钠水平＜10mmol/L表明肾脏正试图适当地补偿容量损失。尿钠水平升高（尿钠＞20mmol/L）意味着肾盐消耗，这可能由利尿剂、肾上腺功能不全或肾病引起。在一些头部外伤患者中，有脑性耗盐综合征的报道（"脑性盐消耗综合征"）。

③低钠血症与容量超负荷发生在如下情况下：充血性心力衰竭和肝硬化。尽管全身钠含量增加，但压力感受器感觉到循环容量不足，并刺激ADH的释放。除非患者服用了利尿剂，尿钠水平通常低于10mmol/L。

④正常血容量发生低钠血症的情况很多。测量血清和尿渗透压可能有助于确定诊断。

a.ADH分泌异常综合征（SIADH）。ADH的分泌与体积或渗透压无关。病因包括恶性肿瘤、肺部疾病、严重的头部损伤和一些药物（表1-26）。血清渗透压较低，尿渗透压升高异常（＞300mOsm/L）。血清尿素氮通常较低［＜10mg/dl（3.6mmol/L）］。

b.精神因素导致多饮或强迫性饮水（通常大于10L/d）使血清钠减少，因为过量的自由水摄入和肾脏排出钠以维持正常血容量。尿钠水平可能升高，但尿渗透压适当降低，因为肾脏正试图排出多余的水和ADH分泌被抑制。

c.啤酒过量综合征可能是由于长期过量饮用啤酒（＞4L/d），而不摄入足够的溶质和电解质，这一过程会降低从肾脏排出游离水所需的正常电解质梯度。它通常发生在ADH水平升高的肝硬化患者。

d.正常血容量低钠血症的其他原因包括甲状腺功能减退、术后状态和对利尿剂（通常是噻嗪类）的特殊反应。

4）低钠血症的治疗：治疗取决于病因、容量状态，最重要的是患者的临床表现［注意：避免过快地校正钠，因为如果在头24h内钠增加超过25mmol/L，可能会发生脑损伤（脑桥中央髓鞘溶解），除非疾病发生得很快（如急性饮水），在这种情况下，应加快校正速度］。经常测量血清和尿钠水平，并根据需要调整输注速度，以使血清钠增加不超过1～1.5mmol/h。尽快安排与肾脏科医师协商。对于深度低钠血症（血清钠＜110mmol/L）并伴有昏迷或癫痫发作的患者，给予高渗生理盐水（3%氯化钠溶液）100～200ml。

①低钠血症伴低血容量。用生理盐水（0.9%氯化钠溶液）代替损失体积。如果怀疑肾上腺功能不全，每6～8小时应用100mg氢化可的松。高渗盐水（3%氯化钠溶液）很少被发现。

②低钠血症伴容量超负荷。限制饮水（0.5～1L/d）并治疗潜在疾病（如充血性心力衰竭）。如果使用利尿剂，不要过量地饮水。高渗盐水对这些患者是危险的，如果使用，也给予呋塞米0.5～1mg/kg静脉注射。考虑血液透析以减少容量和恢复钠水平。

③正常容量性低钠血症。无症状的患者可以非手术治疗，限制饮水（0.5～1L/d）。精神强迫性饮水者必须受到限制或与所有水源隔离，包括洗脸盆和厕所。地美环素（一种四环素类抗生素，可产生肾源性尿崩症）300～600mg，每天2次，可用于治疗轻度慢性SIADH，起效可能需要1周。对于昏迷或癫痫患者，给予高渗（3%）生理盐水100～200ml，同时给予呋塞米0.5～1mg/kg。

（6）高钾血症和低钾血症：各种药物和毒素可引起血清钾水平的严重变化（表1-27）。钾的水平取决于钾的摄入和释放（如肌肉），利尿剂的使用，ATP泵的正常功能，血清pH和β肾上腺素能活动。血清钾水平的变化并不总是反映身体整体的得失，但可能是由细胞内的变化引起的（例如，酸中毒使钾从细胞中排出，而β肾上腺素能刺激钾进入细胞）。

表1-27　引起血清钾改变的药物、毒素和其他原因[a]

高钾血症	低钾血症
酸中毒	碱中毒
肾上腺功能不全（慢性类固醇使用）	钡
血管紧张素转换酶（ACE）抑制剂	β肾上腺素能药物
β受体拮抗剂	咖啡因
洋地黄苷	铯
氟化物	氯喹
锂	利尿剂（慢性）
钾	肾上腺素
肾衰竭	低镁血症
横纹肌溶解	水杨酸中毒（伴脱水）
	茶碱
	甲苯（慢性）

[a] 经许可，改编自Olson KR, et al. Med Toxicol, 1987; 2: 73.

1）高钾血症（血清钾＞5mmol/L）引起肌无力，干扰正常心脏传导。T波峰值和PR间期延长是心脏毒性的早期症状。严重高钾血症导致QRS间期增宽、房室传导阻滞、心室颤动和心搏骤停。

①氟中毒引起的高钾血症通常伴有低钙血症。

②地高辛或其他与高钾血症相关的强心苷中毒是给予地高辛特异性Fab抗体的指征。

2）高钾血症的治疗：钾浓度＞6mmol/L是医疗紧急情况；＞7mmol/L是关键。

①监测心电图。QRS间期延长提示严重心脏中毒。

②如果有严重心脏毒性的迹象，如宽QRS复合波，

无P波和心动过缓，给药10%氯化钙5～10ml，或10%葡萄糖酸钙10～20ml。

③葡萄糖加胰岛素促进细胞内钾的运动。给予50%葡萄糖50ml（儿童为25%葡萄糖，2ml/kg），加上常规胰岛素，0.1U/kg静脉滴注。

④吸入β_2肾上腺素能激动剂，如沙丁胺醇，也可促进钾离子进入细胞，并快速降低血清钾的水平。

⑤血液透析迅速降低血清钾水平。

⑥强心苷中毒引起的高钾血症通常随地高辛特异性抗体的使用而迅速改善。

⑦碳酸氢钠1～2mmol/kg静脉注射，可使钾离子进入细胞并降低血清水平，但这种作用需要60min，临床研究显示结果不明确。

⑧口服聚苯乙烯磺酸钠按0.3～0.6g/kg的剂量，每千克体重按2ml 70%山梨醇为溶媒。通常被推荐为一种钾结合树脂，可在数小时内增强肠道清除。然而，最近的证据表明它不是很有效，结肠坏死已经在肠梗阻、便秘、胃溃疡或其他高危疾病患者中报道。应谨慎使用。

3）低钾血症（血清钾＜3.5mmol/L）可导致肌无力、低血压和肠梗阻。横纹肌溶解症可能发生。心电图显示T波和突出的U波。在严重的低钾血症、房室传导阻滞、室性心律失常和心搏骤停中可能发生。

①当茶碱、咖啡因或β_2受体激动剂中毒时，细胞内钾转移可致血清钾水平急剧下降，而全身储存正常。患者通常没有严重的低血钾症状或心电图征象，不需要积极的补钾治疗。

②钡中毒时，严重低钾血症可导致呼吸肌无力和心搏呼吸停止，需加强钾治疗。在24h内给予高达420mmol的剂量。

③利尿治疗引起的低钾血症可能导致室性心律失常，特别是与洋地黄中毒相关的心律失常。

4）低钾血症的治疗：轻度低钾血症（血清钾3～3.5mmol/L）通常与严重症状无关。

①口服或静脉注射氯化钾。

②监测血清钾和心电图，看是否有过量钾治疗引起的高钾血症迹象。

③如果低钾血症是由利尿剂、营养不良或胃肠道失水引起的，测量并替换其他离子，包括钠、氯化物，尤其是镁（可防止肾钾消耗）。

（7）肾衰竭：引起肾衰竭的药物和毒素见表1-28。急性肾损伤可能是由肌红蛋白（横纹肌溶解症）、血红蛋白（溶血）或草酸钙晶体（乙二醇）中毒或急性大量肾小管沉淀的直接肾毒性作用引起的。急性肾损伤也可能继发于失血或心力衰竭引起的休克。

1）评估：肾衰竭的特征是血清肌酐和血尿素氮（BUN）水平逐渐升高，通常伴有少尿或无尿。

①无尿性肾衰竭后，血清肌酐浓度通常每天升高1～1.5mg/dl［88～132mmol/（L·d）］。

表1-28 引起急性肾衰竭的药物、毒素及其他原因

直接肾毒性作用	膦甲酸
对乙酰氨基酚	重金属（如汞）盐
阿昔洛韦（长期、高剂量治疗）	茚地那韦
	溶血
毒鹅膏菌	砷化氢
Smithiana鹅膏菌	萘
镇痛药（如布洛芬、非那西丁）	氧化剂［尤其是葡萄糖-6-磷酸脱氢酶（G6PD）缺乏症患者］
抗生素（如氨基糖苷类）	**横纹肌溶解**（另见表1-16）
溴化物	安非他明和可卡因
氯酸盐	长时间制动的昏迷
氯化碳氢化合物	体温过高
丝膜菌种蘑菇	苯环己哌啶（PCP）
环孢素	癫痫持续状态
乙二胺四乙酸（EDTA）	马钱子
乙二醇（乙二醇酸盐、草酸盐）	

②肌酐突然升高提示肌肉迅速分解（横纹肌溶解症），这会增加肌酸负荷，也会导致血清CK水平升高，可能会干扰血清肌酐水平的测定。

③在肾衰竭发生前可以看到少尿，并伴有低血容量、低血压或心力衰竭。在这种情况下，血尿素氮水平通常升高，与血清肌酐水平不成比例。

④由于常用的比色法（Jaffe）易受干扰，硝基甲烷、异丙醇和酮酸中毒可导致肌酐水平的假升高。BUN保持正常，可能有助于区分虚假的和真实的肌酐升高。

2）并发症：急性肾衰竭最早的并发症是高钾血症；如果肾衰竭的原因是横纹肌溶解症或溶血，这可能更为明显，横纹肌溶解症和溶血都会释放大量细胞内钾进入循环。后期并发症包括代谢性酸中毒、谵妄和昏迷。

3）治疗

①如果可能，通过实施特定的治疗来预防肾衰竭［如乙酰半胱氨酸治疗对乙酰氨基酚过量（尽管对这种并发症的益处尚不确定）、二巯基丙醇螯合治疗汞中毒和静脉注射治疗横纹肌溶解症或休克］。

②经常监测血清钾水平，如发生高钾血症应及时治疗。

③不要补充钾，避免使用泻药或其他含镁、磷酸盐或钠的药物，因为这些药物会在尿毒症患者体内积聚。

④根据需要进行血液透析。

（8）肝衰竭：多种药物和毒素可导致肝损伤（表1-29）。毒性机制包括直接肝细胞损伤（如鹅膏菌和相关蘑菇）、肝毒性中间产物（如对乙酰氨基酚或四氯化碳）的代谢产物及肝静脉阻塞性疾病（如吡咯烷生物碱）。

表1-29　引起肝损伤的药物和毒素

对乙酰氨基酚	卡瓦酒
鹅膏毒菌	烟酸（缓释制剂）
砷	2-硝基丙烷
四氯化碳和其他氯化物	薄荷油
碳氢化合物	苯酚
铜	磷
二甲基甲酰胺.	多氯联苯
乙醇	吡咯烷生物碱
绿茶提取物	替格列酮（从美国市场移除）
陀螺蘑菇	丙戊酸
氟烷	
铁	

1）评估：肝炎的实验室和临床证据通常在接触毒药24～36h后才会显现出来。然后转氨酶（AST、ALT）水平急剧上升，并可能在未来3～5d降至正常水平。如果肝损伤严重，2～3d后测定肝功能（如胆红素和凝血酶原时间）将继续恶化，即使转氨酶水平恢复正常。代谢性酸中毒和低血糖通常表明预后不良。

2）并发症：由于维生素K依赖性凝血因子的产生不足，肝功能异常可能导致出血过多。

暴发性肝衰竭常导致急性肾损伤、呼吸衰竭、昏迷和死亡，通常发生在5～7d。

3）治疗

①如果可能，通过实施特殊的治疗来预防肝损伤（如乙酰半胱氨酸治疗对乙酰氨基酚过量）。

②获得基线和每日电解质、转氨酶、胆红素、葡萄糖水平和凝血酶原时间。除直接检测肝功能外，酸中毒和肾功能不全提示预后不良。

③为肝衰竭和脑病提供强化支持性治疗（如低血糖用葡萄糖、凝血病用新鲜冷冻血浆或凝血因子浓缩物，或脑病用乳果糖）。

④体外肝脏辅助装置在实验研究和小型临床试验中被用来增强肝功能（"肝透析"）。但是，这些都不是广泛可用的，目前不建议日常使用。

⑤一旦大面积肝坏死导致严重的脑病和代谢紊乱，肝移植可能是唯一有效的治疗方法。

4.毒理学筛选　为了最大限度地利用毒理学实验室，有必要了解实验室能做什么和不能做什么，以及对结果的了解将如何影响患者。血、尿全面筛查在中毒患者的早期护理中实用价值不大，主要是由于未能及时取得结果。然而，特定的毒理学分析和某些药物的定量水平可能非常有帮助。在做任何检查之前，一定要问这两个问题：①测试结果将如何改变治疗方法？②是否可以及时返回测试结果以对治疗产生积极影响？

（1）毒理学筛选的局限性：由于周转时间长（1～5d）、缺乏有效性和可靠性因素，以及在临床治疗支持下发生严重疾病的风险较低，毒理学检查估计在所有中毒或药物过量病例中影响治疗的不到15%。

1）尽管用于尿液药物检测的免疫分析方法广泛可用且价格低廉，且具有快速的周转时间，但一些分析方法对某些药物类别的成员（如苯二氮䓬类）的敏感性较差，而其他分析方法对结构类似物和本身不属于靶向药物类别的药物产生假阳性结果（如安非他明）。在许多其他情况下，根本没有可用的免疫分析方法（如大多数新的抗精神病药物）。

2）全面的毒理学筛选或小组可能在超过10 000种可能的药物或毒素（或600万种化学品）中寻找200～300种药物。然而，表1-30和表1-31中列出的药物占过量用药的80%以上。

表1-30　常见药物列表^a

醇类	**镇静催眠药物**
乙醇	巴比妥类药物^c
异丙醇	苯二氮䓬类药物^c
甲醇	卡立普多
镇痛药	水合氯醛
对乙酰氨基酚	乙氯维诺
水杨酸类	谷氨酰胺
抗惊厥药	氨基甲酸酯
卡马西平	**兴奋剂**
苯巴比妥	安非他明^c
苯妥英	咖啡因
普利米酮	可卡因和苯甲酸
抗组胺药	苯环己哌啶（PCP）
苯托品	马钱子
氯苯那敏	**三环类抗抑郁药**
苯海拉明	阿米替林
吡咯烷酮	地昔帕明
三氧苯基	多西平
阿片类药物	丙米嗪
可待因	诺特普林
右美沙芬	普罗替林
芬太尼	**心脏药物**
氢可酮	地尔硫䓬
哌替啶	利多卡因
美沙酮	普鲁卡因胺
吗啡和6-乙酰吗啡	普萘洛尔
羟考酮^b	奎尼丁和奎宁
喷他佐辛	维拉帕米
丙氧芬	**口服降血糖药**
吩噻嗪类药物	格列吡嗪
氯丙嗪	格列本脲
丙氯拉嗪	**新的抗精神病药物**
异丙嗪	安非他酮
噻利嗪	喹硫平
三氟哌嗪	

a. 任何类别的新药都不得包括在筛选中。
b. 取决于测试的顺序。
c. 不是所有的药物都能被检测到。

表1-31 医院尿液"药物滥用"检测小组中涉及的常见药物[a]

毒品	安全剂量检测时间窗口	评论
安非他明	2d	经常错过MDA或MDMA。许多假阳性（表1-33）
巴比妥类药物	大多数药物不到2d，苯巴比妥最多1周	
苯二氮䓬类	2～7d（随特定药物和使用时间而变化）	可不检测三唑仑、氯拉西泮、阿普唑仑，其他较新药物
可卡因	2d	检测代谢物苯甲酰甲胺
乙醇	少于1d	
大麻［四氢大麻酚（THC）］	单次使用后2～5d（长期使用）	
阿片类药物	2～3d	合成类阿片（甲哌啶、美沙酮、丙氧基苯、氧可酮）往往未被检测到。有时还提供美沙酮和羟考酮的单独检测
苯环己哌啶（PCP）	长达7d	见表1-33

[a]. 实验室通常只进行这些测试中的一些，这取决于其应急部门的要求和社区的当地吸毒模式。此外，阳性结果通常不用第二次更具体的测试来证实；因此，可能会报告假阳性。

3）质谱法（GC-MS或LC-MS/MS）进行的综合筛选具有较高的特异度和灵敏度，但通常不能实时得到结果。一些治疗剂量的药物可以在筛查中检测到，即使它们不会引起临床症状（临床假阳性）。

4）因为许多药物在毒理学检查中没有被包含（表1-32），所以阴性结果并不能完全排除中毒的可能性；阴性预测值只有70%左右。相反，阳性结果的预测值约为90%。

5）毒理学试验的具体情况取决于方法和实验室。存在其他药物、药物代谢物、疾病状态或不正确的采样可能导致错误的结果（表1-33）。

表1-32 通常不包括在紧急毒物筛查小组中的药物和毒素[a]

麻醉气体	乙二醇
抗心律失常药物	氟化物
抗生素	甲酸盐（甲酸，来自甲醇中毒）
抗抑郁药（较新）	降血糖药
抗高血压药	异烟肼（INH）
抗精神病药物（较新）	锂（可作为定量TDM分析）
苯二氮䓬类药物（较新）	迷幻药（麦角酰二乙胺）
β受体拮抗剂（普萘洛尔除外）	MAO抑制剂
硼酸盐	有毒气体
溴化物	植物、真菌和微生物毒素
钙拮抗剂（较新）	压力素（如多巴胺）
秋水仙碱	溶剂和碳氢化合物
氰化物	茶碱
洋地黄苷	丙戊酸（可作为定量TDM分析）
利尿剂	血管扩张器
麦角生物碱类	

[a]. 其中许多可作为单独的特定测试。

（2）为逃避药物检测，接受强制药物检测的人可能会企图掺假尿液。所使用的方法包括摄入水或利尿剂以稀释尿液，以及向尿液中添加物质（如酸、小苏打、漂白剂、金属盐、亚硝酸盐、戊二醛或氯铬酸吡啶），用化学或生物方法使初筛免疫分析失活，以产生阴性结果。掺假的成功率取决于所用的试剂和免疫分析的类型。为药物监测项目定期进行尿液检测，实验室通常有一些方法来检测一些掺假品，也有检测指标来暗示可能的掺假。

（3）用于毒理学筛选

1）每当考虑脑死亡的诊断时，都应该进行全面的尿液和血液筛查，以排除可能导致大脑活动暂时丧失和模拟脑死亡的普通镇静剂的存在。毒理学检查可用于确定住院期间的临床印象，并可插入永久法医记录。如果怀疑是谋杀、袭击或虐待儿童，这可能是很重要的证据。

2）快速诊断筛查（如用于"滥用药物"）通常用于确定临床诊断，并可能有助于患者的处置。阳性结果可能需要用第二种方法进行验证性试验，具体视情况而定。

（4）毒理测试方法

1）向实验室传达临床可疑诊断。

2）在特殊情况下，入院时获取血液和尿液样本，并让实验室暂时保存。如果患者恢复得很快，就可以丢弃。

3）尿液通常是广泛定性筛查的最佳样本。与尿液相比，血液检测的检测窗口很窄，这取决于药物的半衰期。当药物存在于血液中，定量可能有助于评估药物对受试者的损害。

4）决定特定的定量血液水平是否有助于临床管理决策（如使用解毒剂或透析，见表1-34）。只有当血清水平和毒性效应之间存在可预测的相关性时，定量水平才有帮助。

5）区域毒物控制中心或毒理学顾问可在考虑某些药物病因和选择特定试验方面提供帮助。

5. 影像学研究　可能是揭示中毒暴露的重要方面。

（1）放射检查：可以检测出不透射线的异物（如皮下注射部位的针头折断）、摄入的药片、装有药物的避孕套或药包，以及一些摄入或注射的液体（如水合氯醛、砷）。

表1-33　血液或尿液毒理学检查中的干扰

药物或毒素	方法[a]	检测错误升高的原因
对乙酰氨基酚	SC[b]	水杨酸，水杨酰胺，水杨酸甲酯（每一种都会使对乙酰氨基酚水平增加10%，以mg/L为单位）；胆红素；酚类；肾衰竭（肌酐每增加1mg/L可使对乙酰氨基酚水平增加30mg/L）
	GC，IA	非那西丁（1983年被FDA禁用）
阿米替林	高效液相色谱法，GC	环苯扎林
安非他明（尿）	GC[c]	其他挥发性刺激胺类（误鉴别）。气相色谱质谱法很难区分甲基安他明和l-甲基安他明（在Vicks吸入器中发现）
	IA[c]	所有的检测方法都是针对甲基苯丙胺和苯丙胺以及代谢为苯丙胺的药物（苯丙胺、氯苯甲醚，芬普雷司，司来吉兰）而成立的。多克隆法对交叉反应的交感神经胺（麻黄碱、芬氟拉明、异戊二烯、MDA、MDMA、芬特明、苯美嗪、苯丙醇胺、伪麻黄碱和其他安他明类似物）敏感；交叉反应的非刺激剂药物（阿立哌唑、丁丙嗪、氯丙嗪、拉贝洛尔、雷尼替丁、舍曲林、曲唑酮、三甲苯甲酰胺）和二甲胺（DMAA）。单克隆试验对d-安他明和d-甲基安他明具有反应性；此外，许多对MDA和MDMA具有一定的反应性。在"浴盐"中发现的设计胺的可变交叉反应
苯二氮䓬类	IA	依法韦仑（取决于免疫分析）；奥沙普秦［注：一些苯二氮䓬类药物的检测对不代谢为奥西泮、去甲西泮的药物（如氯拉西泮、阿普唑仑、其他）可能会有假阴性结果］
氯化物	SC，EC	溴化物（可变干扰）
肌酐	SC[b]	酮酸中毒（乙酰乙酸在非酸度方法中可使肌酐升高2～3mg/dl）；异丙醇（丙酮）；硝基甲烷（增加100倍）
		用Jaffe反应测定肌酐；头孢菌素；肌酸（如横纹肌溶解）
	EZ	肌酸，利多卡因代谢物，5-氟尿嘧啶，硝基甲烷"燃料"
氰化物	SC	硫代硫酸盐
地高辛	IA	新生儿和高血容量状态（肝硬化、心力衰竭、尿毒症、妊娠）和肾衰竭（高达0.5ng/ml）患者的内源性地高辛样免疫反应因子；植物或动物苷类别毒素；蟾酥；夹竹桃；地高辛抗体（Fab）给药后（用测量血清总地高辛的测试）；存在异嗜性抗体或人类抗鼠抗体（一例报告高达45.6ng/ml）
	MEIA	在螺内酯、坎利酮治疗期间假性降低血清地高辛浓度
乙醇	SC[b]	其他醇类，酮类（采用氧化法）
	EZ	异丙醇；乳酸和LDH升高的患者
乙二醇	EZ	其他二醇类，三酰甘油升高，2,3-丁二醇（在一些糖尿病或饥饿酮症酸中毒患者中观察到）（注：甘油或丙二醇的存在干扰了一些乙二醇酶学的测定）
	GC	丙二醇（也可能降低乙二醇水平）
葡萄糖	任何方法	当延迟运送到实验室时，葡萄糖水平可能会下降到30mg/（dl·h）（如果标本是在灰头管中采集的，就不会发生这种情况）
铁	SC	去铁胺可导致总铁结合能力（TIBC）降低15%。紫头真空管含有EDTA，可以降低总铁含量
异丙醇	GC	静脉穿刺前使用含有异丙醇的皮肤消毒剂（高度变化，通常琐碎，但可达40mg/dl）
酮类	SC	乙酰半胱氨酸，丙戊酸，卡托普利，左旋多巴（注：Acetest试验法主要对乙酰乙酸敏感，而乙酰乙酸在酒精性酮症酸中毒患者中可能较低。羟基丁酸特异性检测方法是早期评估酸中毒和酮症的一个更可靠的标记物）
乳酸盐	EZ	乙二醇（某些即时分析）
锂	SC，ISE	绿头真空试管（可能含有锂肝素）可导致明显升高（高达6～8mmol/L）
	SC	普鲁卡因酰胺，奎尼丁可导致升高5%～15%
美沙酮（尿）	IA	苯海拉明，二吡胺，多西胺，维拉帕米
高铁血红蛋白	SC	硫血红蛋白（共氧仪交叉阳性约10%）；亚甲基蓝（2mg/kg剂量可导致短暂假阳性15%高铁血红蛋白水平）；高脂血症（三酰甘油水平为6000mg/dl有28.6%的可能导致假高铁血红蛋白）
		真空管血红蛋白自发降低水平（约10%/h）。请在1h内进行分析
吗啡/可待因（尿）	IA[c]	交叉反应阿片类药物：氢可酮、氢吗啡酮、单乙酰吗啡、他喷他多、曲马多；摄入罂粟籽产生的吗啡。还有利福平、氧氟沙星和其他喹诺酮类药物（注：美沙酮、羟考酮、芬太尼和许多其他阿片类药物通常不能通过常规阿片类药物筛查检测到，可能需要单独的特异性免疫分析）
重量渗透压浓度	Osm	紫头（EDTA）真空标本管（15mOsm/L）；灰头（氟化草酸盐）管（150mOsm/L）；蓝头（柠檬酸）管（10mOsm/L）；绿头（肝素锂）管（理论上高达6～8mOsm/L）
		使用蒸汽压法时，测量结果有误差（醇挥发）

药物或毒素	方法[a]	检测错误升高的原因
苯环己二酸（尿）	IA[c]	许多假阳性报告：氯丙嗪、右美沙芬、苯海拉明、多西拉敏、布洛芬、丙米嗪、氯胺酮、甲哌啶、美沙酮、硫唑嗪、曲马多、文拉法辛
水杨酸	SC	吩噻嗪（尿液）、二氟、酮症[c]、水杨酰胺、肾衰竭患者水杨酸代谢物蓄积（约10%增加）
	EZ	对乙酰氨基酚（水杨酸盐轻度升高）
	IA，SC	二氟尼柳
	SC	水杨酸水平降低或改变：胆红素、苯丙酮
四氢大麻酚（THC，大麻）	IA	泮托拉唑、依非韦伦、核黄素、异丙嗪、非甾体抗炎药（视免疫分析而定）。合成大麻素多半为阴性
三环类抗抑郁药	IA	卡马西平、环苯扎林、右美沙芬、苯海拉明、喹硫平

[a]. EC.电化学；EZ.酶；GC.气相色谱（主要与旧方法干扰）；IA.免疫分析；ISE.离子选择电极；MEIA.微粒子酶免疫分析；SC.光谱化学。

[b]. 不寻常的方法，不再在大多数临床实验室进行。

[c]. 多见于尿检，需要经第二次测试确认。［注：尿液检测有时受到有意掺假的影响，以避免药物检测（见文本）。］

有关滥用药物测试错误的更多信息，请参阅：Saitman et al. False-positive interferences of common urine drug screen immunoassays: a review. *J Anal Toxicol*，2014；38：387-396.

表1-34 具体定量水平和潜在干预措施[a]

药物或毒素	潜在干预措施
对乙酰氨基酚	乙酰半胱氨酸
卡马西平	重复给药活性炭，血液灌注
碳氧血红蛋白	100%氧
地高辛	地高辛特异性抗体
乙醇	低水平表示寻找其他毒素
乙二醇	乙醇或甲吡唑治疗，血液透析
铁	去铁胺螯合作用
锂	血液透析
甲醇	乙醇或甲吡唑治疗，血液透析
高铁血红蛋白	亚甲蓝
水杨酸盐	碱化，血液透析
茶碱	重复给药活性炭，血液灌注
丙戊酸	血液透析，重复给药活性炭

1）放射检查只有在阳性的情况下才有用。最近的研究表明，很少类型的片剂是可以预见的（表1-35）。

2）不要试图通过将药片直接放在X线板上的方法来测定其辐射能力。由于空气对比效应，通常会产生假阳性结果。

（2）软组织超声可检测高压碳氢化合物注射损伤或细胞毒性毒蛇咬伤后皮下水肿的深度和范围。

（3）计算机断层扫描（CT）和磁共振成像（MRI）的应用越来越广泛。

1）CT和MRI可鉴别中毒的颅内并发症，如基底节梗死（一氧化碳、氰化物）或出血（甲醇）、脑水肿、缺氧/缺血性损伤、白质脑病（甲苯或汽化海洛因）或气体栓塞（浓过氧化氢）。

2）腹部CT/MRI也被用于检测摄入的药包、管道、小瓶或其他用具，尽管其敏感性尚不确定。

3）胸部和腹部CT可用于评估腐蚀性化学物质的损伤程度，作为内镜评估的辅助手段。

表1-35 X射线可见药物和毒药[a]

通常是可见的

次水杨酸铋（Pepto-Bismol）

碳酸钙（Tums）

铁片

铅和含铅涂料

金属异物（如硬币、圆盘电池、磁铁）

钾片

有时可见

乙酰唑胺

砷

溴苯拉明和右旋溴苯拉明

硫丹

水合氯醛

装满毒品的避孕套、气球或其他包装

肠溶或缓释制剂（高度可变）

氯苯甲嗪

樟脑球（对二氯苯）

奋乃静与阿米替林

磷/磷化物

氯丙嗪

氯化钠

维生素B1

反苯环丙胺

三氟拉嗪

曲米哌嗪

硫酸锌

[a] Savitt DL, Hawkins HH, Roberts JR. The radiopacity of ingested medications. Ann Emerg Med, 1987; 16: 331.

（七）去污

1.表面去污

（1）皮肤：腐蚀剂会迅速伤害皮肤，必须立即清除。此外，许多毒素很容易通过皮肤吸收，只有迅速采取行动才能防止全身吸收。表2-21列出了几种具有全身效应的腐蚀性化学制剂，其中许多很容易被皮肤吸收。

1）小心不要让自己或其他护理人员接触到潜在的污染物质。穿戴防护装备（手套、长袍和护目镜）并及时清洗暴露区域。联系地区毒物控制中心，了解有关化学品危害的信息；在大多数情况下，卫生保健提供者不会有重大的个人二次污染风险，简单的措施，如急诊室的长袍和普通检查手套，以及通风良好的房间，提供足够的保护。

2）脱掉受污染的衣服，用大量温水或生理盐水冲洗暴露区域。仔细清洗耳后、指甲下和皮肤褶皱处。用肥皂和洗发水清洗油性物质。

3）很少需要对溅到皮肤上的物质进行化学中和。事实上，化学中和产生的热量可能会造成更严重的伤害。表1-36列出了该规则的少数例外情况。

表1-36　用于皮肤化学暴露的局部用药[a]

化学腐蚀剂	局部处理方法
氢氟酸	含钙溶液浸泡
草酸	含钙溶液浸泡
苯酚	矿物油或其他油类，异丙醇，聚乙二醇
磷（白色）	1%硫酸铜（将嵌入的颗粒染成蓝色，有助于机械移除）
高锰酸钾	稀释草酸（可去除皮肤染色）

[a]Edelman PA: Chemical and electrical burns. In: Achauer BM, ed. Management of the Burned Patient, pp 183-202.Appleton & Lange; 1987.

4）有些药物会因外渗而导致组织坏死（如化疗药物、浓缩钾、葡萄糖或钙溶液、苯妥英钠、静脉注射造影剂）。应立即停止输注，并用温热的毛巾通过血管扩张促进全身吸收。更具体的治疗方法如局部注射透明质酸酶（可暂时增加皮下组织的吸收能力）或中和剂，可能会根据药物的不同而有所不同。

（2）眼睛：角膜对腐蚀剂和碳氢化合物特别敏感，可能会迅速损坏角膜表面并导致永久性瘢痕。

1）迅速采取行动防止进一步损坏。取下角膜接触镜。如果可以的话，将局部麻醉药滴入眼中以利于冲洗。使用大量液体（首先选用乳酸林格液，它的成分最接近泪液，但在生理盐水甚至清水更容易获得时，可使用生理盐水或清水）冲洗暴露的眼睛。

2）患者取仰卧位，戴上Morgan镜片（洗眼器）。将导管连接到乳酸林格液（首选）或生理盐水中，冲洗1L液体。如果没有Morgan镜片，可用鼻导管代替，将水流引至眼睛的内侧。用胶带将鼻导管粘到鼻梁上并将

管道连接到静脉输液袋。确认并检查液体流入患者内眦角。

3）如果有害物质是酸性的或碱性的，请在充分冲洗后，检查患者眼内pH以确认患者眼内pH是否正常。

4）请勿滴入中和溶液以使pH正常化。没有证据表明这种治疗有效，且可能进一步损害眼睛。

5）冲洗完成后，仔细检查结膜和角膜表面，是否存在全层损伤。检查视力，并用Wood灯对眼睛进行荧光素检查，以发现对角膜的伤害。

6）严重结膜或角膜损伤的患者应立即转诊至专科眼科以进一步进行诊疗。

（3）吸入：伤害肺部的物质可能是刺激性气体或烟雾，并且可能具有良好或不良的警告特性。

1）注意不要让自己或其他人员在没有充分呼吸道保护情况下接触有毒气体或烟雾。

2）使患者脱离有害环境，并尽量提供补充的加湿氧气。必要时用呼吸机辅助通气。

3）仔细观察患者是否存在上呼吸道水肿，如声音嘶哑和喘鸣，可能迅速发展到完全性气道阻塞。气管插管患者显示出进行性气道损害。

4）还应观察某些毒素（如氮氧化物、光气）引起的迟发性非心源性肺水肿，可能在几小时后出现。早期症状和体征包括呼吸困难、低氧血症和呼吸急促。

2.胃肠道净化　胃排空和使用活性炭清除胃肠道毒物在食物中毒的作用仍存在争议。几乎没有临床研究支持胃排空的作用，并有研究表明，经过一段时间，如60min或更长时间后，只有一小部分有毒物质通过诱发呕吐或洗胃排除。此外，研究表明，对于典型的用药过量患者，简单口服活性炭而无须事先排空肠道，其效果可能与传统的先排空肠道，然后再排炭的效果相同。对于许多服用小剂量、相对无毒的物质或快速吸收的药物过量患者，活性炭是否会改变结果甚至值得怀疑。

但是，在某些情况下，即使经过1～2h以上，积极的肠道净化也会挽救生命。例如摄入高毒性药物（钙拮抗剂、秋水仙碱），不能吸附活性炭上的药物（铁、锂）、大量的药物（例如150～200片阿司匹林），以及缓释或肠溶性药物。

（1）催吐。在家里、院前或紧急情况下不再建议使用催吐剂催吐。催吐剂的不良反应包括持续呕吐，可能导致食管撕裂或破裂，电解质紊乱，脱水，每天重复使用（如暴食症患者）可引起心肌病。其他催吐剂，如人工手指刺激、硫酸铜、盐水、碳酸氢钠、芥末水、阿扑吗啡和高锰酸钾都缺乏安全性，不应使用。

（2）洗胃。在医院急诊科仅偶尔洗胃。几乎没有临床证据支持其常规使用。洗胃对近期摄入的液态物质可能有效。但是，它不能可靠地去除未溶解的药丸或药丸碎片（特别是持续释放或肠溶药物）。此外，洗胃可能会延迟活性炭的给药，并可能加速药物和毒物向小肠的

运动，尤其当患者处于仰卧位或右侧卧位时。对于大多数物质而言，摄入少量或中等量有毒物质的患者，如果可以迅速服用活性炭，则无须洗胃。

1）适应证

①对服用过量或特殊有毒物质的患者，目的是清除摄入的液体、固体药物和有毒物质。如果在中毒之后的30～60min开始洗胃，则更有效。

②可能需要使用鼻胃管，以便对不愿或无法吞咽的患者进行活性炭和全肠道冲洗。

③从胃中稀释和去除腐蚀性液体，并排空胃肠道以准备进行内镜检查。

2）禁忌证

①反应迟钝、昏迷或抽搐的患者。由于可能会干扰食管的正常生理和气道保护机制，因此对于气道反射迟钝的昏迷患者，必须谨慎洗胃。在这种情况下，应首先使用带气管套管的气管插管以保护气道。

②摄入缓释或肠溶片（对于大多数该类药片的大小而言，即使使用40F胃管，洗胃不能洗出完整的药片）。在这种情况下，首选全肠道冲洗（请参见下文）。

③摄入腐蚀性物质后洗胃是有争议的。一些胃肠病学家建议，在食入腐蚀性液体后尽快进行胃管插入和胃内容物抽吸，以去除口腔中的腐蚀性物质并准备进行内镜检查。

3）副作用

①食管或胃穿孔。

②胃管插入过程中黏膜创伤性出血。

③插入气管。

④无气道保护的昏迷患者容易因呕吐发生误吸。

4）操作

①如果患者深昏迷，首先用带气管套管的气管插管来保护气道。

②将患者置于左侧卧位，有助于防止在洗胃过程中毒物进入十二指肠。

③将胃管通过嘴或鼻插入胃（成人可使用36～40F的胃管；清除液体中的毒物，或简单地置入活性炭，使用小号胃管即可）。使用听诊器听诊患者胃部，检查是否存在气过水声，以确认胃管在位。如果时间允许，可使用床旁X线确认胃管位置。

④尽可能地洗出胃内容物。如果摄入的毒物是可能污染医务人员的有毒化学物质（如氰化物、有机磷酸盐杀虫剂），立即采取隔离措施（如使用单独的吸引装置）。

⑤在开始洗胃前，使用活性炭60～100g（1g/kg），以吸附可能在洗胃过程中进入肠道的有毒物质。

⑥使用温水或生理盐水，每次200～300ml，灌入后吸出以清除有毒物质。重复上述步骤，总量为2L，或直到不含药物或有毒物质。注意：使用过量的灌洗液或清水会导致婴儿和儿童体温过低或电解质紊乱。

（3）活性炭是由木浆经蒸馏制成的高吸附性粉状材料。由于其非常大的表面积，以约10：1的比例（活性炭：毒素）吸收大部分毒素时都是非常有效的。只有少部分毒素吸附效果不佳（表1-37），而在有些情况下，也需要更高的比率来进行吸附（如对于氰化物而言，比率最少约为100：1）。服用各种无毒剂量物质的志愿者研究表明，单独使用活性炭不洗胃的情况，较呕吐和洗胃同样有效，甚至更有效地减少毒物吸收。但是，目前没有前瞻性随机临床研究证明其在有毒剂量患者中的有效性，并且存在呕吐和误吸的危险。所以，一些毒理学专家不建议常规使用。

表1-37 活性炭吸附效果不佳的药物和毒素[a]

碱	碳氢化合物
氰化物[b]	无机盐（多种）
乙醇和其他醇类	铁
乙二醇	锂
氟化物	无机酸
重金属（多种）	钾盐

　[a]. 几乎没有研究确定这些毒素和其他毒素在体内对活性炭的吸附。吸附也可能取决于活性炭的特定类型和浓度。

　[b]. 因为通常剂量的活性炭（60～100g）会吸收摄入致命剂量的氰化物（200～300mg），故而仍继续使用活性炭。

1）适应证

①中毒后在合理的时间内安全使用，可以限制胃肠道对毒物的吸收。

②即使有害物质在活性炭上的吸附性较差，也经常使用活性炭以防止其余物质的重吸收。

③重复口服活性炭可增强消除血液中某些药物的作用。

2）禁忌证：无肠道扩张的肠梗阻不是单剂活性炭使用禁忌证，但反复使用需慎重。对于昏迷患者应在其有充分呼吸道保护的情况下使用活性炭治疗。

3）副作用

①可能出现便秘、肠梗阻或胆红素升高，特别是多次服用活性炭且患者水分摄入不足的情况下。

②胃扩张可能存在误吸的风险，尤其对于昏迷患者。

③许多市售活性炭产品预混悬液中含有活性炭和阳离子山梨糖醇。单剂量的山梨糖醇常会引起胃痉挛和呕吐，重复使用可能发生严重的液体转移至肠道，导致腹泻、脱水和高钠血症，尤其是在年幼的儿童和老年人中。

④可以结合共同给药的乙酰半胱氨酸（临床意义不大）。

4）操作（有关院前和院内的指南，请参见表1-38）。

表 1-38　活性炭管理指南

一般情况

中毒的风险远高于活性炭使用的风险，活性炭使用是合理的。活
性炭可以在中毒后 60min 内使用

院前

患者清醒并且能配合

不含山梨糖醇的活性炭容易获得

使用活性炭不会延迟运送至医疗机构的时间

院内

患者清醒且能配合，或者通过胃管给予活性炭（确认气道完好或
已充分保护）

①给予活性炭水悬浮液（不含山梨糖醇）60～100g
（1g/kg），口服或通过胃管给药。

②可以每隔 1 或 2 小时使用 1 或 2 剂额外剂量的活性
炭，以确保充分地净化肠道，尤其是在大量中毒
后。在极少数情况下，如摄入 200 片阿司匹林，可能
需要多达 8 或 10 次重复剂量才能达到所需的活性炭
与毒物比例为 10∶1；在这种情况下，应在数小时内
服用。

③尽管活性炭具有中性味道，但有些患者由于其坚
硬的质地和黑色外观而拒绝饮用，可以加入果汁或牛奶
中帮助患者服用。

（4）导泻剂：关于使用导泻剂加速胃肠道毒素清除
的话题仍然存在争议。尽管提供的数据很少，但一些毒
理学家在给予活性炭时仍常规使用导泻剂以增强活性炭
的吸附作用。

1）适应证：增强木炭 - 毒素复合物的胃肠道运输，
降低毒素解吸或形成"牛黄碳"；加快铁和其他活性炭
不吸收的毒物排泄。

2）禁忌证：肠梗阻不应将含钠或镁的导泻剂用于
液体超负荷或肾功能不全的患者。油基导泄剂没有作用
（以前建议用于碳氢化合物中毒）。

3）副作用：过度或重复使用导泻剂可能导致严重
的体液丢失、高钠血症和高渗透压；可导致老幼体弱的
患者死亡。在肾功能不全患者中给予镁基导泻剂可导致
高镁血症。可能发生腹痛和呕吐，尤其是含山梨糖醇。
山梨糖醇 - 聚苯乙烯磺酸钠联合治疗高钾血症可能导致
结肠坏死。

4）操作：管理所选的导泻剂［10% 柠檬酸镁
3～4ml/kg，或 70% 山梨糖醇（1ml/kg）与活性炭混合
在一起作为混悬液］。避免使用市售的活性炭和山梨糖
醇混合产品，因为其中的山梨糖醇含量超出了预期值
（例如 96g 山梨糖醇 / 50g 活性炭）。如果没有含活性炭粪
便排出，6～8h 后原剂量减半使用。

（5）灌肠已成为公认的消除肠道中某些药物和毒药
的方法。该技术利用了一种外科手术的肠清洁溶液，该
溶液在平衡的电解质溶液中包含一种不可吸收的聚乙二
醇，该电解质溶液经配制可通过肠道而不会被吸收。以
高流速给予该溶液以通过绝对体积将肠内容物洗出。

1）适应证：摄入大量铁、锂或其他难以吸附到活
性炭上的物质。摄入大量的缓释或肠溶片含有丙戊酸
（例如丙戊酸钠）、茶碱（例如茶碱缓释片）、阿司匹林
（例如依司他林）、维拉帕米（例如卡兰 SR）、地尔硫草
（例如 Cardizem CD）或其他危险药物。摄入异物、装
满毒品的小包或避孕套。尽管关于"填塞者"（匆匆摄
取含药包以隐藏犯罪证据的人）的最佳肠道净化方法仍
存在争议，但审慎的管理涉及数小时的灌肠和活性炭使
用。如果需要考虑药物的数量或包装，则可能需要进行
后续影像学检查以寻找保留的包装袋。

2）禁忌证：肠梗阻，除非呼吸道有充分防护，否
则意识障碍、昏迷及抽搐患者禁用。

3）副作用：恶心、腹泻和腹胀；反流和误吸。活
性炭与灌肠同时使用可能效果不佳。

4）操作：通过胃管［儿童 500ml/h 或 35ml/（kg·h）］
以 2L/h 的速度灌入灌肠液（例如 CoLyte 或 GoLytely），
直到直肠流出液清澈或总共灌入 10～15L 液体。偶尔需
要继续灌肠（如果 X 线显示胃肠道中残留铁片）。

一些毒理学家建议，在使用灌肠过程中，如果毒
素可被活性炭吸附，则每 2～3 小时给予 25～50g 活
性炭。

在 1～2h 清空肠道。通过直肠管或者最好让患者坐
在马桶上。

如果直肠未出现流出物，则在 8～10L（儿童：
150～200ml/kg）后停止给药。

（6）其他口服结合剂：尽管活性炭是最广泛使用
且有效的吸附剂，但在某些情况下也可以使用其他结合
剂吸附毒素。表 1-39 列出了某些毒素及相应有效的结合
剂。但大多数没有被证明是有效的，并且有些存在潜在
危害（例如，聚苯乙烯磺酸钠致肠坏死）。

表 1-39　口服结合剂选择

药物或毒素	结合剂
钙	纤维素磷酸钠
氯化烃	胆固醇胺树脂
洋地黄[a]	胆固醇胺树脂
重金属（砷、汞）	缓和剂（蛋清、牛奶）
铁	碳酸氢钠
碘	淀粉类食物或牛奶；硫代硫酸钠
锂	聚苯乙烯磺酸钠（阳离子交换树脂）[b]
百草枯[a]	膨润土
钾	聚苯乙烯磺酸钠（阳离子交换树脂）[b]
铊，[137]Ce	普鲁士蓝

[a]. 活性炭也非常有效。

[b]. 效果不确定，可能会引起肠道坏死。

（7）手术切除：有时，尽管进行了充分的洗胃或灌
肠，但填满药物的药包或避孕套、完整的标签片或片剂
残余仍然存在，因此可能需要手术或内镜摘除。请咨询
区域毒物控制中心或医学毒物学家以获取建议。

（八）进一步清除毒物

过去过分强调了消除有害物质和毒素的措施。尽管这是一个理想的目标，但快速消除大多数药物和毒素常是不切实际的，而且可能是不安全的。要正确制订合适的清除毒物的进一步措施，有必要应用毒理学（毒物动力学）中的药代动力学进行逻辑理解。

1.评估　必须回答以下三个关键问题。

（1）患者是否需要加强清除？提出以下问题：患者目前情况如何？加强治疗能使患者更加全面康复吗？是否可以使用解毒剂或其他特定药物？加强除毒的重要指示包括：

1）尽管提供了最大程度的支持治疗（如苯巴比妥过量并伴有顽固性低血压），患者仍出现明显的病情恶化。

2）正常或通常的消除途径受到损害（如肾衰竭患者过量服用锂）。

3）患者摄入已知的致死剂量或具有致命的血药浓度（如茶碱或甲醇）。

4）患者存在基础疾病，可能会增加长期昏迷或其他并发症的危险（如严重的慢性阻塞性肺疾病或充血性心力衰竭）。

（2）清除措施对药物或毒素是否有效？血液中或细胞外液中的药物易于通过体外程序清除，如果药物或毒素广泛分布到组织中，则很难被清除。

1）表观分布容积（V_d）是一个数字概念，提供了药物可及性的指示。

$$V_d = 体内药物含量 / 血浆浓度$$
$$= （mg/kg）/（mg/L）$$
$$= L/kg$$

因此，与全身中毒量相比，具有非常大的 V_d 的药物具有相对较低的血浆浓度。相反，通过体外去除程序可能很容易获得具有较小 V_d 的药物。表1-40列出了一些常见药物和毒素的分布容积。

表1-40　一些药物和毒素的表现分布容积

V_d（>5～10L/kg）	V_d（<1L/kg）
抗抑郁药	乙醇
洋地黄	卡马西平
林丹（农业用杀虫剂）	锂
阿片类药物	苯巴比妥
苯环己哌啶（PCP）	水杨酸酯
吩噻嗪	茶碱

2）蛋白质结合。高蛋白结合药物的游离药物浓度低，难以通过透析去除。

（3）该措施是否有效？清除程序是否有效清除了血液中的毒素？

1）清除率（CL）是物质可以"清除"给定体积的液体的速率。

①可以通过透析仪或血液灌注柱上的提取率乘以血流速度计算清除率（CL）：

$$CL = 提取率 × 血液流速$$

②粗略的尿液CL测量值可能有助于评估液体疗法增强肾脏消除未由肾小管分泌或吸收的物质（如锂）的有效性：

$$肾脏CL = 尿流速 × 尿液药物水平 / 血清药物水平$$

注意：清除率的单位是ml/min。清除率与消除率（mg/min）不同。如果血液浓度很小，则实际去除的药物量也很小。

2）总CL是所有清除率的总和（如肾脏排泄加肝代谢加呼吸道和皮肤排泄加透析）。如果与总清除率相比，透析的贡献很小，那么该程序对总清除率的贡献很小（表1-41）。

3）半衰期（$T_{1/2}$）取决于表观分布容积和清除率：

$$T_{1/2} = 0.693 × V_d / CL$$

V_d 的计量单位为升（L），CL 的计量单位为升/小时（L/h）。对于许多物质，由于消除机制的饱和，过量服用会延长半衰期。

2.增强清除的方法

（1）排尿途径。这些方法对肾脏总清除率起重要作用。

1）强制利尿可能会增加肾小球滤过率，并且通过调节尿液pH对离子作用可能会增强某些药物的清除。

2）水杨酸盐过量常需要碱化尿液，但由于存在液体超负荷的风险，通常不使用"强制"利尿（产生尿量高达1L/h）。

（2）血液透析。从大静脉（通常是股静脉）中通过双腔导管抽出血液，并通过体外血液净化系统进行泵送。必须同时使用抗凝血药物以预防透析器中的血栓形成。毒品和毒素被动流过半透膜降低浓度梯度进入透析液（电解质和缓冲液）溶液。可同时纠正水、电解质紊乱。

1）流速可达300～500ml/min，清除率达到200～300ml/min甚至更高。药物的清除取决于流速，流速不足（即由于血栓形成）将成比例地降低清除率。

2）对于小分子（分子量<500Da）、水溶性和低蛋白结合的药物或毒素具有更强的萃取性。

3）注意：使用树脂柱或过滤器回收少量透析液的小型便携式透析设备（"小型透析"）不能有效去除药物或毒物，因此不应使用。

（3）血液灌流。使用类似于血液透析的设备和血管通路，通过包含吸附剂材料（活性炭或琥珀酯树

表 1-41 某些药物和毒素的清除率[a]

药物和毒素	表观分布容积（L/kg）	一般全身清除率（ml/min）	清除率	
			透析（ml/min）	血液灌流[b]（ml/min）
对乙酰氨基酚	0.8～1	400	120～150	125～300
阿米替林	6～10	500～800	NHD[c]	240[d]
溴化物	0.7	5	100	N/A[c]
卡马西平	1.4～3	60～90	59～100[e]	80～130
洋地黄毒苷	1.5	4	10～26	N/A[c]
地高辛	5～10	150～200	NHD[c]	90～140
乙醇	0.7	100～300	100～200	NHP[c]
乙草胺醇	2～4	120～140	20～80	150～300[d]
乙二醇	0.6～0.8	200	100～200	NHP[c]
谷氨酰胺	2.7	200	70	300[d]
异丙醇	0.7	30	100～200	NHP[c]
锂	0.7～1.4	25～30	50～150	NHP[c]
甲丙酸酯	0.75	60	60	85～150
二甲双胍	80L[f]	491～652[g]	68～170	56[h]
甲醇	0.7	40～60	100～200	NHP[c]
甲酸（甲醇代谢物）		198～248		
甲喹酮	2.4～6.4	130～175	23	150～270
甲氨蝶呤	0.5～1	50～100	N/A[c]	54
苯甲丁氮酮	2	135	46～102	N/A[c]
去甲替林	15～27	500～1000	24～34	216[d]
百草枯	2.8	30～200	10	50～155
戊巴比妥	0.65～1	27～36	23～55	200～300
苯巴比妥	0.5～1	2～15	144～188[i]	100～300
苯妥英	0.5～0.8	15～30	NHD	76～189
普鲁卡因胺	1.5～2.5	650	70	75
N-乙酰普鲁卡因胺（NAPA）	1.4	220	48	75
水杨酸酯	0.1～0.3	30	35～80	57～116
茶碱	0.5	80～120	30～50	60～225
硫氰酸盐（氰化物代谢物）			83～102	
三氯乙醇（水合氯醛）	0.6～1.6	25	68～162	119～200
丙戊酸	0.1～0.5	10	23	55

[a]. 参考 Pond SM: Diuresis, dialysis, and hemoperfusion: indications and benefits. Emerg Med Clin North Am, 1984; 2: 29; and Cutler RE, et al. Extracorporeal removal of drugs and poisons by hemodialysis and hemoperfusion. Ann Rev Pharmacol Toxicol, 1987; 27: 169.

[b]. 血液灌流数据主要针对活性炭血液灌流。

[c]. N/A.不可用; NHD.不可血液透析; NHP.不可血液灌流。

[d]. 数据用于 XAD-4 树脂血液灌流。

[e]. 旧版透析设备报道清除率较低（14～59ml/min）; 新型高通量透析清除率可达59ml/min, 最高可达估计的100ml/min（根据病例报告）。

[f]. 二甲双胍 V_d 的文献报道差异很大。

[g]. 肾功能不全患者的二甲双胍清除率明显降低（108～130ml/min）。

[h]. 通过连续静脉血液滤过（CVVH）清除。

[i]. 旧版透析设备的清除率较低, 为60～75ml/min; 新型高通量透析清除率可达144～188ml/min（Palmer BF. Am J Kid Dis, 2000; 36: 640）。

脂）的色谱柱直接泵送血液。由于药物或毒素与吸附剂材料直接接触，因此药物大小、水溶性及蛋白质结合限制性较小。需要全身抗凝，通常比血液透析使用的剂量高，血小板减少症是常见的并发症。目前，很少有透析中心配备血液灌流设备，而且该方式很少应用。

（4）腹膜透析。通过经皮导管将透析液注入腹腔并排出，用新鲜的透析液重复该过程。肠壁和腹膜为半透膜。

1）腹膜透析比血液透析或血液灌流更容易操作，并且不需要抗凝，但由于提取率低和流速较慢（清除率10～15ml/min），腹膜透析的有效性仅为10%～15%。

2）但是腹膜透析可以连续24h进行；每1～2小时更换一次透析液进行24h腹膜透析约等于4h的血液透析。

3）腹膜透析很少用于急性中毒的治疗。

（5）连续性肾脏替代治疗（CRRT）。包括连续性动静脉血液滤过（CAVH）、连续性静脉血液滤过（CVVH）、连续性静脉血液透析滤过（CAVHDF）或连续性静脉血液透析滤过（CVVHDF），建议在快速清除药物的迫切性较小时代替常规血液透析。类似腹膜透析，CRRT具有较低的清除率，但具有创伤性小、血流动力学无明显影响的优点，并且可以"连续"多个小时。但是在急性中毒管理中的作用仍不确定。

（6）重复使用活性炭。口服或经胃管重复使用活性炭（每2～3小时20～30g或0.5～1g/kg）。贯穿肠道的活性炭浆液通过中断药物或毒素的肠内吸收或肠内循环而降低了血药浓度，这种作用方式与已摄入但未吸收药片的简单吸附不同。该技术简便易行且无创，已证明可缩短苯巴比妥、茶碱和其他几种药物的半衰期（表1-42）。但是，尚未在临床试验中证明可改善患者的预后。注意：重复使用活性炭可能会导致腹泻并继发严重的水、电解质紊乱，尤其是使用预混合的活性炭-山梨糖醇悬浮液。另外，不能用于肠梗阻患者。

表1-42　重复使用活性炭可清除的药物

咖啡因	苯巴比妥
卡马西平	苯基丁氮酮
氯癸酮	苯妥英钠
氨苯砜	水杨酸
洋地黄毒苷	茶碱
纳多洛尔	

（7）其他体外方法。以增强消除或支持重要器官的功能，但其使用的证据水平仅限于病例报告和小病例系列。这些方法包括交换输血、血浆置换、脑脊液（CSF）鞘内置换及体外膜肺氧合（ECMO）。

（九）处置

1.急诊科出院或重症监护病房入院

（1）在出院或转移到非医疗（如精神病学）机构之前，应观察所有可能严重过量的患者至少6～8h。如果在此期间出现中毒迹象或症状，则需要入院做进一步观察和治疗。注意：药物缓慢吸收引起的延迟并发症（例如片剂凝结、牛黄或缓释或肠溶制剂）。在这种情况下，需要更长的观察时间。如果药物血清浓度已确定，需定期复查，以确保它们按预期下降。

（2）大多数因中毒或药物过量而入院的患者将需要在重症监护室进行观察，尽管这取决于严重的心肺并发症的可能性。任何有自杀意图的患者必须保持密切观察。

2.向区域毒物控制中心咨询，以确定是否需要进一步观察或入院及解毒剂或治疗药物的给药、适当实验室测试的选择、有关体外清除的决定。通常有经验的临床毒理学家可以立即给予回应。

3.社会心理评估

（1）精神科咨询自杀风险：所有故意中毒或药物过量的患者均应接受精神病学评估，以评估其自杀倾向。

1）如果没有仔细的精神病学评估，不宜让可能自杀的患者从急诊科出院。大多数地区规定医师应紧急处置精神病患者，强迫非自愿患者接受长达72h的精神病观察。

2）故意中毒患者即使是在家里打电话也应转诊至急诊科进行医学和精神病学评估。

（2）虐待儿童（另见下文）或性虐待

1）应评估儿童是否有非误食的可能性。有时父母或其他成年人故意给儿童镇静药以控制其行为。

2）意外中毒也可能需要转介社会服务。有时，儿童可能误拿到兴奋剂或其他毒品。反复中毒表明父母的行为过于随意或存在过失。

3）儿童或青少年故意过量服用会增加身体或性虐待的可能性。少女可能由于意外妊娠而服用药物过量。

4.孕妇过量

（1）一般对于任何药物过量或中毒的年轻女性，都应考虑患者是否妊娠。对于妊娠患者的治疗应特别注意。

（2）所有妊娠期均可进行洗胃、灌肠和口服活性炭，但要注意，由于子宫底向上移位，发生误吸或胃肠道穿孔的风险较高。

（3）某些毒素会致畸或致突变（请参阅下文和表1-43）。但是，对胎儿的不良影响通常与长期反复使用有关，而不是与急性单次暴露有关。

二、儿科患者的特殊注意事项

区域毒物控制中心接到的电话大多涉及5岁以下儿童。幸运的是，儿童在需要到医院急救的严重中毒事件中占少数。大多数常见的儿童中毒事件涉及无毒物质或无毒剂量的潜在毒性药物或产品。表1-43列出了导致儿童严重或致命性中毒的重要原因，其中包括补铁剂、三环类抗抑郁药、心血管药物（如洋地黄、β受体拮抗剂或钙拮抗剂）、水杨酸甲酯、碳氢化合物。

表1-43　潜在儿童中毒的例子[a]

药物或毒素	10kg幼儿的潜在致命剂量
抗心律失常药	
氟卡尼	1或2片150mg药片
奎尼丁	2片300mg药片
抗精神病药	
氯丙嗪	1或2片200mg药片
硫哒嗪	1片200mg药片
苯佐卡因	2ml的10%凝胶
钙通道阻滞剂	
硝苯地平	1或2片90mg药片
维拉帕米	1或2片240mg药片
樟脑	5ml 20%的油状液体
氯喹	1片500mg
苯乙氧基/阿托品（Lomotil）	5片2.5mg药片
碳氢化合物（如煤油）	1粒吞咽（如果被吸出）
降血糖磺脲类	5mg格列本脲片
铁	10片成人剂量
六氯化苯	2茶匙（10ml）
水杨酸甲酯	＜5ml 水杨酸甲酯
阿片类药物	
可待因	3片60mg药片
氢可酮	1片5mg药片
美沙酮	40mg药片
吗啡	1片200mg的药片
亚硒酸（枪蓝）	一口
茶碱	1片500mg
三环类抗抑郁药	
地西拉明	2片75mg
丙米嗪	1片150mg

　　[a] Bar-Oz B，Levichek Z，Koren G. Medications that can be fatal for a toddler with one tablet or teaspoon-ful: a 2004 update. *Paediatric Drugs*. 2004；6（2）：123-126；Koren G. Medications which can kill a toddler with one teaspoon or tablet. *Clin Toxicol*. 1993；31（3）：407；Osterhoudt K. *Toxtalk* 1997；8（7）；Litovitz T，Manoguerra A. Comparison of pediatric poisoning hazards: an analysis of 3.8 million exposure incidents. *Pediatrics*. 1992；89（6）：999.

（一）高危人群

　　儿童中毒常见于两个年龄段：1～5岁的儿童和青少年。

　　1.幼儿和幼童的摄入通常是由口服和触觉探索造成的。6个月以下或5岁至青春期儿童的无意接触相对较少。对于年幼的婴儿，应考虑由年长的儿童或成人故意给药的可能性。对于学龄儿童，怀疑是虐待或忽视。

　　2.在青少年和年轻人中，过量用药往往是自杀或其他自残意图的结果，但也可能发生在药物滥用、欺凌、潜在的精神健康状况或实验性的情况下。青少年自杀未遂的常见原因包括妊娠、性虐待、身体虐待或精神虐待，与同伴的冲突，与同性恋倾向的冲突，突然或严重的失恋，酗酒或非法使用毒品。任何有故意中毒行为的青少年必须接受精神病学评估和随访。

（二）预防中毒

　　与普通人群相比，无意中接触的幼儿随后暴露的风险更高。事件发生后，必须对预防策略进行审查。如果家庭不了解或不遵守建议，或者孩子随后中毒，请考虑由公共卫生护士、儿童保护服务官员或其他医疗保健专业人员对儿童的家庭做评估。

　　1.增强儿童在家庭、日托场所及儿童经常拜访的任何家庭（如祖父母和其他亲戚家）中的儿童安全。将所有药品、化学药品和清洁产品存放在儿童接触不到的地方或放在上锁的橱柜中。所有产品均应保留在其原始容器中，并且绝对不能存储在食品或饮料容器中，或与食品存放在同一柜子中。儿童通常会在床头柜、厨房柜台及访客的皮包或背包中找到药物和其他产品。

　　2.使用儿童安全容器来存放处方药和非处方药。应该理解的是，防儿童容器不是防儿童的。它们只会减少有决心的孩子进入容器的时间。绝对不允许儿童玩盛放药物的容器。

　　3.用药错误是导致儿童严重受伤或死亡的原因，尤其是1岁以下的儿童，但可以预防。这些错误通常与小剂量（＜1ml预期剂量）的浓缩药物有关。错误标签或错误释义导致的10倍剂量错误，多名护理人员在使用同一药物后无意地重复给药，以及无意使用具有相同成分的一种以上产品（即，发热合并咳嗽的儿童会同时被喂服对乙酰氨基酚解热药及含对乙酰氨基酚的止咳药）。在一项研究中，儿童因用药错误而导致的主要死亡原因如下：对乙酰氨基酚，咳嗽和感冒药（尤其是含有阿片制剂的药物），去甲苯妥英，甲氧氯普胺（胃复安），利多卡因，利非卡因/阿托品，吗啡，地高辛和苯基丁酸钠。

（三）虐待儿童

　　考虑是否有可能是故意给儿童服用药物或毒素，或者是由于忽视而发生的暴露。大多数省市都要求医疗专业人员必须报告疑似虐待或忽视儿童的案件，这使得报告任何可疑事件成为法律义务，而不是随意决定。应以直截了当、不加判断的方式告知家长或监护人，根据这项法律义务进行报告。应在儿童被放走之前报告疑似虐待的情况，以便当地的执法部门或儿童保护机构可以决定是否安全地将儿童交给父母或监护人。在不明确的情况下，可以让儿童入院观察，让官员有时间充分评估社会情况。以下情况应提醒医务人员注意虐待或忽视的可能性。

　　1.医学史、社会史、家族病史与陈述不符；看护人的叙述在询问时发生变化；或不同看护人对事件的描述不同或相互矛盾。

　　2.儿童不能走动，或接触毒药的机会非常有限（例如，6个月以下的儿童或有身体/认知障碍的儿童）。仔细检查儿童如何获得药物或毒物。

　　3.4～5岁以上儿童。年龄大一点的孩子意外摄入的可能性相对较小，可能是虐待或忽视的信号。

　　4.摄取的药物是被动接受的镇静药（如氟哌啶醇、氯丙嗪）、滥用药物（如可卡因、海洛因）、主动服用的镇静药（如地西泮）或乙醇。有时，父母可能同时中毒。

5.从服用到儿童接受医疗评估的时间间隔较长。

6.有身体或性虐待或忽视的迹象：多处或不寻常的瘀伤；骨折或烧伤；儿童非常脏或蓬头垢面；儿童情感匮乏、淡漠或有不适当的行为。

7.反复发作的可能或记录的中毒史，或先前有滥用史。

8.代理孟乔森综合征：给儿童服用药物或毒物以模拟或促发疾病。许多犯罪者是具有医学背景的母亲。这是罕见的诊断。

（四）临床评估

体格和实验室评估与成人基本相同。但是，正常的生命体征随年龄的增长而变化（表1-44）。

1.**心率** 新生儿的正常心率可高达190次/分，2岁的婴儿可高达120次/分。心动过速或心动过缓异常提示除了众多影响心率和心律的药物和毒素外，还有可能出现低氧血症（表1-4～表1-7）。

2.**血压是中毒儿童非常重要的生命体征** 血压袖带的尺寸必须合适；袖带过小会导致血压升高。听诊很难获得婴儿的血压，在某些情况下，多普勒可能更容易获得。

（1）许多儿童的血压往往低于成年人的血压。但是，只有在儿童机敏、活跃、行为适当并且外周灌注正常时，中毒情况下的低血压才应视为正常。

（2）特发性或原发性高血压在儿童中很少见。尽管孩子在大声哭泣或尖叫时整体血压可能会暂时升高，但应假定血压升高表示急性病。除非知道儿童的基准血压，否则应该假定处于正常上限的值是异常血压。治疗高血压的决策取决于临床表现和所涉及的毒素。

（五）新生儿面临特殊挑战，包括独特的药代动力学和可能会从产前药物暴露中严重退出治疗

1.新生儿药代动力学。从毒理学和药理学的角度来看，新生儿（出生至1个月）和婴儿（1～12个月）是独特的。药物的吸收、分布、代谢、蛋白质结合和消除可能与年龄较大的儿童和成年人明显不同。剂量不正确，接近出生时的经胎盘通过、母乳喂养、皮肤吸收和蓄意中毒是毒素暴露的潜在途径。相对轻度的暴露后，增强的皮肤吸收和减少的药物消除作用可能会导致明显的毒性。

（1）皮肤吸收。新生儿的表面积与体重之比非常高，这使他们容易通过经皮吸收而中毒（如六氯芬、硼酸或酒精）。

（2）许多药物（如对乙酰氨基酚、许多抗生素、咖啡因、利多卡因、吗啡、苯妥英和茶碱）在新生儿中的半衰期会延长。例如，咖啡因的半衰期在成人中约3h，但在新生儿中可能超过100h。

2.产前长期接触非法药物或治疗性药物的婴儿可能会发生新生儿药物戒断。通常在婴儿出生后72h内发病，但有报道称产后发病时间可晚至14d。体征通常在育婴室开始出现，患者在临床治疗稳定后才可出院。然而，随着许多医疗机构鼓励尽早从托儿所出院，婴儿最初出现的戒断症状可能是在急诊室或其他门诊。最初的表现可能包括非典型的体征，如轻度的绞痛或喂养不良，也可能包括严重的症状，如戒断性抽搐发作或过度腹泻。

（1）阿片类药物（尤其是美沙酮和海洛因）是严重新生儿戒断症状最常见的原因。已报道戒断综合征的其他药物包括苯环己哌啶（PCP）、可卡因、苯丙胺、三环类抗抑郁药、吩噻嗪、苯并二氮杂䓬、巴比妥酸盐、乙醇、可乐定、苯海拉明、锂、异丙基苯甲酸和茶碱。母亲的详细药物史应包括接触非法药物、乙醇、处方药和非处方药，以及她是否正在哺乳期。

（2）新生儿阿片类药物戒断的表现包括无法入睡、烦躁不安、颤抖、精神不安、持续不断的剧烈哭泣、高渗、高尿酸血症、打喷嚏和打哈欠、流泪、吮吸、饮食

表1-44　小儿生命体征[a]

年龄	呼吸频率（次/分）	心率（次/分）	血压（mmHg）			
			下限	平均	上限	严重
新生儿	30～80	110～190	52/25	50～55[b]	95/72	110/85
1个月	30～50	100～170	64/30	85/50	105/68	120/85
6个月	30～50	100～170	60/40	90/55	110/72	125/85
1岁	20～40	100～160	66/40	90/55	110/72	125/88
2岁	20～30	100～160	74/40	90/55	110/72	125/88
4岁	20～25	80～130	79/45	95/55	112/75	128/88
8岁	15～25	70～110	85/48	100/60	118/75	135/92
12岁	15～20	60～100	95/50	108/65	125/84	142/95

[a] Dieckmann RA, Coulter K. Pediatric emergencies. In: Saunders CE, Ho MT, eds: *Current Emergency Diagnosis & Treatment.* 4th ed, p 811. Appleton & Lange; 1992; Gundy JH: The pediatric physical exam. In: Hoekelman RA, et al., eds. *Primary Pediatric Care*, p 68. Mosby; 1987; Hoffman JIE. Systemic arterial hypertension. In: Rudolph AM, et al., eds. *Rudolph's Pediatrics.* 19th ed, p 1438. Appleton & Lange, 1991; Liebman J, Freed MD. Cardiovascular system. In: Behrman RE, Kleigman R, eds: *Nelson's Essentials of Pediatrics*, p 447. WB Saunders; 1990; Lum GM. Kidney and urinary tract. In: Hathaway WE, et al., eds. *Current Pediatric Diagnosis & Treatment.* 10th ed, p 624. Appleton & Lange; 1991.

[b] 出生后第一天的平均动脉压范围。

不良、呕吐、腹泻、呼吸急促或呼吸窘迫、心动过速、自主神经功能紊乱、出汗，发热和癫痫发作。未经治疗的阿片类药物戒断的发病率和死亡率可显著增加，可能与体重下降、代谢性酸中毒、呼吸性碱中毒、脱水、电解质失衡和癫痫发作有关。戒断是一种排除性诊断；其他的诊断考虑因素包括败血症、低血糖、低血钙、低钙血症和低氧血症、高胆红素血症、低镁血症、甲状腺功能亢进、颅内出血等。癫痫发作通常不是阿片类药物戒断的唯一临床表现。

（3）新生儿阿片类药物戒断在很大程度上是支持性治疗，包括襁褓、摇摆、安静的房间、频繁进食高热量配方奶粉及必要的静脉输液等。已使用了多种药物，包括吗啡、复方樟脑酊、阿片酊、地西泮、劳拉西泮、氯丙嗪和苯巴比妥等。戒断评分系统可能会产生客观的评价和治疗阿片类药物戒断的结果。新生儿戒断的评分和治疗应在有新生儿戒断经验的新生儿医师或儿科医师监督下进行。

（六）妊娠和药物或化学药品

先天性异常和不良妊娠结局的病因是多方面的；在所有缺陷中，只有1%～5%可能归因于处方药、化学药品、高温、电离辐射及其他生殖毒素和致畸物。

1. 妊娠期间药物和化学药品的不良反应与剂量和时间有关，不能仅仅因为接触了禁忌药物就终止妊娠，患者和医疗保健提供者必须仔细考虑和评估风险。尽管某些暴露与有据可查的致畸性有关（如丙戊酸），但在密切的医学监测和监督下，大多数接触药物的胎儿几乎不会产生不良影响。

2. 药物或化学药品对妊娠或胎儿的不利影响可能包括防止着床［如非甾体抗炎药（NSAID）］、胎儿死亡（如渗入羊膜内的亚甲蓝）、畸形（如沙利度胺）、产后不良生理效应（如口服降血糖药）和可能在出生后数年出现的不良结局（如己烯雌酚）。某些半衰期很长的药物（如利巴韦林、类维生素A）可能需要在受孕前停止接触数月。

3. 母乳喂养。有些药物会进入母乳并引起婴儿中毒。许多变量确定药物是否可能构成风险，包括其大小、脂质溶解度和口服生物利用度。有用的信息资源是LactMed（https：//toxnet.nlm.nih.gov/newtoxnet/lactmed.htm）。

4. 表1-45列出了FDA药物和化学药品的妊娠分级（另请参见表3-1）。有些药物具有一个以上的妊娠类别，因为该类别随妊娠晚期而变化，或者因为不同的制造商/

表1-45 对胎儿或妊娠构成风险的药物和化学品

药物名称	FDA[a]类别	建议或评论[b]
金刚烷胺	C	禁忌（前3个月）/孕早期
氨氯地平（抗惊厥药）	D	无数据
甲氨蝶呤	X	禁忌（任何孕期）
胺碘酮	D	风险（孕晚期）
安非他明	C	风险（孕晚期）
雄性激素	X	禁忌（任何孕期）
血管紧张素转换酶（ACE）抑制剂	C/D	风险（孕中期和孕晚期）
血管紧张素Ⅱ受体拮抗剂	C/D	风险（孕中期和孕晚期）
抗抑郁药	C	风险（孕晚期）
抗肿瘤细胞毒剂	C/D/X	查阅个别药品。表格中只给出了X类药物。建议的内容差别很大
硫唑嘌呤	D	风险（孕晚期）
巴比妥酸盐	C或D	按药物建议，从"可能相容性"到"风险性"（孕早期和孕晚期）不等
苯二氮䓬类药物	D/X	各个剂型的推荐度不同，从低风险（动物数据）到禁忌（任何孕期），查阅个别药剂
苄非他明	X	禁忌（任何孕期）
β肾上腺素能阻滞剂	C/D	风险（孕中期和孕晚期）
贝沙罗汀	X	禁忌（任何孕期）
蓝色升麻（草）	C	风险（孕晚期）——用于刺激分娩
溴化物，抗惊厥	D	风险（孕晚期）
卡马西平	D	相容性：益处≫风险
卡巴松，29%砷	D	禁忌（任何孕期）
卡巴咪唑	D	风险（晚期）；使用丙基硫氧嘧啶（PTH）

药物名称	FDA[a]类别	建议或评论[b]
藜芦醇	X	禁忌（任何孕期）
西瓜毒素	X	禁忌（任何孕期）
克拉霉素	C	高风险（动物数据）
克罗米芬（生育药）	X	禁忌（任何孕期）
氯硝西泮，抗惊厥药	D	低风险（动物数据）
可卡因，全身使用	C/X	禁忌（任何孕期；可以局部使用）
秋水仙碱	D	风险（动物数据）
皮质类固醇	C/D	建议从相容性到收益≫风险，孕晚期有风险，见具体药物
香豆素衍生物	D/X	禁忌（任何孕期）
二氮嗪	C	风险（孕晚期）
二氢麦角胺	X	禁忌（任何孕期）
利尿剂	B或C/D	兼容，但不用于妊娠高血压（D类）
"摇头丸"（亚甲二氧基甲基苯丙胺，MDMA）	C	禁忌（任何孕期）
艾德洛夫铵	C	风险（孕晚期）
电	D	风险（孕晚期）；死胎与相对较轻的冲击有关
肾上腺素	C	风险（孕晚期）
麦角胺	X	禁忌证（任何孕期）
红霉素（雌二醇盐）		对孕妇有肝毒性。其他盐类是兼容的
雌激素	X	禁忌（任何孕期）
乙醇	D/X	禁忌（任何孕期）
乙内酯	D	兼容（益处≫风险）
苯脲胺	C	禁忌（任何孕期）
氟康唑≥400mg/d	C	危险（孕晚期）
氟胞嘧啶	C	禁忌（孕早期）
氟尿嘧啶	D/X	禁忌（孕早期）
氟奋乃静	C	危险（孕晚期）
HMG Co-A[c]还原酶抑制剂：此类所有药物	X	禁忌（任何孕期）
碘化物 ^{125}I 和 ^{131}I（放射性药物）	X	禁忌（任何孕期）——会导致胎儿甲状腺功能障碍
碘和含碘化合物，包括外用药、祛痰剂和诊断剂	D/X	禁忌（任何孕期）到风险（孕中期和孕晚期）不等。胎儿和新生儿甲状腺肿和甲状腺功能减退症
卡那霉素	D	风险（孕晚期）
利福美	X	禁忌（任何孕期）
来那度胺（有效的沙利度胺类似物）	X	禁忌（任何孕期）
亮丙瑞林	X	禁忌（任何孕期）
锂	D	风险（孕晚期）
LSD（麦角酰二乙酰胺）	C	禁忌（任何孕期）
大麻	X	禁忌（任何孕期）
麻疹疫苗（减毒活疫苗）	C	禁忌（任何孕期）——孕前1～2个月直至分娩后避免
薄荷醇，甲萘醌，维生素 K_3	C	风险（孕晚期）
甲巴比妥，抗惊厥	D	相容：益处≫风险
丙氨酯	D	禁忌（孕早期）
甲氨醇	C	风险（孕中期和孕晚期）
甲喹酮	D	无数据

药物名称	FDA[a]类别	建议或评论[b]
甲基咪唑	D	风险（孕晚期）；使用丙硫氧嘧啶（PTH）
甲氨蝶呤	X	禁忌（任何孕期）
亚甲基蓝，羊膜内	C/D	禁忌（孕中期和孕晚期）
马来酸甲麦角新碱，麦角衍生物	C	禁忌（任何孕期）
米非司酮，RU 486	X	禁忌（任何孕期）
米索前列醇（口服）	X	禁忌（任何孕期）
米索前列醇：宫颈成熟低剂量	X	低风险（人类数据）
腮腺炎疫苗（减毒活疫苗）	C	禁忌（任何孕期）
纳洛酮	B	兼容
麻醉激动剂镇痛药	B 或 C/D	风险（孕晚期）：D类——与长期使用或足月高剂量相关的风险
麻醉激动拮抗剂镇痛药	B 或 C/D	风险（孕晚期）
麻醉剂拮抗剂（纳洛酮除外）	D	风险（孕晚期）或无数据；使用纳洛酮
非甾体抗炎药（NSAID，全剂量阿司匹林）	B 或 C/D	风险（孕早期和孕晚期）
去甲肾上腺素	D	风险（孕晚期）
口服抗糖尿病药	C	胰岛素是妊娠糖尿病治疗的首选药物。口服降血糖药可跨胎盘，有发生新生儿严重低血糖的风险
对氨基水杨酸	C	风险（孕晚期）
对乙酰氨基酚	D	禁忌（孕早期）
青霉胺	D	风险（孕晚期）
苯环利定	X	禁忌（任何孕期）
苯甲酰亚胺	D	风险（孕晚期）
苯丙胺	C	禁忌（任何孕期）
苯肾上腺素	C	风险（孕晚期）
苯妥英	D	相容性：益处≫风险
帕利霉素，普卡霉素	X	禁忌（孕早期）
泊洛沙司，鬼臼	C	禁忌（任何孕期）
孕酮	D	危险（孕晚期）
孕激素	D 或 X	禁忌（任何孕期）
奎宁，抗疟疾药物	D/X	风险（孕晚期）
喹诺酮类抗生素	C	未成熟动物的关节病
维A酸类药物	X	禁忌（任何孕期）
抗病毒药物利巴韦林	X	禁忌（任何孕期）
风疹疫苗（减毒活疫苗）	C/D	禁忌（任何孕期）——孕前1～2个月至分娩后避免
天花疫苗（减毒活疫苗）	X	流行病：相容（受益≫风险）；否则有风险（孕晚期）
链霉素	D	风险（孕晚期）
磺胺类	C/D	风险（孕晚期）
他克莫司	C	风险（孕晚期）
他莫昔芬	D	禁忌（任何孕期）
萜品水合物	D	禁忌（任何孕期）由于乙醇含量
四环素类药物	D	禁忌（孕中期和孕晚期）
沙利度胺和类似物	X	禁忌（任何孕期）
曲马多	C	风险（孕晚期）
维A酸：局部剂量	C	低风险（人类数据）
氨苯蝶啶	C/D	风险（任何孕期）——弱叶酸拮抗剂和用于妊娠高血压（D类）
丁苯二甲酮	D	禁忌（孕早期）
苯丙氨酸	C	禁忌（任何孕期）
甲氧苄啶	C	危险（孕晚期）

续表

药物名称	FDA[a]类别	建议或评论[b]
丙戊酸	D	危险（孕晚期）
水痘疫苗（减毒活疫苗）	C	禁忌（任何孕期）——孕前1～2个月直到分娩后避免
委内瑞拉马脑炎 VEE TC-84（减毒活疫苗）	X	禁忌证（任何妊娠）——孕前1～2个月接种直到分娩后避免
阿糖腺苷，抗病毒	C	动物致畸
维生素A	A/X	禁忌（任何孕期）剂量大于FDA RDA
维生素D	A/D	兼容，但剂量大于FDA RDA[c]
维生素K₃，薄荷醇，甲萘醌	C	风险（孕晚期）
伏立康唑	D	对动物有致畸作用
华法林	D/X	禁忌（任何孕期）
黄热病疫苗（减毒活疫苗）	D	流行病：相容（有益≫风险）。否则应在怀孕前1～2个月直至分娩后避免
唑尼沙胺，抗惊厥	C	对动物有致畸作用

[a] FDA类别：A＝对照研究未显示任何风险；B＝没有人类危险的证据；C＝不能排除风险；D＝风险的积极证据；X＝孕妇禁用。注意：2016年11月，FDA删除了A、B、C、D和X类，由更多解释性标签代替。

[b] Data from Briggs GG，Freeman RK，Yaffe SJ. *Drugs in Pregnancy and Lactation：A Reference Guide to Fetal and Neonatal Risk*. 8th ed. Lippincott Williams & Wilkins；2008. All recommendations are based on human data. Animal data are cited only if human data are unavailable and animal data show serious toxicity in multiple species. Risk：Human data suggest risk；exposure during pregnancy should be avoided unless the benefits of the drug outweigh the risks. Contraindicated：Human exposure data indicate that the drug should not be used in pregnancy. Numbers in parentheses indicate times during pregnancy when the drug is contraindicated or poses risk：All：any time during pregnancy.

[c] RDA. 人体每日摄取推荐量。

机构没有达成一致。《妊娠和哺乳期用药：胎儿和新生儿风险参考指南》（第9版）提供了有关药物和化学物质对妊娠和哺乳期影响的综合材料来源。该来源将各个药物的数据整理成专著，并提供关于用法和风险的循证医学建议。妊娠D类或X类药物以及Briggs等指出的有附加"风险"或"禁忌证"的药物列于表1-45。如果母亲的获益大于对胎儿的风险，则在妊娠期间仍可以对标记为FDA D类或X类的药物和选定的抗惊厥药进行密切的医学监测和监督。

三、评估毒品犯罪的特殊考虑事项

自1996年以来，有关毒品犯罪的报告不断增加。药物记忆消除效果往往使人们很难或几乎不记得事件发生的始末，这使得调查和起诉嫌疑人更加困难。

1.高危人群　包括单身女性、男性或毫无戒心的旅行者。毒品可能会在酒吧、俱乐部或公共交通工具上发现，受害者大多是摄入了开瓶的饮料。在一系列自我报告的案件中，50%的受害者说在公共场所会见了袭击者，而超过70%的受害者认识袭击者（如朋友或同事）。

2.所用药物　与普遍认为特定的"强奸药物"参与这些犯罪的观点相反，可以使用多种具有记忆消除或中枢神经系统抑制作用的药物来促进攻击，包括阿片类药物、麻醉剂、苯二氮䓬类药物、其他镇静催眠药、骨骼肌松弛剂、抗胆碱能药、迷幻剂、可乐定、芳香族溶剂，当然还有乙醇（表1-46）。

表1-46　药物协助下被攻击受害者尿液中检测到的物质实例

药物	尿常规中药物检测到的持续时间a
苯丙胺	1～3d
巴比妥类药物	2～7d
苯二氮䓬类药物	2～7d
苯甲酰花子碱	1～2d
大麻类	2～5d（单次使用）
异丙肾上腺素	1～2d[b]
水合氯醛	1～2d[b]
可乐定	1～2d[b]
环苯扎林	1～2d[b]
苯海拉明	1～2d[b]
乙醇	少于1d
γ-羟基丁酸（GHB）	少于1d[b]
氯胺酮	1～2d[b]
丙氨酯	1～2d[b]
阿片类药物	2～3d
东莨菪碱	1～2d[b]

[a] 估计检测持续时间，并使用比典型药物筛选更敏感的方法。实际检测将取决于个体代谢、剂量和样本浓度。此外，化验的灵敏性和特异性因实验室而异，因此，向实验室咨询以获取确定的信息非常重要。

[b] 具体信息不可得，给出的持续时间是估计值。

（1）请注意，这些药物中，有许多也通常被用来"提高欣快感"，因此，受害人可能为此目的自行服用。

（2）经常选择苯二氮䓬类药物进行顺行性遗忘效应，这与镇静有关，但不同于镇静作用。可以预见，遗忘效应的强度会随着剂量、起效速度的快慢、亲脂性及中枢神经系统缓慢地重新分布而增加。

3.秘密给药的途径

（1）饮料：片剂，冰块，滴管中的液体。

（2）烟雾：应用于香烟或香烟头。

（3）食入：布朗尼，明胶，水果，其他食物。

（4）阴道注射：药物在避孕凝胶中。

（5）代表为另一种药物。

4.临床评估　如果受害者在袭击后较早就在现场出现，他们可能仍会受到毒品的影响，并可能因故受到不适当的禁制或放松。不幸的是，受害者往往在袭击后数小时、数天甚至数周出现，这使得收集物理和生化证据更加困难。通过估计上次记忆和首次记忆来确定药物作用的时程可能为研究人员提供有用的信息。

（1）使用开放式问题，以避免向受害人暗示，能试图填补记忆缺失。

（2）对获得的任何标本进行彻底检查并维护合法的监管链。

5.实验室检查　实验室分析时机可能至关重要，因为常用的镇静剂和记忆遗忘药的消除率各不相同，有些可能很短。立即收集毒理学标本对于避免证据丢失很重要。对于涉及殴打或性虐待的服务，重要的是事先与实验室协商，以便清楚地了解将执行哪种类型的测试。然后，实验室可以制订测试策略（使用哪种测试，测试和确认的顺序以及敏感性和特异性的水平）。理想情况下，此类服务应该是执法的一部分。请注意，大多数临床实验室不具备记录刑事诉讼程序中通常需要的监管链的能力。

（1）血液：在被指控攻击后24h内，尽快收集10～30ml的样本。将样品离心，将血浆或血清冷冻以备将来分析。多种血液水平的药代动力学评估可以估算时间进程、意识水平和摄入量。

（2）尿液：如果在可疑摄入的72h内，请收集100ml样品并冷冻以进行分析（注意：氟硝西泮可能需要长达96h才会被检测到）。

（3）头发：被攻击后的4～5周，可以从靠近头皮的颅顶后部收集四缕约100根毛发，并标记根端。头发分析可能会成为常规血液和尿液药物分析的有利补充。但是，目前很少有法医实验室进行头发分析，单次药物暴露需要法律上可辩护的方法和价值。

（4）分析（请参阅表1-46）：进行常规毒理学检测的医院实验室具有不同的检测策略和检测水平，并且可能无法检测到用于协助攻击的药物。快速毒理学筛查（如"滥用毒品"筛查）无法检测到所有常见的滥用苯二氮䓬类药物或其他中枢神经系统抑制剂（如氯胺酮、γ-羟基丁酸酯和卡立普多）。可能有必要通过国家参考实验室、州实验室或当地医务人员办公室签订特殊服务合同，以识别用于袭击的较不常见药物，并检测出延迟情况下残留的极低水平的药物。

6.中毒的治疗基于所涉及药物的临床效果　与个别药物有关的作用评估和治疗在本书第二章有详细介绍。此外，受害者常需要心理支持和咨询，以及执法机构的参与。如果袭击涉及未成年人，则通常由州法律授权向儿童保护服务和执法人员报告。

（翻译：邵　美　刘　鑫　宋聪颖
冯梦晓　王浩如　陆远强）

第二章

特定毒物与药物：诊断与治疗

一、对乙酰氨基酚

对乙酰氨基酚（安诺星-3，立可平，普拿疼，扑热息痛，恬宁，泰诺及其他诸多商品名）是一种在临床广泛使用的药物，存在于许多镇痛药和感冒药中。当与其他药物，如苯海拉明、可待因、氢可酮、羟考酮、右美沙芬或丙氧芬合用时，由于这些药物引起更明显的急性症状，可掩盖对乙酰氨基酚早期的轻度和非特异性毒性症状，从而导致漏诊或延迟解毒治疗。含有对乙酰氨基酚的常用组合药品包括达尔持特（Darvocet）、Excedrin ES、Lorcet、Norco、NyQuil、Percocet、Unisom Dual Relief Formula、Sominex 2、含可待因的泰诺、泰诺 PM、Tylox、Vicks Formula 44-D 和维柯丁。

（一）毒性机制

1. 肝脏损伤。对乙酰氨基酚经细胞色素 P450（CYP）混合功能氧化酶正常代谢后的其中一种产物有剧毒。正常情况下，肝细胞内的谷胱甘肽会迅速将这种活性代谢物（NAPQI）解毒。然而，在过量服药时，NAPQI 的产生超过谷胱甘肽的解毒能力时，代谢产物会直接与肝脏大分子反应，导致肝脏损伤。

2. 肾脏损伤。经相同的机制介导，由肾脏 CYP 参与代谢。

3. 妊娠期间过量服用该药与胎儿死亡和自然流产有关。

4. 极高浓度的对乙酰氨基酚可导致乳酸酸中毒和精神状态改变，但机制尚不明确，可能与线粒体功能障碍相关。

5. 药代动力学。对乙酰氨基酚口服后吸收迅速，血药浓度通常在 30 ～ 120min 达到峰值［注意：摄入缓释产品（Tylenol Extended Release，Tylenol Arthritis）或联用阿片类药物或抗胆碱能药物后，吸收可能会延迟］。表观分布容积（V_d）0.8 ～ 1L/kg。药物消除主要通过肝脏结合（90%）转化为无毒的葡萄糖醛酸盐或硫酸盐；混合功能氧化酶（CYP2E1，CYP1A2）参与代谢的仅占 3% ～ 8%，但可产生毒性中间体。治疗剂量下消除半衰期 1 ～ 3h，但过量服药后可超过 12h（表 2-64）。

（二）中毒剂量

1. 急性摄入。儿童超过 200mg/kg 或成人超过 6 ～ 7g

有潜在的肝毒性。

（1）10 ～ 12 岁以下儿童发生肝毒性的可能性较小，因为对乙酰氨基酚经 CYP 代谢的比例较小。

（2）相反，CYP 微粒体酶活性增加的患者由于毒性代谢物增加，药物安全范围可能变窄。高危患者包括酗酒者和服用 CYP2E1 诱导剂的患者，如异烟肼。空腹和营养不良也可能增加肝毒性风险，这可能与细胞内谷胱甘肽储备降低有关。

2. 慢性中毒。见于每日摄入剂量超过有效治疗范围的人群。美国毒物控制中心协会（AAPCC）指南建议，如果连续 2d 或 2d 以上摄入剂量超过 150mg/（kg·d）（或 6g/d）需进行医学评估。有研究报告显示，健康志愿者按 4g/d 剂量连续服用几天后，超过 1/3 人出现了转氨酶升高。

（1）儿童按低至 100 ～ 150mg/（kg·d）的剂量连续服用 2 ～ 8d 可出现毒性。AAPCC 指南建议按 150mg/（kg·d）服用，持续 2d 或 100mg/（kg·d），持续 3d 及以上，需进行医学评估。曾有一例婴儿按 72mg/（kg·d），持续摄入 10d 后出现肝毒性的个例报道。

（2）与急性过量中毒相比，酗酒者和服用异烟肼及其他 CYP2E1 诱导剂的患者长期服用造成损伤的风险可能更大。

3. 静脉注射。对乙酰氨基酚（10mg/ml）已在临床使用，也有发生 10 倍正常剂量的输液错误。超过 150mg/kg 的急性用药过量被认为具有潜在毒性（75mg/kg 静脉注射对乙酰氨基酚引起的肝毒性个案报道可能是由于其他并发症导致的缺血性肝损伤）。

（三）临床表现

临床表现取决于摄入后的时间。

1. 对乙酰氨基酚急性过量早期，除厌食、恶心或呕吐外，通常无症状。极少数情况下，虽然没有任何肝损伤的实验室证据，但药物严重过量可能导致精神状态改变、低血压和代谢性酸中毒。无肝炎病史患者凝血酶原时间/国际标准化比值（PT/INR）在最初 24h 内可发生短暂延长；部分患者可继发肝损伤。

2. 对乙酰氨基酚急性过量 24 ～ 48h 后，谷草转氨酶（AST）和谷丙转氨酶（ALT）开始升高，肝坏死表现明显。如果发生急性暴发性肝衰竭，可能引起死亡。肝性脑病、代谢性酸中毒和PT/INR持续性升高提示预后不良。偶发急性肾衰竭，伴或不伴有肝衰竭。

3.慢性过量使用对乙酰氨基酚

（1）患者经常伴有恶心呕吐，并且在他们寻求医疗救治时可能已有肝损伤迹象。

（2）慢性对乙酰氨基酚摄入相关的谷胱甘肽消耗也与因5-氧脯氨酸积聚导致的阴离子间隙代谢性酸中毒存在相关性。

（四）诊断

只有当怀疑摄入对乙酰氨基酚且血清可以检测到该药物水平时，才有可能进行及时诊断。然而，患者可能无法提供对乙酰氨基酚摄入史，比如他们不能（例如摄入后一直处于昏迷状态）、不愿意或没有意识到它的重要性。因此，许多临床医师会对所有过量服用的患者常规检测对乙酰氨基酚水平，而不考虑其药物摄入史。

1.具体药物浓度 （注：1mg/L＝1μg/ml＝6.6μmol/L）。

（1）急性过量口服或静脉注射后，可在过量服药4h后检测血清对乙酰氨基酚水平，并使用诺谟图（图2-1）来预测中毒的可能性。没有必要解读4h前绘制的药物水平，除非它是"无法检测的"。如果4h的值刚处于临界

值或存在延迟吸收，可在8h内第二次检测药物水平。

（2）诺谟图不应用于评估慢性或重复性摄取。

（3）早期的实验室检测方法由于高浓度水杨酸盐及其他干扰物质存在，对乙酰氨基酚水平会偏高（表1-33）。采用现有的分析技术可避免这个问题。

2.其他有用实验室检查 包括电解质（阴离子间隙的存在）、葡萄糖、尿素、肌酐、肝转氨酶、胆红素和PT/INR。

（五）治疗

1.应急及支持性治疗措施

（1）自发性呕吐可能延缓口服解毒剂或活性炭的吸收，此时可选用甲氧氯普胺或5-羟色胺（5-HT$_3$）受体拮抗剂（如昂丹司琼）处理。

（2）如果发生肝衰竭或肾衰竭，应提供常规支持治疗。暴发性肝衰竭后可能需要紧急行肝移植。脑病、代谢性酸中毒、低血糖和凝血酶原时间逐渐增加是严重肝损伤的征兆。

2.特效药和解毒剂

（1）急性单次摄入或静脉用药过量

1）如果血清水平低于诺谟图上的治疗基线，或即

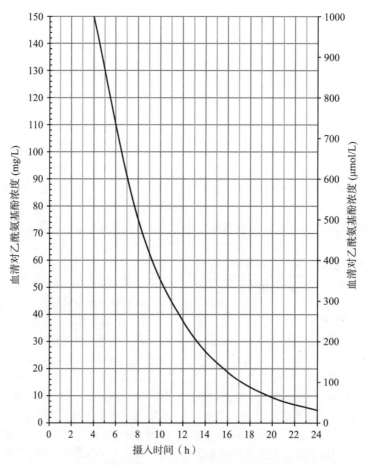

图2-1 急性过量服用对乙酰氨基酚引起肝毒性预测的诺谟图

急性过量给药后血清水平高于基线的患者应接受解毒治疗。（引自 Daly FF et al.Guidelines for the management of paracetamol poisoning in Australia and New Zealand-explanation and elaboration.A consensus statement from clinical toxicologists consulting to the Australasian poisons information centres.Med J Austr.2008；188：296.© Copyright The Medical Journal of Australia.）

时血清水平不可及，可用N-乙酰半胱氨酸（NAC）进行解毒治疗。N-乙酰半胱氨酸的有效性取决于早期治疗，即在毒性代谢物蓄积之前；如果在8～10h开始使用获益最大，12～16h后使用效应降低。然而，即使延迟24h以上，也不应停止治疗。如果患者有呕吐干扰或存在极有可能延误N-乙酰半胱氨酸口服给药的情况，需静脉注射。

2）如果血清水平低于但接近基线，且存在患者毒性风险增加的因素，可考虑使用N-乙酰半胱氨酸。毒性风险增加可见于以下情况：患者嗜酒且同时服用CYP2E1活性诱导剂［如异烟肼（INH）］，或多次服用或亚急性过量摄入或摄取时间不确定或不可信。

3）如果血清水平远远低于基线，极少有临床医师会选用N-乙酰半胱氨酸治疗，除非摄入时间非常不确定或认为患者的风险特别高。

4）注意：如服用缓释片（如Tylenol Extended Release，Tylenol Arthritis Pain），即一种可以延长吸收的制剂，血药浓度达峰时间可能会延迟。共服延缓胃排空的药物，如阿片类药物和抗胆碱能药物（如Tylenol PM）。在上述情况下，需要重复测定8h和12h的血清对乙酰氨基酚水平。在这种情况下，最好在8h前开始N-乙酰半胱氨酸治疗，同时等待后续药物浓度结果。

5）N-乙酰半胱氨酸治疗的持续时间：美国治疗对乙酰氨基酚中毒的常规方案是要求在72h内口服17剂NAC。然而，几十年来，美国、加拿大、英国和欧洲国家却成功选用静脉注射NAC 20h方案。在不复杂的情况下，根据肝转氨酶水平和PT/INR、N-乙酰半胱氨酸给药（口服或静脉注射）20h（或直到对乙酰氨基酚水平低于检测限）；如果存在肝损伤进展的情况，继续使用NAC直到肝功能测试改善。

6）大量摄入：尽管缺乏数据，建议使用更高剂量的NAC治疗大剂量过量中毒。口服方案规定72h内NAC总摄入量为1190mg/kg，而NAC静脉注射方案只要求21h内摄入300mg/kg总剂量。

（2）慢性或反复摄入对乙酰氨基酚：患者可提供24h或更长时间的多次服药史，诺谟图在此情况下不能准确预估肝毒性的风险。如出现下述情况建议服用NAC：24h内摄入超过200mg/kg，150mg/（kg·d）连用2d，或100mg/（kg·d）连用3d及以上；存在肝药酶升高；血清中可检测到对乙酰氨基酚水平；患者属于高危组。当血清中不再能检测到对乙酰氨基酚，且肝酶和PT/INR正常时，可停止NAC治疗。

3.清除未被吸收的毒物 如果条件合适，口服活性炭。如果能及时给予活性炭，少量至中等摄入量无须洗胃。

（1）虽然活性炭会吸附一些口服NAC解毒剂，但并不认为其具有临床意义。

（2）如果药物摄入超过1～2h，则不要服用活性炭，除非考虑有延迟吸收（例如缓释制剂Tylenol Extended Release，Tylenol Arthritis Pain，或共服含有阿片类或抗胆碱能的药物）。

4.加速消除 由于解毒疗法非常有效，虽然血液透析能有效去除血液中对乙酰氨基酚，但一般不建议采用此方案。当摄入大量药物且血清水平非常高（如超过900～1000mg/L），伴有严重酸中毒、昏迷和（或）低血压时，可考虑透析。

二、乌头等其他钠通道开放剂

乌头碱是钠通道开放剂的典型代表，见于附子或乌头（舟形乌头）。其他钠通道开放剂包括来自绿藜芦（藜芦属）中的藜芦碱和来自杜鹃和杜鹃花（杜鹃花属）、山桂（棋盘花属）和山月桂（阔叶）的木藜芦毒素类。

乌头碱已经在许多中草药中被发现，最著名的是川乌、草乌和藏药曼昆。大多数急性中毒病例是由于摄入含有乌头碱的草药所致。据报道，木藜芦毒素类引起中毒多见于杜鹃属植物产蜜的地区。藜芦碱历来被用于杀虫剂和医药领域。

钠通道开放剂中毒症状包括麻木、口唇和舌刺痛、心动过缓或脉搏不规则、胃肠炎、呼吸衰竭和迷走神经刺激。在处理急性中毒时最重要的是处理致命的心律失常。

（一）毒性机制

1.该类毒素主要激活电压门控钠通道。这类毒素具有脂溶性，这使它们容易进入嵌入在细胞膜内的钠通道结合位点，并优先与钠通道的开放状态结合。它们通过静息膜电位通道的持续激活，对神经和肌肉膜发挥作用。

2.钠通道开放剂导致心室肌细胞早期和延迟后去极化，这可能是由于细胞内钙和钠的增加。这也解释了会有乌头碱中毒患者双室性心动过速和尖端扭转型室性心动过速的病例报道。

（二）中毒剂量

植物生物碱的含量和组成是决定中毒严重程度的主要因素，并因品种、采收时间和加工方法的不同而存在较大差异。乌头碱对小鼠致死剂量为0.1mg/kg，人类口服致死量约为2mg。

（三）临床表现

1.中毒会导致心血管和神经系统的双重毒性。症状出现时间为3min～2h，常见于10～20min。最初的症状可能包括打喷嚏、发汗、寒战、虚弱、口周和四肢麻木、感觉异常，其次是呕吐、腹泻、心动过缓伴一度心脏传导阻滞或交界性心动过缓、心律失常（包括尖端扭转型室性心动过速）、低血压、中枢神经系统和呼吸抑制、癫痫发作。

2.死亡通常是由室性心律失常引起的。一种特异性但不常见的心电图表现是双向室性心动过速，与地高辛和其他心脏类固醇中毒相似。

3.对17例服用中药乌头碱的患者进行回顾性分析发现，轻度中毒患者的恢复时间为1.5～2d，而包括室性心动过速在内的心血管并发症患者恢复时间为7～9d。

4.过度通气导致的呼吸性碱中毒可能被认为是乌头碱对延髓中枢作用的结果。

（四）钠通道开放剂中毒的诊断应考虑任何快速起病的感觉异常、乏力和室性心动过速

1.具体药物浓度　诊断基于暴露史。常规的实验室检测可能帮助有限。血液和尿液中乌头碱、藜芦碱和木藜芦毒素类可通过液相色谱和气相色谱质谱分析得到。

2.其他有用的实验室检查　包括心电图、电解质和葡萄糖检测。

（五）治疗

1.应急及支持性治疗措施　治疗具有挑战性，主要基于病例报道数据。服用含乌头碱生物碱植物的患者，即使最初无症状，也应接受监测。

（1）必要时保护气道和辅助通气。

（2）如出现心动过缓、低血压、昏迷和癫痫发作，应给予治疗。

（3）胺碘酮和氟卡胺是治疗室性心动过速的一线药物。

（4）推荐镁剂用于治疗QT间期延长和尖端扭转型心动过速。

2.特效药和解毒剂　无。

3.清除未被吸收的毒物

（1）对于进食后1h内出现症状且气道完整或受保护的患者，应考虑使用单次剂量活性炭。如果能及时给予活性炭，小到中等摄入量可不必洗胃。

（2）全肠灌洗尚未在乌头草或其他钠通道开放剂的治疗中进行评估。由于这些二萜生物碱吸收快，故不推荐使用。

4.加速消除　这些化合物可被身体迅速吸收和代谢，体外消除方法不会增强其消除效果。由于分子的高亲脂性（导致大量分布），故不易被透析。

三、金刚烷胺

金刚烷胺（Symmetrel）是一种抗病毒药物，多巴胺能的特性使其能有效治疗帕金森病和预防抗精神类药物引起的帕金森病等副作用。尽管金刚烷胺由于耐药问题已不再被推荐用于流感的治疗或预防，但研究发现它是丙型肝炎、亨廷顿舞蹈病、脑损伤或脑病和可卡因依赖的潜在治疗药物。急性过量服药会引起癫痫发作、心律失常和死亡。停用金刚烷胺与抗精神药恶性综合征有关。

（一）毒性机制

1.金刚烷胺通过增加多巴胺的释放和防止多巴胺的再摄取来增加外周和中枢神经系统的多巴胺水平。作为 *N*-甲基-*D*-天冬氨酸（NMDA）受体的非竞争性

拮抗剂，它阻断了心肌细胞钾、钠通道，导致QT间期延长，QRS间期变宽。此外，它具有抗胆碱能特性，尤其是过量使用时。

2.药代动力学。达峰时间1～4h；表观分布容积（V_d）4～8L/kg。通过肾脏消除，半衰期7～37h（表2-64）。

（二）中毒剂量

毒性剂量尚未确定。由于金刚烷胺的消除几乎完全依赖于肾功能，肾功能不全患者在服用药物后可能会在治疗剂量出现中毒。据估计，摄入800～1500mg会导致2岁儿童出现癫痫持续状态。

（三）临床表现

1.金刚烷胺中毒会引起躁动、幻觉、梦魇、方向障碍、谵妄、言语迟钝、共济失调、肌阵挛、震颤和偶尔癫痫发作。抗胆碱能表现为口干、尿潴留和瞳孔散大，由尿潴留引起的梗阻性急性肾衰竭也有报道。心电图的间期变化，如QT间期延长和QRS间期增宽等。可能发生室性心律失常，包括尖端扭转型室性心动过速和室性期前收缩。金刚烷胺也被报道会导致心力衰竭和急性呼吸窘迫综合征（ARDS）。

2.金刚烷胺停用，无论是在标准治疗使用后还是在急性过量服药后几天内，都可能导致体温过高和僵硬（类似于抗精神药恶性综合征）。

（四）诊断

基于急性摄入的病史，或是通过记录服用金刚烷胺患者出现的上述系列症状和体征。

1.血药浓度水平　不容易获取。可检测情况下，血清金刚烷胺水平高于1.5mg/L与毒性发生有关。

2.其他有用的实验室检查　包括电解质、尿素氮、肌酐、肌酸激酶（CK）和心电图。

（五）治疗

1.应急及支持性治疗措施

（1）必要时保护气道并辅助通气。

（2）治疗昏迷、癫痫发作、心律失常、热疗。

（3）急性摄入后无症状患者监测至少持续8～12h。

2.特效药和解毒剂　没有已知的解毒剂。虽然某些毒性表现是由金刚烷胺的抗胆碱能作用引起的，但如果有心脏传导障碍的证据（如QRS间期增宽），则不应使用毒扁豆碱。

（1）用利多卡因或胺碘酮（如果是宽谱）或β受体阻滞剂，如普萘洛尔和艾司洛尔（如果是窄谱）治疗心律失常。QT间期延长患者应慎用胺碘酮。

（2）高热需要紧急降温，并可能对肌肉松弛剂如丹曲洛林产生反应。当高热发生在金刚烷胺戒断的背景下，部分学者推荐使用金刚烷胺治疗。

3.清除未被吸收的毒物　如果条件合适，口服活性炭。如果能迅速给予活性炭，则小到中等摄入量的患者不必洗胃。

4.加速消除　金刚烷胺由于表观分布容积非常大

（4～8L/kg），透析不能有效去除。对于肾功能不全患者，可以尝试透析除去一部分药物。

四、氨

氨被广泛用作制冷剂、肥料以及家用、商用清洁剂。无水氨（NH_3）是一种水溶性大并带有强烈刺激性臭味的气体。它也是非法生产甲基苯丙胺的关键成分。氨的水溶液可能是强碱性的，并因浓度不同而变化。家用制剂通常是5%～10%氨，但商用制剂可能是25%～30%或更高。在氯或次氯酸盐溶液中加入氨将产生氯胺气体，具有与氯相似的性质。

（一）毒性机制

氨气水溶性大，在与湿润的组织，如眼睛和上呼吸道接触时迅速产生碱性腐蚀作用。暴露于水溶液会对眼睛、皮肤或胃肠道造成腐蚀性碱性损伤（见"腐蚀性和腐蚀性物质"）。

（二）中毒剂量

1.氨气　氨的气味可在3～5ppm时检测到，在50ppm时，没有防护装置时会感到呼吸道刺激，通常会自行撤离该区域。100ppm时常感觉眼睛刺激。工作场所中无水氨气的暴露限值建议（ACGIH TLV-TWA）为8h时间加权平均值25ppm，短期暴露极限值（STEL）为35ppm。被认为直接危及生命的暴露水平（IDLH）为300ppm。紧急响应计划指南（ERPG）建议，暴露在25ppm空气中不超过1h，最多会对健康产生轻度、短暂的影响。

2.水溶液　稀释的氨水溶液（如＜5%）很少引起严重烧伤，但有中度刺激性。浓度较高的工业清洁剂（如25%～30%氨）极有可能造成严重的腐蚀性损伤。

（三）临床表现

临床表现取决于身体状态和暴露途径。

1.吸入氨气　由于氨的水溶性高，吸入后症状发作迅速，包括眼睛、鼻子和咽喉的直接灼伤，伴随咳嗽。严重暴露时，上呼吸道肿胀可迅速引起气道阻塞，并发久咳、声音嘶哑和喘鸣。可能发生支气管痉挛伴喘息。大量吸入性暴露可引起非心源性肺水肿。

2.摄入水溶液　常见口腔和咽喉的立即烧伤。如果浓度较高，可能会造成严重的食管和胃烧伤，受害者可能有吞咽困难，流涎，严重咽喉、胸部和腹部疼痛。可能发生呕血和食管或胃穿孔。在没有口腔烧伤的情况下并不能排除严重的食管或胃损伤。

3.皮肤或眼睛接触气体或溶液　可能发生严重的碱性腐蚀烧伤。接触液氨会造成冻伤。

（四）诊断

基于暴露史和典型氨味的描述，伴随着对眼睛、皮肤、上呼吸道或胃肠道典型的刺激或腐蚀作用。

1.血药浓度　血氨水平可能升高（正常为8～33μmol/L），但不能预测毒性。检测应以统计为基础进行，由于蛋白质的分解，血液采集后氨浓度增加。

2.其他有用的实验室检查　包括电解质、动脉血气或血氧饱和度和胸部X线检查。

（五）治疗

1.应急及支持性治疗措施　治疗取决于氨的物理状态和暴露途径。

（1）氨气吸入

1）仔细观察进行性上气道阻塞征象，必要时尽早插管。

2）对于喘息患者应使用加湿的氧气和支气管扩张剂。如发生非心源性肺水肿，应给予治疗。

3）无症状或轻度症状的患者可在短暂的观察期后出院。

（2）水溶液的摄入：如果摄入10%或更高浓度的溶液，或出现任何腐蚀性损伤症状（吞咽困难、流涎或疼痛），进行软式内镜检查以评估严重的食管或胃损伤。拍摄胸部和腹部X线片探寻纵隔或腹部游离空气，用来提示是否存在食管或胃肠穿孔。

（3）眼睛接触：眼部冲洗后，进行荧光素检查，如果有角膜损伤的迹象，需将患者转诊给眼科医师。

2.特效药和解毒剂　对于这些或其他常见腐蚀性烧伤尚无特定的解毒剂。皮质类固醇在碱性腐蚀性疾病中的应用已被证明是无效的，对穿孔或严重感染的患者可能是有害的。

3.清除未被吸收的毒物

（1）吸入：立即脱离暴露现场，如有可能，补充氧气。

（2）摄入

1）立即喝水以稀释氨。不要催吐，否则会加剧腐蚀。不要试图中和氨（如用酸性溶液）。

2）洗胃可能有助于清除胃中的腐蚀性液体（如故意大量摄入），并准备内镜检查；使用一根小而柔软的管子，轻轻通过以免造成受损黏膜的二次损伤。

3）切勿使用活性炭；它不吸附氨，还可能干扰内镜医师的判断。

（3）皮肤和眼睛。脱去受污染的衣服，用水冲洗暴露在外的皮肤。用大量温水或生理盐水冲洗眼睛。

4.加速消除　透析或其他加速消除措施都没有作用。

五、苯丙胺类

右旋丙胺（Dexedrine）和哌甲酯（Ritalin，利他林）用于治疗儿童嗜睡症和注意力缺陷障碍。甲基苯丙胺（"crank""speed"）、3,4-亚甲基二氧基甲基苯丙胺（MDMA；"摇头丸"）、对甲氧基安非他明（PMA）和其他一些苯丙胺衍生物，以及一些处方药被用作非法兴奋剂和致幻剂［也见"麦角酸二乙酰胺（LSD）和其他致幻剂"］。"冰毒"是一种高纯度、可吸入的甲基苯丙胺结晶形式。甲基苯丙胺前体如伪麻黄碱、麻黄碱和其他非处方减充血药在前文已进行了讨论。几种与苯丙胺有关的药物（如苄非他明，二乙胺苯丙酮，苯二甲吗啉，苯甲吗啉和苯丁胺）可作为减肥处方药销售（表2-1）。芬氟拉明和右芬氟拉明作为食欲缺乏药销售，但长期使用会引起心肺毒性，已于1997年撤市。

卡西酮（发现于阿拉伯茶）、甲基卡西酮和甲氧麻黄酮［2-（甲胺基）对甲基苯丙酮］是与苯丙胺具有类似化学作用相关的药物。较新的合成类似物，如3，4-亚甲基二氧吡咯戊酮和各种甲基卡西酮衍生物，正在成为热门的滥用药物，通常作为"浴盐"在互联网上出售，并冠以"象牙波""反弹""气泡""疯牛"和"喵喵"的名字。类哌嗪类化合物，如1-苄基哌嗪（BZP）、1-（4-甲氧基苯基）哌嗪（pMeOPP）、1-（3-氯苯基）哌嗪（mCPP）和1-（3-三氟甲基苯基）-哌嗪（TFMPP）也是可被合成有兴奋作用的滥用药物。

托莫西汀是一种特异性去甲肾上腺素再摄取抑制剂，是被批准用于治疗注意力缺陷/多动障碍（ADHD）的非兴奋性替代品。莫达非尼是一种非苯丙胺类兴奋剂，用于治疗嗜睡、轮班工作引起的睡眠障碍和睡眠呼吸暂停相关疾病。

（一）毒性机制

1.苯丙胺和相关药物通过中枢神经系统刺激、儿茶酚胺的外周释放、抑制儿茶酚胺的神经元再摄取和抑制单胺氧化酶激活交感神经系统。苯丙胺类，特别是MDMA、PMA、芬氟拉明和右芬氟拉明，也可引起5-羟色胺的释放和阻止神经元5-羟色胺的摄取。该类不同药物对儿茶酚胺和5-羟色胺的作用不同，导致中枢神经系统和外周的刺激程度不同。

2.莫达非尼是一种非苯丙胺类兴奋剂。其作用机制尚不清楚，但细胞外中枢神经多巴胺、去甲肾上腺素、5-羟色胺、组胺和谷氨酸的水平升高，而γ-氨基丁酸（GABA）则降低。托莫西汀是一种特异性去甲肾上腺素再摄取抑制剂。

3.哌嗪类化合物具有兴奋剂特性，能增强儿茶酚胺类物质的释放，特别是多巴胺和5-羟色胺。

4.药代动力学。所有这些药物口服吸收良好，表现分布容积大（$V_d = 3 \sim 33L/kg$），匹莫林（$V_d = 0.2 \sim 0.6L/kg$）除外，通常被肝脏广泛代谢。大多数苯丙胺类的排泄高度依赖于尿pH，苯丙胺类在酸性尿中消除更快（表2-64）。哌嗪类化合物的药代动力学数据有限。

（二）中毒剂量

这些药物治疗指数通常较低，毒性水平仅略高于常规剂量。然而，反复使用后可产生高度耐受性。急性摄入右旋苯丙胺1mg/kg以上（或同等剂量的其他药物；见表2-1）可能危及生命。

（三）临床表现

1.苯丙胺类中毒的急性中枢神经系统效应包括欣快、健谈、厌食、焦虑、不安、躁动、精神病、癫痫发作和昏迷。颅内出血可能是由于高血压或脑血管炎引起的。

2.急性外周神经表现包括出汗、震颤、肌肉震颤和

表2-1 具有苯丙胺类似功效的处方药[a]

药物	临床适应证	一般成人剂量（mg）	半衰期（h）[b]
托莫西汀	多动症	40～120	3～4
苄非他明	抑制食欲	25～50	6～12
右芬氟拉明（1997年从美国市场撤出）	抑制食欲	15	17～20
右旋安非他命	发作性嗜睡症、多动症（儿童）	5～15	10～12
安非拉酮	抑制食欲	25、75（缓释）	2.5～6
芬氟拉明（1997年从美国市场撤出）	抑制食欲	20～40	10～30
马吲哚	抑制食欲	1～2	10
甲基苯丙胺	发作性嗜睡症、多动症（儿童）	5～15	4～15
哌甲酯	多动症（儿童）	5～20	2～7
莫达非尼[c]	发作性嗜睡症、倒班工作睡眠障碍、睡眠呼吸暂停综合征	100～600	15
匹莫林	发作性嗜睡症、多动症（儿童）	18.7～75	9～14
苯二甲吗啉	抑制食欲	35、105（缓释）	5～12.5
苯甲噁啉	抑制食欲	25、75（缓释）	8
苯丁胺	抑制食欲	8、30（缓释）	7～24

[a].也可见表2-35（"致幻剂"）。

[b].半衰期变量，依赖于尿pH。

[c].不是苯丙胺，但具有兴奋剂特性。

僵直、磨牙、心动过速、高血压、急性心肌缺血和梗死（即使冠状动脉正常）。意外动脉内注射可能引起血管痉挛，导致坏疽，这也发生在口服DOB（2，5-二甲氧基-4-溴安非他明）中；参见"麦角酸二乙酰胺（LSD）和其他致幻剂"。

3.死亡可能由室性心律失常、癫痫持续状态、颅内出血或高热引起。高热常因癫痫发作和肌肉亢进引起，可能引起脑损伤、横纹肌溶解和肌红蛋白尿肾衰竭。

4.急性莫达非尼和阿莫西汀过量通常为轻至中度。过量服用莫达非尼至8g，一般能较好地耐受神经系统的焦虑、躁动、头痛、头晕、失眠、震颤、肌张力障碍等。类似地，过量服用阿莫西汀的症状通常是轻微的，并伴有嗜睡、躁动、亢奋、胃肠不适、震颤、反射亢进、心动过速、高血压和癫痫发作。

5.哌嗪类化合物急性暴露，包括BZP、pMeOPP、mCPP和TFMPP，可导致心悸、躁动、焦虑、迷惑、头晕、失眠、头痛、幻觉、抑郁、偏执、震颤、瞳孔散大、尿潴留、恶心和呕吐。也有癫痫发作伴多器官功能衰竭的报道。摄入后症状持续长达24h。与拟交感神经效应一致的是，患者常伴有心动过速和高血压。

6.苯丙胺滥用的慢性影响包括体重减轻、心肌病、肺动脉高压、牙齿变化、刻板行为（如咬皮肤）、偏执狂和偏执性精神病。精神障碍可能持续数天或数周。停止习惯性使用后，患者可能会经历持续数天的疲劳、嗜睡、嗜食和抑郁。

7.芬氟拉明或石芬氟拉明联合苯丁胺的长期使用（通常是3个月或更长）与肺动脉高压和纤维化性瓣膜心脏（主要是主动脉瓣、二尖瓣和三尖瓣反流）的风险增加有关。瓣膜病的病理与类癌综合征相同。

8.非法制造甲基苯丙胺可将"化学家"及其家人暴露于各种有毒化学物质中，包括腐蚀性物质、溶剂和重金属。

（四）诊断

通常基于苯丙胺使用史和交感神经药物中毒的临床特征。

1.血药浓度 苯丙胺及许多相关的药物可以在血液、尿液和胃样本中检测到，从而确认药物的暴露情况。然而，血清水平的定量结果与临床表现的严重程度没有密切相关，一般也不适用。在免疫测定中，苯丙胺衍生物和肾上腺素能胺可能发生交叉反应。因此，区分特异性药物需要进行验证性测试（如薄层色谱法、气相色谱法或GC/质谱法）。司来吉兰（一种用于治疗帕金森病的药物）被代谢成L-苯丙胺和L-甲基苯丙胺，氯苄苯丙胺（一种在墨西哥销售的食欲抑制剂）被代谢成苯丙胺；这些药物通过免疫分析（除非使用特异性单克隆抗体苯丙胺测定法）或GC/质谱法（除非使用特殊的手性衍生物等）在尿液和血液中检测苯丙胺可产生阳性结果。苯丙胺、甲基苯丙胺和MDMA可通过毛发和液相色谱-质谱法进行筛选。

2.其他有用的实验室检查 包括电解质、葡萄糖、尿素氮和肌酐、肌酸激酶（CK）、尿液分析、尿隐血试验（横纹肌溶解伴肌红蛋白尿患者阳性）、心电图监测及头部CT扫描（如果怀疑出血）。超声心动图和右心导管检查可用于检测瓣膜病或肺动脉高压。

（五）治疗

1.应急及支持性治疗措施
（1）保持呼吸道畅通，必要时协助通风。
（2）治疗躁动、癫痫发作、昏迷和高热。
（3）连续监测体温、其他生命体征和心电图至少6h。

2.特效药和解毒剂 没有特定的解毒剂。
（1）焦躁。苯二氮䓬类药物通常效果良好，虽然也可以根据需要使用抗精神药物。
（2）高血压的最佳治疗措施是镇静，如果镇静无效，选用肠外血管扩张剂，如酚妥拉明或硝普钠。
（3）选用普萘洛尔或艾司洛尔治疗快速性心律失常（注：当β₂受体介导的血管舒张功能被阻断时，反常的高血压可能是由于无拮抗作用的α肾上腺素引起的；如有需要，准备给予血管舒张剂）。
（4）治疗动脉痉挛见麦角碱部分描述。

3.清除未被吸收的毒物 如果条件合适，口服活性炭。如果能迅速给予活性炭，则在小到中度摄入后不必洗胃。在摄入药包后（"身体填塞物"）考虑全肠灌洗，和重复使用活性炭。

4.加速消除 透析和血液灌流无效。重复使用活性炭尚未研究。尿液酸化可增强右旋苯丙胺的肾脏清除，但这种方法并不被推荐，因为有可能加重肌红蛋白尿的肾毒性。

六、局部麻醉药

局部麻醉药广泛用于局部皮下注射（SC）麻醉；局部应用于皮肤和黏膜；还有硬膜外、脊柱和局部神经阻滞。此外，利多卡因静脉注射用于抗心律失常，可卡因是一种常见的滥用药物。常用药物可按化学基团分为两类：酯类和酰胺类（表2-2）。

局部麻醉药（可卡因除外）的毒性通常是由治疗过量（即局部神经阻滞的过量）、无意加速静脉注射速度（利多卡因）或意外注射需稀释使用的制剂（如20%利多卡因）而不是稀释后制剂（2%溶液）引起的。为了延长作用时间，局部麻醉药常与肾上腺素一起使用，但这会引起毒性反应。

（一）毒性机制

1.局部麻醉药与神经纤维中的钠通道结合，阻断负责神经传导的钠电流，从而增加传导阈值，可逆地减缓或阻断脉冲的产生。在药物治疗浓度上，会产生局部麻醉作用。但在高浓度下，这种作用可能导致中枢神经系统和心脏毒性。

2.布比卡因比其他局部麻醉药更具心脏毒性，其毒

表2-2　局部麻醉药

麻醉剂	通常的半衰期	最大成人单次剂量[a]（mg）
酯类		
恩佐卡因[b]		N/A
苯甲酸盐[c]		200
布特卡因[b]		N/A
对氨苯酸丁酯[b]		N/A
氯普鲁卡因	1.5～6min	800
可卡因[b]	1～2.5h	N/A
六苯甲烷[b]		N/A
普鲁卡因	7～8min	600
丙酮[b]		N/A
丙氧卡因		75
丁卡因	5～10min	15
酰胺类		
阿替卡因	1～2h	500
布比卡因	2～5h	400
地布卡因		10
依替卡因	1.5h	400
左旋布比卡因	1～3h	300
利多卡因	1.2h	300
利多卡因与肾上腺素	2h	500
甲哌卡因		400
丙胺卡因		600
罗哌卡因		225
其他（既不是酯类也不是酰胺类）		
达克罗宁[b]		N/A
普莫卡因[b]		N/A

[a]. 最大皮下注射剂量。N/A，不适用。
[b]. 仅用于局部麻醉。
[c]. 口服镇咳药。

性与治疗剂量之比范围很窄，而且有许多关于快速心力衰竭甚至死亡的报道。除了引起钠通道阻滞外，布比卡因还抑制肉碱酰基转移酶，后者是脂肪酸转运必不可少的，从而导致线粒体功能障碍，进一步导致心脏毒性。

3.此外，局部麻醉药（如苯佐卡因、普鲁卡因、利多卡因）可引起高铁血红蛋白血症。

4.药代动力学。局部皮下注射时，10～60min血药浓度达到峰值，这取决于组织的血管密度及是否添加肾上腺素等血管收缩剂。酯类药物通过血浆胆碱酯酶迅速水解，半衰期短。酰胺型药物由肝脏代谢，具有较长的作用时间，在肝功能不全患者中反复使用可能会产生蓄积。其他动力学值见表2-64。

（二）中毒剂量

当脑内药物水平超过一定的阈值时，会发生全身毒性反应。通过单次大剂量皮下注射、小剂量的快速

静脉注射、无意血管内注射或重复剂量引起的药物蓄积均可达到毒性水平。常见药物推荐的最大单次皮下剂量见表2-2。静脉注射局部麻醉，剂量低至利多卡因1.4mg/kg和布比卡因1.3mg/kg可引起癫痫发作，剂量低至利多卡因2.5mg/kg和布比卡因1.6mg/kg可引起心搏骤停。

（三）临床表现

1.局部麻醉作用引起的毒性反应包括长时间麻醉（罕见的）和永久性感觉或运动障碍。脊髓麻醉可能阻滞呼吸肌的神经，引起呼吸停止，也可能引起交感神经阻滞，导致低血压。

2.局部麻醉药全身吸收引起的毒性反应最常影响中枢神经系统和心血管系统。对于一些麻醉药，如利多卡因和甲哌卡因，中枢神经系统毒性先于心血管毒性，而布比卡因则相反。

（1）神经毒性：包括头痛、精神错乱、耳鸣、口周感觉异常、言语迟钝、肌肉颤搐、躁动、抽搐、昏迷和呼吸停止。

（2）心脏毒性：包括低血压、窦性停搏、QRS波群增宽、心动过缓、房室传导阻滞、室性心动过速/纤颤和心搏停止。布比卡因引起的心搏骤停采用常规治疗通常难以治愈。

（3）肾上腺素毒性：可能包括心悸、头痛、心动过速、高血压和室性心律失常。

3.高铁血红蛋白血症可能发生在暴露于苯佐卡因、哌洛卡因或利多卡因之后。

4.过敏反应（支气管痉挛、荨麻疹和休克）罕见，几乎只发生于酯类局部麻醉药。在一些多剂量小瓶中被用作防腐剂的羟苯甲酯可能是一些过敏反应的原因。

5.可卡因引起的毒性特征见后文。

（四）诊断

基于局部麻醉药的使用历史和典型的临床特征。因心律失常而输注利多卡因的患者突然出现神志不清、言语迟钝或抽搐，应提示利多卡因中毒。

1.血药浓度　某些局部麻醉药的血清水平可能证实它们在产生可疑毒性作用中的角色，但必须迅速获得这些浓度数据，因为它们下降速度很快。

（1）利多卡因血清浓度＞6～10mg/L就认为是有毒性的。

（2）利多卡因通常作为一种局部麻醉药（如急诊科的小手术）或作为滥用药物的粉链剂/调节剂，因此常在综合性尿液毒理学筛查中检测到。

2.其他有用的实验室检查　包括电解质、葡萄糖、BUN和肌酐、ECG监测、动脉血气或脉搏血氧测定和高铁血红蛋白水平（苯佐卡因）。

（五）治疗

1.应急及支持性治疗措施

（1）保持呼吸道畅通，必要时辅助通气。

（2）如发生昏迷、癫痫发作、低血压、心律失常和过敏反应，应予以相应治疗。低剂量肾上腺素是首选的升压支持。体外循环辅助（例如，球囊泵或部分体外循环）已被用于急性过量使用20%利多卡因溶液或操作不慎经血管内注射布比卡因后的短期支持。

（3）监测生命体征和心电图至少6h。

2.特效药和解毒剂　静脉注射脂肪乳剂（Intralipid）可增加由布比卡因、左旋布比卡因、罗哌卡因或甲哌卡因致心搏骤停后自主循环的恢复。静脉注射20%脂肪乳剂1.5ml/kg，必要时重复2次，然后输注剂量0.25～0.50ml/（kg·min），持续30～60min。

3.清除未被吸收的毒物

（1）胃肠外暴露。去污染作用不可行。

（2）摄入。如果条件合适，则口服活性炭。如果能迅速给予活性炭，则在小到中等剂量摄入后不必洗胃。

4.加速消除　体外清除的作用是有限的。利多卡因的分布量适中，但在治疗水平上，很大比例（40%～80%）是蛋白结合状态，血液透析相对无效。在过量服用或因循环衰竭或严重肝病所致代谢受损时，可以考虑透析。

七、血管紧张素受体拮抗剂和血管紧张素转换酶抑制剂

血管紧张素转换酶（ACE）抑制剂和血管紧张素受体（AR）阻滞剂广泛用于治疗高血压、心力衰竭和心肌梗死患者。目前，至少有10种ACE抑制剂和7种AR阻滞剂在美国上市。

（一）毒性机制

1.血管紧张素转换酶抑制剂通过阻断将血管紧张素Ⅰ转化为血管紧张素Ⅱ的酶而减少血管收缩和醛固酮活性。AR阻滞剂直接抑制血管紧张素Ⅱ的作用。

2.除卡托普利和赖诺普利之外，所有血管紧张素转换酶抑制剂都是前药，口服后必须代谢成活性药物（如依那普利转化为依那普利拉）。

3.与血管紧张素转换酶抑制剂相关的血管性水肿和咳嗽是由缓激肽介导的，缓激肽通常被血管紧张素转换酶破坏。然而，很少有关于AR阻滞剂的报道，因为它不参与缓激肽的清除。

4.罕见的急性肝损伤［肝细胞和（或）胆汁淤积］与血管紧张素转换酶抑制剂和AR阻滞剂相关，但其机制尚不清楚。

5.药代动力学（表2-64）。ACE抑制剂的表观分布容积（V_d）相当小（例如，卡托普利0.7L/kg）。母体药物迅速转化为它们的活性代谢物，半衰期为0.75～1.5h。活性代谢物的清除半衰期为5.9～35h。AR阻滞剂的半衰期为5～24h；氯沙坦具有活性代谢物。

（二）中毒剂量

大多数报道的过量服用卡托普利7.5g，依那普利440mg（15h时血清水平2.8mg/L）和赖诺普利420mg

只导致轻微毒性。一名75岁男性在摄入卡托普利约1125mg后被发现死亡。一名45岁女性在服用160mg坎地沙坦西酯和其他几种药物后痊愈，无后遗症。一名2.5岁女孩摄入培哚普利2mg/kg，约4h后血压下降至65/45mmHg。一名14个月男孩摄入厄贝沙坦15mg/kg，1h内站立不稳，伴有轻度低血压，但3h后他恢复正常，出院回家。

（三）临床表现

1.低血压。通常对输液疗法有反应，有报道此症状与急性过量服用有关。心动过缓也可能发生。

2.高钾血症。被报道用于治疗时发生，特别是用在肾功能不全和服用非甾体抗炎药的患者时。

3.在服用治疗剂量血管紧张素转换酶抑制剂的患者中，缓激肽介导的效应包括干咳（通常轻微但常是持续性的和烦人的）和急性血管性水肿，通常涉及舌、唇和面部，这可能导致危及生命的气道阻塞。

（四）诊断

基于暴露史。

1.药物浓度　血药浓度水平不容易获得，且与临床效果不相关。

2.其他有用的实验室检查　包括电解质、葡萄糖、尿素氮和肌酐。

（五）治疗

1.应急及支持性治疗措施　摄入后6h监测血压和心率。如果出现症状或显著性低血压，观察至少24h。

（1）如果发生低血压，可令患者取仰卧位和静脉输液治疗，很少使用血管升压素。

（2）用常规措施（如苯海拉明、皮质醇）治疗血管性水肿，并停用血管紧张素转换酶抑制剂。换用AR阻滞剂可能不合适，因为这些药物也有血管水肿的报道。

（3）治疗高钾血症：如果发生。

2.特效药和解毒剂　没有特定的解毒剂可用。

3.清除未被吸收的毒物　如果条件合适，口服活性炭。如果能迅速给予活性炭，则在小到中等剂量摄入后不必洗胃。

4.加速消除　血液透析可以有效去除这些药物，但可能不太适合临床治疗。

八、抗心律失常药物

由于抗心律失常药物作用于心脏，具有极大的毒性，过量用药常危及生命。几种抗心律失常药物：Ⅰa型药物（奎尼丁、丙吡胺和普鲁卡因酰胺）；Ⅱ型药物（β受体阻滞剂）；Ⅳ型药物（钙拮抗剂）；较老的Ⅰb型药物（利多卡因和苯妥英）。本部分描述了由Ⅰb型（妥卡尼和美西律）引起的毒性、Ⅰc型（氟卡尼、恩卡尼、普罗帕酮和莫雷西嗪），以及Ⅲ型（溴苄胺、胺碘酮、决奈达隆和多非利特）抗心律失常药物。索他洛尔也具有Ⅲ型抗心律失常作用，在β肾上腺素能受体阻滞剂部分讨论。

（一）毒性机制

1. Ⅰ型药物一般通过抑制快速钠通道而起作用，该通道负责心肌细胞初始除极和脉冲传导。Ⅰa型和Ⅰc型（也阻断钾通道）使正常心脏组织的除极和传导缓慢，即使在正常治疗剂量下，QT间期（Ⅰa型和Ⅰc型）和QRS间期（Ⅰc型）也延长。Ⅰb型药物主要在缺血组织缓慢除极，对正常组织或心电图几乎没有影响。在用药过时时，所有Ⅰ型药物都有可能显著降低心肌的自律性、传导性和收缩能力。

2. Ⅱ型和Ⅳ型药物通过阻断β肾上腺素能受体（Ⅱ型）或钙通道（Ⅳ型）而起作用。这些药物的作用在其他部分讨论。

3. Ⅲ型药物主要通过阻断钾通道来延长动作电位的持续时间和有效不应期，导致治疗剂量QT间期延长。

（1）静脉注射给药溴苄胺最初引起儿茶酚胺从神经末梢释放，随后抑制儿茶酚胺的释放。

（2）胺碘酮也是一种非竞争性β肾上腺素能受体阻滞剂，具有钠、钙通道阻断作用，这可能解释其具有引起缓慢性心律失常的倾向性。胺碘酮也可释放碘，长期使用导致甲状腺功能改变（甲状腺功能亢进和甲状腺功能减退）。

（3）决奈达隆是胺碘酮的类似物，但不含碘，不影响甲状腺功能。它表现了所有四种抗心律失常类药物的特性。

（4）多非利特用于维持心房颤动患者的窦性心律。

它与QT间期延长和尖端扭转型室性心动过速的风险有关，这将在后文中进一步讨论。

4. 相关的药代动力学。本节所讨论的所有药物都广泛分布于人体组织。大多数被广泛代谢，但妥卡尼（40%）、氟卡胺（40%）、多非利特（80%）和溴苄胺（90%）大部分被肾脏以原型排出（表2-64）。

（二）中毒剂量

一般而言，这些药物治疗指数较窄，可能在略高于甚至是治疗范围内出现严重毒性，特别是当两种或多种抗心律失常药物同时服用时。

1. 摄入每日治疗剂量的2倍应视为可能危及生命（常用治疗剂量见表2-3）。

2. 这个经验法则的一个例外是胺碘酮，它广泛分布于组织中，即使单次过量也只产生很少毒性或没有毒性（毒性通常只发生在慢性胺碘酮蓄积后）。

（三）临床表现

1. 妥卡尼和美西律

（1）治疗作用下的副作用可能包括头晕、感觉异常、震颤、共济失调和胃肠道紊乱（恶心、呕吐、胃灼热）。过敏综合征（如发热、皮疹、嗜酸性粒细胞增多症）已被描述与美西律相关，且最常见的是影响日本男性。

（2）过量用药可引起镇静、精神错乱、昏迷、癫痫发作、呼吸骤停、心脏毒性（窦性停搏、房室传导阻滞、心搏停止、低血压）。与利多卡因一样，QRS和

表2-3 抗心律失常药物

种类	药物	常用半衰期（h）	每日治疗剂量（mg）	治疗血清水平（mg/L）	主要毒性[a]
Ⅰa	奎尼丁及相关药物				
Ⅰb	妥卡尼[d]	11～15	1200～2400	4～10	S，B，H
	美西律	10～12	300～1200	0.8～2	S，B，H
	利多卡因				
	苯妥英				
Ⅰc	氟卡胺	14～15	200～600	0.2～1	B，V，H
	恩卡胺[b, d]	2～11	75～300		S，B，V，H
	普罗帕酮[b]	2～10[c]	450～900	0.5～2	S，B，V，H
	莫雷西嗪[d]	1.5～3.5	600～900	0.02～0.18	B，V，H
Ⅱ	β受体阻滞剂				
Ⅲ	胺碘酮	50d	200～600	1.0～2.5	B，V，H
	溴苄胺	5～14	5～10mg/kg（静脉负荷剂量）	1～3	H
	多非利特	10	0.125～1		B，V
	决奈达隆	13～19	800		B
	伊布利特	2～12	N/A		B，V，H
	索他洛尔				
Ⅳ	钙拮抗剂				
其他	腺苷	＜10s	N/A		S，B，V，H

[a]. 主要毒性：B.缓慢性心律失常；H.低血压；S.癫痫发作；V.室性心律失常。

[b]. 活性代谢物可能对毒性有贡献；水平尚未确定。

[c]. 基因慢代谢者的半衰期为10～32h。此外，代谢呈非线性，因此在过量服药的患者中半衰期可能更长。

[d]. 恩卡尼、莫雷西嗪和妥卡尼在美国不再销售。这张表是在Elizabeth Birdsall，Primd帮助下更新的。

QT间期通常是正常的，尽管在大量过量服药后可能会延长。

2.氟卡尼、普罗帕酮和莫雷西嗪

（1）治疗剂量下的副作用包括头晕、视物模糊、头痛和胃肠不适。室性心律失常（单形性或多形性室性心动过速）和猝死可能发生在治疗水平，尤其是在那些接受高剂量和心室功能减退的患者中。普罗帕酮与淤胆型肝炎有关。

（2）过量服用导致低血压、癫痫发作、心动过缓、窦房结阻滞和心搏停止。QRS间期和QT间期延长，可能发生室性心律失常。氟卡尼可减缓心房颤动，并迅速转化为心房扑动。

3.溴苄胺 已不再广泛使用，并已从高级心脏生命支持（ACLS）指南中删除。

（1）溴苄胺的主要毒副作用是抑制儿茶酚胺释放引起的低血压。直立性低血压可持续数小时。

（2）快速静脉注射后，可出现短暂性高血压、恶心和呕吐。

4.胺碘酮、决奈达隆和多非利特

（1）未使用过胺碘酮的人急性过量可能不会引起毒性反应。静脉注射期间可观察到心律失常、低血压和心搏停止。急性肝炎和急性肺炎很少与持续几天的静脉注射负荷剂量相关。很少有多非利特过量的报道，但预期会产生QT间期延长和尖端扭转型室性心动过速，因为这是主要的剂量相关性毒性。

（2）长期使用胺碘酮可引起室性心律失常（单形性或多形性室性心动过速）或心动过缓（窦性阻滞，房室传导阻滞）。胺碘酮最重要的危及生命的毒性反应是肺毒性（过敏性肺炎或间质/肺泡性肺炎），病死率为10%。胺碘酮还可引起肝炎、光敏性皮炎、角膜沉积、甲状腺功能减退或甲状腺功能亢进、震颤、共济失调和周围神经病变。肝药酶轻度升高常见，严重的肝脏毒性罕见。在有症状的心力衰竭患者中，长期使用决奈达隆可使死亡风险增加1倍。这也是永久性心房颤动患者的禁忌。多非利特与QT间期延长和尖端扭转型室性心动过速相关，尤其应用于肾功能恶化或正在服用其他延长QT药物，并伴有进行性低钾血症和（或）低镁血症的人群。

（四）诊断

通常基于抗心律失常药物使用史和典型的心脏和ECG结果。任何服用这些药物的患者出现晕厥都表明可能是药物引起的心律失常。

1.血药浓度 大多数Ⅰa型和Ⅰb型药物的血清浓度水平都可获得（表2-3）；然而，由于毒性直接危及生命，药物水平的测量主要用于治疗性药物监测或确认诊断，而不是确定急救方法。在综合性尿液毒理学筛查中可检出下列抗心律失常药物：地尔硫草、氟卡尼、利多卡因、美托洛尔、苯妥英、普萘洛尔、奎尼丁和维拉帕米。

2.其他有用的实验室检查 包括电解质、葡萄糖、尿素氮和肌酐、肝药酶、甲状腺检查（长期使用胺碘酮时）和ECG监测。

（五）治疗

1.应急及支持性治疗措施

（1）保持气道开放，必要时辅助通气。

（2）如果发生昏迷、癫痫发作、低血压、心律失常，给予相应治疗（注：Ⅰa型抗心律失常药不应用于治疗Ⅰa型、Ⅰc型或Ⅲ型药物引起的心脏毒性）。

（3）暴露后连续监测生命体征和心电图至少6h，如果有毒性证据，则让患者接受24h的密切监测。

2.特效药和解毒剂 在Ⅰa型或Ⅰc型药物中毒患者中，静脉注射碳酸氢钠（1～2mmol/kg）对QRS间期延长、缓慢性心律失常和低血压有效。碳酸氢钠可逆转由快速钠通道抑制引起的心脏抑制作用。尖端扭转型心脏病应采用静脉注射镁并补充钾，必要时尽快给予心脏起搏治疗。

3.清除未被吸收的药物 如果条件合适，可口服活性炭（表1-38）。如果能迅速给予活性炭，则在小到中等剂量摄入后不必洗胃。

4.加速消除 由于广泛组织结合，导致大量的分布，透析和血液灌流对大多数药物不太可能有效。血液透析可能对肾衰竭患者过量服用妥卡尼或氟卡尼有益，但长期反复透析是必要的。没有关于重复剂量使用活性炭的有效数据。

九、抗菌药物

自1936年磺胺类药物首次临床应用和1941年青霉素的大规模生产以来，抗菌药物种类激增。一般来说，毒性作用由过敏反应或意外的静脉注射过量引起。一次急性给药后引起严重毒性的可能性较小。表2-4列出了具有显著毒性作用的常见和较新的抗菌药物。

（一）毒性机制

毒性作用的确切机制尚不明确，随制剂的不同而不同。

1.在某些情况下，毒性是由药理学效应的扩展引起的，而在其他情况下，过敏或特异性反应是主要原因（特别是青霉素类、头孢菌素类和磺胺类）。

2.一些静脉注射制剂可能含有防腐剂，如苯甲醇或大量钾或钠。

3.药物相互作用。可通过抑制抗菌药物的代谢而增加毒性作用，大环内酯类药物常与药物-药物相互作用有关。

4.大环内酯类药物和喹诺酮类药物在单独使用或与其他药物相互作用时，QT间期延长和尖端扭转型室性心动过速（非典型室性心动过速）已成为严重的毒性反应。

（二）中毒剂量

毒性剂量变化很大，取决于不同制剂。即使是亚治疗剂量的过敏性个体也可能会发生危及生命的过敏反应。

（三）临床表现

急性口服过量后，大多数药物仅引起恶心、呕吐和腹泻。毒性的具体特征见表2-4。

（四）诊断

通常基于药物暴露史。

1.血药浓度　通常只有氨基糖苷类药物和万古霉素抗菌药物的血清水平可迅速获得，这些药物具有一个相对可预测的浓度-毒性关系。

表2-4　抗菌药物

药物	半衰期[a]	毒性剂量或血清水平	毒性
氨基糖苷类			
阿米卡星	2～3h	具有变异性	对前庭和耳蜗细胞有毒性；肾毒性，引起近端肾小管损伤和急性肾小管坏死；如果与其他神经肌肉阻滞药物共同静脉注射，会引发竞争性神经肌肉阻滞。毒性作用的阈值随药物、剂量日程、治疗时间和取样时间而变化
庆大霉素	2h	具有变异性	
卡那霉素	2～3h	>30mg/L	
新霉素		0.5～1g/d	
链霉素	2.5h	>40～50mg/L	
妥布霉素	2～2.5h	具有变异性	
抗分枝杆菌类			用于治疗结核病和其他分枝杆菌感染
贝达喹啉	4～5个月	未知	QT间期延长，肝毒性
乙胺丁醇	4h	慢性；15mg/（kg·d）及以上	视神经炎，红绿色盲，周围神经病变。眼部不良反应的风险随剂量的增加而增加：15mg/（kg·d）时为1%，25mg/（kg·d）时为5%，35mg/（kg·d）时为18%
乙硫异烟胺	1.92h±0.27h	急性胃肠道不耐受不良；其他慢性影响	严重的恶心/呕吐、肝炎、甲状腺功能减退、低血糖、光敏性、神经毒性作用
异烟肼（INH）	0.5～4h	1～2g，口服	惊厥、代谢性酸中毒、低血压、急性肝衰竭；慢性使用的肝毒性和周围神经病变
异烟酰胺	9～10h	40～50mg/（kg·d），长时间	肝毒性，高尿酸血症
利福平、利福布汀、利福喷丁	1.5～5h，36h，13h	100mg/（kg·d）（致命暴露剂量为14～60g）	所有患者都会出现对机体无损害的尿液、汗液和眼泪的变红。急性暴露时出现腹痛、呕吐和腹泻（可能为红色）、面部水肿、瘙痒。严重的毒性包括急性肝衰竭、癫痫发作、心搏骤停。利福霉素类抗生素是肝细胞色素P450酶的诱导剂，特别是CYP3A4
杆菌肽		未知	经肠内系统吸收少；如果通过肠道外给药或皮肤破裂吸收，则具有耳毒性和肾毒性
碳青霉烯类			
多利培南	1h	慢性	过敏反应；与肾功能不全和高剂量相关的癫痫发作
厄他培南	4h（3个月～12岁时为2.5h）	慢性	
亚胺培南/西司他丁	1h	急性：每6小时>1g；慢性	亚胺培南的癫痫发作风险最高
美罗培南	1h	慢性	
头孢菌素类			过敏反应；肾功能不全及过量用药引起的惊厥
头孢唑林、头孢噻吩	90～120min	未知	头孢唑林致凝血病
头孢克洛	0.6～0.9h	慢性	中性粒细胞减少症
头孢哌酮	102～156min	3～4mg/L	症状性肝炎1例。所有这些抗生素都有N-甲基硫代四唑侧链，其可能抑制醛脱氢酶引起与乙醇的双硫仑样相互作用和凝血病（抑制维生素K产生）
头孢孟多	30～60min		
头孢噻肟	3～4.6h		
拉氧头孢	114～150min		
头孢美唑	72min		
头孢曲松	4.3～4.6h；胆汁广泛排泄	静脉注射<3～5min	假结石症（"胆囊泥"）。应给予静脉注射30min以上
头孢吡肟	2h	慢性	高剂量时可伴发脑病、非惊厥性癫痫持续状态伴肾功能障碍
氯霉素	4h	>40mg/L	白细胞减少、网织红细胞减少、循环衰竭（灰婴综合征）
克林霉素，林可霉素	2.4～3h，4.4～6.4h	未知	快速静脉给药后低血压与心搏骤停

药物	半衰期[a]	毒性剂量或血清水平	毒性
达托霉素	8～9h	慢性	可能导致肌肉疼痛，虚弱，或无症状抬高CK水平罕见的横纹肌溶解症，与剂量相关
非达霉素	12h	未知	最小全身吸收；可能有恶心/呕吐/腹痛
叶酸拮抗剂			骨髓抑制
乙胺嘧啶	2～6h	急性≥300mg；慢性	癫痫、过敏反应、叶酸缺乏
甲氧苄啶	8～11h	未知	高铁血红蛋白症
磷霉素	12h	未知	口服给药后血药浓度低；恶心、呕吐。过量用药引起的耳毒性和味觉障碍
糖肽类			
道古霉素	346h	未知	蛋白结合率高；每周给药1次。尚无过量的经验；可能有肝毒性，有出血风险
奥利万星	245h	未知	蛋白结合率高；每周给药1次。P450药物相互作用。干扰凝血试验室测试（APTT，INR）
特拉万星	8h±1.5h	慢性	肾毒性；可引起QTc间期延长、泡沫尿、红人综合征；干扰凝血试验
万古霉素	4～6h	急性＞80mg/L；慢性＞25mg/L	高剂量具有肾毒性。快速静脉注射与低血压、皮疹/泛红（红人综合征）发生相关。可能产生耳毒性
短杆菌肽		未知	局部/眼用制剂。如果全身吸收，可发生溶血
利奈唑胺，特地唑胺	4.5～5.5h，12h	持续时间（＞2周）	血小板减少症，贫血；乳酸酸中毒（罕见）；长期使用可发生周围神经病变和视神经炎。利奈唑胺是单胺氧化酶抑制剂，与抗抑郁药联合使用时有发生5-羟色胺综合征的报道
大环内酯类			可延长QT间期，导致扭转型心动过速（非典型室性心动过速）。CYP酶抑制剂
多柔比星	68h	慢性	动物实验中诱发扭转的发生率最低，是效能最低的P450抑制剂
克拉霉素	3～4h	慢性	
地红霉素	44（16～55）h	慢性	肝毒性
红霉素	1.4h	未知	腹痛；丙酸酯十二烷基硫酸盐具有特殊肝毒性。给药超过4g/d可引起耳鸣、耳毒性
替米考星（兽药）	死亡可能在1h内发生	最小毒性剂量未知，但1～1.5ml（300～450mg）引起严重症状	心脏毒性：心动过速，收缩力降低，心搏骤停
呋喃妥因	20min	未知	恶心，呕吐，急性过量；在G6PD缺乏症患者可能发生溶血。长期使用可发生肺超敏反应
硝基咪唑类			急性过量服药可发生癫痫；慢性使用可伴发周围神经病变；与乙醇可发生双硫仑样反应
甲硝唑	6～14h	5g/d	
替硝唑	12～14h	慢性	
青霉素类			肾功能不全患者的单次大剂量或慢性过量癫痫发作
氨苄西林/阿莫西林	1.5h 1.3h	未知	晶体沉积致急性肾衰竭
甲氧西林	30min	未知	间质性肾炎，白细胞减少症
萘夫西林	1.0h	未知	中性粒细胞减少症
青霉素G	30min	1000万U/d（6g）或脑脊液＞5mg/L	长效肌内注射盐制剂（苄星青霉素、普鲁卡因）通过静脉注射途径给药与心力衰竭和死亡有关
青霉素类抗假单胞菌	1.0～1.5h	＞300mg/（kg·d）或＞250mg/L	血小板功能受损引起的出血性疾病；低钾血症（配方中钠含量高）。肾功能不全患者的毒性风险更高
羧苄青霉素	0.8～1.1h	＞300mg/（kg·d）	
哌拉西林	0.6～1.2h	＞300mg/（kg·d）	
美洛西林	1.0～1.2h	＞275mg/（kg·d）	
哌拉西林/他唑巴坦			
替卡西林			

药物	半衰期[a]	毒性剂量或血清水平	毒性
多黏菌素类			肾毒性与非竞争性神经肌肉阻滞
多黏菌素B	4.3～6h	30 000U/（kg·d）	
多黏菌素E（colistin）	2～3h	10个月患儿250mg IM，导致急性肾衰竭	
喹诺酮类药物			肌腱炎和肌腱断裂（年龄增长，皮质类固醇使用，肾功能不全的风险较高）可能是不可逆的周围神经病变
			一些药物可延长QT间期。头痛、眩晕、癫痫发作。急性肝损伤。易感人群的血糖异常
环丙沙星	4h	急性7.5g	结晶尿，超过日最大剂量使用，碱性尿。抑制CYP1A2与茶碱和咖啡因的相互作用
加替沙星	7～14h	治疗后6d、5d发生低血糖或高血糖	诱发淤胆型肝炎和幻觉，低血糖或高血糖。口服制剂和肠外给药制剂已从美国撤市
吉米沙星	7h	慢性	脑病
左氧氟沙星	6～8h	慢性	肝毒性、视力损害、假性脑瘤、自身免疫性溶血性贫血；与草药和天然补充剂相互作用可能引起心脏毒性
洛美沙星	8h	慢性	光毒性、癫痫发作
莫西沙星	12h	慢性	喹诺酮类QT间期延长最高的药物
萘啶酸	1.1～2.5h	50mg/（kg·d）	代谢性酸中毒；颅内高压
诺氟沙星	3～4h	慢性	结晶尿与超过日最大剂量使用和碱性尿
氧氟沙星	7.86h±1.81h	慢性	精神毒性
司帕沙星	16～30h	慢性	与QT间期延长和尖端扭转型心动过速相关。光敏性（至少在防晒区使用SPF15）
磺胺类药物和砜类化合物			过敏反应，包括严重皮疹；经常与叶酸拮抗剂共同使用
氨苯砜	10～50h	在18个月患儿中使用剂量只有100mg	高铁血红蛋白血症、硫酸血红蛋白血症、溶血、代谢性酸中毒幻觉、意识模糊、肝炎
磺胺甲噁唑		未知	晶体沉积致急性肾衰竭
四环素类			四环素的使用可能会变色/损伤发育中的牙齿，妊娠期和8岁以下儿童避免使用
			妊娠期有损伤胎儿的风险
地美环素	10～17h	慢性	肾源性尿崩症
多西霉素	12～20h	慢性	罕见食管溃疡
米诺环素	11～26h	慢性	前庭症状
四环素	6～12h	＞1g/d	良性颅内高压。降解产物（如过期处方）具有肾毒性，可能引起范科尼综合征。有些产品中含有亚硫酸盐
		妊娠期4g/d以上或＞15mg/L	急性脂肪肝
替加环素	37～67h	慢性	恶心、呕吐常见

[a] 正常肾功能。

2.其他有用的实验室检查　包括血细胞计数、电解质、葡萄糖、尿素氮和肌酐、肝功能测试、尿液分析、心电图（包括QT间期）和高铁血红蛋白水平（用于氨苯砜过量服用患者）。

（五）治疗

1.应急及支持性治疗措施

（1）保持气道开放，必要时辅助通气。

（2）如果发生昏迷、癫痫发作、低血压、过敏反应和溶血（见横纹肌溶解症），给予相应治疗。

（3）用静脉输注晶体液替代治疗胃肠炎引起的液体流失。

（4）用液体疗法保持稳定的排尿量，以减轻因过量使用磺胺类药物、氨苄西林或阿莫西林引起的结晶尿。

2.特效药和解毒剂

（1）甲氧苄啶或乙胺嘧啶中毒：给予甲酰四氢叶酸。叶酸是无效的。

（2）氨苯砜过量：对症状性高铁血红蛋白血症给予

亚甲蓝。

（3）用吡哆醇治疗异烟肼过量。

3.清除未被吸收的药物 如果条件合适，口服活性炭。如果能迅速给予活性炭，则在小到中等剂量摄入后不必洗胃。

4.加速消除 大多数抗菌药物以原型随尿液排出，因此维持足够的排尿量很重要。强迫利尿的作用尚不清楚。血液透析通常不需要，除非患者肾功能不全及毒物浓度较高。

（1）活性炭血液灌流可有效去除氯霉素，适用于严重过量后高血药浓度及出现代谢性酸中毒。

（2）氨苯砜可经肠肝循环，重复剂量活性炭可更快地清除氨苯砜。

（3）血液透析可去除异烟肼，但由于异烟肼的半衰期短，且对苯二氮䓬类和吡哆醇药物治疗通常有足够的反应，因此很少被使用。

十、抗胆碱能药物

抗胆碱能中毒可发生在使用各种各样的处方、超剂量的药物、多种植物和蘑菇中。具有抗胆碱能活性的常见药物包括抗组胺药、抗精神药、抗痉挛药、骨骼肌松弛药和三环类抗抑郁药。常见含有抗胆碱能药物组合产品有 Atrohist、Donnagel、Donnatal、Hyland's Teething Tablets、Lomotil、Motofen、RuTuss、Urised 和 Urispas。表2-5中罗列了常见抗胆碱能药物。含有抗胆碱能生物碱的植物和蘑菇有曼陀罗、颠茄（茄属植物）和毒蝇伞（蝇蕈）。

表2-5　抗胆碱能药物[a]

叔胺类	成人常用单剂量（mg）	季胺类	成人常用单剂量（mg）
阿托品	0.4～1	辛托品	50
苯扎托品	1～6	克利溴铵	2.5～5
比哌立登	2～5	格隆溴铵	1
达非那新	7.5～15	己环铵	25
双环胺	10～20	异丙托溴铵	N/A[b]
黄酮哌酯	100～200	异丙胺	5
非索罗定	4～8	甲哌佐酯	25
L-莨菪碱	0.15～0.3	乙胺太林	50～100
奥昔布宁	5	甲基东莨菪碱	2.5
羟苄利明	10	丙胺太林	7.5～15
丙环定	5	噻托溴铵	N/A[c]
东莨菪碱	0.4～1	曲地铵	25～50
琥珀酸索非那新	5～10	曲司氯铵	20
托特罗定	2～4		
苯海索	6～10		

[a].这些药物主要作用于毒蕈碱型胆碱能受体，亦被称为抗毒蕈碱药物。

[b].非口服，吸入剂计量：0.02%吸入制剂，0.03%鼻喷剂。

[c].吸入胶囊剂量18μg。

（一）毒性机制

1.抗胆碱能药物能竞争性拮抗乙酰胆碱与外周毒蕈碱或中心受体的结合作用。外分泌腺，如汗腺和唾液腺，以及平滑肌对此类药物最敏感。心脏毒蕈碱活性被抑制会导致心动过速。

2.叔胺类药物（如阿托品）在中枢吸收良好，而季胺类药物（如格隆溴铵）中枢吸收效果较差。

3.药代动力学。因这类药物对胃肠蠕动的药理学作用，吸收可能会延迟。毒性作用的持续时间较长，如苯托品的毒性作用可持续2～3d（表2-64）。

（二）中毒剂量

此类药物毒性剂量范围变化大且不可预测。据估计，阿托品对成年人的潜在致死剂量超过10mg。据报道，食用30～50颗曼陀罗种子会造成严重的毒性。剂量高达360mg的曲司氯铵对健康成年人能引起心率增加、口干，但没有其他显著毒性。

（三）临床表现

抗胆碱能综合征的特征有皮肤发热、干燥、发红，口干，瞳孔扩大，谵妄，心动过速，肠梗阻和尿潴留。痉挛性肌阵挛动作和舞蹈手足徐动症较为常见，并有可能造成横纹肌溶解、高热、昏迷，更有甚者会导致呼吸中止。使用纯抗毒蕈碱药物引起癫痫发作较为罕见，可能由药物其他药理特性导致（如三环类抗抑郁药和抗组胺药）。

（四）诊断

基于暴露史和典型表现如瞳孔扩大和皮肤发红。毒扁豆碱（见下文）在试验剂量下可用于确认抗胆碱能药物的毒性，症状与体征的迅速逆转也与诊断一致。

1.血药浓度 体液内浓度通常是不可测的。常见的非处方药物通常可通过尿毒理综合筛查检测到，而处方药物滥用则不易检测到。

2.其他有用的实验室检查 电解质，葡萄糖，肌酸激酶，动脉血气或脉搏血氧饱和度，心电图监测。

（五）治疗

1.应急及支持性治疗措施

（1）保持气道开放，必要时辅助通气。

（2）如发生过高热、昏迷、横纹肌溶解或癫痫，进行对症治疗。

2.特效药和解毒剂

（1）小剂量的毒扁豆碱，成人以0.5～2mg剂量静脉注射，可用于严重中毒（如高热、严重精神错乱或心动过速）的患者。如果患者最初对毒扁豆碱有反应，但精神错乱仍反复发生，可持续输注毒扁豆碱（注意：毒扁豆碱可引起房室传导阻滞、心脏停搏和癫痫发作，尤其在服用过量三环类抗抑郁药患者中）。

（2）新斯的明是一种作用于外周的胆碱酯酶抑制剂，可用于治疗抗胆碱能性肠梗阻。

3.清除未被吸收的药物 如情况允许，可口服活性炭（表1-38）。如果能及时给予活性炭，小到中等剂量的药物摄入后不需要洗胃。由于胃肠道运动缓慢，即使是迟发的患者，肠道净化治疗也可能是有益的。

4.加速消除　血液透析、血液灌流、腹膜透析和重复使用活性炭对清除抗胆碱能药物无效。

十一、新型抗凝血剂

新型特异性靶向口服抗凝血剂达比加群、利伐沙班、阿哌沙班和依杜沙班越来越受到临床欢迎，已经成为维生素K拮抗剂、华法林的替代品。华法林是既往预防和治疗静脉血栓事件和降低房颤卒中风险的主要口服抗凝血剂。与华法林阻断多种维生素K依赖的凝血因子的机制不同，新型抗凝血剂通常靶向抑制凝血过程中的一个特定步骤。

（一）毒性机制

1.达比加群直接竞争性抑制凝血酶，包括结合型凝血酶和游离型凝血酶。

2.Xa因子抑制剂利伐沙班、阿哌沙班和依杜沙班能同时影响游离型和结合型Xa因子。

3.由于凝血酶活性的降低，这些药物也都会对血小板聚集产生一定程度的间接抑制。

4.抗凝血剂能产生预期的抗凝效应，同时也可能造成轻微出血至危及生命的出血性事件。

5.妊娠期间用药过量。FDA妊娠B类药物（阿哌沙班）和C类药物（达比加群、依杜沙班、利伐沙班）在妊娠期用药过量的信息不足。

6.药代动力学

（1）此类药物比华法林起效更快，半衰期更短（表2-6）。

表2-6　新型口服抗凝血剂

药物名称	成人每日常规摄入量（mg/24h）	达峰时间（h）	消除半衰期（h）	肾排泄（%）	肝代谢
达比加群	150～300	1～3	12～17	80	否
阿哌沙班	5～10	1～3	8～15	25	少量
依杜沙班	30～60	1～3	9～11	50	是
利伐沙班	15～20	2～4	5～9[a]	35	是

[a] 在老年人中的半衰期为11～13h。

（2）与华法林相比，尽管这些药物的浓度可能在p-糖蛋白抑制剂的存在下增加，但其食物-药物和药物-药物间相互作用更少。

（3）阿哌沙班和利伐沙班蛋白结合度率高，分别为87%和92%～95%；而达比加群蛋白结合率只有35%。

（4）肾功能下降可导致药物浓度升高，尤其是在使用达比加群后。

（5）达比加群乙磺酸盐是一种前药，水解后形成其活性部分；当药物微丸在没有胶囊壳的情况下摄入，其生物利用度显著增加（从3%～7%升至75%）。

（二）中毒剂量

1.急性摄入　此类药物摄入后均会导致凝血功能受损，但并不一定会发生出血。利伐沙班的全身吸收被认为是自限的，口服剂量超过50mg时，血浆药物水平不会进一步增加。阿哌沙班的耐受性良好，每日口服剂量为50mg，持续3～7d，未发生明显的临床不良事件。

2.慢性摄入　大多数报道的临床显著出血与此类药物的慢性摄入有关。

（三）临床表现

1.出血　出血范围从轻微出血到危及生命的出血，包括牙龈出血、瘀斑、呕血、咯血、便血、黑粪、血尿、月经过多、血肿或颅内出血的体征和症状。如果失血严重或持续时间过长，出血可能是隐匿性的，也可能伴有头晕、乏力、贫血或血流动力学不稳定。与出血相关的死亡已有报道。

2.急性摄入　故意或意外急性摄入很少出现症状性毒性反应。在观察性病例系列中，单次低剂量摄入达比加群、阿哌沙班和利伐沙班并没有导致明显的临床出血。在没有创伤情况下的急性自残性摄入，会导致抗凝，但很少出现明显出血。

3.慢性用药过度　大多数不良和重大出血事件发生在治疗性使用和无意过量的慢性摄入中。

（四）诊断

依据病史、过度抗凝和（或）出血的证据。

1.血药浓度　目前的实验室诊断性试验能够可靠、准确地评估这些药物的存在情况和活性程度，但大多数医疗中心都不具备这种方法。

（1）通常不易获得药物的特异性浓度。

（2）这些药物可以改变常见的凝血实验室检查（PTT、PT），但药物效应与试验反应之间存在不一致的关系。对试验的影响也因浓度范围的不同而不同。

1）正常的PTT排除了达比加群浓度。

2）正常的PT排除了利伐沙班浓度过量，但对阿哌沙班和依杜沙班不敏感。

3）Hemoclot凝血酶抑制试验是一种稀释的凝血酶时间试验，在测定达比加群浓度高达4000nmol/L（1886ng/ml）时的抗凝血效果方面显示出一定的实用价值。基于Ecarin的检测也显示了与达比加群相关的效用。

4）针对特定FXa抑制剂校准的抗FXa活性是FXa抑制剂的最佳诊断试验，但尚未广泛应用。

2.其他有用的实验室检查　包括血尿素氮、肌酐、全血细胞计数、血型和交叉配型。

（五）治疗

1.应急及支持性治疗措施

（1）如果发生大量出血，应设法确定出血的来源，并尽可能提供局部控制或止血。根据需要进行静脉容量置换，并密切监测血流动力学。如果怀疑颅内出血，应立即进行神经外科会诊。

（2）按医嘱给予特异性解毒药。

（3）对于严重或危及生命的出血，使用特定的逆转剂或考虑凝血酶原复合物浓缩物（PCCs）或活化的PCC（APCC）中的一种。对于达比加群，APCC是首选的逆转剂；对于Xa因子抑制剂，首选4因子PCC。这些浓缩物的效用受到克服新型直接抗凝剂的影响所需的化学计量比的限制。

（4）考虑到体积和克服药物效应所需的绝对数量，新鲜冷冻血浆的效用可能有限，但对稀释或DIC引起的凝血病可能有作用。

（5）考虑对同时服用抗血小板药物的患者输血小板。

（6）去氨加压素通过增血管性血友病因子的释放来增强止血效果，可以考虑作为一种辅助药物。常规使用剂量是静脉或皮下注射0.3μg/kg，或鼻内给药150～300μg。

（7）红细胞输注应根据失血情况进行。

（8）特别关注严重抗凝患者，尽量不要发生沉淀性出血。应采取适当的跌倒预防措施，并应尽可能避免侵入性手术。

2.特效药和解毒剂

（1）依达赛珠单抗（Praxbind）已被证明可以快速降低达比加群的血浆浓度，减少蛇静脉酶（ecarin）凝血时间和血浆稀释凝血酶时间，并改善止血。

（2）Andexanet alfa：Xa因子重组衍生物，可作为Xa因子抑制剂（阿哌沙班、依杜沙班、利伐沙班）逆转抗凝作用的诱饵受体。

3.清除未被吸收的药物　条件允许的话，口服活性炭。在一项健康志愿者研究中，在单次服用阿哌沙班2h和6h后给予活性炭可使阿哌沙班的平均吸收减少50%和27%。

4.加速消除

（1）血液透析可以去除达比加群，但应考虑放置血液透析导管的潜在并发症（主要是出血）。血液透析可清除终末期肾病患者62%～68%的达比加群剂量。

（2）其他新型抗凝血剂由于具有更强的蛋白结合能力，而不适合采用血液透析清除。

十二、新型抗惊厥药

第二代和第三代抗惊厥药用于治疗部分和全身性癫痫，在治疗慢性和神经性疼痛综合征、情绪障碍（包括双相情感障碍和广泛性焦虑症），以及偏头痛预防方面也得到了广泛应用。治疗性使用依左加滨（视网膜色素异常、皮肤蓝染）、非氨酯（再生障碍性贫血、肝衰竭）和氨己烯酸（永久性视觉障碍）的严重不良反应导致其使用受到限制。此类药物特性列于表2-7中。

（一）毒性机制

抗惊厥药通过以下4种主要机制之一抑制神经元兴奋。

1.阻断电压门控钠通道。拉莫三嗪、托吡酯、唑尼沙胺和非氨酯拉科酰胺能选择性增强这些通道的缓慢失活。

2.阻断电压门控钙通道。加巴喷丁、左乙拉西坦和唑尼沙胺普瑞巴林能与L型钙通道的α-2δ亚基结合。

3.抑制兴奋性胺类。拉莫三嗪通过作用于突触前膜的钠通道来抑制谷氨酸释放。非氨酯是N-甲基-d-天冬氨酸（NMDA）受体的一种竞争性谷氨酸拮抗剂。吡仑帕奈是一种突触后氨基-3-羟基-5-甲基-4-异噁唑烯丙酸（AMPA）谷氨酸受体选择性非竞争性的拮抗剂。

4.增强γ-氨基丁酸（GABA）活性。噻加宾抑制GABA转运蛋白GAT-1，阻止突触前神经元的再摄取。氨己烯酸抑制γ-氨基丁酸转氨酶，阻断γ-氨基丁酸代谢。加巴喷丁和普瑞巴林是GABA类似物，与GABA受体结合后不产生活性。

药代动力学见表2-7，表2-64。

（二）中毒剂量因药物而异

一名4岁男孩在服用52mg（3mg/kg）噻加宾10min后出现强直阵挛性癫痫发作。一名成人摄入91g加巴喷丁后出现头晕、言语含糊，眼球震颤，直至11h后才消失。一名26岁男子服用1350mg拉莫三嗪后出现眼球震颤、共济失调、心动过速，QRS间期延长至112ms，但并未出现癫痫发作的情况；其用药3h后血药浓度为17.4mg/L（治疗范围为2.1～15.0mg/L）。一名56岁男子在摄入7g拉科酰胺后20min内出现心脏停搏，复苏后心电图显示QRS间期为206ms，血药浓度为27.7μg/ml（治疗范围6.6～18.3μg/ml）。

（三）临床表现

见表2-7。

（四）诊断

通常基于药物摄入史，或怀疑服用相关药物的患者出现精神状态改变、共济失调或癫痫发作。

1.血药浓度　血药浓度可以从相关实验室获取，但通常不能及时得到血药浓度数据，从而无法为急救决策提供有用的依据。

2.其他有用的实验室检查　包括电解质、葡萄糖、血清肌酐（加巴喷丁、拉科酰胺、普瑞巴林、托吡酯）、CBC（非氨酯）、肝脏转氨酶（非氨酯、拉科酰胺）、胆红素（非氨酯）、心电图监测（拉莫三嗪、拉科酰胺、依左加滨）。

（五）治疗

1.应急及支持性治疗措施

（1）保持气道开放，必要时辅助通气。给予氧疗。

（2）如发生昏迷，对症治疗。避免患者出现继发性共济失调。

（3）使用苯二氮䓬类药物治疗抗惊厥药物引起的癫痫发作。

（4）如果发生躁动和谵妄，应予以治疗。

表2-7 新型抗痉挛药

药物	常规半衰期（h）	每日常规用药量（mg/d）	已报道的潜在毒性
依左加滨	7～11	300～1200	中枢神经系统抑制、头晕、共济失调；躁动、攻击性行为（＞2.5g）、幻觉、癫痫发作；QT间期延长，心律失常
非氨酯	20～23	1800～4800	轻度中枢抑制、眼球震颤、共济失调；心动过速；恶心和呕吐；延迟性（＞12h）结晶尿，血尿，肾功能不全
加巴喷丁	5～7	900～3600	嗜睡、头晕、共济失调、肌阵挛、口齿不清、复视；心动过速、低血压或高血压；腹泻
拉科酰胺	13	200～600	中枢神经系统抑制、头痛、头晕、共济失调、眼球震颤、恶心、呕吐；QRS波变宽，房室传导阻滞，低血压，心动过速；一过性转氨酶升高
拉莫三嗪	22～36	200～500	昏睡、头晕、共济失调、麻木、眼球震颤、强直、癫痫发作；低血压，心动过速，QRS间期延长；恶心和呕吐；低钾血症；过敏；发热，皮疹（史蒂文斯-约翰逊综合征），肝炎，肾衰竭
左乙拉西坦	6～8	1000～3000	嗜睡，共济失调
吡仑帕奈	52～129	2～12	中枢神经系统抑制、头晕、共济失调、眩晕；躁动、兴奋、癫痫发作；低钠血症，恶心，呕吐
普瑞巴林	6～9	50～600	中枢神经系统抑制、头晕、头痛、共济失调、躁动、神志不清、癫痫发作；恶心和呕吐；低血压、外周水肿
噻加宾	7～9	30～70	嗜睡，精神错乱，躁动，头晕，共济失调，震颤，阵挛，癫痫持续状态
托吡酯	21	200～600	镇静、意识障碍、言语含糊、共济失调、震颤、焦虑、躁动、癫痫发作；低血压；高氯性非阴离子间隙代谢性酸中毒
氨己烯酸	4～8	2000～4000	镇静、意识障碍、昏迷、躁动、谵妄、精神错乱（幻觉、妄想、偏执）
唑尼沙胺	50～68	100～400	嗜睡、共济失调、焦虑；心动过缓、低血压；呼吸抑制

（5）监测无症状患者至少4～6h。服用拉莫三嗪、拉科酰胺、非氨酯、托吡酯或唑尼沙胺后，有症状的患者入院后至少监测24h。

2. 特效药和解毒剂　无特效解毒剂。碳酸氢钠可能对拉莫三嗪诱导的QRS间期延长有用。在拉科酰胺中毒中，碳酸氢钠似乎也能使QRS波变窄。

3. 清除未被吸收的药物　如果条件允许，口服活性炭。如果能及时给予活性炭，则小到中等剂量的药物摄入不需要洗胃。

4. 加速消除　血液透析在清除加巴喷丁、拉科酰胺、普瑞巴林和托吡酯方面是有效的，但由于支持性药物治疗已表现出较好的临床效果，使强化清除治疗变得不必要。

十三、传统抗抑郁药（非环类）

已有多种非环类抗抑郁药物在临床上得到使用。这些药物可分为选择性5-羟色胺再摄取抑制剂（SSRI），如氟西汀（Prozac）、舍曲林（Zoloft）、西酞普兰（Celexa）、艾司西酞普兰（Lexapro）、帕罗西汀（Paxil）和氟伏沙明（Luvox）；5-羟色胺-去甲肾上腺素再摄取抑制剂（SNRI），如文拉法辛（Effexor）、去甲文拉法辛（Pristiq）、度洛西汀（Cymbalta）、米那普仑（Savella）和左旋米那普仑（Fetzima）；去甲肾上腺素-多巴胺再摄取抑制剂（NDRIs），如安非他酮；以及其他药物，包括曲唑酮和米氮平，后者是一种四环类抗抑郁药。商品名为Zyban的安非他酮也可用于戒烟。过量使用时，这些药物的毒性通常比三环类抗抑郁药物和单胺氧化酶（MAO）抑制剂要小，但偶尔会出现如癫痫发作、低血压、心律失常和5-羟色胺综合征等严重副作用。非环类和三环类抗抑郁药物见表2-8。

表2-8　抗抑郁药

	成人每日常规用药量（mg）	神经递质影响[a]	毒性[b]
三环类抗抑郁药			
阿米替林	75～200	NE，5-HT	A，H，QRS，Sz
阿莫沙平	150～300	NE，DA	A，H，Sz
氯丙咪嗪	100～250	NE，5-HT	A，H，QRS，Sz
地昔帕明	75～200	NE	A，H，QRS，Sz
多塞平	75～300	NE，5-HT	A，H，Sz
丙米嗪	75～200	NE，5-HT	A，H，QRS，Sz
马普替林	75～300	NE	A，H，QRS，Sz
去甲替林	75～150	NE	A，H，QRS，Sz
普罗替林	20～40	NE	A，H，QRS，Sz
曲米帕明	75～200	NE，5-HT	A，H，QRS，Sz
新型非环类药物			
安非他酮	200～450	DA，NE	Sz
西酞普兰	20～40	5-HT	Sz，SS
•琥珀酸去甲文拉法辛	50	5-HT，NE	Sz，SS
度洛西汀	30～180	5-HT，NE	Sz，SS

续表

	成人每日常规用药量（mg）	神经递质影响[a]	毒性[b]
依他普仑	10～30	5-HT	Sz，SS
氟西汀	20～80	5-HT	Sz，SS
氟伏沙明	50～300	5-HT	Sz，SS
•左旋米那普仑	40～120	5-HT，NE	Sz，SS
米那普仑	100～200	5-HT，NE	Sz，SS
米氮平	15～45	α_2	Sz
奈法唑酮	100～600	5-HT，α_2	H
帕罗西汀	20～50	5-HT	Sz，SS
舍曲林	50～200	5-HT	Sz，SS
曲唑酮	50～400	5-HT，α_2	H，Sz，SS
文拉法辛	30～600	5-HT，NE	Sz，SS
单胺氧化酶抑制剂			

[a] α_2.中枢α_2肾上腺素能受体激动剂；DA.多巴胺再摄取抑制剂；5-HT.5-羟色胺再摄取抑制剂；NE.去甲肾上腺素再摄取抑制剂。

[b] A.抗胆碱能作用；H.低血压；QRS.QRS间期延长；SS.血清素综合征；Sz.癫痫发作。

（一）毒性机制

1.SSRI抑制5-羟色胺再摄取转运体，导致大脑中5-羟色胺受体的刺激增加。SNRI抑制5-羟色胺和去甲肾上腺素再摄取转运体，并增加对中枢神经系统去甲肾上腺素受体的刺激。大多数药物引起中枢神经系统抑制。安非他酮是一种兴奋剂，也能引起癫痫发作，可能与抑制多巴胺和去甲肾上腺素的再摄取有关。

2.曲唑酮和米氮平能阻断外周肾上腺素能受体，导致低血压和阴茎持续勃起。

3.氟西汀、西酞普兰、舍曲林、帕罗西汀、氟伏沙明、文拉法辛和曲唑酮等5-羟色胺再摄取抑制剂之间可能会发生相互作用，当与长期使用的MAO抑制剂或与右美沙芬联用时会产生5-羟色胺综合征。

4.此类药物均无明显的抗胆碱能作用。

5.药代动力学。除曲唑酮（$V_d = 1.3 \text{L/kg}$）外，其余药物分布容积大（$V_d = 12 \sim 88 \text{L/kg}$）。大多数药物通过肝脏代谢排出（表2-64）。氟西汀和帕罗西汀是药物代谢细胞色素P450酶CYP2D6的强效抑制剂，能与其他药物发生相互作用。使用缓释制剂（如Wellbutrin-XL）可能会延迟吸收。

（二）中毒剂量

非环类抗抑郁药通常具有宽泛的治疗指数，其中毒剂量超过正常治疗耐受剂量的10倍，且无严重毒性。中度过量甚至治疗剂量的安非他酮可导致某些患者出现癫痫发作，特别是有癫痫发作病史的患者。

（三）临床表现

1.中枢神经系统。SSRI过量的常见表现包括共济失调、镇静和昏迷。呼吸抑制也有可能发生，尤其是与乙醇或其他药物同时摄入后，此类药物，尤其是安非他酮，会引起躁动、焦虑和不安。安非他酮常引起震颤和癫痫，而SSRI（如西酞普兰）、SNRI（如文拉法辛和度洛西汀）过量服用后偶尔发生震颤和癫痫。

2.虽然曲唑酮可引起低血压和直立性低血压，安非他酮和SNRI可引起窦性心动过速和高血压，西酞普兰和艾司西酞普兰可引起窦性心动过缓和低血压，但心血管效应通常不危及生命。

（1）已有报道过量使用安非他酮、西酞普兰和文拉法辛可能会产生严重的心脏毒性，包括QRS间期延长、低血压和心搏骤停。

（2）文拉法辛和西酞普兰也会导致QT间期延长，FDA建议西酞普兰的每日最大剂量为40mg，以尽量减少因服用西酞普兰而导致尖端扭转型室性心动过速发生风险。

3.5-羟色胺综合征的临床特征表现为3个方面：神经肌肉亢进（反射亢进、自发性或诱发阵挛、眼阵挛、强直、颤抖）；自主神经紊乱（心动过速、高血压、发汗、高热、瞳孔扩大、震颤）；精神状态改变（不安、焦虑、意识模糊、躁狂）。

（1）当服用MAO抑制剂的患者摄入5-羟色胺再摄取抑制剂时，可以观察到5-羟色胺综合征。由于MAO抑制剂和大多数5-羟色胺再摄取阻滞剂的作用持续时间很长，该综合征可在停用任何一种治疗方案后数天至数周内发生。

（2）该综合征也可见于患者过量服用单一SSRI或SNRI，一种SSRI与哌替啶、芬太尼、安非他明及其衍生物［如甲二氧基甲基安非他明（MDMA）］、右美沙芬、利奈唑胺、锂、圣约翰草联用，或各种SSRI和（或）SNRI的联用。FDA已经发布警告，提醒人们曲坦类药物与SSRI联用可能导致5-羟色胺综合征，但因果关系仍未确定。

（四）诊断

有抑郁史的患者出现嗜睡、昏迷或癫痫发作时，应怀疑非环类抗抑郁药服用过量。由于此类药物很少影响心脏传导，故QRS间期延长提示三环类抗抑郁药过量。

1.血药浓度　血液和尿液常规化验不可用，也不适用于急救管理。此类药物不太可能出现在滥用药物的快速筛查表上，它们可能出现也可能不会出现在综合毒理学筛查表上，这取决于实验室检查结果。

2.其他有用的实验室检查　包括电解质、葡萄糖、动脉血气或脉搏血氧饱和度、心电图监测。

（五）治疗

1.应急及支持性治疗措施

（1）保持气道开放，必要时辅助通气。给予氧疗。

（2）如发生昏迷、QRS间期延长、QT间期延长或心律失常、低血压、高血压和癫痫发作，需对症治疗。

（3）对于轻度5-羟色胺综合征，苯二氮䓬类药物可用于控制躁动和震颤。严重5-羟色胺综合征伴高热需要住院和积极的降温措施，通常包括神经肌肉麻痹和气管插管。

（4）安非他酮或文拉法辛服用过量有潜在迟发性癫痫发作风险，需要观察24h。

2.特效药和解毒剂　对于可疑的5-羟色胺综合征，零星报道以及病例系列报道显示，口服或鼻胃管摄入12mg赛庚啶，随后每小时4mg，3～4次可缓解5-羟色胺综合征。静脉注射25～50mg氯丙嗪也被推荐使用。

3.清除未被吸收的药物　如果条件允许，口服活性炭。如果能及时给予活性炭，则小到中等剂量的药物摄入不需要洗胃。

4.加速消除　一般来说，由于蛋白结合率高和表观分布容积大，血液透析、血液灌流、腹膜透析和重复使用活性炭无效。

十四、三环类抗抑郁药

过量服用三环类抗抑郁药是自杀患者因中毒住院和死亡的主要原因。现有的三环类抗抑郁药见表2-8。阿米替林也与氯氮䓬（Limbitrol）或奋乃静（Etrafon或Triavil）联合上市。环苯扎林（Flexeril）是一种中枢肌肉松弛剂，与三环类抗抑郁药结构类似，但对心脏的毒性很小，对中枢神经系统的作用多变。

（一）毒性机制

三环类抗抑郁药的毒性主要作用于心血管和中枢神经系统。

1.对心血管的影响　导致心血管毒性的机制有以下几个方面。

（1）抗胆碱能作用和抑制神经元对儿茶酚胺的再摄取，导致心动过速和轻度高血压。

（2）阻断外周肾上腺素能受体可引起血管扩张和低血压。

（3）膜抑制剂（奎尼丁类）通过抑制启动心脏细胞动作电位的快速钠通道，引起心肌抑制和心脏传导障碍。代谢性或呼吸性酸中毒可能通过进一步抑制快速钠通道而导致心脏毒性。

2.对中枢神经系统的影响　部分原因是抗胆碱能毒性（如镇静和昏迷），但癫痫发作可能是由于抑制去甲肾上腺素或5-羟色胺在大脑中的再摄取或其他中枢作用的结果。

3.药代动力学　此类药物的抗胆碱能作用可能延缓胃排空，导致吸收缓慢或不稳定。此类药物大部分能与机体组织和血浆蛋白广泛结合，导致分布容积很大和消除半衰期长（表2-8，表2-64）。三环类抗抑郁药物主要由肝脏代谢，只有一小部分以原型经尿液排出。活性代谢物可导致毒性；一些药物被代谢成其他三环类抗抑郁药（如阿米替林代谢成去甲替林，丙米嗪代谢成地昔帕明）。

（二）中毒剂量

大多数三环类抗抑郁药的治疗指数窄，治疗日剂量10倍以下可能导致严重中毒。一般情况下，10～20mg/kg摄入剂量可能危及生命。

（三）临床表现

三环类抗抑郁药物中毒主要有以下3种毒性综合征：抗胆碱能作用、心血管毒性和癫痫发作。低钠血症也很常见。根据剂量和药物的不同，患者可能会经历部分或全部这些毒性作用。症状通常在摄取30～40min开始发生，但由于肠道吸收缓慢和不稳定可能发生延迟。最初清醒的患者可能会突然失去意识或毫无征兆地出现癫痫发作。

1.抗胆碱能作用。包括镇静，谵妄，昏迷，瞳孔扩大，皮肤和黏膜干燥，出汗减少，心动过速，肠鸣音减弱或消失及尿潴留。肌阵挛性肌痉挛在抗胆碱能中毒中很常见，可能会被误认为癫痫发作。

2.心血管毒性。表现为心脏传导异常、心律失常和低血压。

（1）典型的心电图表现包括窦性心动过速，PR间期、QRS间期和QT间期延长。在aVR导联中常可见明显的终末R波。可见不同程度的房室传导阻滞。Brugada波（V_1～V_3导联下斜型ST段抬高，伴有右束支传导阻滞相关图形）也已被报道。

1）QRS间期可延长到0.12s或更久，aVR导联上终末R波达3mm或更高，aVR导联中的终末R波/S波比值为0.7或以上，均是严重心血管和神经毒性的可靠预测指标（除了阿莫西平引起癫痫发作和昏迷外，QRS间期无变化）。

2）窦性心动过速伴QRS间期延长可能类似于室性心动过速（图1-3）。室性心动过速和心房颤动也可能发生。

3）非典型或多形性室性心动过速（图1-7）伴QT间期延长可能发生在治疗剂量中，但实际上在过量使用中并不常见。

4）进展为缓慢性心律失常通常表明严重的心脏中毒，预后较差。

（2）由静脉扩张引起的轻微低血压常见。在严重情况下，低血压由心肌抑制引起，可能难以治疗；有些患者死于进行性顽固性心源性休克。肺水肿在严重中毒中也很常见。

3.癫痫发作是三环类抗抑郁药常见的毒性作用，可反复发作或持续发作。癫痫发作和肌阵挛性痉挛引起的肌肉亢奋，加上出汗减少，可导致严重的高热，也可导致横纹肌溶解、脑损伤、多系统衰竭和死亡。

4.三环类抗抑郁药过量致死通常发生在入院后数小时内，可能由心室颤动、顽固性心源性休克或伴发高热的癫痫持续状态引起。偶有报道在明显恢复几天后突然死亡，但在所有这些病例中，有证据表明在死亡后24h内仍存在心脏毒性。

（四）诊断

患者发生嗜睡、昏迷或癫痫发作伴随QRS间期延长或aVR导联上终末R波＞3mm，应怀疑三环类抗抑郁药物中毒。

1.血药浓度

（1）一些三环类抗抑郁药的血药浓度可以通过临床实验室检测获得。治疗浓度通常＜0.3mg/L（300ng/ml）。母体药物如代谢物的总浓度达到1mg/L（1000ng/ml）或更高，通常与严重中毒有关。由于QRS间期和药物过量后的临床表现可靠且更容易获得，一般情况下，血药浓度不用于急救管理。

（2）大多数三环类抗抑郁药可通过尿液毒理学综合筛查检测出来。一些快速免疫学技术也是可用的，并且具有足够广泛的交叉反应性，可同时检测多种三环类药物。然而，不建议在医院实验室使用这些快速筛查方法，因为可能会漏掉一些重要的药物，并对其他治疗浓度药物（如环苯扎林或苯海拉明）给出假阳性结果。由于苯海拉明被广泛使用，它引起的假阳性比真阳性的三环类抗抑郁药多，导致显著的诊断模糊性。

2.其他有用的实验室检查 包括电解质、葡萄糖、血尿素氮、肌酐、肌酸激酶、肌红蛋白尿分析、动脉血气或血氧饱和度、12导联心电图和连续心电图监测及胸部X线片。

（五）治疗

1.应急及支持性治疗措施

（1）保持气道开放，必要时辅助通气。需注意呼吸骤停可以在没有任何征兆的情况下突然发生。

（2）如果发生昏迷、癫痫、体温升高、低血压和心律失常等，需给予对症治疗。需注意不要使用普鲁卡因胺或其他Ⅰa型或Ⅰc型抗心律失常药物治疗室性心动过速，因为这些药物可能会加重心脏毒性。

（3）对于缓慢性心律失常和高度房室传导阻滞可考虑心脏起搏，而对于持续性房室传导阻滞可考虑超速起搏。

（4）循环机械支持（如体外循环）可能有助于稳定顽固性休克患者，使机体有时间排出部分药物。

（5）如果常规抗惊厥药物不能立即控制癫痫发作，可使用神经肌肉阻滞剂麻痹患者，以防止发生高热和乳酸酸中毒，前者可能进一步引起癫痫发作，后者可加重心脏毒性。需注意麻痹可以终止癫痫发作的肌肉表现，但对大脑癫痫发作没有影响。麻痹后，脑电图监测是确定抗惊厥治疗效果的必要手段。

（6）连续监测无症状患者的体温、其他生命体征和心电图至少6h，如果有任何毒性迹象，则将患者收住重症监护室至少24h。

（7）如果患者在心搏骤停后复苏，有病例报道低温治疗可能有益。

2.特效药和解毒剂

（1）对于QRS间期延长或低血压的患者，静脉注射1～2mmol/kg碳酸氢钠，并根据病情重复使用，以保持动脉pH维持在7.45～7.55。碳酸氢钠可以通过增加细胞外钠浓度和pH对快速钠通道的直接影响来逆转膜抑制剂的作用。在动物研究和一些人类病例报道中高渗氯化钠也有类似的效果。

（2）当使用碳酸氢钠治疗后仍然存在心脏毒性时，可以考虑使用利多卡因，尽管在人类使用的证据仍然有限。利多卡因与三环类抗抑郁药竞争性结合钠通道，但结合时间较短，因此可能部分逆转钠通道阻滞。

（3）对于严重的三环类药物过量，特别是阿米替林和氯丙咪嗪，已有报道静脉注射脂乳剂治疗是有益的。

（4）过度通气能通过诱导呼吸性碱中毒（或逆转呼吸性酸中毒）产生有益效果，但只起短暂作用，并可能引发癫痫。

（5）虽然在过去提倡使用毒扁豆碱，但不应常规应用于三环类抗抑郁药中毒患者，该药可加重传导障碍，引起心搏骤停，进一步损害心肌收缩力，加重低血压并导致癫痫发作。

3.清除未被吸收的药物 如果条件允许，口服活性炭。如果能及时给予活性炭，则小到中等剂量的药物摄入不需要洗胃，但大剂量摄入（＞20～30mg/kg）时应予以考虑。

4.加速消除 由于组织和蛋白结合率高导致药物分布容积大，血液透析和血液灌流是无效的。虽然重复使用活性炭已被报道可加速三环类抗抑郁药的消除，但数据并不具有说服力。

十五、抗组胺药

抗组胺药（H_1受体拮抗剂）普遍存在于非处方药和处方药中，被用于治疗晕动症、控制过敏性瘙痒、咳嗽及减轻感冒症状、助眠（表2-9）。抗组胺药导致的急性中毒症状与抗胆碱能中毒非常相似。H_2受体阻滞剂（西咪替丁、雷尼替丁和法莫替丁）能抑制胃酸分泌，但与H_1受体拮抗剂没有共同作用，不产生明显的中毒，在此不讨论。常见含有抗组胺药的复合产品包括Actifed、Allerest、Contac、Coricidin、Dimetapp、Dristan、Drixoral、Excedrin PM、Nyquil、Nytol、Pamprin、PediaCare、Tavist、Triaminic、Triaminicol、Unisom双重缓解配方，以及Vicks Formula 44。

表2-9 抗组胺药

药物名称	常规起效时间（h）	成人常用单剂量（mg）	镇静效果
乙醇胺类			
溴苯海拉明	4～6	12.5～25	+++
卡比沙明	3～4	4～8	++
氯马斯汀	10～12	0.67～2.68	++
茶苯海明	4～6	50～100	+++

续表

药物名称	常规起效时间（h）	成人常用单剂量（mg）	镇静效果
苯海拉明	4～6	25～50	+++
双苯拉林	6～8	5	++
多西拉敏	4～6	25	+++
苯托沙敏	6～8	50	+++
乙二胺类			
吡拉明	4～6	25～50	++
西尼二胺	8	10	++
曲吡那敏	4～6	25～50	++
烷基胺类			
阿伐斯汀	6～8	8	+
溴苯那敏	4～6	4～8	+
氯苯那敏	4～6	4～8	+
右溴苯那敏	6～8	2～4	+
右氯苯那敏片	6～8	2～4	+
二甲茚定	8	1～2	+
非尼拉敏	8～12	25～50	+
吡咯丁胺	8～12	15	+
曲普利啶	4～6	2.5	+
哌嗪类			
氯苯丁嗪	8	50	
西替利嗪	24	5～10	+/-
桂利嗪	8	15～30	+
赛克利嗪	4～6	25～50	+
氟桂利嗪	24	5～10	+
羟嗪	20～25	25～50	+++
左旋西替利嗪	24	5	+
美克洛嗪	12～24	25～50	+
吩噻嗪类			
甲吡咯嗪	6～12	4～8	+++
异丙嗪	4～8	25～50	+++
异丁嗪	6	2.5	+++
其他			
阿司咪唑[a]	30～60d	10	+/-
阿扎替丁	12	1～2	++
赛庚啶	8	2～4	+
地氯雷他定	24	5	+/-
非索非那定	24	60	+/-
氯雷他定	＞24	10	+/-
苯茚胺	4～6	25	+/-
特非那定	12	60	+/-

[a]. 因有报道该药物会导致QT间期延长综合征和扭转型非典型室性心动过速而退出美国市场。

（一）毒性机制

1.H_1受体阻滞剂在结构上与组胺类似，拮抗组胺对H_1受体部位的作用。它们具有抗胆碱能作用（除了"非镇静"药物如西替利嗪、地氯雷他定、非索非那定、左西替利嗪和氯雷他定）。此类药物也能刺激或抑制中枢神经系统，一些药物如苯海拉明，大剂量使用时具有局部麻醉和膜抑制作用。

2.药物动力学。由于此类药物对胃肠道的药理作用，药物的吸收可能会延迟。药物分布容积通常很大（3～20L/kg）。半衰期变异性大，从苯海拉明半衰期1～4h，到其他许多药物半衰期7～24h（表2-64）。

（二）中毒剂量

据估计，苯海拉明的口服致死剂量为20～40mg/kg。儿童比成人对抗组胺药物的毒性反应更敏感。儿童摄入少于7.5mg/kg苯海拉明预计不会造成明显的毒性。非镇静剂毒性较小。高达300mg氯雷他定预计只会对儿童患者产生轻微影响。

（三）临床表现

1.过量服用会导致许多类似于抗胆碱能中毒的症状：嗜睡、瞳孔扩大、皮肤发红、发热、心动过速、精神错乱、幻觉，以及肌阵挛或舞蹈动作。据报道，严重过量使用会导致抽搐、横纹肌溶解和体温升高，并有诸如肾衰竭和胰腺炎等并发症。

2.大量使用苯海拉明会导致QRS波变宽和心肌抑制，类似于三环类抗抑郁药过量。

3.血清中特非那定或阿司咪唑的浓度升高会导致QT间期延长和扭转型非典型室性心动过速（这两种药物都已从美国市场下架）。有报道苯海拉明过量使用也会导致类似临床现象。

（四）诊断

通常是基于摄入史，可通过典型的抗胆碱能综合征进行确认。全面的尿液毒理学筛查可以发现最常见的抗组胺药物。

1.血药浓度 通常不可用或无用。

2.其他有用的实验室检查 包括电解质、葡萄糖、肌酸激酶、动脉血气或脉搏血氧饱和度、心电图监测（苯海拉明、特非那定、阿司咪唑）。

（五）治疗

1.应急及支持性治疗措施

（1）保持气道开放，必要时辅助通气。

（2）如发生昏迷、癫痫发作、高热和非典型性室性心动过速，需对症治疗。

（3）在摄取后至少监测患者6～8h。

2.特效药和解毒剂 抗组胺药物过量没有特效解毒剂。至于抗胆碱能中毒，毒扁豆碱已被用于治疗严重谵妄或心动过速。然而，由于过量服用抗组胺药会增加癫痫发作和大范围复杂心动过速的风险，因此不建议常规使用毒扁豆碱。静脉注射12mmol/kg碳酸氢钠，可能对过量使用苯海拉明后的心肌抑制和QRS间期延长有用。

3.清除未被吸收的药物 如果条件允许，口服活性炭。如果能及时给予活性炭，小到中等剂量药物摄入不需要洗胃。由于胃肠道运动缓慢，即使是迟发的患者，肠道净化也可能是有益的。

4.加速消除 血液透析、血液灌流、腹膜透析和重复使用活性炭在清除抗组胺药物方面无效。

十六、锑元素和氢化锑

锑（Sb）是一种广泛用于硬化软金属合金的多用途微量元素，用于复合橡胶，是塑料、纺织品和服装中的主要阻燃成分（5%～20%）；用作染料、清漆、颜料和釉料的着色剂。在采矿和精炼矿石、玻璃加工及枪支发射过程中，人体可能会暴露于锑粉尘和烟雾中。有机五价锑化合物（葡萄糖酸锑钠和锑酸葡甲胺）是世界范围内常用的抗寄生虫药物。国外或我国民间偏方中可能含有酒石酸锑钾（吐酒石或三价锑），其在过去几个世纪被广泛应用于催吐、泻药和酗酒的厌恶疗法中。氢化锑（SbH_3）是一种无色气体，带有臭鸡蛋气味，是含锑矿石或炉渣用酸处理时产生的副产品。

（一）毒性机制

锑和氢化锑中毒的机制尚不清楚。由于这些化合物在化学上分别与砷和砷化氢气体有关，它们的作用方式可能相似。

1. 锑化合物可能通过与巯基结合，增强氧化应激，使关键酶失活而起作用。摄入后对胃肠道黏膜有腐蚀性，出现明显的肠肝再循环。

2. 氢化锑与砷化氢类似，可能导致溶血。它也是一种刺激性气体。

（二）中毒剂量

1. 据估计，有机锑化合物吐酒石（非元素锑）的中毒剂量为0.1～1g。大鼠金属锑口服致死剂量为100mg/kg；三价和五价氧化物毒性较低，大鼠的LD50在3200～4000mg/kg范围内不等。锑的推荐工作场所限值为$0.5mg/m^3$，为8h时间加权平均值。空气中水平达$50mg/m^3$被认为对生命或健康有直接威胁。

2. 氢化锑的推荐工作场所限值为0.1ppm，为8h时间加权平均值。空气中水平达5ppm被认为对生命或健康有直接威胁。

（三）临床表现

1. 急性摄入锑会导致恶心、呕吐、出血性胃炎和腹泻，也会发生肝炎、肾功能不全和QTc间期延长。心律失常（包括尖端扭转型室性心动过速）、高钾血症、胰腺炎、再生障碍性危象和关节痛都与使用含锑抗原虫药物有关，如用于治疗寄生虫感染的葡萄糖酸锑盐。

2. 急性吸入氢化锑气体可引起急性溶血，导致贫血、黄疸、血红蛋白尿和肾衰竭。

3. 在工作场所长期暴露于锑尘和烟气是最常见的暴露类型，可能导致头痛、厌食症、呼吸道和眼睛刺激、肺炎/尘肺病、消化性溃疡和皮炎（锑斑）。据报道，接触三硫化二锑的工人可能由于直接的心脏毒性作用而猝死。基于体外基因毒性试验和有限的啮齿类动物致癌实验，三氧化二锑是一种可疑致癌物（IARC 2B）。

（1）2009年，美国疾病控制与预防中心（COC）调查了佛罗里达州消防员的一系列非特异性神经症状，得出结论：含锑阻燃剂制服不会导致锑毒性。

（2）锑和婴儿猝死综合征（SIDS）之间的可疑因果关系已被驳斥。

（四）诊断

基于暴露史和典型的临床表现。

1. 血药浓度　尿中锑含量通常低于2μg/L。血清和全血中水平不可靠，已不再使用。尿液浓度与工作场所的暴露关系不大，但暴露于浓度大于推荐工作场所限值的空气中，尿锑浓度会增加。暴露于枪支发射后环境中，尿锑浓度也会增加，因为有外部污染的风险，不推荐使用头发分析。暴露于锑后，无明确含有毒锑水平的证据。

2. 其他有用的实验室检查　包括血常规、血浆游离血红蛋白、血清乳酸脱氢酶、游离血红蛋白、电解质、血尿素氮、肌酐、游离血红蛋白尿分析、肝转氨酶、胆红素、氨、凝血酶原时间、心脏损伤生物标志物和12导联心电图。对于慢性呼吸暴露，建议拍摄胸部X线片。

（五）治疗

1. 应急及支持性治疗措施

（1）锑：胃肠炎引起的休克需大容量静脉液体复苏。对多器官衰竭患者需要纠正电解质异常并加强支持性治疗。发生尖端扭转型室性心动过速时，进行持续的心脏监测，并对症治疗。

（2）氢化锑：大量溶血后可能需要输血。补加碳酸氢盐治疗横纹肌溶解导致的血红蛋白尿。

2. 特效药和解毒剂　没有特异性解毒剂。尽管人体中毒数据相互矛盾，二巯基丙醇、二巯基琥珀酸和二巯基丙磺酸仍被认为是锑的螯合剂。螯合剂疗法对锑化氢无效。案例报告描述了N-乙酰半胱氨酸的使用能促进三价锑和谷胱甘肽的结合。

3. 清除未被吸收的药物

（1）吸入性中毒患者需脱离暴露环境，条件允许，给予氧疗。注意保护救援人员。

（2）摄入锑盐，因活性炭对锑的吸附能力较差，采用活性炭可能没有效果。大量摄入后立即进行洗胃，可能会有帮助。

4. 加速消除　血液透析、血液灌流和强迫利尿在去除锑方面是无效的。锑化氢造成的大量溶血，换血疗法可能是有效的治疗手段。

十七、抗肿瘤药

除了医源性错误外，急性抗肿瘤药物过量相对少见。然而，由于大多数抗肿瘤药物固有的细胞杀伤作用，该类药物服用过量更有可能造成严重后果。本章节将抗肿瘤药物分成12大类并按字母排序，详见表2-10。放射性物质不在本章节讨论范围，砷剂详见后续章节。

（一）毒理机制

总体而言，该类药物毒性是其药理作用的衍生。

1. 烷化剂。该类药物作用于DNA亲核位点，导致烷基化和交联，从而抑制DNA复制和转录。与RNA或

表2-10 抗肿瘤药物

药物名称	作用机制[a]	主要毒性位点[b]	注解
醋酸阿比特龙	F（抗雄激素）	En＋，H＋	盐皮质激素活性增加、肾上腺皮质功能不全、低磷血症等风险。CYP450强抑制剂。口服后2h血药浓度达峰
曲妥珠单抗-美坦辛	L	C＋，G＋，H＋，M＋，N＋，P＋	血小板减少症常见。可见左室射血分数降低。低钾血症
阿法替尼	G	C＋，D＋＋，G＋＋，H＋，P＋，R＋	腹泻可能比较严重。两名青少年服用360mg后出现恶心、呕吐、乏力、头晕、头痛、腹痛及淀粉酶升高。通过支持治疗得以恢复。口服后2～5h血药浓度达峰
阿地白介素（白介素2）	L	An＋＋，C＋＋，D＋，En＋，G＋，M＋，N＋，P＋＋，R＋＋	毛细管渗漏综合征导致的低血压常见。呼吸窘迫可危及生命
六甲嘧胺	A	G＋，M＋，N＋	可逆性外周感觉神经病变。维生素B6可预防药物治疗引起的神经性病变，但对于急性中毒引起的病变效果不明确。口服后0.5～3h血药浓度达峰
阿那曲唑	F（芳香化酶抑制剂）	En＋，G±	骨质疏松症高风险。不易引起急性毒性效应。2h内血药浓度达峰
三氧化二砷			见"砷"章节
天冬酰胺酶	L	An＋＋，En＋，G＋，H＋＋，N＋＋，R＋	一个3岁男孩使用10倍剂量后发生高氨血症，谷氨酸和天冬氨酸水平增加，谷氨酰胺和天冬酰胺水平降低。上述实验室异常值1周后恢复正常。1例48岁患者接受该药后引起暴发性肝衰竭，进行多次血浆置换后完全恢复
阿昔替尼	G	C＋＋，D＋，En＋，G＋，H＋，M＋，N＋，P＋	严重高血压、出血、血栓栓塞事件。每天2次服用20mg药物可导致头晕、高血压、癫痫发作及致命性咯血。口服后2.5～4.1h血药浓度达峰
阿扎胞苷	D	En＋，G＋＋，H＋，M＋＋，N＋，R＋	1例患者单次静脉注射约290mg/m²后出现腹泻、恶心和呕吐，该剂量几乎是推荐起始剂量的4倍
卡介苗（膀胱内）	L	G＋	减毒牛结核分枝杆菌。常见膀胱刺激、流感样症状。免疫功能不全患者有患脓毒症风险
苯达莫司汀	A	An＋，D＋＋，G＋，M＋＋	潜在的致命性皮肤反应。注意肿瘤溶解综合征。在接受最大单次剂量280mg/m²的4例患者中，有3例出现ECG异常改变，包括QT间期延长、ST段和T波改变及左前束支传导阻滞
贝伐单抗	I	C＋＋，G＋，M＋，N＋，P＋，R＋	严重致命性出血，包括胃肠道穿孔、伤口裂开和咯血。这些症状发生率是对照组的5倍。高血压常见，甚至会出现严重高血压
贝沙罗汀	L	D＋，En＋，G＋，M＋，N＋	治疗期间可发生严重脂质和甲状腺异常以及致命性胰腺炎。口服后2～4h血药浓度达峰
比卡鲁胺	F（抗雄激素）	En＋，H＋	男性乳腺发育，潮热
博来霉素	B	An＋＋，D＋＋，G＋，P＋＋	约10%患者出现肺毒性（如肺炎、肺纤维化）。吸入高浓度氧可加重损伤。20%～25%患者有发热反应
硼替佐米	L	An＋，C＋，G＋＋，M＋＋，N＋＋	外周神经性病变常见。过量服用推荐剂量的2倍，因导致低血压、血小板减少症而有致命危险
博舒替尼	G	An＋，D＋，G＋＋，H＋，M＋＋	液体潴留比较严重。口服后4～6h血药浓度达峰
维布妥昔单抗	L	An＋，D＋，G＋，M＋＋，N＋＋	外周感觉神经病变常见。致命性进行性多灶性脑白质病曾被报道
白消安	A	D＋，En＋，G＋＋，M＋＋，N＋，P＋＋	长期使用可出现肺纤维化和肾上腺功能不全。10岁患者急性过量服用2.4g药物可致命，4岁患者服用140mg可导致全血细胞减少。一例14岁患者按4mg/kg剂量，每6小时服用1次，共服用9次后出现癫痫发作。血液透析可能有效
卡巴他赛	H	A＋＋，G＋，M＋，N＋，R＋	可发生严重超敏反应。治疗期间可见血尿
卡博替尼	G	C＋，D＋＋，G＋＋，M＋＋，N＋	每天摄入200mg（治疗剂量2倍），连续服用9d引起记忆丧失及认知障碍。有胃肠道穿孔、瘘管和创面并发症的风险。手-足综合征常见。注意低钙血症。口服后2～5h血药浓度达峰

续表

药物名称	作用机制[a]	主要毒性位点[b]	注解
卡培他滨	C	C＋，D＋，G＋，M＋	前药，体内转换为5-氟尿嘧啶。手-足综合征常见。血液透析可能有效。口服后1～1.5h血药浓度达峰
卡铂	J	An＋，Ex＋，G＋＋，H＋，M＋＋，R＋	4%～10%患者可出现外周神经病变。可死于肾和肝衰竭，血小板减少症和血栓性微血管病性溶血性贫血。早期血液透析可能有效。腹膜透析对一例儿科病例无效
卡非佐米	L	An＋，C＋，G＋，H＋，M＋＋，P＋	存在CHF加重和心脏性猝死风险。可能出现严重的血小板减少症
卡莫司汀（BCNU）	A	D＋，Ex＋，G＋＋，H＋，M＋，P＋	快速静脉注射可出现潮红、低血压和心动过速
西妥昔单抗	I	An＋＋，D＋＋，G＋，N＋，P＋	3%患者存在潜在的致命性输液反应。低镁血症常见
苯丁酸氮芥	A	D＋，G＋，H＋，M＋，N＋＋	过量服用后可出现癫痫发作、神志不清和昏迷症状。儿童急性过量摄入0.125～6.8mg/kg可在3～4h出现癫痫发作。＞6.5mg/kg可出现骨髓抑制。口服后0.8h血药浓度达峰
顺铂	J	An＋，Ex＋，G＋，H＋，M＋，N＋，P＋，R＋＋	耳毒性、肾毒性。急性静脉注射750mg可致命。一名33岁患者意外性按每日100mg/m²剂量，连续输注4d，于18d后死亡。良好的水化至关重要。血浆置换和血浆交换可能有用。血液透析无效。氨磷汀和硫代硫酸钠可用于减少细胞毒性作用
克拉屈滨	C	An＋，D＋，M＋＋，N＋＋，R＋＋	高剂量使用可见不可逆性下半身或四肢轻瘫
氯法拉滨	C	C＋，D＋，En＋＋，G＋＋，H＋＋，M＋＋	全身炎症反应综合征，可能有毛细血管渗漏。严重低钾血症、低磷血症常见
克唑替尼	G	G＋，H＋，M＋＋，N＋P＋	可见致命性肺炎。可能延长QTc间期。视力障碍常见。口服后4～6h血药浓度达峰
环磷酰胺	A	Al＋＋，C＋，D＋，En＋，G＋＋，M＋，P＋，R＋	服用16 200mg超过3d后可出现重度左心室功能障碍、呼吸窘迫及中度鼻炎。血液透析可能有效。美司钠和N-乙酰半胱氨酸被研究用于减少出血性膀胱炎
阿糖胞苷	C	An＋，En＋，G＋＋，H＋，M＋，N＋＋，P＋＋	阿糖胞苷综合征：发热、肌痛、骨痛，皮疹和不适。毛细血管渗漏综合征合并ARDS占16%。小脑功能障碍可能很严重。过量服用后立即血液透析可能有效
达拉菲尼	G	Al＋，An＋＋，D＋，En＋＋	高血糖、低磷血症常见。G6PD缺乏患者有发生溶血性贫血的风险。QTc间期延长风险。口服后2h血药浓度达峰
达卡巴嗪	A	Al＋，An＋，En＋，G＋＋，H＋，M＋	可能出现流感样症状。有光敏报道
更生霉素（放线菌素D）	B	Al＋＋，D＋，Ex＋＋，G＋＋，M＋＋，N＋	一名1岁幼儿服用超过10倍剂量的药物，出现严重的低血压、全血细胞减少、急性肾衰竭、舞蹈手足徐动症。对软组织有强腐蚀性
达沙替尼	G	C＋，D＋，En＋，G＋，M＋＋，N＋，P＋	严重液体潴留、出血的高风险。QT间期延长。口服后0.5～6h血药浓度达峰
柔红霉素	B	Al＋，An＋，C＋＋，Ex＋＋，G＋，M＋＋，N＋	总累积剂量＞400mg/m²后有充血性心肌病风险。一名3岁幼儿鞘内注射17mg后死亡。右丙亚胺可能具有心脏保护作用，可用于治疗外渗。血浆置换可清除柔红霉素脂质体
地西他滨	D	An＋，D＋，En＋，G＋，M＋＋，P＋	电解质异常（低Mg^{2+}、Na^+、K^+）和外周水肿常见
地加瑞克	F（促性腺激素释放激素拮抗剂）	H＋	QTc间期可能延长
多西他赛	H	Al＋，An＋＋，C＋，D＋，Ex＋，G＋，M＋＋，N＋，P＋	6%～9%患者有严重的液体潴留和水肿。2名患者在1h内注射150～200mg/m²后出现严重的中性粒细胞减少症、皮肤反应和轻度的无力和感觉异常
多柔比星	B	Al＋，An＋，C＋，D＋，Ex＋＋，G＋＋，M＋＋，N＋	总累积剂量＞400mg/m²后可出现CHF和心肌病。急性药物过量后出现心律失常。2名患者分别在单次使用540mg和连续2d使用300mg后存活。并发症包括严重的黏膜炎和骨髓抑制，血液灌流可能是有效的。右丙亚胺用于心脏保护和药物外渗

续表

药物名称	作用机制[a]	主要毒性位点[b]	注解
恩杂鲁胺	F（抗雄激素）	En＋，N＋	有报道，服用360～600mg药物可致癫痫发作。口服后0.5～3h血药浓度达峰
表柔比星	B	Al＋，C＋＋，Ex＋＋，G＋＋，M＋＋	据报道，一名63岁妇女单次服用320mg/m²后死于多器官功能衰竭。累积剂量达到900mg/m²后，充血性心力衰竭的风险急剧增加。急性/早期心脏毒性表现为心律失常、心电图异常。在一些研究中，右丙亚胺对表柔比星诱导的心脏毒性有保护作用
甲磺酸艾瑞布林	H	Al＋，An＋，G＋，M＋＋，N＋＋，P＋	4倍治疗剂量引起持续7d的3度嗜中性粒细胞减少症及持续1d的3度超敏反应。注意QTc间期延长
厄洛替尼	G	D＋，G＋，H＋，P＋	有致命性肺间质疾病的报道。健康人群和癌症患者耐受剂量分别是1000mg和1600mg。口服4h后血药浓度达峰
雌莫司汀	A	En±，G＋，H±，M±	弱雌激素和烷基化活性
依托泊苷	H	Al＋，An＋，Ex＋，G＋，M＋＋，P＋	一名25岁女性在25d内误服了4900mg药物，表现为疲劳、发热、咳嗽、腹泻及1～2度骨髓抑制。口服后1～1.5h血药浓度达峰
依维莫司	G	An＋，D＋，En＋，G＋，H＋，M＋，P＋，R＋	高血糖、高脂血症常见。可见致命性非传染性肺炎。口服后1～2h血药浓度达峰
依西美坦	F（芳香化酶抑制剂）	En＋，G±，H＋，M＋	一名儿童服用依西美坦25mg 1h后可见白细胞增多。摄入后2～4h血药浓度达峰
氟尿苷	C	Al＋，G＋＋，M＋＋	5-氟尿嘧啶前药
氟达拉滨	C	An＋，G＋，M＋＋，N＋＋，P＋	高剂量可致失明、癫痫发作、昏迷及死亡。口服后1h血药浓度达峰
5-氟尿嘧啶	C	Al＋，C＋，D＋，G＋＋，M＋＋，N＋	可见急性小脑综合征。治疗期间可发生心搏骤停及猝死。1000mg可致死。甲酰四氢叶酸可加重毒性。三乙酸尿苷是一种特异性解毒剂
氟他胺	F（抗雄激素）	En＋，H＋	男性乳房发育。氟他胺的苯胺代谢物引起高铁血红蛋白血症。单次剂量为5g无后遗症
氟维司群	F（抗雄激素）	Al±，D±，En±，G±	不易发生急性毒性反应
吉西他滨	C	An＋，D＋，G＋，H＋＋，M＋＋，P＋＋，R＋	可引起支气管痉挛、严重的ARDS、潜在致命性溶血性尿毒综合征
戈舍瑞林	F（促性腺激素释放激素抑制剂）	En＋	初始增加黄体生成素，促卵泡激素
组氨瑞林	F（促性腺激素释放激素抑制剂）	En＋	初始增加黄体生成素，促卵泡激素
羟基脲	C	Al＋，D＋，G＋，H＋，M＋＋	白细胞减少、贫血比血小板减少更常见。一名2岁幼儿急性摄入612mg/kg后仅出现轻度骨髓抑制。口服后1～4h血药浓度达峰
替伊莫单抗	I	An＋＋，D＋，Ex＋，G＋，M＋＋，P＋	放射性标记药物给药。可出现严重、致命性输液反应
伊布替尼	G	Al＋，C＋，G＋，M＋＋，P＋，R＋	出现严重出血事件（硬膜下血肿、胃肠道出血、血尿和术后出血）。口服后1～2h血药浓度达峰
伊达比星	B	Al＋，C＋，Ex＋＋，G＋＋，M＋＋	可发生充血性心力衰竭。一名患者使用致死量药物后出现严重心律失常。一名患者使用135mg/m²（＞10倍治疗剂量）药物，治疗3d后死亡
异环磷酰胺	A	Al＋＋，M＋＋，N＋＋，G＋＋，R＋＋	治疗期间可出现出血性膀胱炎、嗜睡、神志不清、幻觉、癫痫持续状态和昏迷。每个周期累积剂量26g/m²可导致不可逆的肾衰竭。血液透析和血液灌流联合治疗可降低84%的血清药物浓度水平。联合应用美司钠可降低膀胱毒性的发生率和严重程度。N-乙酰半胱氨酸可减轻肾毒性。亚甲蓝可预防和治疗脑病
伊马替尼	G	C＋，D＋，En＋，G＋，H＋，M＋，N＋	液体潴留和水肿，肌肉痉挛常见。一名21岁患者急性过量服用6400mg药物后出现严重的呕吐，短暂的中性粒细胞减少，以及轻度的变应性鼻炎。一名53岁妇女在摄入16g后出现严重腹痛和呕吐。一名47岁妇女摄入2g后出现严重肌肉痉挛，CPK达到3880U/L。一名3岁患儿摄入400mg后出现呕吐、腹泻和厌食症。另外一名3岁患儿摄入980mg后出现白细胞减少和腹泻。口服后2～4h血药浓度达峰

续表

药物名称	作用机制[a]	主要毒性位点[b]	注解
伊匹单抗	I	D+，En+，G+，H+，N+	潜在致命性免疫介导反应最常见，包括小肠结肠炎、肝炎、皮炎、神经病变和内分泌疾病（甲状腺功能减退、肾上腺功能不全）
伊立替康	K	Al+，An+，G++，H+，M++，P+	严重腹泻，可能是致命的。输注过程中出现胆碱能综合征
伊沙匹隆	H	Al+，G+，M++，N++	外周神经病变常见。一名患者误输100mg/m²（2.5倍治疗剂量）1d后出现轻度肌痛和疲乏，痊愈后未发生其他不良事件
拉帕替尼	G	C+，D+，G+，H+，M+，P+	可见左室射血分数下降，QT间期延长。一名成人每日服用3000mg，连续服用10d后，在第10天出现3级腹泻和呕吐。口服4h后血药浓度达峰
来曲唑	F（芳香化酶抑制剂）	En+，G±	急性服用62.5mg来曲唑无毒性反应
亮丙瑞林	F（促性腺激素释放激素类似物）	En+	不易发生急性毒性作用。初始增加黄体生成素，促卵泡激素
左旋咪唑	L	G+，M+，N+	胆碱能受体有烟碱样和毒蕈碱样作用。摄入2.5mg/kg剂量后可出现胃肠炎、头晕和头痛。一名3岁及一名成人分别摄入15mg/kg及32mg/kg后死亡。有可卡因掺入左旋咪唑致粒细胞缺乏症的报道。口服后1.5～2h血药浓度达峰
洛莫司汀（CCNU）	A	Al+，G++，H+，M+，P+	2名患者连续口服800mg药物4～5d，约2周后出现4度中性粒细胞减少症和血小板减少症，但均痊愈。服用1400mg超过1周对成人是致命的。口服后1～4h血药浓度达峰
氮芥	A	D+，Ex++，G++，M++，N+	强效发泡剂。避免接触粉末或蒸汽。24h内可发生淋巴细胞减少症。可见高尿酸血症
甲羟孕酮	F（孕酮）	An±，En+，G±	不易发生急性毒性作用。易感者可能诱发卟啉症
甲地孕酮	F（孕酮）	An±，En+，G±	不易发生急性毒性作用。长期使用可能导致肾上腺功能不全
美法仑	A	An+，En+，G+，M+，N+，P+	治疗过程中可出现低钠血症和抗利尿激素分泌失调综合征（SIADH）。一名1岁幼儿静脉注射140mg药物（超过10倍的剂量）后，24h内出现明显的淋巴细胞减少，第7天出现中性粒细胞减少、血小板减少和腹泻。口服后1h血药浓度达峰
6-巯基嘌呤	C	D+，G+，H++，M+	一名22个月婴儿摄入86mg/kg药物后出现严重的中性白细胞减少症并在第11天达到最低值。一名2岁患儿摄取最大剂量可能达400mg（26mg/kg），未出现临床或实验室毒性证据。口服后1h血药浓度达峰
甲氨蝶呤	C	Al+，D+，G++，H+，M++，N+，P+，R+	叶酸（亚叶酸）是一种特异性解毒剂。血液灌流的有效性存在疑问。碱化尿液和重复使用活性炭可能有益。口服后1～2h血药浓度达峰
丝裂霉素	B	Al+，C+，D+，Ex++，G++，H+，M+，P+，R+	治疗剂量下出现溶血性尿毒症的报道。平均累积剂量为78mg时出现肺毒性。总累积剂量为120mg时，肾毒性的发生率显著增加
米托坦	L	Al+，D+，En++，G++，N++	肾上腺抑制作用；应激条件下糖皮质激素替代必不可少
米托蒽醌	L	Al+，C+，Ex+，G++，M++，P+	4名患者服药过量后死于严重白细胞减少和感染。可逆性心肌病一例。血液灌流无效
奈拉滨	D	G+，M++，N++，P+	在治疗期间有出现麻痹、癫痫发作、昏迷及吉兰-巴雷综合征的报道
尼洛替尼	G	C+，D+，En+，G+，H+，M++	QT间期延长，电解质异常。口服后3h血药浓度达峰
尼鲁米特	F（抗雄激素）	En+，H+，P+	摄入13g无毒性反应证据
阿托珠单抗	I	An++，En+，H+，M++，R+	严重的输液反应。输注后12～24h出现肿瘤溶解综合征。乙型肝炎病毒可能被重新激活
奥法木单抗	I	An++，D+，G+，M++，P+	17%接受治疗的患者出现致命感染。有发生严重输液反应的风险，包括支气管痉挛、肺水肿、肿瘤溶解综合征。乙型肝炎病毒可能被重新激活
高三尖杉酯碱	L	An+，En+，G+，M++，N+	可能引起葡萄糖不耐受

药物名称	作用机制[a]	主要毒性位点[b]	注解
奥沙利铂	J	An＋，Ex＋，G＋，H＋，M＋，N＋＋，P＋	一名64岁女性患者在摄入500mg后，出现外周神经病变、腹泻、血小板减少症和中性粒细胞减少症。一名7岁患儿意外接受800mg而非80mg后，出现严重的下肢疼痛、呼吸窘迫、呕吐、腹泻、严重的血小板减少、轻度贫血、轻度肾衰竭和神经系统症状（如眼球震颤、下肢无力、右足过度伸展）。静脉过量注射500mg后可出现因呼吸衰竭和心动过缓引起的死亡
紫杉醇	H	Al＋＋，An＋，C＋，G＋，M＋＋，N＋＋	有发生严重过敏反应，包括死亡的报道。可出现低血压、心动过缓、心电图异常及传导异常。有输注15h后发生致命心肌梗死的报道
帕尼单抗	I	An＋，D＋＋，G＋，P＋	可能出现严重的输液反应。注意电解质的消耗，特别是K^+和Mg^{2+}
帕唑帕尼	G	C＋＋，En＋，G＋，H＋＋，M＋＋	高血压、高血糖常见。电解质耗竭。口服后2～4h血药浓度达峰
培门冬酶	L	An＋＋，G＋，H＋，N＋	低纤维蛋白原和抗凝血酶Ⅱ引起的出血性素质。治疗期间胰腺炎的发生率为18%
培美曲塞	C	D＋，G＋，H＋，M＋，P＋	叶酸拮抗剂。亚叶酸可能有用。有一篇使用胸腺嘧啶预防肾脏损伤恶化的报道。患者必须每天服用维生素B_{12}和叶酸
喷司他丁	C	An＋，C＋，D＋，G＋，H＋，M＋，N＋，P＋，R＋	高剂量可见中枢神经系统抑制、抽搐和昏迷
帕妥珠单抗	I	Al＋，An＋，C＋，D＋，G＋＋，M＋＋	8%～16%患者可见左室射血分数降低
帕纳替尼	G	An＋，C＋，D＋，En＋，G＋，H＋＋，M＋＋，N＋，P＋	至少27%的患者出现动脉和静脉血栓形成和闭塞。一名患者服用540mg后2h内出现QT间期延长，9d后死于肺炎和败血症。另一名患者在第1个和第2个周期服用165mg后，在第3天出现疲劳和非心源性胸痛。按90mg/d剂量摄入，持续12d，可导致肺炎、全身炎症反应、心房颤动和中度心包积液。口服6h后血药浓度达峰
卟吩姆钠	L	D＋，G＋，P＋	与光疗联合使用；光敏性风险
普拉曲沙	C	D＋，G＋＋，M＋，P＋	常见黏膜炎，甚至是严重性的。可考虑使用亚叶酸治疗药物过量
甲基苄肼	L	An＋，D＋，En＋，G＋＋，M＋＋，N＋＋	单胺氧化酶抑制剂活性。双硫仑样乙醇相互作用。治疗期间可见昏迷和癫痫发作
拉布立酶	C	An＋＋，En＋，G＋，H＋，M＋	G6PD缺陷症患者易发生溶血。有报道出现高铁血红蛋白症。有液体超载、高磷或低磷血症的风险
瑞戈非尼	G	C＋，D＋＋，En＋＋，G＋，H＋＋，M＋，N＋	高血压常见，甚至是严重性的。出血的风险。各种电解质紊乱。口服后4h血药浓度达峰
利妥昔单抗	I	An＋＋，C＋，D＋，En＋，G＋，M＋＋，P＋，R＋	可能出现严重、致命性过敏反应。肿瘤溶解综合征可引起急性肾衰竭。有出现潜在致命性黏膜反应的报道。电解质紊乱
罗米地辛	E	C＋，En＋＋，G＋，H＋，M＋＋，N＋	有发生室上性和室性心律失常、电解质紊乱（尤其是磷酸盐）的风险
芦可替尼	G	C＋，En＋，G＋，H＋，M＋＋	可能出现严重的撤药综合征，包括感染性休克样症状。可急性耐受高达200mg的剂量且症状轻微。口服1～2h后血药浓度达到峰值
索拉非尼	G	Al＋，C＋，D＋，G＋，M＋＋	高血压、手-足综合征常见。INR升高。低钙血症、低磷血症的风险。口服3h后血药浓度达峰
链脲菌素	A	En＋，Ex＋，G＋＋，H＋，M＋，R＋＋	破坏胰岛B细胞，可产生急性糖尿病。烟酰胺可有效防止胰岛细胞的破坏。2/3的患者有肾毒性
舒尼替尼	G	C＋＋，D＋，En＋，G＋，H＋，M＋	左心室功能不全（21%），出血性事件（30%）。高血压可能很严重。有电解质异常、甲状腺功能减退的风险。有过量服用1500mg但无不良反应的报道。口服6～12h后血药浓度达峰
他莫昔芬	F（抗雌激素）	Al±，D±，En±，G±，H＋	高剂量治疗可出现震颤，反射亢进，步态不稳，QT间期延长。口服3～6h后血药浓度达峰

续表

药物名称	作用机制[a]	主要毒性位点[b]	注解
替莫唑胺	A	Al＋，G＋，M＋＋，N＋	过量摄入5500mg超过2d会导致1～4周的全血细胞减少。另外，每天过量摄入2000mg，持续5d，可导致多器官功能衰竭、全血细胞减少，引起死亡。口服后1h血药浓度达峰
坦罗莫司	G	An＋，D＋，En＋，G＋，H＋，M＋＋，P＋，R＋	高血糖、高脂血症、高三酰甘油血症常见
替尼泊苷	H	An＋，Ex＋，G＋，M＋＋	有因低血压、心律失常而猝死的报道。快速静脉注射易造成低血压。注射液中含有苯甲醇
6-巯基鸟嘌呤	C	H＋，M＋，R＋	35mg/kg剂量口服给药，可发生可逆性骨髓抑制。口服8h后血药浓度达峰
噻替派（三胺硫磷，TSPA，TESPA）	A	An＋，G＋＋，M＋＋	严重骨髓抑制常见
拓扑替康	K	Al＋，An＋，G＋，M＋＋，P＋	严重全血细胞减少症常见，尤以中性粒细胞减少症、白细胞减少症居多。一名患者接受双倍静脉注射剂量14d后出现严重的中性粒细胞减少症。一名肾衰竭患者血液透析期间清除率增加4倍。口服1～2h后血药浓度达峰
托瑞米芬	F（抗雌激素）	Al±，D±，En±，G±	QTc间期延长、高钙血症和肿瘤复发的风险。健康志愿者按680mg/d的剂量，服用5d可观察到头痛和头晕
托西莫单抗	I	An＋，En＋，G＋，M＋＋	带有放射性标志的碘复合物给药。可能导致甲状腺功能减退
曲美替尼	G	An＋＋，C＋，D＋＋，En＋＋，G＋，H＋，M＋＋	注意电解质紊乱（低钠血症、低镁血症）、QTc间期延长。口服后1.5h血药浓度达峰
曲妥珠单抗	I	An＋＋，C＋，G＋，H＋，N＋，P＋	可诱发充血性心力衰竭。有发生严重、致命性过敏反应，输液反应和肺毒性的报道。曲妥珠单抗-美坦新偶联物是一种小分子细胞毒素与曲妥珠单抗结合形成的偶联复合物，可导致致命性肝毒性
维A酸	L	An＋，C＋，D＋，G＋，H＋，M＋，N＋，P＋	25%的急性早幼粒细胞白血病患者存在维A酸综合征：发热、呼吸困难、肺部浸润、胸腔或心包积液。有致死性多器官血栓形成的报道。一名31岁患者急性过量口服1000mg只引起腹泻。一名32岁患者过量服用525mg只引起呕吐。口服1～2h后血药浓度达峰
曲普瑞林	F（促性腺激素释放激素类似物）	En＋	不易产生急性毒性作用。初始增加黄体生成素、促卵泡激素
戊柔比星	B	M＋＋	膀胱内注射，但如果被全身吸收，则具有高度的骨髓毒性。常规透析和腹膜透析均无效
凡德他尼	G	C＋＋，D＋，En＋，G＋＋，H＋，N＋	可引起QT间期延长、重度高血压、低钙血症。口服4～10h后（中位时间6h）血药浓度达峰
维罗非尼	G	Al＋，An＋，D＋＋，G＋，H＋	严重的皮肤反应，包括史蒂文斯-约翰逊综合征。QTc间期延长的风险。口服后3h血药浓度达峰
长春碱	H	Al＋，Ex＋＋，G＋，M＋＋，N＋，P＋	鞘内注射致命。一名83岁患者5mg/d肌内注射，持续6d，出现中性粒细胞减少症、血小板减少、发热和肺炎，并在首次给药后第10天死亡。一名5岁儿童接受了10倍于预期剂量的药物治疗后，虽出现了癫痫发作、昏迷、骨髓抑制和胃肠道症状（呕吐，麻痹性肠梗阻），但最终恢复。一名12岁患者接受了几乎2倍于最大推荐剂量的药物后，出现了严重的肌肉骨骼疼痛、发热、肠道张力减退、严重的食管炎和外周神经病变。过量使用后于第4小时和第18小时进行两次血浆置换，患者恢复

药物名称	作用机制[a]	主要毒性位点[b]	注解
长春新碱	H	Al＋, Ex＋＋, G＋, M±, N＋＋, P＋	鞘内注射致命。过量服用后出现延迟性癫痫发作（长达9d）及昏迷。一名13岁患者意外静脉注射32mg长春新碱，导致腹胀、发热、高血压继而低血压，并于33h后死亡。一名7岁患儿静脉注射10倍于预期剂量的药物后出现低血压、肠梗阻、尿潴留、骨髓抑制、低钠血症和呼吸窘迫等症状，并于68h后死亡。一名5岁儿童接受7.5mg药物静脉注射后出现发热、肝药酶升高、反应迟钝、血性腹泻、中性粒细胞减少、幻觉等症状，并于9d后死亡。换血疗法和血浆置换可以降低药物过量使用后的血药浓度。亚叶酸、维生素B₆和谷氨酸（PO或IV）可降低神经毒性的发生率
长春瑞滨	H	D＋, Ex＋＋, G＋, H＋, M＋＋, N＋, P＋	鞘内注射致命。一名妇女在接受10倍于预期剂量的药物后，出现发热、肺水肿、严重的黏膜炎、腹泻、麻痹性肠梗阻、严重的皮肤脱屑、外周神经病变和严重的骨髓抑制，但最后存活下来
维莫德吉	L	Al＋, G＋	肌肉痉挛常见。注意低钠血症、低钾血症
伏立诺他	E	C＋, G＋, M＋, P＋	血栓栓塞、高血糖的风险。可以延长QT间期。口服后平均4h血药浓度达峰
阿柏西普	L	C＋＋, G＋＋, H＋, M＋＋, R＋＋	潜在的致命性出血事件，胃肠道穿孔，损害伤口愈合。严重高血压、蛋白尿的风险

a. A.烷化剂；B.抗生素；C.抗代谢药物；D.DNA去甲基化药物；E.组蛋白去乙酰化酶抑制剂；F.激素类；G.激酶抑制剂；H.有丝分裂抑制剂；I.单克隆抗体；J.含铂复合物；K.拓扑异构酶抑制剂；L.其他。

b. Al.脱发；An.过敏反应、过敏或药物热；C.心脏的；D.皮肤病学的；En.内分泌和代谢；Ex.外渗风险；G.胃肠道的；H.肝脏的；M.骨髓抑制；N.神经病学的；P.肺部的；R.肾脏的；＋.轻度到中度；＋＋.严重毒性；±.最小的。

蛋白结合对药物的细胞毒性作用贡献似乎不大。

2.抗生素。该类药物插入DNA碱基对中，抑制DNA导向的RNA合成。另一种潜在机制是产生细胞毒性自由基。

3.抗代谢药物。此类药物干扰核酸正常合成的各个阶段。抗代谢药物也可能通过整合入核酸，取代相应的正常核苷酸。

4.DNA去甲基化药物。一些肿瘤普遍存在DNA高甲基化，骨髓增生异常者尤甚。低甲基化导致的直接细胞毒作用并且改变基因表达，阻止疾病进展。

5.组蛋白去乙酰化酶（HDACs）。可催化蛋白质赖氨酸残基去除乙酰基团。HDACs在一些肿瘤细胞中高表达，或被募集到促癌转录因子上。HDACs抑制剂促进乙酰化组蛋白聚集，导致细胞周期阻滞或凋亡。

6.激素类。类固醇激素调节类固醇特异性蛋白质合成。但是抗肿瘤作用的确切机制仍属未知。

7.激酶抑制剂。蛋白激酶突变可以导致细胞增殖失控。抑制激酶活性可以减缓细胞增殖、阻滞细胞周期和促进凋亡。

8.有丝分裂抑制剂。该类药物以各种方式抑制有序的有丝分裂，从而阻止细胞分裂。

9.单克隆抗体靶向针对癌细胞中特异性或过表达的抗原。这些单克隆抗体可能具有直接的细胞毒性，也可能用于向靶细胞传递放射性核素或细胞毒素。

10.含铂复合物产生链内和（或）链间铂-DNA交联体。

11.拓扑异构酶抑制剂抑制拓扑异构酶Ⅰ的活性，这是一种在DNA复制过程中缓解扭转应变的酶。这类药物可稳定在DNA和拓扑异构酶Ⅰ之间形成的可分裂复合物，从而导致单链DNA的断裂。

12.其他。其他抗肿瘤药物的细胞毒性作用是由多种机制引起的，包括阻断蛋白质合成和抑制激素释放。

13.药物动力学。大多数口服抗肿瘤药物均易被吸收（表2-10）。由于药物快速进入细胞内且毒性有延迟效应，药代动力学参数在处理急性药物过量时作用不大。

（二）中毒剂量

由于这类药物（激素除外）本身存在高毒性，即使是暴露于治疗剂量也应考虑其潜在的严重毒性。

（三）临床表现

各种药物影响的器官系统列于表2-10。最常见的毒性部位是造血系统和胃肠道系统。

1.白细胞减少症。是骨髓抑制最常见的表现。血小板减少和贫血也可能发生。死亡可能由压倒性感染或出血性倾向引起。使用烷化剂时，最低血细胞计数出现在药物暴露后1～4周，而使用抗生素、抗代谢药物和有丝分裂抑制剂时，最低血细胞计数出现在药物暴露后1～2周。

2.胃肠道毒性也很常见。治疗剂量即可出现恶心、呕吐和腹泻，并可出现严重的溃疡性胃肠炎和大量液体丢失。阿瑞匹坦（Emend）和地塞米松预处理常用于高致吐药物治疗方案。

3.全身炎性反应综合征（SIRS）或毛细血管渗漏综合征是由细胞因子释放引起，可表现为呼吸急促、心动过速、低血压和肺水肿。细胞毒性药物还可引起肿瘤溶解综合征（高尿酸血症、高钾血症、肾衰竭），这是恶性肿瘤细胞快速溶解、细胞内成分释放的结果。

4.掌跖感觉丧失性红斑综合征（手-足综合征），手掌和足底疼痛性红斑，可发展为感觉异常，常与卡培他滨、阿糖胞苷、多西他赛、多柔比星、氟尿嘧啶和舒尼替尼的使用有关。

5.外渗。部分抗肿瘤药物在静脉注射部位的外渗可能造成严重的局部损伤，表现为皮肤坏死和脱落。与DNA中核酸结合的药物，如蒽环类药物（如柔红霉素、多柔比星），可直接导致局部细胞死亡，并更有可能造成严重损伤。

（四）诊断

通常基于病史。由于一些最严重的毒性反应可能会推迟出现在药物暴露几天后，因此早期的临床症状和体征可能不会太明显。

1.血药浓度　一般不适用。对于甲氨蝶呤，请参阅"甲氨蝶呤"章节。

2.其他有用的实验室检查　包括有差异的CBC、血小板计数、电解质、葡萄糖、尿素氮、肌酐、肝药酶和凝血酶原时间。心电图可用于心脏毒性药物，肺功能检查可用于已知的肺毒性药物。

3.基因多态性　有些个体对伊立替康（如UGT1A1*28/*28基因型）及硫嘌呤类药物，如硫唑嘌呤和6-巯基嘌呤（如TPMT *2、*3A或*3C基因型），引起的造血和胃肠道毒性具有遗传易感性。可通过相关实验室进行检测。

（五）治疗

1.应急及支持性治疗措施

（1）保持气道开放，必要时辅助通气。

（2）如果发生昏迷、癫痫发作、低血压和心律失常，予以对症治疗。

（3）使用昂丹司琼或甲氧氯普胺治疗恶心和呕吐。可考虑添加苯二氮䓬类药物。静脉补充晶体液治疗胃肠炎引起的体液丢失。

（4）骨髓抑制。应该在有经验的血液学家或肿瘤学家的帮助下治疗。出血时可能需要输注红细胞和血小板。重组促红细胞生成素可能对严重贫血有用，造血集落刺激因子可能对中性粒细胞减少症有用。

（5）外渗。立即停止输液，并通过对注射器施加负压来尽可能地抽出液体。抬高患肢。必要时可能需要手术干预。具体的治疗建议可因不同医疗机构而异。

1）局部注射硫代硫酸钠可能有助于顺铂、环磷酰胺、氮芥、丝裂霉素引起的外渗。将4ml 10%硫代硫酸钠溶液与6ml注射用无菌水混合，在外渗部位皮下注射3～10ml混合液。

2）局部应用99%二甲基亚砜（DMSO）（或50%，如果容易获得），可能对卡铂、顺铂、放线菌素D、柔红霉素、多柔比星、表柔比星、伊达霉素、丝裂霉素和

米托蒽醌引起的外渗有益。在开始的24h内，每隔2h在外渗部位敷一层薄薄的无菌纱布，然后6～8h敷1次，持续7～14d（不要覆盖）。

3）局部注射透明质酸酶有助于药物在组织间隙内扩散，增强全身吸收。使用生理盐水复溶，皮下或皮内注射150～900U，可能对卡莫司汀、多西他赛、依托泊苷、奥沙利铂、紫杉醇、替尼泊苷、长春新碱、长春碱、长春瑞滨引起的外渗有用。但不能用于多柔比星或其他蒽环类药物引起的外渗。

4）Totect（美国）和Savene（欧洲）是右丙亚胺的商品名，被批准用于治疗蒽环类药物引起的外渗：柔红霉素、多柔比星、表柔比星和依达比星。药物外渗后6h内，可按1000mg/m²体表面积静脉滴注（最高2000mg）右丙亚胺，滴注时间1～2h。24h后重复给药，第一次给药后48h滴注500mg/m²（最高1000mg）。在远离外渗部位用相同剂量静脉滴注。不局部用药。接受右丙亚胺的患者不能使用DMSO。

5）对于大多数化疗药物，在外渗部位可冷敷15min，每天4次，持续2～3d。长春花生物碱类药物（如长春碱、长春新碱）外渗不可用冷敷。

6）针对长春碱、长春新碱和长春瑞滨引起的外渗，可间断使用热敷/电热垫（每天4次，每次15～30min）持续1～2d。不要对蒽环类药物引起的外渗热敷。

7）建议同时使用冷敷和热敷用于卡铂、卡莫司汀、达卡巴嗪、多西他赛、依托泊苷、氟尿嘧啶、甲氨蝶呤、奥沙利铂和紫杉醇。

8）注射氢化可的松或碳酸氢钠是没有证据的。

2.特效药和解毒剂　目前可用的特定治疗药物或解毒剂非常少（表2-10）。

（1）氨磷汀：被批准用于减少顺铂的累积肾毒性。它还被用于顺铂诱导的神经毒性、环磷酰胺诱导的粒细胞减少，以及放疗和（或）化疗引起的黏膜炎。

（2）右丙亚胺：可防止多柔比星引起的心脏毒性，并可能对其他蒽环类药物（表柔比星、伊达柔比星和米托蒽醌）具有保护作用。

（3）美司钠：被批准用于预防异环磷酰胺引起的出血性膀胱炎，可能对环磷酰胺引起的出血性膀胱炎有益。

（4）帕利夫明：用于降低正在接受需要造血干细胞支持的骨髓毒性治疗的血液恶性肿瘤患者严重口腔黏液炎的发病率和持续时间。

（5）尿苷三乙酸酯：被批准用于治疗5-氟尿嘧啶和卡培他滨过量所致的毒副反应。

3.清除未被吸收的毒物　如情况适宜，可口服活性炭（表1-38）。如果能及时给予活性炭，小到中等剂量摄入后不需要洗胃。

4.加速消除　由于这些药物能迅速进入细胞，透析和其他体外清除操作通常是无效的（特殊情况见表2-10）。

十八、抗精神病类药物，包括吩噻嗪类

吩噻嗪类药物、丁酰苯类药物及其他相关药物被广泛用于治疗精神病和激动性抑郁症。此外，其中一些药物（如丙氯拉嗪、异丙嗪、曲美苄胺和氟哌啶醇）被用作止吐剂。自杀式过量使用是常见的，但由于具有较高的毒性-治疗比值，急性过量使用很少导致死亡。大量新型药物被开发出来，这些药物通常被称为"非典型抗精神病药物"。非典型抗精神病药物与其他抗精神病药物的不同之处在于其与多巴胺受体的结合以及对多巴胺介导调控行为的影响。使用这些药物过量的经验是有限的。表2-11描述了现有的抗精神病药物。

表2-11 抗精神病类药物

药物	类型[a]	通常成人每日剂量（mg）	毒性[b]
阿立哌唑	O	10～30	A, E, H, Q
阿塞那平	O	10～20	E
氯丙嗪	P	200～800	A, E, H, Q
氯普噻吨	T	100～200	E
氯氮平	D	100～900	A, H
氯哌洛克[c]	B	2～10	E, Q
普罗吩胺	P	50～600	A, H
氟奋乃静	P	2.5～40	E, A
氟哌啶醇	B	1～100	E, Q
伊潘立酮	O	12～24	E, H, Q
洛沙平	D	20～100	E
卢拉西酮	O	20～120	E, H
美索达嗪	P	100～400	A, H, Q
吗茚酮	O	50～225	E
奥氮平	D	5～20	A, E, H
帕潘立酮	O	3～12	E, H, Q
奋乃静	P	12～64	E
哌咪清	O	1～10	E, Q
普鲁氯嗪[c]	P	15～4	E
异丙嗪[c, d]	P	12.5～1500	A, E
喹硫平	D	300～800	A, E, H, Q
利哌利酮	O	2～16	E, H, Q
甲硫哌啶	P	150～800	A, H, Q
甲哌丙硫蒽	T	5～60	E
三氟拉嗪	P	4～40	E
三甲氧苯酰胺[c]	O	600～1200	A, E
齐拉西酮	O	40～160	A, E, H, Q

[a]. B. 丁酰苯类；D. 苯并二氮杂䓬类；P. 吩噻嗪类；O. 其他（"非典型"抗精神病药物）；T. 噻吨类。

[b]. A. 抗胆碱能作用；E. 锥体外系反应；H. 低血压；Q. QT间期延长。

[c]. 主要用于止吐剂。

[d]. 异丙嗪：肌内注射，将药物注入深层肌肉（首选给药途径）。静脉注射不是首选给药方式；外渗会导致严重的组织损伤。

（一）毒性机制

多种药理作用均可导致毒性，主要涉及心血管系统和中枢神经系统。

1. 心血管系统 抗胆碱能效应可引起心动过速。α肾上腺素能阻滞可引起低血压，特别是直立性低血压。由于某些药物的过量使用，奎尼丁类的膜抑制剂可能对心脏产生影响。这些药物大多数都可以引起QT间期延长。

2. 中枢神经系统 中枢介导的镇静和抗胆碱作用导致中枢神经系统抑郁。α肾上腺素能阻滞导致瞳孔缩小，尽管抗胆碱能也作用于其他系统。锥体外系的张力反应在治疗剂量中比较常见，可能是由中枢多巴胺受体阻滞引起的。癫痫发作阈值可能降低，但具体机制仍属未知。体温调节也会受到影响，导致体温改变。

3. 药代动力学 这些药物分布容积大（$V_d = 10 \sim 30$L/kg），且大多数具有较长的消除半衰期（如氯丙嗪半衰期为18～30h）。消除主要通过肝脏代谢（表2-64）。

（二）中毒剂量

治疗剂量下常见锥体外系反应、抗胆碱能副作用和直立性低血压。对于抗精神病药物的镇静作用的耐受性已有详尽描述，长期治疗的患者可能比其他人耐受性剂量更高。

1. 经典的日使用剂量见表2-11。

2. 急性摄入后的中毒剂量差异巨大。儿童服用200～1000mg氯丙嗪或成人服用3～5g后可出现严重的中枢神经系统抑制和低血压。

（三）临床表现

主要毒性表现在心血管系统和中枢神经系统。此外，服用苯托品（Cogentin）或与其他联用药物可引起抗胆碱能中毒。

1. 轻微中毒。可引起镇静、瞳孔缩小和直立性低血压。抗胆碱能表现为口干、无汗、心动过速和尿潴留。矛盾的是，氯氮平可通过一种未知的机制导致过度兴奋。

2. 严重中毒。可导致昏迷、癫痫发作和呼吸停止。心电图通常显示QT间期时间延长，偶尔可见QRS间期延长［特别是硫代咪嗪（Mellaril）］。体温可见过高或过低。氯氮平可引起长期精神错乱，极少有心脏毒性。利培酮、阿立哌唑和喹硫平可引起QT间期延长，但谵妄较轻。

3. 锥体外系反应。治疗剂量的不良副作用包括斜颈、颌肌痉挛、心绞痛、强直、运动迟缓和搓丸震颤。这些在丁酰苯类药物中更常见。

4. 长期服用抗精神病药物的患者可发展为抗精神病药物恶性综合征，其特征为强直性、体温升高、出汗、乳酸酸中毒和横纹肌溶解。

5. 氯氮平。使用与粒细胞缺乏有关。

6. 异丙嗪。发生血管外渗或无意的动脉内、硬膜

内，或周围神经注射后可导致严重的组织损伤。静脉给药不予推荐，除非该静脉流动性好且药物滴注缓慢。

（四）诊断

基于用药史和镇静、瞳孔缩小、低血压及QT间期延长等症状表现。儿童肌张力异常提示存在抗精神病药物暴露的可能，往往是父母蓄意给药的结果。通过腹部X线平扫偶尔能见到吩噻嗪类药片。

1.特定水平　血液定量检测并不是常规手段，也无助于诊断或治疗。定性筛选可能很容易在尿液或胃液中检测到吩噻嗪类药物，但氟哌啶醇等丁酰苯类药物通常不包括在毒物筛选中（表2-30）。

2.其他有用的实验室检查　包括电解质、葡萄糖、BUN、肌酐、肌酸激酶（CK），动脉血气或血氧饱和度，腹部X线影像（以寻找射线不能穿透的药片）和胸部X线影像。

（五）治疗

1.急救及支持性治疗措施

（1）保持气道开放，必要时辅助通气，吸氧。

（2）如果发生昏迷、癫痫、低血压和心律失常，对症治疗。

（3）如有明显中毒迹象，监测生命体征和心电图至少6h，并收治入院至少24h内。对于抗精神病药物中毒的儿童，应评估其是否存在药物的蓄意滥用。

2.特效药和解毒剂　无特殊解毒剂。

（1）肌张力反应。给予苯海拉明0.5～1mg/kg肌内注射或静脉注射，或苯托品。

（2）QRS间期延长。用碳酸氢盐1～2mmol/kg静脉注射治疗奎尼丁样心脏毒性作用。

（3）低血压。这些药物引起的低血压可能与α_1受体阻滞引起的血管舒张有关。静脉输液治疗，如有需要可使用血管收缩剂，如去甲肾上腺素或去氧肾上腺素。理论上，具有β_2受体活性的药物（如肾上腺素、异丙肾上腺素）可能会加重低血压。

（4）QT间期延长和尖端扭转型室性心动过速。可能对镁离子输注或超速起搏有反应。

3.清除未被吸收的毒物　如果条件允许，可口服活性炭。小到中等剂量摄入后，如果能及时给予活性炭，则无须洗胃。

4.增强消除　由于组织分布广泛，这些药物不能通过透析或血液灌流有效去除。重复给予活性炭尚未进行有效性评估。

十九、防腐剂和消毒剂

防腐剂用于活体组织，以杀死或防止微生物的生长。

消毒剂用于无生命物体，以杀灭病原微生物。尽管缺乏足够的证据表明它们能预防感染，但它们在家庭、食品工业和医院中均被广泛使用。本章描述了由氯己定、戊二醛、己基间苯二酚、过氧化氢、鱼石脂和高锰酸钾引起的毒性。这些药物通常稀释后使用，毒性很低或无毒。己基间苯二酚通常用于含片，鱼石脂在许多局部药膏中均有发现，其他防腐剂和消毒剂的毒性参见本书其他章节，包括次氯酸盐、碘、异丙醇、红药水、苯酚和松树油。

（一）毒性机制

1.氯己定通常存在于牙科冲洗液、漱口液、皮肤清洁剂和各种化妆品中，许多制剂中也含有异丙醇。氯己定的全身吸收量极小，摄入浓度低于0.12%的氯己定仅会引起轻微的刺激，但较高浓度曾经引起过腐蚀性损伤。

2.戊二醛（pH 3～4）用于消毒医疗设备，作为组织防腐剂，局部用作抗真菌药物，并应用于部分X线溶液。它对皮肤和呼吸道有很高的刺激性，反复接触会诱发过敏性接触性皮炎。

3.己基间苯二酚与苯酚类似，其醇溶液会导致起疱但毒性小得多。

4.过氧化氢是一种氧化剂，但它非常不稳定，容易分解为氧和水。在封闭体腔内产生氧气可能会机械扩张，导致胃或肠穿孔，以及静脉或动脉气体栓塞。过氧化氢存在于许多牙科产品中，包括漱口剂、牙齿增白剂、皮肤消毒剂、毛发制品和耳垢去除剂，并且它有许多工业用途。在兽医学中，它是用来诱发呕吐的。

5.鱼石脂（鱼油精、鱼鳞磺酸铵）含有约10%以有机磺酸盐形式存在的硫，对组织的角质有软化和溶解的作用。

6.高锰酸钾是一种氧化剂，当高锰酸钾与水接触时，由于氢氧化钾的释放，结晶形式和浓缩溶液具有腐蚀性。

（二）中毒剂量

1.小于4%的氯己定摄入会引起刺激，而摄入150ml 20%溶液会引起食管损伤和肝损伤。

2.戊二醛的致死剂量为5～50g/kg。局部应用10%戊二醛溶液可引起皮炎，2%溶液引起眼部损害。

3.己基间苯二酚常应用于抗蠕虫药，剂量为400mg（1～7岁儿童）至1g（年龄较大的儿童和成人）。大多数锭剂只含有2～4mg。

4.家用过氧化氢浓度通常为3%～5%，摄入小于28.41ml只引起轻微的咽喉和胃部刺激。但是，在外科手术灌洗时也曾出现低浓度过氧化氢引起的气体栓塞。染发剂中存在超过10%过氧化氢，具有潜在腐蚀性。大多数报道的死亡案例与摄入未稀释的35%过氧化氢有关，但其还被宣传为"超氧疗法"或"食品级"。

5.高锰酸钾溶液稀释倍数小于1∶5000可能导致腐蚀性灼伤。

（三）临床表现

大多数低浓度杀菌剂是温和的，轻度刺激也是自限性的。自发性呕吐和腹泻可能发生，特别是大容量摄入时。

1.暴露于高浓度的防腐剂溶液会引起皮肤和黏膜腐

蚀性灼伤，可能会发生口咽、食管或胃损伤。摄入浓缩的高锰酸钾后曾有报道会出现声门水肿。

2.高锰酸盐也可能引起高铁血红蛋白血症。

3.过氧化氢摄入可能引起胃扩张，但很少穿孔。高浓度时曾发生严重腐蚀性损伤和气体栓塞，可能是由于气体进入受损的胃黏膜或氧气释放到静脉或动脉循环导致的。

（四）诊断

基于暴露史和轻度胃肠道异常或腐蚀性损伤的表现。高锰酸钾溶液是深紫色的，皮肤和黏膜经常被染成棕黑色。

1.特定水平 体液中的药物水平通常没有帮助或无法获取。

2.其他有用的实验室检查 包括电解质、葡萄糖、高铁血红蛋白水平（对于高锰酸钾暴露）和直立胸部放射影像（对于疑似的胃穿孔）。

（五）治疗

1.应急及支持性治疗措施

（1）摄入浓缩溶液的患者，监测气道肿胀，必要时插管。

（2）摄入腐蚀性药剂，如高浓度过氧化氢和高锰酸钾后，可以向消化科医师咨询可行的内镜检查。大多数摄取是良性的，轻度刺激是自限性的。

（3）考虑用高压氧治疗高浓度过氧化氢摄入导致的气体栓塞。

2.特效药和解毒剂 没有特定的解毒剂可用于刺激性或腐蚀作用。若发生高铁血红蛋白血症，则给予亚甲蓝。

3.清除未被吸收的毒物

（1）摄入浓缩的腐蚀剂

1）立即用水或牛奶稀释。

2）不要诱导呕吐，因为有腐蚀性损伤的危险。谨慎采取洗胃措施。

3）活性炭和泻药可能无效。此外，在怀疑腐蚀性损伤的情况下，活性炭可能会干扰内镜医师对食管和胃的观察。

（2）眼睛和皮肤。用大量温水冲洗眼睛和皮肤，脱去被污染的衣服。

4.加速消除 加速消除的方法既不必要且无效。

二十、抗病毒和抗逆转录病毒药物

抗病毒药物被用于各种感染，包括疱疹病毒、乙型肝炎病毒（HBV）和丙型肝炎病毒（HCV）和流感。针对人类免疫缺陷病毒（HIV）的抗病毒药物被称为抗逆转录病毒药物。各种不同作用机制分类的抗逆转录病毒药物均已上市（表2-12）。抗逆转录病毒药物通常联合用于治疗HIV感染。新的多药联合制剂已被开发，可减少每天服用药片的数量，增加患者的治疗依从性。一些抗逆转录病毒药物对HBV也有活性。新型抗HCV药物

的上市使HCV的治疗发生了根本性变革，该类药物通常联合用药。

（一）毒性机制

毒性作用的机制随药物的不同而不同，通常是其药理作用的延伸。

1.神经毒性可能是抑制线粒体DNA聚合酶和线粒体功能发生改变的结果。

2.肝脂肪变性、严重乳酸酸中毒和脂肪代谢障碍可能是由于抑制DNA聚合酶γ，导致线粒体DNA和黄素蛋白辅因子耗尽，进而损害电子传递，并引起线粒体功能障碍。线粒体RNA的形成也可以被抑制。

3.阿昔洛韦晶体沉积在管腔引起梗阻性肾病可能导致急性肾衰竭。茚地那韦的水溶性差，可在肾脏中沉淀，引起肾结石和间质性肾炎。

4.长期使用这些药物后，可能发生严重的毒性反应，包括骨髓抑制、糖尿病、肝毒性、乳酸酸中毒、脂质代谢障碍、脂肪萎缩、肌病和横纹肌溶解症、胰腺炎、周围神经病变、肾衰竭和癫痫发作。

5.主要通过肝细胞色素P450同工酶系统代谢的抗病毒/抗逆转录病毒药物可能与临床上其他药物和膳食添加剂（如圣约翰草、大蒜）存在明显的药物间相互作用。

（二）中毒剂量

急性单次摄入很少见，通常毒性也很轻微。然而，慢性毒性经常发生。

1.阿昔洛韦 长期高剂量治疗引起结晶尿和肾衰竭。一例急性摄入20g阿昔洛韦的患者最终康复。一例1.5日龄婴儿和一例2岁儿童分别意外过量给予阿昔洛韦100mg/kg静脉注射每日3次，连续4d和800mg静脉注射后康复。另一例急性摄入30g伐昔洛韦的患者发生了急性肾损伤，在口服水化治疗后恢复。

2.阿扎那韦 常见高胆红素血症的指标异常，但并非剂量依赖性。停药后可逆。

3.西多福韦 两例成人分别过量服用16.3mg/kg和17.4mg/kg，经静脉水化和丙磺舒治疗后，未出现毒性反应。

4.依法韦仑 一例33岁妇女摄入54g依法韦仑后出现躁狂症状，5d后恢复。

5.恩夫韦地 该药为注射给药，患者经常发生注射部位局部反应（如脓肿、蜂窝织炎、结节和囊肿）。

6.膦沙那韦 该药为安普那韦的一种水溶性前药，通常会引起皮肤反应。该药含磺酰胺基，磺胺类过敏史患者应慎用。曾报道发生威胁生命的史蒂文斯-约翰逊综合征。

7.膦甲酸 一例成人接受12.5g连续3d治疗后出现癫痫发作，并死亡。接受推荐剂量1.14～8倍（平均4倍）的成人会发生癫痫和肾损害。

8.更昔洛韦 所有毒性报告均发生于静脉给药后。长期大剂量或无意的急性过量静脉注射均会产生毒性反

应，但两者剂量并不相同。两例成人分别给予3.5g和11mg/kg剂量，3d内共给药7次，未出现毒性反应。但是，单剂量的25mg/kg和6g，或每日剂量8mg/kg连续4d，或3g连续2d，可导致中性粒细胞减少、粒细胞减少、全血细胞减少和（或）血小板减少。一例成人和一例体重为2kg婴儿分别在10mg/kg和40mg剂量后出现肝炎。一例成人在9mg/kg剂量后出现癫痫发作，而另一些患者则在5～7g剂量后发生血清肌酐水平升高。

9.茚地那韦　急性和慢性过量的患者，服用日剂量2400mg（为推荐总日剂量的23倍），会导致间质性肾炎、肾结石或急性肾功能不全，但能在静脉输液治疗后恢复。

10.奈韦拉平　成人摄入6g剂量不会引起毒性反应。

11.奥司他韦　在临床试验中，剂量高达1000mg仅引起恶心和呕吐。在一系列药物过量的报道中，15%患者发生轻微反应，平均剂量245mg，而中度毒性反应发生率为5%，平均剂量190mg。

12.利巴韦林　高达20g的急性摄入量并不致命，但对造血系统的影响比治疗剂量时更严重。

13.齐多夫定　摄入量少于25g时，急性过量服药的毒副反应是轻微的。

（三）临床表现

治疗剂量下胃肠道症状常见，急性过量服药后胃肠道症状更加显著。毒性的具体特征描述见表2-12。乳酸酸中毒通常是严重的，有时致命，抗逆转录病毒药物已有报道，特别是核苷类抗逆转录酶抑制剂（NRTIs）。

表2-12　抗病毒和抗逆转录病毒药物

药物	半衰期	中毒剂量或血药浓度	毒性
抗疱疹病毒药物			
阿昔洛韦 伐昔洛韦 （阿昔洛韦前药）	2.5～3.3h	慢性	长期高剂量治疗导致结晶尿和肾衰竭、白细胞减少症。急性过量可导致昏迷、癫痫发作、肾衰竭。静脉给药后出现幻觉和混乱，尤其是肾损害
西多福韦	2.5h	16.3和17.4mg/kg（病例报道）	丙磺舒及其静脉补液治疗后无肾功能不全
膦甲酸钠	3.3～4h	推荐剂量的1.14～8倍 （平均4倍）	癫痫发作、肾功能受损。一例患者在连续3d每天接受12.5g/d膦甲酸钠后出现癫痫发作，最终死亡
更昔洛韦 缬更昔洛韦 （更昔洛韦前药）	3.5h（IV） 4h（口服缬更昔洛韦）	成人：5～7g或25mg/kg IV	中性白细胞减少症、血小板减少、全血细胞减少症、血清肌酐升高；9mg/kg IV可引起癫痫发作；每天10mg/kg i.v.引起肝炎。儿童：一例21个月幼儿服用了1g（而非31mg）更昔洛韦未发生毒性反应；一例18个月幼儿接受60mg/kg IV后，行血液置换治疗，但无效；一例4个月幼儿给药500mg更昔洛韦后，行腹透治疗，但无效；另一例2kg婴儿给药40mg更昔洛韦后，诱发了肝炎。一例成人在服用缬更昔洛韦几天后发生了致命性骨髓抑制，所用剂量比推荐剂量大了10倍
喷昔洛韦 泛昔洛韦 （喷昔洛韦的前药）	2～2.3h		广泛的细胞内代谢
三氟尿苷	12～18min（眼部给药）	15～30mg/kg IV	有报道，静脉给药3～5个疗程后出现可逆性骨髓毒性。滴眼后全身吸收的量可以忽略不计。服用一瓶药药水（7.5ml，75mg），其药物含量不会引起不良反应
阿糖腺苷	快速脱氢至花生四烯酸-次黄嘌呤代谢产物，其半衰期为2.4～3.3h	慢性 1～20mg/（kg·d）IV 10～15d	恶心、呕吐、腹泻、头晕、共济失调、震颤、迷惑、幻觉、精神病；血细胞比容、血红蛋白浓度、白细胞计数、血小板减少；谷草转氨酶、谷丙转氨酶、乳酸脱氢酶升高。口服吸收差；如果只摄入一瓶药物（3.5g，105mg），理论上不会中毒
抗流感药物			
奥司他韦羧酸盐	6～10h	慢性	在临床试验中，剂量高达1000mg仅引起恶心和呕吐。治疗使用时出现的谵妄、幻觉、精神病、癫痫发作，可能与潜在的流感病毒有关
帕拉米韦	20h	慢性	无过量用药报道
扎那米韦	2.5～5.1h	慢性	治疗时出现支气管痉挛
核苷（NRTIs）或核苷酸（NtRTIs）逆转录酶抑制剂			乳酸酸中毒、线粒体毒性、肝毒性
阿巴卡韦（ABC）	1.54h±0.63h	慢性	过敏综合征伴有皮疹、发热、恶心、呕吐。持续给药或再次暴露可能进展成危及生命的低血压和死亡。口周感觉异常

药物	半衰期	中毒剂量或血药浓度	毒性
阿德福韦酯	7.5h	≥60mg/d	肾毒性
去羟肌苷（ddi）	1.5h±0.4h	慢性	腹泻、胰腺炎、周围神经病变，盐超载和缓冲产物
恩曲他滨（FTC）	10h	慢性	乳酸酸中毒和严重肝大伴脂肪变性
恩替卡韦	128～149h	慢性	头痛、鼻咽炎、咳嗽、发热、上腹痛、乏力、腹泻、乳酸酸中毒、肝大
拉米夫定（3TC）	5～7h	慢性	头痛、恶心。一些制剂与齐多夫定联合，含或不含阿巴卡韦
司他夫定（d4T）	1.15h i.v. 1.44h p.o.	慢性	肝脂肪变性，乳酸酸中毒，周围神经病变
替比夫定	15h	慢性	肌肉病变、周围神经病变
替诺福韦ᵃ（TDF）	17h	慢性	腹泻、胀气、恶心、呕吐。一些制剂与恩曲他滨联合使用（含或不含依法韦伦或度鲁特韦）
齐多夫定（AZT，ZDV）	0.5～1.5h	慢性	贫血、疲劳、头痛、恶心、中性粒细胞减少、神经病变、肌病
非核苷类逆转录酶抑制剂（NNRTIs）			肝毒性、皮疹
地拉夫定（DLV）	5.8h（2～11h范围）	慢性	肝毒性、皮疹
依法韦伦（EFV）	40～76h	慢性	中枢神经系统的影响：混乱、脱离、头晕、幻觉、失眠、嗜睡、多梦。一些制剂与恩曲他滨和替诺福韦联合使用
埃特拉韦林（ETR）	40h±20h	慢性	严重皮肤反应和过敏反应
奈韦拉平（NVP）	45h单次给药；25～30h多次给药	慢性	肝毒性、皮疹
利匹韦林（RPV）	50h	慢性	肝毒性、皮疹。与恩曲他滨、替诺福韦联合配制
蛋白酶抑制素			血脂异常，胰岛素抵抗（糖尿病），肝毒性，脂质代谢障碍；骨质疏松症
阿扎那韦（ATV）	6.5～7.9h	慢性	通常会导致高胆红素血症，浓度和剂量依赖性延长PR间期
地瑞那韦（DRV）	15h（CYP3A）	慢性	肝毒性；3.2g剂量可被耐受，无不良反应。与利托那韦联合使用会限制其代谢，引起血药浓度升高
膦沙那韦（FPV）	7.7h	慢性	含磺酰胺基。皮疹常见，通常发生于治疗11d后，持续至13d。出现过1例史蒂文斯-约翰逊综合征。血友病患者可能发生自发性出血
茚地那韦（IDV）	1.8h	慢性	高胆红素血症，肾结石，恶心
洛匹那韦/利托那韦（LPV/r）	5～6h	慢性	腹泻、恶心、胆固醇升高、三酰甘油和GGT。溶液中含42.4%乙醇。与利托那韦联合制剂
奈非那韦（NFV）	3～5h	慢性	腹泻、恶心、呕吐
利托那韦（RTV）	2～4h	慢性	腹泻、恶心、呕吐，显著的药物相互作用
沙奎那韦（SQV）	?	慢性	腹痛、腹泻、恶心；妊娠早期胎儿损害。可能与大蒜存在相互作用，导致血药浓度降低
替拉那韦（TPV）	5.5h	慢性	慢性乙肝或丙肝患者肝毒性的风险增加
融合抑制剂			
恩夫韦地（T-20）	3.8h±0.6h	慢性	细菌性肺炎风险增加；注射部位感染（脓肿、蜂窝织炎）。不抑制细胞色素P450酶
整合酶抑制剂			
度鲁特韦（DTG）	14h	慢性	肝毒性、高血糖
埃替格韦（EVG/COBI/FTC/TDF）	13h	慢性	腹泻、恶心。与可比司他、恩曲他滨、替诺福韦联用
雷特格韦（RAL）	9h	慢性	高血糖、腹泻。罕见肌肉问题，史蒂文斯-约翰逊综合征
趋化因子受体拮抗剂			
马拉韦罗（MVC）	14～18h	慢性，在600mg剂量时观察到直立性低血压	可能的肝脏和心脏毒性；胆固醇水平升高
抗丙型肝炎药物			
博赛泼维	3.4h	慢性	贫血、中性粒细胞减少症、味觉障碍、呕吐。联合利巴韦林和干扰素治疗

药物	半衰期	中毒剂量或血药浓度	毒性
达萨布韦	5.5～6h	慢性	肝毒性、瘙痒、皮疹。通常与奥比他韦/帕利瑞韦/利托那韦联用
雷迪帕韦/索菲布韦	47h	慢性	疲劳、头痛
奥比他韦/帕利瑞韦/利托那韦	奥比他韦：21～25h 帕利瑞韦：5.5h	慢性	肝毒性、瘙痒、皮疹
利巴韦林	298h	20g急性给药	溶血性贫血、中性粒细胞减少症、血小板减少症、自杀倾向
西咪匹韦	10～13h	慢性	皮疹、光敏性、瘙痒
索菲布韦	27h（活性代谢物）	慢性	疲劳、头痛
特拉匹韦	9～11h	慢性	恶心、呕吐、味觉障碍、皮疹。联合利巴韦林和干扰素治疗

ª替诺福韦是一种核苷酸逆转录酶抑制剂（NtRTI）。

（四）诊断

通常是基于暴露史。误用阿昔洛韦后，通常出现原因不明的精神状态变化、神经功能缺损、体重增加、肾功能异常，特别是儿科患者。

1.特定水平　这些药物血清水平通常不可获得，不能有效预测毒性效应。

2.其他有用的实验室检查　包括CBC（全血细胞计数）、电解质、葡萄糖、BUN（血尿素氮）、肌酐、肝功能试验和尿液分析。如果怀疑乳酸酸中毒，推荐检测血浆乳酸水平和动脉血气。

3.基因多态性　具有HLA-B*5701基因型患者使用阿巴卡韦有发生史蒂文斯-约翰逊综合征和中毒性表皮坏死松解症的风险。这种基因突变在白种人和非洲人中发生率最高，亚洲人中很少见。

（五）治疗

1.应急及支持性治疗措施

（1）保持气道开放，必要时辅助通气。

（2）如发生昏迷、癫痫发作、低血压、尖端扭转型室性心动过速、横纹肌溶解症和过敏反应，应进行治疗。

（3）静脉给予晶体溶液代替胃肠炎造成的液体损失。

（4）静脉给予晶体溶液维持稳定的尿流量，以减轻结晶尿，逆转肾功能不全。

（5）用合理剂量的碳酸氢钠治疗乳酸酸中毒，清除毒性药物。

2.特效药和解毒剂　这些药物没有特效解毒剂。曾有严重乳酸酸中毒病例表明，维生素缺乏可能会加重病情至危及生命的程度。如果缺乏程度不严重，维生素B_2（50mg/d）和（或）维生素B_1（100mg，每日2次）可能是有益的。

3.清除未被吸收的毒物　如条件允许，可口服活性炭。低至中剂量的药物过量时，如果能迅速给予活性炭，则不必洗胃。

4.增强消除　少数报道过量使用这些药物曾发生轻微或轻度毒性。血液透析3～4h可去除60%阿昔洛韦、50%更昔洛韦，以及30%恩曲他滨。然而，加速清除在急性过量服药后还没有被评估或尝试过。

二十一、砷盐

砷盐化合物存在于特定工业、商业和制药产品中。砷盐作为木材防腐剂在工业上的应用（例如海洋木材和电线杆）占了国内消费量的2/3，以前曾广泛应用于住宅建筑（如甲板、围栏、游戏结构），但在2003年底以自愿禁用的形式被弃。2004年之前建造的用于住宅结构和物体的砷处理木材尚未被正式召回或拆除。事实上，除了甲基砷酸钠（MSMA）作为除草剂还能少量使用之外，美国的农药和除草剂中所有砷盐都已被取消或逐步淘汰。直到最近，曾用于家禽和猪饲料添加剂的苯胂类化合物，以及用于土壤改良剂的家禽排泄物有时仍含有低水平的可溶性砷盐。注射用三氧化二砷在2000年被重新引入美国药典，用于癌症化疗。无机砷用于有色金属合金、半导体和某些类型的玻璃生产。有时，在民间疗法和补品中会发现无机砷，特别是亚洲。自流井水可受天然地质沉积物中的无机砷污染，接触矿山尾矿、沉积物和粉煤灰后，水中的砷含量可能会升高。

（一）毒性机制

砷化合物可以是有机的或无机的，并且可以含有五价（砷酸盐）或三价（亚砷酸盐）形式的砷。砷一旦被吸收，可通过多种机制发挥毒性作用，包括抑制对细胞代谢至关重要的酶促反应、诱导氧化应激，以及改变基因表达和细胞信号转导。虽然，亚砷酸盐和砷酸盐会在体内生物转化为毒性较小的五价单甲基和二甲基形式，但有证据表明该过程还会形成毒性较大的三价甲基化合物。作为次要代谢物，硫亚砷酸盐化合物在体内的产生也会导致毒性。

1.可溶性砷化合物，在摄入或吸入后被充分吸收，是人类急性中毒的最大风险。

2.无机砷粉尘（如三氧化二砷）可能刺激皮肤和黏膜，也可能导致接触性皮炎。虽然，大多数砷化合物经皮吸收量很小，但工业事故中也曾因高浓度砷液体制剂的经皮暴露发生全身毒性。

3.化学战剂刘易斯毒气［二氯（2-氯乙烯基）砷］是一种挥发性发疱液体，对眼睛、皮肤和呼吸道可造成瞬间的、严重的刺激性和坏死。

4.砷酸盐和亚砷酸盐的摄入和吸入均是已知的人类致癌物。

（二）中毒剂量

砷化合物的毒性随着其价态、化学组成和溶解度的不同有很大差别。人类对砷剂的急性和慢性毒性反应通常比其他动物更敏感。

1.无机砷化合物　通常，三价砷（As^{3+}）比五价砷（As^{5+}）毒性高 $2 \sim 10$ 倍。然而，无论哪种形式的过度暴露，都会产生类似的中毒反应，临床救治方法相同。

（1）急性摄入仅 $100 \sim 300mg$ 可溶性三价砷化合物（如亚砷酸钠）就可能致命。

（2）人体急性中毒时，可观察到的最低急性毒性剂量（LOAEL）约为 $0.05mg/kg$，这个剂量与某些个体的胃肠道情况相关。

（3）有出现恶性心律失常相关的死亡报道，通常在癌症化疗的几天到几周内出现，静脉注射三氧化二砷的剂量为 $0.15mg/（kg \cdot d）$。

（4）数周至数月重复摄入约 $0.04mg/（kg \cdot d）$ 可导致胃肠道窘迫和血液学毒性，6个月至几年会出现周围神经病变。较低剂量［$0.01mg/（kg \cdot d）$］长期暴露 $5 \sim 15$ 年，可引起特征性皮肤变化（色素沉着被最早发现，然后在几年内出现掌跖角化过度）。

（5）美国国家研究委员会（2001年）推测，长期摄入浓度为 $10\mu g/L$ 含砷饮用水可能与终身致癌风险 $> 1/1000$ 相关。砷诱发癌症的潜伏期可能10年或更长。

2.有机砷　一般而言，五价有机砷化合物比三价有机砷化合物或无机砷化合物毒性小。海洋生物中可能含有大量的砷化甜菜碱，这是一种有机三甲基化合物，在尿液中以原型排泄，且无已知的毒性作用。在一些海洋/淡水动物（如双壳贝类）及海洋藻类（如海藻，通常用于亚洲食品中）中存在砷糖（二甲基芳基核苷衍生物）和砷脂。

（三）临床表现

1.急性暴露最常见于意外、自杀或故意投毒引起的中毒。单次大剂量会产生一系列多系统症状，常在数小时到数周内出现体征。

（1）胃肠道作用：中毒几分钟至几小时后，弥漫性毛细血管损伤会导致出血性胃肠炎。恶心、呕吐、腹痛和水性腹泻常见。虽然，明显的胃肠道症状可能在 $24 \sim 48h$ 缓解，但严重的多系统反应仍然可能继续存在。

（2）心血管效应：在严重情况下，广泛的组织液第三间隙潴留加上胃肠炎造成的液体损失，可导致低血压、心动过速、休克和死亡。代谢性酸中毒和横纹肌溶解症可能发生。中毒发生 $1 \sim 6d$ 后，可能出现第二阶段的充血性心肌病、心源或非心源性肺水肿、孤立性或复发性心律失常。QT间期延长可能与尖端扭转型心动过速室性心律失常有关。

（3）神经效应：精神状态可能正常，也可能出现嗜睡、激动或精神错乱。精神错乱或反应迟钝症状可能在中毒后 $2 \sim 6d$ 出现。广泛性癫痫发作较罕见。对称性感觉运动性轴突周围神经病可在急性摄入后 $1 \sim 5$ 周出现，从远端疼痛性感觉迟钝开始，尤其是在足部。逐渐加重的无力和麻痹随之而来，严重时，甚至可能导致四肢瘫痪和神经肌肉呼吸衰竭。

（4）血液学效应：全血细胞减少症，特别是白细胞减少和贫血，通常发生于急性摄入后 $1 \sim 2$ 周。可能出现嗜酸性粒细胞增多，也可能出现嗜碱性点彩红细胞。

（5）皮肤病学效应：皮肤症状通常出现于中毒后 $1 \sim 6$ 周，包括脱皮（特别是涉及手掌和足底）、弥漫性丘疹性皮疹、眶周水肿、带状疱疹或单纯疱疹。指甲的横向白纹（欧德里奇氏线）可能在急性中毒后几个月变得明显。

2.慢性中毒也与多系统效应有关，这可能包括疲劳和不适、胃肠炎、白细胞减少和贫血（偶尔出现巨幼红细胞）、感觉为主的周围神经病变、肝转氨酶升高、非肝硬化门静脉高压症和周围血管功能不全。可能发生皮肤疾病和癌症（见下文），越来越多的流行病学证据表明慢性砷摄入与高血压、心血管死亡、糖尿病和慢性非恶性呼吸系统疾病的风险增加有关。影响砷甲基化的遗传因素，特别是那些与尿单甲基磺酸（MMA）百分比升高相关的遗传因素，可能增加砷相关慢性病的风险。

（1）皮肤病变：逐渐出现在中毒后 $1 \sim 10$ 年，典型症状为开始于躯干和四肢的斑点状（"雨滴"）色素沉着，几年后逐渐发展成手掌和足底的过度角化性改变。相比神经病变或贫血中毒症状，引发皮肤损伤所需的中毒剂量较低。砷相关的皮肤肿瘤，包括鳞状细胞癌、鲍温病和基底细胞癌，其特点是多中心的，且发生在非日晒区。

（2）肿瘤：砷慢性吸入会增加罹患肺癌的风险。慢性摄入是肺癌、膀胱癌和皮肤癌的明确致病因素，流行病学研究正逐步将砷与某些类型的肾癌和肝癌联系起来。

（四）诊断

通常基于暴露史，结合典型的多系统症状和体征。疑似急性砷中毒患者可能突发腹痛、恶心、呕吐、水性腹泻和低血压，尤其是伴发进行性迟发性心功能不全、全血细胞减少和周围神经病变。严重病例还可能在早期出现代谢性酸中毒和肌酸激酶（CK）升高。某些砷化合物，特别是那些溶解度较低的，是不透射线的，在腹部平片上可见。

1.特定水平　出现急性中毒症状后的头 $2 \sim 3d$，24h尿砷排泄量通常超过数千微克（随机尿样 $> 1000\mu g/L$），并且根据中毒的严重程度，数周后可能都不会恢复到基线水平（24h尿砷＜70μg或随机尿样＜50μg/L）。随机尿样分析用于诊断目的通常已足够。

（1）食用海产品（如鲫鱼、贝类和海洋植物如海藻），可能含有大量无毒的有机砷化合物，如砷甜菜碱和砷糖，会"假性"抬高总尿砷指标长达3d。通过对尿中的砷进行实验室检测，可以区别无机砷和人体内砷代谢物［单甲基肿酸（MMA）和二甲基肿酸（DMA）］的浓度，这对诊断中毒可能有帮助；在近期没有海产品摄入的情况下，尿中无机砷、MMA和DMA的总浓度通常＜20μg/L（2011—2012年美国普通人群健康和营养检查调查显示，该指标的中位数和95%分位数分别为6.15μg/L和17.2μg/L）。应注意的是，尽管砷甜菜碱在尿液中以原型排泄，但在双壳类软体动物和海藻中含量丰富的砷糖，则会被部分代谢为DMA及最近刚被确认的甲基四硫代砷类化合物。陆生食物中，大米天然含有相对高浓度的砷（尽管其浓度通常＜1ppm）。

（2）血砷浓度通常个体差异大，在诊断砷中毒和治疗具有排尿功能患者中应用价值较低。全血砷浓度（通常＜5μg/L）可能在急性中毒早期升高，但可能快速下降到正常范围。然而，此时的尿砷排泄还保持在高水平，且相关症状也仍在继续。

（3）在尿砷浓度正常化后的几个月内，在某些特定部位的指甲或毛发中仍可检测到砷浓度超标（通常＜1ppm），但由于存在外部污染的可能性，采纳该结果应谨慎。

2.其他有用的实验室检查　包括为嗜碱性点彩细胞而进行的包含人工分类及血涂片检查的CBC、电解质、葡萄糖、尿素氮和肌酐、肝酶、肌酸激酶、尿分析、心电图（ECG）和ECG监测（特别关注QT间期）及腹部和胸部造影。

（五）治疗

1.应急及支持性治疗措施

（1）保持气道开放，必要时辅助通气。

（2）发生昏迷、休克和心律失常时，对症处理。由于砷可能导致QT间期延长，应避免使用奎尼丁、普鲁卡因胺和其他Ⅰa型抗心律失常药。吩噻嗪类药物不能用于中毒后的止吐或抗精神病治疗，因为它们可能延长QT间期，降低癫痫发作阈值。

（3）如果需要，积极静脉给予晶体溶液和血管升压剂治疗低血压和液体流失，以维持血压和优化排尿量。

（4）对于急性中毒患者，由于心肺和神经系统并发症可能会延迟几天发生，因此应延长患者的住院留观时间。对症状持续或有明确中毒相关心血管紊乱（包括心电图异常或任何程度的充血性心力衰竭）的患者行48h以上的心电监护是必要的。

2.特效药和解毒剂　症状严重的患者需使用螯合剂。急性砷中毒动物模型显示，中毒后及时（即几分钟至几小时）给予螯合剂治疗是有效的。获得明确实验室证据往往需要数天时间，但螯合剂治疗不能被延误。

（1）单硫醇（2,3-二硫基丙烷磺酸，DMPS，Dimaval），是一种二硫基丙醇（BAL）的水溶性类似物，可以静脉给药，最适合用于急性砷中毒治疗。已报道的治疗经验较少，推荐3～5mg/kg每4小时缓慢静脉注射1次，输注时间超过20min。在美国，该药由药剂师配制。

（2）二硫基丙醇（BAL，英国抗路易斯毒气剂，2,3-二硫基丙醇）是作为第二选择的螯合剂，如果单硫醇不能获取的话。起始剂量为3～5mg/kg经深部肌内注射，每隔4～6h注射1次。路易斯毒气剂烧伤的皮肤和眼睛可以局部涂抹二硫基丙醇。

（3）一旦患者血流动力学稳定且胃肠道症状有所缓和，可将肠外螯合改为口服单硫醇或口服二硫琥珀酸（DMSA，2,3-二硫基丁二酸）。推荐剂量为单硫醇4～8mg/kg 4次/天，口服；或者二硫琥珀酸7.5mg/kg 4次/天，口服；或者10mg/kg 3次/天，口服。

（4）螯合治疗的终点定义不清。螯合剂用于治疗症状性急性中毒，一种经验方法是持续治疗（最初是肠胃外，然后改为口服），直到总尿砷含量低于500μg/24h（或随机尿＜300μg/L），低于成人急性中毒症状明显时的水平。或者，口服螯合继续治疗，直到总尿砷水平达到基线水平（＜70μg/24h或随机尿＜50μg/L）。螯合剂用于治疗已确诊的神经病变（或预防早期神经病变）的疗效尚未被证实。

3.清除未被吸收的毒物　如果条件允许，口服活性炭。然而，需要注意的是，动物和体外实验研究表明，活性炭对无机砷盐的亲和力较差。大量摄入活性炭后需考虑洗胃或全肠道灌洗。

4.增强消除　血液透析可能对伴肾衰竭的中毒患者有益，但对砷清除的贡献很小。利尿、血液灌流或重复给予活性炭均无效。

二十二、胂

胂是一种无色氢化物气体（AsH_3），当砷与氢或还原剂在水溶液中反应时形成。通常在冶炼操作或其他工业环境中，当含砷的矿石、合金或金属物体与酸性（或偶尔碱性）溶液接触时，会释放新形成的胂气体，导致胂中毒的发生。胂也被用作微电子工业中的掺杂剂，可能在废旧镓砷半导体的回收中偶然接触到。

（一）毒性机制

胂是一种有效溶血剂。最近的研究表明，胂与血红蛋白中的血红素相互作用，形成了活性中间体，进而改变跨膜离子流动，导致细胞内钙大大增加，从而促发溶血。（注意：亚砷酸盐和其他氧化形式的砷不会引起溶血。）血红蛋白在肾小管内大量沉积会引发急性肾损伤。大量溶血也会导致全身氧输送减少，出现低氧应激。此外，胂和（或）其反应产物对多个器官还有直接的细胞毒作用。

（二）中毒剂量

胂是毒性最大的砷衍生物，胂是砷毒性最大的形式。美国环境保护局和国家研究理事会最近发布的急性中毒剂量指南（AEGLs）表明，暴露于≥0.000 67mg/L水平30min、≥0.000 54mg/L水平1h或≥0.000 064mg/L水平8h，均可能致残（AEGL-2）。致死或危及生命（AEGL-3）可能发生在暴露于≥0.002 0mg/L水平30min、≥0.000 41mg/L水平4h或≥0.000 19mg/L水平8h后。国家职业安全与健康研究所（NIOSH；1994）认为"即刻危及生命或健康"（IDLH）的水平为0.009 5mg/L。人类的嗅觉阈值是0.001 6～0.003 2mg/L，无法分辨低剂量中毒。单独的皮肤暴露并未造成无毛小鼠中毒，提示若呼吸系统防护足够，经皮吸收不会给直接接触者或工人带来风险。

（三）临床表现

1. 急性效应。因为胂气体没有剧烈刺激性，吸入无急性症状。那些暴露在高浓度下的人有时会出现大蒜样气味，但通常他们不知道有明显的暴露。在大多数涉及胂的工业事故中，危险暴露往往超过30min，甚至长达几小时。

2. 潜伏期为2～24h（取决于暴露强度），之后会出现大量溶血，以及早期症状，如心神不宁、头痛、发热或发冷、四肢麻木或寒冷。腹部、侧面或腰部可能伴随有胃肠道不适，包括恶心、呕吐和痉挛疼痛。严重暴露时，可能在1～2h发生突然的心力衰竭和死亡。

3. 血红蛋白尿指尿色变为暗红色的颜色，皮肤可能出现铜色、青铜色或"黄疸"色，原因与血浆血红蛋白含量增加有关。

4. 少尿和急性肾衰竭常发生在中毒后1～3d，是胂中毒的主要症状。

5. 少数患者可能在1～2d出现躁动和谵妄。

6. 慢性胂中毒是一种罕见疾病，与头痛、虚弱、呼吸急促、恶心、呕吐和贫血有关。

（四）诊断

对于突然出现溶血、血红蛋白尿和进行性少尿的患者，应怀疑是否存在胂中毒。一致的工作经历或其他可能的接触源会增加判断的难度，但这种情况通常不多。

1. 特定水平 尿和全血砷水平可能升高，但很少能及时获得具体水平来帮助诊断和处理。重度胂中毒患者的全血砷浓度范围在几百至几千微克/升。

2. 其他有用的实验室检查

（1）在急性暴露后的最初几小时，CBC可能是正常的，或者仅显示血细胞比容或血红蛋白的中度抑制。然而，在12～36h，这些值将逐渐下降，血红蛋白水平下降到5～10g/100ml。外周血涂片可显示红细胞碎裂和异常红细胞形态，包括特征的"鬼细胞"，其中有放大的膜包围苍白或空旷的内部。常见白细胞增多。血浆或血清血红蛋白的测定可用于指导治疗（见下文）。

（2）最初的尿液分析通常是试纸呈血红素阳性，但显微镜检查很少发现红细胞。以后，随着少尿的进展，活跃的尿沉淀物经常会出现红细胞和管型。尿液血红蛋白的定量指标在溶血过程中可能升高到3g/L，在某些情况下可能超过10g/L。

（3）在最初的48h里，血清胆红素可显示轻至中度升高（如2～5mg/dl），伴有肝的氨基转移酶轻微上升。

（4）尿素氮和血清肌酐增加表明急性肾功能不全。

（五）治疗

1. 应急及支持性治疗措施

（1）充分的静脉水化，如果需要的话，用甘露醇进行渗透性利尿，以保持尿量并降低急性血红蛋白尿性肾衰竭的风险。

（2）临床报告表明，快速的全血置换是关键的治疗干预，应在患者出现血清游离血红蛋白水平为15g/L或更高时，伴或不伴肾功能不全或早期急性肾小管坏死迹象时启动。由于获得匹配的血液所需时间较长，在显著暴露的患者出现这些症状后，就应尽快考虑血浆置换。

（3）血液透析可治疗进展性肾衰竭，但不能替代血浆置换。因为血浆置换（而非血液透析），可以除去砷-血红素蛋白复合物，有助于改善溶血状态。

2. 特效药和解毒剂

（1）因临床经验较少，螯合治疗在急性胂中毒中的疗效尚未确定，但有限的动物和体外实验研究表明，对于暴露24h以内的患者，使用二巯基丙醇（BAL，英国抗路易斯毒气剂，一种脂溶性螯合剂）进行治疗是合理的。在一开始的24h内，二巯基丙醇的剂量为3～5mg/kg，每4～6小时进行深部肌内注射。

（2）24h后，可考虑用水溶性二巯基螯合剂治疗：口服或肠胃外注射二巯丙磺钠（DMPS）或口服二巯琥珀酸（DMSA，二巯基丁二酸）。

（3）请注意，在中毒初期建议使用二巯基丙醇，而非二巯丙磺钠或二硫琥珀酸，因二巯基丙醇可特异性螯合胂，而其他无机砷中毒初期的首推螯合剂为二巯丙磺钠。

（4）螯合作用的疗效尚不确定的，不应取代或延缓早期的有力支持治疗。

3. 清除未被吸收的毒物 将受害者从毒物环境中转移。搜救者应配备自带呼吸装置（SCBA）以保护自身免受环境中残留胂的影响。

4. 增强消除 如前所述，快速全血置换对于明显的溶血或进行中的肾功能不全患者是有益的。供体血液可通过中心静脉输入，而患者自身血液以相同流速通过外周静脉输出，或者可使用自动细胞分离器来交换红细胞和血浆。

二十三、石棉

石棉是一组天然产生的硅酸盐，也称为温石棉、铁矾石、青石棉、透闪石、阳起石和叶绿石。大量数据表明，石棉暴露数年后会诱发肺部和胸膜纤维化、肺癌和间皮瘤。

（一）毒性机制

纤维大小、生物持久性和化学组成是吸入性石棉纤维中毒的关键因素，纤维长度越长（＞5μm），越不容易从肺部清除。已知肺中的石棉纤维会产生活性氧，进而损伤细胞和引发炎症反应，最终导致纤维化。长纤维已被证实会干扰有丝分裂纺锤体的形成，引起染色体损伤，特别是缺失，这可能与石棉诱导癌变有关。吸烟会增加石棉暴露人群罹患肺癌的风险。

（二）中毒剂量

暴露于石棉的安全阈值尚未确定。平衡潜在的健康风险与工作场所控制的可行性，当前职业安全与健康管理局（OSHA）联邦石棉标准将人体允许暴露的极限值定为平均8h内每立方厘米0.1纤维。任何工人都不应接触30min内超过每立方厘米0.1纤维的石棉环境。

（三）临床表现

石棉暴露15～20年后，患者可能会发展为一种或多种以下临床症状。

1.石棉肺 是一种缓慢进展性肺纤维化疾病。肺功能受限引起的肺损伤和气体交换减少是常见症状。

2.胸膜斑 通常仅累及胸膜壁，无症状，但却是石棉暴露的标志。涉及胸膜和内脏表面（弥漫性胸膜增厚）的严重胸膜纤维化会导致明显的肺功能限制，但很少发生。

3.胸腔积液 最早可能在暴露后5～10年发生，通常不被认为与石棉相关。

4.肺癌 是石棉暴露患者死亡的常见原因，尤其是吸烟者。间皮瘤是一种累及胸膜或腹膜的恶性肿瘤。石棉作业工人胃肠道肿瘤的发生率也可能增加。

（四）诊断

基于石棉暴露史（通常在症状出现前至少15～20年）和前文描述的一个或多个综合征的临床表现。胸部X线片通常显示小的、不规则的圆形阴影，主要分布在肺下野。胸膜斑、弥漫性增厚或钙化可能存在。肺功能检查显示肺活量和总肺活量降低，一氧化碳扩散受损。

1.特定水平 没有特定的血液或尿液检测。

2.其他有用的实验室检查 包括胸部成像、动脉血气和肺功能测试。

（五）治疗

1.应急及支持性治疗措施 应重视石棉暴露的预防。鼓励所有石棉工人严禁吸烟，严格遵守工作场所的控制措施。

2.特效药和解毒剂 无。

3.清除未被吸收的毒物

（1）吸入：接触石棉粉尘的人和救援人员应佩戴防护装备，包括适当的呼吸器和一次性防护服和帽子。浇灌干性材料将有助于防止石棉粉以灰尘的形式扩散到空气中。

（2）皮肤暴露：石棉不通过皮肤吸收，但它可能从皮肤和衣服中被吸入，所以建议脱去被污染的衣服，并清洗皮肤。

（3）摄入：石棉通过消化道摄入是无害的，所以洗胃是没有必要的。

4.增强消除 此步骤无效。

二十四、叠氮化钠

叠氮化钠是一种高毒性白色结晶固体，它广泛应用于汽车安全气囊，可爆炸分解为氮气，瞬时膨胀为气囊（注意：部分新一代安全气囊利用硝酸铵作为爆炸性化学品）。此外，叠氮化钠也用于生产金属叠氮化物炸药和实验室防腐剂，目前尚无医学用途，但由于其强大的血管舒张作用，叠氮化钠已被尝试用作抗高血压药。

（一）毒性机制

1.叠氮化物毒性的机制尚不清楚。与氰化物和硫化氢类似，叠氮化物会抑制含铁的呼吸酶如细胞色素氧化酶，导致细胞窒息。中枢神经系统会发生增强的兴奋性传递。叠氮化物也是一种有效的血管扩张剂。

2.虽然叠氮化物在中性溶液是稳定的，但酸化会将叠氮化物盐迅速转化为叠氮酸，特别是在固体金属（例如排水管）存在的情况下。偶氮酸蒸气是刺激性（高浓度）爆炸物。叠氮酸的急性毒性可以匹敌氰化氢和硫化氢。

（二）中毒剂量

虽然汽车安全气囊中装载了几克叠氮化物，但在爆炸充气过程中，它会完全被消耗并转化为氮气，尚无因气囊弹出而造成中毒的报道。此外，氢氧化钠是化学反应的副产物，在气囊弹出后，起润滑作用的滑石粉或玉米淀粉还会形成白色粉尘或烟雾。

1.吸入 刺激症状或刺激性气味不足以引起毒性反应。叠氮化钠推荐的工作场所上限（ACGIH TLV-C）为0.29μg/L，叠氮酸为0.11mg/L。空气浓度低至0.5mg/L可能导致黏膜刺激、低血压和头痛。一名化工人员在吸入1%叠氮酸溶液上方的蒸汽后，出现低血压和萎靡不振，并于15min后恢复，但仍感到头痛。在空气中叠氮化铅浓度为0.3～3.9mg/L工厂工作的工人，除了血压下降外，还有头痛、虚弱、心悸、眼睛和鼻子轻微刺痛等症状。在散发蒸汽浓度为0.5ppm的硫黄分析器附近工作的实验室人员会发生鼻塞症状，但未闻到刺鼻性气味。

2.皮肤吸收 工业化处理大量叠氮化物钠的工人会有头痛、恶心、晕厥、低血压等症状，但不确定中毒途径是经皮肤吸收还是经呼吸道吸入。一个含有1%叠氮化钠溶液的金属废物桶爆炸造成一例患者45%体表面积的烧伤，并出现典型的叠氮化物毒性，与口服摄入的中毒时间相似；1h内发生昏迷和低血压，14h后出现难治性代谢性酸中毒、休克和死亡。

3. 摄入 大量饮用实验室的盐水或蒸馏水会发生严重或致命中毒，因这些溶液含有0.1%～0.2%叠氮化钠作为防腐剂。

（1）摄入几克叠氮化钠会在1～2h导致死亡。

（2）摄入700mg叠氮化钠会在72h后导致心力衰竭。摄入150mg会在15min内出现呼吸急促、心动过速、躁动、恶心、呕吐腹泻。随后会出现多饮、心电图T波改变、白细胞增多和麻木等症状，并持续10d。

（3）0.65～3.9mg/d剂量长期治疗2.5年是一种经验性的抗高血压疗法。低血压会在服药1min内发生。头痛是这些患者的唯一不良主诉。

（三）临床表现

1. 刺激性 暴露于叠氮化钠粉尘或气体中会引起结膜变红、鼻和支气管刺激，并进展为肺水肿。

2. 全身毒性 吸入和摄入叠氮化钠都会引发各种剂量依赖性全身症状。在早期，发生低血压和心动过速，并进展为心动过缓、心室颤动和心力衰竭。神经系统症状包括头痛、躁动、面部潮红、视力丧失、虚弱、无力、低反射、癫痫、昏迷和呼吸衰竭。相关症状还包括恶心、呕吐、腹泻、发汗、乳酸酸中毒。

（四）诊断

基于暴露史和临床表现。

1. 特定水平 准确的血液或血清含量不是常规可测的。一种简单的定性试验可用于粉末和固体材料：叠氮化物在氯化铁存在下会形成红色沉淀物（注意在处理叠氮化物时使用手套和呼吸保护）。

2. 其他有用的实验室检查 包括电解质、葡萄糖、动脉血气或脉搏血氧饱和度和心电图。

（五）治疗

注意：处理严重叠氮化物摄入中毒的病例对医护人员来说可能具有潜在危险性。在胃的酸性环境中，叠氮化盐会转化为高挥发性叠氮酸。应迅速隔离所有呕吐物或洗胃液，并将患者安置在通风良好的区域。如果有合适的呼吸保护装置，应训练医护人员使用。小心处理叠氮化物。若与重金属接触，包括水管中的铜或铅，形成金属叠氮化物则可能会爆炸。

1. 应急及支持性治疗措施

（1）保护气道，必要时辅助通气。插入静脉导管，并监测心电图和生命体征。

（2）如果出现昏迷、低血压、癫痫发作、心律失常，对症治疗。

2. 特效药和解毒剂 没有具体的解毒剂。

3. 清除未被吸收的毒物

（1）吸入：将受害者从毒物环境中移除，若可能，给予吸氧。救援人员应佩戴自给式呼吸器和合适的化学防护服。

（2）皮肤：脱去和并打包污染的衣物，并用肥皂和水清洗受污染的皮肤区域。

（3）摄入：使用活性炭（碳对叠氮化物的亲和力尚

不清楚）。如果摄食后出现症状较早，可考虑洗胃。警告声明：隔离所有呕吐物或洗胃液，避免暴露于挥发性的叠氮酸环境中。

4. 加速消除 透析或血液灌流在急性叠氮化钠中毒中无效。

二十五、巴氯芬

巴氯芬（力奥来素，廖芬，加布洛芬）是一种中枢作用的肌松剂，用于治疗肌肉痉挛，通常继发于脊髓损伤和多发性硬化等病症。它也被滥用于娱乐。

（一）毒性机制

1. 作为一种突触前GABA（B）激动剂，巴氯芬能够产生中枢神经系统和呼吸抑制作用，它也与似是而非的高渗性和癫痫样活动有关。戒断时，巴氯芬可能引起癫痫发作、幻觉和热疗。此外，已报道多达30%的摄入人群出现心动过缓。

2. 药代动力学。巴氯芬从胃肠道中迅速吸收，在过量的剂量下可延长吸收。峰值吸收发生在口服摄入的2h内。在鞘内过量给药后几分钟内可见到毒性作用。表观分布容积为1～2.5L/kg。蛋白质结合率约为30%。约85%排泄在尿液中以原型排泄，而15%在粪便中被消除。治疗剂量通常的消除半衰期为2.5～4h，但服药过量后可能延长（表2-64）。

（二）中毒剂量

据报道，在健康成人中有摄入200mg发生中毒的报道，鞘内剂量为1.5mg与严重中枢神经系统和呼吸抑制相关。死亡病例发生在摄入1g及以上。婴儿摄入120mg可导致呼吸衰竭。

（三）临床表现

1. 巴氯芬中毒 会引起恶心、呕吐、迷惑、嗜睡、精神萎靡，偶尔还会出现幻觉、躁动和癫痫发作。更严重的毒性表现为昏迷、呼吸衰竭、心动过缓、低血压、松弛、瞳孔散大和体温过低。深昏迷可以模拟脑死亡，并可能持续至摄入几天之后。横纹肌溶解症、癫痫持续状态和一度房室传导阻滞是报道很少的事件。

2. 巴氯芬戒断症状 通常发生在鞘内泵突然中断的情况下，但也可能在停止口服给药后发生。发作通常在剂量减少后24～48h。症状包括躁动、癫痫发作、心动过速、高热、高血压或低血压、肌肉僵硬和幻觉。据报道，严重的戒断症状有横纹肌溶解症、多器官系统衰竭和死亡。

（四）诊断

通常基于摄入史或已知巴氯芬泵放置或操作史，以及先前提到的临床发现。鉴别诊断应包括其他镇静催眠药、γ-羟基丁酸酯（GHB）或乙醇中毒和（或）戒断症状。

1. 特定水平 是不容易快速获得的，且不会有助于处理急性过量，但如果患者仍然处于深昏迷和脑死亡时，可能是必要的。

2.其他有用的实验室检查 包括葡萄糖、电解质、尿素氮、肌酐、肌酸激酶、遥测监测和脉搏血氧饱和度。

（五）治疗

1.应急及支持性治疗措施

（1）必要时保持开放气道并辅助通气。

（2）如果发生昏迷、癫痫发作、心律失常、低温、热疗，应及时治疗。仰卧位和静脉输液复苏对低血压通常是有效的。

（3）急性摄入后至少6h监测无症状患者。

2.特效药和解毒剂 没有已知的特异性解毒剂，通常进行支持治疗。停药后会出现戒断症状，如有必要，可逐步减少巴氯芬剂量进行治疗。

3.清除未被吸收的毒物 如果条件合适，口服活性炭。如果能迅速给予活性炭，则在小到中度摄入后不必洗胃。

4.增强消除 虽然大多数患者都有良好的支持护理，但严重的中毒患者仍需要血液透析。由于巴氯芬主要经肾排泄，对于肾功能不全的患者，血液透析是必要的。

二十六、巴比妥类

巴比妥酸盐曾被用作催眠药和镇静药，用于诱导麻醉和治疗癫痫、癫痫持续状态。它们基本上已经被新的药物所取代，呼叫毒物控制中心的人数也大大减少。根据它们的药理活性和临床应用，分为四大类：超短效、短效、中效和长效（表2-13）；含有巴比妥酸盐的复合产品包括非奥丽那（50mg 布他比妥）和多纳塔尔（16mg 苯巴比妥）。兽医安乐死产品通常含有巴比妥酸盐，如戊巴比妥。

表2-13 巴比妥酸盐

药物	正常终末消除半衰期（h）	一般效应持续时间（h）	常用催眠剂量，成人（mg）	最低毒性水平（mg/L）
超短效				
美索比妥	3～5	＜0.5	50～120	＞5
硫喷妥钠	8～10	＜0.5	50～75	＞5
短效				
戊巴比妥	15～50	＞3～4	50～200	＞10
司可巴比妥	15～40	＞3～4	100～200	＞10
中效				
异戊巴比妥	10～40	＞4～6	65～200	＞10
丙戊巴比妥	14～34	＞4～6	40～160	＞10
丁巴比妥	35～50	＞4～6	100～200	＞10
布他必妥	35		100～200	＞7
长效				
甲基苯巴比妥	10～70	＞6～12	50～100	＞30
苯巴比妥	80～120	＞6～12	100～320	＞30

（一）毒性机制

1.所有巴比妥类药物都会抑制大脑神经元活动。与巴比妥酸盐受体的相互作用会引起γ-氨基丁酸（GABA）介导的氯离子电流增强，进而导致突触抑制。大剂量时发生的低血压是由中枢交感神经张力下降和心脏收缩力直接下降引起的。

2.药代动力学随剂量和组别变化（表2-13，表2-64）。

（1）超短效巴比妥类药物是一种高脂溶性物质，能迅速渗透大脑诱导麻醉，然后迅速重新分配到其他组织。因此，这些化合物的临床作用时间比消除半衰期短得多。

（2）长效巴比妥类药物如苯巴比妥分布更均匀，有较长的消除半衰期，这使得它们在每日1次的癫痫治疗中很有用。扑米酮（Mysoline）被代谢为苯巴比妥和苯乙基丙酰胺（PEMA）；虽然长效苯巴比妥只占代谢物的25%，但它具有最大的抗惊厥活性。

（二）中毒剂量

巴比妥类药物的毒性剂量差异很大，取决于药物品种、给药途径和给药速度及个体耐受性。一般来说，当剂量超过催眠剂量的5～10倍时，就可能产生毒性。长期服用或滥用镇静药者可能对镇静药有惊人的耐受性。

1.短效药物如戊巴比妥的潜在致死性口服剂量为2～3g，而苯巴比妥的剂量为6～10g。

2.据报道，年轻妇女在接受每千克1～3mg，甲氨蝶呤快速静脉注射后发生治疗性流产，导致数人死亡。

（三）临床表现

症状的出现取决于药物种类和给药途径。

1.嗜睡、言语迟钝、眼球震颤和共济失调是常见的轻至中度中毒症状。高剂量时，常发生低血压、昏迷和呼吸停止。深度昏迷时，瞳孔通常很小或在中间位置，但随着剂量的增加，患者可能会失去所有反射活动，呈现神经学死亡状态。

2.低体温症在昏迷患者中较常见，尤其是当患者暴露在温度较低的环境时。低血压和心动过缓通常伴随体温过低。

（四）诊断

任何昏迷或昏迷癫痫患者应考虑摄入史。虽然服用过量的巴比妥类药物有时会出现皮肤起疱，但不是巴比妥类药物所特有的。也应该考虑其他原因导致的昏迷。

1.特定水平 苯巴比妥通常可从医院临床实验室获得；浓度＞60～80mg/L通常伴有昏迷，而浓度＞150～200mg/L则伴有严重低血压。对于短期和中期作用的巴比妥酸盐，当血清浓度超过20～30mg/L时可能发生昏迷。巴比妥酸盐在常规尿液毒物筛选中很容易检测到。

2.其他有用的实验室检查 包括电解质、葡萄糖、尿素氮、肌酐、动脉血气及脉搏、血氧饱和度、胸部X

线片。

（五）治疗

1.应急及支持性治疗措施

（1）保护气道，必要时，协助通气。

（2）治疗昏迷、体温过低、血压过低。

2.特效药和解毒剂　没有特定的解毒剂。

3.清除未被吸收的毒物　如情况适宜，可口服活性炭（如果条件合适，口服活性炭）。如果能及时给予活性炭，小到中等剂量的摄入不需要洗胃。

4.增强消除

（1）碱化尿液增加苯巴比妥（一种弱酸）随尿液排出的量，但没有增加其他巴比妥酸盐的排泄。它的效果在急性过量时是未经证实的，可能有助于治疗体液过量和肺水肿。

（2）反复给予活性炭已被证明可降低苯巴比妥及其代谢物的半衰期，但对昏迷时间、机械通气时间和拔管时间的影响，数据是相互矛盾的。

（3）血液透析或血液灌流对于那些对支持性治疗没有反应的重度醉酒患者（顽固性低血压患者）可能是必要的。据报道，连续性静脉-静脉血液透析可加速毒物的清除。

二十七、钡

钡中毒很罕见，通常是由于意外污染的食物来源、自杀或职业吸入暴露。面粉中添加碳酸钡和食盐污染曾造成意外的大规模中毒。发展中国家的钡中毒发病率远远高于发达国家。

钡是一种高密度的碱土金属，在自然界中以二价阳离子的形式与其他元素结合存在。水溶性钡盐（醋酸盐、氯化物、氟化物、氢氧化物、硝酸盐和硫化物）是剧毒的。碳酸钡的溶解度在生理pH下较低，但随着pH的降低（如在胃酸的存在下），溶解度显著增加。可溶性钡盐存在于脱毛剂、陶瓷釉和杀鼠尾草剂中，用于玻璃制造和纺织品染色。氯酸钡是烟花的常见成分，在点火时产生绿色。硫化钡和多硫化物也可能产生硫化氢毒性。在采矿和提炼过程中，煤和天然气的燃烧及钡化合物的生产过程中，钡也可能进入空气。石油和天然气工业使用钡化合物来制造钻探泥浆，当钻头穿过岩石时，泥浆能起到润滑作用。

不溶性的盐，如硫酸钡，吸收很差。然而，从放射学研究中发现，硫酸钡在压力下流入腹膜腔或门静脉系统。心血管衰竭已被报道，虽然目前尚不清楚这是否直接由钡还是由败血症引起。

（一）毒性机制

1.全身性钡中毒的特点是严重低钾血症，导致呼吸和心搏骤停。钡是一种钾离子通道的竞争性阻滞剂，可干扰细胞内钾离子外流。钡离子也可能对骨骼肌或神经肌肉传导有直接影响。在胃肠道中，钡刺激胃酸和组胺的分泌和蠕动。

2.吸入不溶性无机钡盐可引起良性肺尘埃沉着症。一人因吸入过氧化钡死亡。苯乙烯酸钡的爆炸会引起严重的吸入和皮肤吸收中毒。

3.药代动力学：可溶性钡盐摄入后，迅速被消化道黏膜吸收。在快速再分配阶段后，钡的含量会缓慢下降，半衰期从18h到3.6d不等。排泄途径以粪便为主，肾脏排泄占10%～28%。钡不可逆地储存在骨骼里。

（二）中毒剂量

可溶性钡盐的最低口服毒性剂量尚未确定，但可能低至200mg。各种钡盐的致死剂量从1g到30g不等，因为吸收受mypH和高硫酸盐食物的影响。患者在摄入129g和421g硫化钡后存活了下来。美国环境保护署（EPA）设定的钡的口服参考剂量为0.07mg/（kg·d）。50mg/m³水平可能立即危及生命和健康（IDLH）。

（三）临床表现

急性中毒在10～60min表现为严重的胃肠道症状，如呕吐、上腹不适和大量水样腹泻。随后很快出现骨骼肌无力，原因是严重的低血钾，进而发展为弛缓性麻痹、反射障碍和呼吸衰竭。也可发生室性心律失常、低磷血症、肌萎缩性脊髓侧索硬化症、视力调节障碍、肌阵挛、流涎、高血压、惊厥、横纹肌溶解、急性肾衰竭和凝血障碍。可能存在严重的乳酸酸中毒和中枢神经系统抑制。更常见的情况是，患者即使严重中毒，仍能保持清醒。

（四）诊断

依据暴露史，伴快速进行性低钾血症和肌无力。普通腹部X线片可以检测到不透射线的物质，但是对于摄取的钡还没有确定X线的灵敏度和特异度。

1.特定水平　血清钡浓度不容易检测。可以通过多种技术进行测量，超过0.2mg/L就被认为是不正常的。

2.其他有用的实验室检查　包括电解质、尿素氮、肌酐、磷、动脉血气或脉搏、血氧测量和连续心电图监测。经常测量血清钾水平。

（五）治疗

1.应急及支持性治疗措施

（1）保持呼吸道畅通，必要时辅助通气。

（2）用静脉注射晶体液治疗胃肠炎引起的体液流失。

（3）放置心脏监测仪，摄入后密切观察患者至少6～8h。

2.特效药和解毒剂　给予氯化钾治疗有症状或严重的低钾血症。大剂量的钾可能是必要的（24h内最高剂量为420mmol）。如果患者有低磷血症，使用磷酸钾。血清钾水平应密切跟踪，因为反弹高钾血症已被报道可能出现。

3.清除未被吸收的毒物

（1）活性炭不与钡结合，不推荐使用，除非怀疑或已经摄入了其他物质。

（2）如果近期大量进食，可以考虑洗胃。

（3）硫酸镁或硫酸钠（成人30g，儿童250mg/kg）应口服以结合摄入的钡作为不溶性硫酸盐。硫酸镁或硫酸钠不建议使用，因为它可能引起肾小管钡沉淀，导致肾衰竭。

4.增强消除 在一些病例报道中，透析与快速的临床改善和钡血浆半衰期的快速降低有关。在一个病例报道中，连续静脉-静脉血液双滤过（CVVHD）成功使用，使血清钡半衰期降低了3倍，并在24h内使神经系统完全恢复。对于严重中毒而对低钾血症的纠正无效的患者，应考虑两种根除毒素的方法。

二十八、苯

苯是一种高度易燃、清澈、易挥发的液体，具有辛辣、芳香的气味，是应用最广泛的工业化学品之一。它是汽油中的一种副产物，被用作工业溶剂和合成各种材料的化学中间体。苯可以在染料、塑料、杀虫剂和许多其他材料和产品中找到。苯使用量最高的行业包括皮革生产、电子制造、机械制造和喷漆。苯一般不存在于家用产品中。

（一）毒性机制

和其他碳氢化合物一样，如果吸入苯，则会引起化学性肺炎。

1.苯一旦吸收，就会引起中枢神经系统抑制，还可能增强心肌对儿茶酚胺致心律失常作用的敏感性。

2.苯还因其对造血系统的慢性影响而为人所知，这被认为是由一种反应性毒性中间代谢物诱导的。

3.苯是已知的人类致癌物（IARC组1）。

（二）中毒剂量

苯通过吸入和摄入能被迅速吸收，在一定程度上经皮吸收。

1.急性摄入2ml可产生神经毒性，15ml可致死亡。

2.苯蒸气的推荐工作场所限值（ACGIH TLV-TWA）为0.5mg/L（1.6mg/m³），为该值为8h时间加权平均值。短期接触限值（STEL）为2.5mg/L。被认为立即危及生命或健康（IDLH）的水平是500mg/L。一次暴露在7500～20 000mg/L的浓度下可能是致命的。长期暴露远低于嗅觉阈值（2mg/L）的环境中与造血毒性有关。

3.美国环境保护署规定的水中最大污染物浓度为5μg/L。

（三）临床表现

1.急性暴露可立即引起中枢神经系统反应，包括头痛、恶心、头晕、震颤、抽搐和昏迷。中枢神经系统中毒症状在吸入后立即出现或摄入后30～60min症状明显，严重吸入可导致非心源性肺水肿；室性心律失常可能是由于心肌对儿茶酚胺敏感性增加所致。苯会对皮肤造成长期或大量的化学灼伤。

2.慢性暴露后，血液病如血细胞减少、再生障碍性贫血、急性髓系白血病/急性非淋巴细胞白血病及其变异可能发生。慢性粒细胞白血病、慢性淋巴细胞白血病、多发性骨髓瘤、非霍奇金淋巴瘤和阵发性夜间血红蛋白尿可能存在因果关系。苯暴露与急性淋巴细胞白血病、骨髓纤维化和淋巴瘤之间有未经证实的联系。染色体异常已有报道，但是没有影响职业暴露后妇女生育的报道。

（四）诊断

基于接触史和典型的临床表现。由于慢性血液毒性，红细胞、白细胞和血小板计数在再生障碍性贫血发病前先增加后减少。

1.特定水平 一支香烟中含有60～80μg的苯；一名典型的吸烟者每天吸入1～2mg的苯。这可能会干扰对低水平苯暴露的测量。

（1）尿酚水平可能对监测工作场所苯暴露有用（如果饮食对酚类产品进行严格控制）。尿酚测定值高于50mg/L，表明职业接触过多。尿反式次维酸和S-苯巯基酸（SPMA）是低水平苯暴露更为敏感和特异的指标，但通常不易获得。尿液中的SPMA通常＜15μg/g的肌酐。

（2）在暴露后的2d内，苯也可以在之前的空气中测量到。

（3）血液中苯或代谢物水平在临床上没有意义，除非是在急性暴露之后。正常水平之＜0.5μg/L。

2.其他有用的实验室检查 包括CBC、电解质、尿素氮、肌酐、肝功能检查、心电图监测和胸部X线（如果怀疑有误吸）。

（五）治疗

1.应急及支持性治疗措施

（1）保持呼吸道畅通，必要时辅助通气。

（2）治疗昏迷、癫痫、心律失常和其他并发症。

（3）谨慎使用任何β肾上腺素能药物（如肾上腺素、沙丁胺醇），因为心肌敏化可能导致心律失常。

（4）显著暴露后监测生命体征和心电图12～24h。

2.特效药和解毒剂 没有特殊的解毒剂。

3.清除未被吸收的毒物

（1）吸入：立即将患者转移到新鲜空气环境中，有条件时输氧。

（2）皮肤和眼睛：脱去衣物，清洗皮肤；用大量的清水或生理盐水冲洗暴露的眼睛。

（3）摄入：如情况适宜，可口服活性炭。如果摄食量较大（如＞150～200ml），且发生在胃管内，可考虑用小软管吸胃30～60min。

4.增强消除 透析和血液灌流无效。

二十九、苯二氮䓬类药物

苯二氮䓬类药物包括许多化合物，这些化合物在药效、作用时间、活性代谢物是否存在及临床使用等方面差异很大（表2-14）。三种非苯二氮䓬类药物依索匹克隆、扎来普隆和唑吡酮也有类似的临床效果。一般来说，由于苯二氮䓬类药物过量而导致的死亡是罕见的，除非这些药物与其他抗抑郁药物如乙醇、阿片类药物和巴比妥类药物联合使用。在最近的刑事案件中，较新的强效短效药剂被认为是死亡的唯一原因。

表2-14 苯二氮䓬类药物

药物	半衰期（h）	活性代谢物	口服成人剂量（mg）
阿普唑仑	6.3～26.9	否	0.25～0.5
溴甲西泮	8～30	是	3～30
氯氮䓬	18～96[a]	是	5～50
氯巴赞	10～50	是	5～40
氯硝西泮	18～50	否	0.5～2
氯氮杂苯甲酸盐	40～120[a]	是	3.75～30
地西泮	40～120[a]	是	5～20
艾司唑仑	8～28	否	1～2
右旋佐匹克隆	6	否	2～3
氟硝西泮	9～30	否	1～2
氟西泮	47～100[a]	是	15～30
劳拉西泮	10～20	否	2～4
咪达唑仑	2.2～6.8	是	1～5[b]
奥沙西泮	5～20	否	15～30
吩西安定	15～60	否	0.5～2
喹西泮	70～75[a]	是	7.5～15
替马西潘	3.5～18.4	否	15～30
三唑仑	1.5～5.5	否	0.125～0.5
扎勒普龙[c]	1	否	5～20
佐尔皮德姆[c]	1.4～4.5	否	5～10

[a]. 活性代谢物的半衰期，可归因于其作用。

[b]. IM. 或 IV.

[c]. 不是苯二氮䓬类药物，但其作用机制和临床作用相似，与氟马西尼可能逆转。

（一）毒性机制

苯二氮䓬类增强了抑制性神经递质γ-氨基丁酸（GABA）的作用。它们还通过不明确的机制抑制其他神经元系统。其结果是脊髓反射和网状激活系统的普遍抑制，这会导致昏迷和呼吸停止。

1.新型短效苯二氮䓬类药物如三唑仑（Halcion）、阿普唑仑（Xanax）和咪达唑仑（Versed）更容易引起呼吸停止。唑吡坦（Ambien）也有报道。

2.快速注射地西泮后出现心肺骤停，可能是由于抑制了CNS的作用，也可能是由于稀释的丙二醇的毒性作用。

3.药代动力学。这些制剂大部分是高蛋白结合的（80%～100%）。血药浓度达到峰值的时间、消除半衰期、活性代谢物的存在与否以及其他药代动力学值见表2-64。

（二）中毒剂量

一般而言，苯二氮䓬类药物的毒副反应率很高。据报道，口服超过治疗剂量15～20倍的地西泮，没有出现严重的意识下降。然而，在摄入5mg三唑仑和快速静脉注射地西泮、咪达唑仑和许多其他苯二氮䓬类药物后，出现呼吸抑制作用。此外，摄入另一种具有CNS抑制剂性的药物（如乙醇、巴比妥酸盐、阿片类药物）可能会产生附加效应。

（三）临床表现

根据化合物的不同，服用后30～120min可观察到中枢神经系统抑制的发生。可能会出现嗜睡、说话含糊不清、共济失调、昏迷和呼吸停止。一般来说，苯二氮䓬类药物引起的昏迷患者会出现反射性减退和瞳孔缩小。可能发生体温过低。当涉及较新的短效制剂或服用其他抑制剂时，更易发生严重并发症。

（四）诊断

基于历史摄入或最近注射。鉴别诊断应包括其他镇静催眠药、抗抑郁药、抗精神病药和麻醉剂。昏迷和瞳孔缩小对纳洛酮没有反应，但服用氟马西尼会逆转（见下文）。

1.特定水平 血清药物水平通常可从商业毒理学实验室获得，但很少有应急给药的价值。尿液和血液的定性筛查可迅速确认接触史。免疫测定对代谢为奥沙西泮的苯二氮䓬类药物（如地西泮、氯噻嗪和替马西泮）敏感，但可能检测不到较新型苯二氮䓬类药物或低浓度的苯二氮䓬类药物。

2.其他有用的实验室检查 包括葡萄糖、动脉血气、脉搏和血氧饱和度。

（五）治疗

1.应急及支持性治疗措施

（1）保持呼吸道畅通，必要时辅助通气。

（2）治疗昏迷、血压过低、体温过低。低血压通常对仰卧位和静脉输液反应迅速。

2.特效药和解毒剂 氟马西尼是一种特殊的苯二氮䓬类受体拮抗剂，能迅速逆转昏迷。然而，由于苯二氮䓬类药物过量本身很少是致命的，氟马西尼在常规治疗中的作用尚未确定。静脉注射的起始剂量为0.1～0.2mg，需要时可重复注射，最大剂量为3mg。它有一些潜在的缺点。

（1）如果患者同时服用含有促惊厥活性的药物，可能会引起癫痫发作。

（2）对苯二氮䓬类药物成瘾的患者可引起急性戒断反应，包括癫痫发作和自主神经不稳定。

（3）当药物在1～2h后逐渐消退时，通常需要反复给药或连续输注。

3.清除未被吸收的毒物 如果在前30min内摄入，且其他条件合适，可以考虑使用活性炭。如果能及时给予活性炭，小到中等剂量的摄入不需要洗胃。

4.增强消除 利尿、透析或血液灌流无作用。重复剂量的活性炭没有被研究过。

三十、β肾上腺素能受体阻滞剂

β肾上腺素能阻滞剂广泛用于治疗高血压、心律失常、心绞痛、心力衰竭、偏头痛和青光眼等。在美国，β受体阻滞剂中毒是引起药物性心源性休克的最常见原因。许多服用β受体阻滞剂过量的患者可能有潜在的心血管疾病，或正在服用其他心脏活性药物，这两种情况都会导致β受体阻滞剂过量使用。特别值得关注的是联合服用钙阻滞剂或三环类抗抑郁药的情况。多种β肾上腺素能受体阻滞剂具有不同的药理作用和临床用途（表2-15）。

表2-15 β肾上腺素能受体阻滞剂

药物	每日常规剂量（mg/24h）	心脏选择性	膜抑制	部分激动剂	正常半衰期（h）
醋丁洛尔	400～800	+	+	+	3～6
丙炔心安	200～800	0	+	++	2～3
阿替洛尔	50～100	+	0	0	4～10
倍他洛尔[a]	10～20	+	0	0	12～22
比索普罗洛尔	5～20	+	0	0	8～12
卡替洛尔	2.5～10	0	0	+	6
卡维地洛[c]	6.25～50	0	0	0	6～10
艾司洛尔[b]		+	0	0	9min
拉贝洛尔[c]	200～800	0	+	0	6～8
左布诺洛尔[a]		0	0	0	5～6
美托洛尔	100～450	+	+/-	0	3～7
纳多洛尔	80～240	0	0	0	10～24
奈比洛尔[e]	5～40	+	0	0	12～19
氧烯洛尔	40～480	0	+	++	1～3
喷布洛尔	20～40	0	0	+	17～26
吲哚洛尔	5～60	0	+	+++	3～4
普萘洛尔	40～360	0	++	0	2～6
索他洛尔[d]	160～480	0	0	0	7～18
噻吗洛尔[a]	20～80	0	0	+/-	2～4

[a]. 也可用作眼科制剂。
[b]. 静脉输注。
[c]. 也具有α肾上腺素能阻滞剂活性。
[d]. Ⅲ类抗心律失常活性。
[e]. 还通过增加内皮一氧化氮（NO）释放来舒张血管。

（一）毒性机制

在这类药物中β肾上腺素能阻滞剂过量是普遍存在的。虽然β受体特异性在低剂量时可见，但在过量时就消失了。

1. 普萘洛尔、醋丁洛尔和其他具有膜抑制剂（奎尼丁类）作用的药物进一步抑制心肌收缩力和传导，可能与室性心动过速有关。普萘洛尔也是脂溶性的，它能透过血脑屏障，引起癫痫和昏迷。

2. 吲哚洛尔、醋丁洛尔和喷布洛尔具有部分β受体

激动剂活性，可引起心动过速和高血压。

3. 索他洛尔也具有Ⅲ型抗心律失常活性，它以剂量依赖的方式延长QT间期，并可能引起尖端扭转型心动过速和心室颤动。

4. 拉贝洛尔和卡维地洛联合非选择性β和α肾上腺素能阻断作用，而奈必洛尔是一种选择性β$_1$受体拮抗剂，其血管舒张特性不受α受体阻断介导。使用这些药物，可直接舒张血管，导致血压过低。

5. 药代动力学。吸收峰出现在1～4h，但如果使用缓释制剂，吸收峰可能要长得多。分布的体积通常很大。虽然纳多洛尔、阿替洛尔和卡特洛尔在尿中排泄时没有改变，而埃斯莫洛尔被红细胞酯酶迅速灭活（表2-64），但大多数药物的消除是通过肝脏代谢完成的。

（二）中毒剂量

β受体阻滞剂过量的反应种类较多，取决于潜在的疾病或其他药物。易感患者可能对治疗剂量有严重甚至致命的反应。目前尚无明确的指导方针，但所有患者只要摄入2～3倍的治疗剂量（表2-15）就应被视为可能危及生命。

（三）临床表现

β受体阻滞剂的药代动力学变化很大，中毒时间可能从几分钟到几天不等。

1. 心脏紊乱，包括一度房室传导阻滞、低血压和心动过缓，是中毒最常见的表现。严重过量使用时可出现房室传导阻滞、室内传导障碍、心源性休克和停搏，特别是普萘洛尔等膜抑制剂。心电图通常表现为QRS间期时限正常，PR间期增加；大规模中毒会使QRS波变宽。索他洛尔可致QT间期延长和发生刺痛症。

2. 中枢神经系统毒性，包括抽搐、昏迷和呼吸停止，常见于普萘洛尔和其他膜抑制剂和脂溶性药物。

3. 支气管痉挛最常见于已有哮喘或慢性支气管痉挛的患者。

4. 低血糖和高钾血症可能发生。

（四）诊断

基于摄入史，伴有心动过缓和低血压。其他药物，可能会导致类似的过量表现，包括交感神经和抗高血压药物、洋地黄和钙通道阻滞剂。

1. 特定水平 β受体阻滞剂血清水平的测量可以证实诊断，但不参与应急管理，并且不是常规可用的。美托洛尔、拉贝洛尔和普萘洛尔可在尿毒症综合筛查中检出。

2. 其他有用的实验室检查 包括电解质、葡萄糖、尿素氮、肌酐、动脉血气和12导联心电图和心电图监测。

（五）治疗

1. 应急及支持性治疗措施

（1）保持呼吸道畅通，必要时辅助通气。

（2）治疗昏迷、癫痫、低血压、高钾血症和低血糖。

（3）如下文所述，用胰高血糖素治疗心动过缓，必要时用阿托品 0.01～0.03mg/kg 静脉注射；异丙肾上腺素（起始量为 4μg/min，需要时增加输液量）；或心脏起搏。

（4）雾化吸入支气管扩张剂治疗支气管痉挛。

（5）摄入后至少连续监测 6h 的生命体征和心电图。

2.特效药和解毒剂

（1）抗上述措施的心动过缓和低血压应采用胰高血糖素治疗，5～10mg 静脉给药，按需重复，然后以 1～5mg/h 的速度输注。肾上腺素（静脉滴注 1～4μg/min，滴定至有效）也可能有用。大剂量胰岛素加葡萄糖治疗在动物研究和受体阻滞剂中毒病例报道中显示出作用。在动物研究和（或）少数病例报道中，静脉注射脂乳疗法对普萘洛尔、阿替洛尔和奈比洛尔的过量使用有效。对于顽固性休克，应考虑使用机械生命支持（主动脉内球囊泵、体外循环或体外膜氧合）。

（2）由膜抑制剂中毒引起的宽-QRS-复杂的传导缺陷和相关的低血压可能对碳酸氢钠有反应，1～2mmol/kg，如使用三环类抗抑郁药过量。

（3）索他洛尔中毒引起的多型室性心动过速 QT 间期延长可使用异丙肾上腺素输注、镁或超速起搏来治疗。纠正低钾血症也可能有用。

3.清除未被吸收的毒物　如情况适宜，可口服活性炭。如果能及时给予活性炭，小到中等剂量摄入后不需要洗胃。对于涉及缓释制剂的大剂量摄入，可以考虑全肠灌洗。

4.增强消除　大多数 β 受体阻滞剂，特别是普萘洛尔等毒性更大的药物，具有高度亲脂性，并有大量的分布。对于那些表观分布容积相对较小、半衰期较长（如乙酰丙酮洛尔、阿替洛尔、纳多洛尔和索他洛尔）或内在清除率较低的患者，血液灌流、血液透析或重复剂量的活性炭可能有效。血液透析已被证明对阿替洛尔解毒是有效的，特别是当肾功能严重受损时。

三十一、β₂肾上腺素兴奋剂

β 肾上腺素能激动剂大致可分为 $β_1$ 和 $β_2$ 受体。本节描述了通常用于口服的 $β_2$ 选择性激动剂的毒性：沙丁胺醇（Salbutamol）、甲丙肾上腺素和特布他林（表 2-16）。盐酸克仑特罗是一种有效的 $β_2$ 受体激动剂，在美国未被批准用于人体，但因其合成代谢作用而被滥用。

表 2-16　β₂选择性激动剂

药物	口服成人剂量（mg/d）	口服儿童剂量[mg/(kg·d)]	持续时间（h）
沙丁胺醇	8～16	0.3～0.8	4～8
克仑特罗	40～80μg	1μg/(kg·d)	8～12
间丙肾上腺素	60～80	0.9～2.0	4
羟苄羟麻黄碱[a]	40～120	N/A	4～6
特布他林	7.5～20	0.15～0.6	4～8

[a] 在美国不再作为口服制剂使用。N/A. 儿科剂量不可用。

（一）毒性机制

1.$β_2$ 受体的刺激导致支气管、子宫和骨骼肌血管平滑肌松弛。在高剂量下，$β_2$ 受体的选择性可能丢失，$β_1$ 受体效应可能会显现。

2.药代动力学。这些药物易于口服或吸入。半衰期和其他药代动力学参数见表 2-64。

（二）中毒剂量

一般来说，单次摄入超过每日总剂量可能会产生毒性症状和体征（表 2-16）。儿童摄入＜1mg/kg 沙丁胺醇不太可能引起严重的毒性。3 岁儿童摄入 4mg/kg 沙丁胺醇后 16h 可以观察到强直性阵挛发作。一名 22 岁妇女在摄入 225mg 特布他林后出现酸中毒、横纹肌溶解症和急性肾衰竭。据报道，妊娠妇女对特布他林的赫拉培酮剂量反应严重，可能是由于妊娠引起的血流动力学改变。一名 31 岁男子摄入 109μg 克仑特罗导致室上性心动过速和心房颤动持续 3d，一名 23 岁男子摄入 5000μg 克仑特罗导致心肌梗死。

（三）临床表现

过量使用这些药物影响心血管系统。大多数服用过量，尤其是儿童，仅导致轻微的毒性。

1.血管舒张导致外周血管阻力减少，并可导致明显低血压。舒张压的降低幅度通常比收缩压的降低幅度大，因此脉压较宽。

2.心动过速是一种常见的血管舒张反应，也可能是由于直接刺激 $β_1$ 受体，因为高剂量下对 $β_2$ 的选择性丢失。室上心动过速或室性期前收缩偶有报道。

3.有报道，在静脉注射沙丁胺醇和口服滥用克仑特罗后，出现心肌缺血和心肌梗死。

4.躁动和骨骼肌震颤是常见的，可能发生横纹肌溶解症，癫痫发作比较罕见。

5.代谢作用包括低钾血症、高血糖和乳酸酸中毒。高血糖之后可能发生迟发性低血糖。低钾血症是由细胞内钾的转移引起的，而不是真正地消耗钾。

（四）诊断

基于摄食史。心动过速、宽脉压性低血压、震颤和低钾血症的发现具有很强的提示意义。茶碱过量也有类似的表现。

1.特定水平　无特定的水平也不利于紧急治疗。这些药物通常无法通过尿液毒物筛选检测出来。

2.其他有用的实验室检查　包括电解质、葡萄糖、尿素氮、肌酐、肌酸激酶（CK；如果过度肌肉活动表明横纹肌溶解症）、乳酸、心肌酶和心电图监测。

（五）治疗

大多数过量是温和的，不需要积极的治疗。

1.应急及支持性治疗措施

（1）保持呼吸道畅通，必要时辅助通气。

（2）摄入后 4～6h 监测生命体征和心电图。

（3）如果癫痫发作和（或）精神状态改变，最有可能是由脑灌注不足引起的，应该对治疗低血压有反应

（见下文）。

（4）低血压初期用静脉滴注晶体液治疗10～30ml/kg。如果这些措施不能使血压升高，请使用β肾上腺素能阻滞剂（见下文）。

（5）窦性心动过速很少需要治疗，尤其是儿童，除非伴有低血压或室性心律失常。如果需要治疗，使用β肾上腺素能受体阻滞剂（见下文）。

（6）低钾血症通常不需要治疗，因为它是短暂的，并不表明全身钾缺乏。

2.特效药和解毒剂　低血压、心动过速和室性心律失常是由过量β肾上腺素能刺激引起的，β受体阻滞剂是特异性拮抗剂。给普萘洛尔0.01～0.02mg/kg静脉注射，或埃斯莫洛尔0.025～0.1mg/（kg·min）静脉注射。对有哮喘或喘息病史的患者慎用β受体阻滞剂。

3.清除未被吸收的毒物　如果条件合适，口服活性炭。如果能及时给予活性炭，小到中等剂量则无须洗胃。

4.增强消除　无效。

三十二、硼酸、硼酸盐和硼

硼酸和硼酸钠作为婴儿爽身粉的防腐剂和抑菌剂已在各种产品中使用多年。硼酸粉（99%）还是用于蚂蚁和蟑螂的杀虫剂。过去，反复且不加选择地在破溃或磨损的皮肤上使用硼酸，导致了许多严重中毒的病例。在婴儿配方奶粉中错误地添加硼酸或在食品制备中使用硼酸，也曾发生。虽然慢性毒性现在很少发生，但儿童在家中急性摄入中毒仍然常见。

其他具有类似毒性的含硼化合物还包括氧化硼和正硼酸（Sassolite）。

（一）毒性机制

1.硼酸盐中毒的机制尚不清楚。硼酸腐蚀性不强，但对黏膜有刺激作用。它可能是一种普通的细胞毒素。最常见的器官系统是皮肤、胃肠道、大脑、肝脏和肾脏。

2.药代动力学。表观分布容积（V_d）为0.17～0.50L/kg。主要通过肾脏排泄，5～7d尿中可排出85%～100%剂量。排泄半衰期是12～27h。

（二）中毒剂量

1.急性单次口服中毒剂量差异很大，据报道发生严重中毒的剂量是：新生儿1～3g，婴儿5g，成人20g。一茶匙99%硼酸的重量为3～4g。儿童误食后大多没有中毒或毒性很小。

2.慢性摄入或应用于擦伤皮肤比急性单次摄入严重得多。在几天内摄入5～15g的婴儿会出现严重毒性和死亡；血清硼酸盐水平为400～1600mg/L。

（三）临床表现

1.口腔或皮肤吸收后，最早的症状是胃肠道，伴有呕吐和腹泻。呕吐物和粪便可能呈蓝绿色。可发生明显的脱水和肾衰竭、休克致死。

2.多动、躁动和癫痫发作的神经学症状可能在早期出现。

3.红皮病皮疹（"煮龙虾"外观），2～5d后会出现表皮脱落。有全秃的报道。

（四）诊断

基于暴露史、胃肠炎（可能伴有蓝绿色呕吐物）、红斑皮疹、急性肾衰竭和血清硼酸盐水平升高（尽管这些在临床实验室并不常见）。

1.特定水平　血清或血液中硼酸盐的含量数据通常无法获取，且可能与中毒水平不完全相关。硼酸盐的血清分析可以从国家医疗机构或其他大型区域性商业实验室获得。正常血清或血液水平因饮食而异，但通常低于7mg/L。用血清硼酸盐除以5.72可估算血清硼水平。

2.其他有用的实验室检查　包括电解质、葡萄糖、尿素氮、肌酐和尿液分析。

（五）治疗

1.应急及支持性治疗措施

（1）保持呼吸道畅通，必要时辅助通气。

（2）治疗昏迷、癫痫发作、低血压、肾衰竭。

2.特效药和解毒剂　没有具体的解毒剂。

3.清除未被吸收的毒物　活性炭不是很有效。大量摄入可考虑洗胃。

4.增强消除

（1）血液透析是有效的，在大量治疗和肾衰竭支持性护理之后显示。持续静脉-静脉血液透析也被报道有效。腹膜透析对于增加婴儿硼酸中毒的清除率无效。

（2）一项动物研究显示，N-乙酰半胱氨酸给药可增加硼酸的尿排泄。但这种治疗方法缺乏人类病例报道。

三十三、肉毒毒素中毒

德国医生在18世纪晚期首次发现了肉毒毒素中毒，当时患者在食用变质的香肠后出现了一种致命的疾病。5种不同的临床综合征现已被确认：食源性肉毒杆菌中毒、婴儿肉毒毒素中毒、创伤性肉毒毒素中毒、成人肠道定植和医源性肉毒毒素中毒。食源性肉毒毒素中毒是最常见的一种，它是由于摄入了保存不当的家庭罐装蔬菜、鱼或肉中预先形成的毒素而引起的。在过去的几十年里，非罐头食品也被报道会引起食物中毒。例如橄榄油大蒜、炒洋葱、牛肉或火鸡馅饼、烤土豆、土豆沙拉、烟熏白鱼、火鸡面包、未经处理的井水、家庭发酵的豆腐、火鸡填料和"普鲁诺"（一种在监狱环境中非法酿造的酒精饮料）。

（一）毒性机制

1.肉毒毒素中毒是由肉毒杆菌产生的不耐热的神经毒素（肉毒杆菌素）引起的。细菌的不同菌株产生8种不同的外毒素：A、B、C、D、E、F、G和H；A型、B型和E型在人类疾病中最为常见。肉毒毒素不可逆转地与胆碱能神经末梢结合，阻止轴突释放乙酰胆碱。导致严重的肌无力，由呼吸衰竭引起的死亡。症状可能发作缓慢，但有时也会迅速恶化，毒素不会穿过血脑屏障，死亡是由呼吸衰竭引起的。

2.肉毒杆菌孢子在自然界是普遍存在的，除了婴儿（和罕见的成年人），摄入孢子是无害的。然而，在pH为4.6～7的厌氧环境中，孢子会发芽，并产生肉毒杆菌毒素。芽孢是相对耐热的，但可以在高于120℃（250 ℉）的温度下，经高压蒸煮30min灭菌。毒素在100℃（212 ℉）煮沸10min或80℃（176 ℉）加热20min即可被破坏。肉和罐头食品中添加的亚硝酸盐会抑制肉毒杆菌的生长。

（二）中毒剂量

肉毒杆菌毒素毒性很大的，只要吃一口被肉毒杆菌污染的食物（含约0.05μg的毒素）就可能致命。

（三）临床表现

1.典型的食源性肉毒毒素中毒是因为摄入受污染食物中预先形成的肉毒毒素。最初的症状是非特异性的，可能包括恶心、呕吐、喉咙干燥或疼痛，以及腹部不适。神经系统症状的发作通常会推迟12～36h，但也可能从几小时到长达8d不等。症状出现得越早，病情就越严重。复视、上睑下垂、反应迟钝的瞳孔、构音障碍、吞咽困难、发音困难和其他脑神经衰弱均会发生，逐渐发展为对称性下行性麻痹。患者色素沉着清晰，无感觉丧失。瞳孔可以是扩张的，无反应的，也可以是正常的。由于运动能力下降而引起的便秘和肠梗阻也可能发生。呼吸肌严重无力可导致呼吸衰竭和死亡。

2.婴儿肉毒毒素中毒，最常见的情况是由于摄入了肉毒杆菌孢子（不是预先形成的毒素），然后在未成熟的婴儿肠道体内产生了毒素（典型的A型或B型）。危险因素包括年龄＜1岁，母乳喂养，以及摄入玉米糖浆或蜂蜜（通常含有肉毒杆菌孢子）。这也发生在婴儿喂食洋甘菊茶。这种疾病的特点是低张力，便秘，心动过速，喂养困难，头部控制不良，呕吐，吸吮和吞咽反射减弱。它很少致命，婴儿通常在4～6周恢复体力。

3.伤口肉毒毒素中毒是指孢子污染伤口，在厌氧环境中发芽，在体内产生毒素，然后被系统吸收而致病。它最常见于静脉吸毒者"皮肤爆裂"（皮下注射而不是静脉注射），特别是那些使用"黑焦油"海洛因的人。也有报道，少数与开放骨折、牙脓肿、撕裂、穿刺伤口、枪伤和鼻窦炎有关。临床表现与食源性肉毒毒素中毒相似，但通常不伴有恶心和呕吐，可能伴有发热。肉毒毒素中毒的表现发生在1～3周的潜伏期之后。

4.成人肠道定植肉毒杆菌毒素中毒发生于摄取肉毒杆菌孢子后（不是预先形成的毒素）。在婴儿肉毒中毒中，孢子在肠道中发芽，毒素在体内产生。导致患者发生这种罕见肉毒杆菌中毒的原因包括有广泛的胃肠手术史、胃酸或胆汁酸减少、肠梗阻和改变胃肠道菌群的长期抗生素治疗。

5.医源性肉毒毒素中毒是指为美容或治疗眼睑痉挛、斜视、痉挛或腋下多汗症而注射A型肉毒杆菌毒素（肉毒杆菌和未经许可的浓缩制剂）后发生的。报道的并发

症包括肌无力、复视、虚弱、吞咽困难、呼吸困难和喘鸣。症状预计在接触后1～2d出现，并可能持续数月。

（四）诊断

基于对任何患者的干性喉咙痛、下行性脑神经麻痹和接触史（如家庭罐装食品的摄入，皮肤爆裂，或治疗a型肉毒杆菌毒素）。肌电图（EMG）测试可揭示响应于重复低频神经刺激的均匀振幅的小肌肉动作电位，而高频重复神经刺激导致肌肉动作电位幅度增加。然而，肌电图的检查结果可能会随着时间的推移而改变，并且在不同的肌肉群之间有所不同，因此不应该依赖于肌电图来进行诊断。鉴别诊断包括Eaton-Lambert综合征、吉兰-巴雷综合征的Miller-Fisher变体、婴儿猝死综合征（SIDS）、镁中毒、麻痹性贝类中毒和与蜱虫相关的瘫痪（如安氏革蜱）。

1.特定水平 通过测定血清、粪便、胃液或伤口中的毒素来确诊。虽然这些测试对公共卫生调查有用，但它们不能用于确定初始治疗，因为分析需要超过24h才能完成。由当地卫生部门采样血清、粪便、伤口脓液、呕吐物和胃内容物进行分析，并推测是否有食物有毒。由于毒素水平低于检测水平或样本采集或储存不当，微生物检测结果可能为阴性。

2.其他有用的实验室检查 包括电解质、血糖、动脉血气、肌电图和脑脊液（CSF），如果怀疑有中枢神经系统感染。

（五）治疗

1.应急及支持性治疗措施

（1）保持呼吸道畅通，必要时辅助通气。肺活量＜30%患者可能需要插管和通气支持。

（2）采集动脉血气，密切观察呼吸衰竭情况；呼吸骤停可能突然发生。

2.特效药和解毒剂

（1）食源性、创伤、成人肠道定植和医源性肉毒毒素中毒

1）肉毒杆菌抗毒素结合循环游离毒素并阻止疾病的进展；然而，它并不能逆转既定的新生儿神经系统表现。在出现症状后的24h内服用效果最佳。

联系当地或国家卫生部门，以获得抗毒素。医院药房未储备抗毒素。

2）胍会增加乙酰胆碱在神经末梢的释放，但尚未被证明临床有效。

3）对于伤口肉毒毒素中毒，常规疗法是抗生素（如青霉素）治疗，辅以伤口清创和冲洗。应避免氨基糖苷类药物，因为它们可能会加剧神经肌肉阻滞。

（2）婴儿肉毒中毒

1）BabyBIG［注射用肉毒杆菌毒素免疫球蛋白（人源性）］用于治疗由A型或B型毒素引起的1岁婴儿肉毒毒素中毒。

2）除了治疗继发感染外，不推荐使用抗生素。不推荐使用泻药。

3.清除未被吸收的毒物　如果条件合适，口服活性炭。

4.增强消除　对于肉毒毒素中毒，促进消除无用。因肉毒毒素会迅速结合到神经末梢，而游离的毒素可轻易地用抗毒素解毒。

三十四、溴酸盐

溴酸盐中毒最常见于20世纪四五十年代，当时溴酸盐是家用中和剂的常用成分。如今低毒物已被用于取代家庭厨房使用的溴酸盐，但偶尔也会有职业产品中毒（职业理发师在企图自杀时服用含有溴酸盐的烫发中和剂）。商业面包店经常使用溴酸盐来改善面包的质地，溴酸盐是一些炸药熔合材料的组成部分。溴酸根以前用于制作火柴头。被溴酸盐污染的糖是广泛性溴酸盐中毒的常见原因。

（一）毒性机制

机制尚不清楚。溴酸盐离子对耳蜗有毒，会导致不可逆的听力损失，而肾毒性则会导致急性肾小管坏死。溴酸盐可能在胃中转化为氢溴酸，引起胃炎。溴酸盐也是强氧化剂，能够把血红蛋白氧化成高铁血红蛋白。

（二）中毒剂量

急性摄入溴酸钾200～500mg/kg可能导致严重中毒。摄入2%溴酸钾溶液56.7～113.4g对儿童造成严重毒性。溴酸钠被认为毒性较小。

（三）临床表现

1.在摄入的2h内，受害者会出现胃肠道症状，包括呕吐（偶尔吐血）、腹泻和上腹部疼痛，可能会伴随着躁动、昏睡、昏迷和抽搐。

2.在出现明显肾衰竭之前，可能会有几小时的无症状期。无尿通常在摄入后1～2d明显；肾衰竭可能是不可逆的。

3.成人耳鸣和不可逆感音神经性耳聋发生于摄入后4～16h，但儿童耳聋可能会延迟数天。

4.溶血和血小板减少在一些儿科病例中已有报道。

5.高铁血红蛋白血症已被报道，但很罕见。

（四）诊断

基于摄入史，特别是如果伴有肠胃炎、听力丧失或肾衰竭。

1.特定水平　溴酸盐在血清中可能被还原为溴化物，但溴化物水平与中毒的严重程度无关。溴酸盐有定性检测，但血清浓度尚不清楚。

2.其他有用的实验室检查　包括CBC、电解质、葡萄糖、尿素氮、肌酐、尿液分析、听力测定和高铁血红蛋白（通过供氧分析）。

（五）治疗

1.应急及支持性治疗措施

（1）保持呼吸道畅通，必要时辅助通气。

（2）必要时治疗昏迷和癫痫发作。

（3）补充液体损失，治疗呕吐和腹泻引起的电解质紊乱，并监测肾功能。根据需要进行血液透析，以支持肾衰竭。

2.特效药和解毒剂

（1）硫代硫酸钠理论上可以将溴酸盐还原为毒性较小的溴离子。虽然，很少有数据支持硫代硫酸盐的使用，但在推荐剂量下，它是有益的。用法为10%硫代硫酸盐溶液10～50ml（0.2～1ml/kg），静脉注射。

（2）用亚甲蓝治疗高铁血红蛋白血症。

3.清除未被吸收的毒物　1茶匙碳酸氢钠（小苏打）溶于226.8ml水中，口服，可以防止在胃内形成氢溴酸。如患者为近期大量摄入中毒，可以考虑使用2%碳酸氢钠溶液洗胃，以防止胃中形成氢溴酸。也可以使用活性炭。

4.增强消除　溴酸盐离子可以通过血液透析去除，但这种治疗方法还没有得到仔细的评估。由于溴酸盐主要通过肾性排泄，据记载大量摄入后尽早开始血液透析可能有效，可以防止不可逆的听力损失和肾衰竭。

三十五、溴化物

含有溴离子的化合物，包括钾、钠和溴化铵曾被用作镇静剂和抗惊厥药，在1975年之前一直是非处方药（如含溴苏打水，Dr.Miles' Nervine）的主要成分。如今，溴化物仍然用于治疗犬的癫痫。溴中毒（慢性溴中毒）曾经是常见的，到精神病院就诊的患者中有10%曾经有可测量的溴化物水平。溴化物中毒现在很少见，但由于溴化物类药物的使用，世界范围内仍有病例在继续报道。最近的例子包括：Cordial de Monell，由于婴儿溴中毒（美国）召回的牙痛/腹痛药物；PiPoBurman /VelCys/ AmiDEL，一种用于真性红细胞增多症（英国）的烷基化剂；以及作为镇痛剂（中国台湾）的溴异戊酰脲/溴米索伐。上述药物仍然可以在网上或某些国家购买到。2007年，食盐污染引发了最大规模的溴化物中毒，官方确认病例达467例（安哥拉）。在照相化学品、某些井水、含溴的烃中（如溴甲烷、二溴乙烯、氟烷），以及在一些含溴植物油的软饮料中均有溴化物存在。用溴甲烷熏蒸的食品可能含有一些残留溴，但其含量太小，不会引起溴化物中毒。

（一）毒性机制

1.在各种膜转运系统中，特别是神经系统，溴离子会取代氯离子。溴离子通过$GABA_A$受体介导的氯离子通道更易扩散，进而增强神经元的抑制作用。与氯离子相比，溴离子优先被肾脏重新吸收，当溴离子摄入量超过排除量时，氯离子的排泄进一步增加。高达45%的氯化物可以在体内被取代。随着溴化物浓度的升高，膜抑制作用会逐渐破坏神经元的传递。

2.药代动力学。溴化物的表观分布容积为0.35～0.48L/kg，溴盐的生物利用度接近100%，其半衰期为9～12d，长期暴露会导致生物积累。溴化物主要经肾脏消除，清除率约26ml/（kg·d）。溴化物可经乳汁分泌，且其可穿过胎盘，新生儿溴中毒已见报道。

（二）中毒剂量

成人溴化物治疗剂量为 3～5g。据报道，有患者在摄入 100g 溴化钠后死亡。长期摄入 0.5～1g/d 也可能导致溴中毒。

（三）临床表现

溴化物致死病例罕见。急性口服过量通常因胃刺激，引起恶心和呕吐。慢性中毒可导致多种神经、精神、胃肠道和皮肤系统症状。

1.神经和精神症状　不稳定，包括躁动、易怒、共济失调、混乱、记忆障碍、幻觉、精神分裂、精神错乱、虚弱、昏迷。

2.胃肠道反应　包括恶心和呕吐（急性摄入），厌食症和便秘（慢性使用）。

3.皮肤系统反应　包括痤疮、脓疱、肉芽肿、大疱、红斑皮疹，发生率高达 25%～30%。

（四）诊断

重点考虑任何存在高血氯及低或无阴离子间隙的意识不清或精神病患者。在分析实验中，由于溴化物的干扰，血清氯化物水平经常虚高（部分报道中甚至 >200mmol/L）。升高的幅度会随着测量方法的不同而有所差异。

1.特定水平　尽管兽医实验室可能有测量能力，但大多数临床实验室可能无法检测。内源性血溴含量通常不超过 5mg/L（0.06mmol/L）。常规检测阈值为 50mg/L。治疗水平为 50～100mg/L（0.6～1.2mmol/L）；>3000mg/L（40mmol/L）可能是致命的。

2.其他有用的实验室检查　包括电解质、葡萄糖、尿素氮、肌酐和腹部 X 线检查（溴化物是不透射线的）。

（五）治疗

1.应急及支持性治疗措施

（1）保持呼吸道畅通，必要时辅助通气。

（2）必要时，治疗昏迷。

2.特效药和解毒剂　没有特定解毒剂。然而，施用氯化物可促进溴化物排泄（见下文）。

3.清除未被吸收的毒物　近期大量摄入溴化物后，洗胃可能减少进一步吸收。活性炭不吸附无机溴化物离子，但可吸附有机溴化物。

4.增强消除　溴完全通过肾脏排泄。氯化物输液会显著缩短溴的血浆半衰期。中毒治疗的目的是消除症状。因存在细胞内室重新分布，所以快速消除也可能反弹。

（1）按正常生理盐水（0.9%氯化钠溶液）的速度给药，使尿量达到 2～4ml/（kg·h），呋塞米 1mg/kg，可以帮助尿排泄。

（2）血液透析是有效的，可用于肾功能不全或严重中毒的患者；病例报道血液透析可加快症状缓解的速度。血液灌流无效。

三十六、镉

硫化矿中除含有镉（Cd）外，还有锌和铅。在锌、铜和铅的开采和冶炼过程中常发生镉中毒。Cd 金属因其耐腐蚀性而用于电镀中，而盐离子则用作塑料中的颜料和稳定剂，镉合金用于焊接、镍镉电池和光伏电池。自来水中的镉焊料和陶器中的镉颜料可能是水和酸性食品的污染源。

（一）毒性机制

吸入 Cd 比直接摄入的毒性至少高 60 倍。烟雾和粉尘可能导致迟发性化学性肺炎，从而导致肺水肿和出血。摄取非常高浓度的 Cd 会刺激胃肠道。Cd 一旦被吸收，就会与金属硫蛋白结合，并被肾脏过滤，从而导致肾小管损伤。Cd 是已知的人类致癌物之一（IARC 组 1）。

（二）中毒剂量

1.吸入　ACGIH 推荐的 8h 内空气 Cd 粉尘阈值上限（TLV）为 0.01（总粉尘）～0.002（呼吸性粉尘）mg/m³。暴露于 5μg/L 浓度的 Cd 粉尘中，吸入长达 8h 以上可能是致命的。Cd 粉尘或烟雾的中毒浓度（IDLH）是 9μg/L。

2.摄入　Cd 盐浓度 >15mg/L 可引起呕吐。口服致死剂量在 150mg 以上。

3.水　美国环境保护署规定的饮用水中 Cd 的安全限值为 0.005mg/L。

（三）临床表现

1.直接接触可能导致局部皮肤或眼睛刺激。没有关于人皮肤吸收 Cd 的数据。

2.急性吸入可在暴露后 12～36h 引起咳嗽、呼吸困难、头痛、发热，严重情况下，还可引起化学性肺炎和非心源性肺水肿。

3.慢性吸入可导致支气管炎、肺气肿和纤维化。高水平的慢性吸入与肺癌相关（IARC 2000）。

4.急性摄入镉盐会导致恶心、呕吐、腹部绞痛、腹泻、出血，上述症状在暴露后几分钟内出现。口服摄入后的死亡是由休克或急性肾衰竭引起的。

5.长期摄取与肾脏损害和骨骼系统的影响。20 世纪 50 年代，日本金祖河流域的食物和水受到了环境污染，导致了一种名为"痛痛病"的地方病。

（四）诊断

基于暴露史和存在呼吸道疾病（吸入后）或胃肠炎（急性摄入后）。

1.特定水平　全血 Cd 水平可能证实近期接触；在未接触的非吸烟者中，正常水平 <1μg/L。只有当肾脏中结合的 Cd 超限或肾脏损伤时，才会有非常少量的 Cd 排泄到尿中。尿 Cd 值通常低于 1μg/L 肌酐。管状微蛋白尿相关指标（$β_2$ 微球蛋白、视黄醇结合蛋白、白蛋白和金属硫蛋白）可用于监测 Cd 对肾脏的早期毒性作用。

2.其他有用的实验室检查　包括 CBC、电解质、葡萄糖、尿素氮、肌酐、动脉血气或血氧饱和度和胸部 X 线片。

（五）治疗

1.应急及支持性治疗措施

（1）吸入：监测动脉血气，拍摄胸部 X 线片。观察至少6～8h，对症治疗喘息和肺水肿。显著Cd暴露后，延迟发作的非心源性肺水肿可能需要观察1～2d。

（2）摄入：用静脉晶体液治疗胃肠炎引起的液体损失。

2.特效药和解毒剂　没有证据表明螯合治疗是有效的，虽然各种螯合剂已被用于急性过度暴露。BAL、青霉胺和EDTA是禁用的，因为它们增加了肾损害的风险。

3.清除未被吸收的毒物

（1）吸入：将受害者从Cd暴露中移开，并补充氧气。

（2）摄入：大量摄食后进行洗胃。活性炭的效果尚不清楚。

（3）皮肤和眼睛：脱去被污染的衣服，用水冲洗暴露在外的皮肤。用大量温水或生理盐水冲洗眼睛。

4.增强消除　透析、血液灌流或重复剂量的活性炭均无效。

三十七、咖啡因

咖啡因是最广泛使用的精神活性物质。除了存在于咖啡、茶、可乐和巧克力中，还用于许多非处方药和处方口服药以及注射用咖啡因苯甲酸钠（偶尔用于新生儿呼吸暂停）。咖啡因被广泛用作厌食剂、镇痛剂、利尿剂和睡眠抑制剂。植物形式的咖啡因，包括巴拉圭茶、瓜拉那（Paullinia cupana）、科拉坚果（可乐尼提达）和绿茶提取物，是"产热型"膳食补充剂的常见成分，被广泛吹捧为有减肥和增强运动能力。片剂中，咖啡因偶尔会与其他兴奋剂混合使用，如甲氧基苯丙胺。虽然，咖啡因有广泛的治疗指标，很少引起严重的毒性，但也曾报道过许多意外、自杀和医源性中毒的案例，其中部分患者致死。

2010年11月，美国FDA已对含咖啡因的酒精饮料制造商发出警告：出于公共健康安全的考虑，要求其停止生产相关饮品，目前这些饮料已在美国停止销售。

（一）毒性机制

1.咖啡因是一种与茶碱密切相关的三甲基黄嘌呤药物。它主要通过非选择性抑制腺苷受体而发挥作用。此外，过量服用会因释放内源性儿茶酚胺，而继发性激活肾上腺素β_1和β_2受体。

2.在酒精饮料中添加咖啡因可以降低酒精中毒的主观感觉，而不影响酒精中毒的客观指标，诸如运动控制，并可能增加危险性性行为和损伤的发生率。

3.药代动力学。咖啡因经口可快速、完全吸收，分布容积为0.7～0.8L/kg。消除半衰期为4～6h，但个体差异大，健康的吸烟者的半衰期为3h，而非吸烟者则为10h，而在过量使用后，半衰期可长达15h。在小于2～3个月婴儿的体内代谢极慢，半衰期可能超过24h（表2-64）。咖啡因通过细胞色素P450在肝脏中代谢，主要是CYP1A2同工酶，并受到几种潜在药物相互作用的抑制，包括口服避孕药、西咪替丁、诺氟沙星和乙醇的抑制。

吸烟（和吸食大麻）会加速咖啡因的代谢。

（二）中毒剂量

咖啡因的口服致死剂量为10g（150～200mg/kg），但也存在个别病例在摄入24g后存活的情况。儿童摄入35mg/kg咖啡因可能导致中度毒性。咖啡每杯含有50～200mg（茶，40～100mg）咖啡因，取决于冲泡方式。No-Doz和其他睡眠抑制剂通常每片含有200mg咖啡因。作为功能饮料（如红牛）、能量棒、胶囊、片剂或滴剂出售的"产热型"膳食补充剂中，每份含有相当于40～200mg的咖啡因浓缩植物提取物或合成咖啡因（表2-17）。

表2-17　几种常见饮料和片剂中咖啡因的含量

	每箱容积（OZ）	体积（ml）	咖啡因浓度（mg/ml）	总咖啡因（mg）
能量饮品				
红牛	16	473	0.32	151
Monster	16	473	0.34	160
Rockstar	16	473	0.34	160
Full Throttle	16	473	0.34	160
Amp	16	473	0.33	142
NOS	16	473	0.34	160
能量"补充液"				
5-hour ENERGY	1.93	57	3.5	200
NoDoz Energy Shots	1.89	56	2.05	115
星巴克咖啡[a]				
Espresso（single shot）	1	30	2.5	75
Brewed（"Short"）	8	236	0.75	175
Brewed（"Tall"）	12	354	0.73	260
Brewed（"Grande"）	16	473	0.70	330
Brewed（"Venti"）	20	591	0.69	410
星巴克热巧克力[a]	8	236	0.04	10
茶叶[b]				
Earl Grey	6	177	0.16	29
English Breakfast Tea	6	177	0.14	25
Irish Breakfast Tea	6	177	0.17	30
软饮料[c]				
Coca-Cola Classic	12	355	0.10	34.5
Pepsi Cola	12	355	0.10	38
Mountain Dew	12	355	0.15	54
咖啡因片				
MET-Rx	1片			200
NoDoz	1片			200
Xenadrine	1片			100

[a].基于星巴克®提供的营养成分表。参考http：//news.starbucks.com/uploads/documents/nutrition.pdf. 1/3/2015

[b].引用自Merves ML, Goldberger BA, Sampson-Cone A, Cone EJ.Caffeine content of brewed teas. J Anal Toxicol. 2008；32（8）：702-704.基于茶叶浸泡5min的数据。

[c].引用自Reissig CJ, Strain EC, Griffiths RR. Caffeinated energy drinks-a growing problem. Drug Alcohol Depend. 2009；99（1-3）：1-10.

（三）临床表现

1.急性咖啡因中毒的最早症状通常是厌食、震颤和躁动，其次是恶心、呕吐、心动过速和躁动。严重中毒时，谵妄、癫痫发作、室上性和室性快速性心律失常、低钾血症和高血糖都可能发生。低血压是由于过多的β_2受体激动介导的血管舒张，其特点是舒张压低，脉压大。患有暴食症或泻药滥用的人猝死事件被认为与摄入含咖啡因的饮食辅助剂有关，最有可能的死因是严重低钾。咖啡因中毒有时会引起横纹肌溶解症和急性肾衰竭，也可能引起冠状动脉痉挛。咖啡因与亚甲二氧嘧啶联用会加重动物的心动过速和高热。

2.慢性大剂量咖啡因摄入可导致"咖啡碱中毒"（如紧张、烦躁、焦虑、颤抖、肌肉抽搐、失眠、心悸和过度反射）。

（四）诊断

基于咖啡因暴露史或恶心、呕吐、震颤、心动过速、癫痫和低钾血症（也可考虑茶碱）可作为诊断依据。

1.特定水平 血清中咖啡因含量在医院的实验室中是无法得到的，但可以在毒理学实验室中测定。一些儿童医院可能对新生儿监测咖啡因浓度。咖啡因毒性浓度可通过与茶碱的交叉反应检测。喝咖啡的人体内咖啡因含量在$1 \sim 10mg/L$，超过$80mg/L$就会致死。高浓度咖啡因与癫痫高发的相关性尚不清楚。

2.其他有用的实验室检查 包括电解质、葡萄糖、心电图和遥测监测。

（五）治疗

1.应急及支持性治疗措施

（1）保持呼吸道畅通，必要时辅助通气。

（2）必要时控制癫痫发作和低血压。咖啡因引起的极度焦虑或躁动可用苯二氮䓬类药物治疗，如静脉给予劳拉西泮。

（3）低钾血症通常不需要处理，但重症仍需治疗，因会导致危及生命的心律失常。

（4）咖啡因中毒需监测心电图和生命体征至少6h。

2.特效药和解毒剂

（1）β受体阻滞剂可有效逆转过量β受体激动介导的心脏毒性和低血压效应。用静脉给予普萘洛尔$0.01 \sim 0.02mg/kg$或艾司洛尔$0.025 \sim 0.1mg/（kg \cdot min）$治疗心动过速和低血压，需从低剂量开始并滴定。血压正常患者的心动过速首选艾司洛尔，因其半衰期短，且心脏选择性好。因为存在腺苷受体拮抗，所以腺苷不能有效逆转室上性心动过速。

（2）如果需要升压药物，推荐使用血管加压素或去氧肾上腺素，以避免儿茶酚胺的排钾作用。

3.清除未被吸收的毒物 如果条件允许，口服活性炭。如果能迅速给予活性炭，轻中度咖啡因中毒则不必洗胃。

4.增强消除 重复剂量活性炭可以提高咖啡因消

除。严重中毒的患者（多发性癫痫发作、明显心动过速或顽固性低血压）可能需要血液透析。

三十八、钙拮抗剂

钙拮抗剂（也称为钙通道阻滞剂）广泛用于治疗高血压、心绞痛、冠状动脉痉挛、肥厚型心肌病、室上性心律失常、雷诺现象、偏头痛等。钙拮抗剂的毒性可发生于治疗给药（通常由于潜在的心脏传导疾病或药物相互作用），也可源于意外或蓄意过量服用。过量的钙拮抗剂往往会危及生命，并且是药源性死亡最重要的原因之一。儿童只要吃一片药就可能有生命危险。

（一）毒性机制

钙拮抗剂通过L型细胞钙通道减少钙的内流，作用于血管平滑肌、心脏和胰腺。它们可引起冠状动脉和外周血管的舒张，减少心脏收缩力，减慢房室结传导，并抑制窦房结的活动。通过降低外周血管阻力使血压下降，该效应可能被反射性心动过速减弱，但这种反射反应常因对房室结和窦房结活动的抑制作用而被减弱。此外，这些代谢性毒素可增加心脏对碳水化合物的依赖，而非通常的游离脂肪酸。这种毒性作用与抑制胰腺的胰岛素释放有关，使得休克期间心脏很难利用碳水化合物。

1.在治疗剂量下，二氢吡啶类药物（氨氯地平、非洛地平、异拉西地平、尼卡地平、硝苯地平和尼索地平）主要作用于血管（引起血管舒张），而苯烷基胺类药物（维拉帕米）和苯噻嗪类（地尔硫䓬）也可以作用于心脏，降低心脏收缩力和减慢心率。维拉帕米和地尔硫䓬的过量使用通常更为危急，因会导致心源性休克，而二氢吡啶类过量则没有那么严重，表现为血管舒张性休克，但严重过量时这种选择性可能丧失。

2.尼莫地平对大脑动脉的扩张作用更强，用于减少急性蛛网膜下腔出血后的血管痉挛。

3.重要的药物相互作用可能导致毒性。低血压更有可能发生在服用β受体阻滞剂、硝酸盐或两者同时服用的患者身上，尤其是在利尿剂治疗后血容量不足的情况下。服用抗抑郁药或其他抗心脏药物的患者和有严重心肌疾病的患者也存在低血压风险。大环内酯类抗生素、葡萄柚汁和其他细胞色素P450酶CYP3A4的抑制剂会导致多种钙拮抗剂血药浓度升高。当β受体阻滞剂和维拉帕米同时服用时，可引起危及生命的心动过缓，曾因静脉给药发生过心脏停搏事件，并且停搏时发生于非肠道给药后。同时给予地尔硫䓬和他汀类药物时，可能发生致命的横纹肌溶解。

4.药代动力学。缓释制剂的药物吸收缓慢，故毒性发作时间可能延迟数小时。大多数该类药物与蛋白质结合率高，体内分布广泛。主要通过广泛的肝脏代谢消除，且大多数都有首过效应。在一份关于两例维拉帕米过量（血清水平分别为2200ng/ml和2700ng/ml）患者的病例报告中，消除半衰期为7.8h和15.2h（表2-64）。

（二）中毒剂量

表2-18列出了每种药物的每日常用治疗剂量。该类药物治疗比相对较小，治疗剂量下也可能发生严重毒性反应。任何超过常用治疗范围的剂量都应该被认为有潜在威胁生命的可能（注意：许多常见药物有缓释剂型，这可能导致中毒反应延迟发作或持续毒性）。

表2-18　钙拮抗剂

药物	正常成人日剂量（mg）	消除半衰期（h）	主要活性部位[a]
氨氯地平	2.5～10	30～50	V
苄普地尔[b]	200～400	24	M，V
地尔硫䓬	90～360（PO） 0.25mg/kg（IV）	4～6	M，V
非洛地平	5～30	11～16	V
伊沙地平	5～25	8	V
尼卡地平	60～120（PO） 5～15mg/kg（IV）	8	V
硝苯地平	30～120	2～5	V
尼索地平	20～40	4	V
尼群地平	40～80	2～20	V
维拉帕米	120～480（PO） 0.075～0.15mg/kg（IV）	2～8	M，V

[a]. 主要毒性：M.心肌（收缩力减弱，房室传导阻滞）；V.血管（血管扩张）。

[b]. 从美国市场撤出。

（三）临床表现

1.钙拮抗剂中毒的主要体征是低血压和心动过缓。

（1）低血压可能是由外周血管舒张（血管舒张性休克）、心脏收缩力减慢和心率减慢（心源性休克）引起的。二氢吡啶类药物最易引起血管舒张性休克，而维拉帕米和地尔硫䓬则引起血管扩张和心源性休克。钙拮抗剂过量引起的休克很难通过常规的支持性治疗来纠正。

（2）心动过缓可由窦性心动过缓、二度或三度房室传导阻滞或窦性传导阻滞伴交界性节律引起。这些都是维拉帕米和地尔硫䓬过量最常见的临床表现。

（3）大多数钙拮抗剂不影响心室传导，因此QRS间期持续时间通常不受影响。即使使用治疗剂量的维拉帕米，PR间期也可以延长。

（4）非心源性肺水肿，以及肠、脑或肾的缺血性损伤可能使过量用药及其处理复杂化。

2.中毒的非心脏表现包括恶心和呕吐、代谢性酸中毒［由低血压和（或）心脏代谢紊乱引起］和高血糖（由于胰岛素释放受阻）。低钠血症会损害心肌葡萄糖摄取，从而降低心肌收缩力，并导致低血压。在一项研究中，高血糖的程度与用药过量的严重程度相关。患者的精神状态通常是正常的，但严重过量时会出现昏迷、意识混乱和癫痫发作，这可能与大脑灌注不足有关。

（四）诊断

在出现低血压和心动过缓，特别是QRS间期不延长的情况下，出现窦性阻滞或房室传导阻滞时，应该考虑到钙拮抗剂中毒。鉴别诊断应包括β受体阻滞剂、可乐定和其他抗交感神经药物。非糖尿病患者出现高血糖症状，且合并心脏毒性时，应提示钙拮抗剂中毒。

1.特定水平　血药浓度数据常无法获得。地尔硫䓬和维拉帕米可通过尿毒学综合筛查检测。

2.其他有用的实验室检查　包括电解质、葡萄糖、尿素氮、肌酐、动脉血气或血氧饱和度、心电图和心脏监测。床旁超声心动图可以帮助表征血流动力学，并协助规划治疗。

（五）治疗

1.应急及支持性治疗措施

（1）保持气道畅通，必要时辅助通气。

（2）如发生，对症处理昏迷、低血压和心律失常。已有报道在过量钙拮抗剂中毒患者中，通过使用体外循环或其他心血管辅助设备来争取时间进行肝脏代谢。虽然成功率不确定，但阿托品和心脏起搏仍被认为可用于治疗心动过缓导致的低血压。

（3）摄入速释药物中毒后，需监测生命体征和心电图至少6h。缓释制剂，特别是维拉帕米，需要更长的观察期（维拉帕米24h，其他18h）。收治有症状的患者至少监测24h。

2.特效药和解毒剂

（1）钙可以逆转某些患者心肌收缩力下降的症状，但不影响窦房结抑制或外周血管扩张，且对房室结传导的影响也因人而异。可静脉注射10%氯化钙10ml（0.1～0.2ml/kg）或10%葡萄糖酸钙20～30ml（0.3～0.4ml/kg），根据需要，每5～10分钟重复1次。病例报道显示，在1～2h给予10～15g钙，或12h内给予30g钙，无明显毒性反应。由于存在皮肤坏死的可能，氯化钙只能通过中心静脉或安全的外周静脉给药。

（2）高胰岛素血症/血糖正常（HIE）治疗在严重维拉帕米中毒的动物模型中是有效的，其可能机制是促进葡萄糖、乳酸和氧气向心肌细胞的转运，纠正钙拮抗剂诱导的低胰岛素血症，从而改善细胞的碳水化合物代谢，进而增加心肌的收缩性。与钙一样，HIE治疗不太可能逆转钙拮抗剂诱导的血管扩张、传导阻滞或心动过缓。

1）注射胰岛素，初始剂量为1U/kg，随后改为1～10U/（kg·h）。为避免低血糖，患者先给予葡萄糖（25g或50ml 50%葡萄糖溶液；儿童：0.5g/kg 25%葡萄糖溶液），然后再输注胰岛素，以将血糖维持在100～200mg/dl水平。

2）血糖水平最初应该每10分钟检查1次，然后每30～60分钟检查1次。需要纠正低钾血症。

（3）静脉脂肪乳剂（ILE）治疗在动物实验和少数严重维拉帕米和地尔硫䓬中毒病例中显示出良好的应用

前景。常用剂量是静脉推注100ml（1.5ml/kg净重）20%脂肪乳剂（通常用于高营养的制剂），每5分钟重复2次，共3次。后续，可以0.25～0.5ml/（kg·min）的速度持续输注1h；建议在最初的30～60min最多共输注10～12ml/kg。

（4）常需要血管升压剂来处理钙拮抗剂引起的休克。部分情况下，难治性休克需要用到极高剂量。虽然，血管升压剂有助于维持循环功能，但它们也有引起缺血的风险，且并不少见。建议在大剂量升压前给予钙和HIE治疗。加压的选择取决于患者的病理生理学情况。对于心动过缓引起的心源性休克，应考虑使用肾上腺素、胰高血糖素、多巴酚丁胺、异丙肾上腺素和磷酸二酯酶抑制剂（米力农）。对于血管扩张性休克，应考虑用去甲肾上腺素、苯肾上腺素和升压素。

（5）据报道，胰高血糖素可使顽固性低血压患者血压升高，并可能有助于改善心动过缓。成人起始剂量为5mg（0.05mg/kg），如果没有反应，可在10min内重复使用，并警惕随之而来的呕吐反应。

（6）在动物研究中发现的有效新兴疗法，但人类使用经验有限：左西孟旦（增加心肌对钙的敏感性，增加心肌收缩力，但也是一种血管扩张剂）；亚甲蓝（抑制一氧化氮释放，可能对血管舒张性休克有效，尤其氨氯地平中毒）；环糊精，如舒更葡糖（可从作用部位包封和隔离维拉帕米）。

3.清除未被吸收的毒物　如果条件允许，口服活性炭。对于大量摄入缓释制剂的病例，可以考虑在反复使用活性炭的基础上，进行全肠灌洗。

4.增强消除　由于该类药物与蛋白广泛结合，体内分布广，透析和血液灌流效果不佳。

三十九、樟脑及其他精油

樟脑是从天然植物产品中提取的几种精油（挥发油）之一，几个世纪以来一直被用作止痛和止痒的外用润肤剂（表2-19）。樟脑和其他精油可以从非处方药店买到，如BenGay、Vicks VapoRub和Campho-Phenique。此外，樟脑还可用于宗教、精神、芳香、民间药用和杀虫，通常呈粉状或立方体形式。毒性效应主要发生在故意口服精油以达到声称的治疗效果时，以及儿童意外摄入。

（一）毒性机制

1.局部使用后，精油会促进皮肤充血，随后会有舒适感，但如果摄入，可能会导致全身毒性。大多数精油会引起中枢神经系统的刺激或抑制。樟脑是一种中枢神经系统兴奋剂，摄入后不久就会导致癫痫发作。其潜在机制尚不清楚，然而，在人类中毒病例中已经观察到存在超极化激活电导的一过性下降。樟脑可被胃肠道迅速吸收，并在肝脏代谢。目前尚不清楚代谢物是否会造成毒性。

2.妊娠期间服用过量，樟脑会穿过胎盘。有妊娠期

间服药过量的病例报告。一名婴儿在分娩后30min死亡，且分娩时并发了先兆子痫、早产胎盘分离和臀位。实验室证实婴儿体内有樟脑。另外两例涉及产妇癫痫，但后来都分娩了健康的婴儿。

3.药代动力学。吸入、摄取或皮肤涂抹后吸收良好。摄取后，癫痫可能在20～30min发生。分布量为2～4L/kg。半衰期为1.5～2.7h。樟脑主要经肝脏代谢，在尿液中以葡萄糖醛酸形式排出。

（二）中毒剂量

儿童在摄入1g樟脑后曾发生过严重中毒和死亡。这相当于10ml樟脑酚合剂或5ml樟脑涂抹油（20%）。据报道，一例成人摄入42g樟脑后恢复。其他精油的浓度从1%到20%不等；5～15ml的剂量被认为是有毒的。低于30mg/kg的剂量不太可能导致严重毒性。

（三）临床表现（表2-19）

1.急性口服过量症状通常发生在5～30min。口腔和咽喉立即出现灼热，紧随其后的是恶心、呕吐和腹部不适。樟脑通常会在摄入后20～30min诱发癫痫发作。可能会出现共济失调、嗜睡、头晕、神志不清、幻觉、躁动、神志不清、肌肉抽搐和昏迷。吸入可能导致肺炎。死亡是罕见的，可能由于呼吸停止或癫痫持续状态的并发症所致。

2.慢性樟脑暴露会导致心肌炎、肉芽肿性肝炎和死亡。

3.皮肤暴露可能会导致潮红和过敏反应。已有儿童皮肤的广泛暴露导致共济失调和癫痫发作的报道。

4.吸烟（如丁香香烟）或吸入精油可能会引起气管支气管炎。

5.静脉注射（如薄荷油）会导致肺水肿和急性呼吸窘迫综合征（ARDS）。

表2-19　香精油[a]

药名	注解
山金车油	含有倍半萜内酯。呕吐，腹泻，中枢神经系统抑郁症，高血压，心动过缓或心动过速，出血后报告急性摄入。可能引起过敏性接触性皮炎
桦木油	含有98%水杨酸甲酯（相当于每毫升1.4g阿司匹林；参见"水杨酸盐"）
樟脑	儿童毒性剂量1g（见正文）
肉桂油	一种能引起红斑、皮炎和口腔炎的有效致敏剂。一例7.5岁的男孩摄入57ml，导致口腔刺激、复视、头晕、呕吐、中枢神经系统抑郁症，在5h内解决。"肉桂挑战"（在无水的情况下摄入一勺肉桂粉）如果吸入，可能导致咳嗽、呛咳、鼻咽刺激、恶心、呕吐和肺炎
丁香油	含有80%～90%丁香酚。急性摄入后发生代谢性酸中毒、中枢神经系统抑郁症、癫痫发作、凝血病和肝毒性。15个月大的男孩在摄入10ml后发生暴发性肝衰竭。N-乙酰半胱氨酸可能有助于预防或治疗肝毒性。吸丁香烟可能会引起刺激性气管支气管炎、咯血

续表

药名	注解
桉树油	含70%桉树醇。中毒剂量为5～10ml。摄食后出现上腹灼烧感、呕吐、通气不足、共济失调、癫痫发作或CNS快速下降
愈创木酚	无毒
薰衣草油	轻度头痛、便秘和可逆性男性乳房发育（青春期前男孩）报告慢性皮肤应用。一名18个月男性患儿在摄入后3h内出现中枢神经系统抑郁和混乱。摄入薰衣草油后出现抗胆碱能药综合征、室上性心动过速
白千层油	茶树油。儿童中毒剂量为10ml。服食后出现镇静、困惑、共济失调和昏迷。摄入30～60min后发病。带有皮肤接触性疾病的接触性皮炎
薄荷醇	从各种薄荷油中提炼出来的乙醇。摄入后可能导致口腔黏膜刺激、呕吐、震颤、共济失调、中枢神经系统抑郁
肉豆蔻	肉豆蔻油用作迷幻药，据称有苯丙胺样作用；2～4汤匙肉豆蔻可引起心理作用 症状：腹痛、呕吐、嗜睡、谵妄、头晕、躁动、幻觉、癫痫发作、瞳孔缩小或瞳孔散大、心动过速和高血压。同时摄入氟硝西泮有死亡报道
薄荷油	摄入超过10ml的中至重度毒性。呕吐，腹部绞痛，晕厥，昏迷，肝中心小叶坏死，肾小管变性，弥散性血管内凝血，多器官功能衰竭，死亡。N-乙酰半胱氨酸可有效预防肝坏死
薄荷油	含有50%薄荷醇。口腔黏膜刺激，烧伤，很少有口腔溃疡的报道。静脉注射导致昏迷、发绀、肺水肿和ARDS。伴有皮肤暴露的过敏性接触性皮炎。为2个月大的婴儿鼻腔滴注可导致呼吸困难、嘶鸣、过伸、昏迷和代谢性酸中毒
麝香草酚	用作防腐剂（参见"苯酚"）。可能引起过敏性接触性皮炎
冬青油	含有水杨酸甲酯98%（相当于每毫升1.4g阿司匹林；参见"水杨酸盐"）
蒿油	苦艾酒。欣快、呕吐、嗜睡、混乱、躁动、幻觉、癫痫发作、横纹肌溶解症、肾衰竭、心动过缓、心律失常

[a] 信息主要来自病例报告，往往缺乏详细或书面的实验室确认。

（四）诊断

通常基于接触史。樟脑和其他精油的刺激性气味通常很明显。

1.特定水平　暂无。

2.其他有用的实验室检查　包括电解质、葡萄糖、肝氨基转移酶和动脉血气（如果患者处于昏迷或癫痫状态）。

（五）治疗

1.应急及支持性治疗措施

（1）保持气道畅通，必要时辅助通风。

（2）治疗癫痫发作和昏迷。

2.特效药和解毒剂　目前还没有针对樟脑的特效解

毒剂。N-乙酰半胱氨酸可能对预防食用丁香油后的肝损伤有效。纳洛酮可有效逆转桉树油引起的中枢神经系统和呼吸抑制。

3.清除未被吸收的毒物　如果条件允许，口服活性炭。

4.增强消除　樟脑和其他精油的体内分布量非常大，任何强化的清除方法都不太可能去除大量的樟脑。缺乏充分证实的病例报告推荐使用血液灌流。

四十、卡马西平和奥卡西平

卡马西平（TeGetol）是一种亚胺类化合物，1974年被引入美国用于治疗三叉神经痛。它已成为治疗全身性和部分性复杂癫痫障碍的一线药物，并被广泛用于治疗疼痛综合征、精神疾病和药物停药反应。奥卡西平（Trileptal）于2000年获得美国FDA批准，是卡马西平的10-酮类似物。它被认为是一种主要代谢物为10，11-二氢-10-羟基卡马西平［单羟基衍生物（MHD）］的前药，其主要的治疗和毒性作用与卡马西平相似。

（一）毒性机制

1.卡马西平　大多数毒性表现似乎与其中枢神经系统的抑制和抗胆碱能作用有关。它还改变了小脑-前庭脑干功能。此外，据推测，由于其化学结构与三环类抗抑郁药丙米嗪相似，故急性过量服用卡马西平可能导致癫痫发作和心脏传导障碍。

2.奥卡西平　是一种中枢神经系统抑制剂，似乎缺乏卡马西平的毒性特征。这可能归因于活性代谢物的产生速度有限，并且不产生有毒的环氧化物代谢物。但是，可能有剂量相关的肾源性稀释性低钠血症。

3.药代动力学　参见表2-64。

（1）卡马西平从胃肠道缓慢且不稳定地吸收，峰值可能延迟6～24h，特别是在过量服用后（据报道，长期服用卡马西平制剂的持续吸收会超过100h）。口服混悬剂是例外，其吸收可能很快，症状在摄入后30min内出现。蛋白结合率是75%～78%，体内表观分布容积约为1.4L/kg（过量服用后会高达3L/kg）。高达28%剂量通过粪便消除，并且有肝肠循环。卡马西平由细胞色素P450代谢，40%转化为10，11-环氧化代谢物，其活性与母体化合物相同。消除半衰期是可变的，并受到细胞色素P450酶的诱导；卡马西平的半衰期为18～55h（最初）至5～26h（长期使用）。环氧化物代谢物的半衰期为5～10h。

（2）奥卡西平在胃肠道吸收良好（生物利用度＞95%），并迅速代谢（半衰期1～5h）为活性代谢物MHD，母体和活性代谢物的峰值分别为1～3h和4～12h。活性代谢物蛋白结合率30%～40%，表观分布容积0.8L/kg，半衰期7～20h（平均9h）。活性代谢物不受自身诱导。

（二）中毒剂量

1.卡马西平　急性摄取超过10mg/kg可导致血液

水平超过4～12mg/L治疗范围。成人推荐的最大日剂量为1.6～2.4g［儿童为35mg/（kg·d）］。成人摄入3.2～60g卡马西平可能致死，但也有摄入80g后仍存活的病例。成人摄入5.8～10g、23个月大的儿童摄入2g（148mg/kg）后，可发生危及生命的毒性。

2.奥卡西平 成人推荐的每日治疗量为0.6～1.2g［儿童为8～10mg/（kg·d），最高可达600mg/d］，最高为2.4g/d（耐受性较差）。成人摄入30.6g、13岁儿童摄入15g后，只会导致轻度中枢神经系统抑制。成人摄入42g后需要气管插管。然而，一例成人在接受奥卡西平治疗期间摄入3.3g，出现了中枢神经系统和心血管症状。

（三）临床表现

1.卡马西平

（1）常见轻到中度用药过量表现为共济失调、眼球震颤、眼肌麻痹、运动障碍（运动障碍、肌张力障碍）、散瞳、窦性心动过速。随着中毒程度的加重，可能会出现肌阵挛、癫痫发作（包括癫痫持续状态）、体温过高、昏迷和呼吸骤停。已有房室传导阻滞和心动过缓的报道，特别是老年人。基于卡马西平与三环类抗抑郁药结构相似，卡马西平可能导致QRS、QT间期延长和心肌抑制；然而，在报道过量用药的情况下，QRS间期延长很少超过100～120ms，而且通常是一过性的。

（2）急性过量后，由于吸收不稳定，中毒表现可能延迟数小时。周期性昏迷和症状的复发可能是由片剂的持续吸收和药物的肝肠循环引起的。

（3）长期使用与骨髓抑制、肝炎、肾脏疾病、心肌病、低钠血症和剥脱性皮炎有关。具有HLA-B*1502基因型的患者患史蒂文斯-约翰逊综合征和中毒性表皮坏死松解症的风险要高得多。这种突变在亚洲人中的患病率最高，特别是汉族人和泰国人。卡马西平与其他药物联合使用也与强直性高热综合征（如抗精神病药物恶性综合征和5-羟色胺综合征）有关。

2.奥卡西平 主要副作用和过量症状与中枢神经系统相关（嗜睡、共济失调、复视、耳鸣、头晕、震颤、头痛和疲劳）。由于有毒代谢物MHD的产生有限，急性过量的毒性可能较低。有报道严重精神发育迟滞患者中毒后存在癫痫持续状态。也有关于剂量相关的肌张力障碍（眼肌危象）的报道。在摄入3.3g后观察到与心血管系统相关的效应（心动过缓和低血压）。显著的低钠血症（常与大剂量用药、老年患者、药物联用及多饮有关）可能是与奥卡西平相关的癫痫和昏迷的诱因之一。过敏性反应、皮疹、嗜酸性粒细胞增多和白细胞减少已有报道，并与卡马西平存在25%～35%交叉过敏。

（四）诊断

基于接触史和临床体征，如共济失调和昏迷，对于卡马西平中毒的病例，则是心动过速。

1.特定水平 获取卡马西平的稳态血药浓度，每4～6小时重复1次，以排除吸收延迟或延长的可能。

（1）血清卡马西平浓度＞10mg/L与共济失调、眼球震颤有关。严重中毒（昏迷、呼吸抑制、癫痫）很可能是血清水平＞40mg/L，尽管血清水平与临床效果的严重程度之间的相关性很差。

（2）卡马西平过量给药后可产生高浓度的环氧化物代谢物。几乎等同于卡马西平免疫测定法，并可能与某些卡马西平免疫测定法在不同程度上发生交叉反应。

（3）卡马西平对三环类抗抑郁药进行药物筛选时会出现假阳性结果。

（4）口服奥卡西平15g、30.6g和42g后，母药的峰值浓度分别为7.9mg/L、31.6mg/L和12.45mg/L，活性代谢物MHD的峰值浓度分别为46.6mg/L、59mg/L和65.45mg/L。这些剂量下，活性代谢物MHD的浓度均未超过治疗范围（10～35mg/L）的2倍，代谢时间会延迟6～8h。

2.其他有用的实验室检查 包括血细胞计数、电解质（特别是钠）、葡萄糖、动脉血气或血氧仪及心电图监测。

3.遗传多态性 HLA-B*1502基因型结果从实验室获取。

（五）治疗

1.应急及支持性治疗措施

（1）保持气道畅通，必要时辅助通气。补充氧气。

（2）对症治疗癫痫、昏迷、体温过高、心律失常、低钠血症和肌张力障碍。

（3）无症状患者应在摄入后至少留观6h，如果服用的是缓释制剂，则应留观至少12h。请注意，奥卡西平中毒后的中枢神经系统抑制时间可能超过24h，因其活性代谢物的生成相对延迟。

2.特效药和解毒剂 没有特效解毒药。碳酸氢钠对QRS间期延长的解救作用仍不确切。毒扁豆碱不推荐用于抗胆碱能毒性。

3.清除未被吸收的毒物 如果条件允许，口服活性炭。如果能及时给予活性炭，轻至中度摄入后不需要洗胃。对于大量摄入卡马西平者，可以考虑增加额外剂量的活性炭和全肠道冲洗。

4.增强消除

（1）卡马西平：与三环类抗抑郁药相比，卡马西平的表观分布容积小，强化清除相对容易。当卡马西平中毒患者的血药浓度很高（如＞40mg/L），伴有严重中毒症状（如癫痫持续状态、心脏毒性），且对标准治疗无效时，应考虑启动强化清除。

1）使用新型、高通量和高效透析膜的间歇性血液透析是首选的药物去除方法。传统透析机效率不高。

2）活性炭血液灌流对卡马西平中毒非常有效，但血液灌流柱的获取可能受到限制。

3）连续性静脉血液透析，伴或不伴白蛋白强化支持，也已被使用，但不能像血液透析或血液灌流那样迅速清除药物。

4）重复剂量的活性炭可以使卡马西平清除速度加快50%，并阻止胃肠道内药丸团块的全身吸收。然而，对于胃肠道梗阻患者，安全有效地进行活性炭解救是有难度的。

5）腹膜透析不能有效清除卡马西平。

6）血浆置换已用于救治卡马西平中毒的儿童。

（2）奥卡西平：因为其活性代谢物MHD的蛋白结合率低，体内表观分布容积小，理论上易于经透析清除。然而，目前报道的过量用药经验表明，在大多数情况下，支持性治疗就足够了。

四十一、二硫化碳

二硫化碳是一种挥发性有机溶剂，是工业上用作粘胶工艺生产人造丝和玻璃纸的原料。它曾被用于杀虫熏蒸剂和橡胶的冷硫化，是重要的工业原料。尽管二硫化碳已不再用作硫化剂，但它仍然是橡胶工业化学合成中的工业前体，并有许多其他工业应用。二硫化碳也被广泛用作各种实验室环境中的溶剂。它是药物双硫仑的代谢物，也是农药威百亩和四硫代氨基甲酸钠的自发分解副产物。

（一）毒性机制

二硫化碳毒性涉及干扰多种器官系统的一系列代谢途径，包括但不限于中枢神经系统。虽然其主要毒性效应归因于对酶功能的破坏，特别是对多巴胺依赖的系统，但实际上二硫化碳与多种生物底物都会发生反应。

（二）中毒剂量

1. 二硫化碳具有高度挥发性（蒸汽压为297mmHg），吸入是中毒的主要途径。OSHA工作场所对二硫化碳的限值［允许暴露限值-上限（PEL-C）］是30mg/L（或者PEL是20mg/L，且15min内峰值为100mg/L）。ACGIH推荐的工作场所暴露限值［阈限值8h时间加权平均值（TLV-TWA）］要低得多，只有1ppm。NIOSH建议的暴露限值（REL）也是1mg/L，短期暴露限值（STEL）是10mg/L。各种国际标准也在这个范围内。二硫化碳也能通过皮肤很好地吸收。

2. 急性二硫化碳过量摄入不常见，但一旦摄入，吸收性很好。长期摄入治疗剂量的双硫仑（200mg/d）已被怀疑会导致二硫化碳介导的毒性反应，但这一点尚未被证实。

（三）临床表现

1. 急性二硫化碳暴露会导致眼睛和皮肤刺激及中枢神经系统抑制。

2. 短期（几天到几周）高浓度二硫化碳暴露会引起精神症状，从情绪变化到明显的精神错乱均有可能发生。

3. 长期暴露可导致帕金森病和其他不可逆的中枢神经系统损伤、视神经炎、周围神经病变、中枢神经系统

和心脏动脉粥样硬化等。流行病学研究表明，接触二硫化碳也与不孕不育有关。

（四）诊断

基于接触史，以及与二硫化碳中毒表现一致的体征和特点。记录空气暴露的工业卫生数据（如果有）对诊断和启动保护措施方面是有用的。

1. **特定水平**　二硫化碳的生物监测可采用尿液中的2-噻唑烷-4-羧酸（TTCA），但这在美国不是常规做法。

2. **其他有用的实验室检查**　包括神经传导研究（如怀疑有神经病变），以及评估中枢神经系统的脑磁共振成像/磁共振血管成像（MRI/MRA）。慢性二硫化碳暴露与血脂谱改变有关。

（五）治疗

1. **应急及支持性治疗措施**　严重的急性暴露表现为非特异性中枢神经系统抑制。

（1）保持气道畅通，必要时辅助通气。补充氧气。

（2）开启静脉通路，密切监测患者的生命体征和心电图。

2. **特效药和解毒剂**　目前还没有针对二硫化碳的特效解毒剂。

3. **清除未被吸收的毒物**

（1）吸入：将受害者从毒物环境中移走，如可能，给予吸氧。

（2）皮肤和眼睛：脱下受污染的衣服，清洗裸露的皮肤。用大量温水或生理盐水冲洗裸眼。

（3）摄取：如果有活性炭，且患者清醒，则使用活性炭。如果摄取发生在出现后60min内，可以考虑洗胃。

4. **增强消除**　这些程序没有任何作用。

四十二、一氧化碳

一氧化碳（CO）是一种无色、无臭、无味、无刺激性的气体，由所有含碳材料的不完全燃烧产生。人类接触的常见来源包括火灾中吸入的烟雾、汽车尾气、木炭、煤油或煤气炉有故障或通风不良及香烟烟雾和二氯甲烷。在美国，每年一氧化碳中毒的急诊病例约5万人次。

（一）毒性机制

毒性是细胞缺氧和缺血的结果。

1. CO与血红蛋白的亲和力是氧的250倍，导致氧合血红蛋白饱和度降低，血液携氧能力降低。此外，氧合血红蛋白解离曲线向左移动，损害了组织的氧气输送。

2. CO还可能直接抑制细胞色素氧化酶，进一步破坏细胞功能，而且已知它会与肌红蛋白结合，导致心肌收缩能力受损。

3. 在CO中毒动物模型中，损伤最严重的是对缺血高度敏感的大脑区域，而且往往与全身低血压的严重程度相关。缺氧后的损伤似乎与脂质过氧化、活性氧和兴奋性神经递质的过度释放及炎症改变并存。

4. 胎儿血红蛋白对CO结合更为敏感，胎儿或新生

儿的CO水平可能高于母体水平。

5.药代动力学。碳氧血红蛋白（CO-HGB）复合体会在脱离暴露环境后逐渐解离。在使用紧贴面罩或气管导管进行高流量氧气治疗期间，CO-HGB的消除半衰期约为74min（范围为24～148min）。在室内环境下，半衰期约为200min，而在高压氧治疗期间，半衰期只有12～20min。

（二）中毒剂量

建议工作场所一氧化碳8h限值（ACGIH）为25mg/L。被认为对生命或健康有直接危险的水平（IDLH）为1200mg/L（0.12%）。不过，接触时间的长短也非常重要的。虽然暴露在1000mg/L（0.1%）下最终会导致CO-HGB的饱和度高达50%，但可能需要数小时才能达到这个水平。1895年，霍尔丹在自己身上做了一个实验：吸入浓度为2100mg/L的CO超过1h。结果发现，仅需吸入CO 34min，他体内CO-HGB的水平就已达到了25%，并且他感受到了一种搏动性头痛。短暂暴露于更高浓度的CO可能使CO-HGB水平上升得更快。

（三）临床表现

中毒症状主要出现在耗氧量高的器官，如大脑和心脏。

1.大多数患者描述为头痛、头晕和恶心。冠心病患者可能会经历心绞痛或心肌梗死。随着更严重的暴露，可能会出现思维障碍、晕厥、昏迷、抽搐、心律失常、低血压和死亡。虽然血液CO-HGB水平可能与中毒的严重程度没有相关性，但超过25%被认为是显著相关的，而超过40%～50%则通常会引起明显的中毒反应。

2.严重中毒的幸存者可能会经历许多与缺氧缺血性损伤一致的明显神经后遗症：从帕金森综合征和持续植物状态等严重缺陷到更轻微的个性和记忆障碍。有些人可能在暴露后几小时到几天内延迟发病。各种研究表明，记忆力和注意力受损以及情绪障碍等轻微神经精神后遗症的发生率可能高达47%。

3.妊娠期间暴露CO环境可能会导致胎儿死亡。

（四）诊断

如果有接触史，诊断并不困难（如患者被发现在锁着车库里的车里），但如果接触史不明确，则可能难以诊断。无可靠临床表现；樱桃红色皮肤或鲜红色静脉血高度提示CO中毒，但并不经常被注意到。常规动脉血气仪测量的是血浆中溶解氧的分压（PO_2），而血氧饱和度是根据PO_2计算的，因此对CO中毒患者来说是不准确的。传统的脉搏血氧仪也可能给出错误的指标正常读数，因为它不能区分氧合血红蛋白和CO-HGB（一种更新型的脉冲一氧化碳血氧仪可以检测CO-HGB和高铁血红蛋白，其准确性和在诊断筛查中的作用正在研究中）。

1.特定水平　用动/静脉CO血氧饱和度测定法获取CO-HGB浓度。

（1）氰化物解毒剂羟钴胺可使CO-HGB假性升高。

（2）胎儿血红蛋白的持续存在可能导致婴幼儿CO-HGB水平假性升高。

2.其他有用的实验室检查　包括电解质、葡萄糖、尿素氮、肌酐、心电图和妊娠试验。代谢性酸中毒意味着更严重的中毒。吸入烟雾时，测量血液高铁血红蛋白水平（使用CO血氧仪）和氰化物水平（临床实验室常规不提供）。

（五）治疗

1.应急及支持性治疗措施

（1）保持气道畅通，必要时辅助通气。如果伴有烟雾吸入，考虑及早插管，以保护气道。

（2）若发生，对症治疗昏迷和癫痫。

（3）持续监测暴露后数小时内的心电图。

（4）由于烟雾通常含有其他有毒气体，请考虑氰化物中毒、高铁血红蛋白血症和刺激性气体损伤的可能性。

2.特效药和解毒剂　尽可能使用最高浓度（100%）的氧气。吸100%氧气可以将血红蛋白中CO的清除速度加快约1h，而在室内空气中约需要6h。可采用紧贴面罩和高流量氧气罐（非再呼吸器）或通过气管导管给氧。治疗直到CO-HGB水平低于5%。严重情况下可以考虑高压氧（见下文）。

3.清除未被吸收的毒物　立即将患者从暴露环境中移走，并补充氧气。暴露在潜在高浓度CO环境中的救援人员应该佩戴自给式呼吸器。

4.增强消除　采用2～3atm高压氧提供100%氧气，能促进CO的消除（半衰期减少到20～30min）。在动物模型中，它减少了脂质过氧化和中性粒细胞的激活，在人体的一项随机对照试验中，与常压100%氧气相比，高压氧可减少轻微认知后遗症的发生率，但其他类似研究发现没有该疗效。高压氧对严重中毒的患者可能有效，特别是当有随时可以进入的舱室时。目前尚不清楚它比常压氧的好处是否适用于暴露数小时后的受害者，或者轻症中毒患者。有关高压氧的建议适应证列表见表2-20。

表2-20　一氧化碳中毒：高压氧的适应证[a]

意识丧失
碳氧血红蛋白＞25%、
年龄＞36岁
严重代谢性酸中毒
神经功能异常检查（小脑功能障碍）[b]
心血管功能障碍
一氧化碳暴露超过24h
妊娠

[a].来自Weaver LK: Carbon monoxide poisoning. N Eng J Med, 2009；360：1217-1225.

[b].来自Weaver LK et al: Hyperbaric oxygen for acute carbon monoxide poisoning，N. EngJ. MED. 2002；347：1057-1067.

四十三、四氯化碳和氯仿

四氯化碳（CCl₄，四氯甲烷）曾被广泛用作干洗溶剂、脱脂剂、除污剂、灭火剂和驱虫剂。由于它的肝脏毒性和已知的动物致癌性，它的作用已变得有限；它现在主要用作化工制造的中间体。

氯仿（三氯甲烷）是一种氯代烃溶剂，在生产氟利昂时用作原料，在化工和制药工业中用作萃取剂和溶剂。由于其肝脏毒性，它不再被用作全身麻醉剂或抗蠕虫剂。由于生物甲烷（三卤甲烷）的氯化，一些市政供水可能会出现慢性低水平暴露。

（一）毒性机制

四氯化碳和氯仿是中枢神经系统抑制剂，对肝和肾有很强的毒性。它们还可能增加心肌对儿茶酚胺致心律失常作用的敏感性。肝和肾毒性的机制被认为由细胞色素P450代谢的有毒自由基中间体（三氯甲基自由基）所致。这种自由基可以与细胞分子（核酸、蛋白质、脂质）结合，形成DNA加合物。CCl₄的生物活化已成为一种自由基致化学毒性的动物模型。毒性反应对于阐明细胞凋亡、纤维化和致癌机制具有重要意义。长期使用代谢酶诱导剂如苯巴比妥和乙醇会增加CCl₄的毒性。CCl₄是一种已知动物致癌物，也是一种疑似人类致癌物。氯仿对胚胎有毒性，是一种动物致癌物。

（二）中毒剂量

1.吸入 毒性取决于空气中的浓度和暴露的时间。

（1）四氯化碳：在接触160ppm 30min后出现症状。建议工作场所限值（ACGIH TLV-TWA）为8h内平均值5ppm，被认为对生命或健康立即构成危险的空气水平（IDLH）为200ppm。

（2）氯仿：被认为对生命或健康有直接危险的空气水平（IDLH）为500/1 000 000。建议的工作场所限值为10ppm，作为8h时间加权平均值。

2.摄入

（1）四氯化碳：据报道，摄入5ml就会致命。

（2）氯仿：口服致命剂量可能只有10ml，但也有报道摄入超过100ml后患者仍存活。大鼠经口LD_{50}为2000mg/kg。

（三）临床表现

1.由于急性吸入、皮肤吸收或摄入而发生四氯化碳或氯仿中毒的人可能会出现恶心、呕吐、头痛、头晕和神志不清的症状。吞咽或吸入时也会出现黏膜刺激。严重中毒时，可能会出现呼吸骤停、心律失常和昏迷。

2.严重的，有时甚至致命的肝肾损伤可能在1～3d后变得明显。

3.皮肤或眼睛接触会导致刺激和脱脂型皮炎。

（四）诊断

基于暴露史和黏膜刺激、中枢神经系统抑制、心律失常和肝坏死的临床表现。CCl₄是不透射线的，急性摄入后可在腹部X线片上看到。

1.特定水平 血液、尿液或呼吸浓度可证明中毒，但很少能及时获取，对急性解毒处理无用。大量过量服药后，尿氯碳氢化合物定性筛查（藤原试验）可能呈阳性。

2.其他有用的实验室检查 包括电解质、葡萄糖、尿素氮、肌酐、肝氨基转移酶、凝血酶原时间和心电图监测。

（五）治疗

1.应急及支持性治疗措施

（1）保持气道畅通，必要时辅助通气。

（2）如必要，对症治疗昏迷和心律失常。注意：避免使用肾上腺素或其他拟交感神经胺类，因为它们可能诱发或加重心律失常。由心肌敏感性增加引起的快速性心律失常可用普萘洛尔（成人静脉注射1～2mg）或艾司洛尔［静脉注射0.025～0.1mg/（kg·min）］治疗。在中毒暴露后对患者进行至少4～6h的监测，如果有症状，监测时间需更长。

2.特效药和解毒剂 N-乙酰半胱氨酸可作为有毒中间体的清除剂，将肝毒性和肾毒性降至最低。根据有限的人类报道，N-乙酰半胱氨酸已经用于四氯化碳或氯仿中毒，没有严重的副作用。如果可能，它应该在接触后的首个12h内服用。动物研究也提示西咪替丁、钙通道阻滞剂和高压氧在减轻肝损伤方面可能起作用，但这些治疗在人类中经验不足。

3.清除未被吸收的毒物

（1）吸入：从暴露环境中移走，若有必要，补充氧气。

（2）皮肤和眼睛：脱掉受污染的衣服，并用大量肥皂水和清水冲洗受影响的皮肤。用大量盐水或清水冲洗裸眼。

（3）摄取：如果条件合适，口服活性炭。如果摄取发生在出现症状后的60min内，可以考虑洗胃。

4.增强消除 透析、血液灌流或其他强化清除手段无用。

四十四、腐蚀剂

多种化学和物理介质均可能造成腐蚀性伤害。它们包括无机酸和有机酸、碱、氧化剂、变性剂、一些碳氢化合物和能引起放热反应的试剂。虽然损伤机制和严重程度可能不同，但黏膜损伤和永久性瘢痕形成的后果是所有这些试剂所共有的。

纽扣电池是指用于手表、计算器和相机的小型圆盘状电池。它们可以在黏膜表面产生电解电流，并含有腐蚀性金属盐，如氯化汞，可能会造成腐蚀性伤害。

（一）毒性机制

1.酸会立即引起凝固性坏死，并形成焦痂，而焦痂可自我限制进一步损伤。

2.相反，碱（如Drano）会通过皂化引起液化性坏死，并持续渗透到更深的组织中，导致广泛的损害。

3.其他试剂可能通过烷基化、氧化、还原或变性细胞蛋白或脱脂起作用。

4.纽扣电池会因腐蚀性金属盐泄漏而产生的腐蚀效应造成伤害，并因撞击部位的局部放电电流而引起烧伤。

（二）中毒剂量

由于腐蚀性溶液的浓度和腐蚀性效应的效力差异很大，因此没有特定的毒性剂量或水平。例如，大多数家庭食醋的醋酸浓度为5%～10%，而"俄罗斯醋"的醋酸浓度可能高达70%。溶液的pH或浓度表明可能造成严重伤害。pH＜2或pH＞12会增加受伤的风险。对于碱，可滴定的碱度（碱的浓度）比pH更能预测腐蚀效果。损伤还与摄入量和暴露时间有关。

（三）临床表现

1.吸入腐蚀性气体（如氯和氨）可能导致上呼吸道损伤，伴有喘鸣、声音嘶哑、喘息和非心源性肺水肿。暴露在低水溶性气体（如二氧化氮和光气）后，肺部症状可能会延迟。

2.眼睛或皮肤暴露在腐蚀剂中通常会立即出现疼痛和发红，随后会起水疱。结膜炎和流泪很常见。可能会发生严重的全身烧伤和失明。

3.摄入腐蚀剂会导致口腔疼痛、吞咽困难、流涎以及喉、胸部或腹部疼痛。可能会发生食管或胃穿孔，并伴有严重的胸痛或腹痛、腹膜刺激症状或胰腺炎。X线片上纵隔或腹部可见游离空气。可能会出现呕血和休克。据报道，进食酸性物质后发生了系统性酸中毒，部分原因可能是吸收了氢离子。食管或胃的瘢痕可导致永久性狭窄形成和慢性吞咽困难。

4.吸入、皮肤暴露或摄入各种制剂后可能发生全身毒性（表2-21）。

5.如果纽扣电池撞击食管，可能会造成严重损伤，导致主动脉或纵隔穿孔。大多数这样的情况涉及更大的（直径25mm）电池。如果纽扣电池到达胃而没有损伤食管，可在几天内通过大便排出体外。

表2-21 具有全身效应的腐蚀剂（选定原因）[a]

腐蚀剂	全身症状
甲醛	代谢性酸中毒、甲酸盐中毒
氢氟酸	低钙血症、高钾血症
二氯甲烷	中枢神经系统抑制、心律失常，转化为一氧化碳
草酸	低钙血症、肾衰竭
百草枯	肺纤维化
高锰酸盐	高铁血红蛋白血症
苯酚	癫痫、昏迷、肝肾损伤
磷	肝和肾的损伤
苦味酸	肾损伤
硝酸银	高铁血红蛋白血症
鞣酸	肝损伤

[a]Edelman PA.Chemical and electrical burns. In: Achauer BM, ed. Management of the burned patients，pp183-202.Appleton & Lange；1987.

（四）诊断

基于腐蚀剂接触史和皮肤、眼睛或黏膜刺激或发红的特征性表现，以及胃肠道是否存在损伤。口腔或食管损伤的受害者几乎总是在吞咽时流涎或疼痛。

1.内镜检查。如果患者完全没有症状，摄入后不太可能出现食管或胃损伤，但研究一再表明，在没有口腔烧伤或明显吞咽困难的情况下，少数患者也会有损伤。出于这个原因，一些权威人士建议对所有患者进行内镜检查，而不考虑有无症状。

2.胸部和腹部X线检查通常可检测出纽扣电池。X线检查和CT扫描也能显示食管穿孔引起的纵隔空气或胃肠道穿孔引起的游离腹腔空气。

3.特定水平。请见具体的化学物质。据报道，纽扣电池摄入后尿汞水平升高。

4.其他有用的实验室检查。包括血细胞计数、电解质、葡萄糖、动脉血气和放射成像。

（五）治疗

1.应急及支持性治疗措施

（1）吸入：补充氧气，密切观察进行性气道阻塞或非心源性肺水肿的迹象。

（2）摄入

1）气道评估是最重要的。应考虑早期插管，以避免口咽部水肿所致的进行性气道阻塞。

2）若能耐受情况，立即给予水或牛奶。提供止吐药物（如昂丹司琼，成人8mg静脉注射，儿童0.15mg/kg），以防止呕吐引起的额外食管损伤。

3）如果怀疑食管或胃穿孔，应立即接受手术或内镜检查。

4）患有纵隔炎或腹膜炎的患者需要广谱抗生素及积极治疗出血和感染性休克。

2.特效药和解毒剂 对于大多数腐蚀剂，没有特效解毒剂（见氢氟酸烧伤、苯酚烧伤）。过去，许多临床医师为了减少瘢痕而使用皮质类固醇，但这种治疗被证明是无效的。此外，类固醇对穿孔患者还可能是有害的，因为它们掩盖了炎症的早期迹象，并抑制了机体对感染的抵抗力。

3.清除未被吸收的毒物 注意：救援人员应使用适当的呼吸和皮肤保护设备。

（1）吸入：远离暴露；如果可能，补充氧气。

（2）皮肤和眼睛：脱掉所有衣服，用大量的水或盐水洗涤皮肤和冲洗眼睛。

（3）摄入

1）院前检查：如果耐受，立即喝水或牛奶。不要诱导呕吐或给予酸碱中和溶液（如稀醋或碳酸氢盐）。

2）住院：通过洗胃去除腐蚀性物质是有争议的，但在急性液体腐蚀性摄入中可能是有益的，而且无论如何在内镜检查之前都需要洗胃。使用柔软的软管，用等量的水或盐水反复冲洗。要经常检查洗涤物的酸碱度。

3）一般情况下，不要使用活性炭，因为它可能会干扰内镜检查时的可见度。如果摄入的药物会引起明显的全身毒性，活性炭可能是合适的。

4）嵌在食管内的纽扣电池必须立即通过内镜取出，以防止快速穿孔。除非出现穿孔或梗阻的迹象，否则不应取出胃或肠道中的电池。建议重复拍摄X线片，以确保胃肠道的持续进展。

4.增强消除　无。

四十五、氯酸盐类

氯酸钾是火柴头的一种组成成分，氯酸钡用于制造烟花和炸药，氯酸钠仍然是农业中使用的一些除草剂的主要成分，其他氯酸盐用于染料生产。牙膏和消毒漱口水中的氯酸盐已被更安全、更有效的化合物取代。氯酸盐中毒与溴酸盐中毒相似，但氯酸盐更容易引起血管内溶血和高铁血红蛋白血症。

（一）毒性机制

氯酸盐是强有力的氧化剂，也攻击巯基，特别是红细胞和肾脏中的巯基。氯酸盐导致高铁血红蛋白的形成和红细胞膜脆性增加，这可能导致血管内溶血。肾衰竭可能是由直接细胞毒性和溶血共同引起的。

（二）中毒剂量

儿童最小中毒剂量不定，从婴儿的1g到年龄较大儿童的5g不等。儿童最多可摄入1～2个无毒性的火柴头（每个火柴头可能含有10～12mg氯酸盐）。在一个病例中，成人致死剂量估计为7.5g，但可能更接近20～35g。一名26岁女性在摄入150～200g氯酸盐后存活。

（三）临床表现

在摄入后的几分钟到几小时内，可能会出现腹痛、呕吐和腹泻。高铁血红蛋白血症很常见。大量溶血、血红蛋白尿和急性肾小管坏死可能在摄入后1～2d发生。可见凝血障碍和肝损伤。

（四）诊断

通常基于暴露史、高铁血红蛋白血症（通过共氧饱和度测定）和溶血。

1.特定水平　血内浓度无法测定。

2.其他有用的实验室检查　包括血细胞计数、结合珠蛋白、血浆游离血红蛋白、电解质、葡萄糖、尿素氮、肌酐、胆红素、高铁血红蛋白水平、凝血酶原时间、肝转氨酶和尿液分析。

（五）救治

1.应急及支持性治疗措施

（1）保持气道畅通，必要时辅助通气。

（2）治疗昏迷、溶血、高钾血症、肾衰竭或肝衰竭。

（3）大量溶血可能需要输血。为了防止由于游离血红蛋白在肾小管中沉积而导致的肾衰竭，可以使用静脉输液和碳酸氢钠。

2.特效药和解毒剂

（1）用1%亚甲蓝溶液治疗高铁血红蛋白血症，剂量为1～2mg/kg（0.1～0.2ml/kg）。据报道，亚甲蓝在轻度病例的早期最有效，但在已经发生溶血的严重病例中效果不佳。

（2）静脉注射硫代硫酸钠可以使氯酸盐离子失活，有病例报道显示该方法有效。然而，这种疗法还没有经过临床试验。作为灌洗液给药可能会产生一些硫化氢，因此禁止使用。

3.清除未被吸收的毒物　如果条件合适，口服活性炭。如果能及时给予活性炭，小到中度摄入后不需要洗胃。（注：大量摄入后自发性呕吐很常见。）

4.增强消除　氯酸盐主要通过肾脏排出；血液透析可以加速其排出，特别是在肾功能不全的患者中。少数病例采用换血和腹膜透析。

四十六、氯代烃类杀虫剂

氯代烃类杀虫剂在世界各地的农业、结构性病虫害防治和疟疾防治项目中被广泛使用。林丹在医学上用于治疗虱子和疥疮。基于毒理学的担心，许多氯代烃类〔如滴滴涕（二氯二苯基三氯乙烷）和氯丹〕已被禁止用于商业，因为它们可在环境中持续存在，并在生物系统中积累。尽管这些物质在几十年前就被禁止，但这些物质仍能在环境和食物链中被检测到。2002年，加州禁止销售林丹。

（一）毒性机制

1.氯代烃是一类神经毒素，它干扰神经冲动的传递，特别是在大脑中，导致行为改变、不自主的肌肉活动和呼吸中枢抑制。它们还可能增强心肌对儿茶酚胺心律失常作用的敏感性，多种氯代烃类可能由于产生有毒代谢物而导致肝或肾损伤。另外，一些氯代烃可能会致癌。

2.药代动力学。氯代烃可以很好地经胃肠道、皮肤和吸入吸收。它们是高度脂溶性的，并随着反复暴露而积累。消除并不遵循一级动力学；化合物会在体内储存，缓慢释放的时间从几天到几个月或几年不等。

（二）中毒剂量

这些化合物的急性毒性剂量是高度可变的，关于急性人类中毒的报道也很有限。表2-22列出了几种常见化合物的相对毒性。

1.仅摄入1g γ-六氯环己烷就会导致儿童癫痫发作，而10～30g的γ-六氯环己烷对成人来说是致命的。据估计，艾氏剂和氯丹的成人口服致死剂量为3～7g，狄氏剂为2～5g。一名49岁男子在摄入12g异狄氏剂后死亡。一名20岁的男子在摄入60g硫丹后幸存下来，但却患上慢性癫痫。

2.皮肤吸收是一种重要的暴露途径，尤其是艾氏剂、狄氏剂和异狄氏剂。广泛或重复（连续2d只使用2次）对婴儿全身应用林丹会导致癫痫发作和死亡。

表2-22 氯代烃

低毒 （动物口服LD_{50} ＞1g/kg）	中度毒性 （动物口服LD_{50} ＞50mg/kg）	剧毒 （动物口服LD_{50} ＜50mg/kg）
乙烯（乙滴涕）	氯丹	艾氏剂
六氯代苯	DDT	狄氏剂
甲氧氯	七氯	异狄氏剂
	开酮	硫丹
	γ-六氯环己烷	
	灭蚁灵	
	毒杀芬	

（三）临床表现

急性进食后不久，出现恶心和呕吐，随后出现舌、口唇和面部感觉异常、神志不清、震颤、迟钝、昏迷、癫痫发作和呼吸抑制。由于氯代烃是高度脂溶性的，其毒性持续时间可能会延长。

1.已有反复发作或延迟发作的报道。

2.由于心肌对儿茶酚胺的敏感性，可能会发生心律失常。

3.可能会发生代谢性酸中毒。

4.可能会出现肝炎或肾损伤的迹象。

5.造血功能障碍可以发展到很晚。

（四）诊断

基于暴露史和临床表现。

1.特定水平 可以在血清中测量氯代烃，但不能常规检测其含量。

2.其他有用的实验室检查 包括电解质、葡萄糖、尿素氮、肌酐、氨基转移酶、凝血酶原时间和心电图监测。

（五）治疗

1.应急及支持性治疗措施

（1）保持气道畅通，必要时辅助通气。补充氧气。由于大多数液体产品都是在有机溶剂中配制的，观察是否有肺部吸入的证据（见"碳氢化合物"）。

（2）治疗癫痫、昏迷和呼吸抑制。室性心律失常可能对β肾上腺素受体阻滞剂如普萘洛尔和艾司洛尔有反应。

（3）附设心电监护仪，观察患者至少6～8h。

2.特效药和解毒剂 没有特效药。

3.清除未被吸收的毒物

（1）皮肤和眼睛：脱掉受污染的衣服，用大量肥皂和水清洗受影响的皮肤，包括头发和指甲。用大量温水或盐水冲洗裸眼。救援人员必须采取预防措施，避免个人暴露。

（2）摄取：如果条件合适，口服活性炭。如果能及时给予活性炭，小剂量进食后不需要洗胃。

4.增强消除

（1）重复剂量的活性炭或胆碱胺树脂可通过阻断肠肝循环来增强消除。

（2）交换输血、腹膜透析、血液透析和血液灌流不太可能有效，因为这些化学物质的分布量很大。

四十七、氯

氯是一种比空气重的黄绿色气体，有刺激性气味。其广泛应用于化工生产、漂白、游泳池消毒剂和清洁剂中。次氯酸盐是氯气与水反应生成的水溶液，大多数家用漂白剂溶液中含有3%～5%次氯酸盐，游泳池消毒剂和工业级清洁剂中可能含有高达20%的次氯酸盐。向次氯酸盐溶液中添加酸可释放氯气。向次氯酸盐溶液中添加氨可释放氯胺，氯胺是一种有毒气体，其性质与氯类似。

（一）毒性机制

氯气对接触潮湿组织（如眼睛和上呼吸道）产生腐蚀作用。暴露在水溶液中会对眼睛、皮肤或胃肠道造成腐蚀性损伤。氯胺不易溶于水，可能会引起更多的惰性或延迟性刺激。

（二）中毒剂量

1.氯气 作为8h时间加权平均值，氯气的推荐工作场所限值为0.5ppm。短期接触限值为1ppm。认为对生命或健康有直接危险的水平（IDLH）为10mg/L。

2.水溶液 家庭中常见的稀释次氯酸钠水溶液（3%～5%）很少引起严重烧伤，但有中度刺激性。浓度更高的工业清洁剂（20%次氯酸盐）可能导致严重腐蚀伤害。

（三）临床表现

1.吸入氯气 由于氯的水溶性较高，症状发作迅速。眼睛、鼻和喉咙立即出现烧灼感，伴有咳嗽。喘息也可能发生，特别是在有支气管痉挛疾病患者中。严重暴露时，上呼吸道肿胀可能会迅速导致气道阻塞，然后出现喘息性咳嗽、声音嘶哑和喘鸣。随着大量接触，非心源性肺水肿（化学性肺炎）和成人呼吸窘迫综合征（ARDS）也可能发生。

2.皮肤或眼睛接触气体或浓溶液 可能发生严重的腐蚀性烧伤。表现与其他酸性腐蚀性暴露相似。

3.摄入水溶液 口腔和喉咙灼伤常见，但在摄入3%～5%次氯酸盐后不会造成进一步的伤害。如果食用浓度更高的溶液，可能会发生严重的食管和胃灼伤，患者通常会出现吞咽困难、流涎及严重的咽喉、胸口和腹痛。可能发生呕血和食管或胃穿孔。

（四）诊断

基于暴露的历史和典型刺激性气味的描述，并伴有对眼睛、皮肤或上呼吸道或胃肠道的刺激性或腐蚀性。

1.特定水平 不可获取。

2.其他有用的实验室检查 摄入中毒：全血细胞计数、电解质和胸腹X线片；吸入中毒：动脉血氧饱和度或胸部X线检查。

（五）治疗

1.应急及支持性治疗措施

（1）吸入氯气

1）立即补充湿氧。仔细观察是否有上呼吸道阻塞的迹象，必要时行气管插管。

2）哮喘时使用支气管扩张剂，如果发生非心源性肺水肿，应予以治疗。

（2）摄入次氯酸盐溶液。如果摄入了10%或更高浓度的溶液，或有任何腐蚀性损伤的症状（吞咽困难、流涎或疼痛），建议使用柔性内镜检查严重的食管或胃损伤。获取胸部X线片和腹部X线片以寻找纵隔或腹腔内空气，提示穿孔。

2.特效药和解毒剂 目前还没有有效的治疗方法。继续提倡吸入碳酸氢钠溶液，尽管现有的少数研究只显示出有限的客观益处。同样，吸入和全身性糖皮质激素在吸入或口服后也没有显示出有帮助，而且可能对穿孔或严重感染的患者有害。

3.清除未被吸收的毒物

（1）吸入：立即从暴露处移除，如需要，补充氧气。如果出现气喘，可使用吸入式支气管扩张器。

（2）皮肤和眼睛：脱去被污染的衣服，立即用大量清水冲洗暴露的皮肤。用清水或生理盐水冲洗外露的眼睛。

（3）摄入次氯酸盐溶液：立即口服补水。不要催吐。为了清除胃内的任何腐蚀性物质并为内镜检查做准备，浓液摄入后洗胃可能是有用的；使用小而柔软的软管以避免损伤受损的黏膜。

（4）不要使用活性炭；这可能会干扰内镜医师的视野。

4.增强消除 无效。

四十八、氯苯氧除草剂（2,4-D）

2,4-二氯苯氧乙酸（2,4-D）及其化学衍生物是广泛使用的除草剂。含有不同的2,4-D盐（钠、胺、烷基胺和烷醇胺）和酯（丙酸、丁酸和其他烷氧基化合物）的配方很多。根据2013年加州农药使用数据，最常用的农产品是2,4-D的二甲胺盐。目前加州的注册数据（2015年11月）显示，二甲胺盐有205种配方，浓度从0.12%（用于最稀释的家用产品）到46.8%～96.9%（用于农业产品）不等。虽然一些含有2,4-D酯的浓缩配方是可湿性粉剂，但其他配方含有石油溶剂（在农药标签上的"急救"说明中有说明）。尽管这些溶剂被认为是"惰性"成分，因为它们不是农药，但它们可能有其固有的毒性（见"甲苯和二甲苯""碳氢化合物"）。

橙剂是氯苯氧基除草剂2,4-D（二氯苯氧乙酸）和2,4,5-T（三氯苯氧乙酸）的混合物，其中还含有少量的剧毒污染物TCDD（2,3,7,8-四氯二苯并对二噁英），来源于2,4,5-T的生产过程。通过苯酚氯化生产2,4-D不会产生TCDD。苯酚氯化制备2,4-D不产生TCDD。与普通人群相比，参与2,4,5-T生产或处理的人群可能在血清检测中显示TCDD水平升高，并且总体癌症发病率增加。

（一）毒性机制

在植物中，这些化合物充当生长激素刺激剂。其毒性机制尚不清楚，但可能与线粒体损伤有关。在动物体内，发现细胞膜损伤、氧化磷酸化解偶联和乙酰辅酶A代谢紊乱，发生广泛的肌肉损害，死亡原因通常是心室颤动。当剂量超过肾负离子转运机制的能力（约50mg/kg）时，毒性显著增加。大量横纹肌溶解已被描述在人类患者中，最常见的情况是摄入了含有超过10%活性成分的制剂。

（二）中毒剂量

据报道，5mg/kg的2,4-D剂量对人体志愿者研究没有影响。2,4-D对人体的最低毒性剂量为3～4g或40～50mg/kg，成人摄入6.5g后死亡。尽管皮肤接触可能产生刺激，但是应用于皮肤的2,4-D只有不到6%被系统吸收。与2,4-D酯相比，盐制剂的皮肤吸收程度可能更低。

（三）临床表现

1.急性摄入 呕吐、腹痛和腹泻是常见的。心动过速、肌无力和肌肉痉挛发生在摄入后不久，可能发展为严重肌无力和昏迷（对66例已发表病例的回顾性分析显示，33%的患者死亡）。神经毒性作用包括共济失调、张力过大、癫痫发作和昏迷。可能发生肝炎和肾衰竭。

2.皮肤接触 2,4-D可能刺激皮肤。接触含有2,4,5-T的制剂也可能产生氯痤疮。据报道，大量皮肤暴露可在潜伏期后引起混合感觉-周围神经病变。

（四）诊断

取决于暴露史、肌无力和血清肌酸激酶升高。

1.特定水平 可以通过专业实验室或农业实验室进行测量，但可能无法及时获得，无法帮助诊断。2,4-D的消除半衰期为11.5h，超过75%在摄入后96h排出。超过80%是经尿液排出的。

2.其他有用的实验室检查 包括电解质、葡萄糖、血尿素氮、肌酐、血清肌酸激酶、尿液分析（肌红蛋白存在时隐血红素检测结果呈阳性）、肝酶、12导联心电图和心电图监测。

（五）治疗

1.应急及支持性治疗措施

（1）保持呼吸道畅通，必要时辅助通气。

（2）治疗昏迷、低血压和横纹肌溶解。

（3）在摄入后至少6～12h密切监测患者，因为可能会出现延迟症状。

2.特效药和解毒剂 没有特定的解毒剂。

3.清除未被吸收的毒物

（1）皮肤或眼睛暴露：脱掉受污染的衣服并清洗受影响的区域。

（2）摄入：如条件适宜，可口服活性炭。若在给予活性炭之前预期延迟超过60min，如果可以在暴露后几分钟内给药并且没有禁忌证，则考虑使用吐根或其他催吐剂。大量近期摄入后，考虑洗胃。

4.增强消除　虽然碱化尿液可以促进2,4-D的排泄，但这些方法还没有被证明有效（与其他弱酸一样，碱化可以促进苯氧基酸的电离，减少肾小管的再吸收）。根据有限的临床数据显示清除率与碱性利尿相似，建议进行血液透析。据报道，血浆置换术在与2,4-D摄入有关的多发性神经病患儿中有效。

四十九、氯喹和其他氨基喹啉

氯喹和其他氨基喹啉用于疟疾和其他寄生虫病的预防或治疗。氯喹和羟基氯喹也用于治疗自身免疫病，包括类风湿关节炎。抗疟药及相关药物包括磷酸氯喹（Aralen）、盐酸阿莫地喹（Camoquin）、硫酸羟氯喹（Plaquenil）、甲氟喹（Lariam）、磷酸伯氨喹和盐酸奎纳克林（Atabrine）。氯喹过量是常见的，特别是在疟疾流行的国家，死亡率为10%～30%。

（一）毒性机制

1.氯喹阻断DNA和RNA的合成，也有一些奎尼丁样的心脏毒性。羟基氯喹也有类似的作用，但作用要小得多。

2.伯氨喹和奎纳克林是氧化剂，可导致高铁血红蛋白血症或溶血性贫血［尤其是葡萄糖-6-磷酸脱氢酶（G6PD）缺乏症患者］。

3.药代动力学。氯喹和相关药物具有高度组织结合性［表观分布容积（V_d）＝150～250L/kg］，从体内排出非常缓慢。氯喹和羟基氯喹的半衰期是可变的，分别为75～278h和15.5～31h。但氯喹的终末半衰期可能长达2个月，羟基氯喹的终末半衰期可能长达40d。普瑞喹的半衰期为3～8h，可被广泛代谢为活性代谢物，而活性代谢物的消除速度要慢得多（半衰期为22～30h），并且随着长期给药而累积（表2-64）。

（二）中毒剂量

磷酸氯喹的治疗剂量为每周500mg用于疟疾预防，或在2d内服用2.5g用于疟疾治疗。据报道，儿童在服用1～2片剂量低至300mg的药物后死亡；成人服用氯喹的致死剂量为30～50mg/kg。

（三）临床表现

1.轻至中度氯喹过量可导致头晕、恶心和呕吐、腹痛、头痛和视觉/视网膜障碍（有时包括不可逆失明）、听觉障碍（有时导致耳聋）、躁动和神经肌肉兴奋性。氯喹和丙胍联合使用是常见的，并与胃肠道和神经精神副作用相关，包括急性精神病。

2.严重的氯喹过量可引起惊厥、昏迷、休克、呼吸或心搏骤停。奎尼丁类药物可引起严重的心脏毒性，包括窦房结骤停、心肌收缩力下降、QRS间期延长、心脏传导阻滞和室性心律失常。氯喹或羟基氯喹均可引起严重低钾血症，并可能导致心律失常。

3.伯氨喹和奎纳克林中毒通常引起胃肠道不适，

也可能引起严重的高铁血红蛋白血症或溶血；长期治疗可引起耳毒性和视网膜病变。心血管毒性与伯氨喹无关。

4.治疗剂量的阿莫地喹可导致严重甚至致命的中性粒细胞减少症。

5.治疗性使用或过量使用甲氟喹可导致头痛、头晕、眩晕、失眠、视幻听、惊恐发作、严重抑郁、精神病、精神错乱和癫痫发作。神经精神副作用一般在停药后几天内消失，并辅以支持性药物治疗，但症状偶尔持续数周。

（四）诊断

胃炎、视觉障碍和神经肌肉兴奋性的表现，特别是伴有低钾血症、低血压、QRS间期或QT波增宽或室性心律失常时，提示氯喹过量。溶血或高铁血红蛋白血症提示伯氨喹和奎纳克林过量。

1.特定水平　在全面的毒理学筛查中通常不会检测到氯喹。定量水平可以在血液中测量，但通常是不可用的。因为氯喹浓缩在细胞内，全血的测量值比血清或血浆水平高5倍。

（1）血浆（谷）浓度10～20ng/ml（0.01～0.02mg/L）可有效治疗各种类型的疟疾。

（2）血清水平为1mg/L（1000ng/ml）时出现心脏毒性；致死性病例的血清水平在1～210mg/L（平均为60mg/L）。

2.其他有用的实验室检查　包括电解质（特别是钾水平）、葡萄糖、尿素氮、肌酐、心电图和心电图监测。与伯氨喹和奎纳克林一起，实验室研究还包括全血细胞计数、游离血浆血红蛋白和高铁血红蛋白。

（五）治疗

1.应急及支持性治疗措施

（1）保持气道通畅，必要时辅助通气。

（2）治疗癫痫、昏迷、低血压、低钾血症和高铁血红蛋白血症。

（3）必要时通过输血治疗大量溶血，并通过碱性利尿防止血红蛋白沉积于肾小管（如横纹肌溶解症）。

（4）连续监测心电图至少6～8h或直至心电图恢复正常。

2.特效药和解毒剂

（1）用碳酸氢钠1～2mmol/kg静脉注射治疗心脏毒性，如奎尼丁中毒。

（2）严重低钾血症应给予钾，但应谨慎用药，并应经常测量血清钾，因为高钾血症可能加剧奎尼丁样心脏毒性。

（3）如果多巴胺和去甲肾上腺素无效，肾上腺素输注可能通过血管收缩和正性肌力作用联合治疗低血压。在一项研究中，剂量建议为0.25μg/（kg·min），以0.25μg/（kg·min）的剂量递增，直至获得足够的血压，同时给予大剂量地西泮（见下文）和机械通气。

（4）据报道，在气管插管和机械通气30min后，大剂量的苯二氮䓬类药物，如地西泮（2mg/kg）静脉注射，可降低动物死亡率和减轻人类氯喹中毒的心脏毒性。保护机制尚不清楚。

3.清除未被吸收的毒物 如果条件合适，口服活性炭。对大量摄入（如＞30～50mg/kg）进行洗胃。

4.增强消除 由于广泛组织分布，强化清除程序是无效的。

五十、铬

铬是一种耐用金属，用于电镀、油漆颜料（铬黄）、底漆和缓蚀剂、木材防腐剂、纺织品防腐剂和皮革鞣剂。铬暴露可通过吸入、摄入或皮肤暴露发生。虽然铬可以以各种氧化态存在，但大多数人接触的铬有两种类型：三价铬（如氧化铬、硫酸铬）或六价铬（如三氧化铬、铬酸酐、铬酸、重铬酸盐）。毒性通常与六价化合物有关。然而，在摄入任何一种化合物后都会死亡，慢性皮肤敏感可能与三价形式有关。吡啶甲酸铬是一种三价铬化合物，常被用作健身剂。

（一）毒性机制

1.三价铬化合物相对不溶，无腐蚀性，不太可能通过完整的皮肤吸收。生物毒性估计比六价化合物低10～100倍。

2.六价化合物是强氧化剂，对呼吸道、皮肤、黏膜和胃肠道有腐蚀性。急性溶血和肾小管坏死也可能发生。长期职业性接触低溶解性六价铬与慢性支气管炎、皮炎和肺癌有关。

3.铬酸是一种强酸，而一些铬酸盐是强碱。

（二）中毒剂量

1.吸入 职业安全与健康标准的工作场所对铬酸和六价化合物的允许暴露限值（PEL，8h时间加权平均值）为0.05μg/L（致癌物）。对于二价和三价铬，PEL为0.5mg/m³。

2.皮肤 铬盐会导致皮肤灼伤，可能会增强全身吸收，灼伤10%的表面积后会导致死亡。

3.摄入 只要摄入500mg的六价铬，就会发生危及生命的毒性反应。铬酸的估计致死量为1～2g，重铬酸钾的估计致死量为6～8g。总铬的饮用水标准为0.1mg/L。

（三）临床表现

1.吸入 急性吸入可引起上呼吸道刺激、喘息和非心源性肺水肿（暴露后可延迟数小时至数天）。长期接触六价化合物可能导致肺敏化、哮喘和癌症。

2.皮肤和眼睛 急性接触可导致严重的角膜损伤、皮肤深部烧伤和口腔或食管烧伤。可能会导致过敏性皮炎。据估计，在所有接触性皮炎病例中，约有8%是长期接触铬造成的。慢性暴露后也可能发生鼻溃疡。

3.摄入 摄食可引起急性出血性肠胃炎，由此产生的大量液体和失血可能导致休克和少尿性肾衰竭。溶血、肝炎和脑水肿已被报道。铬酸盐能够氧化血红蛋白，但临床意义重大的高铁血红蛋白血症在急性过量后相对少见。

（四）诊断

基于暴露史和临床表现，如皮肤和黏膜烧伤、肠胃炎、肾衰竭、休克。

1.特定水平 血液水平在紧急情况管理中没有用处，也不能广泛获得。尿液中的检测可能有助于证实暴露；正常尿液水平＜1μg/L。

2.其他有用的实验室检查 包括血细胞计数、血浆游离血红蛋白和结合珠蛋白（如怀疑溶血）、电解质、葡萄糖、尿素氮、肌酐、肝转氨酶、尿检（血红蛋白）、动脉血气、血氧饱和度法或脉搏血氧饱和度、高铁血红蛋白和胸部X线片。

（五）治疗

1.应急及支持性治疗措施

（1）吸入：补充氧气。治疗哮鸣，密切监测患者是否有迟发性非心源性肺水肿。据报道，吸入浓铬酸溶液后，肺水肿的发作可延迟72h。

（2）摄入

1）立即加水稀释。积极性补液、补血治疗出血性胃肠炎。考虑通过早期内镜检查来评估食管或胃的损伤程度。

2）与横纹肌溶解一样，用碱性利尿法治疗溶血引起的血红蛋白尿。治疗可能发生的高铁血红蛋白血症。

2.特效药和解毒剂

（1）螯合疗法［如用BAL（英国抗刘易斯特）］无效。

（2）在口服六价化合物后，抗坏血酸有助于将六价化合物转化为毒性较低的三价化合物。虽然没有明确的研究存在，但治疗是良性的，可能是有益的。在动物实验中，有效剂量为摄入每克六价铬化合物口服2～4g抗坏血酸。

（3）乙酰半胱氨酸已用于数项动物研究和一例重铬酸盐中毒的人类病例。

3.清除未被吸收的毒物

（1）吸入：将患者从暴露环境中移走，如果可能，补充氧气。

（2）皮肤：脱去被污染的衣服，立即用大量肥皂和水清洗暴露的地方。10%乙二胺四乙酸软膏可去除铬酸盐痂。人们主张用10%抗坏血酸局部溶液来促进六价铬向毒性较低的三价转化。

（3）眼睛：用温水或生理盐水大量冲洗眼睛，并进行荧光素检查。如果疼痛或刺激持续，排除角膜损伤。

（4）摄入：用牛奶或水稀释腐蚀性物质。不要诱导呕吐，因为有潜在的腐蚀性伤害。对于最近大量摄入者，应进行洗胃。活性炭在吸附铬方面的效果尚不确定，如果进行内镜检查，可能会掩盖视野。

4.增强消除 目前还没有证据表明透析和血液灌流等强化清除术的有效性。

五十一、可乐定及相关药物

可乐定和相关中枢作用肾上腺素能抑制剂胍那苄、胍法辛和甲基多巴通常用于高血压的治疗。可乐定也被用来缓解阿片和尼古丁戒断症状。服用片剂或长效皮肤贴剂后，可出现可乐定过量的表现。羟甲唑啉、萘甲唑啉和四氢唑啉是鼻和结膜解充血剂，可能引起与可乐定相同的毒性。替扎尼定是一种用于治疗肌肉痉挛的化学药物。阿普可乐定和溴莫尼定是治疗青光眼和高眼压的眼用制剂，在局部给药后可能因摄入和全身吸收而中毒。

（一）毒性机制

所有这些药物通过刺激大脑中的 α_2 肾上腺素能突触前（抑制）受体来减少中枢交感神经流出。

1. 可乐定、羟甲唑啉和四氢唑啉也可能刺激外周 α_1 受体，导致血管收缩和短暂性高血压。

2. 胍那苄在结构上与神经节阻断剂胍乙啶相似。胍法辛与胍那苄密切相关，并比可乐定具有更高的选择性 α_2 受体激动剂活性。

3. 甲基多巴可通过代谢作用或降低血浆肾素活性，进一步减少交感神经流出到假神经递质（甲基去甲肾上腺素）。

4. 替扎尼定在结构上与可乐定有关，但对 α_1 受体的亲和力较低。

5 药代动力学。口服可乐定后起效快（30min）。除甲基多巴外，这些药物分布广泛，分布量大（表2-64）。

（二）中毒剂量

1. 可乐定 仅0.1mg的可乐定片就会对儿童产生毒性作用；然而，34个月的双胞胎女婴服用10mg并不致命。成人在急性摄取量高达100mg的情况下存活下来。目前还没有因急性用药过量而死亡的报道，但有一例儿童在呼吸停止后出现永久性神经系统损伤。

2. 胍那苄 在摄入160～320mg的成人和摄入12mg的3岁儿童中出现轻度毒性。一例19个月的儿童摄入28mg后出现严重毒性反应。一例3岁儿童在摄入480mg后出现中度中毒症状。所有这些儿童在24h前都康复了。

3. 胍法辛 一例25岁的女性摄入了60mg后出现了严重的毒性反应。一例2岁的男孩摄入4mg后，在20min内就开始昏睡，但20h后出现了降压高峰。

4. 甲基多巴 成人中超过2g被认为是一种毒性剂量。据报道，一例成人在摄入25g后死亡。然而，有报道显示在摄入45g后存活。甲基多巴治疗儿童剂量为10～65mg/（kg·d），较高的剂量预计会引起轻度症状。

5. 溴莫尼定和阿普可乐定 接受溴莫尼定治疗的1个月婴儿反复出现无反应、低血压、低张力、低体温和心动过缓。一例2周大的婴儿在每只眼睛里滴入一滴药水后出现严重的呼吸抑制。两个儿童都在不到24h的支持性护理下康复。一例6岁女孩服用阿普可乐定出现呼吸抑制，需要短期插管，可恢复正常。

（三）临床表现

由广泛性交感神经压抑引起的中毒表现包括瞳孔收缩、嗜睡、昏迷、呼吸暂停、心动过缓、低血压和体温过低。异位性高血压是由外周 α_1 受体的刺激引起的，可与可乐定、羟甲唑啉和四氢唑啉（可能还有胍那苄）同时发生，而且通常是短暂的。症状通常在30～60min出现，但峰值可能在摄入后6～12h出现。通常在24h内完全恢复。一例28岁男子意外摄入100mg可乐定粉末，在4d内出现了三次中毒，先是高血压，接着是低血压，然后是高血压戒断反应。

（四）诊断

瞳孔精确、呼吸抑制、低血压和心动过缓的患者应怀疑中毒。虽然过量可乐定可能模仿阿片类药物过量，但它通常对纳洛酮的给药没有反应。

1. 特定水平 血清水平不是常规可用或临床有用的。这些药物通常无法通过尿液毒物学综合筛选检测出来。

2. 其他有用的实验室检查 包括电解质、葡萄糖、动脉血气或血氧饱和度。

（五）治疗

患者通常在24h内通过支持性护理康复。

1. 应急及支持性治疗措施

（1）如有必要，保护气道并协助通气。

（2）治疗昏迷、低血压和心动过缓。他们通常用支持性治疗措施来解决问题，如补液、阿托品和多巴胺。高血压通常是短暂的，不需要治疗。间歇性触觉刺激治疗嗜睡和呼吸抑制。有些患者可能需要机械通气。

2. 特效药和解毒剂

（1）据报道纳洛酮可以逆转可乐定过量的迹象和症状，但尚未得到证实。纳洛酮给药后的明显兴奋可能来自于内啡肽和脑啡肽的竞争性抑制。但是由于服用过量可模拟阿片类药物中毒，纳洛酮的出现是因为麻醉剂也有可能被摄入。

（2）托拉唑啉是一种中枢 α_2 受体拮抗剂，曾被推荐使用，但反应不一，不应使用。

3. 清除未被吸收的毒物 如果条件合适，口服活性炭。如果能及时给予活性炭，小到中等剂量的洗胃是不需要的。考虑在服用可乐定皮肤贴剂后进行全肠冲洗。

4. 增强消除 无效。

五十二、钴

钴是人类饮食中必需的微量金属元素，是维生素 B_{12}（钴胺素）的组成部分。它可以在某些矿石和镍、铜、砷等其他金属中找到。它的熔点和沸点都很高，分别约为1500℃和3000℃。钴有元素、有机和无机三种形式。当与碳化钨结合时，这种材料被称为"硬金属"，用于工业切割、钻孔和抛光。钴也存在于珠宝合金中，并且具有铁磁性，使其成为磁体中有用的成分。

Rubratope-57（氰钴胺素钴57胶囊）用于诊断恶性

贫血，并作为其他肠道维生素B_{12}吸收缺陷的诊断辅助手段。钴-60是钴的放射性核素，用于放射治疗、工业射线照相、食品和香料的消毒以及线性加速器和调平装置的放射源。历史上，无机钴盐用于治疗贫血，包括妊娠期间贫血，也是"啤酒饮用者心肌病"的原因，因为啤酒中添加了钴以稳定泡沫。最近，钴的身体负担过重与钴合金金属对金属髋关节置换失败有关。

（一）毒性机制

1.钴可通过与一系列复杂生物受体和蛋白质相互作用，发挥毒性作用，刺激红细胞生成，促进活性氧的生成，干扰线粒体功能，抑制甲状腺碘吸收，改变钙稳态。

2.钴是一种可能的致癌物（国际癌症研究机构的2B级）。

3.妊娠期间服用过量。目前还没有妊娠期间服药过量的报道。钴曾被用于治疗妊娠期贫血。没有胎儿异常的报道。在妊娠7周和38周时，一名有双侧金属髋关节的孕妇血钴浓度分别为138μg/L和143μg/L，并产下一名健康男婴，该男婴在14周时发育正常。

4.药代动力学。钴通过吸入吸收良好，通过摄入吸收不同。它分布于血清、全血、肝、肾、心脏和脾。消除的主要途径是肾脏，其半衰期为数小时至1周。相对不溶性钴化合物（如氧化钴）的肺滞留可能会延长，肺清除半衰期为1～2年。

（二）中毒剂量

1.摄入

（1）一名6岁儿童急性摄入2.5g氯化钴，仅引起腹痛症状。血红蛋白和电解质正常。

（2）采用每天45～90mg的长期剂量诱导妊娠期红细胞生成，无副作用报道。致命的扩张型心肌病被报道在酗酒者中，他们平均每天喝17杯含0.5ppm钴的啤酒（范围在0～5mg/L）。

2.吸入　空气浓度0.002～0.01μg/L吸入含钴粉尘可能引起呼吸道刺激。浓度>0.01μg/L可能导致"钴性哮喘"，是一种反应性气道疾病和成人哮喘的职业性原因。

3.皮肤　处理6%钴和15%氯化钴金属圆片可以释放0.7～1.1μg/cm²的剂量。

（三）临床表现

1.摄入

（1）急性摄入可引起呕吐和腹痛。

（2）长期饮用掺钴的啤酒会导致"啤酒饮用者的心肌病"。长期使用也可能导致红细胞增多症。

2.吸入

（1）急性暴露可导致鼻腔刺激、咳嗽和喘息。

（2）长期吸入可导致一种特殊形式的肺间质纤维化，表现为巨细胞肺炎（"硬金属/金刚石磨光器病"）。它还可以引起闭塞性细支气管炎和过敏性肺炎。咳嗽和劳力性呼吸困难的发作可能是隐匿性的。

3.皮肤暴露可导致发红、结垢、水疱、丘疹或脓疱的形成、渗出和痛风。长期暴露会导致裂痕、苔藓化和角化过度。在珠宝首饰中，钴通常与镍和铬等其他金属混合使用，而这些合金是引起过敏性接触性皮炎的常见原因。

4.含有钴合金的金属对金属髋关节假体与甲状腺功能减退、心力衰竭、听力和视觉缺陷有关。症状平均在19个月后出现，全血或血清浓度从23μg/L到625μg/L不等。

（四）诊断

基于暴露史和符合钴中毒的临床表现。

1.特定水平　钴可以在血清、全血或尿液中检测。

（1）未暴露者的血清水平约为0.9ng/ml。

（2）根据2011—2012年进行的美国健康和营养检查调查结果，美国人口的尿钴水平平均为0.375μg/L。尿钴测量主要反映最近的暴露情况，尽管大量职业性暴露已使尿钴水平连续数周升高。职业性接触钴的人尿中钴含量往往比一般人群高许多倍。

（3）金属对金属人工髋关节。与未植入人工髋关节的患者相比，使用无故障人工髋关节的患者钴浓度更高，全血水平为4～10μg/L。钴合金髋关节置换失败的患者通常有大于10μg/L的钴浓度。

2.其他有用的实验室检查　包括评估红细胞增多症的全血细胞计数，评估甲状腺功能减退症的甲状腺研究，评估肾清除能力的肌酐，评估扩张型心肌病的经胸超声心动图，评估过敏性接触性皮炎的斑贴试验。

3.职业吸入　病理诊断的多核巨细胞可通过支气管肺泡活检或灌洗恢复。含或不含乙酰胆碱的肺功能测试，以及在工作期间和下班后进行的肺功能测试，可能有助于确定工作场所的暴露敏感性。钴的吸入挑战是诊断金标准。然而，这需要专门的设施，只有少数中心可以使用。

（五）治疗

1.应急及支持性治疗措施

（1）吸入后，保持气道通畅，必要时给予支气管扩张剂用于喘息，必要时协助通气。一旦气道高反应性被记录在案，就禁止进一步吸入钴。

（2）预防进一步接触可能逆转急性疾病，包括哮喘或过敏性接触性皮炎，并防止慢性病的发展。让公共卫生部门介入，以确定是否有其他工人因工作场所控制不当而面临更高的风险。

（3）用止吐药治疗呕吐，用静脉输液代替容量损失。

（4）对于人工髋关节植入失败后出现机械症状（包括疼痛、咔嗒声或积液）的患者，应转诊给骨科医师进行可能的替换。无症状但担心钴中毒的患者可以对其钴含量进行评估。

然而，英国药品和保健产品监管机构建议，常规的钴检测只适用于有症状的患者或股骨头直径≥36mm金属对金属全髋关节置换术或Depuy ASR品牌假体的患者。

2. 特效药和解毒剂　参见下文的螯合。

3. 清除未被吸收的毒物　急性误食的治疗可能包括胃净化（如全肠冲洗或内镜下去除含钴磁铁）和液体充盈。

4. 增强消除

（1）没有关于钴暴露后血液透析获益的报道。

（2）已建议与乙二胺四乙酸、二乙基三胺五乙酸和二巯基丁二酸进行螯合，但适应证尚不确定。据报道，一例11岁的儿童在服用含钴磁铁后，静脉注射乙二胺四乙酸后尿液水平升高，临床症状明显改善。

五十三、可卡因

可卡因是最常见的滥用毒品之一。它可能会被喷鼻、吸食或注射静脉。偶尔，它会和海洛因一起注射（"快球"）。在街上购买的可卡因可能掺杂如利多卡因或苯佐卡因、咖啡因、甲基苯丙胺、麻黄碱和苯环啶等兴奋剂。在美国，大多数非法可卡因都掺入左旋咪唑中，这是一种粒细胞缺乏症和白细胞增生性血管炎的抗寄生虫药物。

可卡因的"游离碱"形式更适合吸烟，因为它在较低的温度下挥发，而且不像结晶盐酸盐那样容易被热破坏。游离碱是将可卡因盐溶解在碱性水溶液中，然后用乙醚等溶剂提取游离碱。有时加热会加速溶剂蒸发，造成火灾危险。"快克"是可卡因的一种自由碱形式，它是用碳酸氢钠制造碱性水溶液，然后干燥。

（一）毒性机制

可卡因的主要作用是局部麻醉、中枢神经系统刺激和抑制神经元对儿茶酚胺的吸收。

1. 中枢神经系统刺激和儿茶酚胺摄取抑制导致全身交感神经兴奋状态，其与苯丙胺中毒非常相似。

2. 高剂量可卡因的心血管效应可能与阻断心肌细胞钠通道有关，包括传导抑制（QRS间期延长）和收缩力。可卡因引起的QT间期延长也有报道。

3. 药代动力学。可卡因通过所有途径都能被很好地吸收，在黏膜应用后毒性被描述为一种局部麻醉。吸烟和静脉注射在1～2min产生最大效果，而口服或黏膜吸收可能需要20～30min。可卡因一旦被吸收，就会通过新陈代谢和水解作用被清除，其半衰期约为60min。在存在乙醇的情况下，可卡因被酯交换成可卡乙烯，与可卡因具有相似的药理作用和更长的半衰期（表2-64）。

（二）中毒剂量

毒性剂量是高度可变的，取决于个人耐受性、给药途径、其他药物的存在及其他因素。快速静脉注射或吸烟可使大脑和心脏中的可卡因暂时处于高水平，导致抽搐或心律失常，而同样剂量的吞服或鼻吸可能只产生欣快感。

1. 鼻腔局部麻醉的最大推荐剂量为100～200mg（1～2ml的10%溶液）。

2. 典型的吸食可卡因"系列"含有20～30mg或更多。可卡因通常以含100～150mg的颗粒或"岩石"的形式出售。

3. 摄入1g或更多的可卡因可能会致命。

（三）临床表现

1. 中枢神经系统的毒性表现可能在吸烟或静脉注射后几分钟内出现，也可能在鼻吸、黏膜敷贴或口服摄入后延迟30～60min出现。

（1）最初的欣快之后可能是焦虑、激动、谵妄、精神病、震颤、肌肉僵直或过度活跃，以及癫痫。高剂量可能导致呼吸停止。

（2）癫痫发作通常短暂且自限性强；癫痫持续状态应建议持续药物吸收（如从胃肠道中充满可卡因的安全套破裂）或体温升高。

（3）昏迷可能是由直肠后状态、高热，或由可卡因所致的高血压引起的颅内出血引起。

（4）可卡因是药物引起卒中最常见的原因。卒中可以是出血性的（与严重的高血压有关）、栓塞性的（由心房颤动或心内膜炎引起），或缺血性的（由大脑动脉收缩和血栓形成引起）。如果精神状态改变和（或）局灶性神经缺陷，应怀疑卒中。

（5）长期使用可卡因可能导致失眠、体重减轻和偏执型精神病。长时间暴饮暴食后，可卡因滥用者会出现一种"极度昏睡"综合征，表现为深度嗜睡和深度睡眠，持续数小时至数天，然后自行恢复。

2. 心血管毒性也可能在吸烟或静脉注射后迅速发生，并由交感神经过度活动介导。

（1）可发生致命的室性心动过速或心室颤动。可能出现与三环类抗抑郁药相似的QRS间期延长。

（2）严重的高血压可引起出血性卒中或主动脉夹层。

（3）即使没有冠状动脉疾病的患者，冠状动脉痉挛和（或）血栓形成可能导致心肌梗死。弥漫性心肌坏死类似于儿茶酚胺心肌炎和慢性心肌病。

（4）休克可由心肌、肠道或脑梗死引起；高热、快速性心律失常或血管收缩引起的血管外积液引起的低血容量。肠梗死可并发严重的弥漫性消化道出血和腹腔出血。

（5）肾衰竭可能由休克、肾动脉痉挛和（或）梗死、横纹肌溶解症伴肌红蛋白尿引起。梗死或横纹肌溶解症伴肌红蛋白尿。

3. 死亡通常由突然的致命性心律失常、癫痫持续状态、颅内出血或高温引起。高热通常由癫痫、肌肉亢进或强直引起，通常与横纹肌溶解、肌红蛋白尿性肾衰竭、凝血功能障碍和多器官功能衰竭有关。当环境温度很高时，特别是伴有身体过度活动时，常表现为高热。

4. 吸食可卡因后还会产生其他各种影响。

（1）没有心电图证明有心肌缺血迹象的胸痛是常见的。推测依据为肌肉骨骼，可能与胸壁肌缺血性坏死有关。

（2）气胸和纵隔气肿可引起胸膜炎性胸痛，后者常通过前胸听到的"嘎吱"声（"哈曼征"）来确诊。

（3）长期鼻吸可发生鼻中隔穿孔。

（4）意外皮下注射可卡因可引起局部坏死性溃疡（"焦炭烧伤"）和创伤肉毒中毒。

（5）在可卡因中掺入苯佐卡因后，观察到高铁血红蛋白血症。

5.身体"包装"或"填充物"。试图走私可卡因的人可能吞下大量包装严密、充满可卡因的避孕套（人体包装器）。突然被警察突袭的街头小贩可能会很快吞下他们的货物，通常没有仔细包装或关闭包装或小瓶（"人体填充物"）。吞下的避孕套、小包或小瓶可能会破裂，释放出大量可卡因，导致严重的中毒。也可能发生肠梗阻。这些包装有时（但不总是）在腹部X线片上可见。同样，身体填充物或包装物的CT成像也不能始终如一地确认是否存在摄入的包装物。

（四）诊断

基于可卡因使用史或交感神经中毒的典型特征。长期静脉吸毒的皮肤痕迹，特别是焦炭烧伤留下的瘢痕和长期鼻吸后的鼻中隔穿孔提示使用了可卡因。在年轻的健康人中，心电图显示局部缺血或梗死的胸痛也提示可卡因的使用（注：年轻成人，特别是非洲裔美国青年，心电图J点正常升高的患病率很高，这可能被误认为是急性心肌梗死。除此之外，不明原因的癫痫、昏迷、高热、卒中或心搏骤停都应引起可卡因中毒的怀疑）。

1.特定水平 血液可卡因水平通常无法获得，也无助于紧急情况处理。可卡因及其代谢物苯甲酰可尼在摄入后72h内很容易在尿液中被检测到，并对可卡因的使用提供了定性确认。

2.其他有用的实验室检查 包括电解质、葡萄糖、尿素氮、肌酐、肌酸激酶、尿液分析、尿肌红蛋白、心肌肌钙蛋白、心电图和心电图监测、CT头部扫描（如果怀疑出血）。腹部造影（X线片或CT扫描）不够灵敏，不能确定或排除摄入的药物填充包装。

（五）治疗

1.应急及支持性治疗措施

（1）保持气道通畅，必要时协助通气。

（2）治疗昏迷、激动、癫痫、高热、心律失常和低血压。苯二氮䓬类药物是治疗伴有躁动的高血压和心动过速的首选药物。

（3）心绞痛可以用苯二氮䓬类药物、阿司匹林、硝酸盐或钙通道阻滞剂治疗。急性心肌梗死的溶栓治疗一直被推荐，但存在争议。支持其使用的是急性血栓形成的高发病率，经常叠加冠状动脉痉挛。与之相反的是，即使没有溶栓治疗，可卡因诱导的脑梗死患者的预后也很好，需注意颅内出血或主动脉夹层导致出血的风险增加。

（4）监测生命体征和心电图数小时。疑似冠状动脉痉挛的患者应收住到冠状动脉护理病房，由于首次暴露后数天有持续或复发冠状动脉痉挛的报道，故考虑在出院后2～4周口服钙拮抗剂和（或）硝酸盐类药物。

2.特效药和解毒剂 没有特定的解药。

（1）广泛建议在治疗急性可卡因中毒时应避免使用β受体阻滞剂，因为普萘洛尔是一种非选择性β受体阻滞剂，由于阻断了$β_2$受体介导的血管舒张而导致高血压的反常恶化。然而，如果需要β受体阻滞剂（例如，对苯二氮䓬类药物和静脉输液无效的心动过速，特别是与心肌缺血有关的），则合理地使用选择性β受体阻滞剂，如艾司洛尔（一种非常短效的β受体阻滞剂）或美托洛尔。β受体阻滞剂也可与血管扩张剂如酚妥拉明联合使用，用于高血压的治疗。

（2）钠通道阻滞剂引起的QRS间期延长可用碳酸氢钠治疗。广泛复杂的快速性心律失常也可能对利多卡因有反应。

3.清除未被吸收的毒物 吸烟、喷鼻或静脉注射后不需要去污。摄入后，执行以下步骤。

（1）如果条件合适，口服活性炭。

（2）如果能及时给予活性炭，小到中等剂量的摄食，不需要洗胃。

（3）服用可卡因填充的避孕套或包装袋时，重复使用活性炭并考虑全肠冲洗，除非有肠梗阻、肠穿孔或严重胃肠道出血的迹象。如果这些手术不能取出大的吞食包（即拉链包），可能需要剖腹和手术切除。对于持续出现可卡因中毒或肠梗阻严重症状的患者，也可能需要行外科手术移除摄入的包。

4.增强消除 由于可卡因广泛分布于组织并迅速代谢，透析和血液灌流程序是无效的。尿液酸化并不会显著促进可卡因的清除，而且可能会加重肌红蛋白尿性肾衰竭。

五十四、秋水仙碱

秋水仙碱是美国FDA批准的用来治疗和预防痛风和家族性地中海热的药物。它也用于急性和复发性心包炎及各种炎症情况，如白塞病。它以片剂的形式存在，也存在于某些植物中，如秋水仙花（秋番红花或草甸红花）和金银花。由于毒性严重，2009年美国FDA禁止了秋水仙碱的注射剂型。它的抗分裂作用机制类似于一些化疗药物，秋水仙碱过量摄入是非常严重的，具有相当高的死亡率。

（一）毒性机制

秋水仙碱抑制微管的形成和功能，在有丝分裂过程中阻止细胞分裂。药代动力学：秋水仙碱口服后迅速吸收，广泛分布于机体组织。它在肝脏中通过CYP3A4排出，半衰期为4.4～31h（表2-64）。

（二）中毒剂量

美国FDA批准的口服秋水仙碱治疗急性痛风的最大剂量为1.2mg，1h后为0.6mg，总剂量为1.8mg。这比以前推荐的最大剂量8mg有显著减少。在150个病例中，0.5mg/kg及以下剂量与腹泻、呕吐相关，与死亡无关；0.5～0.8mg/kg剂量与骨髓再生障碍性疾病相关，与10%的死亡率相关；＞0.8mg/kg剂量均可导致死亡。尽管其他病例报道描述了摄取量超过60mg后的存活情况，但有报道，单次摄取量低至7mg就会导致死亡。含有秋水仙碱的植物部分被摄入体内，导致严重中毒和死亡。用于成人家族性地中海热的剂量略高，为每天1.2～2.4mg。所有秋水仙碱治疗肾功能不全的剂量均应减少。

在停止注射秋水仙碱之前，每个疗程中静脉注射秋水仙碱累积剂量超过4mg的健康个体有显著毒性和死亡的风险。

（三）临床表现

秋水仙碱中毒会影响许多器官系统，中毒后数小时至数天内会发生中毒反应。

1.急性用药过量后，症状通常会延迟2～12h，包括恶心、呕吐、腹痛和严重的带血腹泻。休克是由心脏收缩力下降和液体进入胃肠道和其他组织引起的。可能发生谵妄、癫痫或昏迷。与休克和细胞代谢抑制有关的乳酸酸中毒是常见的。秋水仙碱中毒的其他表现包括急性心肌损伤、横纹肌溶解症伴肌红蛋白尿、弥散性血管内凝血和急性肾衰竭。

慢性秋水仙碱中毒的发病更为隐蔽。引起慢性用药毒性的因素包括肾功能不全、肝脏疾病和药物相互作用（红霉素、西咪替丁、环孢素），这些药物相互作用可抑制秋水仙碱的清除。

2.死亡通常发生在8～36h后，由呼吸衰竭、顽固性休克、心律失常或心搏骤停引起。

3.晚期并发症包括骨髓抑制，特别是白细胞减少、血小板减少（4～5d）和脱发（2～3周）。慢性秋水仙碱治疗可能导致肌病（近端肌无力和肌酸激酶水平升高）和多发性神经病。急性中毒后也会发生这种情况。

（四）诊断

以严重肠胃炎、白细胞增多、休克、横纹肌溶解和急性肾衰竭为首发症状，继之白细胞减少和血小板减少，应提示秋水仙碱中毒。患者或其家庭成员有痛风或家族性地中海热病史也具有提示意义。

1.特定水平　血液和尿液中的秋水仙碱水平不容易获得。但是，该水平可能对法医学有用，尤其是在无法解释的全血细胞减少症和多器官功能衰竭的情况下。骨髓活检可显示中期阻滞和"pseudo-Pelger-Huët"细胞。

2.其他有用的实验室检查　包括全血细胞计数、电解质、肝药酶、葡萄糖、尿素氮、肌酐、肌酸激酶、心肌肌钙蛋白（T或I）、尿液分析和心电图监测。血清肌钙蛋白水平升高提示心肌坏死程度加重，死亡率升高。

（五）治疗

1.应急及支持性治疗措施　提供积极的支持性护理；仔细监测；液体和电解质紊乱的治疗。

（1）预测呼吸或心搏骤停，保持气道通畅，必要时协助通气。

（2）休克的治疗可能需要大量晶体液和血液（以代替出血性肠胃炎的损失）。

（3）如果有横纹肌溶解症的迹象，可以考虑输注碳酸氢钠。

（4）骨髓抑制需要专门的特别护理。严重的中性粒细胞减少症需要患者隔离和发热发作的处理，就像其他嗜中性粒细胞减少症一样。可能需要输注血小板以控制出血。

2.特效药和解毒剂　法国实验性使用秋水仙碱特异性抗体（Fab片段）治疗一名服用过量秋水仙碱的25岁妇女。不幸的是，它们从来没有商业化生产，现在也不再供应。粒细胞集落刺激因子（G-CSF）已被用于治疗严重的白细胞减少症。

3.清除未被吸收的毒物　如果条件合适，口服活性炭。如果活性炭注射前的延迟时间预计超过60min，如果能在暴露后几分钟内使用吐根，可以考虑使用吐根来诱发呕吐。如果能及时给予活性炭，小到中等剂量的洗胃是不需要的。

4.增强消除　由于秋水仙碱与组织的结合程度高，分布量大，血液透析和血液灌流效果不佳。秋水仙碱经过肠肝再循环，所以重复剂量的活性炭可能会加速消除，尽管这还没有文献记载。使用利福平诱导肝细胞CYP3A4消除秋水仙碱已经被提出，但尚未进行试验。

五十五、铜

铜以金属单质、金属合金和铜盐的形式被广泛应用。每种铜形态都有不同的物理性质，导致不同的毒性。金属单质铜用于电线和管道材料，以前是便士的主要成分（现在主要是锌）。硫酸铜、氧化铜、氯化铜、硝酸铜、氰化铜和醋酸铜等铜盐被用作杀虫剂和杀藻剂，并用于各种工业过程中。由于其毒性，硫酸铜不再被用作催吐剂。饮用铜容器或使用铜管道的人体内的铜含量可能会升高。贮存在铜合金（如黄铜或青铜）容器内的饮料酸性增加，使铜浸出到液体中。

（一）毒性机制

1.元素金属铜很难被口腔吸收，基本上是无毒的。但是，吸入铜合金进行焊接或钎焊时产生的铜粉尘或金属烟尘可能会导致化学性肺炎或类似金属烟雾热的综合征。眼内的金属铜粉尘可能导致角膜混浊、葡萄膜炎、眼坏死和失明，除非迅速清除这些粉尘，否则眼睛中的金属铜尘可能会导致角膜混浊、葡萄膜炎、眼坏死和失明。

2.硫酸铜盐具有高度刺激性，视浓度而定，可产生黏膜刺激性和严重的肠胃炎。

3.全身吸收可引起肝、肾损伤。溶血与血液透析设备中的铜暴露或烧伤皮肤吸收有关。

（二）中毒剂量

铜是一种重要的微量金属。成人每日所需的2mg是从正常饮食中提供的。

1.吸入。铜烟气的推荐工作场所限值为0.2mg/m³；对于粉尘和烟雾，浓度为1mg/m³。尘埃或烟尘立即对生命或健康构成威胁的空气浓度为100mg/m³。

2.摄入超过250mg的硫酸铜会导致呕吐，大量摄入可能会导致肝、肾损伤。

3.水。美国环境保护署根据铅和铜的规定，已确定饮用水的安全限值为1.3mg/L。根据美国环境保护署的说法，这已经降低了接触铜的风险。铜会导致肠胃不适、肝或肾损伤，以及遗传易感人群的威尔逊病并发症。世界卫生组织（2004年）饮用水指导值为2mg/L。

（三）临床表现

1.吸入铜烟或灰尘最初会产生金属味和上呼吸道刺激（干咳、喉咙痛和眼睛刺激）。大量接触可导致严重咳嗽、呼吸困难、发热、白细胞增多和肺部感染。

2.摄入硫酸铜或其他盐类会导致恶心和呕吐的快速发作，并伴有典型的蓝绿色呕吐。可能发生胃肠道出血。胃肠炎引起的体液和血液流失可导致低血压和少尿。血管内溶血可导致急性肾小管坏死。据报道，肝炎是由小叶中心坏死引起的。可能会发生多系统故障、休克和死亡。慢性间质性肾炎的报道后，肠外硫酸铜中毒、高铁血红蛋白症并不常见。血清皮质醇水平降低伴肾上腺功能不全已有报道，但其与铜毒性的关系尚不明确。

3.葡萄园工人可能长期接触波尔多混合物（硫酸铜和熟石灰）。肺纤维化、肺癌、肝硬化、血管肉瘤和门静脉高压都与这种职业暴露有关。

4.摄取有机铜化合物是罕见的。自杀性摄入主要含8-羟基喹啉铜的有机铜杀菌剂会导致嗜睡、呼吸困难和发绀，其中高铁血红蛋白血症为34%。

5.在被含铜的杀藻剂污染的水中游泳会导致头发变绿。

（四）诊断

基于急性摄入或职业性接触史。危险职业包括处理除藻剂、除草剂、木材防腐剂、烟火、陶瓷釉料、电线及焊接或钎焊铜合金相关的职业。

1.特定水平　如果怀疑摄入铜盐，应测定血清铜水平。正常血清铜浓度平均为1mg/L，妊娠期间加倍。血清铜水平＞5mg/L被认为是非常有毒的。全血铜水平可能与急性中毒有更好的相关性，因为急性过量的铜存在于红细胞中；然而，全血中的铜含量并不是很普遍。即使在面临严重急性毒性的情况下，血清中铜的正常水平也有报道。

2.其他有用的实验室检查　包括全血细胞计数、电解质、尿素氮、肌酐、肝转氨酶、动脉血气或血氧饱和度和胸部X线片。如怀疑溶血，则送血检查血型及交叉配血、血浆游离血红蛋白和结合珠蛋白，并检查尿液中是否有隐血（血红蛋白尿）。

（五）治疗

1.应急及支持性治疗措施

（1）吸入铜烟或灰尘。如果动脉血气或氧饱和度显示需要补充氧气，如果发生支气管痉挛和化学性肺炎，则进行治疗。症状通常是短暂的，没有特定的治疗就会消失。

（2）摄入铜盐

1）积极地用静脉补液治疗胃肠炎引起的休克，必要时使用加压药物。

2）根据溶液浓度和患者症状，考虑内镜检查以排除腐蚀性食管或胃损伤。

3）如果出现严重溶血或消化道出血，可能需要输血。

2.特效药和解毒剂

（1）二巯基丙醇和青霉胺是有效的螯合剂，应用于大量摄入的重症患者。

（2）盐酸曲恩汀是一种经批准用于威尔逊病的特异性铜螯合剂；虽然它比青霉胺耐受性更好，但其在急性摄入或长期环境暴露中的作用尚未确定。

（3）已使用联苯酚（二巯基丙烷磺酸），但其功效尚不清楚。由于联苯酚及其重金属络合物主要由肾脏排泄，因此肾衰竭患者应慎用。

3.清除未被吸收的毒物

（1）吸入：将患者从暴露环境中移开，如果可能，补充氧气。

（2）眼睛：充分冲洗并尝试去除表面所有的铜；仔细检查裂隙灯，如果有任何残留物质，请立即将病例提交给眼科医师。

（3）摄入：如果最近摄入了大量的铜盐，则进行洗胃。活性炭没有被证实有益处，如果进行内镜检查，可能会导致视野模糊。

4.增强消除　血液透析、血液灌流、重复剂量活性炭血液透析滤过没有作用。对于急性肾衰竭患者的支持性护理可能需要血液透析，它可以略微增加铜螯合物的消除率。

五十六、氰化物

氰化物是一种剧毒化学品，用途广泛，包括化学合成、实验室分析、金属电镀和抛光。塑料生产中使用的脂肪族腈（丙烯腈和丙腈）被代谢成氰化物。血管扩张剂硝普钠在光照下或通过新陈代谢释放氰化物。氰化物（苦杏仁苷和许多其他氰苷）的天然来源存在于杏核、木薯和许多其他植物及种子中，根据民族植物学实践，其中一些可能是重要的暴露源。乙腈是一种溶剂，是一些人工指甲胶水去除剂的成分，由于在体内转化为氰化物，已导致数名儿童死亡。

氰化氢气体很容易由酸和氰化盐混合产生，也是燃烧塑料、羊毛和许多其他天然和合成产品的常见副产品。氰化氢中毒是致死的重要原因。氰氨化氢是一种用作植物调节剂的农业化学品，它是一种有效的毒素，可以抑制乙醛脱氢酶，但不起氰化物类似物的作用。

（一）毒性机制

1.氰化物是一种化学窒息物，通过与细胞色素氧化酶结合来阻止氧气的有氧利用。

2.大部分未结合的氰化物（80%）被代谢为硫氰酸盐（一种毒性小得多的化合物，通过尿液排出）。

3.人体药代动力学数据有限。吸入气体几乎立即吸收，口服盐吸收迅速（数分钟）。据估计，在中毒过程中，50%的氰化物存在于血液中（98%存在于红细胞中），其余的氰化物均匀分布于肌肉和其他部位。根据动物实验研究，其表观分布容积约为0.8L/kg，消除半衰期为23min（主要是硫基脱毒饱和前的一级动力学）。

（二）中毒剂量

1.机体暴露在氰化氢气体中，即使是在低水平（150～200mg/L）下，也可能是致命的。认为对生命或健康有立即直接危险的空气水平为25μg/L。职业安全与健康管理局对氰化氢的法定允许接触限值为5μg/L。建议工作场所上限是4.7mg/L（氰化盐为5mg/m³）。溶液中的氰化盐能被皮肤很好地吸收。

2.成人只要摄入200mg的钠或钾盐就会致命。氰化物盐溶液很容易被完整的皮肤吸收。

3.在以正常速率持续输注硝普钠期间，氰化物中毒相对较少。

4.食用含有苦杏仁苷的种子（除非已经粉碎）后的急性毒性是不常见的，但不寻常的植物来源应该记住。慢性氰化物中毒可通过饮食来源确定接触的特征。

（三）临床表现

急性氰化物中毒的特点是在接触后不久突然出现严重的毒性反应。症状包括头痛、恶心、呼吸困难和精神错乱。晕厥、癫痫、昏迷、濒死呼吸和心血管衰竭在大量接触后迅速发生。

1.如果氰化物以盐的形式被摄入，可能会出现非常短暂的延迟，特别是如果氰化物在胶囊中，或者在胃里有食物的情况下。

2.延迟发病（几分钟到几小时）可能发生在摄入了亚硝酸盐和植物源氰苷后，因为需要对氰化物进行代谢。

3.严重急性氰化物中毒可导致慢性神经后遗症，符合缺氧损伤表现。

4.与饮食中长期摄入氰苷有关的神经系统疾病（如Konzo病，主要出现在以木薯为主要粮食作物的非洲地区）病因复杂，其机制与急性氰化物中毒不同。

（四）诊断

基于暴露史或存在快速进展的症状和体征。严重乳酸酸中毒常伴有大量暴露。测量的静脉血氧饱和度可能会因细胞耗氧量受阻而升高。氰化氢经典的"苦杏仁"气味可能会被注意到，也可能不会被注意到，部分原因是检测气味的能力存在遗传变异。

1.特定水平　氰化物测定在应急管理中很少使用，因为它们的测定速度不足以影响初始处理。此外，由于各种复杂的技术因素，对它们的解释必须谨慎。

（1）全血浓度超过0.5～1mg/L被认为是有毒的。

（2）吸烟者的尼古丁含量可能高达0.1mg/L。

（3）快速输注硝普钠可产生高达1mg/L的浓度，并伴有代谢性酸中毒。

（4）测量呼出的氰化物理论上可以检测出过量接触，但这不是一个临床相关的测试。

2.其他有用的实验室检查　包括电解质、葡萄糖、乳酸、动脉血气、混合静脉血氧饱和度和羧化血红蛋白（如患者吸入烟雾，则通过血氧测定法）。

（五）治疗

1.应急及支持性治疗措施　将所有氰化物接触都视为潜在的致命危险。

（1）保持气道通畅，必要时协助通气。补充氧气。

（2）治疗昏迷、低血压和癫痫。

（3）留置静脉，密切监测患者的生命体征和心电图。

2.特效药和解毒剂　美国只有两种经FDA批准的氰化物解毒剂。

（1）羟钴胺（氰钴胺）结合和解毒游离氰化物。它可以干扰多种血清检测。红细胞和皮肤红斑几乎是普遍的；皮疹也很常见。

1）急性中毒，静脉滴注5g羟钴胺（儿童：70mg/kg），持续15min。

2）在严重情况下，可考虑二次给药。

3）预防硝普钠的氰化物毒性，建议静脉滴注羟钴胺25mg/h。

（2）硫氰酸盐是一种较老的氰化物治疗方法，基于两种模式：一种产生清除氰化物的高铁血红蛋白血症，另一种作为氰化物代谢的硫供体。

1）亚硝酸钠注射液300mg/10ml，静脉注射速度为2.5～5ml/min［儿童用3%溶液0.2ml/kg（6mg/kg或6～8ml/m²），不超过300mg］。（注意：亚硝酸盐引起的高铁血红蛋白血症是非常危险的，甚至是致命的。）如果症状轻微或诊断不明确，特别是怀疑伴有一氧化碳中毒，则不应服用亚硝酸盐。

2）在亚硝酸钠、硫代硫酸钠之后，静脉注射50ml 25%溶液（12.5g）［儿童1ml/kg 25%溶液（250mg/kg或30～40ml/m²），不得超过12.5g］［儿童1ml/kg 25%溶液（250mg/kg或30～40ml/m²）不超过12.5g］。硫代硫酸钠是相对良性的。实验数据不支持其与羟钴胺同时使用。

（3）硝酸戊酯不再被美国FDA批准用于氰化物中毒的治疗，因为疗效和滥用风险不确定。

（4）双钴乙二胺四乙酸在美国以外的地区用于治疗

氰化物，但有多种副作用。

（5）高压氧在氰化物中毒治疗中没有被证实有效。

3. 清除未被吸收的毒物　注意：避免接触含氰化物的盐或溶液，避免吸入来自呕吐物的蒸汽（可能会释放氰化氢气体）。

（1）吸入。从氰化氢暴露中移除受害者，并补氧（如有）。每个救援人员均应佩戴正压式呼吸器，并在可能的情况下穿化学防护服。

（2）皮肤。脱掉并隔离所有受污染的衣物，用大量肥皂和水清洗受影响的区域。

（3）摄入。尽管活性炭与氰化物的亲和力相对较低，但它能有效结合人们通常摄入的剂量（如100～500mg）。

1）送往医院之前。如果活性炭可用，且患者处于警惕状态，则立即给药。除非受害者距离医疗机构超过30min且没有活性炭，否则不要催吐。

2）在医院。立即放置胃管，给予活性炭，然后进行洗胃。给予额外的活性炭和泻药后，灌洗。

4. 增强消除　血液透析或血液灌流在氰化物中毒治疗中没有作用。肾功能不全患者在长期使用硫代硫酸盐治疗时出现高硫氰酸盐水平，可能需要进行血液透析。

五十七、氨苯砜

氨苯砜是一种抗生素，用于治疗和预防各种感染，包括麻风病、疟疾和卡氏肺孢子虫肺炎。氨苯砜具有抗炎和免疫抑制作用，对某些风湿病和罕见皮肤病的治疗具有重要价值。5%的外用制剂用于治疗寻常痤疮。

（一）毒性机制

毒性作用是由氧化细胞色素P450氨苯砜代谢物引起的，可导致高铁血红蛋白血症、硫血红蛋白血症和亨氏体溶血性贫血，降低血液的携氧能力。

1. 当氨苯砜代谢物将铁-血红蛋白复合物氧化成铁态时，会发生高铁血红蛋白血症。

2. 当氨苯砜代谢产物不可逆地硫酸化吡咯血红蛋白环时，会发生硫血红蛋白血症。

3. 红细胞氧化应激引起的延迟溶血可能是在血液涂片上出现亨氏体沉淀物之前发生的。

4. 药代动力学。氨苯砜过量后的吸收延迟；血浆峰值出现在摄入后4～8h。生物利用度为84%～100%。分布量为1.5L/kg，蛋白质结合率为70%～90%。氨苯砜通过两个主要途径代谢：乙酰化和CYP氧化。氨苯砜及其乙酰化代谢物都经历了肝肠循环和氧化。目前，被认为是主要负责氧化作用的同工酶是CYP2C19＞CYP2B6＞CYP2D6＞CYP3A4。平均消除半衰期随剂量而变化：治疗剂量为10～50h，过量后可能超过77h（表2-64）。停止治疗后，氨苯砜在肝脏和肾脏的浓度持续3周。

（二）中毒剂量

虽然成人治疗剂量范围为50～300mg/d，但剂量和患者耐受性受到毒性效应的限制。长期每天服用100mg会导致5%～12%的高铁血红蛋白水平。溶血在剂量＜300mg/d的成人中尚未见报道。葡萄糖-6-磷酸脱氢酶缺乏症、先天性血红蛋白异常或潜在低氧血症的患者在低剂量时可能具有更大的毒性。过量摄入1.4g或更高剂量的维生素D会导致死亡，但有报道称，摄入7.5g维生素D后可从严重毒性中恢复。

（三）临床表现

急性氨苯砜中毒的表现包括呕吐、发绀、呼吸急促、心动过速、精神状态改变或抑郁及癫痫发作。高铁血红蛋白血症和硫血红蛋白血症通常在服药后几小时内出现，但血管内溶血可能会延迟。这种病持续好几天，有可能导致低氧血症的潜在医疗条件患者的临床表现更为严重。

1. 高铁血红蛋白血症引起发绀和呼吸困难。当高铁血红蛋白水平超过15%～20%时，抽出的血液可能呈现巧克力色。由于氨苯砜及其代谢物的半衰期较长，高铁血红蛋白血症可能持续数天，需要反复进行解毒治疗。

2. 硫血红蛋白血症也可降低血氧饱和度，对亚甲蓝无反应。与高铁血红蛋白相比，硫血红蛋白血症在血红蛋白总量百分比较低的情况下可出现发绀，但产生的含硫血红蛋白很少超过5%。

3. 溶血可延迟发作，通常发生在急性过量后2～3d。

4. 慢性毒性。治疗剂量可能影响视力、外周运动神经元、肾功能和肝功能。在开始治疗的6周内约有2%的患者发生氨苯砜过敏综合征（如发热、皮疹和肝炎），报道的死亡率为11%。

（四）诊断

对于高铁血红蛋白水平升高的发绀型患者，应怀疑用药过量，尤其是有氨苯砜使用史或诊断出可能使用氨苯砜治疗的患者。尽管有许多药物可以引起高铁血红蛋白血症，但很少有药物能同时产生可检测到的硫血红蛋白和长期反复的高铁血红蛋白血症。在一项对美国医院患者的回顾性研究中，氨苯砜是导致高铁血红蛋白血症的主要原因。

1. 特定水平　氨苯砜水平并非常规可用。血浆样品经高效液相色谱或液相色谱-串联质谱分析后，可同时测定氨苯砜和单乙酰氨苯砜。

（1）高铁血红蛋白血症是怀疑当发绀患者对高流量氧无反应或发绀持续存在时，尽管动脉PO_2正常，发绀仍持续存在。传统的双波长脉搏血氧法不能作为高铁血红蛋白血症患者血氧饱和度的可靠指标。特定的高铁血红蛋白浓度可以用多波坐标仪测量。定性地说，如果高铁血红蛋白水平大于15%～20%，白色滤纸上的一滴血就会变成棕色（与正常血液直接比较）。

（2）注意：给予亚甲蓝解毒剂可导致测得的高铁血红蛋白水平（高达15%）出现短暂的假升高。

（3）硫血红蛋白很难检测到，部分原因是其分光光度吸光度与高氧计上的高铁血红蛋白类似。如果加入氰化钾晶体，血样会变红，但如果有明显的硫血红蛋白存在，血样不会变红。

（4）血液的携氧能力不仅取决于血氧饱和度，还取决于血红蛋白的总浓度。根据贫血的程度来解释高铁血红蛋白和血红蛋白的水平。

2.其他有用的实验室检查　包括全血细胞计数（通过差示涂片寻找网织红细胞和 Heinz 小体）、葡萄糖、电解质、肝转氨酶、胆红素、肾功能（尿素氮、肌酐）和动脉血气。考虑测试葡萄糖-6-磷酸脱氢酶缺陷。

（五）治疗

1.应急及支持性治疗措施

（1）保持气道通畅，必要时协助通气。补充氧气。

（2）如果发生溶血，静脉输液并考虑尿碱化，如横纹肌溶解，以减轻急性肾小管坏死的风险。对于严重的溶血，可能需要输血。

（3）轻微的症状可以在没有干预的情况下得到缓解，但这可能需要 2～3d。

2.特效药和解毒剂

（1）亚甲蓝用于有症状的高铁血红蛋白水平＞20% 的患者，或者即使是最低程度的载氧能力受损也有潜在危害的低水平患者（如严重肺炎、贫血或心肌缺血）。在长期氨苯砜中毒期间，根据需要，每隔 6～8h 间歇性给予亚甲蓝。然而，在治疗过程中，间歇性给药会导致高铁血红蛋白水平大幅度波动，从而加重红细胞氧化应激，加重溶血。有报道称，维持性输液能更好、更均匀地控制高铁血红蛋白。

1）给药剂量：静脉注射亚甲蓝 1～2mg/kg（0.1～0.2ml/kg 1% 溶液），持续 5min。在允许的条件下，以 1mg/kg 的增量给药，给药 30min。目标是改善发绀和高铁血红蛋白水平，最好低于 10%。然后开始维持输液。

2）维持输注（仅氨苯砜中毒）：0.1～0.25mg/（kg·h），视有效负荷剂量而定。48h 后，暂停治疗，以确定是否在 15h 内出现明显的高铁血红蛋白血症。如果是这样，再给另一个部分负荷剂量，滴定生效，然后重新开始另一个维持输液。通常需要至少 2～3d 的治疗。

3）亚甲蓝对硫血红蛋白无效，因存在溶血风险，葡萄糖-6-磷酸脱氢酶缺乏症患者禁用。亚甲蓝剂量超过 7mg/kg 可加重高铁血红蛋白血症。

（2）西咪替丁是几种 CYP 同工酶的抑制剂，可以减少毒性代谢物的产生。

1）在长期氨苯砜治疗期间，西咪替丁改善了患者的耐受性，口服 400mg（每日 3 次）降低了高铁血红蛋白水平。

2）迄今为止，尚未对西咪替丁在急性氨苯砜过量中的作用进行评估。如果考虑急性过量，给予活性炭将需要静脉给药。

（3）补充疗法，如 α-硫辛酸、抗坏血酸和维生素

E，已被提议作为氨苯砜毒性的抗氧化剂，但其有效性尚未得到证实。

3.清除未被吸收的毒物　如果条件合适，口服活性炭。对于在摄入后 2～3h 出现非常大剂量（＞75mg/kg）的患者，可以考虑洗胃，但如果能及时给予活性炭，则在少至中等剂量摄入后不必进行洗胃。

4.增强消除

（1）重复使用活性炭可中断肠肝循环，并能有效降低氨苯砜的半衰期（在一份报告中从 77h 缩短到 13.5h），但对于精神状态严重改变的患者，应谨慎使用；如果出现肠梗阻，应停止使用。继续重复使用活性炭 48～72h。不要使用预先配制好的活性炭和山梨醇混合物。

（2）对常规治疗无效的严重中毒可考虑体外干预。由于高蛋白结合，血液透析清除很少的氨苯砜和代谢物，但在最近的一个病例报道中观察到症状的改善。活性炭血液灌流能有效清除氨苯砜，过量使用可将血浆氨苯砜半衰期缩短至 1.5h。连续静脉-静脉血液滤过联合局部枸橼酸盐抗凝 72h，可将过量后的氨苯砜和代谢物半衰期缩短至 12.6h。

五十八、洗涤剂

洗涤剂是家庭中常见和不可或缺的产品，是合成的表面活性剂，化学上分为阴离子、非离子或阳离子（表 2-23）。这些产品大多含有漂白剂（氯气释放）、抑菌剂（季铵化合物浓度较低）或酶制剂。儿童误食洗涤剂非常常见，但严重的毒性很少发生。然而，在 2012 年，浓缩的一次性洗衣粉包装袋的引入，导致严重摄入的报道数量增加，包括一些死亡病例。总的来说，洗衣剂包装暴露比非包装产品更严重。此外，洗衣袋暴露比洗碗机和非洗衣袋暴露更严重。

表 2-23　阳离子洗涤剂

吡啶化合物	季铵化合物	喹啉化合物
氯化十六烷基二甲基苄基铵	苯扎氯铵	地喹氯铵
溴棕三甲铵	苄索氯铵	
西曲溴铵		
氯化十六烷吡啶		
硬脂酸氯铵		

（一）毒性机制

洗涤剂可能沉淀和变性蛋白质，刺激组织，并有角化和腐蚀作用。

1.阴离子和非离子洗涤剂只有轻微的刺激性，但阳离子洗涤剂更危险，因为季铵化合物可能是腐蚀性的（据报道，10% 的苯扎氯铵溶液会引起腐蚀性灼伤）。

2.低磷酸盐洗涤剂和电动洗碗机肥皂通常含有碱性腐蚀剂，如偏硅酸钠、碳酸钠和三聚磷酸钠。

3.含有酶的洗涤剂可能会引起皮肤刺激并具有致敏特性；它们可能释放缓激肽和组胺，引起支气管痉挛。

（二）中毒剂量

死亡率和严重发病率罕见，但毒性作用的性质随其具体产品的成分和浓度而不同。阳离子和洗碗机洗涤剂比阴离子和非离子产品更危险。对于苯扎氯铵溶液，摄入 $100 \sim 400mg/kg$ 是致命的。

（三）临床表现

口服后经常出现立即自发呕吐。大量摄入可能导致难以控制的呕吐、腹泻和呕血。口唇、口腔、咽部和上消化道可能受到腐蚀性损伤。接触眼睛可能会导致轻微到严重的腐蚀性损伤，这取决于具体产品。皮肤接触通常会引起轻微的红斑或皮疹。摄入洗衣袋更容易引起呼吸道症状和中枢神经系统抑制，需要气管插管。

1.含磷产品可能会导致低钙血症、低镁血症、手足抽搐和呼吸衰竭。

2.报道了一例45岁妇女在用0.1%阳离子洗涤剂西曲溴胺溶液大量冲洗包虫囊肿后出现高铁血红蛋白血症的病例。

（四）诊断

基于暴露史和迅速出现呕吐。口吐白沫或起泡沫也可能意味着暴露。摄入洗衣包后，有流口水和喘鸣的报道。

1.特定水平 没有特定的血液或尿液水平。

2.其他有用的实验室检查 包括电解质、葡萄糖、钙、镁和磷酸盐（摄入含磷产品后），以及高铁血红蛋白（阳离子洗涤剂）。如有肺部症状，可考虑胸部X线检查。

（五）治疗

1.应急及支持性治疗措施

（1）对于长期呕吐或腹泻的患者，给予静脉输液以纠正脱水和电解质失衡。

（2）如果怀疑有腐蚀性损伤，请咨询胃肠科医师进行内镜检查。摄入含有5% ~ 10%阳离子洗涤剂的产品更容易造成腐蚀伤害。

2.特效药和解毒剂 如果在摄入含磷产品后出现症状性低钙血症，静脉给予钙制剂。如果出现高铁血红蛋白血症，服用亚甲蓝。

3.清除未吸收的毒物

（1）摄入：用少量的水或牛奶口服稀释。如果还没有出现自发呕吐，则不太可能出现大量摄入。

1）如有腐蚀性损伤的危险则不要催吐。

2）在大量摄入阳离子型、腐蚀性或含磷酸盐的洗涤剂后，考虑使用小而灵活的胃管进行温和洗胃。

3）活性炭没有效果。口服氢氧化铝可能在胃肠道中与磷酸盐结合。

（2）眼睛和皮肤：用大量温水或生理盐水冲洗。如果眼部疼痛持续，或在荧光素检查中有明显的角膜损伤，请咨询眼科医师。

4.增强消除 这些措施无效。

五十九、右美沙芬

右美沙芬是一种常见止咳药，存在于许多非处方药（OTC）如咳嗽和感冒制剂。右美沙芬经常出现在含有抗组胺药物、减充血剂、乙醇或对乙酰氨基酚的复合产品中。常用含右美沙芬的联合产品包括Coricidin HBP止咳感冒片、Robitussin DM和NyQuil夜间感冒药。右美沙芬在治疗剂量下耐受性良好，即使是中等至高剂量摄入，也很少发生严重毒性。然而，据报道有重大毒性和死亡，要么是由右美沙芬作为单一药物引起的，要么更常见的是由共孕剂、药物-药物相互作用或基因多态性引起的。故意虐待，特别是在青少年和年轻成人中，由于高剂量可能引起幻觉，一直是一个持续的问题。常见的俚语术语包括"triple C""CCC""skittles""robo""DXM" 和"dex"。"Crystal dex" 和"DXemon Juice"，是指使用简单的家庭酸碱提取技术从非处方感冒药的其他成分中提取的右美沙芬。

（一）毒性机制

虽然右美沙芬在结构上与阿片类药物有关（其活性代谢物为左啡诺的 d-异构体），其镇咳活性与可待因相当，但在mu或kappa受体上没有明显活性，过量服用也不会产生典型的阿片类综合征。

1.右美沙芬在肝脏中被细胞色素P450同工酶CYP2D6代谢为去甲右美沙芬。右美沙芬和去甲右美沙芬都对抗 N-甲基-D-天冬氨酸（NMDA）谷氨酸受体，但去甲右美沙芬更有效，主要负责大剂量右美沙芬的精神活性作用。CYP2D6的遗传多态性可以解释所报道的各种临床反应；广泛的代谢者更可能在娱乐性使用中体验"理想的"心理作用。

2.右美沙芬和去甲右美沙芬可抑制5-羟色胺的再摄取，并可能导致5-羟色胺综合征，特别是在服用可增加5-羟色胺水平药物的患者中，如选择性5-羟色胺再摄取抑制剂和单胺氧化酶抑制剂。血清素能的作用及NMDA谷氨酸受体的抑制作用可以解释右美沙芬的急性和慢性滥用潜力。

3.氢溴酸右美沙芬可引起溴化物中毒。

4.许多复合制剂含有对乙酰氨基酚，过量或滥用可能导致肝毒性。

5.药代动力学。右美沙芬经口腔吸收良好，通常在 $15 \sim 30min$（峰值，$2 \sim 2.5h$）效果明显。表观分布容积为 $5 \sim 6L/kg$。代谢速率与CYP2D6多态性有关。右美沙芬在大剂量代谢物中的血浆半衰期为 $3 \sim 4h$，而在缓慢代谢者中的半衰期超过24h（约占总人口的10%）。此外，右美沙芬竞争性抑制CYP2D6介导的其他药物代谢，导致许多潜在的药物相互作用（表2-64）。

（二）中毒剂量

在剂量和临床效果之间建立明确的相关性是有问

题的，因为患者有很大的可变性、遗传多态性，而且大多数科学文献都是由缺乏实验室确认的联合产品引起的自我报告的中毒。当右美沙芬的剂量超过10mg/kg时，通常会出现中度症状。重度中毒与摄入超过20～30mg/kg有关。通常推荐的成人每日剂量右美沙芬为60～120mg/d；2～5岁的儿童每天最多可服用30mg。

（三）临床表现

1.轻到中度中毒　恶心、呕吐、眼球震颤、肌松病、心动过速、高血压、头晕、嗜睡、躁动、共济失调、欣快、烦躁、视听幻觉（"CEVs"，或闭眼视觉，通常被描述为颜色变化）已被报道。

2.严重中毒　定向障碍、昏迷、精神病、解离性幻觉、癫痫、昏迷、体温升高、QT间期延长、呼吸抑制、肺水肿和脑水肿，以及死亡都有可能发生。

3.血清素综合征　严重的体温升高、肌肉僵直、精神状态改变和高血压都有可能发生，特别是在同时使用增加血清素或儿茶酚胺水平的药物及可能增加右美沙芬水平的CYP2D6抑制剂时。

4.戒断综合征　腹痛、呕吐、腹泻、心动过速、高血压、抑郁、烦躁不安、出汗、失眠、颤抖、肌痛、躁动和药物渴求已有报道。

5.慢性中毒　慢性DXM滥用后出现精神病、躁狂症和认知功能减退。长期摄入氢溴酸盐导致溴中毒。

（四）诊断

服用任何非处方止咳药都应考虑诊断，尤其是在临床表现一致且苯环素毒理学筛查呈阳性（PCP；右美沙芬与许多PCP免疫测定交叉反应）的情况下。由于右美沙芬经常与其他成分（如抗组胺药、苯丙醇胺或对乙酰氨基酚）结合，因此怀疑混合摄入。

1.特定水平　有血清和尿液分析方法，但一般不用。在5例因娱乐性右美沙芬使用而死亡的青少年（17～19岁）中，死后血液浓度在950～3230ng/ml（中位数1890ng/ml）。尽管右美沙芬在结构上与阿片类药物相似，但它不太可能产生假阳性的尿液阿片类药物免疫分析筛查。然而，美沙酮和PCP免疫测定可能产生假阳性结果。右美沙芬经尿毒物学综合筛查后易于检出。

2.其他有用的实验室检查　包括电解质、葡萄糖和动脉血气（如果怀疑呼吸抑制）。如果摄入的药物中含有乙醇和对乙酰氨基酚，则应获得血液中乙醇和对乙酰氨基酚的含量。

（五）治疗

1.应急及支持性治疗措施　大多数轻度症状（如躁动、共济失调或轻度嗜睡）患者可以观察4～6h，如果病情好转就可以出院。

（1）保持气道通畅，必要时协助通气。

（2）治疗癫痫发作和昏迷。

2.特效药和解毒剂　尽管有报道纳洛酮在0.06～0.4mg剂量范围内有效，但其他病例在2.4mg剂量范围内无效。

3.清除未被吸收的毒物　如果条件合适，口服活性炭。如果能及时给予活性炭，小到中等剂量摄入洗胃是不需要的。

4.增强消除　右美沙芬的表观分布容积非常大，无有效方法。

六十、抗糖尿病药物

基于最新进展，用于治疗糖尿病药物的数量和种类均显著增加。这些药物可分为非肠道药物和口服药物。表2-24列出了各种可用的抗糖尿病药物。二甲双胍也在单独的章节中讨论。其他药物和毒素也会导致低血糖（表1-25）。

（一）毒性机制

1.肠外药物

（1）胰岛素：葡萄糖通过刺激细胞摄取和代谢直接降低血糖。细胞内葡萄糖的摄取伴随着细胞内钾和镁的转移。胰岛素还能促进糖原形成和脂肪生成。胰岛素产品主要通过肠外途径给药。美国最近批准了一种用于常规胰岛素的口服吸入给药系统。所有胰岛素产生的作用与内源性胰岛素相似；它们在抗原性、起效时间和作用持续时间上都不同。

（2）胰淀素类似物：普兰林肽是一种人工合成的类似于胰淀素的物质，胰淀素是一种由胰岛细胞和胰岛素共同合成并在餐后分泌的肽激素。胰淀素可减缓胃排空，抑制胰高血糖素的分泌。

（3）胰高血糖素样肽1受体激动剂：口服葡萄糖后，胰高血糖素样肽1从肠道释放。在葡萄糖浓度升高的情况下，刺激胰腺细胞中的胰高血糖素样肽1受体导致胰岛素释放增加，而胰高血糖素的分泌被阻断。

1）艾塞那肽是一种胰高血糖素样肽1类似物，通过多种机制改善血糖控制。

2）利拉鲁肽是人胰高血糖素样肽1类似物，是胰高血糖素样肽1受体激动剂。

3）阿必鲁肽由与人白蛋白融合的修饰人胰高血糖素样肽1的两个拷贝组成，允许每周1次注射。

2.口服制剂

（1）磺酰脲类药物主要通过刺激内源性胰腺胰岛素分泌来降低血糖，其次通过增强外周胰岛素受体敏感性和减少糖原分解来降低血糖。

（2）美格列脲也会增加胰腺胰岛素的释放，过量会引起低血糖。

（3）双胍类：二甲双胍降低肝脏葡萄糖的产生（糖异生），肠道葡萄糖的吸收，同时增加外周葡萄糖的吸收和利用。它不会刺激胰岛素的释放。

（4）α-葡萄糖苷酶抑制剂可延缓摄入的碳水化合物的消化，降低餐后血糖浓度。

（5）格列酮类降低肝葡萄糖输出，改善靶细胞对胰岛素的反应。据报道，所有这类药物的慢性治疗都会引

表2-24 抗糖尿病药物[a]

药物	发作时间（h）	峰值（h）	持续时间[b]（h）	低血糖症[c]
胰岛素				
常规胰岛素	0.5～1	2～3	8～12	是
定期吸入胰岛素（Afrezza）		0.9	3	是
快速胰岛素锌（Semilente）	0.5	4～7	12～16	是
赖脯胰岛素（Humalog）	0.25	0.5～1.5	6～8	是
门冬胰岛素（Novolog）	0.25	1～3	3～5	是
甘精胰岛素（Apidra）	0.3	0.6～1	5	是
低精蛋白胰岛素（NPH）	1～2	8～12	18～24	是
胰岛素锌（Lente）	1～2	8～12	18～24	是
甘精胰岛素（Lantus）	1.5	持续效应	22～24	是
地特胰岛素（Levemir）	1	6～8	20	是
长效锌胰岛素（Ultralente）	4～8	16～18	36	是
鱼精蛋白锌胰岛素（PZI）	4～8	14～20	36	是
胰岛淀粉样多肽				
醋酸普兰林肽（Symlin）		0.3～0.5	3	否
胰高血糖素样肽1激动剂				
阿必鲁肽（Tanzeum）		3～5d	（半衰期5d）	+/-
艾塞那肽（Byetta）		2	6～8	+/-
艾塞那肽（Bydureon，缓释制剂）		双相：2周，然后 6～7周	10周	+/-
利拉鲁肽（Victoza）		8～12	（半衰期13h）	+/-
磺酰脲类药物				
乙酰己酰胺	2	4	12～24	是
氯丙酰胺	1	3～6	24～72[b]	是
格列苯脲	2～3		24	是
格列吡嗪（缓释片）	0.5（2～3）	1～2（6～12）	<24（45）	是
格列本脲（微粉化形式）	0.5	4（2～3）	24[b]	是
托拉唑胺	1	4～6	14～20	是
甲苯磺丁脲	1	5～8	6～12	是
美格列脲				
那格列奈（Starlix）	0.25	1～2	（半衰期1.5～3h）	是
瑞格列奈（Prandin）	0.5	1～1.5	（半衰期1～1.5h）	是
双胍				
二甲双胍		2	（半衰期2.5～6h）	+/-
α-葡萄糖苷酶抑制剂				
阿卡波糖（Precose）		N/A（<系统吸收的 口服剂量的2%）		否
米格列醇（Glyset）		2～3	（半衰期2h）	否
格列唑酮（噻唑烷二酮类）				
吡格列酮（Actos）		2～4	（半衰期3～7h）	否
罗格列酮（Avandia）		1～3.5	（半衰期3～4h）	否
二肽基肽酶-4抑制剂				
阿格列汀（Nesina）		1～2	（半衰期21h）	否
利格列汀（Tradjenta）		1.5	（半衰期>100h）	否
西他列汀（Januvia）		1～4	（半衰期12.4h）	+/-

续表

药物	发作时间（h）	峰值（h）	持续时间^b（h）	低血糖症^c
沙格列汀（Onglyza）			（半衰期2.5h）	否
钠-葡萄糖协同转运蛋白2抑制剂				
Canagliflozen（Invokana）		1～2	（半衰期10.6～13.1h）	否
达格列净（Farxiga）		2	（半衰期12.9h）	否

^{a.}另见表2-64。

^{b.}服用过量后低血糖作用持续时间可能更长，特别是使用格列本脲、氯丙胺和缓释药物（一例6岁儿童服用缓释格列吡嗪后持续45h）。

^{c.}单药急性过量后可能发生低血糖。

起肝毒性，导致曲格列酮从美国市场上消失。

（6）二肽基肽酶-4（DDP-4）抑制剂：肠促胰岛素激素被二肽基肽酶-4迅速灭活。抑制这些酶产生增加和延长活性肠促胰岛素水平，导致胰岛素释放增加和胰高血糖素水平下降，在循环中以葡萄糖依赖的方式。

（7）钠-葡萄糖共转运体2抑制剂：在近端肾小管中表达的钠-葡萄糖共转运体2抑制剂负责从肾小管腔中过滤的大部分葡萄糖的再吸收。抑制钠-葡萄糖共转运体2可降低过滤后葡萄糖的再吸收，降低肾脏葡萄糖阈值，增加尿糖排泄。

注：虽然α-葡萄糖苷酶抑制剂、格列酮、胰高血糖素样肽1激动剂、二肽基肽酶-4抑制剂和钠-葡萄糖共转运体2抑制剂在急性过量后不太可能引起低血糖，但它们可能有助于磺脲类药物、美格列酮或胰岛素的降糖作用。二甲双胍可抑制糖异生，即使是单独服用，也有少数报道显示服用过量后会出现低血糖。

3.药代动力学 见表2-24，表2-64。

（二）中毒剂量

1.胰岛素

（1）严重的低血糖昏迷和永久性神经后遗症发生后，注射800～3200U的胰岛素。一例糖尿病成年患者故意经皮下注射800U的赖脯胰岛素和3800U的甘精胰岛素，导致长时间的低血糖。108h后，血浆胰岛素水平恢复正常。一例26岁的1型糖尿病男性患者，注射4800U甘精胰岛素，每天补充约800g葡萄糖，发生急性肝损伤。在第4天，从患者腹壁切除了一个胰岛素储库，随后减少了葡萄糖需求并改善了肝功能。

（2）口服胰岛素吸收不良，一般无毒。然而，故意摄入3000U的天冬氨酸胰岛素、赖脯胰岛素和甘精胰岛素，在51岁非糖尿病男性患者中，1h内产生了症状性低血糖。

（3）药物相互作用：沙丁胺醇可使哮喘患者口服胰岛素吸收增加25%。

2.普兰林肽。降血糖药本身并不会导致低血糖，但与其他降血糖药合用时则有可能导致低血糖。健康志愿者摄入10mg会引起恶心、呕吐、血管扩张和头晕。

3.注射1800μg（每日最大剂量的90倍）的艾塞那肽

导致持续恶心24h，在此期间，患者需要胰岛素治疗高血糖症。过量服用17.4mg的利拉鲁肽（是最大推荐剂量的10倍）会导致严重的恶心和呕吐。低血糖未见报道。

4.磺酰脲类药物。毒性取决于药剂和摄入的总量。毒性也可能由于药物相互作用而发生，从而影响口服制剂的清除。

（1）每次服用1片氯丙酰胺（250mg）、格列吡嗪5mg或格列本脲2.5mg可使1～4岁的儿童发生低血糖。服用两片500mg的乙酰己酰胺片导致一名成人发生低血糖昏迷。在一名79岁的非糖尿病患者中，5mg的格列本脲可引起低血糖昏迷。

（2）与下列药物相互作用可能会增加低血糖的风险：其他降血糖药、氟喹诺酮类药物（加替沙星和左氧氟沙星）、磺胺类药物、普萘洛尔、水杨酸类药物、氯贝特、丙磺舒、戊脒、丙戊酸、双香豆素、西咪替丁、单胺氧化酶抑制剂和酒精。此外，同时摄入酒精可能偶尔产生一种类似双硫仑的相互作用。

（3）肝肾功能不全可能影响药物消除，导致低血糖。

5.美格列脲。一名18岁非糖尿病患者服用4mg瑞格列奈后出现低血糖。非糖尿病成人摄入3420mg纳格列奈可导致持续6h的低血糖。

6.二肽基肽酶-4抑制剂。在对650例服用二肽基肽酶-4抑制剂的病例回顾中，3例患者（包括2例非糖尿病患者）出现低血糖。一名27岁女性服用700mg西他列汀后出现腹部不适，但没有出现低血糖。一名70岁女性摄入1800mg西他列汀后仍然没有症状。

7.二甲双胍。

（三）临床表现

1.低血糖发作可能会延迟，这取决于使用的药物和给药途径（即皮下注射和静脉注射）。低血糖表现包括躁动、神志不清、昏迷、癫痫发作、心动过速和发汗。血清钾和镁水平也可能降低［注：接受β肾上腺素能阻滞剂的患者，许多低血糖表现（心动过速、发汗）可能减弱或消失］。

2.钠-葡萄糖共转运体2抑制剂可能由于血管内容量耗竭而引起低血压，血清钾、镁和磷酸盐可能升高。

3.二甲双胍可引起严重的乳酸酸中毒，偶尔伴有低血糖。

（四）诊断

任何低血糖患者都应怀疑磺脲类、美格列奈或胰岛素过量。低血糖的其他原因包括酒精摄入（尤其是儿童）和暴发性肝衰竭。

1.特定水平

（1）许多药物的血清浓度可以在商业毒理学实验室测定，但在急性临床管理中几乎没有用处。

（2）外源性动物胰岛素与内源性胰岛素（即胰岛素瘤引起的低血糖患者）的区别在于C肽（存在内源性胰岛素分泌）的测定。

2.其他有用的实验室检查　包括葡萄糖、电解质、镁和乙醇。如果怀疑是二甲双胍，则检测静脉血乳酸水平（灰顶管）。

（五）治疗

观察无症状患者摄入磺脲类药物后至少8h。如果患者接受了食物或静脉注射葡萄糖，低血糖发作可能会延迟，因此谨慎的做法是在夜间观察儿童，或者确保可以在家中连续24h频繁地进行血糖检测。

1.应急及支持性治疗措施

（1）保持气道通畅，必要时协助通气。

（2）治疗昏迷和癫痫。

（3）每1～2小时测1次血糖，直到血糖稳定。

（4）监测钠-葡萄糖共转运体2抑制剂过量患者的血清钾、镁和磷酸盐。

2.特效药和解毒剂

（1）如患者为低血糖，口服或静脉滴注浓缩葡萄糖。成人给予50%葡萄糖（$D_{50}W$）1～2ml/kg；儿童用25%葡萄糖（$D_{25}W$）2～4ml/kg。重复给药，按需要给予5%～10%葡萄糖（D_5-D_{10}），以维持正常的血清葡萄糖浓度（60～110mg/dl）。

（2）对于磺脲类药物或美格列奈药物过量的患者，如果5%葡萄糖注射液不能维持满意的葡萄糖浓度，可以考虑使用奥曲肽。

（3）在治疗的前12h或更长时间内，血糖浓度保持在90～100mg/dl以上，常是预防复发性低血糖的必要条件。然而，一旦低血糖症消退（通常是在摄入后12～24h），患者不再需要注射葡萄糖，则应允许血清葡萄糖浓度恢复正常。在服用最后一剂葡萄糖后的数小时内密切监测血糖水平。

3.清除未被吸收的毒物

（1）口服制剂：如果条件合适，口服活性炭。如果能及时给予活性炭，小剂量摄食后不需要洗胃。

（2）胰岛素：口服胰岛素吸收很差（生物利用度＜1%），因此通常不需要肠道净化。

4.增强消除

（1）磺酰脲类药物：尿的碱化增加了氯丙酰胺在肾脏的排泄。强迫利尿和透析对其他降血糖药没有价值。

磺脲类药物的高蛋白结合程度表明，透析治疗通常不会有效。然而，在肾衰竭患者中，活性炭血液灌流降低了氯丙酰胺的血清半衰期。

（2）二甲双胍：可进行血液透析。

六十一、地高辛及其他强心苷

强心苷和相关的豆蔻内酯存在于一些植物如洋地黄、夹竹桃、黄连、海芒果、谷百合、红海棠、红麻、杜鹃花、蟾蜍蛇毒（蟾蜍二烯内酯类、蟾毒属）中，也存在于一些中草药和草药催情剂中。强心苷在片剂中以地高辛和洋地黄毒素的形式存在并被使用。液体填充胶囊中的地高辛具有更大的生物利用度。

（一）毒性机制

1.强心苷抑制Na^+-K^+-ATP酶泵的功能。急性过量服药导致高钾血症（慢性中毒，与利尿剂同时用于治疗时血清钾水平通常是正常的或偏低的）。

2.迷走神经张力的直接作用和增强导致窦性心率减慢，降低窦、房室结传导速度。

3.因为细胞内钙的积累，增加心房和心室自动发生，加强舒张去极化和后除极的发展。这些效应是由低钾血症和低镁血症引起的。

4.药代动力学。地高辛的生物利用度为60%～80%；洋地黄毒苷的生物利用度＞90%。地高辛的表观分布容积非常大（5～10L/kg），而洋地黄毒苷的分布容积较小（＜0.5L/kg）。峰值效应发生在6～12h的延迟之后。地高辛消除半衰期为30～50h，依赖于肾功能。洋地黄毒素通过肝脏进行消除，其半衰期为5～8d（因存在肠肝循环；见表2-64）。

5.药物相互作用。许多与洋地黄共同使用的药物抑制其代谢和（或）其细胞转运（通过P-糖蛋白），增加血清水平，并可能引起毒性。这些药物包括胺碘酮、维拉帕米、地尔硫䓬、奎尼丁、大环内酯类抗生素等。

（二）中毒剂量

儿童急性摄入1mg地高辛或成人摄入3mg地高辛可导致血清浓度远远高于治疗范围。地高辛和其他强心苷的含量仅在夹竹桃叶或毛黄地叶的几片叶子中就可以找到。一般情况下，儿童抵抗心脏糖苷的心脏毒性作用的能力似乎比成人强。

（三）临床表现

中毒可能发生在急性意外或自杀性摄取或慢性治疗后。症状取决于中毒的快慢。

1.急性过量服药时，常会出现恶心、呕吐、高钾血症和心律失常。缓慢性心律失常包括窦性心动过缓、窦房阻滞、二度或三度房室传导阻滞和心搏停止。快速性心律失常包括阵发性房性心动过速伴房室传导阻滞、交界性心动过速、心室二联律、窦性心动过速、双向室性心动过速和心室颤动。

2.慢性中毒时，常会出现恶心、厌食、腹痛、视觉障碍（闪光、光晕、绿黄感性损伤）、无力、疲劳、窦性心动过缓、心房颤动及心室反应迟缓。常见心率或节律逃逸，室性心律失常（心室二联征或三联征，室性心动过速，双向心动过速，心室颤动）。加速性交界性心动过速和阵发性房性心动过速伴阻滞。长期使用利尿剂可导致显著的低利尿剂和低镁血症，快速性心律失常情况恶化。在老年人中常为精神状态的改变，包括混乱、抑郁和幻觉。

（四）诊断

基于在接受长期治疗患者的最近过量或特征性心律失常（如双向心动过速和加速连接节律）的历史。高钾血症提示急性摄入，但也可以看到非常严重的慢性中毒。血清钾水平＞5.5mmol/L与严重中毒相关，高钾血症的程度是死亡率的预测因子。

1.特定水平　地高辛的治疗水平为0.5～1ng/ml，洋地黄毒苷的治疗水平为10～30ng/ml。

（1）血清地高辛和（或）洋地黄毒毒素已经有建议的浓度水平，虽然他们可能与中毒严重程度相关性不强。这是特别真实的急性摄入，在组织分布完成前，血清高浓度水平已经维持了6～12h。摄入超过6h后的血清浓度水平与地高辛效果相关性更好。

（2）使用洋地黄特异性抗体后，免疫测定的地高辛水平明显升高。

（3）如果使用较早的免疫测定，人抗鼠抗体的存在可能会错误地升高一些患者的地高辛水平。水平已报道高达45.9ng/ml。

（4）即使在不使用地高辛的情况下，由于存在地高辛样免疫反应因子，对于尿毒症、高血压、肝病和先兆子痫的患者群体也可能发生假阳性。

2.其他有用的实验室检查　包括电解质、BUN、肌酐、血清镁、心电图和ECG监测。

（五）治疗

1.应急及支持性治疗措施

（1）必要时保持开放气道并辅助通气。

（2）由于延迟的组织分布，在过量摄取后至少12～24h密切监视患者。

（3）用地高辛特异性抗体治疗高钾血症；钙（10%葡萄糖酸钙10～20ml或0.2～0.3ml/kg，或10%氯化钙5～10ml或0.1～0.2ml/kg，缓慢静脉注射）；碳酸氢钠1mmol/kg；葡萄糖0.5g/kg静脉注射，胰岛素0.1U/kg静脉注射；和（或）聚磺苯乙烯钠散（Kyxalalt）0.5g/kg口服。

1）注意：尽管普遍推荐在心脏糖苷毒性患者中避免使用钙，因为担心它会加重室性心律失常，但这种警告是基于旧的和非常少的病例报道，且无动物研究证据。因高钾血症危及生命的心脏毒性，钙是首选药物。

2）实际上，轻度高钾血症可以防止快速性心律失常。

（4）低钾血症和低镁血症应纠正，由于这些症状易引起心脏毒性。

（5）用阿托品治疗心搏缓缓或心脏传导阻滞，剂量为0.5～2mg静脉注射。持续性症状性心动过缓可能需要临时安装心脏起搏器，但因心脏起搏器可能会触发洋地黄中毒患者严重心律失常，故仅在地高辛特异性抗体失败或不可用时才推荐。

（6）室性快速性心律失常可对低钾或低镁的纠正做出反应。已应用利多卡因和苯妥英钠，但地高辛特异性抗体是危及生命的心律失常的首选治疗方法。避免使用奎尼丁、普鲁卡因胺和其他类型的Ⅰa或Ⅰc型抗心律失常药物。

2.特效药和解毒剂　地高辛特异性抗体的Fab片段（例如，DigiFab）在逆转地高辛毒性方面非常有效。中毒症状包括高钾血症（＞5mmol/L）、症状性心律失常、高度房室传导阻滞、室性心律失常和血流动力学不稳定性。在肾衰竭、预防性治疗患者口服过量地高辛和高血清水平的地高辛中毒患者中，也应考虑使用地高辛抗体。地高辛抗体与地高辛迅速结合，并在较小程度上与洋地黄毒苷和其他强心苷结合，所形成的非活性复合物在尿液中迅速排出。详见剂量计算和输液速率的细节。

3.清除未被吸收的毒物　如果条件合适，口服活性炭。如果能迅速给予活性炭，则在小到中度摄入后不必洗胃。

4.增强消除

（1）由于其大量的分布，地高辛不能有效通过透析或血液灌流除去。重复剂量活性炭或考来烯胺可用于严重肾功能不全患者，其中地高辛被明显清除。

（2）洋地黄毒苷分布容积较小，存在广泛的肠肝循环，可增加重复剂量的活性炭或考来烯胺进行清除。

六十二、二噁英类

多氯联苯（PCDDs）和二苯并呋喃（PCDFs）是一类高毒性物质，通常称为二噁英类化合物。二噁英不是商业生产的，它们是在某些有机氯化物［如三氯苯氧乙酸（2,4,5-T），六氯苯酚，五氯苯酚］生产过程中形成的，以及与其他化合物如多氯联苯（PCBs）的燃烧，和医疗、市政废物的焚烧过程中产生的。橙剂是美国在越南战争期间使用的除草剂，含有二噁英［最重要的是2,3,7,8-四氯二苯并-P-二噁英（TCDD），毒性最强，是被广泛研究的二噁英］作为污染物，共有75个PCDD和135个PCDF同系物。一些多氯联苯具有与二噁英相似的生物活性，被称为二噁英类。在美国，接触二噁英最常见的途径是日常饮食。

（一）毒性机制

二噁英是高脂溶性的，并且集中在脂肪中，它们在食物链中存在生物蓄积。二噁英可与细胞质中的芳香烃受体蛋白（AHR）结合，形成具有核蛋白的异源二聚体并诱导多个基因的转录。由二噁英激活的AHR可导致参与发育和稳态的生物化学途径的破坏。因此，暴露的时间和剂量决定毒性。二噁英还具有干扰内分泌的作用，其暴露可能导致生殖和发育缺陷、免疫毒性和肝损伤。一些二噁英是已知的动物致癌物，被EPA、国家毒理学计划和IARC归为人类致癌物。TCDD被IARC分类为第I组人类致癌物。二噁英暴露会导致患癌症的比率增加。

（二）中毒剂量

二噁英是很强的动物毒素。在环境暴露的动物中发现显著的非癌症发育异常，对二噁英的"无毒"水平正在重新评估，并且可能在当前人类饮食暴露的数量级之内。动物的口服50%致死剂量（LD_{50}）在$0.0006 \sim 0.045mg/kg$。每天皮肤暴露在$10 \sim 30mg/L$的油中或$100 \sim 3000mg/L$的土壤中会对动物产生毒性。氯痤疮可能与每日皮肤接触超过$100mg/L$有关。一般人群暴露的最大来源是食物，其食物以微小的量被污染，通常以pg计（$10^{-12}g$）。工业事故或故意中毒发生暴露的风险更高。

（三）临床表现

1.暴露后的急性症状包括皮肤、眼睛和黏膜的刺激、恶心、呕吐和肌肉痛。

2.长的潜伏期后（长达数周或更长）可能出现氯痤疮、迟发性卟啉症、多毛症或色素沉着，肝转氨酶和血脂水平升高。多发性神经病变伴有感觉障碍和下肢运动无力等症状也已被报道。

3.实验动物的死亡主要发生在致死剂量后几周，并由"消耗综合征"引起，其特征是食物摄入量减少和体重减轻。即使在故意中毒的情况下，人类急性毒性死亡也比较罕见。

（四）诊断

较困难，主要依赖于暴露史；氯痤疮的症状（这被认为是接触二噁英和相关化合物的病毒学）为中毒诊断提供了强有力的支持证据。虽然许多以前污染二噁英的产品在美国不再生产，但暴露于PCDDs和PCDFs发生在许多类型的化学火灾，暴露的可能性可能会引起相当大的公众焦虑。按世界卫生组织分类，二噁英是所有有机污染物中在环境中存在时间最久的物质。

1.特定水平　检测人血液或组织中的二噁英是困难且昂贵的，并且与症状没有明显相关性。PCDDs、PCDFs和多氯联苯有许多同源物，每一种对毒性的个体贡献主要基于每个同源物的相对效力估计（TCDD的定义是TEF为1），通过使用世界卫生组织建立的毒性等效因子（TEFs）来评估。除非有大量的暴露，否则临床上不会进行浓度检测。世界卫生组织是美国以外认证实验室的信息来源；美国的测试由CDC/NCEH（国家环境卫生中心）进行。由于对环境暴露更严格的控制，二噁英的人体蓄积在过去30年有所减少。未暴露的人，每克血脂中2,3,7,8-TCDD的平均值为5.38pg，与生产三氯酚的工人相比，其平均值为220pg/g。最高记录水平为144 000pg/g的血脂，除氯痤疮外很少有其他副作用。

2.其他有用的实验室检查　包括葡萄糖、电解质、BUN、肌酐、肝转氨酶、CBC和尿卟啉（如果怀疑卟啉症）。

（五）治疗

1.应急及支持性治疗措施　对症治疗皮肤、眼睛和呼吸道刺激。

2.特效药和解毒剂　没有特效的解毒剂。

3.清除未被吸收的毒物

（1）吸入：消除受害者的暴露，如果可用的话，吸氧。

（2）眼睛和皮肤：移除被污染的衣服，用大量肥皂和水冲洗受影响的皮肤；用大量温水或生理盐水冲洗眼睛。从事净化工作的人员应佩戴防护装备，以防止可疑污染。

（3）摄食：如果条件合适，则使用活性炭。如果能迅速给予活性炭，可不必进行胃排空。

4.增强消除　由于二噁英是脂溶性的，泌乳可显著提高消除。通过使用不可吸收的脂肪替代物增加粪便排泄来提高二噁英的消除。低密度脂蛋白（LPL）单采也被用于降低二噁英的身体负担，但会有风险。不幸的是，临床研究方法消除是非常有限的，并不是决定性的；然而，人造脂肪的使用可使TCDD半衰期的从$5 \sim 10$年降低至$1 \sim 2$年。

六十三、双硫仑

双硫仑［四乙基秋兰姆二硫化物（CaSrN9775 ~ 8）或AtBuffic］是一种自1881年以来用于橡胶硫化的抗氧化剂化工用品。在20世纪30年代引入临床作为杀疥剂，自1951年以来在美国被用作治疗酒精中毒。在服用双硫仑时摄入酒精会引起一种明确的不愉快反应，而恐惧则会对饮酒产生负面影响。临床毒性是由于过量使用或双硫仑-乙醇-药物相互作用而引起的。双硫仑对可卡因成瘾、耐药真菌感染和恶性肿瘤的治疗研究正在进行中。双硫仑过量引起的毒性不同于双硫仑-乙醇相互作用的毒性。

（一）毒性机制

1.双硫仑会引起两种关键酶的抑制。它不可逆地结合乙醛脱氢酶，可导致乙醇摄入后有毒乙醛的积累。多巴胺-β-羟化酶的抑制（多巴胺从去甲肾上腺素合成所必需的）导致去甲肾上腺素在突触前交感神经末梢的衰竭，引起血管舒张和直立性低血压。过剩的多巴胺可能增强神经错乱争执，为双硫仑治疗可卡因成瘾提供了理论依据。

2.双硫仑通过细胞色素P450介导的Ⅰ相代谢，并通过Ⅱ相甲基化和葡糖醛酸化代谢。代谢物是二硫化碳，它可能在中枢神经系统和外周神经系统毒性中发挥作用。

3.双硫仑及其代谢物含有巯基（S-H）或硫代羰基（C＝S）基团，与螯合剂相同。长期使用可能会导致某些必需金属（铜，锌）的消耗。这可能是双硫仑酶抑制作用的原因，因为这两种酶都需要铜作为辅因子。慢性暴发性肝衰竭或远端感觉运动或视神经病变也可能发生在长期使用中。

4.药代动力学：双硫仑被快速和完全吸收，但由于酶抑制是作用机制，峰值效应可能会延迟8～12h。虽然消除半衰期为7～8h，但由于脂质溶解度高，酶合成缓慢，临床效果可能持续数天。双硫仑在肝脏中代谢，它可抑制多种细胞色素P450酶，从而抑制许多其他药物的代谢，包括异烟肼、苯妥英钠、茶碱、华法林和多种苯二氮䓬类药物。

（二）中毒剂量

1.双硫仑过量　双硫仑的典型治疗剂量是250mg/d。摄入2.5g以上的儿童会在摄入后3～12h引起毒性。

2.双硫仑-乙醇相互作用　服用200mg/d的患者，在摄入7ml乙醇时便可导致严重的反应。使用止咳糖浆、剃须洗剂和其他含乙醇产品后，也会有轻微的反应。

（三）临床表现

1.急性双硫仑过量（不含乙醇）　较为罕见，主要表现为神经症状，伴有头痛、共济失调、迷惑、嗜睡、癫痫发作和长期昏迷。神经病和基底节病变较多。神经心理损害可能是慢性的。有文献报道急性双硫仑过量后患者发生大便样呼吸气味、呕吐和低血压。

2.双硫仑-乙醇相互作用　反应的严重程度通常取决于双硫仑和乙醇的剂量。轻度反应（轻度头痛、面部潮红）可在乙醇摄取后或在血浆乙醇水平为100mg/L时立即发生。中度反应发生在乙醇水平约500mg/L时，表现为焦虑、恶心、心动过速、低血压、悸动性头痛和呼吸困难。严重反应导致昏迷和癫痫发作以及呼吸和心血管衰竭和死亡。除非患者口服双硫仑治疗至少1d，否则通常不会发生反应；因为乙醛脱氢酶重新合成过程较为缓慢，该反应可能发生在最后服用双硫仑后14d。

（四）诊断

基于急性吞咽史和中枢神经系统症状、呕吐。双硫仑与乙醇相互作用被诊断为具有双硫仑使用史和可能暴露于乙醇的患者，表现出特征性降压冲击反应。

1.特定水平　血浆乙醇水平可能有助于预测双硫仑-乙醇的反应程度。血浆双硫仑水平在诊断或治疗中没有价值。血浆硫乙醛水平可能在双硫仑-乙醇反应中升高，但这一信息在急性治疗中几乎没有价值。

2.其他有用的实验室检查　包括电解质、葡萄糖、尿素氮、肌酐和肝氨基转移酶。

（五）治疗

1.应急及支持性治疗措施

（1）急性双硫仑过量

1）必要时保持开放气道并辅助通气。

2）治疗昏迷和癫痫发作。

（2）双硫仑-乙醇相互作用

1）必要时保持开放气道并辅助通气。

2）用仰卧位和静脉输液（如生理盐水）治疗低血压。如果需要加压剂，直接作用的药物（如去甲肾上腺素）优于间接作用的药物（如多巴胺），因为神经元去甲肾上腺素储存减少。

3）储备苯二氮䓬类抗焦虑药（劳拉西泮是首选），并在需要时确认。

4）如果需要，用5-HT₃受体拮抗剂或甲氧氯普胺和静脉注射镇痛药治疗呕吐。避免使用吩噻嗪类止吐药（其具有α受体阻滞剂效应），如丙氯哌嗪。

5）组胺受体拮抗剂可减轻症状。

2.特效药和解毒剂　没有具体的解毒剂。氟美咪唑有望阻断乙醛的形成，并在一项小型研究中显示可以减轻双硫仑-乙醇反应的症状。

3.清除未被吸收的毒物

（1）急性双硫仑过量。如果条件合适，口服活性炭。快速药物吸收不建议洗胃，除非刚刚摄入，且摄入量较大。

（2）双硫仑-乙醇相互作用。一旦出现症状，去污程序可能不太有用。

4.增强消除　血液透析可以去除乙醇和乙醛，是治疗急性双硫仑-乙醇相互作用的有效手段。在接受足够的液体和加压支持患者中没必要进行血液透析。

六十四、利尿剂

利尿剂常用于治疗原发性高血压、充血性心力衰竭、腹水和慢性肾功能不全。日常使用或误用（运动、节食和厌食）的副作用比急性过量服用更常见。过量服用通常不会产生不良反应，急性摄入通常不会引起严重后果。目前常用的利尿剂见表2-25。

（一）毒性机制

1.这些药物的毒性与它们的药理作用有关，它们减少了液体体积和促进电解质损失，包括脱水、低钾血症（或高钾血症与螺内酯和甲氨蝶呤）、低镁血症、低钠血症和低氯血症性碱中毒。电解质失衡可能导致心律失常，并可能增强洋地黄毒性。利尿剂是根据它们影响溶质和水分流失的药理学机制来分类的（表2-25）。

2.药代动力学见表2-64。

（二）中毒剂量

最小中毒剂量尚未明确。如果摄入的量不足，则不会出现显著的脱水或电解质失衡。推荐的每日剂量见表2-25。大剂量静脉注射依他尼酸和呋塞米会引起耳毒性，特别是当给药迅速和应用于肾衰竭患者时。

（三）临床表现

胃肠道症状包括恶心、呕吐、腹泻，常见于急性口服过量。如果出现容量损失和电解质紊乱，则可能出现嗜睡、虚弱、低反射和脱水（偶尔低血压），尽管症状的发作可延迟2～4h或更长时间，直到获得利尿剂作用。螺内酯起效很慢，服药第3天后效果最大。

1.低钾血症可导致肌无力、抽筋和手足搐动。严重

表2-25　利尿剂

药物	最大成人日剂量（mg）	药物	最大成人日剂量（mg）
碳酸酐酶抑制剂		**噻嗪类**	
乙酰唑胺	1000	苄氟噻嗪	5
甲唑胺	300	氯噻嗪	2000
亨氏环利尿剂		氯噻酮	200
布美他尼	10	氢氯噻嗪	200
依他尼酸	400	吲达帕胺	5
呋塞米	600	美托拉宗	20
托米塞特	200		
渗透利尿剂			
甘露醇a	200g		
保钾利尿剂			
阿米洛利	20		
螺内酯	400		
氨苯蝶啶	300		
依普利酮	100		

甘露醇剂量＞200g/d或剂量导致血清渗透压＞320mOsm/L可引起急性肾损伤。

低钾血症可导致弛缓性麻痹和横纹肌溶解症，也可能发生心律失常。

2.利尿剂和其他保钾剂可能导致高钾血症和高氯代谢性酸中毒，特别是肾功能不全患者。

3.低钙血症和低镁血症也可能引起手足抽搐。

4.低钠血症，高血糖，高钙血症，高尿酸血症，尤其是噻嗪类利尿剂。

5.碳酸酐酶抑制剂可引起代谢性酸中毒。嗜睡和感觉异常见于肾功能不全或老年人。

6.甘露醇（渗透性利尿剂）的快速使用可使血管内体积过大和循环过负荷，导致CHF或肺水肿。快速利尿可能导致液体和电解质失衡、脱水和低血容量，甘露醇还可瞬时增加渗透压。

（四）诊断

基于暴露的历史、脱水、酸碱或电解质失衡。注意使用利尿剂的患者也可能服用其他心血管和降压药物。

1.特定水平　不是常规可用或临床上有用的。

2.其他有用的实验室检查　包括电解质（包括钙和镁）、葡萄糖、尿素氮、肌酐和ECG。

（五）治疗

1.应急及支持性治疗措施

（1）静脉注射晶体液代替溶液流失，纠正电解质异常。纠正利尿剂所致低钠血症患者的钠应限制在1～2mmol/h，以避免中枢脑桥髓鞘溶解，除非出现癫痫或昏迷，在这种情况下，应使用3%高渗盐水进行更快速的校正。

（2）监测心电图直到钾浓度水平正常。

2.特效药和解毒剂　没有特定的解毒剂。

3.清除未被吸收的毒物　如果条件合适，口服活性炭。如果能迅速给予活性炭，则在小到中等剂量摄入后不必洗胃。泻药没有被证明是有益的，并影响吸收，且可能恶化脱水。

4.增强消除　没有体外去除利尿剂措施的报道。

六十五、麦角碱衍生物

麦角碱衍生物用于治疗偏头痛和产后子宫收缩。麦角碱是由棒状真菌紫菜产生的，它可以在黑麦和其他谷物上生长。天然或合成麦角碱类药物包括麦角胺（FalrGOT，Ergomar，Gynerge，麦角司）、双氢麦角胺（DHE45）、甲基赛尔吉德（沙赛特）、甲基麦角新碱（麦角新碱）和麦角新碱（麦角碱）。一些麦角甾醇衍生物（双氢麦角碱，双氢麦角碱，双氢麦角隐亭）已被用于治疗痴呆症（麦角碱和DEPAPE ST）。溴隐亭［Paltoel和培高利特（PyMAX）］是具有多巴胺激动剂活性的麦角碱衍生物，用于治疗帕金森病。溴隐亭也被用来治疗高催乳素血症。

（一）毒性机制

1.麦角碱衍生物具有非常复杂的药理性质，包括不同程度的中枢和外周激动剂、拮抗剂或5-羟色胺、多巴胺和α-肾上腺素能受体的混合活性。麦角碱可直接刺激血管和子宫收缩，并可通过中枢神经系统交感神经的作用间接扩张一些血管。这些机制对毒性的相对贡献取决于特定麦角生物碱及其剂量。持续的血管收缩导致严重的毒性反应；血流减少使局部组织缺氧和缺血性损伤，进而导致组织水肿和局部血栓形成，加重缺血，并导致进一步的损伤。在一定的时间点，可逆性血管痉挛进展为不可逆的血管功能不全和肢体坏疽。

2.药代动力学（表2-64）。麦角生物碱具有广泛的代谢性和高度组织结合性，后者的特点是长期停药后的临床麦角中毒。大多数麦角都经历肝脏代谢。麦角新碱症状发生在服用HIV蛋白酶抑制剂和偏头痛的患者，可能是由于通过CYP3A4抑制麦角代谢引起的。

（二）中毒剂量

据报道，14个月儿童急性摄入12mg麦角胺后死亡。然而，大多数严重中毒的情况下发生偏头痛或偏头痛的慢性过度用药，而不是急性单一过量。每日剂量10mg或更多的麦角胺通常与毒性有关。有许多病例报道血管痉挛并发症与正常治疗剂量相关。

（三）临床表现

1.麦角胺及相关制剂。轻微的中毒会引起恶心和呕吐。严重的中毒会导致血管收缩，这可能牵涉到身体的许多部位。由于组织中的麦角胺持续存在，血管痉挛可能持续长达10～14d。

（1）四肢受影响会引起手足痛、疼痛、苍白、凉爽，以及手足周围脉搏的丧失，进而可能引起坏疽。

（2）血管痉挛的其他并发症包括冠状动脉缺血和心

肌梗死、腹绞痛和肠梗死、肾梗死和衰竭、视觉障碍和失明和卒中。精神病、癫痫发作和昏迷很少发生。

（3）医源性新生儿麦角中毒。发生在母婴误服甲基麦角新碱。表现为呼吸衰竭、呼吸暂停、发绀、低血压、外周缺血、少尿和癫痫发作。

2.溴隐亭中毒可能伴有幻觉、偏执行为、高血压和心动过速。培高利特报道了非强制性运动，幻觉，低血压。

3.长期服用二甲基麦角新碱偶尔会导致腹膜后纤维化。

（四）诊断

基于麦角碱用药史和临床症状。

1.特定水平　麦角胺浓度水平并不广泛，血液浓度与毒性没有很好的相关性。

2.其他有用的实验室检查　包括CBC、电解质、BUN、肌酐和ECG。受影响的血管动脉造影偶尔可见。

（五）治疗

1.应急及支持性治疗措施

（1）必要时保持气道开放并辅助通气。

（2）如果发生昏迷和抽搐，给予治疗。

（3）立即停止麦角治疗。应补水和镇痛。住院患者有血管痉挛症状，及时治疗，防止并发症发生。

2.特效药和解毒剂

（1）外周缺血需要及时进行血管扩张治疗和抗凝，以防止局部血栓形成。

1）对于危重肢体缺血和麦角新碱的治疗，没有标准的一线选择。选项包括静脉注射硝普钠，开始于$1 \sim 2\mu g/(kg \cdot min)$，或静脉注射酚妥拉明，以0.5mg/min开始；增加输注速率直到缺血减轻或发生全身性低血压。偶尔需要动脉灌注。硝苯地平或其他血管舒张钙拮抗剂也可增强外周血流量。病例报道还指出，可选择静脉注射伊洛前列素、合成前列腺素I_2类似物、动脉灌注前列腺素E1，或者口服西地那非进行治疗。

2）使用肝素5000U静脉注射，随后是1000U/h（成人），调整输注速率以维持活化凝血时间（ACT）或活化部分凝血活酶时间（APTT），约为基线的2倍。

（2）冠状动脉痉挛：硝酸甘油$0.15 \sim 0.6mg$，或$5 \sim 20\mu g/min$静脉注射。如果对静脉输注无反应，可能需要冠状动脉内硝酸甘油。也可以考虑使用钙拮抗剂。

3.清除未被吸收的毒物　如果条件合适，口服活性炭。如果能迅速给予活性炭，则在小到中度剂量摄入后不必洗胃。

4.增强消除　透析和血液灌流无效。由于麦角碱广泛组织分布，重复剂量活性炭不太可能是有用的，也尚未有相关报道。

六十六、乙醇

啤酒、葡萄酒和白酒均含有不同度数的乙醇。乙醇也存在于各种古龙水、香水、剃须和漱口剂中；一些消毒乙醇类；许多食物调味料（如香草、杏仁和柠檬提取物）；药物制剂（如长春新碱）；洗手液；以及许多其他产品中。乙醇经常被摄食，常见于自杀未遂的人与其他药物混合使用。乙醇也可作为甲醇和乙二醇中毒应急处理中的竞争底物。

（一）毒性机制

1.中枢神经系统是急性乙醇中毒主要的影响系统。乙醇与其他中枢神经抑制剂，如巴比妥类药物、苯二氮䓬类药物、阿片类药物、抗抑郁药和抗精神病药物有协同作用。

2.低血糖可能是由于患者糖原缺乏或糖原缺乏（特别是在儿童和营养不良者中）造成的。

3.乙醇中毒也使患者容易受到创伤、暴露引起的体温过低，乙醇对胃肠道和神经系统也有害，并可引起一些营养紊乱和代谢紊乱。

4.在妊娠期间，乙醇被母亲吸收并可穿过胎盘。胎儿的乙醇浓度迅速接近母亲。胎儿排泄乙醇进入羊水可导致胎儿再吸收。乙醇是C类药物，妊娠期间摄入会导致胎儿酒精综合征。

5.药代动力学。乙醇很容易被吸收（达峰时间$30 \sim 120min$），并分布到体液中（分布体积$0.5 \sim 0.7L/kg$或成人平均50L）。消除主要是通过肝脏中的氧化，并遵循零级动力学。一般成人每小时可代谢$7 \sim 10g$的乙醇，或$12 \sim 25mg/(dl \cdot h)$。此速率存在个体之间差异，并受醇脱氢酶的多态性和微粒体乙醇氧化系统活性的影响。

（二）中毒剂量

一般来说，0.7g/kg纯乙醇（$3 \sim 4$杯）产生的血液乙醇浓度为1000mg/L（1g/L）。在美国，非机动车成年司机的法定上限是0.8g/L。

1.100mg/L乙醇水平可降低反应时间和判断力，可抑制糖异生，在儿童和肝病患者可导致低血糖，但不足以导致昏迷。

2.引起深昏迷或呼吸抑制的乙醇水平因人而异，这取决于个体对乙醇的耐受程度。虽然高于3g/L通常会导致不常饮酒的人昏迷，但对于乙醇慢性上瘾的人，$5 \sim 6g/L$或更高的水平，都可能是清醒的。

（三）临床表现

1.急性中毒

（1）轻至中度中毒患者表现为欣快、轻度不协调、共济失调、眼球震颤、判断和反射受损。减轻社会压抑感，喧闹或攻击行为较常见。儿童和肝糖原储备减少的人可能发生低血糖。

（2）可能发生深度中毒、昏迷、呼吸抑制和肺部抽吸。这些患者表现为瞳孔较小，体温、血压和脉搏降低。横纹肌溶解症可能是由于长期不活动所致。

2.慢性乙醇滥用与许多并发症有关

（1）肝脏毒性包括肝脏脂肪浸润、酒精性肝炎和肝硬化。肝损伤可导致门静脉高压、腹水、食管静脉曲张和痔出血、液体潴留引起的低钠血症和细菌性腹膜炎。凝血因子生产受到损害，进而导致凝血酶原时间延长。药物和内源性毒素的肝脏代谢受损，并可能导致肝性脑病。

（2）消化道出血可能是由乙醇引起的胃炎、食管炎和十二指肠炎引起的。大出血的其他原因包括食管的马洛里·韦斯撕裂和食管静脉曲张。急性胰腺炎是腹部疼痛和呕吐的常见原因。

（3）心脏疾病包括各种心律失常，如心房颤动，这可能与钾和镁耗竭和较差的热量摄入有关（"假日心脏"）。心肌病与长期饮酒有关［心肌病也与摄入啤酒稳定剂（钴）有关］。

（4）神经毒性包括脑萎缩、小脑变性和周围袜套手套样感觉神经病。营养不良，如维生素B$_1$缺乏可导致韦尼克脑病或科尔萨科夫精神病。

（5）血液学毒性可表现为白细胞减少、血小板减少和大细胞增多，有或无贫血。这些血液学效应来自乙醇的直接毒性，以及其与叶酸代谢的干扰。

（6）酒精性酮症酸中毒的特征是阴离子间隙代谢性酸中毒和β-羟基丁酸水平升高，乙酰乙酸盐含量较少。渗透性间隙也可能升高，导致这种情况被误认为是甲醇或乙二醇中毒。

3.戒酒 慢性高水平乙醇使用后突然停止常会导致头痛、颤抖、焦虑、心悸和失眠。一般来说，通常会在乙醇消耗减少6～12h发生全身性癫痫发作。交感神经系统的过度活动可能导致震颤谵妄（DTs），这是一种以心动过速、发汗、热疗和谵妄为特征的危及生命的综合征，通常在停止使用重乙醇后48～72h表现出来。如果不治疗，DTs可能会显著增加发病率和死亡率。

4.其他问题 乙醇滥用者有时有意或无意摄入乙醇替代品，如异丙醇、甲醇和乙二醇。此外，乙醇可以作为自杀用药丸的载体。双硫仑与乙醇同时使用可导致严重的急性反应。

（四）诊断

较简单，基于摄取的历史，新鲜乙醇的特征气味或乙醛其他代谢产物的恶臭气味，以及眼球震颤、共济失调和精神状态改变的症状。然而，其他疾病可能伴随或类似酒精中毒，如低血糖、头部外伤、体温过低、脑膜炎、韦尼克脑病和其他药物或毒物中毒。

1.特定水平 血清乙醇水平通常可在大多数医院实验室进行准确检测。注意：血清水平比相应的全血值高12%～18%。

（1）一般来说，血液水平和临床表现之间只具有粗略的相关性；然而，昏迷患者的乙醇水平低于3g/L应寻找其他原因。

（2）如果乙醇浓度水平不容易检查，乙醇浓度可以通过计算渗透压间隙来估算。

（3）酒精代谢物乙基葡萄糖醛酸在乙醇摄取后24h

仍存在于尿液中。

2.其他有用的实验室检查 包括葡萄糖、电解质、BUN、肌酐、肝转氨酶、凝血酶原时间（Pt/INR）、镁、动脉血气或血氧饱和度，以及胸部X线片（如果怀疑肺抽吸）。如果患者有局灶性神经功能缺损或精神状态与血液乙醇升高程度不一致，则考虑头部CT扫描。

（五）治疗

1.应急及支持性治疗措施

（1）急性中毒主要是支持性治疗。

1）如果需要的话，保护气道通畅，防止抽吸和插管并辅助通气。

2）如果发生昏迷和癫痫发作，给予葡萄糖和维生素B$_1$。胰高血糖素对乙醇性低血糖无效。

3）纠正体温过低，并逐渐复温。

4）大多数患者可在4～6h康复。对于儿童，要密切观察直到他们的血液乙醇水平低于500mg/L。没有证据表明在儿童体内会产生低血糖。

（2）酒精性酮症酸中毒用容量置换、维生素B$_1$和补充葡萄糖治疗。大多数患者恢复迅速。

（3）戒酒。用苯二氮䓬类药物（如地西泮5～10mg静脉注射，按需要重复）和（或）苯巴比妥。

2.特效药和解毒剂 没有可用的特异性乙醇受体拮抗剂。

3.清除未被吸收的毒物 由于乙醇被迅速吸收，通常不用洗胃法，除非怀疑有其他药物摄入。如果乙醇摄入量大且在最近30～45min，可考虑用一个小的、灵活的管吸出胃内容物。活性炭不能有效吸附乙醇，但如果摄入其他药物或毒素，则可给予活性炭。

4.增强消除 乙醇的代谢速度通常为12～25mg/（dl·h）。在慢性乙醇中毒患者和血清水平＞3g/L的患者中，消除率更快。血液透析可有效去除乙醇，但由于支持性护理通常就足够了，所以很少需要增强去除。血液灌流和强迫利尿无效对乙醇的消除不起作用。

六十七、乙二醇和其他二醇

乙二醇是防冻剂的主要成分（高达95%）。有时酗酒者会故意饮用乙二醇，并且由于它的甜味而诱使儿童和宠物误饮。乙二醇本身会引起中毒和轻度胃炎，更重要的是它的代谢产物会引起代谢性酸中毒、肾衰竭和死亡。其他二醇可能产生毒性（表2-26）。

（一）毒性机制

1.乙二醇通过乙醇脱氢酶代谢成乙醛，然后代谢成乙醇酸、乙醛酸和草酸。这些酸及过量的乳酸，都是负离子间隙代谢性酸中毒的诱因。草酸易于与钙沉淀形成不溶性草酸钙-水合物晶体。草酸盐晶体的广泛沉积和乙醇酸和乙醛酸的毒性作用会引起组织损伤。草酸钙-水合物结晶在肾脏中可引起肾小管坏死。

2.妊娠期间过量服用。乙二醇可透过胎盘。胎儿毒性可参考母体毒性过量症状。

表2-26 其他二醇

化合物	毒性与评论	治疗
二甘醇（DEG）	高肾毒性和神经毒性。当二甘醇被不适当地用于消费品或作为不溶性药物的稀释剂时，就会发生流行性中毒。大面积烧伤患者在大量急性摄入和反复皮肤敷贴后也发生了毒性反应。临床表现包括酒精性醉酒和胃炎、代谢性酸中毒、急性肾损伤、发音困难、脑神经轻瘫或瘫痪、面部和周围肢体无力、昏迷和死亡。摄入后代谢性酸中毒可延迟12h或更长时间。二甘醇主要代谢为2-羟基乙氧基乙酸和二甘醇酸。二甘醇酸可能是肾毒性的原因；然而，二甘醇本身也可能具有毒性。分子量为106。分布容积1L/kg（动物）	乙醇和甲吡唑可限制DEG代谢的毒性。血液透析适用于大量摄入、无肾衰竭或严重代谢性酸中毒患者，这些患者对药物治疗无反应
二噁烷（乙二醇二聚体）	可导致昏迷、肝肾损伤。二噁烷蒸气（>300ppm）可引起黏膜刺激。皮肤接触这种液体可能有脱脂作用。代谢物未知。分子量为88	乙醇和甲吡唑的作用尚不清楚，但它们可能是有效的
二丙二醇	毒性低。大剂量接触后，动物实验研究中出现了中枢神经系统抑制、肝损伤和肾损伤。有学者报道在摄入二丙二醇雾溶液后出现急性肾衰竭、多发性神经病和肌病，但没有酸中毒或乳酸升高的报道。分子量为134	支持性护理。乙醇或福美拉唑治疗没有作用
乙二醇丁醚（EGBE，2-丁氧基乙醇，丁基）溶纤剂	毒副作用包括嗜睡、昏迷、阴离子间隙代谢性酸中毒、高氯血症、乳酸升高、低血压、呼吸抑制、溶血、肝肾功能障碍；罕见的弥散性血管内凝血（DIC）、非心源性肺水肿和急性呼吸窘迫综合征（ARDS）。草酸晶体的形成和渗透摩尔间隙的升高已经有报道，但并非所有的情况。中毒患者的血清浓度为0.005～432mg/L，丁氧乙醇通过乙醇脱氢酶代谢为丁氧醛和丁氧乙酸（BAA），但乙醇脱氢酶对丁氧乙醇的亲和力尚不清楚。分子量为118	乙醇、福美拉唑和血液透析可能有效
乙二醇单乙醚（EGEE，2-乙氧基乙醇，乙基）溶纤剂	草酸铝晶体已在动物实验中报道。动物实验表明，EGEE部分代谢为乙二醇，但乙醇脱氢酶对EGEE的亲和力高于乙醇。一例患者在摄入40ml后出现眩晕、昏迷、代谢性酸中毒、肾功能不全、肝损伤和神经喘息。在人类和动物中已报道有致畸作用。分子量为90	乙醇和氟咪唑有效
乙二醇单甲醚（EGME，2-甲氧基乙醇，甲基）溶纤剂	已报道与乙二醇类似的延迟毒性效应（摄入后8h和18h）。草酸钙晶体可能出现，也可能不出现。在一次尸检中报告了脑水肿、出血性胃炎和肝、肾的变性。动物实验表明EGME部分代谢为乙二醇，但乙醇脱氢酶对EGME的亲和力与乙醇的亲和力基本相同。据报道，人类长期接触少精子症。动物中有致畸作用的报道。分子量为76	乙醇和甲吡唑的疗效尚不确定；在一份报道中，甲吡唑没有预防酸中毒
丙二醇（PG）	毒性低。在高危患者中，大量接触或长期接触乳酸酸中毒、中枢神经系统抑制、昏迷、低血压、癫痫和溶血很少被报道。危险因素包括肾功能不全、小婴儿、癫痫、皮肤广泛应用丙二醇的烧伤患者，以及接受超高剂量洛拉西泮或地西泮的戒酒患者。渗透压、阴离子间隙和乳酸通常升高。急性输液后，6～42mg/dl的PG水平不会导致毒性。一名8个月大的儿童在反复皮肤敷贴后出现大面积烧伤（该儿童经历了心肺骤停），其PG水平为1059mg/dl。在经历癫痫持续状态、呼吸抑制、渗透压升高和代谢性酸中毒的癫痫患者中测量到400mg/dl的水平。代谢物是乳酸和丙酮酸。分子量为76	支持性护理，碳酸氢钠。乙醇或福美拉唑治疗没有作用。血液透析是有效的，但很少指出，除非肾衰竭或严重代谢性酸中毒没有反应的药物治疗。停止任何含有PG的药物
三甘醇	人类罕见的中毒。昏迷，代谢性酸中毒，阴离子间隙升高，渗透压间隙为7mOsm/L，服用一"大口"后1～1.5h，用乙醇治疗，36h后恢复	乙醇和氟咪唑有效

3.药代动力学。乙二醇口服吸收良好。分布容积为0.6～0.8L/kg。它不与蛋白质结合。经酒精脱氢酶代谢，半衰期3～5h。在氟哌唑或乙醇（见下文）存在的情况下，可阻断乙二醇的代谢；完全经肾脏排泄，消除相半衰期14.2～17h。

4.其他二醇（表2-26）。丙烯和二丙二醇的毒性相对较低，尽管丙二醇代谢可产生乳酸。聚丙烯二醇和其他高分子量聚乙二醇的吸收差，几乎无毒。然而，二甘醇和乙二醇醚可产生毒性代谢产物，其毒性类似于乙二醇。

（二）中毒剂量

95%乙二醇（EG，防冻剂）的近似口服致死剂量为1～1.5ml/kg；然而，摄入了2L后1h内接受治疗的患者中，已经有存活的病例报道。

（三）临床表现

1.乙二醇

（1）在急性摄入后的最初几小时，受害人可能出现乙醇中毒样症状。渗透压间隙增加，但不存在初始酸中毒。也可能发生胃炎伴呕吐。

（2）摄入4～12h后，会发生代谢产物中毒、阴离子间隙酸中毒、过度通气、惊厥、昏迷、心脏传导障碍、心律失常。常见肾衰竭，但通常是可逆的。也可能出现肺水肿和脑水肿。伴有手足抽搐症的低钙血症已有报道。

（3）摄入几天到几周后，已经报道了迟发性神经后遗症，较罕见。例如脑神经第Ⅶ和第Ⅷ对神经病变、脑水肿、帕金森病、膈肌麻痹、胃瘫、直立性低血压。

2.其他二醇 见表2-26。二甘醇和乙二醇醚毒性极高，可能会产生中枢神经系统抑郁症、急性肾衰竭、代谢性酸中毒和神经毒性。可能形成草酸钙晶体。

（四）诊断

通常是基于既往史的防冻剂摄入、典型症状，以及升高的渗透和阴离子间隙。草酸盐或马尿酸盐晶体可能存在于尿液中［草酸钙晶体可能是一水合物（雪茄状）或二水合物（方形）］。乙二醇醚增加血浆渗透压，但增加可能较小，不能反映临床风险。由于许多防冻产品含有荧光素，尿液可能在伍德灯下表现出荧光，可能出现假阳性和假阴性的结果。

1.特定水平 乙二醇浓度的检测通常可从第三方毒理学实验室获得，但检测周期较长。

（1）血清水平高于50mg/L时通常与严重中毒有关，虽然较低水平不排除中毒，如果母体化合物已经代谢（在这种情况下，阴离子间隙应显著升高）。计算渗透压差可用于估算乙二醇浓度水平。

（2）当在某些酶测定中使用甘油脱氢酶时，会引起三酰甘油测定值升高（表1-33）和2,3-丁二醇、乳酸、甘油和其他物质可引起假阳性乙二醇水平。升高的乙二醇水平应通过气相色谱法（GC）进行确认。使用一些酶法测定，当甘油或丙二醇的存在时可能出现假阴性结果。

（3）有毒代谢物乙醇酸浓度升高是判断毒性的较好的指标，但没有广泛可用。低于10mmol/L的浓度水平是无毒的（注：乙二醇和乙醛酸在某些护理措施中对乳酸产生假阳性结果）。

（4）在没有血清乙二醇浓度的情况下，如果渗透和阴离子间隙均正常，且患者无症状，则可判断无过量摄入史。

2.其他有用的实验室检查 包括电解质、乳酸、乙醇、葡萄糖、尿素氮、肌酐、钙、肝转移酶（ALT、AST）、尿液分析（晶体）、测量渗透压、动脉血气和ECG监测。血清β-羟基丁酸酯水平可能有助于区分乙二醇中毒与酒精性酮症酸中毒，这也可能导致阴离子和渗透压的增加。酒精性酮症酸中毒患者可能对酮症没有明显的阳性反应，但β-羟基丁酸水平通常会升高。

（五）治疗

1.应急及支持性治疗措施

（1）必要时保持开放气道并辅助通气。吸氧。

（2）对症治疗昏迷、抽搐、心律失常、代谢性酸中

毒。持续观察患者，以监测代谢性酸中毒的发展，特别是在患者有症状或已知摄入乙醇的情况下。

（3）用葡萄糖酸钙或氯化钙治疗低钙血症。

2.特效药和解毒剂

（1）使用氟哌唑或乙醇使酶醇脱氢酶饱和，并防止乙二醇对其有毒代谢物的代谢。治疗的适应证包括：

1）乙二醇含量高于200mg/L。

2）乙二醇摄取的历史伴随着渗透压差大于10mol/L。

（2）施用吡哆醇、叶酸和维生素B₁，乙二醇代谢所需的辅因子，可通过增强乙醛酸代谢为无毒的代谢物来减轻毒性。

3.清除未被吸收的毒物 如果最近摄入（30～60min），则进行洗胃（或用吸管抽吸胃内容物）。活性炭很可能没用，因为所需的有效剂量太大；乙二醇被迅速吸收，但如果伴随其他药物或毒素被摄入，则可以给予活性炭。

4.加速消除 乙二醇的表观分布容积为0.6～0.8L/kg，使其可用于加速消除程序。血液透析可有效去除乙二醇及其有毒代谢物，并迅速纠正酸中毒、电解质和液体异常。连续静脉血液透析滤过被证明是有效的，虽然清除率较慢。

（1）血液透析适应证

1）怀疑乙二醇中毒，渗透压差＞10mOsm/L，不是因为乙醇或其他醇，并伴有代谢性酸中毒（pH＜7.25～7.30）对治疗无反应。

2）乙二醇中毒伴肾衰竭。

3）乙二醇的血清浓度＞500mg/L，患者无症状、正在接受氟哌唑或乙醇治疗者除外。

4）患有严重代谢性酸中毒且有乙二醇摄取史的患者；渗透压间隙没有升高的晚期患者。

（2）治疗终点：与严重毒性相关联的乙二醇最低血清浓度尚不清楚。据报道，停止透析后乙二醇水平会反弹。因此，应继续用氟哌唑或乙醇治疗，直到渗透和阴离子间隙正常化或检测不到血清中的乙二醇和乙醇酸（如果可用）。

六十八、环氧乙烷

环氧乙烷是一种具有高渗透性、化学反应性的可燃气体或液体，广泛用作医疗设备和用品的消毒剂。它也是一种重要的工业化学品，是用作生产乙二醇、溶剂、表面活性剂和多种其他工业化学品的中间体。环氧乙烷液体沸点为10.7℃（760mmHg），易与水和有机溶剂混溶。当空气中的环氧乙烷大于2.6%的浓度时，存在产生火灾/爆炸的危险。

（一）毒性机制

环氧乙烷是烷化剂，可直接与蛋白质和DNA反应导致细胞死亡。与气体直接接触，可刺激眼睛、黏膜和肺。环氧乙烷具有致基因突变性、致畸性和致癌性（已被OSHA监管为致癌物，被IARC归类为已知的人类致

癌物）。它可以透过皮肤吸收。

（二）中毒剂量

职业暴露于环氧乙烷，OSHA也已经做了规定，具体的标准与支持文件可以参见www.osha.gov。工作场所容许暴露极限（PEL）在空气中是1.8mg/m³，时间加权平均值（TWA）为8h。立即危及生命或健康的空气水平（IDLH）为800mg/L。职业暴露高于OSHA确定触发水平（0.5mg/L作为8h TWA）需要医疗监视（29CFR 1910.1047）。气味阈值约为500mg/L，给出了不良气体报警特性。当灭菌器出现故障或打开或更换环氧乙烷罐时，会产生高水平的环氧乙烷。当熏蒸或灭菌的材料充气不足时，也可能发生暴露。人体代谢乙烯产生少量内源性环氧乙烷。吸烟也会增加其暴露水平。

（三）临床表现

1.环氧乙烷是一种强力黏膜刺激物，可引起眼和口咽刺激、支气管痉挛和肺水肿。严重的眼睛暴露可导致白内障。暴露于环氧乙烷溶液可引起皮肤起疱。环氧乙烷可引起中枢神经系统抑郁、癫痫发作或昏迷。

2.暴露后可能发生神经毒性，包括抽搐和迟发性周围神经病变。

3.其他系统影响包括当使用环氧乙烷与氟利昂作为载气时导致心律失常。

4.在长期暴露于环氧乙烷的工人中已有导致白血病发生的报道。

5.超敏反应可能发生在那些长期暴露于少量环氧乙烷的人，并与乳胶过敏表现类似。

（四）诊断

基于暴露的历史和典型的上气道刺激反应。环氧乙烷气味的检测表明显著的暴露。工业卫生取样是记录空气暴露水平所必需的。

1.特定水平　血液水平是暂时性的，不是商业上可用的。环氧乙烷DNA或血红蛋白加合物表明暴露，但很少有实验室可进行检测。IgE检测可在多个实验室进行。

2.其他有用的实验室检查　包括CBC、葡萄糖、电解质、动脉血气或脉搏血氧饱和度和胸部X线片。

（五）治疗

1.应急及支持性治疗措施　曝光后数小时仔细观察。

（1）保持开放气道，必要时辅助通气。如果出现支气管痉挛、过敏反应和肺水肿，进行治疗。

（2）如出现昏迷、抽搐、心律失常，进行治疗。

2.特效药和解毒剂　没有具体的解毒剂。治疗是有帮助的。

3.清除未被吸收的毒物

（1）立即将受害者从污染的环境中移出并给氧。救援人员应佩戴自给式呼吸器和穿化学防护服。

（2）清除所有被污染的衣服并清洗暴露的皮肤。对于眼睛暴露，使用大量温水或生理盐水冲洗。

4.增强消除　无效。

六十九、氟化物

在一些汽车轮子清洁器、除锈剂、玻璃蚀刻液、杀虫剂、铝生产中使用的药剂、膳食补充剂、预防龋齿的药物和抗真菌药伏立康唑中发现了氟化物释放化学品。它也存在于氟化氢和氢氟酸中，其具有额外的皮肤和吸入危险。通过摄入，可溶性氟化物盐被迅速吸收，并比难溶化合物毒性更为严重（表2-27）。大多数牙膏，每茶匙含有5mg的氟化物，茶叶每升可含0.3～5.1mg的氟化物。虽然低浓度的氟添加到公共饮用水中可减少蛀牙，但在世界的某些地方，高浓度的氟化物污染饮用水引起了许多慢性健康问题，包括氟骨症。

（一）毒性机制

1.除了其直接的细胞毒性和代谢作用外，氟与钙和镁强烈结合，导致低钙血症和低镁血症，并产生活性氧。氟中毒破坏了许多细胞内机制，包括糖酵解、G蛋白介导的信号传递、氧化磷酸化、三磷酸腺苷（ATP）产生、Na^+/K^+-ATPase和钾通道的功能。

2.药代动力学。氟化物是从胃和小肠被动吸收的弱酸（PKA＝3.4）。在酸性环境中，更多氟化物以氟化氢（HF）的形式存在，氟化氢比离子化的氟化物吸收得更快。空腹峰吸收发生在30～60min。分布容积为0.5～0.7L/kg。氟化物不与蛋白质结合，容易与血液和组织中的镁和钙结合并沉积在骨骼中。消除半衰期为2.4～4.3h，在肾衰竭患者中延长。

（二）中毒剂量

呕吐和腹痛常见于急性摄入3～5mg/kg的元素氟化物（表2-27）；低钙血症和肌肉症状在摄入5～10mg/kg后出现。据报道，3岁儿童摄入16mg/kg和成人摄入超过32mg/kg的剂量后死亡。慢性总氟摄入量每天超过14mg与骨不良事件风险相关，世界卫生组织、国际化学品安全计划提出了每天接近6mg的阈值。

表2-27　含氟化合物

复合物	元素氟化物（%）
可溶性盐类	
氟化氢铵	67
氟化氢	95
氟化钠	45
氟硅酸钠	61
难溶盐	
冰晶石	54
一氟磷酸钠	13
氟化亚锡	24

（三）临床表现

1.急性中毒　恶心和呕吐经常发生在摄入1h内。严重氟化物中毒的症状包括骨骼肌无力、强直收缩、呼吸肌无力和呼吸停止。低钙血症、低镁血症、高钾血症和QT间期延长可能发生。死亡是由于顽固的心脏节律紊乱，通常发生在6～12h。

2.慢性影响　儿童推荐的日限量为2mg，成人为4mg。10岁以下儿童轻微过度暴露会导致牙齿变色。长期过度暴露可导致严重的氟骨症（骨硬化）、骨密度增加和韧带钙化。最近的研究正在评估心血管和神经系统的慢性效应。

（四）诊断

通常基于摄取史。胃肠不适、肌无力、低钙血症和高钾血症提示急性氟化物中毒。

1.特定水平　正常血清氟浓度＜20mg/L（ng/ml），但随膳食和水源变化较大。血清氟浓度一般难以获得，因此对急性过量处理效用有限。

2.其他有用的实验室检查　包括电解质、葡萄糖、BUN、肌酐、钙（和离子钙）、镁和ECG。对于慢性暴露的评价，可以考虑甲状旁腺激素水平和骨显像。

（五）治疗

1.应急及支持性治疗措施

（1）保持气道开放，必要时辅助通气。

（2）监测心电图和血清钙、镁和钾至少4～6h。电解质异常、心电图异常或有肌肉症状的患者进重症监护室进行心脏监护。

2.特效药和解毒剂　对于低钙血症，给予静脉注射钙葡萄糖酸盐10～20ml（儿童0.2～0.3ml/kg），监测电离钙水平，并根据需要决定下一步的剂量。到目前为止，早期静脉注射钙剂是唯一治疗方法，增加了动物模型的存活率。用硫酸镁1～2g静脉滴注治疗低镁血症（10～15min）（儿童25～50mg/kg，稀释至＜10mg/ml）。用静脉注射钙剂等标准措施治疗高钾血症。抗氧化剂在急性中毒的治疗中的作用尚未得到评价。

3.清除未被吸收的毒物

（1）院前：因突然出现的癫痫或心律失常不要诱导呕吐。口服含钙的抗酸剂（如碳酸钙），以提高胃pH和复合游离氟化物，阻碍吸收。富含钙的牛奶已被证明能结合小剂量氟化物，在碳酸钙不可获得的现场可用。有关含镁抗酸剂有效性的资料很少。

（2）院内：含有上述钙的抗酸剂。近期大量摄入考虑洗胃。活性炭不吸附氟化物。

4.增强清除　由于氟化物迅速结合游离钙和骨，消除半衰期很短，急性中毒的紧急血液透析有效性尚不清楚。

七十、氟乙酸盐

氟乙酸钠，又称化合物1080，一氟乙酸钠（SMFA）和氟乙酸钠，是已知最有毒的物质之一。过去，它主要被授权的虫害控制公司用作灭鼠剂，但由于其危害性，它在很大程度上已经被从美国市场上移除。目前，化合物1080的用途仅限于牛羊遭遇野狼的家畜保护项圈。偶尔会遇到未经许可的产品。在澳大利亚和新西兰也普遍用于脊椎动物害虫防治。它是一种无味、无嗅的水溶性白色结晶粉末。氟乙酰胺（化合物1081）是一种类似的化合物，具有相似的毒性。

（一）毒性机制

1.氟乙酸被代谢成氟代酸的有毒化合物，它通过结合和抑制克雷布斯循环内的顺乌头酸酶来阻断细胞代谢。这损害了ATP的生产，导致乳酸生产和代谢性酸中毒。克雷布斯循环抑制也导致柠檬酸积累，螯合钙离子导致低钙血症。

2.药代动力学。据报道，摄入30min至数小时后出现效果。氟乙酸口服可快速、良好地吸收。完整的皮肤几乎不吸收。在人类中，达峰事件、分布时间、作用时间和消除半衰期的时间尚不清楚，但有迟发性昏迷（一例报道中的36h）的报道。绵羊的血清半衰期为6.6～13.3h，在48h33%以原型经尿液排泄。

（二）中毒剂量

吸入或摄入仅1mg的氟乙酸钠足以引起严重的毒性。摄入超过2～10mg/kg后可能死亡。

（三）临床表现

延迟数分钟至数小时后（大多数患者在3～6h出现症状，尽管曾报道36h出现昏迷），弥漫性细胞中毒表现明显；可能出现恶心、呕吐、腹泻、代谢性酸中毒（乳酸酸中毒）、休克、肾衰竭、躁动、混乱、癫痫、昏迷、呼吸停止，肺水肿和室性心律失常。一系列病例报道低钙血症和低钾血症的高发病率。低血压、酸中毒和血清肌酐升高是死亡率最敏感的预测因子。死亡通常是呼吸衰竭或心室节律紊乱的结果。

（四）诊断

基于摄取史和临床发现。氟乙酸中毒可以类似其他细胞毒素，如氰化氢和硫化氢，尽管有这些毒物，症状的发作通常更迅速。

1.特定水平　目前尚无检测方法。

2.其他有用的实验室检查　包括电解质、葡萄糖、尿素氮、肌酐、钙、动脉血气、ECG和胸部X线片。持续心电监护。

（五）治疗

1.应急及支持性治疗措施

（1）保持气道开放，必要时辅助通气。补充氧气。

（2）静脉注射盐水或其他晶体液代替胃液中的液体损失。

（3）治疗休克、癫痫发作、昏迷。由于有严重症状延迟的报道，监测患者应至少36～48h。

2.特效药和解毒剂　虽然已经发明了几种解毒剂，但没有一种在人类身上被证明是有效的。乙醇和单乙酰甘油酯（甘油单醋酸酯）被认为是通过增加血醋酸盐水平来起解毒剂作用的，这可能抑制氟代酸转化。

（1）在动物实验研究中，乙醇只有在暴露几分钟之内有效。乙醇已经被用于人类。虽然缺乏确凿的证据，但乙醇注射的目标水平为1g/L是合理的。

（2）单乙酰甘油已在猴子实验中使用，但不可用于或推荐用于人类。动物实验证据表明，低钙血症可能恶化氟乙酸酯毒性。虽然它在人类中毒的重要性是不确定的，建议仔细监测和纠正低血钙。

3. 清除未被吸收的毒物

（1）院前：在患者清醒的情况下可用，立即给予活性炭。

（2）院内：立即给予活性炭。如果可以在60min内摄入，可以考虑洗胃。

（3）皮肤暴露：氟乙酸钠很少通过完整的皮肤吸收，但通过破损皮肤可能会发生明显的暴露。去除被污染的衣服并彻底冲洗暴露的皮肤。

4. 增强消除　无效。

七十一、食物中毒：细菌

食源性细菌和细菌毒素是流行性胃肠炎的常见原因。一般来说，疾病相对较轻，自限性强，可在24h内恢复。然而，严重或甚至致命的中毒可能发生在李斯特菌病、沙门氏菌病或肉毒毒素中毒和某些菌株的大肠埃希菌（见"鱼和贝类食用后的毒害"，见"蘑菇中毒"）。病毒如诺瓦克病毒和诺瓦克样杯状病毒、肠道病毒和轮状病毒是多达80%的食物相关疾病的致病因子。其他可能引起食源性疾病的微生物包括隐孢子虫和环孢子虫，这可能导致免疫功能紊乱患者的严重疾病。然而，在超过半数的食源性疾病暴发中，没有发现微生物病原体。

（一）毒性机制

胃肠炎可能是由肠道黏膜的侵袭性细菌感染或由细菌产生的毒素引起的。细菌毒素可在制备和储存方法不正确的食物中形成，或可能摄入细菌后在肠道中产生（表2-28）。

（二）中毒剂量

毒性剂量取决于细菌或毒素的类型及其在摄取食物中的浓度及个体的易感性或抵抗力。一些预先形成的毒素（如葡萄球菌毒素）是耐热的，并且在食物中不能通过烹饪或煮沸的方法去除。

（三）临床表现

通常情况下，症状出现有2h～3d的延迟或"潜伏期"（表2-28）。

1. 胃肠炎是最常见的表现，伴有恶心、呕吐、腹部绞痛和腹泻。呕吐在预先产生的毒素中更常见。可能发生明显的体液和电解质异常，尤其是儿童或老年患者。

2. 发热、血便和粪便白细胞增多在侵袭性细菌感染中常见。

3. 全身感染可由蜡样芽孢杆菌、弯曲杆菌、大肠埃希菌、李斯特菌、沙门氏菌或志贺氏菌引起。

（1）已有报道，快速出现的暴发性肝衰竭和严重横纹肌溶解症与摄入蜡样芽孢杆菌呕吐毒素相关。

（2）弯曲杆菌感染有时伴有吉兰-巴雷综合征或反应性关节炎。

（3）李斯特菌病可引起败血症和脑膜炎，尤其是在儿童、老年人和免疫受损的人中，在这些高危个体中，死亡率为20%～30%。妊娠期间感染会产生轻微流感样症状，但严重的宫内感染导致胎儿死亡、新生儿败血症或脑膜炎。

（4）沙门氏菌感染导致横纹肌溶解症和急性肾衰竭，也可触发急性反应性关节炎。

（5）志贺氏菌和产志贺毒素的大肠埃希菌（STEC）菌株（如O157：H7，O154：H4）可能引起急性出血性结肠炎并发溶血尿毒综合征、肾衰竭和死亡，特别是在儿童和免疫低下的成人中。10%～45%的志贺氏菌病患儿伴有癫痫发作。

（四）诊断

细菌性食物中毒往往难以区分常见的病毒性胃肠炎，除非潜伏期短，而且有多个受害者在一个大型集会上吃类似的食物。粪便涂片中存在许多白细胞提示有侵袭性细菌感染。对于任何流行性胃肠炎，考虑其他食源性疾病，例如由病毒或寄生虫引起的疾病、与海产品相关的疾病、肉毒毒素中毒和某些蘑菇的摄取。

1. 特定水平

（1）在大多数实验室中，常规粪便培养可以区分大肠埃希菌、沙门氏菌、志贺氏菌属和弯曲杆菌感染。最近的进展提供了更准确和更快检测肠道病原体或其毒素，使用酶免疫分析（EIA）、聚合酶链反应（PCR）和其他方法。FDA最近批准了一种定性PCR检测法，同时检测人体粪便样品中的15种不同病原体，包括病毒和原生动物。与常规粪便培养所需的2d或更多天相比，PCR检测结果在3h或更少的情况下产生。

（2）血液和脑脊液（CSF）可生长侵袭性生物体，尤其是李斯特菌（很少有沙门氏菌或志贺氏菌属）。

（3）食品样品应保存用于细菌培养和毒素分析，主要为公共卫生调查员所使用。

2. 其他有用的实验室检查　包括CBC、电解质、葡萄糖、尿素氮和肌酐。

（五）治疗

1. 应急及支持性治疗措施

（1）用静脉注射盐水或其他晶体液治疗液体和电解质丢失（轻度疾病患者可耐受口服补液）。低血压患者可能需要大容量静脉注射液体。

（2）止吐药可用于对症治疗，但强抗腹泻药如复方地芬诺酯片（二苯氧基酯＋阿托品）不应用于疑似侵袭性细菌感染（发热和血便）的患者。

2. 特效药和解毒剂　暂无特效解毒剂。

（1）在侵袭性细菌感染患者中，一旦粪便检测出特定的细菌，可使用相应的抗生素，尽管抗生素并不能缩短病程。事实上，喹诺酮类药物可以延长沙门氏菌感染的带菌者状态，抗生素可能增加大肠埃希菌O157：H7感染患者溶血性尿毒症综合征的风险。甲氧苄啶磺胺甲噁唑（TMP/SMX）或喹诺酮类药物的经验性治疗通常在等待培养结果时启动。然而，在堪萨斯、密苏里和肯塔基地区2005年暴发的痢疾杆菌中，有88%～100%的菌株对氨苄西林和TMP/SMX耐药。

（2）食用过被李斯特菌污染食物的孕妇，为防止严重宫内感染，即使症状轻微也应采取经验性治疗。抗生素选择静脉注射氨苄西林，当严重感染时可联合庆大霉素进行治疗。

3. 清除未被吸收的毒物　在大多数情况下，不需要进行清除毒物。

4. 增强消除　无效。

七十二、食物中毒：鱼类和贝类

摄入鱼或贝类毒素后，会发生多种疾病，并且很少会通过皮肤或吸入接触而发病。最常见的海洋相关毒素包括雪卡鱼毒素、鲭鱼毒素、神经毒性贝类中毒、麻痹性贝类毒素和河鲀毒素。不太常见的毒素将简要讨论。贝类引起的细菌性胃肠炎见表2-28。

（一）毒性机制

每一种毒素的机制又各不相同。海洋毒素一般无味、无臭、热稳定。因此，烹调海鲜并不能预防相关疾病。

1. 雪卡毒素　雪卡毒素和相关化合物，如麦托毒素，由甲藻产生，然后被礁鱼食用。雪卡毒素与电压敏感的钠通道结合，导致钠渗透性增加和可兴奋膜的去极化。也可能刺激中枢或神经节胆碱能受体。

2. 腹泻贝类　中毒是由几种确定的毒素引起的，所有这些似乎都是由海洋甲藻产生的。疑似毒素包括冈田酸、鳍藻毒素、扇贝毒素和氮杂酮酸。尽管动物实验表明虾夷扇贝毒素的靶器官是心脏，但它通常被列为腹泻毒素。

3. 软骨藻酸　是引起失忆性贝类中毒的诱因，由浮游植物产生，浮游植物通过滤食性鱼类和贝类进行浓缩。该毒素被认为是与谷氨酸受体结合，引起神经兴奋反应。

4. 神经毒性贝类　中毒是摄入由"赤潮"甲藻产生的短尾藻毒素引起的。该机制可能通过刺激钠通道，导致神经纤维除极。

5. 海葵毒素　海葵毒素及其类似物，是从珊瑚属海葵中分离出来的一种有效毒素，由甲藻属的蛎甲藻产生。通过复杂的机制，导致平滑肌、骨骼肌和心肌的异常去极化和收缩，其中之一是破坏Na^+/K^+-ATPase泵，改变正常的离子稳态。它也是一种有效的血管收缩剂。

6. 麻痹性贝类　甲藻（"赤潮"）和较不常见的来自淡水的蓝藻，产生蛤蚌毒素和其他21种相关毒素，它们由滤食性蛤蜊和贻贝聚集，很少被非传统载体如河豚鱼、螃蟹和龙虾聚集。蛤蚌毒素与神经细胞膜中电压依

表2-28　细菌性食物中毒

微生物	潜伏期	常见症状[a]及机制	常见食品
蜡样芽孢杆菌	1～6h（催吐） 8～16h（腹泻）	V＞D＋S；食物和肠道中产生的毒素	再加热油炸米饭，不恰当冷藏肉类
空肠弯曲杆菌	1～8d	D＋，F；可能是肠内产生的毒素	家禽，水，牛奶；直接接触（如食品加工人员）
产气荚膜梭菌	6～16h	D＞V；在食物和肠道中产生的毒素	肉类，肉汁，乳制品
大肠埃希菌"肠毒素"	12～72h	D＞V；肠道产生的毒素	"旅行者腹泻"：水，各种食物；直接接触（如食品加工者）
大肠埃希菌"肠侵袭性"	24～72h	D＋；侵袭性感染	水，各种食物；直接接触（如食品加工人员）
大肠埃希菌"肠内出血"（产志贺毒素大肠埃希菌，如O157：H7）	1～8d	D＋，S；肠道产生的毒素	水，碎牛肉，腊肠和其他肉类，未巴氏杀菌的牛奶和果汁，污染的莴苣和豆芽；直接接触（如食品加工者）
单核细胞增生李斯特菌	变化	D＋，S；侵袭性感染	牛奶，软奶酪，生肉
沙门氏菌	12～36h	D＋，F；侵袭性感染	肉、奶制品、鸡蛋、水、豆芽；直接接触（如食品加工人员）
志贺菌	1～7d	D＋，S；侵袭性感染	水，水果，蔬菜；直接接触（如食品加工人员，接触污染的爬行动物/青蛙）
金黄色葡萄球菌	1～6h	V＞D；食品中的毒素；耐热性	非常常见：肉类、乳制品、烘焙食品；直接接触（如食品加工人员）
副溶血性弧菌	8～30h	V，D＋；在肠道中产生的侵入性毒素	贝类、水
小肠结肠炎耶尔森菌	3～7d	D＋；侵袭性感染	水，肉，奶制品

[a] D.腹泻；D＋.腹泻，伴血液和（或）粪便白细胞；F.发热；S.全身表现；V.呕吐。

赖的快速钠通道结合，阻断神经肌肉传递。

7.鲭鱼毒素 是鱼类组织中组氨酸分解时产生的组胺和组胺样混合物。

8.河鲀毒素 主要由海洋细菌产生，在河豚、加利福尼亚蝾螈、一些腹足软体动物、鲨卵和一些南美蛙中发现。它阻断神经细胞膜中的电压依赖性钠通道，从而中断神经肌肉传导。

（二）中毒剂量

各毒素中毒的浓度相差较大，这取决于地理区域和季节因素。在大多数情况下，产生症状所需的毒素量是未知的。口服0.1mg的雪卡毒素可在成人中产生症状。蛤蚌毒素是非常有毒的，在人类中估计的致死剂量是0.3～1mg，而被污染的贻贝可能含有15～20mg。对于许多海洋毒素（如雪卡毒素、河鲀毒素），与仅吃鱼片相比，摄入其器官或内脏会导致更严重的症状。

（三）临床表现

症状和临床表现各不相同，每种毒素见表2-29。在大多数情况下，海产品看似正常，没有恶臭或味道（鲭鱼毒素可能有辣味，海葵毒素可能是苦的）。

1.雪卡毒素。摄入后1～6h出现呕吐和水性腹泻，随后出现头痛、乏力、肌肉酸痛、口腔和四肢感觉异常、共济失调、视物模糊、畏光、温度感觉障碍（热和冷感觉颠倒）、极度瘙痒、低血压、心动过缓等症状，很少出现癫痫和呼吸停止。虽然症状一般在几天后就可以消失，但是一些感觉和神经精神症状可以持续数周至数月。来自太平洋和印度洋的污染鱼类中的雪卡毒素通常比来自加勒比的鱼更有效，并引起更多的神经症状，后者在初始阶段有更明显的胃肠道症状。

2.腹泻性贝类中毒。会引起恶心、呕吐、胃痉挛和严重腹泻。这种疾病通常是自限性的，持续3～4d。氮杂酮酸中毒，有时被认为是一种独特的中毒。因为在动物实验研究中，它会引起神经系统症状和肝损伤，在人类中主要表现为胃肠症状。在动物实验研究中，扇贝毒

素导致肝坏死，虾夷扇贝毒素可损伤心肌。

3.软骨藻酸症状。从摄入后15min～38h开始，包括胃肠炎并伴有异常神经毒性，包括肌束颤动、缄默症、严重头痛、偏瘫和肌阵挛。

据报道，严重中毒可出现昏迷、癫痫发作、低血压和大量支气管分泌物，致死率约为3%。长期后遗症包括持续性严重顺行性遗忘、运动神经病和轴突病变。

4.神经毒性贝类。发病时间在几分钟到3h内。胃肠炎并伴有口腔、面部和四肢的感觉异常；肌无力和痉挛；癫痫发作；很少有呼吸停止。已有报道可产生冷热知觉颠倒。吸入雾化的短尾藻毒素会引起喉咙发炎、打喷嚏、咳嗽和眼睛发炎，并且可能加重哮喘患者的呼吸症状。皮肤暴露于污染的海水或气溶胶中也可引起皮肤刺激和瘙痒。

5.海葵毒素中毒。临床表现可能最初类似于雪卡毒素中毒。然而，由于严重的肌肉痉挛、癫痫发作、横纹肌溶解症、冠状动脉痉挛、高血压、心律失常和急性呼吸衰竭，海葵毒素可产生更高的发病率和死亡率。经实验室分析证实，中毒性黄疸死亡病例中可出现严重的高钾血症和高磷血症。在人类，中毒较温和的表现发生在皮肤暴露和吸入毒素；呼吸症状包括缺氧和持续性呼吸困难。鲱鱼中毒，一种与摄入沙丁鱼和鲱鱼有关的剧毒海洋中毒，被认为是由海葵毒素引起的，症状包括突然发作的全身瘫痪、抽搐和急性呼吸窘迫。

6.麻痹性贝类。呕吐、腹泻和面部感觉异常通常在30min内出现。已有头痛、肌萎缩、吞咽困难、虚弱、共济失调等症状的报道。在严重情况下，1～12h后可发生呼吸停止。

7.鲭鱼毒素。摄入数分钟至3h后迅速产生症状。主要包括胃肠炎、头痛和皮肤潮红，有时伴有荨麻疹、支气管痉挛、心动过速和低血压。

8.河鲀毒素。症状发生在摄食后30～40min，包括呕吐、感觉异常、流涎、抽搐、发汗、虚弱和吞咽困

表2-29　鱼和贝类中毒

类型	攻击	共源	综合征
失忆性贝类中毒（软骨藻酸）	数分钟到数小时（平均5.5h）	贻贝，蛤蜊，凤尾鱼	胃肠炎，头痛，肌阵挛，惊厥，昏迷，持续性神经病变和记忆障碍
雪卡毒素中毒（雪卡毒素，刺尾鱼毒素）	1～6h；较轻病例可能延迟	梭鱼、红鲷、石斑鱼	胃肠炎，冷热感觉逆转，瘙痒，感觉异常，肌萎缩，虚弱，低血压，心动过缓
鲱鱼毒素（海葵毒素，鲱精毒素）	数小时	鹦嘴鱼、螃蟹、鲭鱼、沙丁鱼、海藻	胃肠炎，感觉异常，严重肌肉痉挛，横纹肌溶解症，癫痫发作，呼吸窘迫，心肌损伤
腹泻性贝类毒素（多种毒素）	30min～2h	双壳贝类、蟹类	恶心，呕吐，腹泻
神经毒性贝类毒素（短尾藻毒素）	数分钟（吸入）至3min	双壳贝类，螺类	胃肠炎、共济失调、感觉异常、痉挛、吸入性呼吸道刺激
麻痹性贝类毒素（蛤蚌毒素及相关）	30min之内	双壳贝类、河豚、蟹	胃肠炎、感觉异常、共济失调、呼吸麻痹
鲭鱼中毒（鲭鱼毒素）	数分钟至数小时	金枪鱼、鳅、鱼、鲭鱼	胃肠炎，皮肤潮红，低血压，荨麻疹，哮鸣音
河鲀毒素	30～40min	河鲀鱼、太阳鱼、刺鲀、加利福尼亚蝾螈	呕吐、感觉异常、肌肉抽搐、发汗、虚弱、呼吸麻痹

难。低血压、心动过缓、弛缓性麻痹和呼吸停止等症状可在摄食后6～24h发生。

9.来自不常见的海洋毒素中毒包括哈夫病、摄入水牛鱼或鲑鱼不明原因的横纹肌溶解症；幻觉性鱼类中毒（幻觉性鱼毒中毒），其特征是由于摄食几种鱼（在当地有时被称为"梦鱼"）而引起幻觉和噩梦；海龟中毒是一种潜在的致命中毒，因食用海龟引起的多器官系统衰竭。这些毒素的毒性机制尚未明确鉴定。

（四）诊断

根据食用史，并且在食用海鲜后出现多人发病时更有可能被识别。鲭鱼中毒因组胺导致的荨麻疹可能与过敏反应混淆。

1.特定水平。通常不可用。然而，当怀疑有流行中毒时，国家卫生部门、食品药品管理局或疾病控制中心可能会对可疑食物进行毒素分析。

2.Cigua-Check®是一种上市的雪卡毒素-1单克隆抗体筛选试剂，在最近的研究中被认为是不可靠的。

3.其他有用的实验室检查。包括电解质、葡萄糖、BUN、肌酐、CPK、动脉血气、ECG监测和细菌培养等。

（五）治疗

1.应急及支持性治疗措施　大多数病例是温和的和自限性的，不需要进行特殊治疗。然而，由于存在呼吸暂停的风险，所有患者都应观察数小时（贝类中毒腹泻患者除外）。

（1）保持气道开放，必要时辅助通气。

（2）用静脉注射晶体液代替胃液和电解质损失。

2.特效药和解毒剂

（1）雪卡毒素。有治疗成功的案例报道，静脉注射20%甘露醇0.5～1g/kg输注超过30min，特别是症状发作的48～72h。尽管随机研究显示甘露醇和生理盐水治疗的结果没有差异性，但晚期患者的纳入可能会影响数据。据报道，加巴喷丁每天400mg，每日3次，可能减轻神经病变症状。

（2）神经毒性贝类。阿托品可能有助于逆转因短尾藻毒素引起的支气管痉挛和心动过缓。

（3）鲭鱼毒素。可以用H_1和H_2受体阻滞剂（如苯海拉明和西咪替丁300mg静脉注射）对症治疗。很少的情况下也需要支气管扩张剂。

（4）河鲀毒素。一些研究者建议使用新斯的明静脉注射治疗肌无力。然而，它的有效性未被证明，因此不能被推荐为常规使用。

3.清除未被吸收的毒物　大多数情况下不使用这些程序。然后，在食用剧毒海产品（如河豚鱼）后可以考虑立即使用活性炭。

4.增强消除　无效。

七十三、甲醛

甲醛是一种具有刺激性气味的气体，通常用于造纸、织物和木制品的加工，以及尿素泡沫绝热材料的生产。在销售经甲醛抗皱处理后的服装商店、活动板房和大量采用含甲醛的建筑材料搭建的密闭房间，均发现存在低水平的甲醛。甲醛水溶液（福尔马林）在不同浓度（通常为37%）中用作消毒剂和组织固定剂。稳定的福尔马林也可含有6%～15%的甲醇。

（一）毒性机制

1.甲醛会导致蛋白质沉淀，并可导致暴露组织凝固性坏死。气体是高水溶性的。吸入时，会立即引起上呼吸道局部刺激，据报道可引起喉痉挛和水肿。

2.甲醛代谢可产生甲酸，如果摄入足够的甲醛，则会积累并发生代谢性酸中毒。

3.甲醛已被国际癌症研究机构（IARC）列为与鼻窦和鼻咽癌相关的已知人类致癌物。NIOSH也认为甲醛是致癌物。

（二）中毒剂量

1.吸入　OSHA规定工作场所容许的暴露极限（PEL）为0.75mg/L（8h TWA），短期暴露极限（STEL）为2mg/L。NIOSH推荐的暴露极限（REL）为0.016mg/L（8h TWA）；15min暴露的上限为0.1mg/L。当空气中的甲醛浓度达到20mg/L时，认为会立即威胁生命或健康（IDLH）。

2.摄入　据报道，只要摄入30ml 37%甲醛溶液就可导致成人死亡。

（三）临床表现

1.暴露于甲醛气体会引起眼睛的刺激，吸入会产生咳嗽、喘息和非心源性肺水肿。

2.摄入甲醛溶液可能导致严重的食管腐蚀和胃损伤，这取决于浓度。嗜睡和昏迷已有报道。代谢性（阴离子间隙）酸中毒可能是由甲醛或甲醇代谢积累的甲酸引起的。

3.当福尔马林通过被污染的血液透析设备意外引入血液中时，就会发生溶血现象。

（四）诊断

基于暴露史和黏膜、呼吸道或胃肠道刺激的症状。

1.特定水平

（1）血浆中甲醛水平可检测，但甲酸盐水平可能更好地提示中毒的严重程度。

（2）在含有甲醇的福尔马林溶液中毒情况下，甲醇和甲酸盐水平可能有所帮助。

2.其他有用的实验室检查　包括动脉血气、电解质、葡萄糖、尿素氮、肌酐、渗透压和渗透间隙的计算。

（五）治疗

1.应急及支持性治疗措施

（1）保持气道开放，必要时辅助通气。

（2）吸入。如果出现支气管痉挛和肺水肿。供氧，观察至少4～6h。

（3）摄食

1）如果发生，治疗昏迷和休克。

2）静脉注射盐水或其他晶体液来代替胃肠炎引起

的液体损失。避免吸入性暴露患者容量过多，因为存在肺水肿的风险。

3）用碳酸氢钠治疗代谢性酸中毒。

2.特效药和解毒剂

（1）如果摄入甲醇溶液，评估并用乙醇或甲吡唑治疗甲醇中毒。

（2）由甲醇导致的甲酸盐中毒应予以叶酸治疗，但乙醇和甲吡唑是无效的。

3.清除未被吸收的毒物　救护人员在处理被严重污染患者时，应穿戴自给式呼吸器和适当的化学防护服。

（1）吸入：将受害者移出暴露环境。如果可用的话，补充氧气。

（2）皮肤和眼睛：去除被污染的衣服，用肥皂和清水冲洗暴露的皮肤。用大量温水或生理盐水冲洗眼睛，如果疼痛和流泪持续，则进行荧光素检查以排除角膜损伤。

（3）摄入：用清水稀释甲醛溶液。如果大量吞咽，可从胃中抽吸液体。根据溶液浓度和患者症状，考虑内镜检查排除食管或气体损伤。活性炭的获益仍然不清楚，反而会影响内镜的探测。

4.增强消除

（1）血液透析可有效去除甲醇和甲酸盐，以及纠正严重的代谢性酸中毒。血液透析的适应证包括严重的酸中毒和渗透压差＞10mOsm/L。

（2）碱化尿液有助于促进甲酸盐的排泄。

七十四、氟利昂和哈龙

氟利昂［氟碳化合物和氟氯碳化合物（CFCs）］曾被广泛用作气溶胶推进剂、制冷装置、塑料制造、泡沫吹塑、金属和电子清洁、移动空调和消毒。虽然CFCs的使用正在被逐步淘汰，以避免平流层臭氧的进一步消耗，但是氟利昂仍然存在于较旧的制冷和空调系统中，并且氟利昂的非法进口仍在发生。室温条件下，大多数氟利昂是气体，但有些是液体（氟利昂11，21，113和114），可能被摄入。专业灭火器含有与哈龙密切相关的化合物，其含有溴、氟和氯。HCFCs（氢氯氟碳化物）和HFCs（氢氟碳化物）被用作过渡性制冷剂，因为它们在大气中比CFCs更容易分解。

（一）毒性机制

1.氟利昂是温和的中枢神经系统抑制剂和窒息剂，可替代周围环境中的氧气。氟利昂通过吸入或摄入能很好地被人体吸收，通常在15～60min迅速通过呼吸排泄。

2.与氯化烃类一样，氟利昂可通过增强心肌对儿茶酚胺的敏感性来增强心律失常。

3.如果皮肤暴露在从加压罐中溢出的快速膨胀的气体时，可能发生皮肤冻伤。

4.氟利昂和哈龙均是温和的刺激物，当加热到高温时，可能产生更有效的刺激性气体和蒸汽（如光气、盐酸、氢氟酸和羰基氟化物），可能发生在火灾中，或者用焊炬或电弧切断制冷线路时。

5.一些药物在大量急性或慢性暴露后产生肝毒性。

（二）中毒剂量

1.吸入　有毒气体水平变化很大，具体取决于特定的试剂（表4-4）。氟利昂21（二氯氟甲烷；TLV，42mg/m³）的毒性比氟利昂12（TLV，2000ppm）大得多。一般来说，麻醉剂或中枢神经系统抑制剂的剂量需要相当大的空气浓度，这也可以置换氧气，导致窒息。被认为可立即危及生命或健康（IDLH）的二氯氟甲烷空气水平为5000mg/L。其他TLV和IDLH值可在表4-4中找到。

2.摄入　摄入的毒性剂量尚不清楚。

（三）临床表现

1.皮肤或黏膜暴露可引起咽部、眼部和鼻刺激。舌感觉异常是常见的症状。与迅速膨胀的压缩气体接触后，可能发生冻伤。长期暴露可能导致皮肤脱脂和红斑。

2.呼吸道反应，包括咳嗽、呼吸困难、支气管痉挛、低氧血症和肺炎。

3.中度暴露的全身性影响，包括头晕、头痛、恶心呕吐、意识模糊、言语受损、耳鸣、共济失调和不协调。更严重的中毒可导致昏迷或呼吸停止。即使出现中度暴露，也可出现室性心律不齐。氟利昂滥用后有大量死亡事件的报道，可能由心室颤动引起，这种死亡是通过塑料袋或空调液中的氟利昂产品"嗅探"或"吹气"造成的，可能会发生肝损伤。

（四）诊断

基于暴露史和临床表现。许多氯化和芳香烃溶剂可导致相同的症状。

1.特定水平　可进行呼气监测，并且可以通过血液水平以记录暴露情况，但是这些程序在紧急临床处理中是无用的。

2.其他有用的实验室检查　包括动脉血气或血氧饱和度、心电图监测和肝药酶。

（五）治疗

1.应急及支持性治疗措施

（1）将受害者从污染环境中移走。

（2）保持呼吸道通畅，必要时协助通气。

（3）如果出现昏迷和心律失常，立即进行治疗。避免肾上腺素或拟交感神经胺等可能引起的室性心律失常。可以通过普萘洛尔1～2mg静脉注射或艾司洛尔0.025～0.1mg/（kg·min）静脉注射来治疗由心肌敏感性增加引起的快速性心律失常。

（4）监测心电图4～6h。

2.特效药和解毒剂　没有特效解毒剂。类固醇已被用于吸入暴露，但其疗效仍未得到证实。

3.清除未被吸收的毒物

（1）吸入：将受害者移出暴露环境，并提供氧气。

（2）摄入：不要使用活性炭或诱导呕吐的方法，

因为氟利昂会被迅速吸收，并有突然发生中枢神经系统抑制的可能。如果摄入量非常大且发生在最近30～45min，则采取洗胃（或简单地从胃中抽吸液体）的方式。活性炭的功效尚不清楚。

4.增强消除　目前没有关于利尿剂、血液透析、血液灌流或重复剂量活性炭疗效的记录。

七十五、γ-羟基丁酸

γ-羟基丁酸（GHB）最初被用作麻醉剂，在20世纪60年代，由于肌阵挛、精神错乱等副作用而被弃用。2002年，它被美国FDA批准用于治疗嗜睡症患者晕厥，2005年又被批准为治疗日间过度嗜睡。出于滥用目的，通过非法药物市场很容易获得GHB，并可在家庭实验室利用互联网上发布的配方合成GHB。在体内转化为GHB的化学前体，包括γ-丁内酯（GBL）和1,4-丁二醇（1,4-BD）。这些化学品通常以不断变化的产品名称出售，并故意使用模糊的化学同义词（表2-30），以规避销售供人类食用的类似物的法律后果，它们常作为清洁剂、脱漆剂、指甲油去除剂或溶剂出售，并贴上"不可食用"的标签。

表2-30　GHB及其相关化学物质

化学物质	化学名或合法名
γ-羟基丁酸 CASRN 591-81-1 $C_4H_8O_3$ MW 104.11	γ-羟基丁酸 4-羟基丁酸
γ-羟基丁酸钠 CASRN 502-85-2 $C_4H_7NaO_3$ MW 126.09	γ-羟基丁酸钠 4-羟基丁酸钠 处方药剂型：羟丁酸钠（通用名）；γ-OH（法国）；γ-羟基丁酸钠（德国）；阿尔科韦尔（意大利）和γ-羟基丁酸钠（美国）
γ-丁内酯 CASRN 96-48-0 $C_4H_6O_2$ MW 86.09	1,2-丁内酯；1,4-丁内酯；3-羟丁酸内酯；α-丁内酯；blon；丁内酯；丁酸；4-羟基-γ内酯；丁内酯；丁酰内酯；二氢-2（3H）-呋喃酮；γ-bl；γ-丁内酯；γ-丁内酯；γ-羟基丁酸；γ-羟基丁酸内酯；γ-羟基丁酸环酯；γ-羟基丁酸；γ-内酯；γ-羟基丁内酯；γ-内酯-羟基丁酸；γ6480；nci-c55875；四氢-2-呋喃酮
1，4-丁二醇 CASRN 110-63-4 $C_4H_{10}O_2$ MW 90.1	1,4-丁烯-乙二醇；1,4-二羟基丁烷；1,4-四亚甲基-乙二醇；丁烷-1,4-二醇；丁二醇；丁二醇；二醇1-4B；sucol B；四亚甲基1,4-二醇；四亚甲基二醇

GHB作为一种生长激素释放剂、肌肉增强剂、饮食辅助剂、催眠剂、兴奋剂、致幻剂、抗抑郁剂、乙醇替代品和性能力增强剂而得到推广。

（一）毒性机制

1. GHB是神经递质γ-氨基丁酸（GABA）的结构类似物，对GABA（β）受体和GHB受体都有激动剂活性。

它很容易越过血脑屏障，导致全身麻醉和呼吸抑制。死亡是由于突发性意识丧失、呼吸暂停、肺水肿或肺部误吸入胃内容物所致。

GHB与乙醇及其他抑制剂同服，显著增强其致命的抑制作用。

2. γ-丁内酯（GBL）是一种溶剂，现已被美国药品服用管理局（DEA）列为一类化学品，可通过氢氧化钠转化为GHB。此外，GBL在几分钟内被周围乳糖迅速转化为GHB。

3. 1,4-丁二醇（1,4-BD）是一种用于化学合成的中间体，通过化学品供应商随时获得。1,4-BD在体内经乙醇脱氢酶转化为γ-羟基丁醛，再经醛脱氢酶转化为GHB。

4.药代动力学。中枢神经系统抑制作用开始于口服GHB后10～15min和静脉注射后2～8min。根据剂量的不同，在25～45min达到峰水平。与空腹状态相比，餐后服用药物可使生物利用度降低37%。以50～60mg/kg的麻醉剂量输注，其作用时间持续1～2.5h；在急诊室发现的非输注后的药物意外过量，其持续时间约2.5h（范围为15min～5h）。GHB的消除速率是饱和的。治疗剂量后4～6h，血浆GHB水平不可检测。由于吸收和消除达饱和，其分布容积是变化的。GHB不与蛋白结合（表2-64）。

（二）中毒剂量

1. GHB。不同患者之间，甚至同一患者对低剂量口服GHB的反应都存在差异性，是难以预测的。嗜睡症研究表明，30mg/kg的GHB即可产生突然入睡、惊厥、幻觉和肌阵挛等效应。麻醉研究报道了50mg/kg时出现昏迷，60mg/kg时出现深度昏迷。空腹、乙醇和其他抑制剂会增强GHB的作用。

2.GBL。一种非离子化分子，在相同的口服剂量下，其生物利用度高于GHB。1.5g的剂量即可使人持续睡眠1h。

3. 1，4-BD。与GHB的作用是等效的，但在乙醇存在的情况下，代谢酶酒精脱氢酶的竞争可能会延缓或降低其峰值效应。

（三）临床表现

急性GHB过量的患者通常会出现昏迷、心动过缓、肌阵挛等症状。

1.通常在口服药物15min内出现索菲特效应和兴奋，30～40min可能出现昏迷和深度昏迷。单独服用GHB时，昏迷时间通常较短，2～4h恢复，8h内症状完全消失。

2.最常见的表现是谵妄和躁狂，癫痫发作很少发生。潮气量增加的白带性呼吸暂停也常有发生。会表现出切恩-斯托斯呼吸和气道保护性反射丧失的症状。30%～50%的病例可出现呕吐，以及大小便失禁。也会引起心动过速和轻度高血压，但以心动过缓多见。

3.碱性腐蚀烧伤是由于误用自制试剂盒造成的；当

碱液加入过多、反应不完全或与酸的反滴定不足时，会产生危险的碱性溶液（反滴定过量也会使溶液呈酸性）。

4.经常大剂量使用GHB可能产生耐受性和依赖性。据报道，长期使用突然终止时，会出现戒断综合征，症状包括震颤、妄想症、烦躁不安、精神错乱、神志不清、谵妄、视觉和听觉幻觉、心动过速和高血压。横纹肌溶解症、肌阵挛、癫痫发作和死亡也有发生。

5.其他临床表现另见药物引起的损伤。

（四）诊断

在临床上若发现患者突然昏迷，并在数小时内迅速恢复，则怀疑患者可能发生药物中毒。

1.特定水平　GHB浓度水平的实验室检测并不易获得，但可以从一些国家标准实验室获得。血清中超过50mg/L的浓度会导致意识丧失，而超过260mg/L的浓度通常会导致无反应性昏迷。在一些意外药物过量事件中，当剂量下降到75～150mg/L时，患者就会苏醒。GBL和1，4-BD在体内迅速转化为GHB。血液和尿液中GHB的检测时间较短（分别为治疗后6h和12h）。

2.其他有用的实验室检查　包括葡萄糖、电解质、动脉血气或血氧测定法。考虑到尿液毒品筛查和血液酒精排除其他常见药物滥用，可能会加强或延长中毒过程。

（五）治疗

1.应急及支持性治疗措施

（1）保护呼吸道，必要时协助通气。要注意需要插管的患者通常是清醒的，需在几小时内拔管。

（2）如果发生了昏迷、癫痫、心动过缓和腐蚀性烧伤，需进行对症治疗。

（3）评估和治疗药物诱导性损伤。

2.特效药和解毒剂　没有特定的解毒剂可用。氟马西尼和纳洛酮在临床上没有疗效。与其他镇静药戒断综合征一样，GHB戒断综合征可使用苯二氮䓬类镇静治疗，可能需要大剂量治疗。苯二氮䓬类药物难治的戒断反应并不少见，可通过与巴比妥类药物、巴氯芬类药物［α-GABA（β）激动剂］或异丙酚联用而获益。

3.清除未被吸收的毒物

（1）入院前。不要使用活性炭或诱导呕吐，因为这有可能导致患者意识迅速丧失和气道保护反射丧失，从而导致肺误吸。

（2）入院时。小剂量GHB摄入会很快被吸收，洗胃和活性炭的获益值得怀疑，可能增加肺部误吸的风险。仅对近期大量摄入或怀疑有重大合并摄入时，才考虑使用活性炭。

4.增强消除　无效。

七十六、刺激性气体

大量化合物以气体形式吸入时会产生刺激作用。接触刺激性气体最常见的来源是工业，但大量接触可能发生在各种情况下，如在家中混合清洁剂后，在火灾中吸入烟雾后，或在公路油罐车泄漏后。

（一）毒性机制

根据其水溶性，刺激性气体通常分为两大类（表2-31）。

表2-31　刺激性有毒气体

气体	TLV[a]（mg/L）	IDLH[b]（mg/L）
高水溶性		
氨气	25	300
氯胺[c]	N/A	N/A
甲醛	0.3（C）	20
氯化氢	2（C）	50
氟化氢	2（C）	30
硝酸	2	25
二氧化硫	0.25（S）	100
中等水溶性		
丙烯醛	0.1（C）	2
氯气	0.5	10
氟气	1	25
低水溶性		
一氧化氮	25	100
二氧化氮	3	20
臭氧	0.2[d]	5
光气	0.1	2

[a].阈值限值，ACGIH建议的暴露限值，作为40h工作周的8h时间加权平均值（TLV-TWA）。"（C）"表示任何时候都不应超过的上限（TLV-C）。"（S）"表示短期接触限值。

[b].被认为对生命或健康有直接危险的空气水平（IDLH），定义为在30min内可以合理逃逸而不出现任何逃逸损害症状或不可逆健康影响的最大空气浓度。

[c].氯胺是当氯或次氯酸盐加入到含有氨的水中时形成的。它通常是一、二、三氯胺的混合物（不适用：TLV和IDLH未建立）。

[d].暴露时间不超过2h（所有工作负荷）。

1.高溶解性的气体（如氨和氯）很容易被上呼吸道吸收，并迅速刺激眼睛、鼻和咽喉处的黏膜。

2.可溶性较差的气体（如光气和二氧化氮），不能迅速被上呼吸道吸收，可吸入下呼吸道，产生迟发性肺毒性。

（二）中毒剂量

毒性剂量随气体性质的不同而不同。表2-31列出了几种常见刺激性气体的工作场所暴露限值（TLV-TWA）和立即危及生命或健康的暴露水平（IDLH）。

（三）临床表现

所有这些气体都可能在上呼吸道和（或）下呼吸道产生刺激作用，但警示性质和主要症状的发生时间和位置在很大程度上取决于气体的溶解度和暴露浓度。

1.高溶解性气体　由于高溶解性气体具有良好的警示性质（上呼吸道刺激），即使是自愿长时间暴露在低浓度气体中也不太可能。

（1）低水平接触可导致黏膜快速起病和上呼吸道刺激，常见结膜炎、鼻炎、皮肤红斑和烧伤、喉咙痛、咳嗽、喘息、声音嘶哑等症状。

（2）高剂量暴露可引起喉部水肿、气管支气管炎和气道突然阻塞。下呼吸道和肺实质的刺激引起支气管黏膜脱落、化学性肺炎和非心源性肺水肿。

2.低溶解性气体　由于上呼吸道的作用极小，警示性很差，长时间暴露在中等水平的这些气体中的情况经常发生，因此，化学性肺炎和肺水肿更常见。肺水肿的发作可延迟至 $12 \sim 24h$ 甚至更长。

3.后遗症　虽然大多数中毒性吸入性损伤患者康复后没有任何永久性损伤，但也可能出现支气管扩张、闭塞性细支气管炎、持续性哮喘和肺纤维化。

（四）诊断

主要基于暴露史和典型的上呼吸道或下呼吸道刺激性表现。动脉血气和胸部X线片可提示早期化学性肺炎或肺水肿的证据。虽然高溶解性气体具有良好的警示性质，诊断并不困难，但低溶性气体在接触后不久仅产生轻微症状，因此，需要高度怀疑和反复检查。

1.特定水平　没有特定的血液或血清水平可用。

2.其他有用的实验室检查　包括动脉血气或血氧测定法、胸部X线片、肺活量测定法和呼气流量峰值测定法。

（五）治疗

1.应急及支持性治疗措施

（1）立即评估气道；声音嘶哑或鸣音提示喉部水肿，如果肿胀，需要直接喉镜检查和气管插管。必要时辅助通气。

（2）补充氧气，用雾化支气管扩张器治疗支气管痉挛。

（3）监测动脉血气或血氧饱和度、胸部X线片和肺功能。如有肺水肿，应及时治疗。

（4）对于吸入烟雾的受害者，考虑一氧化碳或氰化物中毒的可能性。

2.特效药和解毒剂　这些气体都没有特定的解毒剂。

3.清除未被吸收的毒物　将患者从暴露环境中移开，如果可能的话，给他们补充氧气。救援人员应注意避免个人接触；在大多数情况下，应配戴自给式呼吸器。

4.增强消除　无效。

七十七、草甘膦

草甘膦［N-（膦甲基）甘氨酸］是一种广泛应用于农业、林业和商业的除草剂。它是第一批经过基因改造以增强作物耐受性的除草剂之一。美国毒物控制中心2014年的数据显示，草甘膦是最常见的除草剂。有超过750种以草甘膦为基础的商业产品（农达、Vantage等许多其他产品）在美国销售。草甘膦的浓度从0.5%到41%

或更高，大多数产品是由草甘膦的异丙基氨基盐、表面活性剂和各种次要成分的水混合物组成。浓缩草甘膦是美国最常用的草甘膦制剂，含有41%的草甘膦和15%的聚氧乙烯胺（POEA）。

（一）毒性机制

草甘膦制剂毒性的确切机制是复杂的。有5种不同的草甘膦盐，商业配方中含有的表面活性剂在化学结构和浓度上各不相同。

1.据推测，毒性与表面活性剂的存在有关，而与草甘膦本身无关。表面活性剂可能损害心脏收缩力，增加肺血管阻力。

2.一些人推测草甘膦或表面活性剂可能使线粒体氧化磷酸化解耦。

3.草甘膦是一种含磷化合物，但它不能抑制乙酰胆碱酯酶。

（二）中毒剂量

草甘膦本身通过口服和经皮给药途径具有非常低的毒性，在动物中50%的致死剂量（LD_{50}值）分别为5000mg/kg和2000mg/kg。然而，表面活性剂（POEA）的毒性更大，口服LD_{50}为1200mg/kg。摄入超过85ml的浓缩剂型可能对成人造成显著毒性。

（三）临床表现

大多数无意识急性草甘膦暴露者无症状或仅有轻微毒性表现，基础的支持护理通常是有效的。然而，大量故意摄入可能会导致严重的中毒和死亡。各种研究表明，急性故意中毒的病死率为3%～8%。在一项涉及601例患者的大型前瞻性观察研究中，有19人死亡。死亡与年龄增长（＞40岁）、摄入更多（＞190ml）和入院时血浆草甘膦浓度升高有关。在死亡病例中观察到胃肠道症状、呼吸窘迫、低血压、意识水平改变和少尿。

1.皮肤接触　长时间暴露于皮肤会引起皮肤刺激。严重的皮肤烧伤是罕见的。草甘膦很难被皮肤吸收，只有3%的皮肤接触者出现全身症状。

2.眼部接触　可引起轻度结膜炎和角膜浅表损伤。据毒物控制中心报告，1513例连续眼部暴露中没有一例发生严重的眼部损伤。

3.吸入　是一个次要的暴露途径。喷雾可能导致口腔或鼻腔不适和喉咙发炎。

4.摄入　急性摄入大量含草甘膦/表面活性剂的产品后，可能会出现严重的胃肠道、心肺和其他器官系统毒性。

（1）胃肠道的腐蚀作用包括口腔、咽喉、上腹痛和吞咽困难。呕吐和腹泻很常见。可能损伤食管和胃黏膜。

（2）心血管疾病：草甘膦/表面活性剂诱导的心肌抑制可导致心源性休克。

（3）通气功能不全可继发于产品的肺吸入性或非心源性肺水肿。

（4）其他：虽然草甘膦或表面活性剂的直接毒性

作用可能是造成器官灌注减少的原因之一，但肝肾损害和意识水平下降可能是由器官灌注减少引起的。瞳孔扩大、抽搐、神志不清、嗜中性粒细胞增多、发热、血清淀粉酶升高也有报道。在131例草甘膦摄入患者中，48%的患者存在代谢性酸中毒，20%的患者出现心电图异常［窦性心动过速和（或）最常见的非特异性ST-T波改变］。

（四）诊断

基于含草甘膦产品的接触或摄入史。

1.特定水平　血清和尿液中草甘膦水平可经实验室或郎达普生产厂家（孟山都，圣路易斯，密苏里州）测量获取，但该指标不太影响临床护理。在一个病例系列中，初始血清浓度＞731μg/ml与死亡结局相关。

2.其他有用的实验室检查　包括胸部X线片、电解质、肾功能测定、动脉血气或脉搏血氧测量评估氧合。

（五）治疗

1.应急及支持性治疗措施

（1）保持呼吸道畅通，必要时辅助通气。

（2）治疗低血压和昏迷。静脉用脂质乳剂有效逆转低血压。

（3）如果怀疑对胃肠道有腐蚀性损伤，请咨询胃肠病学家以获得可能的内镜检查。

2.特效药和解毒剂　没有特定的解毒剂。

3.清除未被吸收的毒物

（1）皮肤和眼睛：脱去被污染的衣服，用清水清洗暴露的皮肤。用大量温水或生理盐水冲洗外露的眼睛。

（2）摄入：对于少量稀释或低浓度的产品，不需要去污。对于较大的摄食，放置一根灵活的鼻胃管并吸取胃内容物，然后用温水或生理盐水洗净。活性炭的功效尚不清楚。

4.增强消除　由于表面活性剂的分子量较大，体外实验技术不能提高其消除能力。一些病例报道描述了血液透析主要用于支持肾功能，治疗明显的酸中毒和纠正电解质异常。没有足够的证据推荐常规使用。

七十八、肝素

肝素（表2-32）多年来一直被用作预防血栓栓塞性疾病的注射抗凝剂，治疗包括高凝性疾病、静脉血栓栓塞性疾病、急性冠脉综合征等多种疾病，以及维持血管和血液透析的通畅。传统的或未分离的肝素（UFH）主要用于卫生保健中，因此故意过量使用的情况是很罕见的；大多数病例都与无意中错误的医源性给药相关。低分子肝素（LMWHs）来源于UFH，具有更高的生物利用度、更长的半衰期、可预测固定剂量的抗凝效果，更易由非住院患者自行给药。

（一）毒性机制

1.UFH发挥抗凝作用是通过与抗凝血酶Ⅲ结合并激活抗凝血酶Ⅲ，进而使凝血酶（因子Ⅱ）和其他凝血相关蛋白酶失活，包括因子Ⅸ、Ⅹa、Ⅺ、Ⅻ、激肽酶和

表2-32　肝素

肝素	半衰期[a]（h）	抗凝效果持续时间（h）	抗Xa/Ⅱa比例
普通肝素（UFH）	1～2.5	1～3	1.2
低分子量肝素[b]（LMWH）			
依诺肝素	3～6	3～5	3.9
达肝素钠	3～5	3.5～4.5	2.5
亭扎肝素	3～4	4～5	1.6

[a]．静脉注射（UFH）或皮下注射（LMWHs）的半衰期和持续时间。

[b]．其他目前在美国还没有的LMWHs包括帕那肝素、奋兴素、那多巴林、塞托帕林和比米帕林。

凝血酶。

2.LMWHs作用与UFH相似，但Xa因子抑制较强，凝血酶抑制较弱。

3.肝素不会穿过胎盘，在妊娠期间用于治疗高凝状态、血栓栓塞性疾病，以及预防习惯性流产患者再次发生流产。

4.药物动力学

（1）UFH主要以蛋白和纤维蛋白原结合的状态存在于血管内腔（V_d为0.06L/kg）。消除半衰期与剂量有关，从1h到2.5h不等。清除主要是通过肝素酶。

（2）经皮下给药时，LMWHs具有较高的生物利用度（90%）。制备情况不同，消除半衰期3～6h。给药后3～5h抗凝血效果达到峰值。LMWHs被肝细胞代谢和肾清除（表2-64）。

（二）有毒的剂量

1.基于患者因素和给药因素的不同，药物的毒性剂量也不同。任何接受抗凝治疗的患者都有出血的危险，即使在使用治疗剂量下也是如此。

2.服用华法林或其他新型抗凝剂、抗血小板药、非甾体抗炎药和LMWHs患者服用选择性5-羟色胺再摄取抑制剂出血风险增加。肾功能不全患者发生低分子肝素中毒的风险增加。

（三）临床表现

1.急性暴露后，抗凝血作用可能是亚临床的。然而，可能会发生大出血。报道的并发症包括腹壁和其他部位皮下血肿、肝内出血、胃肠出血、脊髓血肿、创伤后腔室综合征和颅内出血。死亡病例很少见，但也有报道。

2.除了出血并发症外，长期暴露于肝素偶尔会使患者出现坏死性皮损、醛固酮抑制，从而导致高钾血症和骨质疏松。

3.肝素诱导的血小板减少症（HIT）是一种不常见但潜在的严重肝素治疗并发症。它在UFH中更为常见，但在低分子肝素中也可能发生。

（1）Ⅰ型HIT发生在肝素使用后的最初几天，通常随着持续使用恢复正常。

（2）Ⅱ型HIT不太常见，但比较严重。它发生在肝素治疗后4～10d，是免疫介导的，可能包括血栓形成和出血（HIT伴血栓形成，或HITT）。这在女性、非白种人和老年人中更为常见。

（3）治疗包括停止使用肝素产品和使用替代抗凝药。

（四）诊断

1.特定水平

（1）UFH：连续监测活化PTT（aPTT）的水平是评价抗凝血活性最有效的方法。

（2）LMWH：尽管也可以监测aPTT，但特定的抗Xa因子活性是首选的指标。

2.其他有用的实验室检查　包括电解质（评估高钾血症）、尿素氮、肌酐和全血计数。凝血酶时间、纤维蛋白原和凝血酶原时间（PT/INR）可能在考虑其他出血原因时有用。

（五）治疗

1.应急及支持性治疗措施

（1）如果出现明显的临床出血，应准备输血和新鲜冷冻血浆治疗休克。

（2）如怀疑颅内出血，应立即进行神经外科会诊。

2.特效药和解毒剂

（1）当临床尚未发生大出血时，关于使用逆转剂的研究和病例报道结果是相互矛盾的。

（2）鱼精蛋白

1）UFH：考虑到肝素的作用时间短，临床不明显的出血可仅通过停止肝素输注和加强监测来处理。当发生严重出血时，硫酸鱼精蛋白可有效逆转UFH。

①鱼精蛋白起效快，持续时间达2h。可能需要多次给药。

②剂量的计算基于前一次肝素给药时间和给药剂量。

③妊娠患者慎用鱼精蛋白，因为过敏反应或低血压会对胎儿造成伤害。

2）LMWH：鱼精蛋白能有效中和低分子肝素的抗凝血酶活性，但只能部分中和抗Xa活性（20%～60%）。动物实验结果显示，鱼精蛋白并不能逆转LMWH相关出血，而人体病例报道表明，鱼精蛋白仅能部分控制出血。但对于使用低分子肝素抗凝和大出血的患者，仍推荐使用鱼精蛋白。

①根据低分子肝素的使用类型和相应的抗Xa因子国际单位的数量计算给药剂量。精蛋白最好在低分子肝素给药后8h内使用。

②应在鱼精蛋白给药前及给药后5～15min测定抗Xa因子活性。

（3）其他药物

1）有报道，在临床大出血患者中激活Ⅶ因子可部分逆转LMWH的抗凝作用。

2）氨甲环酸已用于与出血并发症相关的低分子肝

素过量病例。

3）动物研究也证明使用三磷酸腺苷、合成的鱼精蛋白、肝素酶和其他尚未广泛使用的化合物是成功的。

3.清除未被吸收的毒物　消除不是必需的。口服UFH和低分子肝素的生物利用度较低，提示不需要进行胃肠道清洗。

4.增强消除　肝素的分布容积小，换血疗法曾用于新生儿。然而，由于它的作用时间短，并且在大量出血的情况下还可使用一种快速有效的逆转剂（鱼精蛋白），因此肝素毒性通常不采用换血或血液透析来治疗。

七十九、草药和替代产品

自1994年《膳食补充剂健康与教育法》（DSHEA）通过以来，草药、膳食补充剂和其他替代产品的使用迅速增加。与处方药或非处方药相比，这些产品在上市前不需要FDA的批准。上市前的安全性和有效性评估不是强制性的，也没有执行良好的生产实践和质量控制标准。消费者常错误地认为这些"天然"产品是无害的，而且可能在不知不觉中暴露于产品、草药-药物、草药-疾病的相互作用所致的风险中，特别是在使用"多成分补充剂"的情况下。表2-33列出了可作为草药或膳食补充剂或具有其他用途的常见产品及其潜在的毒性。

（一）毒性机制

1.掺杂物。很多与草药制剂有关的中毒是由重金属（如镉、铅、砷和汞）或药物掺杂物（如地西泮、对乙酰氨基酚、苯丁酮和泼尼松）等引起的。20世纪80年代末，嗜酸性粒细胞增多-肌痛综合征的流行就与大量生产L-色氨酸所产生的杂质相关，在一些褪黑素产品中也发现了这类杂质。目前，许多男性的性增强剂中掺入了西地那非类似物（如乙酰地那非），实验室很难鉴定出这些成分。一般来说，如果该产品起效很快，则意味着该产品很有可能含有药物成分，而非天然草药成分。

2.误认。有些草药本身是有毒的，中毒可能是由于对植物材料的错误识别或错误标记引起的。例如，一种比利时减肥药配方被含有马钱子酸肾毒素的粉防己草药污染。

3.不适当的或非传统的处理。许多草药在食用前必须经过处理以去除毒素。附子根是一种具有心脏毒性和神经毒性的生物碱，必须对其进行处理以减少毒性物质的量。绿茶提取物（通过加工浓缩，不同于普通绿茶）与许多肝炎病例有关，不应空腹服用。

4.草药-药物的相互作用。草药治疗范围较窄，可能增强或降低药物的疗效。人参、丹参、纳豆激酶和银杏叶可能有抗凝血作用，不应与华法林、阿司匹林或其他抗凝血剂或抗血小板聚集药同时使用。临床已证明，贯叶连翘与P-糖蛋白和细胞色素P450系统的底物有显著的药代动力学相互作用，导致茚地那韦、环孢素、地高辛和口服避孕药等药物的血浆药物浓度降低。

表2-33　膳食补充剂和替代疗法[a]

产品	来源或有效成分	普通用途或声称的用途	临床效果和潜在毒性
乌头（舟形乌头）	乌头碱、美乌头碱和次乌头碱	风湿病、疼痛	恶心、呕吐、感觉异常、麻木；低血压，心悸，室性心动过速，室性心律失常
雄烯二酮	性类固醇的前体	增加肌肉的大小和力量	女性男性化，男性雌激素增加
合成类固醇	去氢甲睾酮、氧甲氢龙、睾内酯和许多其他类固醇衍生物	强身	男性化；女性化；淤胆型肝炎；攻击性、狂躁或精神病；高血压；痤疮；高脂血症；免疫抑制
Azarcon（Greta）	铅盐	西班牙民间偏方，用于治疗腹痛、绞痛	铅中毒
酸橙	柑橘橙（脱氧肾上腺素的来源）	减重，增强运动能力	辛弗林：α肾上腺素激动剂；可能会导致血管收缩，高血压
蟾毒素	蟾蜍色胺（蟾蜍）；"爱情石"	所谓的壮阳药，迷幻剂	强心苷
鼠李皮	波希鼠李	一些饮食中的泻药	腹部绞痛、腹泻；液体和电解质流失
壳聚糖	源于海洋的外骨骼	减重	消化不良，油性大便，贝类过敏反应
硫酸软骨素	鲨鱼或牛软骨或人造软骨	骨关节炎	可能的抗凝活性
铬	吡啶甲酸铬	降低葡萄糖和胆固醇，提高运动成绩	肾功能不全，高剂量时可能致突变，用吡啶甲酸盐产生类似烟碱的脸红反应
紫草	聚合草	抗炎、胃炎、腹泻	肝静脉闭塞性疾病，可能致畸/致癌（注：其他许多植物中也含有肝毒性吡咯里嗪类生物碱；见表2-52）
肌酸	一水合肌酸，一磷酸肌酸	增强运动能力	恶心，腹泻，肌肉痉挛，横纹肌溶解，肾功能不全
丹参	丹参	心血管疾病，月经问题，伤口愈合	抗凝作用；可能强心苷的毒性
DHEA	脱氢表雄酮（一种肾上腺类固醇）	抗癌，抗衰老	可能的雄激素作用
紫锥菊	狭叶紫锥菊；白色紫锥菊；紫锥菊紫竹	免疫刺激，预防感冒	过敏反应，可能加剧自身免疫病
胡芦巴	豆科植物葫芦巴	增加食欲，促进泌乳	大剂量致低血糖，可能有抗凝作用
小白菊	菊科植物小白菊	偏头痛的预防	过敏反应，抗血小板作用
• 大蒜	葱属植物大蒜	高脂血症、高血压	抗凝作用，胃肠刺激，体臭
• 银杏	银杏提取物	记忆障碍，耳鸣，周围血管疾病	胃肠道刺激，抗血小板作用
人参	人参，西洋参	疲劳/压力、免疫刺激	降低葡萄糖，增加皮质醇；人参滥用综合征：紧张、失眠、肠胃不适
葡萄糖胺	海洋外骨骼或合成外骨骼	骨关节炎	可能会降低胰岛素的产生
北美黄连	北美黄连	消化不良，产后出血，药检掺假	恶心、呕吐、腹泻、感觉异常、癫痫发作；在妊娠/哺乳期间使用可导致婴儿眼干燥症
葡萄籽萃取物	原花青素类物质	循环障碍，抗氧化	无描述
绿茶提取物（浓缩）	茶多酚	精神警觉，胃病，体重减轻，癌症	标准化的提取物与肝炎有关。可能与药物和补充剂如铁等发生相互作用
瓜拉那	咖啡因	运动表现增强，食欲缺乏	心动过速，震颤，呕吐（见"咖啡因"）
金不换	L-延胡索乙素	中药	急性中枢神经系统抑制和心动过缓，慢性肝炎
卡瓦胡椒	胡椒科植物卡瓦	焦虑、失眠	嗜睡；肝炎、肝硬化、急性肝衰竭；习惯化；可逆的皮疹
卡痛树	美丽帽柱木	情绪增强剂，阿片的替代品	低剂量：欣快，轻度兴奋剂 高剂量：头晕、烦躁、嗜睡；可能引起癫痫和昏迷
麻黄	麻黄碱（各种麻黄）	兴奋剂，提高运动成绩，抑制食欲	失眠；高血压、心动过速、心律失常、卒中；精神病，癫痫发作
褪黑素	松果体	昼夜节律性睡眠障碍	嗜睡，头痛，短暂的抑郁症状
奶蓟草	水飞蓟属	中毒性肝炎和其他肝脏疾病	轻度GI损伤，可能有过敏反应

产品	来源或有效成分	普通用途或声称的用途	临床效果和潜在毒性
纳豆激酶	从日本发酵豆制品纳豆中提取的酶	抗凝、纤溶；对老年痴呆症也有促进作用	出血；与其他药物合用增加抗凝作用
菲尼布特	β-苯基-GABA	焦虑、失眠	GABA-β激动剂：嗜睡、昏迷、呼吸抑制、肌松、体温过低；长期使用后的戒断综合征
SAMe	S-腺苷-L蛋氨酸	抑郁症	轻微肠胃不适、躁狂症（罕见）
塞润榈	锯棕榈	良性前列腺肥大	抗雄激素，头痛
番泻叶	决明子	减肥，泻药	腹泻，腹部绞痛，液体和电解质流失
鲨鱼软骨	太平洋鲨鱼棘鲨	癌症、关节炎	味觉差，肝炎，高钙血症，高血糖症
螺旋藻	一些蓝藻	强身	Niacin-like脸红反应
圣约翰麦芽汁	贯叶连翘	抑郁症	可能有轻度的MAO抑制、光敏性、P-糖蛋白和P450酶诱导
茶树油	白千层属灌木叶	虱子，疥疮，癣，阴道炎，痤疮	口服时可能到镇静和共济失调；接触性皮炎，局部皮肤刺激
L-色氨酸	必需氨基酸	失眠、抑郁	1989年报道色氨酸污染引起的嗜酸性粒细胞增多-肌痛综合征；在5-羟色胺和褪黑素中也发现了类似的污染物
缬草	缬草可食的	失眠	镇静、呕吐
钒	硫酸氧钒	强生健体	舌发青，肠痉挛，腹泻，肾功能不全
苍耳子	苍耳	高血糖，高血压，疼痛，抗凝剂，鼻炎	头痛、头晕、恶心、呕吐、心动过缓、心动过速；肝毒素导致肝衰竭
育亨宾	育亨宾树	性功能障碍	幻觉，心动过速，震颤，高血压，易怒，胃肠不适
锌	葡萄糖酸锌含片	流感和感冒症状	恶心，口腔/咽喉发炎，嗅觉丧失

ᵃ 大多数这些产品在法律上被认为是食品补充剂，因此不像药品那样受到FDA的严格监管［《膳食补充剂健康与教育法》（DSHEA），1994年］。毒性可能与产品中的活性成分或杂质、污染物或掺杂物有关。参见"咖啡因""樟脑和其他精油""水杨酸盐"和"维生素"。

5.过敏反应。生草药可能引起过敏反应。许多草药都是用硫黄作防腐剂的，对硫黄过敏的消费者应该谨慎使用。

6.植物常会喷洒农药，消费者可能在不知情的情况下接触到这些化学品，导致急性或慢性中毒。

（二）临床表现

取决于草药产品的毒性成分，可能是急性发作（例如，麻黄或瓜拿纳的心脏刺激作用）或延迟发作（如由马兜铃引起的中草药肾病）。植物产品的过敏反应可表现为皮疹（包括荨麻疹）、支气管痉挛，甚至过敏性休克。

（三）诊断

基于替代产品的使用史和排除其他医疗或中毒原因。可以通过咨询当地的中医师、针灸师或自然疗法医师来鉴定一种未知的草药。在某些情况下，对产品的化学分析可以证实怀疑的致病成分或污染物的存在。

1.特定水平　大多数药物毒素的定量水平是不可获得的。麻黄碱可以在服用麻黄的人的血液和尿液中检测到。一些安非他明的免疫测定法对麻黄碱也是敏感的。

2.其他有用的实验室检查　血清电解质，包括葡萄糖、尿素氮、肌酐、肝转氨酶和凝血酶原时间等的测定，在替代疗法引起的疑似器官中毒病例中是有用的。如果与中毒结论相一致，建议进行重金属排查。

（四）治疗

1.应急及支持性治疗措施　草药的毒副作用应该与其他药物中毒相同的方法来处理。

（1）静脉输液弥补腹泻或呕吐引起的液体流失。

（2）治疗高血压、心动过速和心律失常。

（3）静脉注射苯二氮䓬类药物治疗由刺激性草药引起的焦虑、躁动或癫痫。

（4）由于镇静药的使用所致的中枢神经系统抑郁或昏迷的病例中，必要时应保持气道开放并辅助通气。

2.特效药和解毒剂　目前尚无针对草药和替代产品中毒的专门解毒剂。

3.清除未被吸收的毒物　合适的情况下，可口服活性炭。如果能及时给予活性炭，小到中等剂量的药物中毒后不需要洗胃。

4.增强消除　这些方法去除草药和其他药物毒素的有效性尚未得以研究证实。

八十、碳氢化合物

碳氢化合物广泛用作溶剂、脱脂剂、燃料和润滑剂。除了意外接触外，中毒常由于药物滥用时吸入了挥发性碳氢化合物气体。碳氢化合物包括从石油以及植物油、动物脂肪和煤等中蒸馏得到的有机化合物，其被分为脂肪族（饱和碳结构）、芳香族（含1个或多个苯环）、卤化族（含氯、溴或氟原子）、醇类和乙醇类、醚类、酮类、羧酸等许多亚类。这一部分着重介绍一般家用碳氢化合物所造成的毒性。具体化学物质见表4-4。

（一）毒性机制

吸入碳氢化合物后对肺造成直接损伤，或在摄入、吸入或经皮吸收后发生全身中毒（表2-34）。许多碳氢化合物也对眼睛和皮肤产生刺激作用。

1.肺吸入。化学性肺炎是由直接的组织损伤和表面活性剂的破坏引起的。吸入风险最大的是低黏度和低表面张力的烃类（如石油产品石脑油、汽油、松节油）。

2.摄入

（1）脂肪族碳氢化合物和简单的石油馏分物，如打火液、煤油、家具上光剂和汽油，经胃肠道吸收较差，只要不吸入，摄入后不会造成重大的全身毒性风险。

（2）相比之下，许多芳香族和卤代烃、醇类、醚类、酮类以及其他取代或复杂的烃类都能引起严重的全身毒性，如昏迷、癫痫和心律失常。

3.吸入密闭空间内的碳氢化合物蒸气，可能会由于吸收或置换大气中的氧气而导致中毒；此外，心肌对儿茶酚胺的敏感性可导致心律失常。

4.向皮肤、皮下组织或肌内注射碳氢化合物可能引起严重的局部炎症反应和液化性坏死。

5.皮肤和眼睛接触会引起局部刺激。某些制剂经皮吸收效果显著，但对大多数简单脂肪族化合物而言，经皮吸收不显著。

（二）中毒剂量

毒性剂量是可变的，取决于所涉及的药物及它是吸入、食入、注射还是吸入。

1.肺误吸只要几毫升就可能引起化学性肺炎。

2.一些毒素如樟脑和四氯化碳，只要食入10～20ml就可能导致严重或致命的中毒。

3.常见碳氢化合物的建议吸入暴露限量见表4-4。

4.注射少于1ml会引起明显的局部组织炎症。

5.皮肤吸收对大多数简单脂肪族化合物不明显，但可能与其他药物合用时一同吸收。

（三）临床表现

1.肺误吸通常会立即引起咳嗽或窒息，并可能在几分钟或几小时内发展成一种以呼吸窘迫为特征的化学性

肺炎，包括呼吸急促、打呼噜、喘息、缺氧和高碳酸血症。最终可由于呼吸衰竭、继发性细菌感染和其他呼吸道并发症引起死亡。

2.误食常引起突然的恶心和呕吐，偶尔伴有出血性肠胃炎。有些化合物可能被吸收并产生全身毒性。

3.由碳氢化合物摄入、吸入、静脉注射或皮肤吸收所引起的全身毒性因化合物不同而有很大差异，但通常这些毒性反应包括意识混乱、共济失调、嗜睡和头痛。大量暴露可能导致晕厥、昏迷和呼吸停止。心律失常可能由卤化和芳香化合物所致心肌敏化引起。心房颤动、心室颤动和心脏性猝死也有报道。许多药物也可引起肝肾损伤。

4.注射碳氢化合物会引起局部组织炎症、疼痛和坏死。用油漆枪或其他含碳氢化合物的高压喷雾装置注入手指后，会出现严重的瘢痕和功能丧失。通常情况下，穿刺伤口和局部肿胀看起来很小，但是碳氢化合物沿着筋膜层进入手掌和前臂可能引起广泛的炎症和损伤。

5.皮肤或眼睛接触可能引起局部刺激、灼伤或角膜损伤。长期皮肤暴露常导致脱脂性皮炎（从皮肤中脱去油脂）。有些药物会被皮肤吸收，产生全身效应。

（四）诊断

1.吸入性肺炎　诊断主要是依据暴露史和呼吸道症状，如咳嗽、呼吸急促和喘息。胸部X线片和动脉血气或血氧测量可能有助于诊断化学性肺炎，但胸部X线片结果可能会延迟24h以上。

2.全身中毒　诊断的基础是摄入或吸入史，并伴有适当的全身性临床表现。

3.特定水平　特定浓度水平通常是有用的但难以获得。

4.其他有用的实验室检查　如怀疑吸入性肺炎，应检查动脉血气或血氧饱和度及胸部X线片；对于可疑的全身毒性，检测电解质、葡萄糖、尿素氮、肌酐和肝转氨酶，并进行心电图监测。

（五）治疗

1.应急及支持性治疗措施

（1）一般情况：为所有有症状的患者提供基本的支持性护理。

表2-34　碳氢化合物摄入

常见的化合物	摄入后全身毒性的风险	化学吸入性肺炎的风险	治疗
无全身毒性，高黏度 凡士林油、机油	低	低	支持性
无全身毒性，低黏度 汽油，煤油，石油，矿物密封油，石油醚	低	高	观察肺炎；不要空腹
全身毒性未知或不确定 松节油、松油	不确定	高	观察肺炎；如果摄取量超过2ml/kg，可考虑用鼻胃管吸出和（或）使用活性炭
全身毒性物质 樟脑，酚，卤化或芳香族化合物	高	高	观察肺炎；考虑用鼻胃管吸出和（或）使用活性炭去除

1）保持气道通畅，必要时辅助通气。给予补充氧气。

2）监测动脉血气或血氧饱和度、胸部X线片和心电图，并将有症状的患者收住重症监护病房。

3）明显碳氢化合物中毒的患者慎用肾上腺素和其他肾上腺素能药物，因为可能会诱发心律失常。

（2）肺吸入：观察4h后仍完全无症状的患者可以出院。相反，如果患者在到达时咳嗽，则可能已经发生了误吸。

1）给予补充氧，如发生支气管痉挛和缺氧，应予以治疗。

2）不要使用类固醇或预防性抗生素。一项随机、对照的抗生素治疗儿童吸入性肺炎的试验显示其无任何益处。

（3）摄入：在绝大多数儿童意外摄入食物的情况中，实际吞下的不足5～10ml，全身毒性也很罕见。治疗主要是支持性的。

（4）注入：如果要注射到指尖或手上，特别是使用高压油漆枪注射的，请立即咨询整形外科医师或手外科医师，因为通常需要立即大范围冲洗和清创。

2.特效药和解毒剂

（1）吸入性肺炎没有特效的解毒剂；抗生素和皮质类固醇未被证明是有效的。

（2）某些碳氢化合物（如四氯化碳的乙酰半胱氨酸和高铁血红蛋白形成剂的亚甲蓝）或其溶质（如含铅汽油的螯合疗法和农药的解毒剂）的全身毒性可能有特定的药物或解毒剂可用。

3.清除未被吸收的毒物

（1）吸入：将患者转移到新鲜空气中，如果有氧气，就输氧。

（2）皮肤和眼睛：脱去被污染的衣服，用清水和肥皂清洗暴露的皮肤。用大量清水或生理盐水冲洗外露的眼睛，并对角膜损伤进行荧光素检查。

（3）摄入：对于无已知全身毒性的制剂，肠道去污既无必要也不可取，因为它增加了吸入的风险。对于全身毒素，考虑通过鼻胃管吸入液体和给予活性炭。如患者已被隔离，应采取预防措施以防止肺部误吸。

（4）注入：见上文。

4.增强消除　无效。

八十一、氟化氢和氢氟酸

氟化氢（HF）是一种刺激性气体，在19.5℃液化，在水溶液中产生氢氟酸。HF气体用于化学制造业。此外，当加热到350℃以上时，它可能从氟硅酸盐、氟碳化合物或特氟隆中释放出来。氢氟酸（HF水溶液）广泛用作除锈剂，用于玻璃蚀刻和制造硅半导体芯片。在工作场所发生氢氟酸事故的可能性是其他酸的2倍。虽然偶尔也会发生摄入和吸入，但中毒通常发生在手部的皮肤暴露后。曾有一例因氢氟酸灌肠引起化学性结肠炎

的报道。接触氟化铵和氟化钠也会产生类似的毒性。

（一）毒性机制

HF是一种皮肤和呼吸刺激物。氢氟酸是一种相对较弱的酸（解离常数约为盐酸的1000倍），毒性作用主要来自于高活性的氟离子。

1.氢氟酸能够在分解成氢离子和氟离子之前深入渗透组织。高细胞毒性的氟离子被释放，细胞发生破坏。

2.氟离子与钙和镁结合较强，导致其全身衰竭；这可能导致全身低钙血症、低镁血症和局部骨质脱矿˘。

（二）中毒剂量

毒性取决于空气中HF水平和暴露于HF气体的时间，或暴露于HF水溶液的浓度和程度。

1.HF气体　工作场所HF气体的推荐上限（ACGIH TLV-C）为1.8ppm；30ppm被认为是立即危及生命或健康。暴露在50～250ppm浓度的空气中5min就可能致命。

2.水溶液　50%～70%的溶液是剧毒的，会立即引起疼痛。HF气体释放引起的高浓度暴露可能会伴随吸入暴露。中间浓度（20%～40%）起初可能引起轻微疼痛，但延迟1～8h后可导致深度损伤。低浓度溶液（5%～15%）在接触时几乎不会引起疼痛，但可能在12～24h后产生严重的延迟性损伤。大多数家庭用品氟化氢水溶液的浓度为5%～8%或更少。

（三）临床表现

症状和体征取决于接触的类型（气体或液体）、浓度、持续时间和程度。

1.吸入HF气体会引起眼和鼻咽部刺激、咳嗽和支气管痉挛。延迟数小时后，可能发生化学性肺炎和非心源性肺水肿。角膜损伤可能是由眼部暴露引起的。

2.皮肤暴露。急性暴露于弱溶液（5%～15%）或中等溶液（20%～40%）后，由于pH效应不明显，可能没有症状。因为会立刻产生疼痛，浓缩（50%～70%）溶液有更好的预警性。延迟1～12h后，由于氟离子渗透到更深的组织，皮肤逐渐发红、肿胀、变白和疼痛。这种接触通常是通过橡胶手套上的针孔大小破损，而指尖是最常见的损伤部位。这种疼痛是渐进性的，而且是顽固的。还可能发生严重的深部组织破坏，包括全部皮肤层损伤和底层骨骼的破坏。

3.摄入HF可能会对口腔、食管和胃造成腐蚀性损伤。

4.摄食高浓度溶液或大面积（＞2.5%的体表面积）皮肤烧伤后出现危及生命的全身性低钙血症和低镁血症。高钾血症可能是由氟离子介导的Na^+-K^+-ATP酶失活、Na-Ca离子交换激活和（或）组织损伤引起的。这些一个或多个电解质失衡可导致心律失常，成为HF暴露的主要死亡原因。QT间期延长可能是低钙血症或低镁血症的最初表现。

（四）诊断

基于暴露史和典型表现。在暴露于弱或中度溶液

后，可能会出现较小的症状或没有症状，但以后可能出现潜在的严重损伤。

1.特定水平 血清氟化物浓度对于急性暴露是无用的，但可用于慢性职业性暴露评估。血清氟化物含量正常值<20μg/L，该值随饮食和环境摄入量的不同而有很大差异。在工人中，上班前尿液中排出的氟化物不应超过3mg/g的肌酐。

2.其他有用的实验室检查 包括电解质、尿素氮、肌酐、钙、镁和持续心电图监测。

（五）治疗

1.应急及支持性治疗措施

（1）所有HF的摄入都应该考虑到潜在的生命危险。保持呼吸道畅通，必要时辅助通气。给予补充氧气。如有肺水肿，应及时治疗。

（2）HF患者应评估腐蚀性损伤，由胃肠病学家会诊进行内镜评估。

（3）监测心电图和血清钙、镁、钾浓度；有低钙血症或严重高钾血症的证据，应静脉给钙；根据指示补充镁。

2.特效药和解毒剂 钙能迅速沉淀氟离子，是一种有效的皮肤暴露解毒剂及吸收氟化物后导致的全身性低钙的解毒剂。此外，应积极监测血清镁，适当时应补充镁。

（1）皮肤烧伤：对于涉及手或手指的接触，立即咨询有经验的手外科医师、医学毒理学家或中毒控制中心。历史上，曾给予指甲切除处理，但这可能导致毁容的发生。有时，葡萄糖酸钙必须经动脉内途径或静脉血栓技术给药。这能显著减轻疼痛。（注意：不要将氯化钙经皮下注射、静脉阻塞或动脉内注射；与葡萄糖酸盐相比，氯化钙含有更大比例的钙离子，可能导致血管痉挛和组织坏死。）

1）局部：涂抹含有葡萄糖酸钙或碳酸钙的凝胶，并用封闭敷料或橡胶手套以加强皮肤渗透。尽管未经证实，一些专家通过添加二甲基亚砜（DMSO）来增强皮肤对钙的渗透。或者将局部浸泡在季铵盐氯化物溶液中，如沸水（1.3g/L的水）或硫酸镁溶液（Epsom盐溶液）中。如果30~60min后疼痛没有明显缓解，可以考虑皮下注射或动脉内注射。

2）皮下：在感染部位皮下注射5%~10%的葡萄糖酸钙，使用27号或30号针头，每指不超过0.5ml，其他部位不超过1ml/cm²。

3）动脉内：动脉内途径的钙注射适用于几个手指或甲下区域的烧伤，或局部治疗失败的情况。

4）阻滞：已有报道证明，这种静脉局部灌注技术是有用的。

5）手术切除：在非手部暴露情况下，若使用局部或皮下钙疗后疼痛仍难以控制，可进行早期烧伤切除。

（2）全身性低钙血症或高钾血症。给予10%葡萄糖酸钙0.2~0.4ml/kg静脉注射，或10%氯化钙0.1~0.2ml/kg静脉注射。

3.清除未被吸收的毒物 进入污染区域的救援人员应佩戴自给式呼吸器和适当的个人防护装备，以避免接触。

（1）吸入：立即将受检者从暴露环境中移开，并在有氧气的情况下补充氧气。一些权威机构推荐使用2.5%的葡萄糖酸钙雾化。

（2）皮肤：立即脱掉被污染的衣服，用大量的水淹没暴露在外的区域。然后浸泡在泻盐（硫酸镁）或钙溶液中；立即局部使用钙或镁可能有助于防止深度烧伤。一些经常处理HF中毒病例的机构购买或准备了2.5%的葡萄糖酸钙凝胶（水基凝胶）。如果立即实施，这种干预可能非常有效。

（3）眼睛：用大量清水或生理盐水冲洗。弱葡萄糖酸钙溶液（1%~2%）的有效性尚未确定。如果有证据或怀疑有眼部接触，应咨询眼科医师。

（4）摄入

1）入院前：立即口服任何可用的含钙物质（碳酸钙或牛奶）或含镁物质（泻盐、氢氧化镁），不要因为有腐蚀性伤害的危险而催吐。活性炭没有效果。

2）院内。考虑用鼻胃管吸胃。给予含镁或含钙物质。

4.增强消除 无效。

八十二、硫化氢

硫化氢是一种剧毒、易燃、无色的气体，比空气密度大。自然界中，它由腐烂的有机物产生，同时也是许多工业过程中的副产物。石油精炼厂、制革厂、矿山、制浆工厂、硫黄温泉、二硫化碳生产厂、商业捕鱼场、热沥青烟、污水污泥或液体肥料池中都可能产生硫化氢并达到危险浓度水平。它有时被称为"矿井瓦斯"。

（一）毒性机制

硫化氢的毒性作用类似于氰化物，通过抑制细胞色素氧化酶系统引起细胞缺氧。通过呼吸吸入后，硫化氢被迅速吸收，一旦接触，症状几乎立即出现，迅速导致意识缺失，或"倒下"。此外，硫化氢也是一种黏膜刺激物。

（二）中毒剂量

硫化氢特有的臭鸡蛋气味在浓度低至0.025ppm的情况下可以检测到。按8h时间加权平均，推荐工作场所浓度限值（ACGIH TLV-TWA）为10ppm（14mg/m³），短期接触限值（STEL）为15ppm（21mg/m³）。联邦职业安全与健康管理局（OSHA）的允许接触限值（PEL）是20ppm，是8h工作日中15min的上限。50~100ppm时可产生明显的呼吸道刺激。导致嗅觉神经麻痹的浓度在100~150ppm。被认为立即对生命或健康有危险的浓度（IDLH）是100ppm。肺水肿发生在300~500ppm的浓度水平。浓度在600~800ppm很快就会致命。

（三）临床表现

1.刺激效应 在相对较低的水平时可能发生上呼吸

道刺激、眼睛灼痛和眼睑痉挛。皮肤暴露会引起皮炎，导致疼痛。延迟数小时后可发生化学性肺炎和非心源性肺水肿。

2.急性全身反应　包括头痛、恶心和呕吐、头晕、神志不清、癫痫发作和昏迷。大量接触可能会导致心血管衰竭、呼吸停止和死亡。幸存者可能会留下严重的神经功能障碍。

（四）诊断

主要基于暴露史，气道刺激及细胞窒息表现的快速进展，并伴有突然虚脱。中毒者或其同伴可能会描述臭鸡蛋的味道，但由于硫化氢对嗅觉神经的麻痹作用，没有这种气味并不能排除接触的可能。中毒者口袋里的银币会变黑（变成硫化银）。尸检报告显示受害者的大脑呈绿色。

1.特定水平　尽管在受害者死后检测全血硫化物和硫代硫酸盐的浓度升高，硫化物在体外是不稳定的，一般很难检测出具体的浓度水平。硫化氢暴露后不会产生亚硫酸盐。

2.其他有用的实验室检查　包括电解质、葡萄糖、动脉血气和胸部X线片。

（五）治疗

1.应急及支持性治疗措施　注：救援人员应使用自给式呼吸器，避免人员接触。

（1）保持气道开放，必要时辅助通气。补充大量湿润的氧气。数小时内观察延迟发作的化学性肺炎或肺水肿。

（2）如果发生昏迷、癫痫和低血压应给予治疗。

2.特效药和解毒剂

（1）理论上，用亚硝酸盐诱导高铁血红蛋白血症可以促进硫化物离子转化为毒性小得多的硫化铁血红蛋白。然而，亚硝酸盐有效性的证据是有限的，它们会导致低血压和氧气运输受损。

（2）动物数据和有限的人类病例报道表明，在暴露早期提供高压氧可能是有益的，但这种疗法尚未得到证实。

（3）羟钴胺素已被批准用于治疗氰化物中毒，理论上有望在硫化氢中毒中发挥作用，但缺乏人体数据。一项针对老鼠的研究显示，老鼠的存活率有所提高。在这项研究中，没有发现使用亚硝酸盐可以提高存活率的证据。

3.清除未被吸收的毒物　将患者从暴露环境中移开。条件允许的话，给氧。

4.增强消除　增强消除是没有作用的。虽然高压氧疗法已被推广用于硫化氢中毒的治疗，但这是基于部分案例，并没有令人信服的理论或科学证据证明其有效性。

八十三、膜翅目昆虫

有毒昆虫被分为四科膜翅目：蜜蜂科（蜜蜂），熊

蜂科（熊蜂），胡蜂科（黄蜂、大黄蜂和小黄蜂）和蚁科（蚂蚁）。除胡蜂外，大多数膜翅目昆虫只在蜂巢受到干扰或威胁时才蜇刺。小黄蜂和其他胡蜂可能在未受到刺激的情况下蜇刺，这是昆虫所致过敏反应的最常见原因。

（一）毒性机制

膜翅目昆虫的毒液是酶的复杂混合物，通过各种方法来输送。毒液囊位于雌性的后腹部。

1.蜜蜂科（蜜蜂）的末端是有刺的，所以刺留在受害者体内，部分或全部毒液装置从蜜蜂体内被扯出来，导致蜜蜂在飞走时死亡。在取出毒液囊后，其周围的肌肉组织会持续收缩数分钟，导致毒液不断排出。熊蜂科和胡蜂科有带刺的刺针，但在刺后仍然保持功能完整，这导致它们能够造成多次刺痛。

2.毒蚁科在后腹部有分泌毒液的腺体，可以通过毒刺注射毒液，也可以从后腹部向下颚的咬伤处喷射毒液。

（二）中毒剂量

每刺一次所产生的毒液量可能从零到毒液腺的全部毒液不等。根据个体的敏感性不同，毒性反应差别很大。一些膜翅目昆虫，如黄蜂，能够刺几次，增加毒液的负荷。遭非洲蜜蜂攻击后，可能会导致超过1000次的叮咬。捣乱一个火蚁巢穴可能会在几秒内造成多达3000～5000次的叮咬。

（三）临床表现

患者可能出现局部或全身中毒或过敏反应。

1.毒液蜇入　一旦被注入毒液，通常会立即出现严重的疼痛，随后会出现局部炎症反应，可能包括红斑、荨麻疹形成、瘀斑、水肿、水疱、瘙痒和发热。多重刺痛和罕见的单次严重刺痛，也可能产生呕吐、腹泻、低血压、晕厥、发绀、呼吸困难、横纹肌溶解、凝血病和死亡。

2.过敏反应　在美国，每年有许多人死于荨麻疹、血管性水肿、支气管痉挛和休克等过敏性反应。大多数过敏反应发生在中毒后15min内。很少会发生迟发性反应，包括阿-斯反应（关节痛和发热）、肾炎、横断性脊髓炎和吉兰-巴雷综合征。对火蚁毒的交叉敏感性可能存在于某些对蚁科或蜂科过敏的患者中。

（四）诊断

通常基于暴露史和典型表现。

1.特定水平　不适用。

2.其他有用的实验室检查　对于严重的多重刺痛患者，应检查肌酸激酶（CK）、CK-MB同工酶、心肌肌钙蛋白T/I及肾功能。

（五）治疗

1.应急及支持性治疗措施

（1）密切监视受害者至少30～60min。

（2）如果发生过敏反应，用肾上腺素和苯海拉明或羟嗪治疗。雷尼替丁50mg静脉注射或口服150mg，或

其他组胺2（H₂）受体拮抗剂可能对持续荨麻疹有效。标准剂量的泼尼松［1mg/（kg·d），持续5d］也可考虑用于持续性过敏症状。已知对膜翅目毒液敏感的人应佩戴医用警示手环，并随身携带肾上腺素急救箱。

（3）大多数情况下，不经治疗疼痛的局部组织反应将在几小时内缓解。局部使用冰敷、木瓜蛋白酶（肉嫩剂）或含有皮质类固醇或抗组胺药的乳膏可使一些症状得到缓解。

（4）适当时给予破伤风预防措施。

2.特效药和解毒剂　无解药。

3.清除未被吸收的毒物　仔细检查叮咬处是否有残留的毒刺；毒刺可以用锋利的刀刃（如刀片）或镊子轻轻刮除（毒液腺体内容物可迅速完全排出）。用肥皂和清水做局部清洁。

4.增强消除　无效。

八十四、碘

碘的主要用途是杀菌，具有杀菌，杀孢子、原虫、囊虫和病毒的作用。碘的液体配方通常是在乙醇（碘酊）中制备，以增加溶解度和浓度。Lugol溶液是水中5%碘和10%碘化物的混合物。碘仿是三碘甲烷（CHI_3）。碘伏，如聚维酮碘（倍他定），是由碘与一个大分子量的分子结合而成的。由于碘从载体分子中缓慢释放，它们的毒性通常较低。放射性碘用于治疗甲状腺癌。抗心律失常药胺碘酮释放碘，长期使用可能引起甲状腺中毒或甲状腺功能减退。碘也用于染料和照相试剂的生产。食盐中加碘。

（一）毒性机制

可通过皮肤或黏膜吸收、摄入或吸入后产生毒性。摄入碘后，由于其氧化特性，会对胃肠道造成严重的腐蚀性损伤。在人体内，碘迅速转化为碘化物并储存在甲状腺中。

（二）中毒剂量

取决于产品和暴露途径。碘伏和碘仿的毒性一般较小，因为碘的释放速度较慢。然而，在皮肤破损处接受聚维酮碘治疗的患者，或用于感染部位灌洗或作为染料时，可发生明显的全身吸收。

1.碘蒸气　ACGIH推荐的工作场所碘蒸气上限（TLV-C）为1mg/m³。危及生命或健康的空气水平（IDLH）为20mg/m²。

2.皮肤和黏膜　强碘酊（83%乙醇中含7%碘和5%碘化钾）可能导致烧伤，但USP碘酊（50%乙醇中含2%碘和2%碘化钠）不太可能造成腐蚀性损伤。10%聚维酮碘也可能引起烧伤，特别是长时间（1～8h）暴露。急性使用强碘酊或慢性使用浓度较低的产品后，更容易发生碘的全身吸收；然而，内用2%聚维酮碘后也会发生碘的全身吸收。

3.摄入　研究报道的致死剂量从200mg到20g以上的碘不等；估计平均致死剂量为2～4g游离碘。USP碘

酊每5ml含100mg碘，强碘酊每5ml含350mg碘。碘软膏含4%碘。聚维酮碘10%含有1%游离碘。需考虑暴露于大量乙醇的毒性。

（三）临床表现

急性碘摄入的表现在很大程度上与黏膜和胃肠道的腐蚀作用有关。

1.吸入碘蒸气可引起严重的肺刺激，导致肺水肿。

2.皮肤和眼睛暴露可能导致严重的腐蚀性烧伤。

3.摄入会导致腐蚀性肠胃炎，呕吐、呕血和腹泻，可导致大量的体液损失和循环衰竭。咽肿胀和声门水肿也有报道。黏膜通常被染成褐色，如果胃里已经有含淀粉类食物，呕吐物可能是蓝色的。

4.长期摄取或吸收可导致甲状腺功能减退和甲状腺肿，或甲状腺功能亢进。全身吸收还导致高钠血症、代谢性酸中毒、渗透压增高和高氯血症（由于碘干扰氯离子测定）。碘化物穿过胎盘，新生儿甲状腺功能减退和甲状腺肿大继发的呼吸窘迫导致的死亡也有报道。

5.慢性缺碘可导致甲状腺功能减退和甲状腺肿。

（四）诊断

主要基于暴露史和腐蚀性损伤证据。黏膜通常呈褐色，呕吐物可能呈蓝色。

1.特定水平　血液水平在临床上没有用处，但可能证实碘暴露。

2.其他有用的实验室检查　对于严重的腐蚀损伤还包括CBC、电解质、BUN和肌酐。吸入性暴露，可使用动脉血气或血氧饱和度和胸部X线片。

（五）治疗

1.应急及支持性治疗措施

（1）如果发生进行性气道水肿，应保持气道开放并进行气管插管。治疗支气管痉挛和肺水肿。

（2）用晶体液治疗胃肠炎引起的体液流失。

（3）如果怀疑对食管或胃有腐蚀性损伤，请咨询胃肠科医师进行内镜检查。

2.特效药和解毒剂　硫代硫酸钠可以将碘转化为碘化物和四硫酸盐，但不建议静脉注射，因为碘在体内迅速转化为碘化物。

3.清除未被吸收的毒物

（1）吸入：把受害者从暴露环境中移开。

（2）皮肤和眼睛：脱去被污染的衣物，用清水冲洗暴露的皮肤。用大量温水或生理盐水冲洗暴露的眼睛至少15min。

（3）摄入：不要因为碘的腐蚀作用而诱导呕吐。食用淀粉类食物（如土豆、面粉或玉米淀粉）或牛奶，以减轻肠胃不适。活性炭在体外确实能与碘结合，但其功效尚不清楚。

4.增强消除　由于碘一旦进入循环就会迅速转化为碘化物，因此通常没有必要加强药物去除。然而，肝肾功能不全或血中高浓度水平（＞10mg/L）的患者，使用聚维酮碘进行纵隔灌洗后，应进行血液透析（计算透

析间隙120ml/min）。

八十五、吐根糖浆

吐根糖浆是吐根属植物（头状吐根）的生物碱衍生物。主要的生物碱、依米汀和头碱都有致吐的特性。依米汀提取物已被用于治疗阿米巴病。吐根糖浆不能从药店随意购买，儿科医师也不建议在家中使用。

（一）毒性机制

1.作用机制。吐根可通过两种方式引起呕吐：直接刺激胃黏膜，以及全身吸收和刺激中枢化学感受器触发区。

2.急性摄入可导致严重呕吐和腹泻，尤其是摄入浓缩的液体提取物（在美国不再供应）。

3.妊娠期间过量服用造成的影响目前尚无明确的研究结果。

4.长期重复给药，吐根中的依米汀会抑制蛋白质合成，在心脏和骨骼肌细胞中尤为明显。另一种被报道的细胞毒性机制是钠和钙通道的阻断。

5.药代动力学。吐根糖浆在摄入15～30min后会引起呕吐，在某些情况下，症状可能会持续1h。吐根被全身吸收；但吸收的速度和程度在个体之间有很大差异。在长期使用后的几周内，依米汀可以在尿液中检测到。

（二）中毒剂量

毒性取决于配方及接触的是急性还是慢性。

1.急性摄入60～120ml吐根糖浆不太可能导致严重中毒。然而，液体提取物的效力约是吐根糖浆的14倍，仅摄入10ml就会导致死亡。

2.长期使用会导致毒性累积，因为依米汀消除缓慢。据报道，长期重复摄入，如在代理型孟乔森综合征或饮食紊乱的情况下可使总累积剂量达600～1250mg，导致肌肉毒性。每天服用90～120ml的吐根糖浆，持续3个月，可因心肌病导致死亡。

（三）临床表现

1.急性中毒 急性服用吐根会引起恶心和呕吐。对于气道保护反射抑制的患者，可能会出现胃内容物的肺吸入。长时间或强烈呕吐可导致胃炎、胃破裂、纵隔积气、气腹或马魏氏综合征。已报道了一例老年患者在服用单剂量吐根糖浆后发生脑出血的死亡病例。

2.慢性中毒 长期误用患者常因频繁呕吐和腹泻而出现脱水和电解质紊乱（如低钾血症），并可发展为肌病或心肌病。肌病的症状包括肌无力和压痛，反射不足，血清CPK升高。心肌病，伴有充血性心力衰竭和心律失常，可能是致命的。

（1）"代理型孟乔森综合征"，服用吐根的儿童通常有因呕吐反复住院的病史，这似乎是门诊治疗难以治愈的。症状通常在医院里减轻，但在回家后会加重。体重逐渐减轻和发育迟缓常见。体格检查显示肌无力和其他慢性肌病的迹象。据报道，一些儿童由于反复呕吐而出现继发性进食障碍，如反刍。

（2）有进食障碍和频繁使用吐根的成人通常有近期体重减轻的病史。营养不良和慢性呕吐可能导致电解质紊乱、牙齿变化及与各种维生素缺乏相关的皮肤变化。

（四）诊断

基于饮食史。任何有进食障碍和脱水、电解质失衡或肌病证据的患者，或者有反复不明原因的呕吐、腹泻和发育不良的幼儿，都应考虑是否发生慢性吐根中毒。心电图显示QRS和QT间期延长，T波平坦或倒置，室上和室性心律失常。

1.特定水平 依米汀可能在摄入后的几周内在尿液中被检测到，它的存在可定性确认吐根暴露，但与作用程度无关。它不是常规的全面毒理学检查的一部分，必须特别要求。在已证实的代理型孟乔森综合征病例中，尿液中含量低至95ng/ml，血液中含量低至21ng/ml。一例4岁儿童因慢性呕吐、腹泻和发育不佳而死亡，其尿液水平为1700ng/ml。心肌的病理表现包括明显的自溶性改变、线粒体肿胀、Z带呈碎片状不规则排列。

2.其他有用的实验室检查 包括电解质、尿素氮、肌酐、肌酸激酶（CK）、乳酸脱氢酶（LDH）和心电图。

（五）治疗

1.应急及支持性治疗措施

（1）必要时，通过静脉输液和补钾纠正液体和电解质紊乱。

（2）充血性心肌病患者可能需要利尿剂和压力支持。

（3）有心肌病或心肌病证据的患者入院，应监测心电图6～8h。用标准药物治疗心律失常。

2.特效药和解毒剂 没有特定的解毒药。

3.清除未被吸收的毒物 可以考虑口服活性炭，但只有在大量服用吐根后几分钟内才能使用。

4.增强消除 生物碱与组织紧密结合因此无效。

八十六、铁

铁是用来治疗贫血和产前或每日补充的矿物质。由于它作为一种非处方营养补充品的广泛可及性，它仍然是一种常见的（可能致命的）摄入物。采用吸塑包和小剂量已使铁中毒发生率总体下降。目前，有许多含不同量铁盐的铁制剂。大多数儿童制剂每剂含有10～18mg的单质铁，大多数成人制剂每剂含有60～90mg的单质铁。以下关于铁的毒性描述与摄入亚铁盐（如硫酸盐、葡萄糖酸盐、富马酸盐）有关。尚未报道羰基铁和铁多糖复合这两种元素铁产品可产生与铁盐相同的毒性。

（一）毒性机制

毒性来自于直接的腐蚀作用和细胞毒性。

1.铁对黏膜组织有直接的腐蚀作用，可引起出血性坏死和穿孔。胃肠道的液体流失导致严重的低血容量。

2.吸收的铁，超过蛋白质结合能力，使细胞功能障碍和死亡，导致乳酸酸中毒和器官衰竭。铁诱导的活性氧引起氧化和自由基损伤，并破坏细胞过程，如线粒体氧化磷酸化。

（二）中毒剂量

在动物实验中，铁元素的急性致死剂量为150～200mg/kg。报道的最低致死剂量发生在一例21个月的婴儿，其摄入了325～650mg以硫酸亚铁形式存在的铁元素。如果摄入的铁元素低于20mg/kg，就不太可能出现症状。20～30mg/kg的剂量可产生自限性呕吐、腹痛和腹泻。超过40mg/kg的摄取量被认为可能是严重的，超过60mg/kg的摄取量可能是致命的。虽然可咀嚼维生素中含有铁盐，但是没有关于儿童摄入导致严重中毒或致命的报道。这可能是因为它每片所含的铁剂量低于典型的铁补充剂。

（三）临床表现

铁中毒通常分为5个阶段。临床表现可能重叠，不同患者不一定经过相同的阶段。

1. 第一阶段　食用后不久，铁的腐蚀作用会引起腹痛、呕吐和腹泻，通常是带血的。大量液体或失血进入胃肠道可能导致严重的血流动力学不稳定。在摄入后6h内没有胃肠道症状基本上排除了严重的铁中毒。

2. 第二阶段　通过第一阶段的患者可能在6～24h有胃肠道改善潜伏期。然而，持续的细胞毒性仍然存在，患者继续表现为心动过速和嗜睡，并伴有代谢性酸中毒的症状。

3. 第三阶段　这可能发生在大量摄入后的最初几小时内，也可能发生在适度摄入后的12～24h。全身毒性，如昏迷、休克、癫痫、代谢性酸中毒和凝血是常见的表现。也可能发生小肠结肠炎耶尔森菌败血症。

4. 第四阶段　这一阶段的特点是肝衰竭，发生于1～3d。出现凝血障碍，并可能导致出血和低血容量复杂化。

5. 第五阶段　如果患者存活，最初的腐蚀性损伤留下的瘢痕可能会在2～8周导致幽门狭窄或其他肠梗阻。

用去铁胺治疗的铁中毒患者有发生小肠结肠炎耶尔森菌感染的危险。铁是这种细菌必需的生长因子，而去铁胺是促进其生长的铁载体。对于铁毒性消退后出现发热、腹痛和血性腹泻的患者，应评估其是否存在耶尔森菌感染。

（四）诊断

基于暴露史、呕吐、腹泻、低血压及其他临床症状。腹部X线片上可以看到不透辐射的部分。

1. 特定水平

（1）在胃肠道症状患者中，血清铁水平超过300～500μg/dl很常见。血清中500～1000μg/dl的铁水平与全身毒性有关。超过1000μg/dl的铁水平代表严重中毒，并与高发病率和死亡率相关。摄取后4～6h测定血清铁水平，并每4～6小时重复测定1次铁水平，以排除吸收延迟（如缓释片或牛黄片）。

（2）传统测定总铁结合能力（TIBC）的方法在铁过量的情况下是不可靠的，不应该用来估计游离铁水平。

（3）血清或血浆铁蛋白水平是比较可靠的慢性铁中毒指标，不应在急性情况中使用。

2. 其他有用的实验室检查　包括CBC、静脉或动脉血气（评估pH）、电解质、葡萄糖、尿素氮、肌酐、肝转氨酶（AST和ALT）、乳酸、凝血研究和腹部X线照射。

（五）治疗

有自限性轻度胃肠道症状或摄入后6h仍无症状的患者不太可能发生严重中毒。相反，对于严重误食者，必须及时积极地加以管理。

1. 应急及支持性治疗措施

（1）保持气道开放，必要时辅助通气。

（2）用静脉注射晶体液积极治疗出血性肠胃炎引起的休克，如有需要可补充血液。由于胃肠道缺损，液体流入肠壁和间质，患者往往表现出明显的低血容量。如果患者对晶体液和（或）输血没有反应，可能需要血管升压药。

（3）治疗昏迷、癫痫和代谢性酸中毒。

2. 特效药　对于严重中毒的患者［如休克、严重酸中毒和（或）血清铁＞500μg/dl］，静脉输注去氧胺。监测尿液中螯合的去甲氧胺-铁络合物呈现的典型橙色或粉红色（"玫瑰红葡萄酒"），尽管这可能并不总是可见的。当尿液颜色恢复正常或血清铁水平低于500μg/dl时，可停止治疗。长期的去氧胺治疗（＞32～72h）与成人呼吸窘迫综合征（ARDS）和耶尔西尼亚败血症有关。

（1）静脉注射给药为首选。持续输注15mg/（kg·h）；据报道，更快的速度［高达45mg/（kg·h）］在单个病例中可以很好地耐受，但快速给药通常会导致低血压。药品说明书推荐的每日最大剂量是6g，但在大量铁过载的情况下，给予更大的剂量也是安全的。

（2）也可以肌内注射去氧氯胺。然而，在急性中毒患者中这种途径的药物吸收是不可靠的，所以不推荐。

3. 清除未被吸收的毒物　活性炭没有效果。不推荐使用吐根，因为它会使铁诱导的胃肠道刺激加重，并干扰全肠灌洗。

（1）洗胃的作用有限，且通常是无效的。完整的药片不能通过灌洗管。不要使用含磷酸盐溶液进行灌洗；它们可能导致危及生命的高钠血症、高磷血症和低钙血症。碳酸氢钠灌洗可导致严重的高钠血症、碱中毒和死亡。去氧胺灌洗效果不佳，可能会增加铁的吸收。

（2）全肠灌洗对口服片剂可能有效，如果在腹部X线片上看到大量片剂，则可考虑采用全肠灌洗。

（3）活性炭不吸附铁，除非与其他药物同服，否则不建议使用。

（4）大量摄入可能导致片剂结石或牛黄。可考虑多次或延长全肠灌洗。虽然很少要求进行内镜检查或外科胃切开术，但临床上已使用。

4.增强消除

（1）血液透析和血液灌洗不能有效去除铁，但可以去除肾衰竭患者的去铁胺铁络合物。

（2）交换输血有时用于儿童大量摄取，但对于血流动力学不稳定的患者可能不耐受。

5.其他螯合剂　去铁酮和地拉罗司是用于慢性铁过载患者的两种口服螯合剂。虽然还没有研究说明它们在急性铁中毒中的应用，但它们可能用于双氧胺治疗禁忌或效果不佳的患者。

（1）去铁铜［75mg/（kg·d），3次/天］：与双氧胺联用能改善慢性铁过载患者的结局。不良反应包括中性粒细胞减少（5%）和粒细胞缺乏症（＜1%）。

（2）地拉罗司：对慢性铁载患者的研究表明，地拉罗司［30mg/（kg·d），1次/天］是有效的。胃肠道症状是最常见的副作用，但急性肾功能不全也有报道。

八十七、异氰酸酯

甲苯二异氰酸酯（TDI）、亚甲基二异氰酸酯（MDI）、六亚甲基二异氰酸酯（HDI）、异福隆二异氰酸酯（IPDI）及相关化学品是聚氨酯涂料和绝缘材料聚合的工业组分。聚氨酯广泛应用于密封剂、涂料、涂饰剂、胶水，甚至医疗应用（如铸型）。大多数双组分聚氨酯产品都含有一定数量的这类化学物质，较少会污染单组分系统。异氰酸甲酯（在印度博帕尔灾难中释放的毒素）是氨基甲酸酯类杀虫剂的前体；它不用于脲烷，其作用与TDI类化学品不同（表4-4），在此不讨论。

（一）毒性机制

在非常低的浓度下，TDI和相关异氰酸酯作为刺激物和增敏剂。人们对这一机制知之甚少。它们可以作为半抗原或通过细胞介导的免疫途径发挥作用。吸入是典型的致敏途径，但皮肤接触也可能起作用。一旦一个人对一种异氰酸酯敏感，就会经常发生交叉反应。

（二）中毒剂量

ACGIH推荐的8h TLV-时间加权平均值（TWA）和加州OSHA对TDI、MDI、HDI和IPDI的允许暴露限值（PELs）均为0.005ppm（联邦OSHA对TDI和MDI的限值不太严格，没有对HDI和IPDI制订限值）。这些暴露限值是为了预防急性刺激作用。然而，在既往发生过敏的个体中，即使这个水平也可能诱发哮喘反应。TDI 2.5ppm是能立即威胁生命或健康的浓度水平（IDLH）。其他异氰酸酯（如MDI、HDI）挥发性较低，但吸入喷雾气溶胶和皮肤接触也会导致暴露。

（三）临床表现

1.急性暴露于刺激物水平会引起皮肤和上呼吸道中毒。眼睛和皮肤灼伤、咳嗽和喘息常见。严重暴露可导致非心源性肺水肿。症状于暴露立即出现或延迟数小时。

2.低水平长期暴露可导致呼吸困难、喘息等与哮喘类似的症状。在敏感个体中，晚期症状可于暴露后数小时（如工作1d后的夜间）出现。伴有影像学浸润和低氧血症，肺间质反应可能很少发生超敏性肺炎综合征。

（四）诊断

基于详细的职业史。肺功能测试可能证明有阻塞性缺陷或较少见的限制（如果存在肺炎），或者结果可能是正常的。与暴露相关的可变气流或气道反应性变化（甲氧胆碱或组胺挑战）是异氰酸酯诱导的哮喘的有利证据。

1.特定水平　目前还没有常规异氰酸盐临床血液或尿液检测。

（1）除非在有经验的实验室，否则不建议测试吸入异氰酸酯，因为有严重哮喘发作的危险。

（2）虽然在研究中使用异氰酸酯抗体测试，但在个体患者中很难解释，可能与疾病无关。

2.其他有用的实验室检查　可能包括在特定临床情景中进行联合血氧测量或动脉血气或胸部X线检查。

（五）治疗

1.应急及支持性治疗措施

（1）急性高强度吸入暴露后，维持气道开放，根据喘息的需要给予支气管扩张剂，观察肺水肿8～12h。

（2）一旦证明气道高反应性，严禁进一步暴露于异氰酸酯。请公共卫生部门或职业安全与健康管理局（OSHA）的机构参与进来，以确定是否有其他员工也因工作场所控制不当而面临更高的风险。

2.特效药和解毒剂　无。

3.高剂量暴露后的去污

（1）吸入：将患者从暴露环境中移开，如果可能，给予补充氧气。

（2）皮肤和眼睛：脱去被污染的衣服（液体或重蒸汽暴露），用大量的肥皂和清水清洗暴露的皮肤。用生理盐水或温水冲洗外露的眼睛。

4.增强消除　无效。

八十八、异烟肼

异烟肼（INH）是一种廉价、有效的结核病治疗药物，因其可以导致慢性肝炎的倾向而闻名。急性INH过量是引起药物性癫痫发作和代谢性酸中毒的一个主要原因。

（一）毒性机制

1.急性过量服药　在中枢神经系统中，GABA是主要的抑制性神经递质。吡哆醛5'-磷酸（活性维生素B$_6$）是GABA合成中必需的辅酶。异烟肼通过抑制吡哆醇磷酸激酶来消耗维生素B$_6$，吡哆醇磷酸激酶是将吡哆醇转化为其活性形式的吡哆醛5'-磷酸。异烟肼也与吡哆醛5'-磷酸反应形成经肾脏排泄的非活性复合体。吡哆醇的这种功能缺陷可以损害GABA的合成过程并增加癫痫发作的易感性。INH也可抑制乳酸转化为丙酮酸，加重由癫痫引起的乳酸酸中毒。

2.慢性毒性 INH使用导致的不良反应发生率为5%。周围神经病和视神经炎被认为是由吡哆醇缺乏引起的。周围神经病变是最常见的慢性INH治疗并发症，更常见于合并症，如营养不良、酒精中毒、糖尿病和尿毒症，呈现指（趾）末端分布。INH还与其他中枢神经系统的不良反应有关，如幻觉、共济失调、精神病和昏迷。

INH导致的最严重不良反应是肝细胞坏死。INH诱导的肝炎机制包括两种途径：自身免疫机制，被认为是自发性的；更常见的是由肝细胞生成素及其代谢物直接导致的肝损伤。无症状的转氨酶升高在治疗的头几个月很常见。

3.药代动力学 峰值吸收发生在给药后1～2h。表现分布容积为0.6～0.7L/kg，无显著性血浆蛋白质结合。INH通过细胞色素P450酶进行代谢，75%～95%的代谢产物经还原反应。半衰期为快速乙酰化0.5～1.6h和2～5h的慢速乙酰胆碱酯酶（表2-64）。

（二）中毒剂量

1.急性摄入在15～40mg/kg浓度即可产生毒性。大于此剂量常可引起癫痫发作。摄入量达到80～150mg/kg浓度范围后可能导致死亡率增加。

2.长期使用时，当剂量为10mg/（kg·d）时，10%～20%的患者会产生肝毒性，但如果剂量为3～5mg/（kg·d），少于2%的人会产生这种毒性。老年人更易慢性中毒。

（三）临床表现

1.急性过量服药者可能迅速发生恶心、呕吐、言语迟钝、共济失调、抑郁感觉器官、昏迷、呼吸抑制和癫痫发作（通常在30～120min）。

由于癫痫发作引起的紫胶酸中毒会导致重度阴离子间隙代谢性酸中毒（pH 6.8～6.9）1～2次。即使在癫痫被控制后，乳酸通常仍旧清除缓慢。在急性过量服药后可导致肝损伤，一般可能会延迟至几天。葡萄糖-6-磷酸脱氢酶（G6PD）缺乏症患者可发生溶血。横纹肌溶解症可能会反复发作。即使在癫痫发作和酸血症的解决之后，也可能发生昏迷，持续时间一般为24～36h。

2.慢性治疗。INH的使用可引起周围神经炎、肝炎和包括药物性红斑狼疮及吡柔比星缺乏的超敏反应。

（四）诊断

通常基于病史和临床表现。任何急性发作性癫痫患者均应考虑可能的发生原因，包括INH毒性，尤其是在患者对常规抗惊厥药物没有反应，并伴有严重代谢性酸中毒的情况下。

1.特定水平 在常规毒理学筛选中，通常不能检测到ICH。具体的药物水平可以测得，但很少可用或有助于管理INH使用急性过量。

2.其他有用的实验室检查 包括电解质、葡萄糖、尿素氮、肌酐、肌酸激酶（CK）和动脉血气。在慢性INH使用过程中，应定期监测肝转氨酶。

（五）治疗

1.应急及支持性治疗措施

（1）必要时保持开放气道并辅助通气。

（2）如果发生昏迷、癫痫发作、代谢性酸中毒等及时进行治疗。使用地西泮0.1～0.2mg/kg静脉注射，用于治疗癫痫发作。

2.特效药和解毒剂 维生素B$_6$是一种特殊解毒剂，通常可以终止癫痫发作。如果摄取的量未知，则使用维生素B$_6$ 5g静脉注射给药；如果用药剂量已知，则给予等量的吡哆醇。如果癫痫发作，则重复进行吡哆醇给药。苯并二氮䓬类药物也应与吡哆醇一起给药，因为它们可对终止癫痫发作有协同作用。如果没有吡哆醇可用，大剂量地西泮（0.3～0.4mg/kg）可能对癫痫持续状态有效。吡哆醇也可以加速缓解代谢性酸中毒。如果静脉注射没有给予足够的剂量，可以将吡哆醇片压碎，并通过鼻胃管给药。吡哆醇不能逆转慢性缺血缺氧性脑病使用时的肝损伤。然而，它在预防和治疗神经毒性都是有效的。

3.清除未被吸收的毒物 如果条件合适，可口服活性炭。大量摄入时可以考虑洗胃。

4.增强消除 利尿和血液透析可以加快药物消除，但在大多数情况下是不必要的，因为INH的药物半衰期相对较短，毒性通常可以很容易地用吡哆醇和苯二氮䓬类药物来处理。症状通常在8～24h缓解。

八十九、异丙醇

异丙醇是一种无色液体，有苦味，广泛用于溶剂、防腐剂和消毒剂中，家庭通常以70%溶液用于清洁乙醇。它经常被酗酒者作为一种廉价的替代品所摄取。不同于其他常见的醇替代物甲醇和乙二醇，异丙醇不会被代谢为高毒性有机酸，因此不会产生严重的阴离子间隙酸中毒。

（一）毒性机制

1.异丙醇是中枢神经系统的有效抑制剂，吸入中毒可导致昏迷和呼吸停止。它可以被代谢成丙酮（二甲基酮），因而减缓在中枢神经系统中的降解。

2.大剂量异丙醇可以导致血管舒张，引起继发性低血压和潜在的心肌抑制。

3.异丙醇对胃肠道有刺激性，常引起胃炎。

4.慢性吸入异丙醇可刺激呼吸道。长期慢性暴露也与肝转移性疾病、痴呆、小脑功能障碍和肌病有关。

5.妊娠。异丙醇可穿过胎盘，并可导致胎儿出生体重下降。

6.药代动力学。异丙醇在摄入30min后迅速达到吸收峰值，也可以通过皮肤吸收。异丙醇的表观分布容积为0.6L/kg，可以通过乙醇脱氢酶代谢为丙酮（半衰期为2.5～8h），通过尿液排泄率高达20%。

（二）中毒剂量

异丙醇的毒性剂量为乙醇毒性剂量的2～3倍。

1.口服摄入 口服毒性剂量为0.5～1ml/kg的清洁用70%异丙醇，但具体毒性取决于个体耐受性和是否服用其他抑制剂。有成人摄入240ml后发生了死亡，也有摄入高达1L的患者经护理和治疗后恢复正常。

2.吸入 空气中异丙醇的浓度达到40～200ppm时可以通过气味被检测到。OSHA允许的暴露极限（PEL）为983mg/m³（8h时间加权平均值）。浓度达到2000ppm被认为是对生命或健康有害的空气水平（IDLH）。据报道，儿童在异丙醇海绵浴后导致的毒性可能是因为吸入异丙醇而非皮肤吸收。

（三）临床表现

醉酒表现与乙醇导致的醉酒一致，包括言语迟钝、共济失调、昏迷，大量摄入后可导致昏迷、低血压和呼吸停止。

1.由于异丙醇的胃肠道刺激特性，常见腹痛和呕吐，有时会发生吐血。

2.可能会发生代谢性酸中毒，但通常较轻。渗透压间隙通常升高。血清肌酐可能因实验室方法的干扰而升高（如2～3mg/dl）。

3.异丙醇被代谢成丙酮，可导致中枢抑制，并且使呼吸产生独特的气味（相反，甲醇和乙二醇及其有毒代谢物是无味的）。丙酮也存在于卸甲油中，被广泛用于工业和化学实验室中的溶剂。丙酮能通过几种有机酸中间体代谢，这可以解释急性异丙醇中毒后阴离子间隙代谢性酸中毒的偶发报道。

（四）诊断

通常基于是否摄入异丙醇和渗透压间隙是否升高，没有严重的酸中毒，以及异丙醇或其代谢物丙酮的特征性气味。酮症和酮尿可能在摄入后的1～3h出现。

1.特定水平 血清异丙醇和丙酮水平通常可从毒理学实验室获得。血清水平也可通过计算渗透压间隙来估算（表1-22）。异丙醇水平高于150mg/dl通常会导致昏迷，但水平高达560mg/dl的患者需要通过支持性护理和透析存活。血清丙酮浓度也可能升高。

2.其他有用的实验室检查 包括电解质、葡萄糖、尿素氮、肌酐（可能升高）、血清渗透压和渗透压差、动脉血气或血氧饱和度。

（五）治疗

1.应急及支持性治疗措施

（1）保持气道开放并辅助通气。必要时补充氧气。

（2）如果出现昏迷、低血压、低血糖，需进行治疗。

（3）患者入院和症状观察至少6～12h。

2.特效药和解毒剂 没有特定的解毒剂。由于异丙醇不产生有毒的有机酸代谢物，所以不需要甲吡唑或乙醇治疗。

3.清除未被吸收的毒物 如果摄入少（吞咽2次）或摄入时间已超过30min，由于异丙醇在摄入后迅速吸收，胃排空不太可能有用。对于短时间内大剂量摄入者，可以考虑进行胃内容物抽吸去除药物。

4.增强消除

（1）血液透析：可以有效去除异丙醇和丙酮，但很少使用，因为大多数患者可以单独进行支持性治疗。摄入剂量水平非常高（例如＞400～500mg/dl），如果低血压对升压药及液体复苏没有反应，且处于急性肾衰竭时，应考虑透析。

（2）血液灌流、反复使用活性炭吸附和强制利尿对异丙醇解毒是无效的。

九十、水母及其他刺胞动物

种类超过10 000种。尽管有很大的形态学变化，所有这些生物都是通过专门的称为线虫细胞微细胞器来输送毒液的。在10 000种刺胞动物中，已知有100种能穿透人类真皮的丝囊细胞而引起损伤。

（一）毒性机制

每一个线虫囊都包含一个小的、可喷射毒液的线。螺纹尖端有一个倒钩，毒液从线虫囊中发射，以足够的速度刺穿人的皮肤。囊泡包含在沿水母触角或沿火珊瑚表面和海葵手指状突起排列的外囊（成核细胞）中。当成核细胞通过静水压力、物理接触、渗透压变化或尚未确定的化学兴奋剂打开时，它们会释放出丝囊，将毒液扩散到受害者的皮肤上。毒液中含有多种化学成分，包括神经肌肉毒素、心脏毒素、溶血素、皮炎毒素和组胺样化合物。

（二）中毒剂量

每次打开一个线虫囊，所有的毒液就都被释放出来。毒性程度取决于排出毒液的数量、咬伤部位、接触时间、所涉及的特定物种和个体患者的敏感性。

1.北半球水母蜇伤的死亡病例是罕见的。

2.澳大利亚箱水母（Chironex fleckeri，"刺客之手"）是毒性最强的海洋动物，并导致一定数量的人员死亡。它不应该与夏威夷箱水母（Carybdea alata）混淆，这是一种相关但毒性明显较小的物种。

（三）临床表现

1.急性效应

（1）刺痛会立即引起灼烧样疼痛、瘙痒、丘疹病变和局部组织炎症，可能会发展成脓疱和脱屑。

（2）恶心、眩晕、头晕、肌肉痉挛、肌痛、关节痛、过敏反应和类过敏反应，以及肝转氨酶短暂性升高。

（3）严重中毒可导致呼吸窘迫，严重肌肉痉挛伴低血压、心律失常、休克和肺水肿。致命性猝死与心血管衰竭的迅速发生有关。有报道显示海葵蜇伤后可能导致肝衰竭和肾衰竭。

（4）Irkangji 综合征：与Carukia barnesi蜇伤有关，主要在澳大利亚北部地区的海洋中发现，在夏威夷和佛罗里达州附近较少见。这些蜇伤能引起严重的儿茶酚胺类药物的相关急症，常导致严重高血压、心脏节律紊乱、肺水肿、心肌病和死亡。肌肉痉挛，往往涉及背部，患者常表述难以忍受，因此往往需要肠外镇痛。

（5）C.fleckeri中毒导致严重的全身疼痛症状，包括恶心、呕吐、肌肉痉挛、头痛、乏力、发热和发冷。往往使受害者很快死亡，从而无法到达岸边。未见有已知心肺疾病的年轻健康受害者心搏骤停和肺水肿的报道。

（6）在沿美国东部海岸，暴露于褐飞蛾幼虫可导致瘙痒、丘疹、皮疹。这种现象经常发生在被泳衣覆盖的区域，因为幼虫被困在皮肤附近。离开水后长时间瘙痒并伴有刺痛感。瘙痒通常很严重，可能会影响睡眠。暴露后的头72h内可能出现新的病变。可能发生全身症状，如乏力、疲劳、恶心、呕吐、头痛和寒战。症状可能持续2周。

2.刺胞线虫病。潜在长期后遗症包括皮肤坏死、感染、组织损伤（脂肪萎缩和色素沉着）、挛缩、感觉异常、神经炎、复发性皮肤疹、麻痹和局部血管痉挛伴血管功能不全。

3.刺伤引起的角膜刺痛通常很痛苦，但在1～2d就会消失。然而，有报道称受害者会发生持续性虹膜炎、眼压升高、瞳孔散大、视力下降，持续数月至数年。

（四）诊断

基于接触史和观察到的炎症部位暴露等特征来进行判断（触须痕迹）。

1.特定水平　具体毒素水平无法估计。

2.其他有用的实验室检查　包括全血细胞计数、电解质、葡萄糖、尿素氮、肌酐、肌酸激酶、肝转氨酶和血红蛋白分析。

（五）治疗

治疗应针对症状给予缓解，防止进一步毒素扩散而加剧疼痛或使毒性增强。针对症状的对症护理通常对大多数毒素中毒来说是足够的，即使是箱水母毒素中毒。

1.应急及支持性治疗措施

（1）必要时保持气道开放并辅助通气。补充氧气。

（2）如果发生高血压或低血压、心律失常、昏迷、癫痫发作，治疗可参考前文。

（3）可以考虑用热水（40～42℃）浸泡或局部应用利多卡因（4%）和冰袋冰浴治疗中毒所致的疼痛。"最佳"疗法争议颇多尚不明确。

2.特效药和解毒剂　来自澳大利亚箱水母（Chironex fleckeri）抗蛇毒血清可终止急性疼痛和心血管症状，防止发生组织效应，重症病例可由区域毒物控制中心定位确认。当地海洋生物学家可以帮助确定本地物种的具体治疗计划。

3.清除未被吸收的毒物　避免敲击、搔抓、刮痧或其他可能破坏线虫的机械操作。不要接触受影响的区域，用冷水或生理盐水清洗受伤区域。不要使用淡水，因为它可能导致刺细胞排出。

（1）对于水母来说，最常用的外用疗法是醋，它已

被证明能迅速抑制C.fleckeri和C.Basni的囊肿排出。然而，醋对Physalia utriculus的胞囊排出没有影响，它可能会增加从Cyanea capillata、Chrysaora quinquecirrha、Pelaiga nocti luca和Physalia physalis中的胞囊排出物。用醋比其他局部治疗对P.PraliaA中毒具有更好的疼痛控制作用。

（2）在没有明确识别"水母"的情况下，最佳毒素去除方法可以根据地理位置来进行指导。

1）在印度-太平洋地区（C.fleckeri和C.Basni聚集的地方），通过在受伤部位喷洒涂抹醋或浸泡受伤部位，然后戴上手套，使用镊子、毛巾小心地去除附着的触须，或者用卡片、刀子或其他类似的直立工具轻轻擦拭。

2）在美国（P.physalia和C.quinquecirrha聚集的地方），用海水清洗，不能使用醋，同时轻轻去除附着的触须。

（3）不建议使用尿液或乙醇清洗受伤部位，因为已被证明这些会促进C.Fleckeri和巴氏杆菌的胞囊排出。

4.增强消除　不适用。

九十一、铅

铅是一种硬度较软、可进行锻造的金属，主要通过天然矿石的初级冶炼和精炼或通过废旧铅产品的回收和二次熔炼获得。回收占国内铅消费的近85%，其中约85%用于铅酸电池的制造。铅可用于重量和辐射屏蔽，铅合金用于制造管道；电缆护套；黄铜、青铜和钢；弹药；焊料（主要是电气设备和旧的汽车散热器）。在涂料、陶瓷、玻璃和塑料中添加铅化合物作为颜料、稳定剂或黏合剂。虽然自20世纪70年代以来，铅在住宅油漆中的使用受到了限制，但工业耐腐蚀的铅基涂料仍在继续使用，而高剂量的铅暴露可能由于翻新、喷砂、打火或拆除造成。陈旧房屋铅管道的腐蚀可能会增加自来水中铅的浓度。儿童尤其容易摄入铅污染的房子灰尘、院子里的土壤或油漆碎片，或从玩具或其他装饰物品中会有反复摄入铅的风险而导致中毒。

儿童也可能接触到被带到家里的成人工作服中的铅导致铅暴露风险。经常食用含铅弹药收获的或被铅污染的野生动物可能会使血铅水平超过平均水平，尤其是儿童。

铅暴露可能发生在使用铅釉陶瓷或容器用于食品或饮料的制备或储存罐。某些民间药物（如墨西哥 *remedies azarcon* 和 *greta*，多米尼加 *litargirio*，以及一些印度阿育吠陀制剂）可能含有大量的铅盐。

2008年颁布的消费者保护法将消费者使用的油漆和其他表面涂料中铅的允许浓度降低至0.009%（90ppm）。自2011年起，儿童产品的铅含量不得超过100ppm。

（一）毒性机制

1.铅的多系统毒性通过多种机制介导，包括通过与巯基、磷酸盐或羧基配体结合而失活或改变酶和其他大

分子，以及与必需阳离子的相互作用，特别是钙、锌和铁。可能发生细胞和线粒体膜，神经递质合成和功能，血红素合成，细胞氧化还原状态和核苷酸代谢的病理改变。可对神经、肾、胃肠道、造血、生殖和心血管系统产生不利影响。

2.药代动力学。吸入铅烟或其他细的、可溶性颗粒会导致快速和广泛的肺吸收，这是工业中主要但不是唯一的暴露途径。非工业性接触主要是由于摄入（尤其是儿童）吸收了45%～50%的可溶性铅，而成人占10%～15%。吸收后，铅通过血液（其中99%与红细胞结合）分布到多个组织，包括通过胎盘向胎儿转运，以及通过血脑屏障向中枢神经系统转运。铅从体内的清除遵循了多室动力学模型，由血液和软组织中的"快"室（半衰期为1～2个月）和骨中的"慢"室（半衰期为几年到几十年）组成。约70%的铅通过尿液排泄，少量通过粪便和毛发、指甲和汗液。超过90%的成人铅负荷和超过2/3的幼儿铅负荷发生在骨骼。长期高剂量暴露的患者由于铅从骨到软组织的缓慢再分布可能导致血液铅浓度数月至数年后仍然升高。在骨铅负荷高的患者中，由于快速骨转换或与脱盐有关的病理状态，如甲状腺功能亢进和固定性骨质疏松症，表现为症状性铅中毒。

（二）中毒剂量

1.无机铅 通过皮肤的吸收量最小，但可能与有机铅化合物相当，这也可能引起皮肤刺激。

2.摄入 一般而言，铅化合物的吸收与溶解度成正比，与粒径成反比。铁缺乏和低钙饮食增加了胃肠道铅的吸收。禁食状态下吸收量可以大幅度增加。

（1）一次暴露后导致急性症状性中毒是较罕见的，但可能在摄入克量可溶性铅后数小时内或吞咽含铅物体后的几天内发生。

（2）研究尚未为铅的亚临床不良反应建立一个低剂量阈值。最近的儿童流行病学研究已经观察到血铅浓度低于5μg/dl对认知功能的影响，其他研究表明，近几十年来铅暴露的背景水平可能与高血压有关，并增加一些成人心血管死亡率。2011—2012年美国几何平均血铅浓度为0.973μg/dl；背景膳食铅摄入量可能在1～4μg/d。

（3）美国环境保护署（EPA）检测饮用水中铅的水平为15ppb（1/10亿）。然而，饮用水的最大浓度水平（MCL）目标是0ppb，因为缺乏公认的低剂量阈值的不利影响，EPA没有设定铅的"参考剂量"。

3.吸入 在磨料爆破、焊接或炬切割金属表面涂覆铅基涂料时无保护地暴露于大量含铅空气中（铅含量＞2500μg/m³），会产生急性毒性，一般为1d到几周发生症状性铅中毒。OSHA工作场所无机铅粉尘和烟雾的容许暴露极限（PEL）为50μg/m³，作为8h时间加权平均值。空气中铅含量达到100μg/m³时被认为是对生命或健康有害的水平（IDLH）。

（三）临床表现

铅的多系统毒性表现出一系列临床症状，从明显的、危及生命的中毒到轻微的亚临床症状。

1.大量摄入铅（克量）后可引起腹痛、贫血（通常溶血）、中毒性肝炎和脑病。

2.亚急性或长期接触。比急性中毒更常见。

（1）身体影响：包括疲劳、不适、易怒、厌食、失眠症、体重减轻、性欲减退、关节僵硬和肌萎缩。

（2）胃肠道影响：包括腹绞痛（铅绞痛）、恶心、便秘或腹泻（不常见）。

（3）中枢神经系统表现的症状从注意力不集中、头痛、视觉运动协调减弱和震颤到显性脑病（以惊恐谵妄或嗜睡、共济失调、抽搐和昏迷为特征的威胁生命的紧急事件）。婴儿和儿童的慢性低水平暴露可能导致智力下降和神经行为发育受损、发育迟缓和听力锐减。最近对成人的研究表明，铅可能加重年龄相关的认知功能衰退。

（4）长期铅暴露导致的心血管效应包括血压升高和高血压风险增加。最近的研究发现，长期血铅浓度在10～25μg/dl的人群心血管死亡率升高。

（5）外周运动神经病：主要影响上肢，可导致严重的伸肌无力（腕关节下垂）。

（6）血液学效应：包括常染性或微核性贫血。急性或亚急性高剂量暴露后可发生溶血。

（7）肾毒性作用：包括可逆性急性肾小管功能障碍（包括儿童FANCONI样氨基酸尿症）和慢性间质纤维化。可能发生高尿酸血症和痛风。

（8）生殖毒性：可能包括精子产生减少或异常、流产率增加、早产、GES分期下降、低出生体重和神经发育受损。

3.反复吸入含铅汽油可导致共济失调、肌阵挛抽搐、反射亢进、谵妄、抽搐。

（四）诊断

虽然显性脑病或腹部绞痛与可疑接触史有关，容易提示严重铅中毒，但与轻度或中度中毒相关的非特异性症状和多系统症状可能被误认为是病毒性疾病或其他疾病。考虑包括腹部系统在内的多系统患者的铅中毒疼痛、头痛、贫血以及较少的运动神经病、痛风和肾功能不全。考虑任何儿童或成人患有谵妄或抽搐（尤其是共存贫血）的铅脑病，以及任何有神经行为缺陷或发育迟缓儿童的慢性铅中毒。

1.特定水平。全血铅水平是铅接触最有用的指标。血铅水平和临床表现之间的关系通常基于亚急性或慢性暴露，急性暴露后可能会导致短暂的高值。此外，个体间可能存在较大的个体差异性。注：血铅样品必须在无铅注射器和管（"微量金属"管或含肝素或EDTA的真空抽血管）中抽出并储存。

（1）没有职业或特定环境暴露的人群中血铅水平＜5μg/dl。暴露于1～25μg/dl铅浓度中的胎儿可出现亚临床智力下降和神经行为发育受损。IQ递减的剂量-反应呈对数线性，使得在低剂量时1μg/dl的IQ损失最大。成人研究表明，长期血铅浓度在 $10 \sim 25\mu g/dl$（可能更低）可以造成高血压和心血管死亡率增加，并可导致年龄相关的认知功能下降。

（2）血铅水平为 $25 \sim 60\mu g/dl$ 可能与头痛、急躁易怒、注意力集中、反应时间减慢及其他神经功能失调有关。可能导致贫血、运动神经传导的亚临床减慢。

（3）血铅水平为 $60 \sim 80\mu g/dl$ 可能与胃肠道症状和亚临床肾功能毒性有关。

（4）血铅液浓度超过 $80\mu g/dl$，可能会出现严重的显性中毒，包括腹痛（铅绞痛）和肾病。血铅浓度达到 $100\mu g/dl$ 时，可能会产生脑病和神经病变。

2.血液中铅浓度 $>35\mu g/dl$ 时，由于铅对血红素合成的抑制作用，游离红细胞原卟啉（FEP）或锌原卟啉（ZPP）升高。因为只有形成过程中或不成熟的红细胞会受到影响，所以 FEP 和 ZPP 的峰值通常滞后铅暴露几周。在正常 FEP 或 ZPP 水平下，高血铅提示是由于近期的铅暴露导致的。原卟啉升高对铅没有特异性指示作用，铁缺乏时也可能导致其水平升高。低水平的铅暴露不会导致 FEP 或 ZPP 异常（血铅 $<30\mu g/dl$）。

3.尿铅排泄量增加和减少速度较血铅变化更明显。美国疾病控制与预防中心"第四年度人类接触环境化学品报告"（http：//www.cdc.gov/ExelureRePoT）指出，6 岁及以上受试者的几何平均尿铅浓度为 $0.360\mu g/dl$。一般人群的基线尿铅排泄量小于 $3\mu g/d$。每一个被确诊为铅负荷过量的儿童都要进行 6h 或 24h 尿排铅检测。螯合铅主要反映软组织中的铅，在大多数情况下与血铅具有较高的相关性。

4.非侵入性的体内 X 线荧光测量骨骼中铅的含量，这是一项主要在环境研究中可用的测试，可以提供长期累积铅暴露和全身铅负荷的最佳指标。

5.其他检测。支持铅中毒诊断的非特异性实验室检查包括贫血（正常红细胞或小红细胞）和嗜碱性点彩红细胞，这是有用但不敏感的线索。急性高剂量铅暴露有时会导致短暂性氮质血症（尿素氮和血清肌酐升高）和血清转氨酶轻至中度升高。

近期摄入的铅油漆、釉料、芯片或固体铅物体可以通过腹部 X 线观察到。脑部 CT 或 MRI 常显示铅性脑病患者脑水肿。因为缺铁会增加铅吸收，所以应评估血液中铁的水平。

（五）治疗

1.应急及支持性治疗措施

（1）如果发生癫痫发作和昏迷需要治疗。为避免过度脱水，要提供足够的液体以维持尿量［最好为 $1 \sim 2ml/（kg \cdot h）$］，但这可能加重脑水肿。避免使用吩噻嗪类药物，因为它们可以降低癫痫发作阈值。

（2）颅内压增高的患者使用皮质激素（如地塞米松 10mg 静脉注射）和甘露醇（$0.25 \sim 1g/kg$ $20\% \sim 25\%$ 溶液静脉注射）或高渗盐水。以 $PaCO_2$ $30 \sim 35mmHg$ 为目标的插管和短期强化治疗也可能有助于治疗。

2.特效药和解毒剂 用螯合剂降低血铅浓度并增加尿铅排泄。虽然螯合剂处理与缓解症状和降低死亡率有关，但缺乏有效性的临床试验验证，治疗结果在很大程度上基于经验性治疗。

（1）脑病：静脉注射 EDTA 钙。一些临床医师开始治疗时先用单一剂量的 BAL，4h 后联合使用 EDTA 钙和 BAL 进行治疗。

（2）无脑病症状：口服琥珀酸盐（DMSA）或肠外钙 EDTA 治疗。如果患者患有严重的胃肠道毒性症状（如铅绞痛）或血铅浓度极度升高（如 $>150\mu g/dl$），则将 EDTA 作为初始治疗药物。二巯丙磺钠可被认为是 DMSA 的替代物。

（3）血铅水平升高的无症状儿童：疾病预防控制中心要求对血铅水平 $>45\mu g/dl$ 的儿童进行治疗。可以口服琥珀酸盐（DMSA）。已有的随机、双盲、安慰剂对照的临床试验结果表明，DMSA 对于血铅浓度为 $25 \sim 44\mu g/dl$ 的儿童没有临床获益。

（4）无症状的成人：通常的治疗方法是消除铅暴露来源。如果患者血铅水平显著升高（如 $>80 \sim 100\mu g/dl$）考虑口服琥珀酸盐（DMSA）。

（5）虽然 D-青霉胺是一种替代口服治疗，但它可能导致较多的副作用并具有轻度利尿作用。

（6）螯合过程中的血铅浓度监测：在螯合剂治疗前先获得给药前血铅浓度，并在螯合后 $24 \sim 48h$ 重新进行血铅浓度检测，以确认血铅含量是否下降。螯合剂给药后 1d 和给药后 $7 \sim 21d$ 需重新进行血铅浓度检测，以评估血铅水平的反弹是由于骨骼中沉积的铅还是由于再次暴露于铅污染所致。

3.清除未被吸收的毒物

（1）急性摄入：因为即使是小的物品（如油漆芯片或含铅釉的物体）也可能含有几十到几百毫克的铅，所以在几乎任何含铅物质的急性摄入后都需要进行肠道清除。

1）使用活性炭（功效未知）。

2）如果初治后腹部 X 线检查仍可见含铅材料，则考虑全肠冲洗。

3）考虑内镜或外科手术切除胃肠道潴留的铅异物。

（2）滑膜间隙或充满液体间隙内或附近的含铅弹丸、弹片或子弹应尽可能通过手术去除，尤其是在有系统性铅吸收证据的情况下。

4.增强消除 透析、血液灌流或反复使用活性炭吸附不能起到去除铅的作用。然而，有研究表明在患有慢性肾衰竭的无尿患者中，250ml 生理盐水中加入 1g EDTA 钙输注超过 1h，随后立即采用血液滤过或高通量血液透析（如使用 F160 膜）可能增加铅消除率。

5.其他要求的措施 将患者从接触源中隔离，并制订控制措施，避免再次接触导致的反复中毒。其他可能被暴露的人（如同事、兄弟姐妹或幼儿的玩伴）应及时进行血铅水平检测和评估。

（1）婴幼儿：疾病预防控制中心不再建议对低收入者或健康儿童进行普遍的血铅筛查，而是敦促地方官员针对血铅水平升高的高危特定地区的儿童进行筛查。在2012年，CDC同意咨询委员会的建议，用NHANES产生的1～5岁儿童血铅水平的97.5%（目前5μg/dl）用来确定儿童血铅水平升高。建议对血铅水平处于或高于参考值的儿童进行暴露评估和随访监测。

（2）职业暴露成人

1）联邦OSHA为接触铅的工人提供定期血铅监测和医疗监视的具体指导方针（www.osha-slc.gov/OshStd toc/OSHA Std toc 1910.html）。在一般工业标准下，如果一个人的血铅水平超过60μg/dl，或者3个人的水平平均值超过50μg/dl，工人就必须被禁止进去该污染区域。在建筑工人中，如果单人血铅水平超过50μg/dl，则需要拆除污染物，直到血铅水平低于40μg/dl且任何临床表现的毒性消除时工作人员才能恢复工作。禁止使用预防性螯合剂药物。OSHA标准规定，工人因血液铅含量升高而离开工作岗位，要保留全薪和福利。

2）早期总结的OSHA标准中的医学去除参数是在20世纪70年代末建立的，基于目前的背景血铅水平和最近对低水平暴露危害的关注，这些参数已过时。该标准明确授权医师在低血铅水平下进行医疗处理。对于雇主来说，保持工人的血铅水平低于20μg/dl，甚至低于10μg/dl是可行的。加利福尼亚和其他一些国家OSHA项目正在计划制订和实施比联邦OSHA颁布的更具保护性的职业铅标准。根据EPA条例，在2010年生效，承包商进行装修、修复和油漆工程，儿童护理设施和1978年前建成的学校的铅涂料必须得到认证，并必须遵循具体的工作实践，以防止铅污染。

3）CDC建议，对血铅浓度为5μg/dl或更高的孕妇需要进行减少暴露、营养支持和随访测试，当孕妇血铅浓度为10μg/dl或更高时应离开职业导致的铅环境暴露。指南文件可在http://www.cdc.gov/ nceh/lead/publication/lead and pregnacy2010.pdf中查到。

九十二、狮子鱼和其他鲉科

鲉科是海水鱼，大多生活在海水深部，以它们善于伪装自己隐藏在环境中的能力而闻名。鲉科有30个属，约300个种，其中携带30种对人类有害的毒素。虽然它们一度被认为是商业捕鱼中导致职业危害的一个因素，但潜水员和家庭水族馆增加了与这些鱼类的接触，增加了中毒频率。此外，由于水温的变化和外来物种的引进，以前不存在该鱼种的水生环境中现在也可以找到一些这种鱼类，例如最近报道墨西哥湾有狮子鱼的生存及扩散。

（一）毒性机制

通常在处理、踩踏鱼或当水族管的人将手伸进水箱时会导致中毒。鱼会竖起与毒腺相连的背鳍、肛门和胸鳍刺伤受害者，导致毒的释放（通常是脊椎的皮损鞘进入伤口）。所有这些生物的毒液都是热不稳定的混合物。

（二）中毒剂量

任何毒刺中的毒液剂量是不固定的。毒性严重程度是由毒腺与棘种间差异决定的。

1.Synanceja（澳大利亚石鱼）　有短而有力的棘，毒腺位于尖端附近，因此，可以输送大剂量的毒液，并可导致严重的中毒。

2.Pterois（狮子鱼，火鸡鱼）　有细长的刺，脊椎底部附近的毒腺发育不良，因此通常只能输送小剂量的毒液。

（三）临床表现

毒刺通常会立即产生尖锐、剧烈、痛苦的疼痛。在未治疗的病例中，疼痛强度在60～90min达到高峰，疼痛可能持续1～2d。

1.全身性中毒　主要与石鱼中毒有关，包括低血压、心动过速、心律失常、心肌缺血、晕厥、发汗、恶心、呕吐、腹部痉挛、呼吸困难、肺水肿、发绀、头痛、肌无力和痉挛等。

2.局部组织效应　包括红斑、瘀斑和肿胀。如果受伤部位仍残留有部分鞘则可能会发生感染。据报道，患肢可能有过度肥大、麻醉或感觉异常，并有持续性神经病变。

（四）诊断

通常基于与有毒生物的接触史，而中毒严重程度通常是可以通过各种明显的表型来判断的。

1.特定水平　没有特定的毒素水平。

2.其他有用的实验室检查　严重中毒检查包括电解质、葡萄糖、尿素氮、肌酐、肌酸激酶（CK）、尿分析、心电图监测、胸部X线片。刺伤部位的软组织X线片有时可能显示保留的皮肤鞘或其他异物，但不应代替直接探查伤口。

（五）治疗

1.应急及支持性治疗措施

（1）严重石鱼中毒

1）如果需要，保持气道开放并辅助通气，补充氧气。

2）出现低血压和心律失常需进行治疗。

（2）一般伤口护理

1）仔细清洁伤口，取出任何可见的表皮鞘。监测伤口出现的感染。

2）必要时给予破伤风预防。

2.特效药和解毒剂　立即将四肢浸泡在热水中（45℃）30～60min。在几分钟内可迅速缓解疼痛。对于石鱼病毒，区域毒物控制中心可以找到特定的抗毒素血清，但是大多数病例可以通过热水浸泡和支持性症状护理来成功处理。

3.药物去除　没有可适用的方法。

4.增强消除　这些方法没有任何作用。

九十三、锂

锂被用于治疗双相抑郁症和其他精神障碍，偶尔会用于增加白细胞减少症患者的白细胞计数。严重毒性常见于肾损害患者过量用药。与之相反，急性过量用药一般不那么严重。

（一）毒性机制

1.锂是一种天然存在的碱金属和一种单价阳离子，它进入细胞并替代钠或钾。锂的治疗和毒性作用机制尚不完全清楚。锂有与镁相似的大小，可与镁竞争几个关键酶的辅因子。细胞内信号转导通路中的特异性酶受到抑制。较新的研究表明，镁可以参与5-羟色胺系统与多巴胺能系统的代谢。锂也能稳定细胞膜。过高的锂水平会抑制神经兴奋和突触传递。

2.药代动力学。锂在 6 ~ 8h 完全吸收。初始表现分布容积（V_d）约为0.5L/kg，缓慢进入组织后，最终 V_d 为 0.7 ~ 1.4L/kg。锂进入大脑的过程是缓慢的，这也是急性过量服药后的峰值血容量和中枢神经系统效应之间延迟的原因。锂几乎完全由肾脏进行消除，半衰期为 14 ~ 30h。甲状腺素可以增强肾小管重吸收，因此甲状腺功能亢进患者的锂水平可能会增加。

（二）中毒剂量

锂的常规日剂量范围为300 ~ 2400mg（8 ~ 64mmol/d），血清锂治疗水平为0.6 ~ 1.2mmol/d。锂的毒性取决于过量用药是否是急性转慢性中毒或慢性中毒。

1.急性摄入　1mmol/kg（40mg/kg）摄入量在组织平衡后约产生1.2mmol/L血液浓度。成人摄入超过 20 ~ 30 片可能会导致潜在的严重毒性。

2.急性中毒转慢性中毒　发生在患者定期服用锂时，急性过量摄入。因为患者的组织已经被锂饱和，所以相比在不经常使用锂的患者中，毒性比急性过量可能更严重。

3.慢性中毒　可能发生在治疗剂量的患者中。锂通过肾脏排出，与钠的代谢途径相同；任何引起脱水、钠耗尽或过量钠重吸收的状态都可能导致锂的再吸收、积累和中毒。引起锂潴留的常见状态包括急性胃肠炎、利尿剂使用（特别是噻嗪类）、使用非甾体抗炎药或血管紧张素转换酶（ACE）抑制剂和锂引起的肾性尿崩症。

（三）临床表现

毒性的严重程度与锂暴露的持续时间和摄入的量成正比。轻至中度中毒可导致嗜睡、肌无力、言语迟钝、共济失调、震颤和肌阵挛性抽搐。可以观察到锥体外系效应。严重中毒可导致躁动谵妄、昏迷、抽搐和高热。中毒的恢复通常非常缓慢，中毒时间可以达几天到几周，在此期间，会给患者带来困扰。小概率可能会发生小脑和认知功能障碍，但是会导致持久的、不可逆的锂效应神经毒性综合征。与Jakob-Creutzfeldt 病相似的快速进行性痴呆病例已经发生并且症状通常是可逆的。

当患者同时服用另一种5-羟色胺药物时，可能发生5-羟色胺综合征。心电图通常显示T波扁平或倒置和侧导联的ST段被压低，较少发生心动过缓、窦房结阻滞、完全性心脏传导阻滞和Brugada模式。白细胞计数常升高 [（15 ~ 20）$\times 10^9$/L]。

1.急性摄入。最初可能引起轻微的恶心和呕吐，但中毒的全身症状是最小的，通常延迟数小时发作，而锂可能会分布到组织中，特别是神经系统。最初的高血清水平可下降50% ~ 70%甚至更多。一般来说，这种摄入不太严重，并且耐受性良好。

2.由于锂在组织中的副作用，急性转慢性摄入可能后果更严重。

3.慢性中毒患者通常在入院时已经有全身表现，毒性较严重时，锂水平也可能仅略高于治疗水平。慢性中毒患者尿素氮和肌酐水平显著升高，并且可能导致脱水或肾功能不全。

4.肾源性尿崩症是公认的慢性锂治疗并发症，并可能导致脱水和高钠血症。

5.锂的其他影响还包括甲状旁腺功能亢进（伴有高钙血症）、甲状腺功能减退。

（四）诊断

任何已知精神病史的患者都有发生锂中毒的可能，表现为精神状态不佳、共济失调或颤抖。

1.特定水平　诊断由锂水平升高来支持。

（1）大多数医院临床实验室都可以进行血清锂的检测。然而，血清锂水平不是一个准确的毒性预测指标。

1）急性转慢性中毒和慢性中毒时，毒性可能与略高于治疗范围的水平有关。

2）相比之下，急性摄入后早期的峰值水平高达9.3mmol/L，在最终组织分布之前，没有测量到中毒的迹象。

注：在绿色顶管（肝素锂）中获得的标本将由于管本身含有的锂含量而显著地虚假升高血清锂水平。

（2）一例报道指出，脑脊液锂水平高于 0.4mmol/L 与 CNS 毒性相关。然而，CSF 锂水平一般不与毒性相关，并且在临床上没有用途。

2.其他有用的实验室检查　包括电解质（阴离子间隙可能因氯化物或碳酸氢盐升高而变窄）、钙、葡萄糖、尿素氮、肌酐、甲状腺功能测试和ECG监测。

（五）治疗

1.应急及支持性治疗措施

（1）如果需要，保持气道开放并辅助通气。补充氧气。

（2）治疗昏迷、癫痫发作、发热。

（3）在脱水患者中，静脉注射晶体液补充治疗。初始治疗应包括用1 ~ 2L的生理盐水扩容（儿童：10 ~ 20ml/kg）。一旦液体补充完成，给予低渗（如半量生理盐水）的解决方案，因为持续给予生理盐水易导致高钠血症，特别是在锂引起的肾性尿崩症患者中。

2.特效药和解毒剂 没有特定的解毒剂。噻嗪类药物和吲哚美辛已被用于治疗肾性尿崩症；阿米洛利也可能有效。

3.清除未被吸收的毒物 措施适用于急性发作和急性转慢性中毒，而非慢性中毒。

（1）活性炭不吸附锂，但如果怀疑有其他药物摄入，可能有效。

（2）全肠冲洗可增强肠道去污，特别是在涉及缓释制剂的情况下。

（3）口服聚磺苯乙烯钠散（SPS，Kayexalate）已被提倡用于减少锂的吸收，但缺乏安全性和有效性。给予这种治疗的患者必须密切监测血清钾水平。

4.增强消除 锂仅由肾脏排出。清除率约为肾小球滤过率的25%，并随着钠耗尽或脱水减少。

（1）血液透析（HD）：有效清除锂，并为癫痫、严重精神异常状态的中毒患者或不能自动排出锂的患者（即无肾或无尿患者）使用。重复和延长的HD可能是必需的，因为锂从中枢神经系统缓慢排出。随着组织再分配，血清锂水平可能回升。HD后应监测血清锂水平和症状。锂的血清水平存在不一致性，在这一点上必须启动HD用于锂毒性。开始使用HD取决于患者的症状、锂暴露的持续时间，以及肾功能去除血清锂水平。

（2）连续静脉-静脉血液滤过（CVVHDF）已被证明在一些患者中可有效去除锂。经CVVHDF清除的容量为28～62ml/min，而正常肾清除率为20～25ml/min（在HD中锂的清除量为60～170ml/min）。CVVHDF优于HD在于其在许多重症监护病房中的广泛可用性，降低了血流动力学不稳定患者的风险。在透析过程中，由于组织和血管间隔之间的平衡，锂浓度透析后没有反弹。

（3）强迫利尿：与正常水化相比，强迫性利尿仅略微增加锂的排泄量，不推荐使用。然而，正常排尿量可使尿锂清除率达到25～30ml/min。

（4）口服聚磺苯乙烯钠散（SPS，Kayexalate）可增强锂在动物模型中的消除，在一项人类慢性中毒的回顾性研究中，半衰期减少了近50%。在接受SPS的患者中观察到轻度低钾血症。

（5）血液灌流和重复剂量的活性炭无效。

九十四、复方地芬诺酯片及其他止泻药

复方地芬诺酯片是一种含二苯氧基化物和阿托品的复方产品，通常被用于腹泻的对症治疗。儿童尤其对小剂量的复方地芬诺酯片敏感，并可能在意外摄入后产生迟发性中毒。莫托芬是一种类似的药物，含有地芬辛和阿托品。洛哌丁胺是一种具有相似药用的非处方药。

（一）毒性机制

1.地芬诺酯是哌替啶的阿片类似物。代谢为地芬辛

（二苯氧基酸），其止泻活性是地芬诺酯的5倍。两种药物过量，都有阿片类药物效应。

2.阿托品是一种抗胆碱能药物，可能导致嗜睡和昏迷。它也减缓药物吸收，并可能延迟症状的发作。

3.洛哌丁胺是一种合成的哌啶衍生物，其结构类似于二苯氧基化物和氟哌啶醇。过量用药可产生阿片样毒性。

4.药代动力学见表2-64。复方地芬诺酯的吸收和峰效应可能在剂量过多时减慢，导致迟发性呼吸暂停，尤其是儿童。

（二）中毒剂量

1.复方地芬诺酯 由于药物疗效和治疗的快速性，个体剂量的差异很难预测。致死剂量是未知的，但据报道，儿童在服用不到5片后死亡。

2.洛哌丁胺 ＜0.4mg/kg的单一急性摄入，不太可能在1岁以上儿童中造成严重毒性。据报道，1岁以下儿童服用0.6～3mg/d后出现腹胀、麻痹性肠梗阻、死亡。

（三）临床表现

1.急性摄入。取决于个体和摄入的时间，主要表现为抗胆碱能或阿片类药物中毒。

（1）阿托品中毒可能发生在阿片类药物作用之前、期间或之后。抗胆碱能作用包括嗜睡或躁动、面部潮红、黏膜干燥、瞳孔散大、肠梗阻、高热和心动过速。

（2）阿片类药物中毒会产生小瞳孔、昏迷和呼吸停止，并且这些效应的发作往往在摄入后数小时延迟发生。

（3）所有止泻药都可能引起呕吐、腹胀和粘连性肠梗阻。

2.长期、大剂量滥用洛哌丁胺与QT间期延长和危及生命的室性心律失常（尖端扭转型室性心动过速）有关。洛哌丁胺停药后心律失常会消失。

（四）诊断

基于抗胆碱能或阿片类药物中毒的病史和体征。

1.特定水平 无具体的血清水平要求。

2.其他有用的实验室检查 包括电解质、血糖和动脉血气（如果怀疑呼吸功能不全）。

（五）治疗

1.应急及支持性治疗措施

（1）必要时保持气道开放并辅助通气。

（2）如发生昏迷和低血压需进行治疗。

（3）由于有呼吸骤停的危险，在ICU中观察所有服用复方地芬诺酯或莫托芬的儿童18～24h。对于服用极大量洛哌丁胺的患者应采取类似的预防措施。

2.特效药和解毒剂

（1）纳洛酮：患者昏睡、呼吸暂停或昏迷时，给予1～2mg静脉注射。可能需要重复剂量的纳洛酮，因为其持续时间（≤1～2h）短于这些产品中的阿片类

药物。

（2）没有证据表明毒扁豆碱对这种药物过量有益，虽然它可以逆转抗胆碱能中毒的迹象。

3.清除未被吸收的毒物　如果条件合适，口服活性炭。如果能迅速给予活性炭，则在小至中度摄入后不必洗胃。

4.增强消除　这些程序没有任何作用。

九十五、麦角酸酰二乙胺（LSD）及其他致幻剂

在自我服用了改变思维的物质后寻求医疗护理的患者可能使用过此类化合物。在本书的其他章节（如安非他明、可卡因、大麻、苯环利定和氯胺酮和甲苯）讨论过这类药物。本章讨论的许多药物是致幻剂，可增强感觉和促进幻觉（如LSD、DMMA）。另一些则主要有抑交感神经的特征，幻觉是整体感觉的一小部分（如卡尼酮、PMA）。一些已经广泛用于人体试验及临床，以促进心理治疗。尽管传统迷幻药，如LSD的使用在过去几十年中有所下降，但从新化合物如2C-NBOMe系列和合成卡提酮中发现了迷幻药使用新前景。表2-35列出了一些常见和罕见的致幻剂。

（一）毒性机制

尽管许多理论和目前的研究指出幻觉的生化机制尚不清楚。LSD的致幻机制被认为是由$5-HT_2$受体激活介导的，许多药物被认为能改变脑中5-羟色胺和多巴胺的活性。中枢和外周交感神经刺激可能会导致一些副作用，如焦虑、紧张、精神病、瞳孔扩大、心动过速和高热。一些药物（如MDMA）具有直接神经毒性。

（二）中毒剂量

毒性剂量变化范围广，取决于药剂和环境（表2-35）。LSD是一种高度有效的致幻剂。一般来说，内在作用似乎与剂量不相关，因此，增加剂量不会增强所需的效果。同样，偏执或恐慌发作可能发生在任何剂量，并取决于周围环境和患者当前的情绪状态。相反，幻觉、视觉错觉和交感神经副作用与剂量有关，毒性剂量可能仅略大于娱乐剂量。在接受娱乐性剂量的MDMA人类志愿者中，消除是非线性的，这意味着剂量的小幅增大可能增加毒性发生风险。

（三）临床表现

1.轻至中度中毒

（1）一个经历惊恐反应或"糟糕事件"的人是有意识、有目标的，但却感到焦虑和恐惧，可能表现出偏执或古怪，患者可能流泪、好斗或自杀。延迟的"倒叙"可能发生在急性效应消失后，通常由使用另一种改变思维的药物而产生的。

（2）与剂量相关的交感神经副作用可能表现为高热、心动过速、高血压、散瞳（扩张瞳孔）、炎症、磨牙、注意力短暂、震颤和反射亢进。

2.危及生命的毒性

（1）强烈的交感神经刺激可引起癫痫发作、严重的高热、高血压、颅内出血和心律失常。体温过高的患者通常会出现炎症、不安或发抖、发汗和反射亢进等症状。未经治疗，高热可导致低张力、凝血病、横纹肌溶解症、肝和其他器官衰竭。高热与LSD、甲二氧基苯异丙胺（MDA）、NMDA和对甲氧基苯丙胺（PMA）相关。

（2）使用MDMA后出现严重低钠血症，可能是由于过量饮水、过度出汗（如舞蹈）和抗利尿激素分泌紊乱所致。

（3）使用2,5-二甲氧基-4-溴苯丙胺（DOB）可导致麦角样血管痉挛、循环功能不全和坏疽。

（四）诊断

基于使用的历史和存在的症状，或对内部刺激的反应。高热的诊断需要使用精确测量核心温度的温度计（如直肠探头）。

1.特定水平　血清药物水平既不是广泛可用的，也不是临床上有用的应急管理。安非他明衍生物（如DOB、STP、MDA、MDMA）与许多可用的苯丙胺类药物产生交叉反应。然而，LSD和表2-35中列出的其他非苯丙胺迷幻剂在常规毒理学筛选中未被鉴定。最近，一些LSD筛查免疫分析方法已经可用，尽管假阳性和假阴性结果以及检测窗口较短（4～12h），只是使用有限。

2.其他有用的实验室检查　包括电解质、葡萄糖、尿素氮和肌酐。在高热患者中，获得凝血酶原时间、肝转移酶、肌酸激酶和尿液隐血分析（肌红蛋白尿）。

（五）治疗

1.对有"糟糕事件"或恐慌反应的患者，在安静的环境中为其提供温和的安抚和放松。

（1）使用苯二氮䓬类药物，如咪达唑仑、劳拉西泮或地西泮治疗躁动或严重的焦虑状态。尽管降低癫痫发作阈值的理论风险较小，丁基苯醌类药物如氟哌啶醇是有用的。

（2）治疗癫痫发作、高热、横纹肌溶解症、高血压、心律失常。

2.特效药和解毒剂。没有具体的解毒剂。镇静剂量的苯二氮䓬类药物如地西泮（2～10mg）可缓解焦虑，催眠剂量（10～20mg）可在"旅途"期间诱导睡眠。

3.清除未被吸收的毒物。这些药物大部分是口服小剂量的，去污程序相对无效，很可能导致心理痛苦。仅在最近（30～60min）的大量摄入后才考虑使用活性炭或洗胃。

4.增强消除。这些方法没有效果。虽然尿酸化可能会增加一些药物的尿浓度，但它并不能显著促进全身清除，并可能加重肌红蛋白尿性肾衰竭。

九十六、镁

镁（Mg）是一种二价阳离子，是各种细胞内活性所必需的，是执行神经肌肉功能的基本离子。口服麦芽

表2-35　致幻剂

通用名称（S）	化学名称	分类[a]	评论
布福特尼宁	5-羟基-N, N-二甲基色胺	N, T	来自蟾蜍（科罗拉多河蟾蜍）的皮肤和分泌物，也可能含有强心苷
DMT	N, N-二甲基色胺	N, S, T	烟熏，喷洒，注射或摄取与MAOIS（骆驼蓬碱）在死藤水中联合使用
DOB	2,5-二甲氧基-4-溴苯丙胺	S, A[b]	发病时间长（可达3h），可长达24h。强健麦角样血管收缩可导致缺血、坏疽
DOM，STP（"Serenity, Tranquility, Peace"）	2,5-二甲氧基-4-甲基苯丙胺	S, P	强效拟交感神经
哈马林	4-9-二氢-7-甲氧基-1-甲基-3-吡啶并-（3，4）-吲哚	N, M	南美的宗教和文化饮料称为雅格或死藤水（连同DMT）。防止代谢和增强DMT在死藤水中的作用。拟交感神经效应
LSD，"酸"	麦角酸二乙酰胺	S, E	潜在致幻剂，各片剂的平均剂量为50～150µg，效果可长达12h
MBOB	N-甲基-1-（1,3-苯并二氧基-5-基）-2-丁胺	S, A[b]	几乎是纯幻觉，没有幻觉症或拟交感神经刺激
MDA	3,4-亚甲基二氧苯丙胺	S, A[b]	强效拟交感神经。报道了一些高温死亡病例。MDMA类似物和代谢物。有时在"摇头丸"中发现
MDEA，MDEA，"EVE"	3,4-亚甲基二氧基-N-乙基胺	S, A[b]	模拟MDMA，但据报道不太明显的病原体。有时在"摇头丸"中发现
MDMA，摇头丸、"莫莉""亚当"	3,4-亚甲基二氧基甲基苯丙胺	S, A[b]	拟交感神经：高热、癫痫、脑出血和心律失常；低钠血症。与人际关系亲密、情感意识、欣快相关
MDPV，"Energy 1" "Ivory wave"	3,4-亚甲基二氧焦戊酮	S, C	兴奋剂作为"浴盐"或"研究用化学品"出售，但真正用于摄取或吸入
美孚酮、"泡泡" "M-cat" "Meow-Meow"	4-甲基甲乙酮	S, C	兴奋剂作为"浴盐"或"研究用化学品"出售，但真正用于摄取或吸入
麦斯卡林	3,4-5-三甲氧基苯乙胺	N, S, P	来自仙人掌。一些土著美国人在宗教仪式中使用的。胃肠道疼痛常见
甲基酮	3,4-亚甲基二氧甲基卡西酮	S, C	兴奋剂作为"浴盐"或"研究用化学品"出售，但真正用于摄取或吸入
牵牛花，Ipopmoea violacea	D-麦角酰胺（LSA）	N, E	种子中含有LSA，与LSD密切相关
肉豆蔻素	甲氧黄樟素	N, A	抗胆碱能表现为心动过速、激动。肉豆蔻的毒性剂量为1～3粒。必须碾碎或压碎才能释放出强力油
NBOM系列（2C-i-NBOMe, 2C-C-NBOMe, 2C-B-NBOMe），"Smiles"	4-X,2, 5-二甲氧基-N-（2-甲氧基苄基）苯乙胺 X=碘、氯、溴	S, P	在低剂量时极为活跃，并在类似于吸墨纸上出售，因此经常被误认为LSD
PMA，"死亡博士"	p-对甲氧基苯丙胺	S, A	在一些药丸中作为MTMA出售的掺假物质；非常有效的拟交感神经。过量服药，导致高发病率和高死亡率
裸头草碱	4-磷氧基-N-N-二甲基色胺	N, T	来自裸菇和其他蘑菇。稳定的化合物，保留在干蘑菇和煮沸提取物中。有些茎杆在处理后会变成蓝色
鼠尾草	沙门氏菌素A	N	原产于墨西哥南部的软叶植物。咀嚼或熏制，短时间持续15～40min
2C-B	4-溴-2-5-二甲氧基苯乙胺	S, P	最流行于2C组的一系列化合物中
5-MeO-DIPT，"Foxy Methoxy"	N,N-二异丙基-5-甲氧基色胺	S, T	一些刺激作用。胃肠道疼痛

[a] N.天然来源；T.色氨酸；S.合成；P.苯乙胺；M.单胺氧化酶抑制剂；E.麦角样物质；C.卡西酮；A.苯丙胺。

[b] 虽然在许多来源被归类为苯乙胺，但化学结构实际上是苯丙胺。

糖盐广泛用于非处方抗酸剂（如 Maalox 和 Mylanta）和泻药（镁、柠檬酸镁和硫酸盐牛奶）。静脉注射硫酸镁用于治疗妊娠毒血症、多形性室性心动过速、顽固性室性心律失常和严重支气管痉挛。

（一）毒性机制

1.镁的毒性作用　主要涉及心血管、骨骼肌和中枢神经系统。

（1）心血管效应：包括由于钾离子通道和钙离子

通道的影响而改变的自动性和传导；通过改变细胞内钙流动性降低心肌收缩力；通过减少细胞内钙离子使血管平滑肌舒张，并通过抑制钙介导的胞吐作用而释放儿茶酚胺。

（2）骨骼肌效应：可能是通过拮抗钙渗透通道、钙结合蛋白和钙介导的乙酰胆碱释放来介导。

（3）中枢神经系统的毒性作用尚不明确，但涉及NDMA和GABA$_A$受体的刺激，增加降钙素基因相关肽，并且可能抑制氧化亚氮和P物质的产生。

2.药代动力学　成人镁的含量约为24g。因为镁主要存在于骨骼、肌肉和细胞内的液体中，血清水平可能不能准确地代表身体镁的储备。镁转运通道位于回肠和结肠，并占大多数饮食吸收。口服盐的生物利用度为20%～40%，这取决于盐的形式。虽然以二室药代动力学为最佳模型，平均分布容积约为0.5L/kg，而消除半衰期在健康者体内平均为4～5h。镁主要由肾脏排出，当肌酐清除率<30ml/min时，可发生清除障碍。

（二）中毒剂量

成人推荐的每日镁摄入量为320～420mg/d。虽然大多数急性或长期过度暴露不导致高镁血症，但已有静脉注射过量、灌肠或大剂量口服过量导致中毒的报道。在肾功能不全患者和神经肌肉功能受损患者（重症肌无力或用神经肌肉阻断药物治疗）中观察到标准剂量后的毒性。

1.常用的抗酸剂（Maalox、Mylanta和其他）含有12.5～37.5mmol/15ml（1汤匙），氧化镁乳含有约40mmol/ 15ml，硫酸镁（Epsom盐和静脉注射制剂）中含有8mmol/g。

2.摄入200g硫酸镁导致有正常肾功能的年轻女性昏迷。使用泻盐灌肠后，已有儿童死亡的报道。

（三）临床表现

口服镁会引起腹泻，通常发生在3h内。重复或过量服用含镁的泻药会导致严重液体和电解质异常。中度毒性可引起恶心、呕吐、肌无力和皮肤潮红。较高的左室射血分数可导致心脏传导异常（心动过缓、QT间期延长和心室传导延迟导致心脏传导阻滞）、低血压、严重肌无力和嗜睡。非常高的水平会导致昏迷、呼吸停止和心搏停止（表2-36）。

（四）诊断

对于表现有低张力、低血压和中枢神经系统抑郁症的患者，应怀疑诊断，尤其是有使用含镁抗酸剂或泻药或肾功能不全的病史。

1.特定水平　可快速测定血清总镁浓度。总镁的正常范围为1.7～2.4mg/dl（0.7～1mmol/L或1.5～2mmol/L）。治疗妊娠毒血症（子痫）的总镁水平为5～7.4mg/dl（2～3mmol/L或4～6mmol/L）。电离水平与总镁水平相关，不需要评估过量，也没有被广泛使用。

2.其他有用的实验室检查　包括电解质、钙、尿素氮、肌酐、血清渗透压和渗透压间隙（镁可能升高渗透

表2-36　镁中毒

镁（mg/dl）	镁（mEq/L）	镁（mmol/L）	可能的临床效应
1.7～2.4	1.5～2	0.7～1.0	正常血镁范围
>3.5	>3	>1.5	恶心、呕吐、虚弱、皮肤冲洗
>6	>5	>2.5	ECG改变：PR、QRS、QT间期延长
8～12	7～10	3.5～5	低血压，深部肌腱反射丧失，镇静
>12	>10	>5	肌肉麻痹、呼吸停止、低血压、心律失常
>17	>14	>7	呼吸停止或心搏停止死亡

压间隙）、钙、动脉血气（如果怀疑呼吸抑制）和ECG。

（五）治疗

1.应急及支持性治疗措施

（1）必要时保持气道开放并辅助通气。

（2）补偿液体损失，纠正由泻药引起的电解质异常。

（3）用静脉补液和血管升压药治疗低血压。

2.特效药和解毒剂　没有具体的解毒剂。然而，静脉注射钙可暂时缓解呼吸抑制、低血压和心律失常。

3.清除未被吸收的毒物　活性炭是无效的。考虑使用鼻胃管排空摄入。不要导泻。

4.增强消除

（1）血液透析快速清除镁，是尿路梗阻患者唯一的清除途径。连续性肾脏替代治疗（CRRT）尚未评估镁过量的指标。

（2）血液灌流和重复剂量的活性炭无效。

（3）用呋塞米和生理盐水强制利尿可促进镁的消除，但没有足够的人体数据来推荐这种治疗方案。

九十七、锰

虽然锰（Mn）是必需微量营养素，但中毒是由慢性过度暴露引起的。无机锰暴露源包括采矿、金属加工、冶炼、铸造和焊接。有机锰杀菌剂（Mancb和Mancozeb）与慢性神经系统毒性之间存在着潜在联系。一种有机锰汽油添加剂——甲基环戊二烯基锰三羰基（MMT）在美国与其他地方被广泛使用。无机锰的肠外暴露可通过注射掺杂高锰酸钾的药物、锰的全肠外营养，以及锰释放药物锰福地吡的给药而发生。

（一）毒性机制

1.慢性毒性的确切机制尚不清楚。中枢神经系统是靶器官，特别是基底神经节内的区域。

2.人体内的药代动力学数据是有限的。锰可以很好地被吸收，金属无机锰从成人胃肠道吸收不良，婴儿和缺铁患者相对生物利用度增加。表现分布容积约为1L/kg，外周分布广泛，包括肝和肾。主要通过胆汁排泄，骨是

长期储存的主要部位（估计人类的半衰期是8.5年）。

（二）中毒剂量

1.暴露的主要途径是吸入，但有证据表明，通过嗅觉系统对中枢神经系统的吸收可能在中枢神经系统毒性中发挥作用。摄入高锰酸钾会引起全身毒性，MMT可以通过皮肤被吸收。

2.工作场所暴露限值。对于无机锰，联邦OSHA工作场所限值［允许暴露极限上限（PEL-C）］为5mg/m³；卡利福尼亚OSHA PEL-C为0.2mg/m³（可呼吸分数），ACGIH修订COME工作场所暴露限值［阈限值-8h-加权平均值（TLV-TWA）］在0.02mg/m³（可呼吸分数）以下。对于MMT，联邦OSHA PEL-C为5mg/m³，ACGIH TLV-TWA是0.2mg/m³（皮肤）。立即被认为对生命或健康有害的锰的NIOSH空气水平是500mg/m³。

（三）临床表现

急性高水平吸入锰可产生刺激性肺炎，但这是罕见的。更典型的是，在几个月或几年慢性暴露于低水平后发生毒性反应。注射锰后的时间进程（例如，在受污染的肠外药物滥用物质中）是相当短的。患者可能出现精神错乱，可能被误诊为精神分裂症或非典型精神病。神经毒性症状，如帕金森病和其他锥体外运动障碍通常出现较晚，可在数年后出现。摄入高锰酸钾可引起严重急性肝肾毒性和高铁血红蛋白血症，摄入Maneb或Maneb替代物引起急性毒性归因于其氨基甲酸酯结构。

（四）诊断

基于职业、药物滥用和精神病史。

1.特定水平　可进行全血、血清或尿液检测，但结果应谨慎解释，因为它们可能与临床效果不相关。全血水平比血清或血浆水平高20倍，红细胞污染可错误地升高血清或血浆水平。

（1）正常血清锰浓度通常小于1.2μg/L。

（2）尿锰浓度升高（＞2μg/L）可证实近期急性暴露，暴露在OSHA PEER下通常不会使尿路水平升高到8μg/L以上。螯合激发在诊断中没有作用。

（3）头发和指甲的水平对临床无指导作用。

2.其他有用的实验室检查　包括动脉血气或血氧饱和度和胸部X线片（如果怀疑急性肺损伤，急性，重型，症状性吸入暴露）。颅脑磁共振成像（MRI）可以提示锰沉积的结果。

（五）治疗

1.应急及支持性治疗措施

（1）急性吸入：如果出现支气管痉挛和非心源性肺水肿，应补充氧气。

（2）慢性中毒：精神和神经系统的影响是用通常的精神药物和抗帕金森药物治疗，但往往反应不佳。

2.特效药和解毒剂　EDTA钙和其他螯合剂对慢性神经损伤还没有被证实有效。螯合剂对早期急性暴露后的疗效尚未被研究。

3.清除未被吸收的毒物

（1）急性吸入：将受害人从暴露环境中移开，并提供补充氧气。

（2）摄食：由于无机金属锰经胃肠道吸收差，可能不需要肠道净化。对于大量摄入，特别是有机化合物（如Maneb或Maneb替代物）或高锰酸钾，肠道去污可能是合适的，但尚未被研究。

4.增强消除　透析或血液灌流的作用都不明确。

九十八、大麻

大麻由植物大麻叶和开花部分组成。它通常是在香烟（"joints" or "reefers"）或烟斗或添加到食品（通常是饼干、布朗尼或茶）。植物中的树脂可以被干燥并压缩成大麻。大麻中含有大量大麻素，主要精神活性物质是δ-9-四氢大麻酚（THC）。THC可以胶囊形式［dronabinlo（Marinol）］开具处方，并可用液体形式使用电子香烟装置吸入。大麻也可以用蒸发器（如火山）吸入，它蒸发THC而不燃烧大麻。THC在医学上被用作对艾滋病相关厌食症患者的食欲兴奋剂，它也被用作治疗与癌症化疗相关的呕吐、慢性疼痛和多发性硬化症、青光眼和其他疾病。在美国的一些州，大麻产品在医疗用途上是合法的，而在其他州则是娱乐用途。

合成的大麻素类似物，如JWH-018和许多类似的化合物，被出售为"K2"或"Spice"和一些所谓的"草药"制剂，在美国一些州被禁止，但可通过互联网获得。这些可能产生与THC相似的急性毒性；有些与癫痫发作有关。

大麻素拮抗剂包括利莫那班（CB₁选择性拮抗剂），它被开发为减少食欲和体重的药物，也可用于戒烟。它在欧洲短暂上市，但由于精神上的副作用（特别是抑郁症和自杀意念）而退市。

（一）毒性机制

1.THC与脑内的大麻素（Anandamide）CB₁和CB₂受体结合，可能具有刺激、镇静或幻觉作用，取决于消耗后的剂量和时间。可观察到儿茶酚胺释放（导致心动过速）和抑制交感反射（导致直立性低血压）。

2.药代动力学。只有10%～20%的THC被吸收到血流中，在30～60min开始发挥作用，2～4h达到峰值吸收。它被羟基化代谢为活性和非活性代谢物。由于组织再分配，血液中THC水平在吸入后迅速下降，随后消除半衰期为20～30h，这在慢性使用者中可能更长。

（二）中毒剂量

典型的大麻香烟中含有1%～4% THC，但更有效的品种可能含有多达25%的THC。大麻中含有3%～6%的大麻油和30%～50%的THC。屈大麻酚（Dronabinol）可在2.5mg、5mg和10mg胶囊中使用。毒性与剂量相关，但存在个体差异，部分受接触史和耐受程度的影响。

（三）临床表现

1.吸食大麻香烟后的主观效应 包括欣快、心悸、感官知觉增强和时间知觉改变，约30min后出现镇静。更严重的中毒可能有焦虑、短时记忆受损、人格解体、幻觉和急性偏执性精神病。大麻可能加重精神分裂症或双相情感障碍病，即使低剂量的THC，偶尔也会引起恐慌反应。急性大麻中毒可能导致驾驶和机动车事故。大麻依赖，无论是行为上还是躯体上，发生在5%～10%的患者。大麻停药综合征是在重度慢性中毒使用者停止使用后出现的，包括烦躁、焦虑、疲劳，经常伴有睡眠障碍和抑郁。

2.物理症状 包括心动过速、直立性低血压、结膜充血、不协调、言语迟钝和共济失调。

儿童吃含大麻的饼干后会出现苍白、昏迷、结膜充血、轻微震颤和共济失调。据报道，癫痫发生在儿童是罕见的。

3.其他健康问题 大麻的使用与急性心肌梗死的发生有关，通常发生在有潜在冠状动脉疾病的人，也发生在冠状动脉疾病及心律失常，包括明显的窦性心动过速、心房颤动和室性心动过速及颤动。据报道，使用被污染的大麻可导致沙门氏菌病和肺曲霉病。大麻可能被百草枯污染，但百草枯可通过热解而被破坏，目前还没有吸食大麻导致百草枯中毒的报道。长期大量吸食大麻与各种精神疾病、慢性支气管炎、冠心病风险增加及多种癌症相关，也会引起反复恶心、腹痛和呕吐，称为大麻素剧吐综合征，在停止使用大麻后会消失。

4.静脉使用 大麻提取物或大麻油可引起呼吸困难、腹痛、发热、休克、弥散性血管内凝血、急性肾衰竭和死亡。

（四）诊断

通常基于病史和典型的临床表现，如心动过速和结膜充血，并伴有情绪或认知功能改变。

1.特定水平 血THC水平是可用的，但通常不进行测定。大麻素代谢产物可在急性暴露后几天或慢性THC暴露后数周内通过酶免疫分析在尿中检测到。尿液水平与中毒程度或功能损害无关，但血THC水平为2.5～5ng/ml或更高时，提示中毒。大麻和大麻籽制品（如大麻籽营养棒）可为尿液检测阳性提供替代解释；然而，它们没有药理学作用。

2.其他有用的实验室检查 包括电解质和葡萄糖检测。

（五）治疗

1.应急及支持性治疗措施

（1）大多数心理障碍可以通过简单的安慰来控制，可能需要辅助使用劳拉西泮、地西泮或咪达唑仑。

（2）窦性心动过速通常不需要治疗，但如果必要，可以用β受体阻滞剂来缓解。

（3）直立性低血压对俯卧位和静脉补液有反应。

2.特效药和解毒剂 目前尚无特效药。

3.清除未被吸收的毒物 如果条件合适，口服活性炭。如果能及时给予活性炭，不需要进行洗胃。

4.增强消除 由于大麻素的分布容积较大，这些程序是无效的。

九十九、汞

汞（Hg）是一种天然存在的金属，主要在朱砂矿石中被作为HgS来开采。它被转化为三种主要形式，每种都具有独特的毒理学：元素（金属）汞（Hg^0）、无机汞盐［如氯化汞（$HgCl_2$）］和有机（烷基和芳基）汞（如甲基汞）。1/3～1/2的商业汞用于氯化氢和烧碱的生产，1/3～1/2用于电气设备，剩余的用于牙科汞合金、荧光灯、开关、恒温器和手工艺金生产等。在美国，电池和油漆中的汞已经停止使用。用于药物和生物杀灭剂的使用量也在急剧下降，尽管氯化汞仍被用作粪便固定剂，一些有机汞化合物（如墨绿酚、乙酸苯汞和硫柳汞）仍被用作局部防腐剂或防腐剂。但以前用作药物和杀菌剂一些民间药物中含有无机汞化合物，一些拉丁美洲和加勒比共同体在宗教或文化仪式中使用元素汞。皮肤暴露是由于使用无机汞盐配制的进口皮肤亮光霜而造成的。水生生物可以将无机汞转化为甲基汞，从而在大型食肉鱼类如剑鱼中产生生物累积。在大规模开采黄金的过程中，汞被释放到环境中，从煤的燃烧和逃逸的排放物中释放出来。为了减少元素汞在黄金开采和其他环境汞污染途径中的使用，欧盟颁布了禁止大部分无机汞出口的禁令；美国禁止出口元素汞的禁令于2013年生效。

（一）毒性机制

汞与巯基（SH）反应，导致酶抑制和细胞膜的病理改变。

1.元素汞和甲基汞对中枢神经系统特别有毒。金属汞蒸气也是肺刺激物。甲基汞与神经发育障碍相关。

2.无机汞盐对皮肤、眼睛和胃肠道有腐蚀性，有肾毒性。

3.无机和有机汞化合物可能引起接触性皮炎。

（二）中毒剂量

毒性的模式和严重程度很大程度上取决于汞的形式和暴露途径，主要是因为不同的药代动力学类型。任何形式的慢性暴露都可能导致中毒（表2-37）。

1.元素（金属）汞在室温下是挥发性液体

（1）Hg^0蒸气被肺迅速吸收并分布于中枢神经系统。空气暴露到10mg/m³被认为立即对生命或健康造成危险（IDLH），化学性肺炎可能发生在超过1mg/m³的水平。在职业环境中，元素汞中毒的显性体征和症状一般需要数月至数年的持续暴露于汞含量为0.05～0.2mg/m³的空气中。推荐工作场所（汞含量）限值（ACGIH TLV-TWA）为0.025mg/m³作为8h时间加权平均值；然而，一些研究表明，中枢神经系统和肾脏的亚临床效应可能发生在该水平以下。美国有毒物质和疾病登记机构（ATSDR）建议人群从汞含量超过0.001mg/m³的住处疏

表2-37　汞化合物

形式	吸收		毒性	
	口服	吸入	神经病学	肾脏
元素（金属）汞				
Hg^0 液	贫乏	不适用	稀有	稀有
Hg^0 蒸气	不适用	好	很可能	可能
无机汞盐				
Hg^{2+}	好		稀有但可能	稀有可能
有机（烷基）汞				
RHg^+	好	稀有但可能	很可能	可能

散，避免长期居住。

（2）液体金属汞胃肠道吸收差，仅存在异常肠蠕动的情况下导致正常粪便清除显著延迟或腹膜腔污染时，急性摄入与中毒的产生有关。

2.无机汞盐　氯化汞的急性致死性口服剂量为1～4g。据报道，使用含氯化汞浓度为0.2%～0.8%的腹腔灌洗液后，发生过严重中毒和死亡。长年使用皮肤亮光霜和其他含0.1%至10%以上无机汞（通常为氯化汞或汞氯化铵）的外用制剂将导致神经毒性或肾毒性。

3.有机汞

（1）含汞的防腐剂如墨绿色素能够抑制皮肤渗透，但在罕见情况下，如局部应用于感染的脐膨出，则会导致中毒。口服吸收是关键的摄入途径，但也是构成危害的主要原因。

（2）甲基汞通过吸入、摄入和皮肤暴露都能很好地被吸收。摄入10～60mg/kg可能致命，长期每日摄入10μg/kg可能与不良的神经和生殖影响有关。美国环境保护署参考剂量（RfD）：每日生活剂量0.1μg/（kg·d）被认为没有潜在危险。RfD来自于一项人类子宫内暴露的神经心理缺陷研究。为了在优化营养的同时降低神经发育风险，EPA和FDA在2014年发布了修订草案指导，建议孕妇、育龄妇女、哺乳期妇女和幼儿避免食用高汞鱼（如剑鱼），并限制白鳍金枪鱼摄入量为每周170.1g，但是其实每周要摄入226.8～340.2g的鱼肉。

（3）二甲基汞是一种高度有毒的合成液体，用于分析化学，通过皮肤能够很好地被吸收，皮肤仅接触几滴就会导致延迟但致命的脑病。

（三）临床表现

1.急性吸入高浓度的金属汞蒸气可引起严重的化学性肺炎和非心源性肺水肿。急性口龈炎也可能发生。

2.长期吸入汞蒸气可产生典型的震颤、神经精神障碍、龈口炎三联征。

（1）早期阶段表现为手指的意向震颤，但可能发展到面部，接着进展到四肢的舞蹈运动。

（2）神经精神症状包括疲劳、失眠、厌食和记忆力丧失。可能会出现害羞、退缩和抑郁的情绪改变，并伴有易怒和频繁面红（"异常兴奋"）。

（3）外周神经功能和肾功能的亚临床改变已经被报道，但弗兰克神经病变和肾病是罕见的。

（4）肢端痛症是一种罕见慢性汞暴露的特异性反应，主要发生在儿童，并具有以下特征：四肢疼痛，常伴有粉红色变色和脱皮（"粉红病"）；高血压；大量出汗；厌食，失眠，烦躁和（或）冷漠；粟粒性皮疹。

3.急性摄入无机汞盐，特别是氯化汞，导致突发性出血性胃肠炎和腹痛。肠坏死、休克和死亡可能随之而来。急性肾小管坏死引起的急性少尿可能在几天内导致肾衰竭，慢性暴露可导致中枢神经系统毒性。

4.有机汞化合物，特别是短链烷基化合物，例如甲基汞，主要影响中枢神经系统，引起感觉异常、共济失调、构音障碍、听力障碍和视野的逐渐收缩。症状最初在几周或几个月的潜伏期后逐渐变得明显。

（1）乙基汞比甲基汞具有更少的中枢神经系统渗透，并且具有更快的全身清除率。除了神经毒性外，急性中毒症状还可能包括胃肠炎和肾毒性。硫柳汞（乙基汞硫代水杨酸酯）是一种代谢为乙酰汞的防腐剂，出于预防考虑，已从美国的大多数儿童疫苗中去除。含硫柳汞疫苗和神经发育障碍之间并没有建立因果联系。2004年医学研究所的一份报告得出结论：有证据支持拒绝使用含硫柳汞的疫苗和自闭症之间的因果关系。

（2）苯汞化合物在体内进行去酰化反应，产生介于烷基汞和无机汞之间的中间毒性模式。

（3）甲基汞是一种生殖毒素，围生期暴露会引起精神发育迟滞和后代脑性瘫痪综合征。

（四）诊断

基于特征性发现与已知或潜在暴露史，以及血汞浓度升高或出现尿排泄。

1.特定水平　元素汞和无机汞遵循双相消除（最初是快速的，然后是缓慢的），同时存在尿和粪便排泄。尿消除半衰期约为40d。注：尿汞可报告为每体积尿中的金属质量（即μg/L）或每克肌酐的金属质量（即μg/g肌酐）。肌酐的调整降低了尿流速变化的影响，对于比较同一个体（如工作场所生物监测）中的多次测量或评估小群体研究中的剂量-反应趋势有价值。然而，当正在评估"肌酐校正"结果时，尿的金属浓度和肌酐浓度也应单独审查。肌酐浓度很低（如<0.5g/L）或非常高（如>3g/L）的样本可能是不可靠的，应谨慎解释。成人尿肌酐浓度平均值约为1g/L，因此尿汞值以μg/g肌酐表示，通常与μg/L表示的值相似。在婴儿中，肌酐校正值可能会出现异常升高，因为婴儿的肌酐排泄率相对较低。

（1）金属和无机汞：全血和尿汞水平有助于确认暴露剂量。急性暴露后不久，全血汞水平可能比尿汞水平升高得更快。血汞的下降遵循双相模式，分别为4d和45d。尿汞水平反映了肾脏的汞含量，通常是慢性暴露的更好的生物标志物。在大多数没有职业暴露的人中，全血汞含量<5μg/L，尿汞<3μg/L。2009—2010年全国健康和营养检查调查（NHANES）美国总人口尿

汞浓度中位数为0.400μg/L。根据暴露于元素或无机汞的工人的ACGIH生物暴露指数，建议工作期间血汞含量保持在15μg/L以下，尿汞含量＜35μg/g肌酐。研究发现，尿中N-乙酰氨基糖苷酶是肾小管功能紊乱的生物标志物，在尿中汞含量在25～35μg/L时有小而可逆的增加。在慢性尿汞水平＞100～200μg/L的人群中出现了明显的神经系统反应。尽管在一些小儿肢痛病例中报道了较低的汞水平，但在急性无机汞中毒导致胃肠炎和急性肾小管坏死的患者中，血汞水平通常＞500μg/L。两例儿童牙科汞合金的随机试验中没有发现低水平元素汞暴露（尿汞＜5μg/L）对神经认知发育产生的不利影响，进一步分析表明试验效果可能受遗传多态性的影响。

（2）有机汞：甲基汞经历胆汁排泄和肠肝循环，最终90%通过粪便排泄，因此，尿液含量没有用处。血液中甲基汞的半衰期是可变的，但平均为50d。全血汞含量＞200μg/L与症状相关。在2001年的分析中，美国EPA认为脐带血汞含量为46～79μg/L，以代表与儿童神经发育不良影响显著增加相关的下界估计值。2011—2012年NHANES中美国人群的几何平均全血汞浓度为0.703μg/L，第95百分位数为4.40μg/L（约90%为甲基汞）。NHANES于1999—2000年在16～49岁美国女性中进行的研究表明，每周摄入两次或更多次的鱼类和（或）贝类，95%全血有机汞水平（几乎完全是甲基汞）为12.1μg/L。因为甲基汞在胎盘上经历生物富集，脐带血汞浓度平均比母体全血汞水平高1.7倍。

头发中的浓度已被用来记录远程或长期接触甲基汞。16～49岁美国女性中（NHANES 1999—2000年），几何平均汞浓度为0.20μg/g，第95百分位数为1.73μg/g。

2.其他有用的实验室检查 包括电解质、葡萄糖、血尿素氮、血清肌酐、肝转氨酶、尿液分析、胸部X线片和动脉血气（如果怀疑有肺炎）。早期肾毒性的尿标志物（微量白蛋白、视黄醇结合蛋白、β₂微球蛋白、α₁微球蛋白和N-乙酰氨基葡萄糖苷酶）可帮助检测早期不良反应。正式的视野检查可能有助于判断有机汞的暴露。注：在单剂量螯合剂如单硫醇（DMPs）给药后，测量尿液中的汞浓度的经验方案已有描述，但尚未建立其诊断或预后效用。使用定剂量的单硫醇后，尿汞浓度可暂时增加10倍，无论基础（预激发）水平是低还是高。

（五）治疗

1.应急及支持性治疗措施

（1）吸入：观察急性肺气肿和肺水肿的发展，并给予补充氧。

（2）汞盐摄入：预防严重胃肠炎，积极用静脉补液治疗休克。剧烈的水合作用也有助于维持尿量。急性肾衰竭通常是可逆的，但可能需要血液透析1～2周。

（3）有机汞摄入：提供对症治疗。

2.特效药和解毒剂

（1）金属（元素）汞：在急性或慢性中毒中，口服二硫琥珀酸（DMSA）或二硫丙磺钠（DMPs）可增强尿汞排泄（尽管其对临床结果的影响尚未完全研究）。虽然青霉胺是一种替代口服治疗，但它可能导致更多的副作用且效率较低。

（2）无机汞盐：如果在摄入后的几分钟至几小时开始静脉注射二硫丙磺钠（DMPs）或肌内注射二硫丙醇治疗，可以减少或避免严重肾损伤。由于及时干预是必要的，故在等待具体实验室确认时不要延误治疗。口服琥珀酸（DMSA）也是有效的，但其吸收可能受胃肠炎和休克的限制，并更适合作为后续的DMPs或BAL治疗。

（3）有机汞：在甲基汞中毒中，有限的数据表明口服二硫琥珀酸（DMSA）和口服N-乙酰半胱氨酸（NAC）可能有效降低组织，包括大脑中的汞含量。

（4）BAL可以将汞从其他组织部位重新分配到大脑，因为大脑是一个关键的靶器官，所以不应将其用于金属或有机汞中毒。

3.清除未被吸收的毒物

（1）吸入

1）立即将患者从暴露的环境中移开，必要时补充氧气。

2）即使是微小（如1ml）的室内汞泄漏也会导致有害的慢性空气污染。用硫黄粉末覆盖溢出物，仔细清理丢弃所有残留物和污染的地毯、多孔家具和可渗透的地板覆盖物。不要使用家用真空吸尘器，因为这样会分散液体汞，增加其空气浓度。当溢出的汞量超过温度计或荧光灯中的汞量时，建议使用独立的真空系统进行专业处理，提供汞蒸气浓度实时测量仪器来监测污染和清理效果。

（2）摄入金属汞：在健康人中，金属汞通过肠道吸收最少，少量摄入后不需要肠道消毒。大量摄取或肠蠕动异常或肠穿孔患者，有慢性中毒的风险，全肠冲洗甚至手术切除可能是必要的，这取决于汞潴留、血液或尿汞水平升高的影像学证据。

（3）摄入无机汞盐

1）入院前：如果可能，使用活性炭。不需要催吐，因为有造成严重腐蚀性损伤的危险。

2）在院内：考虑洗胃。使用活性炭，其对氯化汞具有很高的吸附能力。

3）如果怀疑有腐蚀性损伤，请安排内镜检查。

（4）摄入有机汞：急性摄入后，进行洗胃并给予活性炭。立即停止母乳喂养，但应继续产生并排出母乳，因为一些数据表明，这可能会加速血汞水平的降低。

4.增强消除

（1）透析、血液灌流或重复剂量的活性炭不能去除金属或无机汞。然而，肾衰竭的支持治疗可能需要透析，它可以稍微提高汞螯合物在肾衰竭患者体内的清除（血液透析清除汞-二硫基丙醇配合物约5ml/min）。

当高通量连续静脉血液透析滤过联合二巯丙磺钠治疗硫酸汞引起的急性肾衰竭时，表现出较高的汞清除率（10ml/min）。

（2）在慢性甲基汞中毒患者中，反复口服实验性多巯基树脂可通过阻断肝肠循环有效促进汞的消除。

一百、金属烟雾热

金属烟雾热是一种急性呼吸性发热性疾病，是由于吸入含氧化锌的可吸入颗粒物（烟雾）引起的。虽然金属烟雾热被称为暴露于许多其他金属氧化物（铜、镉、铁、镁和锰）的一般效应，但几乎没有证据支持这一点（尽管这些金属中的一些可以引起急性肺损伤）。金属烟雾热通常发生在焊接、熔化、火焰切割镀锌金属（镀锌钢）、黄铜铸造操作等工作场所。烟尘中的氯化锌会引起严重肺损伤，但不会引起金属烟雾热。

（一）毒性机制

吸入氧化锌导致金属烟雾热（既非摄入也非肠胃给药诱导了这种综合征，虽然这些暴露途径可能导致其他毒性）。该机制尚未明确，但可能是细胞因子介导的。它不涉及致敏作用，并且可以发生在第一次暴露（先前未吸入过氧化锌的人）中。

（二）中毒剂量

毒性剂量是可变的。在反复暴露几天后，对这种情况的抵抗力逐渐增强，但是当暴露停止时，它会迅速消失。ACGIH推荐的工作场所氧化锌尘暴露限值（TLV-TWA）为$2mg/m^3$，为8h时间加权平均值，短期暴露限值（STEL）为$10mg/m^3$，其目的是防止大多数暴露的工人发生金属烟雾热。在没有适当通风的情况下焊接镀锌金属将很容易超过这些限值。空气水平达到$500mg/m^3$时会立即对健康和生命产生危害。

（三）临床表现

1.症状通常在暴露后4～8h开始，伴随发热、乏力、肌肉疼痛和头痛。白细胞计数可能会升高[（12～16）$\times 10^9$/L]。胸部X线片通常是正常的。所有症状一般在24～36h自行消失。

2.很少有氧化锌烟雾引发哮喘或过敏反应的报道。这些反应不是金属烟雾热综合征的表现。

3.肺浸润和低氧血症与纯金属烟雾热不一样。如果存在，提示可能是由于镉或其他与金属加工，铸造操作或焊接相关的有毒吸入物（如光气和氮氧化物）引起的重金属肺炎。

（四）诊断

焊接史（特别是在镀锌金属上）以及典型的症状和体征足以诊断。

1.特定水平　没有专门的测试来诊断或排除金属烟雾热。血液或尿锌测定不具有临床诊断作用。

2.其他有用的实验室检查　包括全血细胞计数、血氧饱和度或动脉血气和胸部X线片，被用于排除其他表现疑似为急性肺损伤的疾病。

（五）治疗

1.应急及支持性治疗措施

（1）如果存在气喘则补充氧并给予支气管扩张剂，并考虑其他诊断，如过敏反应。如果出现低氧血症或喘息，考虑其他有毒物吸入。

（2）根据需要对症治疗（如对乙酰氨基酚或其他解热药）；症状是自限性的。

2.特效药和解毒剂　没有具体的解毒剂。

3.清除未被吸收的毒物　是非必需的；当症状发展的时候，暴露通常已经结束几小时。

4.增强消除　这些程序没有任何作用。

一百零一、四聚乙醛

四聚乙醛是乙醛的环状四聚体，主要用于蜗牛和蛞蝓等软体动物杀灭剂。它可以与其他杀虫剂配合使用。四聚乙醛很少能在固体燃料、起爆剂颗粒（最多100%四聚乙醛）或用于火焰上色的新奇产品（最多90%四聚乙醛）中找到。当颗粒被误认为可食时，就会发生中毒。自从2001年以来美国要求添加苦味剂苯甲酸钠，美国将灭螺剂金属醛含量限制在4%，但其他国家允许更高的浓度。

（一）毒性机制

1.毒性机制　尚不清楚。四聚乙醛是乙醛的聚合物，但其大部分毒性作用并不能用解聚成乙醛来解释。虽然四聚乙醛的中枢神经系统作用尚未完全阐明，但动物模型显示它能够导致GABA浓度降低和MAO活性增加。

2.药代动力学　四聚乙醛易被吸收，症状的发作通常在几小时内开始。然而，大量摄入的病例报道显示，四聚乙醛吸收期延长了，其中一个案例的高浓度在35h后也没有下降。四聚乙醛的分布容积和蛋白结合能力尚不清楚。消除半衰期约为27h。

（二）中毒剂量

5～10mg/kg的小剂量引起轻度胃肠道不适，50mg/kg或以上剂量可能引起中枢神经系统毒性。摄入100～150mg/kg可能引起肌阵挛和抽搐，摄入超过400mg/kg可能是致命的。儿童摄入3g后可导致死亡。

（三）临床表现

通常在摄入后1～3h开始出现症状，但摄入剂量较低则可能会延迟。症状持续数小时。

1.小剂量（5～10mg/kg）引起唾液分泌、面部潮红、呕吐、腹部绞痛、腹泻和发热。

2.较大的剂量可能会产生易怒、共济失调、嗜睡、肌阵挛、幻觉、痉挛和昏迷。根据目前的报道，癫痫可能会延迟10～14h。横纹肌溶解症与高热可能是由于癫痫发作或肌肉活动过度所致。肝、肾损伤已有报道。

3.已有报道四聚乙醛会导致患者代谢性酸中毒和渗透压间隙升高。

（四）诊断

基于摄入史和临床表现。呕吐物或呼吸可能有乙醛气味，因为一些四聚乙醛可在胃中分解成乙醛。

1.特定水平　血清水平一般没有特殊变化。

2.其他有用的实验室检查　包括电解质、葡萄糖、血尿素氮、肌酐、渗透压（渗透压差可能升高）和肝药酶。如果怀疑有横纹肌溶解症，也可进行尿隐血（肌红蛋白阳性）测定，并进行血清肌酸激酶检测。

（五）治疗

1.应急及支持性治疗措施

（1）必要时保持气道开放并辅助通气。

（2）治疗昏迷和癫痫发作。

（3）静脉给予晶体液治疗呕吐或腹泻引起的液体损失。

（4）无症状患者在摄入后至少监测4～6h。如果在此期间注意到任何症状，应延长观察时间以监测进展。

2.特效药和解毒剂　没有具体的解毒剂。

3.清除未被吸收的毒物　因为癫痫有突然发作的风险，所以不要诱导呕吐。如果能迅速给予活性炭，则在小到中等剂量摄入后不必洗胃。如果条件适宜，口服活性炭。在动物研究中，活性炭已被证明能结合四聚乙醛减少其吸收。大剂量中毒后可能难以达到适当的活性炭与毒素比例（10∶1）。

4.增强消除　透析或血液灌流的临床获益尚不清楚。最近的体外研究表明，血液透析和血液灌流能增强血浆清除率。强制利尿和重复使用活性炭的作用尚未被研究。

一百零二、二甲双胍

二甲双胍是一种双胍类降血糖药，被推荐作为2型糖尿病患者的初始药物治疗。二甲双胍毒性可发生在急性过量用药后或肾功能损害患者长期使用时。

（一）毒性机制

1.二甲双胍通过抑制糖异生和糖原分解、降低葡萄糖吸收和改善外周胰岛素敏感性发挥作用。

2.其他药理作用包括抑制脂肪酸氧化和氧化磷酸化，并增加肠道乳酸生产。

3.药代动力学吸收峰值发生在摄食后2～6h，但在摄入缓释制剂后可能会延迟。据报道，分布容积（V_d）高达几百升，在成人体内V_d可能接近80L。完全由肾脏排出，半衰期为2.5～6h。

（二）中毒剂量

1.成人　83岁患者摄入25g二甲双胍9h后发生乳酸酸中毒，33岁患者摄入35g二甲双胍4h后发生致命的乳酸酸中毒和心血管衰竭。

2.儿童　基于多中心儿科病例系列，意外摄入小于1700mg不太可能引起明显的毒性反应。

（三）临床表现

1.急性二甲双胍摄入过量后最常见的反应是恶心、呕吐、嗜睡和腹痛。更严重的毒性是昏迷、癫痫发作和心血管衰竭。

2.常见的严重中毒是乳酸酸中毒，可能是致命的。出现肾功能不全的风险增加。

3.据报道，治疗剂量或过量使用二甲双胍都有导致胰腺炎的可能。

4.低血糖的不良反应并不常见（因为二甲双胍不增加胰岛素释放），但也有报道，即使在没有其他低血糖药物如磺脲类药物或胰岛素的情况下也可能发生。

（四）诊断

任何严重乳酸酸中毒患者都应怀疑二甲双胍中毒。

1.特定水平　血清二甲双胍水平可以在专业实验室测量，但在大多数医院并不能立即获得检测结果。用于治疗的血浆浓度为0.5～2.5mg/L。浓度超过50mg/L，毒副作用大，死亡率高。

2.其他有用的实验室检查　包括动脉血气分析、肾功能试验、电解质、葡萄糖和乳酸水平。

（五）治疗

1.应急及支持性治疗措施

（1）保持气道开放，必要时辅助通气。

（2）出现低血压、昏迷、癫痫发作或低血糖时需进行治疗。

（3）密切监测乳酸水平、肾功能和血糖。

2.特效药和解毒剂　没有具体解毒剂可用。乳酸酸中毒可以用碳酸氢钠治疗，然而，碳酸氢盐单独治疗往往无效，严重的酸中毒患者可能需要血液透析。

3.清除未被吸收的毒物　如果条件合适，可口服活性炭。

4.增强消除

（1）血液透析被推荐用于纠正严重的酸中毒，并提高二甲双胍的清除率（170ml/min）。

（2）连续性静脉-静脉血液滤过（CVVH）已成功应用于血流动力学不稳定患者，据报道二甲双胍的清除率为50.4ml/min。

（3）可能发生反弹性乳酸酸中毒，也许需要长时间的透析或CVVH，尤其是肾功能不全患者。

一百零三、甲醇

甲醇（木醇）是许多溶剂、挡风玻璃清洗液、复制液和油漆去除剂中的常见成分。它有时被用作乙醇替代品。尽管甲醇主要导致醉酒，但其代谢产物在6～30h的潜伏期后可引起代谢性酸中毒、失明和死亡。

（一）毒性机制

1.甲醇被醇脱氢酶缓慢代谢为甲醛，随后由醛脱氢酶转化为甲酸（甲酸盐）。全身性酸中毒是由甲酸和甲酸引起的，而失明主要由甲酸盐引起。乙醇和甲醇竞争酶乙醇脱氢酶，与乙醇（或解毒剂-甲吡唑）饱和可阻止甲醇代谢成有毒的代谢物。

2.妊娠期间过量服用。甲醇通过胎盘，严重的胎儿甲醇毒性和死亡与母体甲醇中毒有关均有报道。

3.药代动力学。甲醇很容易被吸收并迅速分配到体液中（$V_d = 0.6 \sim 0.77 L/kg$）。它不与蛋白质结合，通过乙醇脱氢酶以零级动力学缓慢代谢，其速率约为乙醇的1/10。已报道的"半衰期"范围为 $2.5 \sim 87 h$，这取决于甲醇的血清浓度（血清水平越高，半衰期越长）和代谢是否被阻断（例如，通过乙醇或甲吡唑）。只有约3%甲醇以原型被肾脏排泄，不到10% ~ 20%通过呼吸排出。内源甲酸盐半衰期范围为 $1.9 \sim 9.3 h$，透析期间，半衰期减少至 $1.5 \sim 3.1 h$。

（二）中毒剂量

1.急性摄入　甲醇的致命口服剂量为 $30 \sim 240 ml$（$20 \sim 150 g$），最小毒性剂量约为100mg/kg，大面积皮肤暴露和集中吸入后会使血清甲醇浓度升高。

2.吸入　ACGIH推荐的工作场所暴露极限（TLV-TWA）为200ppm（8h时间加权平均值），被认为立即对生命或健康造成威胁（IDLH）的水平为6000ppm。

（三）临床表现

1.在急性摄入后的最初几小时，甲醇中毒患者出现醉酒和胃炎。通常不存在酸中毒，因为毒性产物的代谢尚未发生。渗透压间隙可能有一个明显的升高。

2.在长达30h的潜伏期后，可能会发生严重阴离子间隙代谢性酸中毒、视觉障碍、失明、癫痫发作、昏迷、急性肾衰竭伴有肌球蛋白尿症和死亡。患者将视觉障碍描述为视物模糊、朦胧或"像在雪地里"。眼底检查可显示视盘充血或苍白、静脉充血、视盘周围水肿和视网膜或视盘水肿。乙醇与甲醇同时摄入时，潜伏期较长。视觉障碍可能在6h内发生在感觉器官灵敏的患者中。磁共振成像（MRI）和计算机断层扫描（CT）中发现，如壳核坏死和出血等现象存在，然而，这些变化是非特异性的，并且可以随时间变化，因此不能诊断甲醇中毒。

（四）诊断

通常基于病史、症状和实验室结果，因为甲醇浓度很少可用。渗透压间隙和阴离子间隙的计算可用于估计甲醇水平和预测摄入的严重程度。大量的阴离子间隙不能用乳酸升高来解释时表明可能发生了甲醇（或乙二醇）中毒，因为阴离子间隙在这些情况下大多是非乳酸性的。

1.特定水平

（1）血清甲醇水平 > 20mg/L 应被认为是有毒的，而甲醇水平 > 40mg/L 应被认为是非常严重的。潜伏期后，就算是低或无法检测的甲醇水平，也不能排除有症状的患者严重中毒，因为所有的甲醇可能已经被代谢成甲酸盐。如果血清甲醇水平不可用，可以从渗透压间隙计算（表1-23）；渗透压差 > 10mOsm/L 的与有毒甲醇浓度一致。

（2）血清甲酸盐浓度升高可证实诊断，是一个更好的毒性指标，但甲酸盐浓度很少可用。注意：如果共同摄入的乙醇暂时阻止甲醇代谢，甲酸盐水平可能一开始就是低的。

2.其他有用的实验室检查　包括电解质（阴离子间隙）、葡萄糖氧化酶、尿素氮、肌酐、血清渗透压和渗透压差、动脉血气、乙醇水平和乳酸水平。

（五）治疗

1.应急及支持性治疗措施

（1）必要时保持气道开放并辅助通气。

（2）发生昏迷和癫痫时应予以治疗。

（3）静脉注射碳酸氢钠治疗代谢性酸中毒。纠正酸中毒应以动脉血气为指导。

2.特效药和解毒剂

（1）使用甲吡唑或乙醇使乙醇脱氢酶饱和，并防止甲醇的毒性代谢物的形成。有以下症状的患者需要治疗。

1）有明确的甲吡唑甲醇摄入史，当甲醇血清水平不能立即得知且渗透间隙 > 10mOsm/L 时。

2）代谢性酸中毒（动脉 pH < 7.3，血清碳酸氢盐 < 20mmol/L）和不能用乙醇或异丙醇解释的渗透压差 > 10mOsm/L。

3）甲醇血浓度 > 20mg/dl。

（2）亚叶酸或叶酸可提高甲酸盐转化为二氧化碳和水。甲酰四氢叶酸或叶酸的建议剂量为每4小时静脉注射1mg/kg（最多可达50mg）。

3.清除未被吸收的毒物　如果可以在摄入30 ~ 60min开始，则能进行胃内容物吸出。活性炭有效剂量较大，并且甲醇从胃肠道吸收迅速，所以通常效果较差。

4.增强消除　血液透析快速除去甲醇（半衰期减少至 $3 \sim 6 h$）和甲酸盐。

（1）疑似甲醇中毒时，包括血清甲醇水平升高、渗透压差升高、严重的酸中毒、昏迷或癫痫发作都可以作为需要透析的表现（表2-38）。

表2-38　甲醇中毒血液透析指南[a]

体外治疗中毒（EXTRAP）工作组[a]推荐血液透析用于甲醇，如果存在下列任何情况：

- 昏迷或癫痫发作
- 新发视力缺陷
- 血液 pH < 7.15
- 持续的代谢性酸中毒，尽管有足够的支持措施和解毒剂
- 血清阴离子间隙 > 24mmol/L
- 甲吡唑治疗下血清甲醇 > 700mg/L 或 21.8mmol/L
- 乙醇处理条件下血清甲醇 > 600mg/L 或 18.7mmol/L
- 在不含甲吡唑或乙醇的情况下，血清甲醇 > 500mg/L 或 15.6mmol/L
- 高渗渗透间隙
- 肾功能受损

[a] Adapted, with permission from Roberts DM, Yates C, Megarbane B, et al. Recommendations for the role of extracorporeal treatments in the management of acute methanol poisoning: a systematic review and consensus statement. *Crit Care Med.* 2015; 43（2）: 461-472.

（2）应持续予以透析、甲吡唑或乙醇治疗直到甲醇浓度小于20mg/dl，且渗透压和阴离子间隙正常。

一百零四、高铁血红蛋白血症

高铁血红蛋白是一种被氧化的血红蛋白。许多氧化剂和药物都能引起高铁血红蛋白血症，包括亚硝酸盐和硝酸盐、溴酸盐和氯酸盐、苯胺衍生物、一些杀虫剂（茚虫威、甲氟仑、丙烷）、抗疟药、拉布立酶、磺胺类药物、氨苯砜和局部麻醉剂（暴露于这些可以以局部发生）（表2-39）。高风险职业（包括化学和弹药工作）也会导致高铁血红蛋白血症。婴儿高铁血红蛋白血症的一个重要环境源是硝酸盐污染井水。亚硝酸戊酯和亚硝酸丁酯因其所谓的增强特性而被滥用。氮氧化物和其他氧化剂燃烧产物使烟雾吸入物成为高铁血红蛋白血症的一个重要潜在原因。

表2-39　高铁血红蛋白血症病因

局部麻醉药	其他药品	工业化学品和农药
苯佐卡因	4-二甲基氨基苯酚（4-DMAP）	氨基苯酚
利多卡因	甲氧氯普胺	苯胺，对氯苯胺
丙泊卡因	一氧化氮	溴酸盐
抗菌药物	拉布立酶	氯酸盐
氯喹	培戈洛酶	茚虫威
氨苯砜	非那吡啶	氰氟虫腙
伯氨喹	**亚硝酸盐和有机硝酸盐类**	樟脑丸
磺胺	硝酸铵	硝基苯
甲氧苄氨嘧啶	亚硝酸戊酯	硝基乙烷
镇痛药	亚硝酸丁酯	二氧化氮
非那吡啶	亚硝酸	硝酸甘油
非那西丁	亚硝酸钾	高锰酸钾
	硝酸钠	敌稗

（一）毒性机制

1.高铁血红蛋白诱导剂通过将氧化亚铁（Fe^{2+}）氧化成铁（Fe^{3+}）血红蛋白而起作用。这种异常血红蛋白不能携带氧气，导致功能性贫血。此外，氧-血红蛋白解离曲线的形状改变，加剧了细胞缺氧。

2.高铁血红蛋白血症不会直接引起溶血；然而，许多引起高铁血红蛋白血症的氧化剂可能通过血红蛋白（海因茨体）或细胞膜效应引起溶血，特别是在对氧化应激耐受性低的患者中［例如，葡萄糖-6-磷酸脱氢酶（G6PD）缺乏症］。

（二）中毒剂量

引起高铁血红蛋白血症所需的剂量变化很大，取决于物质和暴露途径。新生儿和先天性高铁血红蛋白还原酶缺乏症或G6PD缺乏症的人再生正常血红蛋白的能力受损，因此氧化剂暴露后更容易积累高铁血红蛋白，伴随的溶血表明大量氧化剂暴露或细胞易损性增加。

（三）临床表现

症状的严重程度通常与高铁血红蛋白水平相关（表2-40）。

1.症状和体征是由血氧含量降低和细胞低氧引起的，包括头痛、头晕和恶心；随着病情变化，这些症状进展为呼吸困难、精神错乱、癫痫发作和昏迷。即使在低水平，也可能发生皮肤变色（"巧克力发绀"），尤其是指甲、嘴唇和耳。

2.一般来说，轻度高铁血红蛋白血症（<15%～20%）耐受性良好，并能自行消退。这是假定患者先前没有存在贫血，从而没有使较小比例的损害更具临床相关性。长效母体化合物（如氨苯砜）持续代谢产生的氧化剂化合物可能导致长时间的效应（2～3d）。

表2-40　高铁血红蛋白水平

高铁血红蛋白水平（%）[a]	典型症状
<15	常无症状
15～20	发绀，症状轻微
20～45	明显发绀，中度症状
45～70	严重发绀，症状严重
>70	通常致命

[a].这些百分比假设在没有其他异常的情况下呈现正常范围的总血红蛋白浓度。伴随性贫血可导致低比例的高铁血红蛋白血症更严重。

（四）诊断

轻至中度高铁血红蛋白血症患者表现为明显的发绀，但可能相对无症状。动脉血氧分压（PO_2）正常。当高铁血红蛋白水平超过15%时，很明显能够发现"巧克力棕色"的血液（让一滴血在滤纸上干燥，并与正常血液相比），可借此诊断。鉴别诊断包括细胞缺氧的其他原因（如一氧化碳、氰化物、硫化氢）和硫酸血红蛋白血症。

1.特定水平　使用动脉血气分析仪（CO-oximeter）直接测量氧饱和度和高铁血红蛋白百分比（由于体外水平迅速下降，所以需尽快测量）。

（1）硫血红蛋白和解毒剂亚甲蓝均可导致错误的血氧计测量，亚甲蓝2ml/kg可导致高铁血红蛋白假阳性约为15%。

（2）常规动脉血气机测定血清PO_2（正常），在高铁血红蛋白血症下会估计出错误的血氧饱和度。

（3）常规双波长脉搏血氧饱和度测量方法不可靠；它不能准确反映重度高铁血红蛋白血症（或硫酸血红蛋白血症）患者的低氧血症程度，且在给予亚甲蓝的患者中可能出现异常。较新的多波长脉冲血氧仪试验装置可以更好地评估高铁血红蛋白，但与动脉血气仪血氧定量法相比，它们的可靠性仍然不确定。

2.其他有用的实验室检查　包括电解质和葡萄糖。考虑G6PD缺乏症的检测，如果怀疑有溶血，则加全血细胞计数、结合珠蛋白、外周涂片和尿液分析试纸（游离血红蛋白阳性）检测；若有大量溶血，碳氧血红蛋白水平可能在5%～10%范围内升高。

（五）治疗

1.应急及支持性治疗措施

（1）必要时保持气道开放并辅助通气。补充氧气。

（2）轻度高铁血红蛋白血症（<15%～20%）通常会自行消退，不需要干预。

2.特效药和解毒剂

（1）亚甲蓝适用于有症状的高铁血红蛋白水平高于20%的患者，即使少量携氧能力减少也可能是有害的（如先前存在的贫血、充血性心力衰竭、肺孢子菌肺炎、心绞痛）。给予亚甲蓝1～2mg/kg（1%溶液中含0.1～0.2ml/kg）缓慢输注数分钟。警告：过量使用亚甲蓝可使高铁血红蛋白血症轻微恶化；在G6PD缺乏症患者中，它可显著加重高铁血红蛋白血症并引起溶血。

（2）抗坏血酸，它可以通过替换代谢通道逆转高铁血红蛋白，因为起效慢而极少使用。

3.清除未被吸收的毒物　取决于所涉及的特定药物。

4.增强消除

（1）如果禁用亚甲蓝（如G6PD缺乏症）或无效，交换输血可能罕见地用于严重高铁血红蛋白血症患者。

（2）高压氧在理论上能够独立于血红蛋白提供足够的氧气，在非常严重的情况（对解毒治疗不能快速反应）下可能有用。

一百零五、甲氨蝶呤

甲氨蝶呤是一种抗代谢药物，也可用于银屑病、类风湿关节炎、系统性硬化症、胎盘植入和异位妊娠。大多数毒性是由长期口服过度药物引起的。意外高剂量鞘内注射、静脉注射、肌内注射甲氨蝶呤和急性故意过量使用已被报道。

（一）毒性机制

1.甲氨蝶呤是一种叶酸拮抗剂，在嘌呤核苷酸和胸腺嘧啶核苷酸合成中抑制二氢叶酸还原酶。它干扰DNA合成、修复和细胞复制。增殖活性的组织对这种效应更敏感。它可能影响免疫功能，但这种机制尚不清楚。

2.药代动力学。摄入后1～2h达到血清水平药代动力学峰值。在30mg/m²的剂量下生物利用度为60%，但在>80mg/m²的剂量下，生物利用度显著降低。肌内注射的血清浓度峰值在30～60min后出现。稳态表观分布容积为0.4～0.8L/kg，蛋白质结合率约为50%。药物如复方磺胺甲噁唑（TMP/SMX）、丙磺舒和水杨酸盐，可与甲氨蝶呤竞争蛋白质结合位点，提高其游离水平。口服或肠胃外给予治疗剂量甲氨蝶呤，不会渗透血-脑脊液屏障。低剂量给药（<15mg/m²）的终末半衰期为3～10h，高剂量为8～15h。甲氨蝶呤在第三间隙液中积聚，因此，在腹水、胸腔积液和心包积液患者中可见半衰期延长和临床疗效。90%的吸收剂量在48h内以原型通过尿液排泄。

（二）中毒剂量

1.治疗剂量根据适应证不同而有很大变化。患有类风湿关节炎的成人通常每周服用5～20mg。异位妊娠的治疗剂量为15～30mg/d，共5d。肿瘤患者使用更高的剂量（例如8～12g/m²静脉注射治疗一些肉瘤）。某些中枢神经系统肿瘤，鞘内给药剂量为0.2～0.5mg/kg。

2.毒性剂量是可变的，这取决于给药途径和积累。在接受癌症治疗剂量的患者中，有25%可发生骨髓抑制。鞘内注射超过500mg与严重的发病率或死亡有关。毒性通常发生在长期使用（>2年）或口服1.5g后。肥胖症、糖尿病、高龄患者通常会发生毒性反应，肾功能下降是慢性肝毒性相关的危险因素。

（三）临床表现

急性意外摄入通常是良性的。长期口服过量药物可能发生在误将周剂量在几天内服用的患者中。严重毒性通常是由于意外鞘内或静脉注射高剂量甲氨蝶呤所致。严重毒性的死因是脓毒症和多器官功能衰竭。

1.胃肠道反应包括恶心、呕吐、腹泻，溃疡性口腔炎是口服甲氨蝶呤最常见的不良反应。

2.白细胞减少、贫血、血小板减少和全血细胞减少等血液学效应在暴露后1周内发生，并在2周内消退。骨髓抑制可导致致命的全身感染。

3.肝毒性表现包括长期使用后急性升高的转氨酶和慢性纤维化或肝硬化。

4.神经毒性通常仅见于鞘内注射或静脉注射过量甲氨蝶呤的患者。严重神经毒性包括全身性或局部癫痫和昏迷。鞘内给药后出现的急性化学性蛛网膜炎表现为头痛、背痛、颈项僵硬和发热；可能发生截瘫和瘫痪。慢性白质脑病可引起混乱、易怒、嗜睡、共济失调、痴呆、癫痫发作和昏迷，并且由于MRI显示有限制性扩散，可能被误认为急性缺血性脑卒中。

5.间质性肺炎表现为干咳。

6.大剂量静脉注射甲氨蝶呤的肾损害是由于甲氨蝶呤及其代谢物在肾小管中沉积所致。

7.皮肤反应包括中毒性表皮坏死松解症、史蒂文斯-约翰逊综合征、剥脱性皮炎、皮肤坏死和多形红斑。

8.致畸效应和胎儿死亡是有据可查的。FDA将甲氨蝶呤归类为妊娠X类。

（四）诊断

任何伴有恶心、呕吐、腹部不适、转氨酶升高和（或）骨髓抑制的患者，应怀疑甲氨蝶呤中毒。

1.特定水平　甲氨蝶呤的血清浓度>1μmol/L时毒性很强。过量服药后应每24小时监测1次。

2.其他有用的实验室检查　包括全血细胞计数、血小板计数、血尿素氮、肌酐、电解质、肝功能检测和胸部X线片。

（五）治疗

1.应急及支持性治疗措施

（1）必要时保持开放气道并辅助通气。

（2）如出现昏迷、癫痫发作和感染，应予以治疗。

（3）用昂丹司琼或甲氧氯普胺治疗恶心呕吐，静脉注射晶体液进行补液。

（4）骨髓抑制应在资深血液学家或肿瘤学家的帮助下进行治疗。可酌情使用粒细胞集落刺激因子和输注红细胞或血小板。

（5）去除严重甲氨蝶呤过量引起的第三间隙积液（如腹水、胸腔积液），以防止长期毒性作用。

（6）鞘内过量。鞘内注射亚叶酸可能是致命的。报道的治疗策略包括通过腰椎穿刺、脑脊液置换或脑室脑室灌注进行脑脊液引流，去除甲氨蝶呤。静脉注射（非鞘内）亚叶酸（100mg/6h，4次），静脉注射地塞米松（4mg/6h，4次），鞘内注射葡萄糖醛酸酶（2000U，5min）的方法已被使用（注：患者接受少于100mg甲氨蝶呤鞘内注射不太可能发展为严重毒性，可能不需要干预）。

2.特效药与解毒剂

（1）对于有严重中毒风险的患者应尽快服用亚叶酸（叶酸）：急性中毒后不要等待甲氨蝶呤浓度后再开始治疗。亚叶酸的"抢救"通常用于接受大剂量甲氨蝶呤（>500mg/m²）的患者。

（2）羟肽酶是一种重组酶，将甲氨蝶呤快速水解为非污性代谢产物2，4-二氨基-10-甲基蝶酸（DAMPA）和谷氨酸。静脉注射和鞘内给药能迅速降低血清甲氨蝶呤水平。葡萄糖苷酶不能抵消甲氨蝶呤的细胞内作用，亚叶酸的抢救仍然是必需的。

（3）皮质类固醇（每6小时静脉注射4次地塞米松4mg）可能是有用的。

3.清除未被吸收的毒物　急性摄入而非慢性中毒后采取消除措施。如果条件合适，可口服活性炭。如果能迅速给予活性炭，则在小到中等剂量摄入后不必洗胃。

4.增加消除

（1）采用急性间歇性血液透析（高通量透析器）和连续静脉血液透析治疗能有效清除甲氨蝶呤。

（2）建议碱化尿以增加甲氨蝶呤及其代谢产物在肾小管中的清除并减少沉淀。

（3）据报道，多剂量活性炭可减少甲氨蝶呤的半衰期，但尚未显示出其影响疗效。

一百零六、甲基溴

甲基溴，一种有效的烷化剂，是一种无味、无色、毒性极高的气体，用作土壤、易腐食品、货物容器和非住宅建筑中的熏蒸剂。商业上称为卤代烷1001，溴甲烷被用作制冷剂和灭火器（直到20世纪60年代）。对被熏蒸的场地或建筑物进行疏散用油布覆盖，引入气体。12～24h后移除油布，并对该区域进行通风，然后在再

次吸收之前测试残留的甲基溴。甲基溴是平流层中破坏臭氧的溴的主要来源，在发达国家它的大部分生产和使用计划到2005年逐步淘汰，在发展中国家是到2015年；但由于环境保护局的关键用途豁免权，它仍旧在美国使用。

（一）毒性机制

1.甲基溴是一种有效的非特异性烷基化剂，对巯基和氨基具有特殊亲和性。有限的数据表明毒性是通过将细胞组分（例如谷胱甘肽、蛋白质或DNA）直接烷基化或由甲基谷胱甘肽生成有毒代谢物产生的。动物实验数据清楚地表明它的毒性不是由溴离子引起的。

2.药代动力学。吸入甲基溴后能迅速分布于所有组织并被代谢。在亚致死动物研究中，约50%被排出在呼出的二氧化碳，25%通过尿液和粪便排泄，25%以甲基形式结合到组织中。溴化物离子的半衰期为9～15d。

（二）中毒剂量

甲基溴比空气重3倍，可能聚集在低洼地区，并可能通过受熏染建筑物的管道或沟渠渗漏进入相邻结构。在低温（3.6℃）时，它可凝结成液体，在温度上升时蒸发。甲基溴气体缺乏警示性，因此通常添加催泪剂氯化苦（2%）。然而，氯化苦具有不同的蒸汽压，并可能以不同的速率耗散，限制其警示性。

1.吸入是最重要的暴露途径　ACGIH推荐的工作场所暴露极限（TLV-TWA）在空气中为1ppm（3.9mg/m³）（8h时间加权平均值）。毒性作用常见于200ppm的水平，250ppm被认为是对生命或健康有害的空气水平（IDLH）。NIOSH认为甲基溴是一种潜在的职业致癌物。

2.皮肤　刺激和吸收也可能会发生，导致灼烧和全身毒性。甲基溴可以穿透衣物和一些防护装置。衣物和橡胶靴中残留的气体可能是皮肤长期暴露的来源。

（三）临床表现

1.对眼睛、黏膜和上呼吸道急性刺激效应是由于添加催泪剂氯化苦。如果没有添加氯化苦，致命的暴露可能会没有预警的发生。适度的皮肤暴露会导致皮炎，严重情况下会发生化学灼伤。

2.急性全身效应通常延迟2～24h。最初的毒性可能包括不适、视觉障碍、头痛、恶心、呕吐和震颤，这可能会导致顽固性癫痫发作和昏迷。死亡可能是由暴发性呼吸衰竭和非心源性肺水肿或癫痫持续状态的并发症引起的。亚致死暴露可能导致流感样症状、呼吸困扰或慢性影响。

3.慢性神经后遗症可由慢性暴露或亚致死急性暴露引起。广泛的神经和精神疾病可能发生，可能是可逆的（数月至数年）或不可逆的。它们包括躁动、谵妄、痴呆、精神神经症状、精神病、视觉障碍、眩晕、失语症、共济失调、周围神经病变、肌阵挛性抽搐、震颤和癫痫发作。

（四）诊断

基于暴露于化合物的历史及临床表现。

1.特定水平　急性甲基溴暴露患者的溴化物水平通常远低于溴中毒的毒性范围，与未接触的人相比可能轻微升高（见溴化物）。无毒的血清溴浓度并不能排除甲基溴中毒，甲基化蛋白或DNA水平已被研究作为甲基溴暴露的可能生物标志物。

2.其他有用的实验室检查　包括电解质、葡萄糖、尿素氮和肌酐。如果存在呼吸窘迫，也需做动脉血气或血氧饱和度检查和胸部X线检查。

（五）治疗

1.应急及支持性治疗措施

（1）补充氧气，治疗支气管痉挛、肺水肿、癫痫发作、昏迷。顽固性癫痫通常预示着致命的结局。考虑用短效制剂如戊巴比妥诱导巴比妥昏迷，并尽快咨询神经学家。

（2）监测患者至少6～12h以探测延长症状的发展，包括癫痫发作和非心源性肺水肿。

2.特效药和解毒剂　理论上，*N*-乙酰半胱氨酸［NAC或二巯基丙基（BAL）］可以提供反应性巯基来结合游离甲基溴，尽管这两种试剂都没有经过严格测试。两个同等条件暴露但有不同谷胱甘肽转移酶活性的患者有显著不同的结果，提示*N*-乙酰半胱氨酸可能加剧毒性。这时无药剂可以推荐。

3.清除未被吸收的毒物　经过适当训练的人员在进入污染地区前应使用自给式呼吸器和化学防护服。氯化苦缺乏不能保证在没有保护的情况下进入是安全的。

（1）将受害者从暴露中移出，并补充氧气。

（2）如果暴露于甲基溴液体，脱掉被污染的衣服并用肥皂和清水冲洗受影响的皮肤。用大量清水或生理盐水冲洗眼睛。

4.增强消除　这些程序没有任何作用。

一百零七、二氯甲烷

二氯甲烷（DCM）是一种挥发性无色液体，具有类似氯仿的气味。尽管二氯甲烷被认为是毒性最小的氯代烃之一，但使用不当会引起严重的毒性效应和高的死亡率。它具有广泛的工业用途，其中许多基于其溶剂特性，包括油漆剥离、浴缸修补、制药制造、金属清洗和脱脂、黏合剂、膜基生产、农业熏蒸和塑料制造。二氯甲烷在体内代谢为一氧化碳，燃烧时可产生光气、氯或氯化氢。

（一）毒性机制

1.溶剂效应　与其他碳氢化合物一样，二氯甲烷是黏液膜的刺激物，它能破坏皮肤上皮细胞，并可使心肌对儿茶酚胺的心律失常作用敏感。

2.麻醉效果。与其他卤代烃一样，二氯甲烷可引起中枢神经系统抑郁，从轻度镇静到昏迷。

3.一氧化碳（CO）是肝脏混合功能氧化酶（CYP2E1）在体内代谢过程中产生的。羧基血红蛋白（CO-HGB）水平的升高可能会推迟和延长。与二氯甲烷相关的羧基血红蛋白水平通常低于CO的严重外源性暴露，但据报道水平可高达50%（参见"一氧化碳"）。

4.二氯甲烷是一种可疑的人类致癌物（IARC2B组）。

（二）中毒剂量

吸入或摄入后可能发生毒性反应。

1.吸入　吸入毒性通常发生在二氯甲烷用于通风较差、封闭区域时。允许暴露极限（PEL）为25ppm（8h时间加权平均值），8h轮班的ACGIH工作场所阈限值（TLV-TWA）为50ppm（174mg/m³），这可能导致CO-HGB水平为3%～4%。短期暴露限值（STEL）为125ppm，被认为立即对生命或健康有所危害的空气水平（IDLH）为2300ppm，嗅觉阈值为100～200ppm。

2.摄食　急性口服毒性剂量为0.5～5ml/kg。

（三）临床表现

1.吸入是最常见的暴露途径，可能引起黏膜、上呼吸道和皮肤的刺激、恶心、呕吐、呼吸急促、出汗和头痛。眼睛接触会引起结膜刺激。严重暴露可导致肺水肿或出血、心律失常、中枢神经系统和呼吸抑制。

2.摄入可导致胃肠道腐蚀和全身中毒。肝肾损伤和胰腺炎均有报道。

3.皮肤暴露可引起皮炎或化学烧伤，全身症状可由皮肤吸收引起。

4.慢性暴露可引起骨髓、肝脏和肾脏毒性。二氯甲烷是已知动物和可疑的人类致癌物（IARC 2B组）。

（四）诊断

基于暴露史和临床表现。

1.特定水平

（1）碳氧血红蛋白水平应连续获得，因为CO-HGB水平可能具有延迟峰值和长期消除作用。

（2）可用呼气、血液或尿液中的二氯甲烷水平来评估工作场所暴露，但这在临床管理中并不适用。

2.其他有用的实验室检查　包括全血细胞计数、电解质、葡萄糖、血尿素氮、肌酐、肝转氨酶和ECG监测。

（五）治疗

1.应急及支持性治疗措施

（1）必要时保持开放气道并辅助通气。

（2）补充氧，治疗昏迷和肺水肿。

（3）监测心电图至少4～6h，治疗心律失常。避免使用儿茶酚胺（如肾上腺素、多巴胺），这可能会导致心脏节律紊乱。心肌增敏引起的心动过速可通过艾司洛尔0.025～0.1mg/（kg·min）静脉注射或普萘洛尔1～2mg静脉注射。

（4）如果在摄入后怀疑有腐蚀性损伤，就可能的内镜评估咨询胃肠科医师。

2.特效药和解毒剂　当CO-HGB水平升高时，用紧身面罩或气管导管注射100%氧气。如果CO-HGB水平升高，患者有中枢神经系统毒性，要考虑高压氧治疗。

3.清除未被吸收的毒物

（1）吸入：将受害者从暴露中移出，必要时补充氧气。

（2）皮肤和眼睛：脱掉被污染的衣服，用肥皂和清水冲洗暴露的皮肤。用大量生理盐水或清水冲洗眼睛。

（3）摄食：活性炭的价值有限，如果怀疑有腐蚀性损伤，可能会导致内镜评估困难。最近如有大量摄入，用鼻胃管抽吸。

4.增强消除　没有记录表明重复使用活性炭、血液透析或血液灌流是有效的。虽然高压氧治疗可以提高一氧化碳的清除率，但其对急性二氯甲烷中毒的疗效仍未得到证实。

一百零八、霉菌

真菌在所有环境中普遍存在，通过分解有机物发挥了重要的生态作用。"霉菌"是多细胞真菌的共同术语，它生长成一种交织在一起的微观细丝（菌丝）。霉菌在室外环境普遍存在，但在某些条件下也可能存在于室内，主要在渗漏导致水分过多的屋顶或墙壁、植物盆栽或宠物尿中。最常见的室内霉菌是枝孢菌、青霉、曲霉和链格孢菌，可以生长在室内的其他霉菌包括镰刀菌、木霉和葡萄穗霉，这些霉菌的存在常表明漏水或损坏的长期问题。

（一）毒性机制

霉菌和其他真菌可能通过3个过程对人类健康产生不利影响：过敏、感染和毒性。

1.过敏　在过敏性疾病中，室外霉菌通常比室内霉菌更多且更重要，最重要的室内致敏霉菌是青霉和曲霉。如有足够的户外空气（如开放的窗户），可在室内发现较高浓度的室外菌，如枝孢菌和链格孢菌。在家庭和建筑物中过分潮湿或水损害可以导致过敏性真菌的生长。

2.感染　几种真菌可引起皮肤或指甲的浅表感染，可以感染非免疫受损个体的致病真菌（例如芽生菌、球虫病、隐球菌和组织胞浆菌）的数量非常少。患有严重免疫功能障碍的人（如接受化疗的癌症患者、使用免疫抑制剂的器官移植患者、HIV感染者）对上述列出的致病真菌感染和更严重的机会性真菌感染（如念珠菌和曲霉菌）风险会增加。

3.霉菌毒素和葡聚糖　有些真菌能够产生真菌毒素，而大多数霉菌在细胞壁中有一组称为葡聚糖的物质，已有记录在摄入大量有毒霉菌严重超标的食物后出现严重的动物和人类真菌中毒。吸入高浓度混合有机粉尘（通常在职业环境）与有机粉尘中毒综合征（ODTS）有关，是一种急性发热性疾病。这种自限性疾病通常归因于细菌内毒素，并可能是真菌葡聚糖而不是霉菌毒素。据记载室内环境也有霉菌毒素暴露，但目前还没有足够的证据来证实吸入性暴露能导致人类疾病。婴儿急性特发性肺出血（AIPH）的病因归因于葡萄穗霉菌的家庭污染，但这种明显的关联尚未得到明确证实。某些真菌毒素（如黄曲霉毒素）的摄入与肝癌发生有关。

4.挥发性有机化合物（VOCs）　包括低分子量的醇、醛和酮，是由霉菌产生的，通常是导致室内霉菌产生霉味的原因。这些挥发性有机化合物在某些建筑相关症状中可能起作用。

（二）中毒剂量

因为霉菌毒素是不易挥发的，暴露需要吸入悬浮孢子、菌丝碎片或污染的底物，因此人类的霉菌毒素有毒吸入剂量尚不清楚。基于单剂量体内实验的实验数据，高剂量（每千克3000万个孢子）的葡萄穗霉菌孢子在小鼠鼻内或大鼠气管内可产生肺部炎症和出血。大鼠的无作用剂量（每千克300万个孢子）相当于把婴儿放入每立方米210万个孢子的环境下，学龄儿童放入每立方米660万个孢子的环境下，成人放入每立方米1530万个孢子的环境下中持续暴露24h。这些孢子浓度远远高于在建筑调研中测量的孢子浓度。

（三）临床表现

1.霉菌过敏。发生在对各种室内外过敏源，包括动物皮屑、尘螨、杂草、树和草花粉产生IgE抗体的特应性个体中。过敏反应最常见的是哮喘或过敏性鼻炎（"花粉热"）。一个更不常见但更严重的免疫学疾病——过敏性肺炎（HP），可能在接触（通常是职业性的）相对高浓度的真菌（和其他微生物）蛋白质之后发生。

2.致病真菌引起的感染通常与接触可识别点源接触霉菌无关，这一点超出了本章的范围。

3.有机粉尘中毒综合征表现为一种流感样疾病，在严重暴露（如铲粪堆肥）后4～8h发病。症状在24h内不经治疗可消失。

4."病态建筑综合征"或"非特异性建筑相关疾病"是指一组定义不清的症状，这些症状归因于建筑物的室内环境，会导致神经系统、胃肠道疾病、皮肤病和呼吸系统疾病。在这些病例中，怀疑暴露于霉菌是潜在因素，但其机制尚不清楚。现有数据不支持霉菌毒素在该综合征中的特定作用。

（四）诊断

与特定建筑环境相关的反复呼吸道症状病史与哮喘或HP一致。询问家庭、学校或工作环境。如果环境显示霉菌污染的可能，请咨询在建筑环境评估中受过训练的专家（如工业卫生人员或结构工程师）。先前如有水渍或渗水史，尤其是在受损的干墙或混凝土上的地毯，霉菌风险随之增加。

1.特定水平　过敏原皮肤点刺试验或放射性变应原试验（allergen skin prick testing or radioallergosorbent testing，RAST）可以证实存在特异性IgE介导的对普通真菌的变态反应。检测IgG沉淀抗体可证实HP诱导真菌暴露，但阳性试验不能确定HP的诊断。没有特定的血液或尿液检测霉菌毒素暴露。

2.其他有用的实验室检查　肺功能检查有助于区分哮喘（弥漫性容量受限的阻塞性通气模式）与HP（低扩散容量限制性模式）。胸部影像可能提示间质性肺病的存在与HP或活动性或既往真菌感染一致。经皮肺活检或开胸肺活检的组织学检查有助于HP的诊断。

3.环境评价　室外空气样本与同时期室内空气样品可以帮助评估室内是否存在霉菌生长；空气样本还可以帮助评估潜在室内暴露的程度。散装、擦拭和壁空腔样品可以指示霉菌的存在，但不能充分表征建筑居住者的吸入暴露。

（五）治疗

1.应急及支持性治疗措施　如果存在支气管痉挛和低氧血症，进行治疗。

2.特效药和解毒剂　无。

3.净化环境（修复）　应该修复室内环境中过度生长的霉菌，其原因不仅在于它可能产生令人讨厌的气味并危害健康，而且会物理破坏其生长的建筑材料。对在建筑环境中特定真菌过敏的HP患者，除非消除过量真菌暴露，否则不可能改善过敏。一旦清除利于霉菌生长的水分来源，就可以阻止霉菌活跃的生长。其繁殖的多孔材料如衣物和室内装潢可以通过适当的洗涤或干洗来清洁，不需要丢弃，除非清洁不能恢复外观和气味。地毯、干墙及其他结构材料，一旦被污染，其补救挑战可能会更大。

4.增强消除　不相关。

一百零九、单胺氧化酶抑制剂

大多数单胺氧化酶（monoamine oxidase，MAO）抑制剂主要用于其他抗抑郁药物耐药的严重抑郁症，但也用于治疗恐惧症和焦虑症。第一代MAO抑制剂包括异卡波肼（Marplan）、吩噻嗪（Nardil）和强内心百乐明（Parnate）。

较低的毒性的新一代MAO抑制剂有包括司来吉兰（Eldepryl，Emsam，Zelapar）和雷沙吉兰（Azilect），也用于治疗帕金森病，以及吗氯贝胺（Aurorix，Manerix），这是一种毒性较小的抗抑郁药，在许多国家可用，但在美国不适用。多个其他MAO抑制剂在美国以外市场用于治疗抑郁症、焦虑症、帕金森病和细菌感染。MAO抑制剂的严重毒性反应发生在使用过量，或由于与其他药物或食物的相互作用（表2-41）。

其他类别的药物可能具有MAO抑制活性，包括丙卡巴嗪（Matulane）、利奈唑胺（Zyvox）、娱乐性药物对甲氧基苯丙胺（PMA）和亚甲基二氧基甲基苯丙胺（MDMA，"摇头丸"）和亚甲蓝。用于治疗抑郁症的常用中草药——圣约翰草（贯叶连翘），似乎在一定程度上起到MAO抑制剂的作用，并与选择性5-羟色胺再摄取抑制剂（SSRIs）等药物相互作用有关。许多其他植物产品，包括色胺、哈明，羟基吲哚也被证明具有MAO抑制活性，包括白藜芦醇胡椒碱（在胡椒中发

表2-41　单胺氧化酶抑制剂相互作用[a]

药物		食品
苯丙胺类	间羟胺	啤酒
丁螺环酮	甲基多巴	蚕豆荚和蚕豆
氯丙咪嗪	哌甲酯	奶酪（天然或陈年）
可卡因	帕罗西汀	鸡肝
右美沙芬	去氧肾上腺素	腌鲱鱼
麻黄碱	苯丙醇胺	熏、腌或陈肉
氟伏沙明	利血平	蜗牛
氟西汀	舍曲林	变质或细菌污染的食品
胍乙啶	曲马多	熏香肠
左旋多巴	曲唑酮	酒（红酒）
麦角酸二乙酰胺	色氨酸	酵母（膳食补充剂和麦芽汁）
二亚甲基双氧苯丙胺	文拉法辛	
哌替啶（度冷丁）		

[a].基于病例报告或药理学考虑的可能相互作用。

现）、银杏叶、人参和小檗碱。

（一）毒性机制

MAO抑制剂灭活MAO，这是一种在中枢神经系统神经元内负责儿茶酚酶降解的酶。MAO具有两个主要亚型：MAO-A和MAO-B。MAO-A存在于肝脏和肠壁中，代谢酪胺并因此限制其进入全身循环。

1.毒性是由于过量释放神经元储存的血管活性胺，抑制儿茶酚胺代谢，或吸收大量的饮食酪胺（进而从神经元释放儿茶酚胺）。

（1）司来吉兰被开发为选择性MAO-B抑制剂，不需要限制性饮食（MAO-B剂量超过20g/d时失去选择性；因此，司来吉兰过量使用则类似于老的MAO抑制剂）。司来吉兰（Emsam）经皮抗抑郁治疗是可行的，因为较高剂量的司来吉兰可以避开肝脏首过效应而到达中枢神经系统。最近的研究表明，在低透皮剂量（6mg/24h）时不需要限制饮食，虽然潜在的药物相互作用仍然存在。

（2）较老的MAO抑制剂和司来吉兰是酶的不可逆抑制剂。因为效应可以持续长达2周，伴随或延迟的药物和食物相互作用是常见的，并且与第一代药物合用可能致命。但是，吗氯贝胺是一种可逆的竞争性MAO-A抑制剂。因此，它不需要限制性进食，发生药物相互作用的可能性小，并且比老的MAO抑制剂更安全。

2.MAO抑制剂的毒性反应可分为4种不同的类型：食物相互作用、与间接作用的单胺药物的相互作用、血清素综合征和急性过量用药。

（1）食物相互作用：酪胺是一种通常由胃肠道MAO-A降解的膳食单胺。MAO抑制剂允许过量吸收酪胺，其间接作用于释放去甲肾上腺素，引起高肾上腺素能综合征。口服MAO-B特异性司来吉兰或可逆抑制剂吗氯贝胺（高达900mg/d）的患者对这种相互作用不敏感，可以不限制饮食。

（2）与间接作用的单胺药物的相互作用：MAO抑制

突触前去甲肾上腺素的降解，因此增加的量被储存在神经末梢中。间接释放去甲肾上腺素的药物，如伪麻黄碱和苯肾上腺素，可在服用MAO抑制剂的患者中引起明显的高血压和心动过速。司来吉兰不太可能引起这种反应，因为MAO-B对脑多巴胺的影响比去甲肾上腺素水平要大得多。

（3）血清素综合征：当患者服用MAO抑制剂如哌替啶、曲马多、右美沙芬、三环类抗抑郁剂、选择性血清素再吸收抑制剂、文拉法辛、锂、丁螺环酮、亚甲蓝、色氨酸或MDMA（"摇头丸"）等药物时，可能会发生严重的肌肉多动、阵挛和过高热。它似乎涉及通过多种机制升高中枢神经系统5-羟色胺的水平。

（4）急性过量用药：服用任何MAO抑制剂都是非常严重的，可能是致命的。司来吉兰过量使用导致MAO-B失去选择性。此外，司来吉兰代谢为L-苯丙胺，这可能导致过量时发生超抗原反应。

注意：由于MAO抑制剂的不可逆性，在MAO抑制剂中断后2周内可能发生不良的药物相互作用。当氟西汀停药2～3周后，由于氟西汀半衰期较长，也可能发生药物相互作用。

（二）中毒剂量

第一代MAO抑制剂具有较低的治疗指数；急性摄入2～3mg或更多的反苯环丙胺、异卡波肼或苯丙氨酸，可能危及生命。相反，单独服用吗氯贝胺（约28mg/kg）高达13倍于日常剂量，通常导致轻度症状或无症状（过量的吗氯贝胺，如果与SSRIs一起服用，会导致危及生命的毒性）。

（三）临床表现

在服用慢性MAO抑制剂治疗的患者中，症状可能在急性过量服药后延迟6～24h出现，但在摄入相互作用的药物或食物后会迅速发生。由于MAO的不可逆失活，当涉及第一代药物时，毒性效应（以及药物或食物相互作用的潜力）可能持续数天。

1.药物或食物相互作用通常引起心动过速、高血压、焦虑、潮红、发汗和头痛。高血压危象可导致脑缺血、终末器官损害，如颅内出血、心肌梗死或肾衰竭。

2.随着血清素综合征的发生，神经功能和自主神经不稳定（如高热、震颤、肌阵挛性抽搐、过度反射和颤抖）的精神状态可能发生变化。常有下肢阵挛，有时有眼阵挛，患者通常烦躁不安、流汗和（或）谵妄。严重高热可导致急性心力衰竭和多脏器功能衰竭。

3.急性过量服药可引起临床综合征，其特征是肾上腺素能亢进和5-羟色胺活动过度，包括严重的高血压、谵妄、高热、心律失常、癫痫发作、闭塞，最终导致低血压和心血管衰竭多系统衰竭。有报道一例药物性心肌炎伴休克及重度心室功能减退的症状。其他可能症状包括散瞳、眼球震颤、幻觉和呼吸急促。

4.低血压，尤其是当患者处于直立姿势（正性静态低血压）时，在治疗剂量或过量时都可能发生低血压。

（四）诊断

基于具有拟MAO抑制剂使用史的拟交感药物中毒的临床特征，特别是与已知相互作用的药物或食物合用。当患者的精神状态发生改变，并伴有自主神经和神经肌肉不稳定的征象，尤其是阵挛时，则怀疑发生血清素综合征。

1.特定水平　药物水平一般不可用。大多数试剂在全面的尿液毒理学筛查中没有检测到。司来吉兰代谢为L-苯丙胺，在一些尿液毒理学筛查试验中可以检测到。在某报道案例中，升高的血清素水平与症状暂时相关。

2.其他有用的实验室检查　包括电解质、葡萄糖、血尿素氮、肌酐、肌酸激酶、肌钙蛋白、12导联ECG和ECG监测。如果怀疑颅内出血，进行颅脑CT扫描。

（五）治疗

1.应急及支持性治疗措施

（1）保持气道畅通并辅助通气。必要时补充氧气。

（2）如果发生高血压、昏迷、癫痫发作和高热，需进行治疗。

1）使用可滴定的静脉注射抗高血压药，如硝普钠和酚妥拉明，因为血流动力学可能发生快速变化。

2）如果发生低血压，它可能反映神经元儿茶酚胺储存的耗尽，并且在这种情况下，直接作用于神经元的去甲肾上腺素优于间接作用的药物多巴胺。

（3）在无症状患者中连续监测6h的体温、其他生命体征和ECG，并允许所有有症状的患者连续监测24h。

2.特效药和解毒剂

（1）由于高血压是儿茶酚胺介导的，α肾上腺素能受体阻滞剂（如酚妥拉明）或联合使用α和β肾上腺素能受体阻滞剂（如拉贝洛尔）特别有用。（注意：在无血管舒张剂的情况下使用非选择性β受体阻滞剂可能由于不可逆的α肾上腺素能效应而导致高血压的反常恶化。）

（2）血清素综合征应通过支持性措施、镇静和降温来治疗。无对照病例报道提示赛庚啶（P-肌动蛋白）的益处，口服12mg，4mg/h，3～4次/天。也可使用氯丙嗪25～50mg静脉注射。

3.清除未被吸收的毒物　如果条件合适，口服活性炭（表1-38）。如果患者在大量摄入第一代药物或司来吉兰后表现症状，考虑洗胃。

4.增强消除　透析和血液灌流无效。重复剂量活性炭尚未被研究。

一百一十、蕈类

蕈类有5000多个品种，已知50～100种有毒，只有200～300种可安全食用。大多数毒蕈可引起轻至中度自限性胃肠炎，少数品种可引起严重甚至致命反应。毒蕈的主要种类见表2-42。

（一）毒性机制

各种中毒机制见表2-42。大多中毒是胃肠道刺激物

表2-42　蕈类毒性

综合征	毒素	致病蕈类	症状和体征
迟发性胃肠炎，肝衰竭	阿玛毒素	鹅膏菌、鹅膏菌属、白毒鹅膏菌科、病毒性鹅膏菌类、双孢鹅膏菌纲、秋伽雷菌属、边缘伽雷菌属及一些麻风菌属和锥孢菌属	延迟6～24h发作：呕吐、严重腹泻、腹部痉挛、低血容量性休克，2～3d后出现暴发性肝衰竭
迟发性胃肠炎、中枢神经系统异常、溶血、肝炎	一甲基肼	鹿花菌等	延迟5～10h发作：恶心、呕吐、腹泻、腹部痉挛，随后出现头晕、虚弱、头痛、共济失调、谵妄、癫痫、昏迷；也可能发生溶血、高铁血红蛋白血症、肝肾损伤
胆碱能综合征	蕈毒碱	变色杯伞、小褐丝盖伞	15min～2h发作：出汗、心动过缓、支气管痉挛、流泪、流涎、出汗、呕吐、腹泻、瞳孔缩小。用阿托品治疗
双硫仑样反应	鬼伞菌素	墨汁鬼伞、棒柄杯伞	摄入乙醇后30min至数小时内：恶心、呕吐、脸红、心动过速；摄入后5d内反应风险上升
异噁唑综合征	鹅膏蕈氨酸，蝇蕈醇	毒蝇鹅膏菌，豹斑鹅膏等	30min～2h发作：恶心、呕吐、嗜睡或多动、肌肉抽搐、幻觉、谵妄，很少发作。可能持续12h
胃炎和肾衰竭	等位去甲亮氨酸	史密斯鹅膏菌，近鹅膏菌等	30min～12h腹痛、呕吐，随后2～3d出现进行性急性肾衰竭。可能出现肝酶升高
迟发性胃炎，肾衰竭	奥来毒素	丝膜菌，其他丝膜菌属	24～36h后开始腹痛、厌食、呕吐，3～14d后出现进行性急性肾衰竭（肾小管间质肾炎）
致幻	裸头草碱	古巴光盖伞，黄褐疣孢斑褶菇等	30min～2h发作：视觉幻觉、感觉扭曲、心动过速、瞳孔散大，偶尔发作
胃肠刺激	—	绿褶菇，细网牛肝菌等	吞食后30min～2h出现呕吐、腹泻；症状在6～24h消失
免疫溶血性贫血	—	桩菇属，鲁氏牛肝菌	大多数人出现胃肠道刺激，少数人在摄入2h内发生免疫介导的溶血
过敏性肺炎（吸入孢子）	番茄孢子	番茄属	吸入干孢子后可导致急性恶心、呕吐和鼻咽炎，随后几天内出现发热、萎靡不振、呼吸困难和炎性肺炎
红斑性肢痛症	丙烯醛酸	扁豆菌，斜纹夜蛾	摄入后数小时至数天内发病：手和足出现严重灼痛、感觉异常、发红和水肿；可能持续数周
横纹肌溶解症	—	油口蘑，亚稀褶黑菇	24～72h发作：疲劳、肌无力、肌痛、横纹肌溶解、肾功能不全和心肌炎
迟发性中枢神经系统毒性	聚硼酸	芦苇单胞菌	12～24h后发病：恶心、呕吐、头痛、不适、视物模糊或复视、眼球震颤、共济失调、虚弱、嗜睡

所致，进食后不久就会导致呕吐和腹泻。

（二）中毒剂量

未知。根据当地的地理和天气条件，同一物种的毒素含量差异很大。大多数情况下，毒蕈的确切摄入量是未知的，因为中毒者食用真菌时无意中添加了有毒品种。

（三）临床表现

表2-42中描述了各种临床表现。这些临床表现往往可以通过发作识别。如果症状在6h内发作，可能的类别是胃肠道刺激物、胆碱能综合征、致幻剂、异噁唑综合征、免疫溶血、过敏性肺炎或丙二烯正亮氨酸类。

食用后6～24h引起症状的蕈类包括含鹅膏毒素或单甲基肼，以及引起红斑性肢痛的蕈类。

食用后24h以上出现症状提示奥来霉素中毒，可引起肾损害、横纹肌溶解症或中枢神经系统迟发性中毒。除非患者摄入乙醇，否则鬼伞菌素类蕈类不会引起症

状。这种双硫仑样作用可在摄入后30min至5d内发生。

（四）诊断

诊断可能较为困难，因为中毒者可能没有意识到由蕈类引起，尤其是症状如果在摄入12h或更长时间后出现。如果有剩余的蕈类，可以请真菌学家帮助。然而，需要注意的是，用于诊断的蕈类可能与食用蕈类不一样。病史是确定毒蕈种类的关键。重要的是对蕈类及其采摘环境的描述。蕈类是生的还是煮过的？是否食用多种蕈类？进食时间与症状的发生有什么关联？食用蕈类后是否摄入乙醇？吃的人都生病了吗？没吃的人也生病了吗？蕈类是否吃了好几次？储存是否恰当？可疑蕈类应装在冰箱里纸袋里，并贴上"不要吃"的标签。

1.特定水平　已经报道了几种蕈类毒素的定性检测方法，但这些试验不是常规可用的。

2.其他有用的实验室检查　包括CBC、电解质、葡萄糖、尿素氮、肌酐、肝转氨酶和凝血酶原时间（PT/

INR）。如果怀疑含有陀螺菌素或患者发绀，可检查高铁血红蛋白水平。怀疑过敏性肺炎综合征可完善胸部X线片。怀疑横纹肌溶解症可检查肌酸激酶水平。

（五）治疗

1.应急及支持性治疗措施

（1）胃肠炎相关低血压者予以仰卧位，静脉滴注晶体液。治疗躁动、高热、横纹肌溶解症、癫痫发作。恶心和（或）呕吐患者应给予止吐药。需监测患者12～24h，以防鹅膏毒素或单甲肼中毒相关的迟发性胃肠炎。

（2）怀疑摄入丝膜菌属者需监测肾功能1～2周，怀疑摄入鹅膏菌属者需监测2～4d。提供肾功能不全必要的支持，包括血液透析。

2.特效药和解毒剂

（1）单甲基肼中毒后的癫痫发作：苯二氮䓬类药物（劳拉西泮或地西泮）静脉注射，并予以吡哆醇25mg/kg静脉注射；亚甲蓝1～2mg/kg静脉注射治疗高铁血红蛋白血症。

（2）蕈毒碱中毒所致胆碱能中毒：给予阿托品静脉注射，成人1～2mg，儿童0.02mg/kg。

（3）过敏性肺炎：皮质类固醇激素治疗可能有效。

（4）鬼伞菌素相关的双硫仑样反应：液体治疗。

3.清除未被吸收的毒物　如果蕈类是潜在有毒或未识别的，可在适当条件下口服活性炭。

（1）少量摄入（如舔舐或啃咬）一种未知蕈类后，活性炭可能是不必要的。

（2）摄取鹅膏毒素后，重复剂量的活性炭可能有帮助。

4.增强消除　无效。

一百一十一、蕈类——鹅膏毒素型

鹅膏毒素是在几种蕈类中发现的一种剧毒肽，包括毒伞蕈、鳞柄白毒伞、双孢鹅膏、赭鹅膏、白毒鹅膏菌、秋盔孢伞、纹缘盔孢伞，以及环柄菇属和锥盖伞属的一些品种。这些蕈类造成全世界90%以上的蕈类相关死亡。

这一组也被称为含有环肽的蕈类。三种环肽分别是鹅膏毒素、鬼臼毒素和毒伞素。鹅膏毒素，主要是α鹅膏毒蛋白，毒性最强，具有肝、肾毒性。鬼臼毒素不易吸收，引起胃肠道症状。毒伞素不引起人体中毒。

（一）毒性机制

1.鹅膏毒素具有高度稳定性和耐热性，难以通过烹饪方式清除。它们与DNA依赖的RNA聚合酶Ⅱ结合并抑制转录必需的伸长。其结果是mRNA减少导致蛋白质合成和细胞死亡的停滞。代谢活性组织依赖于蛋白质合成的高速率，如胃肠道细胞、肝细胞和肾近曲小管，受到不成比例的影响。在胰腺、肾上腺和睾丸中也发现了细胞损伤。

2.药代动力学。鹅膏毒素容易被肠道吸收，并通过

胆汁转运载体转运到肝细胞上。约60%进行肝肠再循环。它们具有有限的蛋白质结合，在尿液、呕吐物和粪便中被消除。在摄入后90～120min，尿中可检测到毒素，代谢产物阿玛毒素未被检测到。尚不知其在人体内的半衰期，但动物体内的血清、胆汁和尿液浓度迅速下降，大部分毒素在最初24h内被消除。

（二）中毒剂量

鹅膏毒素是已知最有效的毒素之一，最小致死剂量约为0.1mg/kg。一个鹅膏蕈伞帽可能含有10～15mg鹅膏毒素。相比之下，盔孢伞属含有的毒素则少得多；15～20个伞帽对成人来说是致命的剂量。

（三）临床表现

鹅膏毒素中毒可分为3个阶段，但并非所有患者都经历第2阶段和第3阶段。首先为延迟胃肠道毒性，随后是假"恢复"期和迟发性肝衰竭。

1.第1阶段　摄入6～24h后发生，症状包括呕吐、严重腹部绞痛和爆炸性水性腹泻。GI期可能导致严重的容量衰竭和低血压，导致急性肾衰竭。在最初的24h内，可能由于大量液体流失而死亡。

2.第2阶段　摄入18～36h后发生，胃肠炎有一段短暂的临床改善期，但肝转氨酶经常升高。

3.第3阶段　摄入2～4d后发生，其特征是肝转氨酶显著升高、高胆红素血症、凝血病、低血糖、酸中毒、肝性脑病、肝肾综合征、多器官衰竭、弥散性血管内凝血和抽搐。死亡通常发生在摄食后6～16d。脑病、代谢性酸中毒、严重凝血障碍和低血糖是病情严重的预兆，通常预示着致命的后果。

（四）诊断

往往根据野生蕈类摄入史和发病前6～24h出现的严重迟发性胃肠炎（也见单甲肼毒素；见表2-42）。然而，如果食用了各种蕈类，由于摄入不同的有毒物质，胃的不适症状可能会发生得更早，使得阿莫西林中毒的诊断更加困难。

任何可能食用的蕈类标本都应由真菌学家检查。从显微镜下发现的呕吐物或从蕈类孢子中提取的蕈类可以为摄入种类提供线索。

1.特定水平

（1）可以通过放射免疫分析或高效液相色谱（HPLC）质谱法（LC-MS）检测血清、尿液和胃液中的鹅膏毒素，以辅助治疗决策，但这些方法不易获得。

（2）定性试验（Meixner试验）可确定蕈类样品中鹅膏毒素的存在。蕈类的汁液滴在报纸或其他富含木质素的纸上，然后晾干。加入一滴浓盐酸，蓝色表明存在鹅膏毒素。注：该试验可靠性未知，可被误解或执行不佳；不应用于确定蕈类样品的可食性。此外，在高于63℃的温度下干燥、试纸暴露在阳光下，或存在裸球蛋白、蟾酥素或某些萜烯会引起假阳性反应。

2.其他有用的实验室检查　包括电解质、葡萄糖、尿素氮、肌酐、肝转氨酶（AST和ALT）、胆红素和

凝血酶原时间（PT/INR）。氨基转移酶通常在摄入后60～72h达到高峰。肝功能测定，如INR对判断肝衰竭的严重程度更加有用。

（五）治疗

强化支持治疗的死亡率为6%～10%。

1.应急及支持性治疗措施

（1）必要时保持开放气道并辅助通气，吸氧。

（2）积极治疗液体和电解质损失，因为大量液体损失可能导致循环崩溃。给予生理盐水或其他晶体液10～20ml/kg静脉滴注，并监测中心静脉压以指导液体治疗。

（3）为肝衰竭患者提供积极的支持治疗，原位肝移植可能挽救暴发性肝衰竭患者的生命，可联系肝移植服务寻求帮助。

（4）体外生物人工肝在使患者自发再生或作为肝移植的桥梁中显示出一些前景。

2.特殊药和解毒剂 虽然多年来，许多疗法得到了发展，但没有解毒剂被证明对阿莫托辛中毒有效。请咨询医疗毒理学家或区域毒物控制中心以获得进一步的信息。

（1）动物研究和回顾性病例系列表明，使用水飞蓟宾静脉注射（一种在欧洲使用的水蓟提取物）进行早期治疗可有效减少肝细胞摄取鹅膏毒素。

（2）其他未经证实的疗法在犬和大鼠研究中证实，大剂量服用青霉素显示出一定的护肝作用，但缺乏人体对照试验研究。对20年来鹅膏毒素治疗的回顾性分析发现，高剂量青霉素是最常用的化疗方案，但疗效甚微。作者认为，最有效的治疗方法是水飞蓟宾、N-乙酰半胱氨酸和解毒治疗。没有数据支持使用西咪替丁或类固醇，而硫辛酸可导致严重低血糖。鹅膏毒素特异性Fab片段实际上增加了小鼠体内的鹅膏毒素。

3.清除未被吸收的毒物 口服活性炭。洗胃不能去除蕈类片。

4.增强消除 在强水利尿、血液灌流、血液滤过或血液透析中没有证实能够去除鹅膏毒素。

（1）重复剂量的活性炭可以捕获正在进行肠肝循环的少量鹅膏毒素，并且可以在头48h内考虑。

（2）据报道，在犬的研究和一些人体病例报道中，胆管或胆囊插管清除胆汁是有效的，但并非没有风险，尤其在凝血病患者中。目前还没有直接比较胆管引流与重复剂量活性炭有效性的结论。

一百一十二、萘和对氯苯

萘和对氯苯是尿布桶和马桶除臭剂、杀虫剂和樟脑丸的常见成分。这两种化合物都有类似的刺鼻气味，并且是透明的白色结晶物质，因此，它们很难通过肉眼区分。萘占石油的10%，过去被用作杀疥剂。萘不再被普遍使用，因为它主要被毒性较小的对氯苯所取代。虽然配方和大小不同，大多数驱虫产品含有近100%萘或对氯苯。

（一）毒性机制

这两种化合物升华成蒸汽并在打开后进入大气，易通过胃肠道和呼吸道吸收。两种化合物均可引起胃肠道紊乱和中枢神经系统刺激。此外，萘可能产生溶血，特别是在葡萄糖-6-磷酸脱氢酶（G6PD）缺乏症患者中。

（二）中毒剂量

1.在G6PD缺乏症患者中，只要250～500mg的萘即可产生溶血。产生嗜睡或癫痫发作所需的量尚不明确，但可能只需1～2g。几名婴儿因衣物和被褥中有萘樟脑丸而严重中毒。成年大鼠口服LD_{50}为1.8g/kg。

2.对氯苯比萘毒性小得多，在成人中耐受性高达20g。成年大鼠口服LD_{50}为3.8g/kg。

3.药代动力学。这两种化合物口服或吸入迅速被吸收，皮肤吸收量非常低。

（三）临床表现

急性摄入通常会引起恶心和呕吐。这两种化合物都是挥发性的，吸入蒸汽会引起眼睛、鼻和喉咙的刺激。

1.萘

（1）可能发生躁动、头痛、困惑、嗜睡、癫痫发作。

（2）溶血性贫血，特别是在摄入后的儿童和G6PD缺乏症患者中已经得到了充分的记录。

（3）此外，还发现恶心、呕吐、腹泻（偶尔带血）、血尿和黄疸（溶血的结果）。

2.对氯苯

（1）儿童的急性摄入少量几乎是无害的。

（2）暴露于蒸汽会引起眼睛刺激和胃肠不适。

（3）长时间直接接触会引起皮肤灼烧感。对二氯苯分解为盐酸，这可以解释它的一些刺激作用。

（4）与萘不同，即使在慢性暴露中也没有明确的血液学效应证据。

（5）20世纪50年代的一个病例报道，两个人在一个充满对二氯苯的家里生活了几个月后发生肝坏死和死亡，其他症状包括头痛、笨拙、口齿不清、腹泻和体重减轻。没有进行空气测量，也没有讨论导致以上症状的其他可能原因。

（四）诊断

通常基于摄入史、口腔和呕吐物中特有的"樟脑丸"气味。用气味或颜色区分萘酞和对氯苯是困难的。在体外X线研究中，对氯苯是不透射线的，而萘是不可见的。在饱和盐溶液中（约1汤匙盐在114ml的水中），萘会浮起，而对氯苯则会下沉。

1.特定水平 血清和尿液检测没有广泛应用。在尿液和血液中发现了2，5-二氯苯酚。类似的，萘、1-甲基萘、2-甲基萘或它们的分解产物可以在尿、粪便、血液、牛奶或体脂样品中找到。浓度升高表明患者暴露，但与临床结果不相关。

2.其他有用的实验室检查 包括CBC、肝转氨酶，如果怀疑溶血则结合珠蛋白、游离血红蛋白和尿隐血测试（血红蛋白尿阳性）。

（五）治疗

1.应急及支持性治疗措施

（1）必要时保持气道开放并辅助通气。

（2）治疗昏迷和癫痫发作。

（3）治疗溶血和由此产生的血红蛋白尿：水化、碱化尿液（见横纹肌溶解症）。

2.特效药和解毒剂　没有具体的解毒剂。

3.清除未被吸收的毒物

（1）萘：如果条件适宜，口服活性炭（表1-38）。如果给予活性炭，则在小到中等剂量摄入后不必洗胃。不要催吐，因为有昏睡和癫痫发作的风险。不要服用牛奶、脂肪或油，这可能会促进吸收。

（2）对氯苯：除非摄入大剂量，否则肠道排空和活性炭是不必要的。不要食用牛奶、脂肪或油，这可能会促进吸收。

（3）吸入：用任何一种药剂，将受害者排除在外，需要新鲜空气。

4.增强消除　无。

一百一十三、尼古丁

尼古丁中毒可能发生在儿童摄取烟草或饮用由一个烟草咀嚼者（通常是在罐或其他容器）收集的唾液后，儿童或成人在意外或自杀性摄入含尼古丁的杀虫剂（如黑色皮革40，含有40%的硫酸烟碱）之后，偶尔暴露于尼古丁之后，例如发生在烟草收割者（"绿色烟草病"），以及最近出现在电子香烟中含有尼古丁的液体中。尼古丁口香糖（Nicorette和仿制药）、透皮给药制剂（Habitrol、Nicoderm、Nicotrol和仿制药）、尼古丁鼻喷雾剂、吸入器和含片广泛用作戒烟的辅助方法。尼古丁存在于各种无烟烟草制品（鼻烟和咀嚼烟草）中，包括看起来像糖果的压缩可溶解烟草片。类似于尼古丁的生物碱（番荔枝碱、金雀花碱、连翘碱和山梗菜碱）在几种植物中都有发现（见"植物"）。新烟碱类杀虫剂（吡虫啉和其他）广泛应用于农业和猫犬跳蚤的防治。

（一）毒性机制

1.尼古丁与尼古丁胆碱能受体结合，最初是通过自主神经神经节的作用，主要是交感神经刺激。随着剂量的增加，副交感神经刺激，可能发生神经节和神经肌肉阻滞。对大脑的直接影响也可能导致呕吐和癫痫发作。

2.药代动力学。尼古丁被各种途径迅速吸收并迅速进入大脑。表观分布容积为3L/kg。它迅速代谢，并在较小程度上排泄在尿液中，半衰期为120min。新烟碱对中枢神经系统穿透力不如尼古丁，因此在低暴露水平下毒性比尼古丁低。

（二）中毒剂量

由于吸收前的代谢和自发性呕吐，吸收的尼古丁的生物利用度为30%～40%。尼古丁的LD_{50}为

6.5～13mg/kg。快速吸收2～5mg会引起恶心和呕吐，特别是在不习惯使用烟草的人身上。

1.烟草。香烟中含有约1.5%的尼古丁，或者每支香烟中含有10～15mg尼古丁。潮湿的鼻烟中也有约1.5%的尼古丁，大部分含有30g的烟草。咀嚼烟草含有2.5%～8%的尼古丁。压缩烟草片通常含有1mg尼古丁。在儿童中，摄入1支香烟或3个烟头应该被认为有潜在的毒性，尽管香烟的严重中毒是非常罕见的。无烟烟草制品的摄入是婴儿和儿童尼古丁中毒的常见原因。

2.电子香烟。电子烟是加热溶液的装置，通常含有尼古丁、丙二醇和（或）蔬菜甘油，以产生像烟草香烟一样吸入的蒸汽。许多设备是可以重复使用的，再填充（E-液体）可以用小瓶子购买。大多数电子液体都有香味，对儿童有潜在的吸引力。E-液体通常含有10～20mg尼古丁，这样一个5ml的瓶子可含有100mg，这对婴儿或儿童可能是致命的。近年来，有关电子烟尼古丁毒性的中毒中心电话数量呈指数级增长，其中50%的电话涉及5岁及以下儿童。最常见的暴露途径是摄食、吸入、眼部暴露和皮肤暴露。最常见的毒性反应是恶心、呕吐和眼睛刺激。有少数人因摄入或静脉注射E-液体而死亡。

3.尼古丁口香糖每片含2mg或4mg，但由于其吸收缓慢和首过消除程度高，故这些产品中尼古丁中毒是罕见的。

4.尼古丁贴片在预期应用的16～24h平均提供5～22mg尼古丁，这取决于品牌和大小。透皮贴剂可能在轻度吸烟者或非吸烟者中产生毒性，特别是不小心贴上贴片的儿童。摄入被丢弃的贴片也有可能中毒。

5.尼古丁鼻喷雾剂约1mg（单剂量是一个喷雾在每个鼻孔）。

6.尼古丁吸入器系统由塑料烟嘴和可更换的烟筒组成，其中含有10mg尼古丁。如果意外摄入，药筒会慢慢释放尼古丁，并没有引起严重中毒。

7.尼古丁含片中含有2～4mg尼古丁，摄入会引起儿童严重中毒。

8.新烟碱在小剂量下是相对无毒的，但摄取30ml或更多会导致严重甚至致命的毒性。

（三）临床表现

尼古丁中毒通常引起头晕、呕吐、苍白和发汗。可能会出现腹痛、流涎、流泪、腹泻和肌无力。瞳孔可能扩大或缩小。严重中毒时可能出现混乱、激动、嗜睡和抽搐。最初的心动过速和高血压可能伴随心动过缓和低血压。呼吸肌无力伴呼吸停止是最有可能导致死亡的原因。症状通常在急性摄取液体尼古丁后15min内开始，在1h或2h内消失，但剂量越大或皮肤接触剂量越大，症状越严重，后者导致皮肤持续吸收。尼古丁口香糖或透皮贴剂也可出现迟发和长期症状。

（四）诊断

呕吐、苍白、发汗，虽然这些症状是非特异性的。

诊断通常是有烟草、杀虫剂或治疗性尼古丁产品暴露史。一名儿童出现不明原因的呕吐，而父母使用烟草或电子烟，应考虑尼古丁中毒。

1.特定水平 尼古丁及其代谢物可替宁在综合性尿毒症筛检中能检测到，但由于它们普遍存在，除非具体要求，通常不会报告。也可用于尿中可替宁的筛选试验，但在医院临床实验室中没有广泛实施。可检测血清尼古丁水平，但在急性管理是没有用的。一些实验室可以检测到新烟碱（粉蓝烟草或树状烟草中被发现）。

2.其他有用的实验室检查 包括电解质、葡萄糖、动脉血气、血氧饱和度。

（五）治疗

1.应急及支持性治疗措施

（1）吸氧，必要时保持气道开放并辅助通气。

（2）治疗癫痫发作、昏迷、低血压、高血压和心律失常。

（3）观察至少4～6h，排除延迟毒性，特别是皮肤暴露后。为了摄取完整的口香糖、片剂或经皮贴片，观察更长的时间（最多12～24h）。

2.特效药和解毒剂

（1）美加明是尼古丁作用的特异性拮抗剂，它仅在片剂中使用，这种形式不适合呕吐、痉挛或低血压的患者。

（2）如果发生毒蕈碱刺激症状（如心动过缓、流涎、喘息），可能会对阿托品产生反应。

3.清除未被吸收的毒物 注意：救援人员在治疗口腔或皮肤暴露于液体尼古丁时应佩戴适当的皮肤保护装置。

（1）皮肤和眼睛：去除所有被污染的衣服，用大量肥皂和清水冲洗暴露的皮肤。用大量生理盐水或清水冲洗眼睛。

（2）摄入：如果条件合适，口服活性炭（表1-38）。如果能迅速给予活性炭，则在烟草摄入后不必洗胃。最近有液体尼古丁摄入者须考虑洗胃。

1）对于无症状的少量香烟摄入者，不需要清洗肠道。

2）摄入透皮贴剂或大量口香糖者，考虑重复剂量的活性炭和全肠道冲洗。

4.增强消除 这些过程不太有用，因为尼古丁的内源性清除率高，半衰期相对较短（2h），且分布量大。

一百一十四、硝酸盐和亚硝酸盐

有机硝酸盐（如硝酸甘油、硝酸异山梨酯、单硝酸异山梨酯）被广泛用于治疗缺血性心脏病和心力衰竭，为血管扩张剂。有机硝酸盐如硝化甘油也用于炸药中。亚硝酸铋、硝酸铵和硝酸银分别用于止泻药物、冷包装和局部烧伤药物。钠、硝酸钾和亚硝酸盐用于保存腌制食品，也可能发生在一些高浓度的井水和防冻混合物中。丁基、戊基、乙基和异丁基亚硝酸盐常出售为

"室内除臭剂"或"液体熏香"，有时被吸入以供滥用。

（一）毒性机制

硝酸盐和亚硝酸盐都会引起血管舒张，从而导致低血压。

1.硝酸盐在较低剂量下舒张静脉，在较高剂量下舒张动脉。硝酸盐可能在胃肠道中转化为亚硝酸盐，特别是在婴儿中。

2.亚硝酸盐是强效氧化剂。亚硝酸盐氧化血红蛋白可能导致高铁血红蛋白血症，从而阻碍携氧能力和氧气输送。许多有机亚硝酸盐（如亚硝酸戊酯和亚硝酸丁酯）具有挥发性，可被吸入。

（二）中毒剂量

在食物中发现的硝酸盐和亚硝酸盐一般是无毒的；然而，婴儿在摄入香肠或井水后可能会发生高铁血红蛋白血症，而且婴儿的血红蛋白比成人更容易氧化，因为他们很容易将硝酸盐转化为亚硝酸盐，当亚硝酸盐作为食品添加剂或防腐剂直接应用于食物时，成人会发生严重的高铁血红蛋白血症。亚硝酸盐引起的高铁血红蛋白症可能更严重，并与G6PD缺乏症时的溶血有关。

1.硝酸盐 据估计，成人口服硝酸甘油致命剂量为200～1200mg。低血压发生在低剂量时，但通常需要摄入大量硝酸甘油会产生高铁血红蛋白血症。

2.亚硝酸盐 成人摄入低至15ml的亚硝酸丁酯会产生40%甲氧基血症。估计成人亚硝酸钠致死剂量为1g。

（三）临床表现

头痛、皮肤潮红和直立性低血压伴反射性心动过速是硝酸盐和亚硝酸盐最常见的不良反应，即便使用治疗剂量的有机硝酸盐。

1.低血压可能加重或产生心脏缺血或脑血管疾病的症状，甚至可能导致癫痫发作。但低血压导致的死亡较为罕见。

2.定期接触硝酸盐的工人或患者可能会产生耐受性，并可能由于突然停药引起的冠状动脉血管收缩而发展为心绞痛或心肌梗死。吸入的亚硝酸盐是易燃的，它们的意外燃烧（例如点燃一种被亚硝酸盐溶液浸泡过的香烟）可导致严重烧伤。

3.高铁血红蛋白血症在亚硝酸盐暴露后最常见，皮肤发绀的程度甚至低至无症状（如15%）。

4.使用西地那非（艾万可）和其他选择性磷酸二酯酶抑制剂［如他达拉非（西力士）、伐地那非（艾大达）］治疗勃起功能障碍可以延长并增强硝酸盐的血管舒张作用，导致严重的低血压。

（四）诊断

低血压伴反射性心动过速和头痛。15%或以上高铁血红蛋白血症可通过无呼吸系统疾病的低氧饱和度发绀来诊断。当血液在滤纸上干燥时，可以观察到一种巧克力棕色的血液改变。

1.特定水平 血液浓度尚未上市。用尿亚硝酸盐试纸（通常用于检测尿液中的细菌）可以在烷基亚硝酸盐中毒患者的血清中检测到亚硝酸盐。

2.其他有用的实验室检查 包括电解质、葡萄糖、动脉血气或血氧饱和度、高铁血红蛋白浓度和ECG监测。注意动脉血气和常规脉搏血氧饱和度不能测量高铁血红蛋白（注：一种较新的脉冲一氧化碳计可以检测羧基血红蛋白和高铁血红蛋白）。

（五）治疗

1.应急及支持性治疗措施

（1）必要时保持气道开放并辅助通气。补充氧气。

（2）用仰卧位、静脉注射晶体液和低剂量加压剂治疗低血压。

（3）监测生命体征和心电图4～6h。

2.特效药和解毒剂 症状性高铁血红蛋白血症可使用亚甲蓝治疗。

3.清除未被吸收的毒物

（1）吸入：避免受害者继续暴露，有条件时可补充氧气。

（2）皮肤和眼睛：去除被污染的衣服，用大量肥皂和清水清洗。用清水或生理盐水冲洗眼睛。

（3）摄入：如果条件合适，口服活性炭（表1-38）。如果能迅速给予活性炭，则在小到中等剂量摄入时不必洗胃。

4.增强消除 血液透析和血液灌流无效。对亚甲蓝过敏的婴儿、严重高铁血红蛋白血症患者可能需要血浆置换。

一百一十五、氮氧化物

氮氧化物（一氧化氮和二氧化氮，而不是氧化亚氮）是通常从硝酸盐或硝酸释放的气体，从硝酸和有机物质之间的反应，硝化纤维素和许多其他产物的燃烧，作为爆炸的副产物，并作为火箭燃料的四氧化二氮的分解反应物。氮氧化物暴露发生在电弧焊接（特别是气体保护）、电镀和雕刻中。氮氧化物存在于发动机排气中，当亚硝酸盐含量高的谷物被填入储藏仓时，就会产生氮氧化物。一氧化氮作为一种治疗剂可以与氧气反应（特别是在高氧的存在下）以形成二氧化氮和其他氧化剂。

（一）毒性机制

氮氧化物是一种水溶性相对低的刺激性气体。氮氧化物会引起迟发性化学性肺炎。此外，它们还可以将血红蛋白氧化成高铁血红蛋白。

（二）中毒剂量

联邦职业安全与卫生管理局（OSHA）法律允许的二氧化氮暴露限值上限（PELC）二氧化氮为5mg/L；加利福尼亚OSHA的短期暴露限值（STEL）为1mg/L；ACGIH推荐的工作场所暴露限值［阈值限制值-8h时间加权平均值（TLV-TWA）］为0.2mg/L。OSHA PEL和ACGIH TLV-TWA的一氧化氮为25mg/L。对二氧化氮

和一氧化氮的生命或健康（IDLH）立即被认为是危险的空气水平分别为20mg/L和100mg/L。

（三）临床表现

由于氮氧化物的水溶性较差，在低水平时很少有黏膜或上呼吸道刺激（二氧化氮＜10mg/L）。这使得长期暴露，除了轻度咳嗽或恶心以外，很少有警告症状。接触越集中，可能会出现上呼吸道症状，如眼睛灼热、喉咙痛和咳嗽。

1.延迟24h后，可能发生化学性肺炎，伴有缺氧和肺水肿。暴露于较高浓度后，发病可能更迅速。一些病例可能在最初改善后的几天内发展成闭塞性支气管炎。

2.从急性化学性肺炎的恢复和长期低水平暴露于氮氧化物后，永久性肺组织损伤可能变得明显。

3.高铁血红蛋白血症发生在暴露于建筑火灾中硝基氧化物烟雾的受害者中。

4.吸入一氧化氮（如用于肺血管扩张剂的治疗目的）可引起肺外效应，包括减少血小板聚集、高铁血红蛋白血症和全身血管扩张。

（四）诊断

基于暴露史（如果已知），由于延迟效应的影响，所有明显烟雾吸入的患者均应观察数小时。

1.特定水平 没有特定血液浓度。

2.其他有用的实验室检查 包括动脉血气、一氧化碳血氧饱和度，以评估伴随的高铁血红蛋白血症，胸部X线片和肺功能测试。

（五）治疗

1.应急及支持性治疗措施

（1）密切观察上气道阻塞的迹象，气管插管，必要时辅助通气。加湿补充氧气。

（2）观察有症状的患者在暴露后至少24h，治疗肺炎及非心源性肺水肿。

2.特效药和解毒剂

（1）糖皮质激素的作用在闭塞性细支气管炎的晚期最为明显。在吸入化学物质（包括吸入氮氧化物）引起的急性肺损伤中，类固醇的有益作用尚未确定。

（2）用亚甲蓝治疗高铁血红蛋白血症。

3.清除未被吸收的毒物 救援人员应佩戴自给式呼吸器，如果有潜在高浓度气体暴露或暴露于液态硝酸（作为二氧化氮的来源），应穿戴化学防护服。

（1）吸入：立即将患者从暴露的环境中移开，如有可能，补充氧气。

（2）皮肤和眼睛：除去湿衣服，用清水冲洗暴露的皮肤。用大量清水或生理盐水冲洗眼睛。

4.增强消除 无。

一百一十六、硝普钠

硝普钠是一种短效胃肠外给药血管扩张剂，用于治疗严重的高血压和心力衰竭。它还用于治疗心脏术后患者的高血压，并为某些外科手术诱发低血压。急性大剂

量硝普钠治疗或长时间输注可能发生毒性反应。

（一）毒性机制

硝普钠被迅速水解（半衰期为11min），释放游离氰化物，通常在肝脏和血管中被硫氰酸酶迅速转化为硫氰酸盐。体外循环相关的游离血红蛋白释放加速游离氰化物的释放，并可能增加氰化物毒性的风险。

1.急性氰化物中毒可能发生在短期高剂量硝普钠输注［如10～15μg/（kg·min），≥1h］。

2.硫氰酸盐被肾脏清除，并可能在肾功能不全患者中积累，特别是在长时间输注后。

（二）中毒剂量

中毒的剂量取决于肾功能和输液速率。

1.临床氰化物中毒在硝普钠输注速率＜8～10μg/（kg·min）不常见，但2μg/（kg·min）的剂量为氰化物可能的毒性阈值。在一项儿童心脏手术后接受硝普钠治疗的研究中发现，1.8μg/（kg·min）或更大的剂量可预测血中氰化物水平升高，但不一定是临床毒性。

2.硫氰酸盐毒性不会发生在急性肾功能正常的人，但可能由于长时间输注引起［如3μg/（kg·min）以上超过48h］，尤其是肾功能不全患者［低至1μg/（kg·min）］。

（三）临床表现

硝普钠最常见的不良反应是低血压，常伴有反射性心动过速。外周和脑低灌注可导致乳酸酸中毒和精神状态改变。

1.氰化物中毒可伴有头痛、头晕、恶心、呕吐、焦虑、躁动、谵妄、精神病、呼吸急促、心动过速、意识丧失、癫痫发作和代谢性酸中毒。心电图可显示缺血模式。

2.硫氰酸盐积累会导致嗜睡、混乱、谵妄、震颤和反射亢进。癫痫发作和昏迷严重毒性很少发生。

3.高铁血红蛋白血症很少发生，通常是轻微的。

（四）诊断

短期高剂量硝普钠输注时有乳酸酸中毒、精神状态改变或癫痫发作应提示氰化物中毒，而连续使用几天后逐渐产生的混乱或谵妄提示硫氰酸盐中毒。

1.特定水平 当怀疑氰化物中毒时，可检测氰化物水平，但通常不能迅速获得以指导治疗。氰化物水平可能不能准确反映毒性，因为同时产生高铁血红蛋白，其结合了一些氰化物。全血氰化物水平＞0.5mg/L被认为是升高的，并且＞1mg/L的水平通常会发生乳酸酸中毒。硫氰酸盐含量＞50～100mg/L可能引起谵妄和嗜睡。

2.其他有用的实验室检查 包括电解质、葡萄糖、尿素氮、肌酐、血清乳酸、心电图、动脉血气和测得的动脉和静脉血氧饱和度及高铁血红蛋白水平（使用CO血氧计）。

（五）治疗

1.应急及支持性治疗措施

（1）必要时保持气道开放并辅助通气。补充氧气。

（2）对于低血压，立即停止输液，必要时给予静脉输液和加压。

2.特效药和解毒剂 如果怀疑氰化物中毒，可使用硫代硫酸钠。亚硝酸钠治疗可加重低血压，不应使用。羟钴胺素25mg/h静脉输注，有时与大剂量硝普钠联合使用，以预防氰化物毒性。

3.清除未被吸收的毒物 不相关，因为药物只在肠道给药。

4.增强消除 硝普钠和氰化物都被快速代谢，因此不需要考虑增强消除。血液透析可以加速硫氰酸盐消除，对肾衰竭患者尤其有用。

一百一十七、一氧化二氮

一氧化二氮，或笑气，被用作辅助全身麻醉、小手术的麻醉剂和镇痛药，以及许多商业产品的喷射剂，如生奶油和食用油喷雾。（"Whippets"是氧化亚氮的微型压缩装置，可以在餐馆供应商店、杂货便利店购买）。一氧化二氮被许多美国牙科医师使用，在某些情况下没有足够的清除设备。一氧化二氮滥用在医疗和牙科行业并不少见。

（一）毒性机制

1.暴露于一氧化二氮后的急性毒性主要是没有提供足够的氧气而窒息。

2.对血液和神经系统的慢性毒性是由于维生素B_{12}在其钴原子不可逆氧化后失活导致的。维生素B_{12}是由同型半胱氨酸合成蛋氨酸和四氢叶酸所必需的。蛋氨酸对髓鞘产生至关重要，四氢叶酸对DNA合成至关重要。亚临床维生素B_{12}或叶酸缺乏症患者使用一氧化二氮可导致神经症状。

3.据报道，长期接触一氧化二氮的工人有生殖危害。

（二）中毒剂量

中毒剂量未建立。长期职业暴露于2000mg/L一氧化二氮产生无症状但可测量的维生素B_{12}降低。ACGIH推荐的工作场所暴露限值（TLV-TWA）为50ppm（90mg/m³），作为8h时间加权平均值。

（三）临床表现

1.急性中毒的症状与窒息有关，包括头痛、水肿、迷惑、晕厥、发作和心律失常。据报道，从加压搅打式奶油分配器中用力吸入后，发生间质性肺气肿和纵隔气肿。

2.长期一氧化二氮滥用可产生巨幼细胞贫血、血栓性血小板减少症、白细胞减少症、周围神经病变和脊髓病（尤其是后柱病变），类似于维生素B_{12}缺乏的影响。神经病变的症状（如共济失调）是常见主诉，体格检查可能显示异常振动和本体感觉。

（四）诊断

基于暴露史和临床表现（如窒息和气体空罐或空罐）。类似慢性维生素B_{12}缺乏，但维生素B_{12}水平正常。

1.特定水平　因为放气，通常不可用且不可靠。

2.其他有用的实验室检查　包括人工鉴别全血细胞计数，维生素 B_{12}、叶酸、神经传导检查，MRI（如果患者有神经病变）。在正常维生素 B_{12} 水平的一氧化二氮滥用者中已发现高半胱氨酸和甲基丙二酸水平升高。

（五）治疗

1.应急及支持性治疗措施

（1）必要时保持气道开放并辅助通气。使用高流量补充氧。

（2）显著窒息后，预测和治疗昏迷、癫痫发作及心律失常。

2.特效药和解毒剂　慢性效应可在停止暴露后 $2 \sim 3$ 个月消失，补充维生素 B_{12} 和叶酸可纠正潜在的缺乏，甲硫氨酸的成功治疗已被报道。

3.清除未被吸收的毒物　去除受害者的暴露，如果有的话补充氧气。

4.增强消除　无效。

一百一十八、非甾体抗炎药

非甾体抗炎药（NSAID）是一类化学成分多样的药物，具有相似的药理学特性，广泛用于抗炎、解热和镇痛（表2-43）。本组中大部分药物过量只产生轻度胃肠道不适。然而，过量服用氧氟沙星、苯丁胺、甲芬那酸、吡罗昔康或二氟尼柳后，毒性可能更强。

（一）毒性机制

1.非甾体抗炎药通过抑制环氧化酶（异构体 COX-1 和 COX-2）产生药理学和毒理学效应，导致前列腺素的产生减少，疼痛和炎症减少。中枢神经系统、血流动力

表2-43　非甾体抗炎药

药物	每日最大剂量（mg）	半衰期（h）	评论
羧酸			
溴芬酸钠	150	$1 \sim 2$	慢性使用与严重肝损伤有关
卡洛芬	4mg/kg（PO 或 SC）	$4 \sim 10$（PO） 12（IV）	只批准用于犬类
双氯芬酸	200	2	
二氟尼柳	1500	$8 \sim 12$	过量产生类似水杨酸中毒的毒性
依托度酸	1000	7	
非诺洛芬	3200	3	急性肾衰竭
布洛芬[a]	3200	$2 \sim 4$	大量过量可导致昏迷、肾衰竭、代谢性酸中毒和心肺抑郁症
吲哚美辛	200	$3 \sim 11$	
酮洛芬	300	$2 \sim 4$	过量服用可引起呼吸抑制、昏迷和癫痫发作
酮咯酸	40（PO） $60 \sim 120$（IV）	$4 \sim 6$	肾衰竭的高危因素
甲氯芬酯	400	$1 \sim 3$	
甲灭酸	1000	2	癫痫发作，抽搐
萘普生[a]	1500	$12 \sim 17$	癫痫发作，酸中毒
奥沙普秦	1800	$42 \sim 50$	
舒林酸	400	$7 \sim 16$	广泛的肠肝再循环
托美丁	1800	1	
醇酸			
萘丁美酮	2000	24	
羟苯丁酮	600	$27 \sim 64$	癫痫发作，酸中毒
保泰松	600	$50 \sim 100$	癫痫发作，酸中毒
吡罗昔康	20	$45 \sim 50$	癫痫发作，昏迷
美洛昔康	15	$15 \sim 20$	
COX-2抑制剂			
塞来昔布	400	11	
罗非昔布	50	17	由于担心心血管事件风险增加而从美国市场退出
伐地昔布	40	$8 \sim 11$	由于担心心血管事件和严重皮肤反应的风险增加，2005年从美国市场退出

[a]. 目前在美国可用作非处方配方。

学、肺和肝功能障碍也发生在某些药物，但与前列腺素生成的关系仍不确定。前列腺素还参与维持胃黏膜的完整性和调节肾血流量，因此，急性或慢性中毒可能会影响这些器官。

2.最新一代的NSAID被称为COX-2抑制剂，选择性抑制COX-2亚型，在治疗剂量下不抑制COX-1。由于COX-1参与保护胃肠道黏膜，与传统的非甾体抗炎药相比，这些药物使胃肠道出血的可能性较小。然而，COX-2选择性抑制剂与心血管疾病风险增加相关（罗非昔布和伐地昔布均在2004年从美国市场退出）。

3.药代动力学。NSAID通常被良好吸收，并且表观分布容积相对较小（如布洛芬0.15L/kg）。COX-2抑制剂具有更大的分布容积（如塞来昔布400L），这些药物大部分是高度蛋白结合的，并且大部分通过肝脏代谢和肾脏排泄被消除，具有不同的半衰期（如布洛芬1.5～2.5h，萘普生12～17h；见表2-64）。

（二）中毒剂量

人类数据不足以建立摄入量、血浆浓度和临床毒性效应之间的可靠相关性。在摄入超过常规治疗剂量的5～10倍后会出现明显症状。

（三）临床表现

一般来说，NSAID过量的患者无症状或轻度胃肠道不适（恶心，呕吐，腹痛，有时呕血）。有时，患者表现为困倦、嗜睡、共济失调、眼球震颤、耳鸣和定向障碍。

1.使用毒性更大的药物，如氧氟蝶呤、苯巴比妥、甲芬那酸和吡罗昔康，以及大量布洛芬或非诺洛芬过量，可能发生癫痫发作、昏迷、肾衰竭和心肺骤停。肝功能异常、低凝血酶原血症、代谢性酸中毒也有报道。

2.二氟尼柳过量产生类似水杨酸中毒的毒性。

3.长期使用溴芬酸超过10d会导致致命的肝毒性。

4.苯巴比妥和安替比林的使用与粒细胞缺乏症和其他血液病有关。

5.过量使用COX-2抑制剂的信息有限。由于担心心血管事件（包括心肌梗死和卒中）的风险增加，罗非考昔和伐地考昔从美国市场退出。伐地昔布还增加严重皮肤反应的发生风险。

（四）诊断

通常基于NSAID摄入史，因为症状轻微且非特异性，并且特定浓度水平通常是不可用的。

1.特定水平 通常不容易获得，并且对临床治疗无指导作用。

2.其他有用的实验室检查 包括CBC、电解质、葡萄糖、尿素氮、肌酐、肝转氨酶、凝血酶原时间（PT/INR）、对乙酰氨基酚水平和尿液分析。

（五）治疗

1.应急及支持性治疗措施

（1）必要时保持气道开放并辅助通气。补充氧气。

（2）治疗癫痫发作、昏迷、低血压。

（3）抗酸剂可用于轻度胃肠道不适。用IV-Cyth-TyLID溶液替换流体损失。

2.特效药和解毒剂 没有解毒剂。维生素K可用于低凝血酶原血症引起的凝血酶原时间升高。

3.清除未被吸收的毒物 如果条件合适，口服活性炭（表1-38）。如果能迅速予活性炭，则在小到中等剂量摄入后不必洗胃。

4.增强消除 非甾体抗炎药是高度蛋白质结合和广泛代谢。因此，血液透析、腹膜透析和强迫性利尿不太可能有效。

（1）虽然临床数据有限，活性炭血液灌流对苯巴比妥过量可能有效，该方法不能广泛应用。

（2）重复剂量活性炭治疗可增强美洛昔康、氧氟沙星、苯妥英钠和吡罗昔康的消除。

（3）已报道，反复口服剂量的考来烯胺可增加美洛昔康和吡罗昔康的清除率。

一百一十九、无毒或最小毒性的家居用品

通常在家中发现的各种产品完全无毒，或者在典型的意外暴露后几乎没有毒性。很少需要治疗，因为成分是无毒的，潜在毒性成分的浓度是最小的，或者产品的构造或包装使得不太可能含有大量有害成分。

表2-44列出了一些被认为无毒的产品。然而，产品的味道或质地可能令人不愉快或有轻微的胃部不适。

此外，根据配方和儿童的年龄，列出的一些产品可能会产生异物效应或窒息危险。表2-45提供了可能导致轻度胃肠道不适，但在少量摄入后通常不被认为是有毒产品的示例。胃痉挛、呕吐或腹泻可能会发生，但这些通常是温和和自限的，表2-46列出了其他几种儿童经常摄入且作用微弱影响较小的产品。尽管它们可能含有潜在的有毒成分，但其浓度或包装使其在少量接触后不太可能出现症状。

在所有涉及这些物质的情况下，请尝试确认产品的标识和（或）成分，并确保不涉及其他有毒产品。确定是否有任何意外症状或呛咳或异物效应的证据。提示家长可能发生轻度胃肠道不适。加水或其他液体以降低产品的味道或质地。对于有症状的眼睛暴露，遵循眼部净化的说明。

一百二十、阿片类和阿片类药物

阿片类物质是由罂粟的汁液产生的一组天然化合物。吗啡和可待因是广泛应用于医药领域的经典阿片衍生物，海洛因（二醋吗啡）是一种著名的半合成、高度上瘾的街头毒品。阿片类药物是指阿片类和半合成的天然阿片衍生物（如吗啡、海洛因、可待因和氢可酮）及新的完全合成的阿片类似物（如芬太尼、布托啡诺、哌替啶和美沙酮）（表2-47）。各种各样的处方药含有阿片类药物，通常与阿司匹林或醋氨酚联合使用。右美沙芬是一种具有强效镇咳但无镇痛或成瘾性的阿片类衍生

表2-44 无毒或毒性最小的产品[a]

空气清新剂	橡皮擦	塑料
铝箔	眼部彩妆	培乐多
防汗剂	毡尖笔和笔	彩泥
灰烬木材和壁炉	指甲油（干）	腻子
天门冬氨酯	闪光	胭脂
婴儿乳液（注意：婴儿油可引起吸入性肺炎）	发光棒/珠宝胶	糖精
婴儿爽身粉（不含滑石粉）	石膏香	虫胶（干）
婴儿湿巾	擦不掉的标记	石膏灰胶纸夹板、鞋油、硅胶、橡皮泥
圆珠笔墨水	墨水（不含苯胺染料）	土壤
炉甘石洗剂	猫砂	印台油墨
蜡烛	唇膏、口红	淀粉
白垩[b]	化妆品、睫毛膏	聚苯乙烯泡沫塑料
木炭	火柴（3本纸质书）	超强胶
炭砖烟灰	聚酯薄膜气球	齿环
香烟过滤嘴（不吸烟）	报纸	温度计（邻苯二甲酸酯/乙醇，镓）
黏土冷敷	石蜡	水彩颜料
氰基丙烯酸酯胶水	铅笔（含石墨，非铅）	墙板
除臭剂	照片	蜡
干燥剂	石膏	氧化锌软膏
一次性尿布		

　[a.] 这些物品在小到中等剂量的暴露下几乎是无毒的。然而，产品的味道或质地可能会导致轻微的胃部不适。此外，一些产品可能会导致异物效应或窒息危险，这取决于产品的大小和儿童的年龄。

　[b.] 普通的粉笔，旧的台球杆白垩可能含有铅和除虫菊酯。

表2-45 轻度胃肠刺激物[a]

A&D软膏	洗碗机皂（非电动洗碗机型）	液体皂
抗酸剂	织物柔软剂	咪康唑
抗生素软膏	肥料（氮、磷、钾肥）	凡士林油
婴儿浴盆	甘油	植物食品
婴儿洗发水	愈创木酚	泼尼松
沐浴油珠	洗发露	剃须膏
漂白剂（家用，＜6%次氯酸盐）	手皂	二甲基硅油
沐浴露和泡沫沐浴露	氢化可的松乳膏	杀精剂（壬苯醇醚-9＜10%）
肥皂泡	3%过氧化氢	类固醇乳膏
6.5%过氧化脲	高岭土	防晒/防晒霜（可能产生过敏反应）
粉笔（碳酸钙）	乳糖酶	牙膏（不含氟）
克霉唑乳膏	羊毛脂	
皮质类固醇激素	乳胶漆	

　[a.] 列表中的项目通常在小的摄入中几乎没有或没有影响。在中至大剂量摄入时，胃肠道的影响，如腹泻、便秘、胃痉挛、呕吐可能会发生。影响通常是温和的，很少需要医疗干预。

表2-46 其他低毒产品[a]

产品	评论
假日危害	
气泡灯	可能含有少量的二氯甲烷
圣诞树饰品	可引起异物效应或呛咳危险。古董或外国饰物可以用铅基漆装饰
圣诞树防腐剂	自制的溶液中可能含有阿司匹林、漂白剂或糖。商业产品通常只含有浓缩糖溶液
复活节彩蛋染料	其中大部分含有无毒染料和碳酸氢钠。较老的制剂可能含有氯化钠，如果大量摄入，会导致高钠血症

产品	评论
壁炉水晶	可能含有铜、硒、砷和锑的盐。少量摄入会引起口腔或胃的刺激。（较大量摄入可能导致重金属中毒；见特定的重金属）
万圣节糖果	很少干预。糖果的照片提供了一种虚假的安全感，尽管它可以显示不透射线的玻璃。或金属物体，大多数毒物是辐射性的。谨慎的做法是丢弃糖果或食品，如果它们没有商业包装或包装损坏
雪景	"雪"由不溶性的碳酸钙颗粒组成。流体可能有细菌生长
雪花喷雾剂	喷雾剂可含有烃类溶剂或二氯甲烷。吸入可能导致头痛和恶心。一旦干燥，雪是无毒的
成分混杂的	
辣椒素喷雾剂	这些产品中含有辣椒素，是辣椒中的主要成分。暴露会引起强烈的黏膜刺激和灼烧感。用外用液体抗酸剂治疗
氰基丙烯酸酯胶粘剂	摄取是无害的。没有释放氰化物。角膜接触后可能发生擦伤。皮肤暴露后皮肤和眼睑粘连是可能的。用凡士林软膏治疗粘连
灭火器	两种常见类型含有碳酸氢钠（白色粉末）。粉体或磷酸一铵（黄色粉末）。摄入少几乎没有效果。黏膜刺激常见主要危险是广泛吸入后肺炎
荧光灯泡	含有惰性气体和可能刺激性的无毒粉末
口服避孕药	避孕药含有不同数量的雌激素和孕酮。过量，这些可能会导致胃不适和女性短暂的阴道斑点。有些制剂可能含有铁
温度计（水银）	家用发热温度计小于0.5ml液态汞，吞食无害。小心地清理，以避免汞如雾或蒸汽分散（即不真空）
家用杀虫剂	众多配方。有些含有烃类溶剂；还有一些是水基的。所使用的杀虫剂可包括除虫菊酯、有机磷或氨基甲酸酯，但通常效力低，浓度小于1.5%。农药中毒的风险很低，除非故意大规模暴露。暴露后的症状主要是吸入碳氢化合物溶剂
每月局部使用跳蚤防治产品	制剂包括氟虫腈和吡虫啉。摄入不足2～3ml后口服毒性低。皮肤和眼睛的刺激可能发生
呼吸道刺激物	
婴儿爽身粉（滑石粉），喷雾淀粉	这些产品摄入很少或没有毒性。然而，如果吸入肺部，它们会引起肺炎

a. 这些产品中可能含有少量潜在的有毒成分，但很少由于暴露浓度小或暴露条件而引起问题。被儿童吞食后毒性甚微。虽然它们可能含有潜在的有毒成分，但浓度或包装使得很难在少量暴露后出现症状。

表2-47 阿片类和阿片类药物[a]

药物	活动类型	常用成人剂量[a]（mg）	消除半衰期（h）	镇痛持续时间（h）
丁丙诺啡	激动剂[b]	2～8	20～70	24～48
布托啡诺	混合的	2	5～6	3～4
可待因	兴奋剂	60	2～4	4～6
芬太尼	兴奋剂	0.2	1～5	0.5～2
海洛因	兴奋剂	4	N/A[c]	3～4
氢可待因酮	兴奋剂	5	3～4	4～8
氢吗啡酮	兴奋剂	1.5	1～4	4～5
洛哌丁胺	兴奋剂	4～16	9～14	未知
哌啶	激动剂[d]	100	2～5	2～4
美沙酮	兴奋剂	10	20～30	4～8[e]
吗啡	兴奋剂	10	2～4	3～6[f]
纳布啡	混合的	10	5	3～6
羟考酮	兴奋剂	4.5	2～5	4～6[f]
羟吗啡酮	兴奋剂	1～10	7～11	3～6[f]
喷他佐辛	混合的	50	2～5	2～3
丙氧芬[g]	兴奋剂	100	6～12	4～6
他喷他多	激动剂[h]	50～100	4	4～6
曲马多	激动剂[d]	50～100	6～7.5	4～6

a. 常规剂量：剂量相当于10mg吗啡。

b. 部分激动剂，从μ阿片受体缓慢分离。

c. 迅速水解为6-乙酰吗啡和吗啡。

d. 也抑制5-羟色胺再摄取。

e. 镇静和昏迷可持续2～3d。

f. 用缓释制剂镇痛时间较长。

g. 美国FDA终止。

h. 还阻断去甲肾上腺素再摄取。

物。曲马多（Ultram）是一种镇痛药，与阿片类物质无关，但作用于μ阿片受体，阻滞5-羟色胺再摄取。布托啡诺可用作快速吸收的鼻喷雾剂。丁丙诺啡是批准阿片类药物成瘾的阿片类激动剂。舒博松是一种含丁丙诺啡和纳洛酮的舌下含片，可减少静脉注射。

他喷他多（Nucynta）是一种μ阿片受体激动剂，它也抑制去甲肾上腺素的再摄取。生物碱帽柱木碱是克拉托姆的活性成分，在东南亚的树八角草中发现，它具有兴奋剂和阿片样作用，并已被用于阿片类药物戒断的自我治疗。

（一）毒性机制

1.一般来说，阿片类药物能够刺激中枢神经系统中的多种阿片受体，从而导致镇静和呼吸抑制。死亡是由呼吸衰竭引起的，通常是由于呼吸暂停或胃内容物的肺抽吸引起的。此外，急性非心源性肺水肿可能是由未知机制引起的。除了其阿片样作用外，克拉托姆还可以刺激突触后α_2肾上腺素能和5-羟色胺（$5HT_{2A}$）受体。

2.药代动力学。通常峰值效应发生在2～3h，但阿片类药物对胃肠动力的药理作用可能会减慢其吸收。吗啡的缓释制剂（如美施康定）、羟吗啡酮（如Opana ER）或羟考酮（如奥施康定）可能具有延迟起效和延长作用。芬太尼贴剂，即使在移除后，皮肤吸收可以继续。吸烟或摄入芬太尼贴剂可导致快速和高水平。这些药物大多分布容积较大（3～5L/kg）。消除速率差异较大，对于芬太尼衍生物为1～2h，美沙酮为15～30h（表2-

47，表2-64）。有些患者已被发现是可待因的快速代谢者（通过肝酶CYP2D6转化为吗啡），可能增加急性中毒的风险。

（二）中毒剂量

中毒剂量差异较大，这取决于特定的化合物、给药途径和给药速度，以及由于长期使用而对药物作用的耐受性。一些新的芬太尼衍生物的效力是吗啡的2000倍。

（三）临床表现

1.轻度或中度过量摄入，嗜睡较为常见。瞳孔通常很小，通常是"针尖"样大小。血压和脉搏降低，肠鸣音减弱，肌肉松弛。

2.随着摄入剂量的增加，昏迷伴随呼吸抑制，呼吸暂停常导致猝死。可能发生非心源性肺水肿，通常是在复苏和阿片受体拮抗剂纳洛酮给药后。

3.阿片类药物过量后癫痫发作后不常见，但某些化合物（如可待因、右美沙芬、克拉托姆、哌替啶、美沙酮、丙氧芬、曲马多）偶尔会发生。由于代谢物去甲哌替啶的积累，反复给予哌替啶的肾损害患者可发生癫痫发作。

4.在一些海洛因吸食者（"追逐龙"）中已经报道了典型的MRI改变的白质脑病。

5.与三环类抗抑郁药和奎尼丁相似的心脏毒性可发生在丙氧芬重度中毒患者。据报道，美沙酮治疗后QTc间期延长和尖端扭转型室性心动过速，可能是导致猝死的原因之一。与S对映异构体相比，美沙酮的R对映体在μ受体上明显更活跃，并且不太可能影响hERG通道（从而影响QTc间隔）。

6.一些较新的合成阿片类化合物具有激动剂和拮抗剂的作用，过量服用的结果是不可预知的。丁丙诺啡比吗啡产生的最大阿片效应小，并且由于与阿片受体的强结合，它可以在服用大剂量常规阿片类药物者中引起急性戒断症状。

7.阿片类戒断综合征可引起焦虑、毛发直立（起"鸡皮疙瘩"）、疼痛感增强、腹部绞痛、腹泻、失眠等。

（四）诊断

当阿片类药物中毒出现典型表现（针尖样瞳孔，呼吸和中枢神经系统抑制）时，诊断是简单的，并且在纳洛酮给药后患者迅速苏醒时可证实。可能存在静脉注射药物滥用的迹象（例如，针眼痕迹）。

1.特定水平　由于与临床疗效的相关性较差，通常不进行浓度检测。尿液的定性筛选是确认最近使用的有效方法（可待因、吗啡、氢可酮、氢吗啡酮）。芬太尼衍生物、曲马多，以及其他一些合成阿片类药物在常规毒理学筛查中未检出（表1-31）。单独的免疫测定可用于羟考酮/羟吗啡酮和6-乙酰吗啡（海洛因特异代谢物）。

2.其他有用的实验室检查　包括电解质、葡萄糖、动脉血气或血氧饱和度、胸部X线片和血清对乙酰氨基酚或水杨酸盐水平（如果摄入过量是组合产品）。

3.遗传多态性　对于CYP2D6（如**1基因重复）的超快速代谢者，在可待因治疗剂量时存在吗啡毒性的风险。CYP2D6测试可通过实验室检查。

（五）治疗

1.应急及支持性治疗措施

（1）必要时保持气道开放并辅助通气，补充氧气。

（2）出现昏迷、癫痫发作、低血压、室性心律失常和非心源性肺水肿时需要进行治疗。

2.特效药和解毒剂

（1）纳洛酮是一种特异性阿片受体拮抗剂，其本身无激动剂性质，可安全地给予大剂量。

（2）0.2～0.4mg静脉注射或肌内注射对海洛因过量有效。如果没有反应，每2～3分钟重复1次，如果强烈怀疑阿片类药物过量，则总剂量为10～20mg。鼻内烯丙羟吗啡酮是有效的，但院前治疗不如纳洛酮有效。

注意：纳洛酮（1～2h）的作用时间也许多阿片类药物短。因此，纳洛酮治疗后苏醒的患者，在服用最后一剂纳洛酮后需要至少观察3～4h。一般来说，如果需要纳洛酮逆转阿片类药物昏迷，那么让患者接受至少6～12h的观察更安全。

（3）纳美芬是阿片类药物拮抗剂，作用时间较长（3～5h）。

1）纳美芬可以给予0.1～2mg静脉注射，重复剂量高达10～20mg，如果强烈怀疑过量服用阿片类药物。

注意：虽然纳美芬的作用时间长于纳洛酮，但仍比美沙酮短得多。如果怀疑过量服用，应在最后剂量纳美芬治疗后至少观察8～12h。

2）碳酸氢钠对丙氧芬中毒引起的QRS间期延长或低血压可能有效。

3.清除未被吸收的毒物　如果条件适宜，口服活性炭（表1-38）。如果能迅速给予活性炭，则在小到中等剂量摄入后不必洗胃。考虑在使用缓释制剂（如美施康定、奥施康定、Opana ER）后进行全肠道冲洗。

4.增强消除　由于阿片类药物的分布容积非常大，并且解毒治疗有效，因此不需要增强消除。

一百二十一、有机磷和氨基甲酸酯类杀虫剂

有机磷（OP）化合物和氨基甲酸酯类化合物，又称胆碱酯酶抑制剂，是被广泛使用的农药。这些药物包括数千种与结构有关的物质，导致大量的自杀或意外中毒的发生，发展中国家的农村地区死亡率最高（每年约有200 000人死亡）。

20世纪30年代，德国军事科学家合成了大量有机磷，包括对硫磷和几种高效力的化学战剂〔如GA（Tabun）、GB（Salin）和GD（索曼）〕。因为这些化学武器会影响自主神经系统，所以有时被称为"神经毒剂"。日本的恐怖袭击（1994年和1995年）影响了数千名接触OP复合沙林的城市平民。胆碱酯酶抑制剂的意外中毒也可因食物或饮料的污染而发生。氨基甲酸盐虽然比OP的致死性差，但常用作鼠疫药剂、杀菌剂、除

草剂、灭鼠剂和药物（如吡啶斯的明）来治疗重症肌无力等神经系统疾病。

（一）毒性机制

1.有机磷化合物抑制两种酶：乙酰胆碱酯酶（AChE），在突触连接处和红细胞中发现；丁基胆碱酯酶，也称为伪胆碱酯酶（PChE）或血浆胆碱酯酶，在血液中发现。这些酶都分解乙酰胆碱。

（1）阻断乙酰胆碱酯酶是OP和氨基甲酸盐是在临床上最显著的影响，因为这导致过量的AChE酪氨酸在毒蕈碱受体（在各种胆碱能分泌细胞上发现）的积累，在烟碱受体（位于骨骼神经肌肉接头和自主神经节），以及在中枢神经系统中。

（2）当OP与酶共价结合时，可能发生乙酰胆碱酯酶（"老化"）的永久抑制老化的速度非常不同，从几分钟到几天，这取决于暴露的途径及特定的OP。二甲基-OP化合物（如乐果）通常比二乙基试剂（如毒死蜱）老化更快，亲脂性OP化合物可从脂肪储存释放到体循环数天至数周。暴露后，延长临床毒性的持续时间和老化窗口。用肟进行解毒治疗（见"解磷定"）仅在老化发生前才被认为是有益的。

2.氨基甲酸酯也抑制乙酰胆碱酯酶，并导致乙酰胆碱的积累，具有类似的急性临床效果。

（1）氨基甲酸酯类药物对中枢神经系统的影响往往不那么明显，因为它们跨越血-脑屏障的难度更大。

（2）氨基甲酸酯不"老化"乙酰胆碱酯酶，毒性通常比OP化合物更短暂和有限。

（3）重症肌无力和相关神经系统功能障碍的患者，可能面临更高氨基甲酸酯诱导的胆碱能毒性风险，因为他们经常使用氨基甲酸吡斯的明或相关的"斯的明"化合物。

（4）涕灭威相对更有效，通过植物（如甜瓜）在系统中转运，并集中在果实中。1985年加利福尼亚发生了一场急性中毒事件，原因是食用了在先前喷洒涕灭威的田地里种植的西瓜。1994—1997年，使用进口杀鼠剂（Tres Pasitos，"三小步"）导致纽约涕灭威中毒的流行。

3.此外，在评估这些化合物的临床毒性时，也必须考虑这些化合物经常配制的碳氢化合物溶剂（如二甲苯、环己酮、石油脑）的影响。

4.药代动力学。急性OP中毒的症状和体征可立即或延迟数小时，取决于药剂、路线、共摄入毒素和暴露程度。大多数OPS和氨基甲酸酯可通过任何途径吸收：吸入、摄取或通过皮肤吸收。高亲脂性有机磷酸酯（二硫磷、倍硫磷等）储存在脂肪组织中，有可能导致长期毒性。中毒的严重程度和速度也受暴露率（急性与慢性）、药物的持续代谢降解和消除，以及一些OP化合物（如马拉硫磷、对硫磷）对其临床活性"oxan"衍生物的代谢率的影响。

（二）中毒剂量

OP和氨基甲酸酯化合物相对广泛的相对效价见表2-48～表2-50。

（三）临床表现

呼吸衰竭是急性胆碱酯酶抑制剂中毒患者的主要死因。急性临床表现可分为毒蕈碱效应、烟碱效应和中枢神经系统效应（见下文），这些都可导致呼吸衰竭。此外，由吸入烃类溶剂引起的急性肺损伤、肺水肿和化学性肺炎可导致胆碱酯酶抑制剂中毒的多种呼吸紊乱。

1.毒蕈碱效应表现为支气管痉挛、心动过缓、腹痛、呕吐、腹泻、瞳孔缩小和过度出汗，流体损失会导致休克。注意：胆碱酯酶抑制可以产生心动过缓或心动过速，或者瞳孔缩小或瞳孔扩张，这是副交感神经和交感神经节刺激相互竞争的结果。

2.烟碱作用主要是由于骨骼肌乙酰胆碱过量，包括肌无力和震颤/痉挛。呼吸肌无力，由于毒蕈碱效应而并发的支气管扩张和支气管痉挛可能是致命的，除非给予积极和及时的护理。这些影响类似于尼古丁和相关生物碱的毒性。

3.中枢神经系统表现包括躁动、惊厥和昏迷。呼吸中枢功能障碍也可导致呼吸暂停发作。

4.晚期周围神经病变。一些胆碱酯酶抑制剂可能导致迟发性，往往是永久性的周围神经病变影响腿部的长运动轴突（OP引起的迟发性神经病变，简称OPIDN）。其机制似乎是抑制神经病变靶酯酶（NTE）的结果，这种酶在神经组织中不同于其他乙酰胆碱酯酶。20世纪30年代流行的"姜杰克麻痹症"是由于饮用了被磷酸三羟甲基苯酯（TOCP）污染的朗姆酒后所致。最近在亚洲暴发了多起食用油污染事件。

5.中间综合征。患者可在暴露后2～4d出现近端运动肌无力，称为"中间期"，因为它与急性胆碱能危象的发生相一致，但发生在延迟性周围神经病典型表现之前。颈部屈曲无力（"断颈征"）可发展为延髓及近端肢体无力。这种综合征对早期识别很重要，因为可能突然发生致命的呼吸肌无力。虽然该病理生理学尚不清楚，但中间综合征被认为是毒素再分配的后遗症（例如，从脂肪储存中释放亲脂性农药）、肟治疗不足或胆碱能肌病的并发症。症状可能持续1～3周，通常对额外的肟或阿托品治疗没有反应。

6.胆碱酯酶抑制剂农药的多种毒性效应已有急性或慢性毒性的报道，其病理生理机制尚不明确。相对罕见的并发症包括吉兰-巴雷综合征、单神经炎、认知行为或脉络膜运动障碍、帕金森病症状、葡萄糖异常、代谢性酸中毒、急性冠脉综合征、低血压、胰腺炎和不孕症。

（四）诊断

基于暴露史和特征性毒蕈碱效应、烟碱效应和中枢神经系统乙酰胆碱过量的表现。在大多数情况下，最突出的症状是由于过量的毒蕈碱刺激（毒蕈碱毒性的一个有用助记符是Dimbels：腹泻，尿失禁，缩瞳，支气管痉挛，支气管扩张，呕吐，流泪，流涎，出汗）。格拉

表2-48 有机磷与氨基甲酸酯类农药

试剂	CAS号	化学结构[a]	WHO分类[b]	GHS分类[c]
乙酰甲胺磷	30560-19-1	OP（diM）	II	4
丙炔醇	83130-01-2	C	II	4
涕灭威	116-06-3	C	I a	1
莎稗磷	64249-01-0	OP（diM）	II	4
甲基吡啶磷	35575-96-3	OP（diM）	II	4
甲基偶氮苯甲磷	86-50-0	OP（dM）	I b	2
益棉磷	2642-71-9	OP（diE）	I b	2
苯地卡醇	22781-23-3	C	II	3
丙硫克百威	82560-54-1	C	II	3
苄磺脲	741-58-2	OP	II	3
丁胺磷	36335-67-8	OP	II	4
丁酮威	34681-10-2	C	I b	3
丁氧基羧肟	34681-23-7	C	I b	3
硫线磷	95465-99-9	OP	I b	2
卡贝酰胺	16118-49-3	C	U	5
西维因	63-25-2	C	II	3
呋喃丹	1563-66-2	C	I b	1
卡硫磷	55285-14-8	C	II	3
氯氧磷	54593-83-8	OP（diE）	I a	1
杀虫磷	470-90-6	OP（diE）	I b	2
氯甲磷	24934-91-6	OP（diE）	I a	2
氯丙哌仑	101-21-3	C	U	5
毒死蜱	2921-88-2	OP（diE）	II	3
甲基毒死蜱	5598-13-0	OP（diM）	III	5
敌螨磷	56-72-4	OP（diE）	I b	2
氰磷	2636-26-2	OP（diM）	II	4
脱甲基-S甲基	919-86-8	OP（diM）	I b	2
二嗪酮	333-41-5	OP（diE）	II	4
二氯酸盐（DDVP）	62-73-7	OP（diM）	I b	3
双扑磷	141-66-2	OP（diM）	I b	2
乐果	60-51-5	OP（dM）	II	3
双磺酸盐	298-04-4	OP（diE）	I a	1
敌螨磷	17109-49-8	OP	I b	3
杀虫剂	2104-64-5	OP	I a	2
乙氧头孢菌素	29973-13-5	C	I b	3
乙硫磷	563-12-2	OP（diE）	II	3
灭克磷	13194-48-4	OP	I a	2
法弗	52-85-7	OP（diM）	I b	2
氟虫磷	22224-92-6	OP	I b	2
杀螟硫磷	122-14-5	OP（diM）	II	4
仲丁威	3766-81-2	C	II	4
苯氧威	79127-80-3	C	U	5
芬太尼	62850-32-2	C	II	4
倍硫磷	55-38-9	OP（diM）	II	3
甲酸乙酯	22259-30-9	C	I b	2
福沙明	25954-13-6	OP	III	5
呋线威	65907-30-4	C	I b	2
庚磷	23560-59-0	OP（diM）	I b	3
异丙威	2631-40-5	C	II	4
异恶唑磷	18854-04-8	OP（diE）	I b	3
马拉硫磷	121-75-5	OP（diM）	III	5
密卡巴姆	2595-54-2	C	I b	2

续表

试剂	CAS号	化学结构[a]	WHO分类[b]	GHS分类[c]
虫螨畏	62610-77-9	OP（diM）	II	4
甲胺磷	10265-92-6	OP（diM）	I b	2
杀扑磷	950-37-8	OP（diM）	I b	2
杀螨醇	2032-65-7	C	I b	2
灭多威	16752-77-5	C	I b	2
速灭威	1129-41-5	C	II	3
美维磷	26718-65-0	OP（diM）	I a	1
久效磷	6923-22-4	OP（diM）	I b	2
木糖醇	2425-10-7	C	II	4
纳贝特	300-76-5	OP（diM）	II	4
氧化乐果	1113-02-6	OP（diM）	I b	2
草酰胺基	23135-22-0	C	I b	2
砜吸磷	301-12-2	OP（diM）	I b	3
对硫磷	56-38-2	OP（diE）	I a	1
甲基对硫磷	298-00-0	OP（diM）	I a	1
苯甲酸盐	2597-03-7	OP（diM）	II	4
甲拌磷	298-02-2	OP（diE）	I a	1
伏杀硫磷	2310-17-0	OP（diE）	II	3
亚胺硫磷	732-11-6	OP（diM）	II	3
磷酰胺	13171-21-6	OP（diM）	I a	2
辛硫磷	14816-18-3	OP（diE）	II	4
哌泊磷	24151-93-7	OP	II	4
杀蚜威	23103-98-2	C	II	3
甲基磷	29232-93-7	OP	II	4
丙溴磷	41198-08-7	OP	II	4
丙硫磷	31218-83-4	OP	I b	3
残杀威	114-26-1	C	II	3
丙硫磷	34643-46-4	OP	II	4
吡唑硫磷	77458-01-6	OP	II	3
吡唑磷	13457-18-6	OP（diE）	II	4
哒硫磷	119-12-0	OP（diE）	II	4
喹硫磷	13593-03-8	OP（diE）	II	3
治螟磷	3689-24-5	OP（diE）	I a	1
特布普利福斯	96182-53-5	OP（diE）	I a	1
噻吩磷	3383-96-8	OP（diM）	III	5
特布福斯	13071-79-9	OP（diE）	I a	1
四氯磷	22248-79-9	OP（diM）	III	5
硫柳汞	59669-26-0	C	II	3
噻呋诺	39196-18-4	C	I b	2
噻吩	640-5-3	OP（diM）	I b	3
三唑磷	24017-47-8	OP（diM）	I b	3
敌百虫	52-68-6	OP（diM）	II	3
长春花碱	2275-23-2	OP（diM）	I b	3
XMC（科斯班）	2655-14-3	C	II	4

　[a]. C.氨基甲酸酯；OP（diM）.有机磷酸二甲酯；OP（diE）.有机磷酸二乙酯。注：某些有机磷酸盐除了二甲氧基或二乙氧基以外，还有化学结构。例如，乙氧磷是一种二丙基化合物。

　[b]. 世界卫生组织（WHO）农药分类方案（基于大鼠口服LD_{50}值）：I级，极其或高度危险；II级，中度危险；III级，轻微危险（表2-49）。

　[c]. 全球协调系统（GHS）用于分类和标记：毒性范围为1～5，其中1指示最危险，5表示基于最佳可用毒性（如LD_{50}）数据的最小危害（表2-50）。注意：严重毒性的可能性不仅取决于农药的剂量和类型，还取决于暴露途径、暴露情况、共摄入溶剂的类型和预先存在的胆碱酯酶活性。此外，高脂溶性的药物，如倍硫磷和磺胺，可能会导致长时间的中毒。

表2-49 世界卫生组织危险分类的定义[a]

世界卫生组织分类		大鼠LD$_{50}$（mg/kg）	
		经口	经皮
Ⅰa	极其危险	<5	<50
Ⅰb	高度危险	5～50	50～200
Ⅱ	中度危害	50～2000	200～2000
Ⅲ	轻微危险	>2000	>2000
U	不太可能出现急性危害	≥5000	≥5000

[a]Reproduced, with permission, from World Health Organization: The WHO Recommended Classification of Pesticides by Hazard and Guidelines to Classification: 2009, p 5. Geneva: World Health Organization; 2010.

表2-50 全球协调系统分类[c]

GHS 分类	口腔分类标准		皮肤分类标准	
	LD$_{50}$（mg/kg）[a]	危险陈述	LD$_{50}$（mg/kg）[b]	危险陈述
1	<5	吞咽致死	<50	皮肤接触致死
2	5～50	吞咽致死	50～200	皮肤接触致死
3	50～300	吞食有毒	200～1000	皮肤接触毒性
4	300～2000	吞食有害	1000～2000	皮肤接触有害
5	2000～5000	吞食可能有害	2000～5000	可能与皮肤接触有害

[a]口头数据，大鼠是首选物种，虽然来自其他物种的数据可能是适当的，但他们的使用是科学合理的。

[b]对于真皮数据，大鼠或兔子是优选的物种，尽管来自其他物种的数据可能是合适的，当它们的使用在科学上是合理的。

[c]Reproduced, with permission, from World Health Organization: The WHO Recommended Classification of Pesticides by Hazard and Guidelines to Classification: 2009, p 10. Geneva: World Health Organization; 2010.

斯哥昏迷量表（GCS）评分为≤13被认为是预后不良的一个指标。一些其他危重患者评分系统（如APACHE Ⅱ评分和简化急性生理学评分）也被认为有助于预测胆碱酯酶抑制剂中毒的临床结果。其他能增加胆碱能活性的药物或毒素，如尼古丁生物碱，应考虑在鉴别诊断内。

1.特定水平

（1）有机磷化合物抑制血浆假胆碱酯酶（PChE）和红细胞乙酰胆碱酯酶（AChE）活性。在实际操作中，这些测试是不容易获得的，它们也不是管理的核心。此外，由于广泛的个体变异性，可能发生酶活性显著下降，但仍在"正常"范围内，这是最有帮助的，如果患者有一个暴露前基线测量比较（例如，作为工作场所健康监测计划的一部分）。在静脉穿刺后必须妥善存放和处理标本，因为酶活性可继续受体外毒素或某些血液管中氟化物防腐剂的人为抑制。床旁测量胆碱酯酶活性目前正在研究中。

1）红细胞乙酰胆碱酯酶活性为毒性效应提供了更可靠的测量；从基线开始，50%或更大的活性抑郁通常表明真正的暴露效应。在使用口服避孕药或抗疟药的患者、恶性贫血患者和4个月以下的婴儿中，红细胞乙酰胆碱酯酶的活性水平可以发生改变。

2）PChE活性是暴露的敏感指标，但不像乙酰胆碱酯酶那样具有特异性。PChE可能由于遗传缺陷、妊娠、内科疾病、营养不良或慢性OP暴露而被抑制。PChE活性在RBC疼痛前下降，恢复较快。

（2）氨基甲酸酯中毒产生可逆的胆碱酯酶抑制，酶活性的自发恢复可能在数小时内发生，使上述两种试验都不太有用。

（3）血液、尿液、洗胃液和排泄物对特定药物及其代谢产物的测定也可提供暴露的证据，但这些试验尚未广泛使用。

2.其他有用的实验室检查 要考虑动脉血气、脉搏血氧饱和度、心电图、电解质、葡萄糖，尿素氮，肌酐，乳酸，肌酸激酶，脂肪酶和肝功能测试和胸部X线片。

（1）呼吸功能测试，如肺活量和负吸气力（NIF）可以帮助评估呼吸无力的严重程度。

（2）肌电图和神经刺激研究可以识别由于中间综合征或由于持续吸收或再分布引起的呼吸衰竭的高危患者。

（五）治疗

1.应急及支持性治疗措施 注意：救援人员和卫生保健提供者应采取措施，防止与受污染的受害者的皮肤或衣服直接接触，因为可能导致二次污染和严重疾病，特别是使用神经毒剂或强效杀虫剂。此外，在受神经毒剂蒸气或气溶胶污染的区域，工作人员必须采取呼吸防护措施。

（1）必要时保持气道开放并辅助通气，补充氧气，注意呼吸肌无力和支气管分泌物。呼吸暂停往往是由于颈部屈曲肌肉日益虚弱，如果需要插管，应使用非去极化剂，因为琥珀酰胆碱的作用将明显延长，仅次于PChE的抑制。

（2）预测和治疗碳氢化合物肺炎、心动过缓和其他心律失常、低血压、癫痫发作和昏迷。癫痫发作应用苯二氮䓬类药物，如地西泮。

（3）观察无症状患者至少8～12h，以排除延迟发作症状，特别是在广泛的皮肤暴露或摄入高脂溶性剂后。

2.特效药和解毒剂 具体的治疗方法包括抗毒蕈碱类药物阿托品和酶复活剂解磷定。这些药物也包装在一起作为自动注射器试剂量（Mark-1或神经制剂解毒剂试剂量），用于院前、灾难或军事设置。

（1）给阿托品以不断增加的剂量，直到临床显而易见的改善。以2～5mg静脉注射开始，每5分钟给药1次，直至呼吸道分泌物被清除。注意：阿托品会逆转毒蕈碱但不能逆转烟碱的作用。

1）每5～10分钟重新评估患者的分泌物、血氧饱和度和呼吸频率。治疗阿托品最重要的指征是持续性喘息或支气管扩张。在有严重呼吸道分泌物的情况下，心动过速不一定是服用阿托品的禁忌证。

2）一旦呼吸道分泌物被初步控制，连续输注阿托品可能是有用的，但需要临床警惕，以防止过度阿托品化。严重情况下，可能需要大剂量的阿托品（高达100mg或更多）。

3）其他抗蕈碱类药物（如格隆溴铵）已被证明可以逆转OP药物的外周毒蕈碱毒性，但它们不能穿透中枢神经系统，因此不如阿托品有益，阿托品具有良好的中枢神经系统渗透性。

（2）解磷定是一种肟，在酶老化前使用，可以重新激活胆碱酯酶活性。关于肟的使用证据是不确定的。肟对二乙基化合物可能比对二甲基化合物更有效，这导致乙酰胆碱酯酶老化得更快。来自安慰剂对照临床试验的最新证据表明，解磷定可能对一些OP中毒患者不利；然而，在制定出更有选择性和循证的指南之前，肟仍然被推荐用于治疗OP中毒。

1）解磷定应作为负荷剂量（30～50mg/kg，成人总剂量为1～2g）超过30min，随后持续输注8～20mg/（kg·h）（最多650mg/h）。如果早期开始，在胆碱酯酶不可逆磷酸化（老化）之前最有效，但如果稍后给予，尤其是在暴露于脂肪储存释放到血液中的高脂溶性化合物数天至数周后，可能仍然有效。目前还不清楚肟治疗应该持续多长时间，但在患者无症状后持续24h，或者至少需要阿托品输注时，似乎仍有必要继续服用肟。

2）解磷定通常不建议用于氨基甲酸盐中毒，因为在这种情况下胆碱酯酶抑制是自发可逆和短暂的。然而，如果不确定确切的药物，患者有明显的毒性，则应经验性给予。

（3）许多其他治疗（镁，可乐定，碳酸氢盐，谷氨酸拮抗剂，新鲜冷冻血浆，外源水解酶，血液灌流）已经被提出和（或）正在研究中。

3.清除未被吸收的毒物　注意：救护人员在处理被严重污染的受害者时，应佩戴化学防护服和手套。如果有挥发性溶剂如二甲苯或甲苯等严重污染，则应在室外或高流量通风的房间中脱去衣物并净化。然而，净化程序不能延迟阿托品的管理和严重中毒患者的气道管理。

（1）皮肤和黏膜：去除所有被污染的衣服，用肥皂和清水冲洗暴露的区域，包括头发和指甲里面。用大量温水或生理盐水冲洗眼睛。

（2）摄入：胃液灌洗或用小胃管抽吸胃内容物可能是适当的，在中到大剂量摄入后不久，由于癫痫发作或精神状态迅速改变，灌洗只在气道得到缓解之后再进行。如果条件合适，口服活性炭（表1-38）。

4.增强消除　透析和血液灌流通常不是因为有机磷的大量分布而导致的。

一百二十二、草酸

草酸和草酸盐被用作漂白剂、金属清洁器和除锈剂，并用于化学合成和皮革鞣制。据报道，在斯里兰卡，一种含草酸和高锰酸钾的洗衣粉引起了致命的自我中毒。几种植物中都含有可溶性和不溶性草酸盐。

（一）毒性机制

1.草酸溶液具有高度刺激性和腐蚀性。草酸的摄取和吸收导致不溶性草酸钙沉淀引起的急性低钙血症。草酸钙晶体会沉积在大脑、心脏、肾脏和其他部位，造成严重的全身性损害。

2.在花叶万年青和类似植物中发现的不溶性草酸钙盐不能被吸收，但能引起局部黏膜刺激。

（二）中毒剂量

草酸摄入5～15g会导致死亡。草酸蒸气推荐的工作场所限制（ACGIH TLV-TWA）8h时间加权平均为1mg/m³。短期暴露极限（STEL）是2mg/m³，不超过15min。立即危及生命或健康的水平（IDLH）为500mg/m³。

（三）临床表现

毒性可能由皮肤或眼睛接触、吸入或摄入引起。

1.急性皮肤或眼睛接触会引起刺激和灼烧感，如果暴露浓度高，可能导致严重的腐蚀性损伤。

2.吸入可能导致喉咙痛、咳嗽和喘息。大量暴露可能导致化学性肺炎或肺水肿。

3.摄入可溶性草酸可出现虚弱、手足搐动、抽搐和低钙血症引起的心搏骤停。导致QT间期延长，并发生可变的传导缺陷。在尿液分析中可发现草酸盐晶体。不溶性草酸盐晶体不被吸收，但可引起口咽和食管的刺激和肿胀。

（四）诊断

依据暴露史、局部或全身反应或草酸盐结晶尿。

1.特定水平　血清草酸浓度无法检测。

2.其他有用的实验室检查　包括电解质、葡萄糖、尿素氮、肌酐、钙、心电图监测和尿液分析。

（五）治疗

1.应急及支持性治疗措施

（1）保护气道，大量摄入或吸入后可能引起急剧肿胀和阻塞，需供氧，必要时辅助通气。

（2）如出现昏迷、癫痫发作、心律失常需对症治疗。

（3）在显著暴露后监测心电图和生命体征至少6h，必要时转入ICU治疗。

2.特效药和解毒剂　使用10%钙溶液（氯化物或葡萄糖酸盐）以对抗症状性低钙血症。

3.清除未被吸收的毒物

（1）植物中不溶性草酸酯：冲洗暴露区域。摄入者饮用清水稀释，不要催吐或给予活性炭。

（2）草酸或强草酸商品溶液：立即用大量清水冲洗。不要催吐，因有加剧腐蚀性损伤的危险；饮用水稀释，到达医院后洗胃。

（3）含可溶性草酸盐的植物：通过口服或经胃管给予钙（氯化钙或葡萄糖酸钙1～2g或几片碳酸钙）沉淀胃内摄入的草酸盐。活性炭的有效性未知。

4.增强消除　维持较高的尿量［3～5ml/(kg·h)］，防止草酸钙沉积。通过血液透析去除草酸酯，但此治疗的适应证尚未确定。

一百二十三、百草枯和敌草快

百草枯二氯化物（CAS # 1919-42-5）和敌草快二溴化物（CAS # 85-00-7）是一种二吡啶类除草剂，用于杂草控制和作为收获前（干燥剂）落叶剂。不同国家的产品配方不同。在美国，先正达目前销售 Gramoxone（30.1%百草枯二氯化物）和 Reward（37.3% 敌草快二溴化物）。其他低浓缩的敌草快配方也有销售。Roundup QuikPro 是一种水溶性颗粒制剂（73.3% 草甘膦和 2.9% 敌草快）。在美国，百草枯中毒大大超过了敌草快中毒。

（一）毒性机制

1.百草枯和敌草快是毒性相似的阳离子。摄入、注射或皮肤、眼睛或黏膜接触浓缩溶液（如 > 20%）时可引起严重的腐蚀性损伤。二吡啶类除草剂是极强的全身毒素，可导致多系统器官损害。参与烟酰胺腺嘌呤二核苷酸磷酸（NADPH）驱动的还原和氧化循环，产生高活性的自由基，包括超氧阴离子和羟基阴离子，通过脂质过氧化导致细胞死亡和组织破坏。肾衰竭是这两者中毒事件的共同特征，并可能发生肝和心血管系统衰竭。

（1）此外，百草枯选择性地被肺泡细胞吸收和浓缩，导致细胞坏死，随后（几天内）发生结缔组织增生和肺纤维化。

（2）敌草快不被肺泡细胞吸收，不引起肺纤维化，但与中枢神经系统出血性梗死有关。

2.药代动力学

（1）吸收：百草枯和敌草快经胃肠道吸收迅速（但不完全），在摄入 2h 内达到峰值血清水平。食物的存在可以显著减少或延缓吸收。虽然通过完整的皮肤吸收很差，但二吡啶类除草剂可以通过磨损的皮肤或与浓缩溶液长期接触后吸收。死亡通常由于摄入导致，也有报道在肌内注射、阴道和皮肤暴露后发生，很少在吸入后出现。二吡啶类是接触性除草剂，无法进入植物，一旦与植物或土壤接触，它们就迅速黏附，不太可能有毒。

（2）分布：百草枯的表观容积分布为 $1.2 \sim 1.6L/kg$，其在肺、肾、肝、肌肉组织中分布多，其中在肺组织中含量最高。

（3）消除：百草枯通过肾脏排泄，在肾功能正常的情况下，90%以上的药物在 $12 \sim 24h$ 以原型排出。敌草快经肾脏及消化道排泄。

（二）中毒剂量

敌草快的毒性略低于百草枯。然而，这种区分可能没有什么意义，因为这两种化合物毒性都极强。

1.百草枯 摄入 $2 \sim 4g$，或 $10 \sim 20ml$ 浓缩的 20% 百草枯溶液导致死亡。20%百草枯的致死剂量在成人为 $10 \sim 20ml$，儿童 $4 \sim 5ml$。猴子的平均口服 50% 致死剂量（LD_{50}）约 50mg/kg。

2.敌草快 已有报道，摄入 15、20、50ml 20% 敌草快，30ml 14% 敌草快后，患者死亡。猴子的口服 LD_{50} 为 $100 \sim 300mg/kg$。

（三）临床表现

1.百草枯 在摄入浓缩溶液后，口腔和咽喉有疼痛和肿胀，可见口腔溃疡。常见恶心、呕吐和腹痛，严重的胃肠炎和胃肠道积液可能使大量液体和电解质流失，导致肾衰竭。疾病的严重程度和进展速度取决于剂量，摄入超过 40mg/kg（成人 14ml 的 20% 溶液）会导致腐蚀性胃肠道损伤，快速发生肾衰竭、肌肉坏死、休克，数小时至数天内死亡。摄入 $20 \sim 40mg/kg$ 常表现为持续数日的更缓慢的病情演变，大多数患者在数天至数周内死于肺纤维化。摄入少于 20mg/kg 的患者通常能完全恢复。

2.敌草快 引起类似初始症状，但不会引起肺纤维化。烦躁、癫痫发作和昏迷已有报道，并可能出现脑出血性梗死。

（四）诊断

基于摄入史和口腔灼烧、胃肠炎及多器官系统衰竭。肺纤维化提示百草枯中毒并可能迅速进展或延迟发生。

1.特定水平 预后可能与特定的血浆药物水平相关，但此检测在紧急处理中不适用。血浆和尿液百草枯及敌草快水平可以由先正达公司进行检测，但转运时间可能很长。血浆百草枯水平可以通过 HART 诺模图或毒物控制中心的协助来检测。快速定性检测百草枯或敌草快，加入碳酸氢钠（2g）和连二亚硫酸钠（1g）至患者 10ml 尿液中，蓝色或绿灰色提示百草枯摄入，绿色提示敌草快摄入。

2.其他有用的实验室检查 包括肝肾功能、电解质、全血细胞计数、动脉血气和胸部 X 线片（用于纤维化、纵隔气肿或胃肠穿孔）。可观察到肌酐迅速上升（与尿素氮不成比例）。

（五）治疗

1.应急及支持性治疗措施

（1）必要时开放气道并辅助通气。

（2）通过静脉注射晶体液治疗由胃肠道损伤及体液进入第三间隙导致的水和电解质失衡。

（3）避免过量的氧气，因为氧是二吡啶产生有害自由基的底物。严重的低氧血症需供氧，但仅要求 PaO_2 达到 60mmHg。

（4）用适当剂量的阿片类药物治疗腐蚀引起的疼痛。

（5）为有生命危险的中毒患者提供社会支持。

2.特效药和解毒剂 近年来，对吡啶中毒的治疗方法进行了大量研究，但目前尚无特定的解毒剂。在几项小型临床试验中，环磷酰胺和糖皮质激素对于治疗中重度百草枯中毒是有效的，但其效果尚未得到明确的证实。

3.清除未被吸收的毒物

（1）皮肤和眼睛：去除所有被污染的衣服，用肥皂和清水冲洗暴露的皮肤。用大量生理盐水或清水冲洗眼睛。

（2）摄入：立即进行胃肠道清理可能是唯一的治疗方式，可影响百草枯或敌草快摄取的预后。

1）入院前：如果不立即使用活性炭，及时摄入食物可能会提供一些保护。

2）在院内：立即给予100g活性炭，并在1～2h重复剂量。如果摄入后几小时内洗胃可能是有益的。如果从胃部或鼻胃管抽吸到除草剂，请考虑几个连续的活性炭循环洗胃，直到不再观察到除草剂。各种黏土，如膨润土和富勒土，也吸附百草枯和敌草快，但可能效果没有活性炭好。

4.增强消除　虽然已经提倡活性炭血液灌流，且早期动物研究和病例报道也提示有效，但无对照研究显示改善的结果，并且目前指南未包含该治疗方法。血液透析和利尿不增强消除，虽然肾衰竭可能需要血液透析。

一百二十四、五氯苯酚和二硝基苯酚

五氯苯酚是一种氯代芳香烃，被用作杀虫剂以防止木材被昆虫和真菌损害（如电线杆）。自1984年以来，在美国的使用已限制于涂抹器的工业用途。它是一种普遍存在的环境污染物，可能影响内分泌和免疫，也可能致癌。它是用氯化氧化剂在水消毒过程中形成的副产物。此外，生活在五氯苯和六氯苯排放地区的儿童血尿五氯苯酚浓度升高。

二硝基苯酚被用作杀虫剂、除草剂、杀菌剂和化学中间体，并用于某些炸药、染料和照相化学品。二硝基苯酚也用作口服减肥药。在美国，禁止二硝基苯酚作为杀虫剂和减肥药，但这种化学物质在互联网上可购买。

（一）毒性机制

1.五氯苯酚和二硝基苯酚解偶联线粒体中的氧化磷酸化。底物被代谢后产生的能量作为热量消耗而不产生三磷酸腺苷（ATP）。基础代谢率增加，对心肺系统提出了更高的要求，并因无氧糖酵解产生过量的乳酸。

2.二硝基苯酚可将血红蛋白氧化成高铁血红蛋白。

3.动物研究显示，五氯苯酚可诱导突变、致畸、致癌。二硝基苯酚可诱导突变、致畸，并可能轻微致癌。

（二）中毒剂量

这些药物很容易通过皮肤、肺和胃肠道吸收。

1.吸入　立即威胁生命或健康的五氯苯酚的空气水平为2.5mg/m³。ACGIH推荐的工作场所空气暴露限值（TLV-TWA）8h时间加权平均值为0.5mg/m³。

2.皮肤　是意外中毒的主要途径。在新生儿护理中发生的中毒主要是由于用23%五氯苯酚钠清洗尿布。

3.摄入　人类的五氯苯酚最小口服致死剂量尚不清楚，但在摄入2g后可出现死亡。成人摄入1～3g二硝基苯酚被认为是致命的。

（三）临床表现

五氯苯酚和二硝基苯酚的毒性表现几乎相同，大量报道显示严重中毒表现为出汗、发热、呼吸急促和心动过速，并可在故意过量服药后3.5h出现。

1.急性暴露会引起皮肤、眼睛和上呼吸道刺激。全身吸收可能导致头痛、呕吐、虚弱和嗜睡。大量出汗、高热、心动过速、呼吸急促、抽搐和昏迷是严重或致命

中毒的表现。肺水肿、血管内溶血、胰腺炎、黄疸、急性肾衰竭也有报道。死亡通常是由心血管衰竭或高热引起的。死亡后，迅速发生尸僵。二硝基苯酚也可引起高铁血红蛋白血症和皮肤黄染。

2.慢性暴露可能以与急性全身中毒相似的方式出现，可能导致体重减轻、胃肠道紊乱、发热、盗汗、虚弱、潮红、接触性皮炎和氯痤疮、再生障碍性贫血（罕见）。此外，还报道了生育能力低下和甲状腺功能减退症。白内障和青光眼与二硝基苯酚有关。

（四）诊断

基于暴露史和临床表现，需警惕发热、代谢性酸中毒、大汗、呼吸急促的患者。

1.特定水平　在急救中血液水平对治疗帮助有限。

2.其他有用的实验室检查　包括血常规、电解质、葡萄糖、尿素氮、肌酐、肌酸激酶、肝转氨酶、淀粉酶和（或）脂肪酶、尿隐血（溶血或横纹肌溶解）、动脉血气、高铁血红蛋白水平和胸部X线片。

（五）治疗

1.应急及支持性治疗措施

（1）必要时开放气道并辅助通气。

（2）如出现昏迷、癫痫发作、低血压、高热需对症治疗。因呼吸急促、发热、出汗产生脱水非常常见，可能需要大量补液。

（3）在暴露后监测无症状患者至少6h。

（4）不要使用水杨酸盐或抗胆碱能药物，因为它们可能会恶化高热。由于细胞内高热产生的机制，神经肌肉阻滞剂麻痹可能是没有帮助的。巴比妥类药物可能具有一定的价值。

2.特效药和解毒剂　没有特定的解毒剂。用亚甲蓝治疗高铁血红蛋白血症。

3.清除未被吸收的毒物

（1）吸入：转移受害者，并补充氧气。

（2）皮肤和眼睛：清除被污染的衣物并储存在塑料袋中，用肥皂和大量清水彻底冲洗暴露的区域。用大量生理盐水或温水冲洗眼睛。救援人员应穿戴适当的防护服和呼吸器以避免暴露。

（3）摄入：如果条件合适，口服活性炭。少量摄入后如果能及时给予活性炭，不需要洗胃。

4.增强消除　尚无证据表明增强清除是有效的。

一百二十五、苯环己啶和氯胺酮

苯环己哌啶（PCP）[1（1-苯基环己基）-哌啶]，是具有兴奋性质的芳基环己胺解离麻醉剂，以前被兽医使用，在20世纪60年代后期成为廉价的街头药物。PCP摄入最常见的是吸烟，但也可能鼻吸、吞食或注射。它经常被替换或添加到非法的精神活性药物如THC（四氢大麻酚，或大麻）、麦斯卡林、麦角酸二乙基酰胺。已合成PCP的各种结构类似物，包括PCC[1-哌啶环己基腈]、PCE[依替克定；1-苯基环己

基乙胺〕、PHP〔罗昔可定；苯环己基吡咯烷〕和TCP〔替环环定；1-（1-环己基）哌啶〕。

氯胺酮〔2-（2-氯苯基）-2-（甲氨基）环己酮〕与PCP在结构、药理和临床特征上具有相似性，目前用作麻醉剂和镇静药。氯胺酮是一种流行的滥用药物，由于其解离性、镇痛和致幻作用，在20世纪70年代首次被用作街头毒品，并在20世纪90年代的俱乐部中流行。2-（3-甲氧基苯基）-2-（氨基）环己酮是氯胺酮的结构类似物，可能有小脑共济失调和心境障碍的副作用。

（一）毒性机制

1.PCP、氯胺酮及其类似物是解离性麻醉剂，产生广泛的痛觉丧失，很少有呼吸抑制。精神效应主要通过NMDA受体介导，还能抑制多巴胺、去甲肾上腺素和5-羟色胺的再摄取，阻断大脑中的钾传导。PCP激活σ阿片受体，氯胺酮激活μ、δ、σ和κ阿片受体。PCP也与L型钙通道内的位点结合，从而抑制兴奋性神经递质结合到该受体时钙的流入。

2.药代动力学

（1）PCP吸入或摄取后迅速被吸收，其亲脂性高，分布容积（V_d）大，约6L/kg。过量服药后，其发挥临床效应的持续时间变化较大，报道的范围有11～14h及1～4d。PCP主要是通过肝脏代谢消除，肾脏和胃排泄占一小部分并且是pH依赖性的（表2-64）。

（2）氯胺酮在吸入和注射后吸收良好，口服和直肠吸收较差。根据给药途径的不同，使用后30s至30min起效，持续时间为3h。氯胺酮由肝脏代谢，其活性代谢物去甲氯胺酮主要经肾脏清除。氯胺酮的分布容积为2～4L/kg。

（3）甲氧苄啶的作用发生在使用后30～90min，持续5～7h。

（二）中毒剂量

1.五氯苯酚　药片形式，通常的吸食剂量是1～6mg，导致幻觉、欣快和去抑制。摄入6～10mg会引起中毒性精神病和交感神经刺激表现。急性摄入150～200mg可导致死亡。吸入PCP可快速发生反应，对于使用者而言可能是更易达到中毒剂量的一种方式。

2.氯胺酮　常用的麻醉剂量为1～2mg/kg静脉注射或4～10mg/kg肌内注射。

（三）临床表现

PCP吸入后几分钟就可观察到临床效应，根据剂量不同，效应可持续24h或更长时间。因为PCP和氯胺酮的使用者也可能同时使用许多其他药物（如可卡因、大麻、乙醇、甲基苯丙胺），最初的表现可能很难从其他毒物中辨别出来。虽然PCP和氯胺酮的临床表现相似，但氯胺酮引起类似程度的躁动和暴力行为尚无报道。

1.轻微中毒会导致嗜睡、欣快和幻觉，偶尔会发生怪异或暴力行为。可能发生多涎和流泪。患者可能在静默和大声或烦躁的行为之间突然转换。PCP中毒的突出

表现是垂直和水平眼球震颤。

2.严重中毒会产生肾上腺素过多的迹象，包括高血压、心动过速、发汗、发热、僵硬、局部性肌张力障碍、肺水肿、抽搐和昏迷，可能有瞳孔缩小。PCP的死亡可能是由于自身破坏行为或发热的并发症和随后的多器官系统功能障碍（例如横纹肌溶解症、肾衰竭、凝血病或脑损伤）。猝死，可能是由于室性心律失常，在抑制躁动谵妄（如警方监护）期间发生。急性甲氧苄啶中毒导致小脑共济失调。

3.慢性氯胺酮滥用可导致依赖性和耐受性，出现记忆力减退，注意力不集中和抑郁症。它与膀胱壁纤维化的泌尿系统问题有关。甲基苯丙胺动物实验显示类似的慢性膀胱影响。

（四）诊断

基于表现为快动眼的行为，垂直眼球震颤，交感神经征象。

1.特定水平

（1）血清PCP特定水平不容易获得，且与中毒程度无关。30～100ng/ml的水平与中毒性精神病有关。具体的血清氯胺酮水平是不容易获得的。

（2）PCP的定性尿液筛查应用广泛；然而，大多数PCP免疫试验对文拉法辛、右美沙芬、苯海拉明和许多其他药物产生假阳性结果。PCP类似物可能不会在常规筛查中被检测到，尽管它们可以在某些免疫学分析中交叉反应（表1-33）。氯胺酮及其类似物在常规尿液药物筛查中未检测到。

2.其他有用的实验室检查　包括电解质、葡萄糖、尿素氮、肌酐、肌酸激酶和尿隐血（肌红蛋白尿阳性）。

（五）治疗

1.应急及支持性治疗措施

（1）必要时开放气道并辅助通气。

（2）发生昏迷、癫痫发作、高血压、高热和横纹肌溶解症需对症治疗。

（3）激动行为可能对限制性感觉刺激做出反应，但可能需要用大剂量苯二氮䓬类药物（咪达唑仑、劳拉西泮或地西泮）和氟哌啶醇或其他抗精神病药物镇静。过激患者的初始管理中，如果没有静脉通路，咪达唑仑或氟哌啶醇可以肌内注射。

（4）监测体温和其他生命体征至少6h，将所有发热或其他明显中毒症状者收住入院。

2.特效药和解毒剂　没有特异性解毒剂。可乐定口服剂量为2.5～5μg/kg，用于减轻氯胺酮在麻醉过程中的拟交感神经作用。

3.清除未被吸收的毒物　鼻吸、吸烟或注射PCP或氯胺酮后，不需要采取清除措施。如果摄入，则在适当条件下用活性炭（表1-38）。如果能迅速给予活性炭，则在少量摄入后不必洗胃。

4.增强消除　由于其分布容积大，透析、血液灌流不能有效去除PCP和氯胺酮。

（1）重复剂量活性炭尚未被研究，但可能会轻微吸附胃酸中的PCP。建议持续胃肠引流去除胃内PCP。

（2）虽然尿液酸化增加了尿中PCP的浓度，但没有证据表明这可显著增强全身清除，并且这可能是危险的，因为尿液酸化可能加重肌红蛋白尿性肾衰竭。

一百二十六、苯酚及其相关化合物

苯酚（石炭酸）作为一种有效杀菌剂引入家庭使用，但现在毒性较小的化合物已经开始取代它。局部皮肤产品（如樟脑酚含4.7%苯酚）、表面除臭剂和消毒剂（如克林）中含有酚。苯酚用于生产肥料、木材防腐剂、油漆去除剂和其他化学品。六氯酚是一种氯化双酚，广泛用于局部抗菌剂和术前擦洗，直到发现其具有神经系统不良反应。其他酚类化合物包括杂酚油、克罗索、甲酚、甲酚酸、氢醌、丁香酚和氯氧己烯醇，这是Dettol®中的有效成分（见五氯苯酚和二硝基苯酚）。

（一）毒性机制

苯酚可使蛋白变性、细胞壁破坏，并导致凝固性组织坏死。它可能对眼睛、皮肤和呼吸道造成腐蚀性损伤。全身吸收可能导致心律失常和中枢神经系统刺激，但这些作用机制尚不清楚。一些酚类化合物（如二硝基苯酚和对苯二酚）可引起溶血和高铁血红蛋白血症。

（二）中毒剂量

最小毒性和致死剂量没有明确定义。大多数酚类化合物可在吸入、皮肤暴露和摄入后吸收。

1.吸入　OSHA推荐的工作场所纯酚容许暴露限值8h加权平均值为5ppm（19mg/m³）。对生命或健康有害的水平（IDLH）为250ppm。

2.皮肤　婴儿因反复小剂量皮肤使用而死亡。一名9岁儿童在头部和躯干使用Creolin（煤酚皂溶液）后出现了短暂的室性心动过速，并出现迟钝，需要插管。皮肤涂抹3ml 88%苯酚溶液后出现心律失常。浓度超过5%的溶液具有腐蚀性。

3.摄入　有报道成人摄入1～32g苯酚后死亡，也有摄入45～65g后仍存活的报道。据报道，50～500mg苯酚对婴儿是致命的。

4.药代动力学　苯酚能被所有途径迅速吸收。其消除半衰期为0.5～4.5h。

（三）临床表现

毒性可能是由吸入、皮肤或眼睛暴露或摄入引起。

1.吸入　苯酚蒸气可引起呼吸道刺激和化学性肺炎。丁香烟（丁香油含有酚衍生物丁香酚）可能导致严重气管支气管炎。

2.皮肤和眼睛　皮肤暴露可产生白斑，然后变成红色，最后变成棕色。这种病变通常最初是无痛的。如果浓缩的酚类化合物与眼睛接触，可能会引起刺激和严重的角膜损伤。

3.摄入　通常会导致呕吐和腹泻，弥漫性腐蚀性胃肠道损伤可能发生。全身吸收可能导致轻度变应性炎、

躁动、混乱、癫痫发作、昏迷、低血压、心律失常和呼吸停止。

4.注射　意外注射高浓度苯酚可导致急性肾衰竭和急性呼吸窘迫综合征。

（四）诊断

基于暴露史，存在特征性气味，无痛性皮肤灼伤与白色变色。皮肤暴露和摄食后也可见深色尿。

1.特定水平　正常尿酚水平＜20mg/L。接触苯的工人及使用含酚喉咙含片和漱口液的人群中尿酚水平升高。在医院实验室中这些检测不是常规的。

2.其他有用的实验室检查　包括血常规、电解质、葡萄糖、尿素氮、肌酐、胸部X线片和心电图。氢醌暴露后表现为高铁血红蛋白水平。

（五）治疗

1.应急及支持性治疗措施

（1）必要时开放气道并辅助通气。

（2）如出现昏迷、癫痫发作、低血压和心律失常，需对症治疗。

（3）如果怀疑胃肠道有腐蚀性损伤，需咨询胃肠道专家行可能的内镜检查。

2.特效药和解毒剂　没有特异性解毒剂可用。若发生高铁血红蛋白血症，则给予亚甲蓝。

3.清除未被吸收的毒物

（1）吸入：转移受害者，给氧。

（2）皮肤和眼睛：去除被污染的衣服，用肥皂水或聚乙二醇300、矿物油或橄榄油清洗暴露的皮肤。立即用大量温水或生理盐水冲洗暴露的眼睛至少15min。

（3）摄入：如果条件允许，口服活性炭（表1-38）。需注意苯酚会引起抽搐，增加肺部抽吸的风险。活性炭也可能干扰内镜检查，如果能迅速给予活性炭，则在小至中等剂量摄入后不必洗胃。

4.增强消除　由于这些脂溶性化合物的分布容积较大，增强清除方法通常是无效的。六氯苯酚在胆汁中排泄，重复剂量活性炭可能增加其从肠道的清除。

一百二十七、苯妥英钠

口服苯妥英钠用于预防癫痫全身性（大发作）和部分复杂发作。静脉注射苯妥英钠用于治疗癫痫持续状态，偶尔作为抗心律失常药。口服制剂包括悬浮液、胶囊、缓释胶囊和片剂制剂。商品名Dilantin Kapseals（癫能停胶囊）制剂具有延迟吸收特性，但非一般产品共有。

（一）毒性机制

毒性可由苯妥英钠本身或由在胃肠外制剂中使用的丙二醇稀释剂引起（为了静脉使用，苯妥英钠必须在pH为12的条件下溶于40%丙二醇和10%乙醇）。

1.苯妥英钠抑制高频神经元放电，主要是通过增加电压依赖性钠通道的不应期。毒性水平通常会引起中枢神经系统抑郁。

2.肠外制剂中的丙二醇稀释剂在快速注入时可引起

心肌抑制和心搏骤停{>40～50mg/min［（0.5～1）mg/（kg·min）］}。这种机制尚不清楚。苯妥英钠的注射液也是强碱性的，如果它外渗会导致组织坏死。

3.磷苯妥因英是一种水溶性前药，不含丙二醇稀释剂，不会引起这些毒性作用。因此，它的给药速度可以比苯妥英钠快2倍。与苯妥英钠相比，其并没有更快地达到峰浓度或减少不良反应。

4.药代动力学。吸收缓慢且不可预测，浓度达峰时间随剂量变化。表观分布容积为0.5～0.8L/kg。在治疗水平，蛋白质结合率约为90%。由于只有游离药物是有药理活性的，苯妥英钠浓度应以血清白蛋白进行校正。苯妥英钠通过肝微粒体酶（CYP2C9和CYP2C19）代谢为非活性代谢物。肝清除在接近治疗浓度水平是饱和的（零级动力学），因此"半衰期"随着浓度的升高而增加：在10mg/L为26h，在20mg/L为40h，在40mg/L为60h（表2-64）。

（二）中毒剂量

最小急性中毒口服剂量约为20mg/kg。由于苯妥英钠表现出剂量依赖的消除动力学，长期治疗的患者由于药物相互作用或剂量调整更容易发生中毒。

（三）临床表现

苯妥英钠的毒性可能与急性口服过量或慢性意外用药过量有关。急性口服过量时，吸收和峰值效应可能会延迟。

1.轻至中度中毒通常引起眼球震颤、共济失调和构音障碍。恶心、呕吐、复视、高血糖、躁动和易怒也有报道。

2.严重中毒可导致木僵、昏迷和呼吸停止。虽然癫痫发作已被报道，苯妥英钠中毒患者的癫痫发作应寻找其他原因（如缺氧、高热，或另一种药物过量）。口服苯妥英钠单药过量死亡极罕见。

3.快速静脉注射。通常在超过50mg/min的速率时导致严重低血压、心动过缓、心律失常和心搏骤停。这些效应以前被归因于丙二醇稀释剂，然而，也报道了快速给予不含丙二醇药物导致的严重心律失常。相反，口服过量不会产生心血管毒性。

（四）诊断

基于摄入史或怀疑任何癫痫患者的精神状态或共济失调改变。

1.特定水平　血清苯妥英钠浓度一般可在医院临床实验室检测，需重复采血检测，因为缓慢吸收可能导致达峰延迟。治疗浓度范围为10～20mg/L。

（1）在20mg/L以上的水平，常见眼球震颤。在30mg/L以上的水平，常见共济失调、言语迟钝和震颤，高于40mg/L表现为嗜睡、混乱和昏迷。曾有报道三例患者浓度超过100mg/L但仍存活。

（2）由于苯妥英钠是高度蛋白结合的，并且大多数实验室测量总（结合和游离）药物水平，低白蛋白血症患者可能在较低的血清水平下出现中毒。校正的苯妥英钠水平可以通过以下方程得到：

校正苯妥英钠＝血清苯妥英钠/［（调整×白蛋白）＋0.1］

其中调整＝0.2（正常肾功能）；调整＝0.1（对于肌酐清除率＜20ml/min）。在一些临床实验室中可检测游离（未结合）血清苯妥英钠水平。

2.其他有用的实验室检查　包括电解质、葡萄糖、尿素氮、肌酐、血清白蛋白和心电图监测（在静脉输液期间）。

3.遗传多态性　具有HLA-B*1502基因型的个体发生史蒂文斯-约翰逊综合征和中毒性表皮坏死松解症的风险更大。这种变异在亚洲人中最高，尤其是汉族和泰国人。可通过实验室进行基因检测。

（五）治疗

1.应急及支持性治疗措施

（1）必要时开放气道并辅助通气。补充氧气。

（2）如出现木僵和昏迷需对症治疗，保护患者免于共济失调引起的自我伤害。

（3）如果癫痫发作，考虑另一种诊断，并给予其他常见的抗惊厥药治疗。

（4）如果静脉注射苯妥英钠出现低血压，立即停止输液并静脉补液和给予血管加压药。

2.特效药和解毒剂　没有特异的解毒剂。

3.清除未被吸收的毒物　如果条件合适，口服活性炭（表1-38）。如果能迅速给予活性炭，则少量摄入后不必洗胃。

4.增强消除　重复给予活性炭可增强苯妥英钠的消除，但不会改善临床结果，并可能增加昏迷患者吸入性肺炎的风险。利尿、透析或血液灌流无效。

一百二十八、光气

光气最初是作为战争气体制造的，现用于制造染料、树脂和杀虫剂。当含氯化合物燃烧时，如在火中，或在用氯化溶剂清洗的金属的焊接过程中，通常也会产生。

（一）毒性机制

光气是刺激物。然而，由于其水溶性差，在较低浓度下，它不会立即引起上呼吸道或皮肤刺激。因此，暴露的个体可以长时间吸入光气深入肺部，慢慢水解成盐酸。这导致小气道和肺泡坏死、炎症，可能导致非心源性肺水肿。

（二）中毒剂量

ACGIH推荐工作场所暴露限值（TLV-TWA）的8h加权平均值为0.1ppm（0.4mg/m³）。NIOSH认为对生命或健康（IDLH）立即有危害的水平为2ppm。暴露于50ppm可能致命。

（三）临床表现

暴露于中等浓度的光气会引起轻微的咳嗽和黏膜刺激。30min至8h（取决于暴露的持续时间和浓度）无症状间隔后，受害人进展至呼吸困难和低氧血症。肺水肿可延迟至24h，永久性肺损伤可能是严重暴露的后遗症。

（四）诊断

基于暴露史和临床表现。许多其他有毒气体可能导致迟发性肺水肿。

1.特定水平　没有特定的血液或尿液水平检测。

2.其他有用的实验室检查　包括胸部X线片、动脉血气或血氧饱和度。

（五）治疗

1.应急及支持性治疗措施

（1）必要时开放气道并辅助通气。补充氧气，治疗非心源性肺水肿。

（2）因潜在的迟发性肺水肿，暴露后监测患者至少12～24h。

2.特效药和解毒剂　没有特定的解毒剂。

3.清除未被吸收的毒物　转移受害者并给氧。救援人员应佩戴自给式呼吸器。

4.增强消除　这些方法无效。

一百二十九、磷化氢和磷化物

磷化氢是一种比空气重的无色气体。纯净的磷化氢是无臭的，但杂质赋予它特有的鱼腥味或大蒜味。它已被用于烟熏。磷化氢在水和合金的化学反应中释放，是生产金属磷化物中一个严重的潜在危险。危险的职业包括金属精炼厂、乙炔工人、消防员、害虫控制操作员和半导体行业。磷化镁和磷化铝可见于颗粒剂或片剂，用作熏蒸剂和灭鼠剂。磷化锌是一种深灰色的结晶粉末，与食物混合作为啮齿类动物诱饵。磷化物是许多发展中国家自杀和意外摄入的主要原因。

（一）毒性机制

磷化氢是一种剧毒气体，特别是对肺、脑、肾、心脏和肝。磷化氢的病理生理作用尚不清楚，但可能与抑制线粒体中的电子传递有关。磷化物在与水分接触时释放磷化氢气体，并且这种反应在胃酸的酸性环境中增强，随后磷化氢通过胃肠道和呼吸道被吸收。

（二）中毒剂量

1.磷化氢气体　ACGIH推荐的工作场所暴露限值（TLVTWA）8h加权平均值为0.3ppm（0.42mg/m³），远低于最小可检测（腥味）浓度1～3ppm。因此，气味不能提供危险浓度的充分警示。50ppm的空气水平是对生命或健康是立即有害的（IDLH）。长期暴露于亚致死浓度可能会产生中毒症状。

2.磷化物　摄入至少500mg的磷化铝导致成人死亡。在报道的病例中，有幸存者摄取了约1.5g（范围为1.5～18g），而致死病例摄取量平均为2.3g（范围为1.5～36g）。磷化锌的50%致死剂量（LD_{50}）为40mg/kg；人类中最低的致死剂量为4g。36岁的人摄入6mg/kg的磷化锌后用催吐剂和活性炭治疗后无症状。

（三）临床表现

吸入磷化氢气体后可能出现咳嗽、呼吸困难、头痛、头晕和呕吐。磷化物摄入可能会引起恶心、呕吐、

腹泻，低血压及对升压药物无反应，可以闻到腐鱼味或大蒜味。成人呼吸窘迫综合征（ARDS）、急性肾衰竭、肝炎、癫痫发作和昏迷可能发生。心肌酶升高，心肌ST-T段改变，心肌功能减退，心律失常，心包和胸腔积液，肾上腺坏死和胰腺炎。高铁血红蛋白血症也有报道，症状常迅速出现，但也有迟发性肺水肿的报道。据报道，急性中毒患者可能出现食管并发症，包括食管狭窄和气管食管瘘。

（四）诊断

基于暴露史。注意：肺水肿可能迟发，初始呼吸症状可能轻微或不存在。

1.特定水平　液体磷化氢水平在临床上没有用处。

2.其他有用的实验室检查　包括尿素氮、肌酐、电解质、肝转氨酶、动脉血气或血氧饱和度和胸部X线片。

（五）治疗

1.应急及支持性治疗措施

（1）必要时开放气道并辅助通气。补充氧气并治疗非心源性肺水肿。

（2）如出现癫痫发作和低血压需对症治疗。

（3）吸入磷化氢或摄入磷化物的患者应入院观察48～72h，以延缓肺水肿的发生。

（4）静脉注射镁用于治疗心律失常，除此之外对其他治疗无反应。

（5）严重中毒时，肾上腺功能可能会受损，可考虑静脉注射氢化可的松，尤其是使用静脉补液和血管升压素对低血压无效时。

2.特效药和解毒剂　没有特异的解毒剂。

3.清除未被吸收的药物

（1）护理人员发生二次污染的风险低，但如果患者呕吐或洗胃液未处理，也可发生磷化氢气体释放。

（2）如果条件合适，则口服活性炭（表1-38），尽管研究尚未确定其对磷化物的结合力。大量摄入者考虑洗胃，已经提出用3%～5%碳酸氢钠进行灌洗（以减少胃酸和产生磷化氢），但还没有证实有益。

4.增强消除　尚未证明透析和血液灌流可加快消除磷化氢。

一百三十、磷

有两种自然存在的磷元素：红色和白色。红磷吸收不好，毒性有限。相反，白磷（也称黄磷）属高毒类，具有细胞毒性作用。白磷是无色或黄色蜡状结晶固体，具有大蒜样气味，几乎不溶于水，暴露于空气后发光。

白磷用于制造肥料、食品添加剂、清洁剂和军用弹药中的火药。历史上，它也被用作灭鼠剂和制造烟花。红磷用于甲基苯丙胺的生产。

（一）毒性机制

1.白磷在空气中自发燃烧形成五氧化二磷，与水反应生成磷酸。白磷也有细胞毒性。

2.由红磷引起的毒性主要与甲基苯丙胺的产生有关。

这一过程可能涉及红磷为白磷转化和磷化氢气体的生成。

（二）中毒剂量

1.摄入 白磷的致死口服剂量约为1mg/kg。

2.吸入 白磷的ACGIH推荐工作场所暴露限值（TLV-TWA）8h加权平均值为0.1mg/m³（0.02ppm）。立即对生命或健康有害的空气水平（IDLH）为5mg/m³。红磷职业暴露限值尚未确定。

（三）临床表现（白色磷）

1.急性吸入可引起黏膜刺激、咳嗽、喘息、化学性肺炎和非心源性肺水肿。

2.皮肤或眼睛与磷接触可能导致结膜炎或严重的皮肤或眼部烧伤，大面积烧伤可导致全身吸收和毒性。

3.急性摄入可引起胃肠道烧伤、炎症、出血、严重呕吐、腹痛、腹泻伴烟雾（暴露于空气后自燃）。

4.全身反应包括头痛、谵妄、休克、癫痫发作、昏迷和心律失常（心房颤动、QRS间期和QT间期延长、室性心动过速和心室颤动）。可能发生急性肾损伤和电解质紊乱，包括低钙血症、高钾血症和高磷血症。磷具有肝毒性，暴露后2～3d可发生暴发性肝衰竭。

5.慢性磷接触与"磷毒性下颌骨坏死"有关。

（四）诊断

基于暴露史和临床表现。皮肤烧伤，大蒜气味的呕吐物，因自燃导致的粪便和呕吐物伴烟雾或荧光。伍德灯检查皮肤可见嵌入的磷颗粒荧光。

1.特定水平 血清磷浓度对磷中毒诊断无意义。

2.其他有用的实验室检查 包括尿素氮、肌酐、钾、钙、肝转氨酶、尿液分析、血气或血氧饱和度、心电图和胸部X线片（急性吸入后）。

（五）治疗

1.应急及支持性治疗措施

（1）密切观察吸烟者的上呼吸道损伤征象，必要时行气管插管辅助通气。给氧，治疗支气管痉挛和肺水肿。

（2）静脉输注晶体液积极治疗胃肠炎导致的液体丢失。

（3）如怀疑有口腔、食管或胃烧伤，考虑内镜检查。

2.特效药解毒剂 没有特定的解毒剂。

3.清除未被吸收的毒物 救援人员应佩戴适当防护装置，防止皮肤、眼睛或吸入性接触。固体磷或磷颗粒应用水覆盖。被污染的衣服应该置于水中。

（1）吸入：转移受害者并给氧。

（2）皮肤和眼睛

1）去除被污染的衣服，用肥皂和清水彻底冲洗暴露的区域。

2）暴露区域用湿润敷料覆盖或浸于水中，以防止白磷的自燃。

3）手动去除剩余磷颗粒。伍德灯可以帮助观察嵌入的磷，它在紫外光下发光。有学者提出使用稀硫酸铜或硝酸银溶液来结合或包覆磷以帮助去除，但这些处理的安全性和有效性尚未确认。

（3）摄入：在急性摄入白磷后，考虑洗胃和全肠灌洗，活性炭的疗效不详。

4.增强消除 没有有效的清除方法。

一百三十一、植物

植物摄入是全国中毒的十大原因之一。许多家庭及庭院中有多种诱人的和具有潜在毒性的植物。幸运的是，严重植物中毒在儿童中罕见，因为引起严重中毒所需的植物量比儿童能食入的要大。植物摄入的严重毒性或死亡通常是蓄意滥用（如曼陀罗草）、误食（如从植物中浸泡的各种茶）或自杀（如夹竹桃）引起的。

（一）毒性机制

植物可以根据它们潜在的毒性来分类。表2-51描述了各种植物毒素的作用，表2-52提供了多种潜在毒性植物和草药的字母表。

1.1组植物含有可能导致严重中毒的系统活性毒素（表2-51）。

2.2a组植物含有不溶性草酸钙晶体，可引起烧灼感和黏膜肿胀，许多室内植物属于一类。

3.2b组植物含有可溶草酸盐（钠或钾），可使草酸钙晶体在各种器官中沉淀，继发急性低钙血症、肾损伤和其他器官损伤。罕见黏膜刺激，摄取足够的量可引起全身毒性。胃肠炎也可能发生。

4.3组植物含有多种毒素，摄入后产生轻度至中度的胃肠道刺激，与皮肤接触后产生皮炎。

（二）中毒剂量

摄入毒素量通常是未知的。毒素的浓度可以根据植物部位、季节和土壤条件而变化。一般来说，儿童摄入1组植物中的一片叶子或几片花瓣，无中毒表现或非常轻微，因为毒素吸收量少。将植物浸泡在热水中（如草药茶）可能会吸收大量毒素。

（三）临床表现

取决于活性毒素（表2-51），即使是无毒的植物也会引起吞咽、呛咳或呕吐。

1.1组 大多数情况下，大量摄取后60～90min引起呕吐、腹痛和腹泻，毒素在肠中活化（如氰苷）或分布到组织（如强心苷）后数小时出现全身症状。对于一些毒素（如蓖麻毒素），严重的胃肠炎会导致大量液体、电解质丢失和胃肠道损伤。

2.2a组 不溶性草酸钙晶体引起口腔烧灼感、疼痛，与黏膜接触时刺痛。口唇、舌和咽喉可能肿胀。少见声门水肿导致气道阻塞。症状通常在数小时内消失。

3.2b组 可溶性草酸盐可被吸收到循环系统中，引起钙沉积，出现急性低钙血症和多器官损伤，包括肾小管坏死（参见草酸酯）。

4.3组 可能出现皮肤或黏膜刺激，但不如2组植物严重。常见呕吐和腹泻，通常轻至中度，并有自限性。罕见因严重胃肠炎引起的液体和电解质失衡。

（四）诊断

基于暴露史和呕吐物中存在的植物物质。植物的鉴

表2-51　植物：一些有毒成分

毒素或来源	临床反应
乌头	感觉异常、胃肠炎、骨骼肌麻痹、室性心律失常、呼吸麻痹、休克、死亡
七叶树苷	单株种子可引起胃肠炎。较大的量会导致共济失调、胃肠炎、中枢神经系统抑郁症和瘫痪
蒽醌	严重腹泻伴有胃肠道出血、肾损害、呼吸困难和癫痫发作
棟树	胃肠炎、嗜睡、昏迷、呼吸衰竭、癫痫发作、瘫痪
毒胡萝卜素	癫痫、震颤、心动过速、瞳孔散大、发热、呕吐、腹泻、横纹肌溶解症、死亡
芋螺碱	与尼古丁相似：呕吐、癫痫、横纹肌溶解、肌肉麻痹和呼吸停止
糖苷	呼吸困难、发绀、虚弱、癫痫发作、昏迷、心血管衰竭。当糖苷水解成氰化物时，症状可延迟3～4h或更长
金雀花碱	呕吐、幻觉、低血压、心动过速、瘫痪、癫痫发作、呼吸抑制
瑞香	胃肠道和皮肤刺激物；呕吐出血性腹泻；谵妄、癫痫发作、昏迷
大戟科	口腔刺激，胃肠炎，红斑，水肿，其次是囊泡和水疱形成；眼睛暴露可能导致角膜溃疡、虹膜炎、结膜炎和暂时失明；全身症状：癫痫、昏迷和死亡
葛缕草吲哚生物碱	头痛，出汗，肌无力或僵硬，癫痫发作，呼吸困难，心动过缓，呼吸暂停
灰杆菌毒素	口腔灼烧、刺痛感、呕吐、低血压、心动过缓、昏迷、癫痫发作
对苯二酚	呕吐、黄疸、头晕、头痛、谵妄、苍白、缺氧、惊厥、呼吸衰竭、发绀、心血管衰竭、过敏性接触性皮炎
山梗菜碱	与尼古丁相似
烟碱生物碱	呕吐和腹泻；躁动，癫痫发作，随后昏迷和呼吸停止。初始高血压和心动过速，后出现低血压和心动过缓
亚硝酸盐	低血压、心动过速、高铁血红蛋白血症
银莲花碱	辛辣味、口腔溃疡、胃肠炎、呕血
补骨脂素类	紫外光诱导红斑、灼烧感、色素沉着
吡咯里西啶生物碱	胃肠炎；静脉闭塞性疾病引起的肝损伤
喹唑嗪	一些羽扇豆可引起抗胆碱能综合征
血根草属	胃肠炎、中枢神经系统抑郁症、呼吸困难、水肿、呼吸麻痹
皂素	胃肠道和皮肤刺激，瞳孔散大，发热，肌无力，呼吸困难，昏迷
茄碱	肠胃炎；不常见的嗜睡、昏迷、低血压、心动过缓
单宁	腹痛、呕吐、流血性腹泻、肝肾损伤
毒白蛋白	严重胃肠炎；休克；多器官损伤（见蓖麻毒素）
藜芦生物碱	胃肠炎、心动过缓、房室传导阻滞、晕厥、感觉异常

定通常是困难的，因为常用名称有时指的是一个以上的植物，所以最好确认植物的名称。如果对植物鉴定有怀疑，可把植物（不只是叶子或浆果）送当地苗圃、花店或大学植物学部门鉴定。

1.特定水平　大多数植物毒素都无法获得血清毒素水平。部分可以使用治疗药物的实验室分析（如夹竹桃苷的地高辛测定，氰苷的氰化物水平）。

2.其他有用的实验室检查　包括血常规、电解质、葡萄糖、尿素氮、肌酐和尿液分析。如果怀疑肝毒性，需检测肝脏转氨酶和凝血酶原时间（PT/INR）。

（五）治疗

大多数的摄入不引起症状，或仅有轻度胃肠炎。通过支持治疗患者可迅速恢复。

1.应急及支持性治疗措施

（1）必要时开放气道并辅助通气。补充氧气。

（2）如出现昏迷、癫痫发作、心律失常和低血压需对症治疗。

（3）静脉输注晶体液治疗胃肠炎导致的液体丢失。

2.特效药和解毒剂　很少有有效的解毒剂。

3.清除未被吸收的毒物

（1）1组和2b组植物：如果条件允许，口服活性炭（表1-38）。如果能迅速给予活性炭，则在少量摄入后不必洗胃。洗胃可能无法有效去除较大的植物部分。如患者摄入大量有毒植物后即刻就诊，可进行全肠冲洗。

（2）2a组和3组植物

1）用肥皂和清水冲洗患处，并少量饮一些水。

2）用冰淇淋、果汁棒、布丁或冷牛奶，缓解暴露于不溶性草酸盐植物后的口腔黏膜刺激。

3）不要诱发呕吐，因为可能会加重刺激作用。活性炭不是必需的。

4.增强消除　通常是无效的。

一百三十二、多氯联苯

多氯联苯（PCB）是209种不同氯化钴的混合物，曾经被广泛用作变压器和其他电气设备的高温绝缘体。它们也存在于无碳复写纸、油墨、油漆、填缝剂、密封胶和天花板瓦片中。许多商业用PCB混合物以商标"Aroclor"在美国被大众所周知。自1974年以来，美国有关PCBs的所有用途都局限于封闭系统。大多数PCBs中毒是由于慢性职业或环境暴露，迟发症状是暴露发生的第一个迹象。1977年，美国环境保护局（EPA）禁止进一步制造多氯联苯，因为怀疑它们是致癌物，在环境中高度持久存在。因为食物链上的生物传递，常通过肉类、鱼类和乳制品的使用吸收进入人体，以及吸入污染的室内或室外环境。多氯联苯在20世纪50年代至1979年广泛应用于建筑材料中，并在这期间被建造或翻新的建筑物中保留。由于许多学校在今天建造或翻新，他们提出了PCB是儿童和工作人员的潜在暴露风险。

表 2-52　　植物：按字母顺序排列

通用名	植物名称	毒性组[a]	备注（见文本和表2-51）
金合欢，黑色	刺槐	1	毒白蛋白
西非荔枝果	阿开木	1	低血糖、脑病、癫痫、呕吐、低张力
乌头	乌头属	1	乌头
橡子	栎属	3	鞣质：丹宁皮炎
金盏花	百子莲	3	皮肤刺激物
龙舌兰	龙舌兰属	3	皂苷；皮炎
赤杨木，美国	皱叶桤木	3	皮炎
阿尔德鼠李	欧鼠李	1	蒽醌
苦杏仁	苦杏李	1	氰苷
芦荟	芦荟	3	胃肠不适，皮肤刺激
石竹[b]	石蒜科	3	胃肠不适
石竹[b]	孤挺花	3	胃肠不适
美国苦味南蛇藤	南蛇藤属	1, 3	胃肠不适，惊厥，昏迷
美国常春藤	爬山虎属	2b	可溶性草酸盐
银莲花	银莲花	1, 3	原白头翁素；皮炎
当归	圆叶当归	3	光敏性皮炎（补骨脂素）
曼陀罗	木南蛇藤	1, 3	抗胆碱能反应
红掌	红掌属	2a	草酸钙晶体
苹果（咀嚼种子）	苹果属	1	氰苷
杏（咀嚼核）	李属	1	氰苷
合果芋	合果芋	2a	草酸钙晶体
蒿属	蒿属	1, 3	有些种类是有毒的：呕吐，腹泻、眩晕、颜色失真、出汗、癫痫发作、呼吸衰竭
海芋	海芋属	1, 2a	草酸钙晶体。欧海芋引起潮红、瞳孔散大、嗜睡、心动过速
白蜡树	美国白蜡树	3	皮炎
白杨树	颤杨	3	皮炎
秋番红花	秋水仙碱	1	秋水仙碱
鳄梨（树叶和种子）	鳄梨	1	成熟的果实是可食用的，但叶子和种子在动物中能引起疾病（未知毒素）：过度兴奋、厌食、脑肺出血
杜鹃花	杜鹃属	1	灰杆菌毒素
杜鹃蜜	杜鹃属	1	灰杆菌毒素
巴伊亚	霸王花	1	氰苷
苦瓜[b]	玫瑰茄	3	胃肠不适
苦瓜[b]	胶苦瓜	3	胃肠不适
蔓越莓	升麻属	1, 3	原白头翁素；皮炎和重症胃肠炎
桐油树、松子	桐油树	1	毒白蛋白，大戟
小檗	小檗属	1, 3	消化不良、低血压、感觉异常、癫痫发作
熊葡萄，熊果	熊果属	1, 3	氢醌；浆果食用
欧洲山毛榉	水青冈	3	皂素样
日本山毛榉	水青冈	3	皂素样
秋海棠	蟆叶秋海棠	2a	草酸钙晶体
颠茄	颠茄	1	阿托品
棉叶珊瑚花	麻疯树	1	大戟科
静止树	黄花夹竹桃	1	强心苷
大根	葫芦科	1, 3	消化不良、肌肉痉挛、休克、凝血病
桦树（树皮，树叶）	桦木	1, 3	水杨酸甲酯，刺激性油脂引起胃肠不适
天堂鸟[b]	凤梨木	1, 3	胃肠不适；眩晕和昏睡

通用名	植物名称	毒性组[a]	备注（见文本和表2-51）
天堂鸟花[b]	瑞香	3	胃肠不适
黑升麻	升麻属	3	胃肠不适
黑眼苏珊[b]	相思子	1	毒白蛋白
黑烟苏珊[b]	黑心金光菊	3	皮炎
黑莨菪	尼日尔莨菪	1	抗胆碱能反应
黑百合	伏都百合	2a	草酸钙晶体
刺槐	刺槐	1	毒白蛋白
黑茄	龙葵	1	茄碱
黑蛇根草[b]	蔓升麻	3	心悸；心动过缓
黑蛇根草[b]	红鳍小蜂	1	藜芦生物碱
荷包牡丹	菊花	1，3	皮炎；动物中可引起震颤、共济失调、流涎、大抽搐
血根草	美洲血根草	3	血根草属
蓝帽	羽扇豆属	1	喹唑嗪
蓝升麻	鸡血藤	1，3	金雀花碱；皮炎；弱烟碱活性弱皂苷
波士顿常春藤	爬山虎属	2b	可溶性草酸盐
九重葛属	箭杜鹃	3	皮炎
梣叶枫	复叶槭	3	皮炎
黄杨木	欧洲黄杨	3	胃肠不适，皮炎
欧洲蕨	蕨菜	1	潜在致癌物
布拉德福梨	豆梨	3	皮炎
加利福尼亚七叶树	七叶树属	1，3	七叶树苷
鼠李	欧鼠李	3	蒽醌
蔓越橘	御膳桔	3	皮炎
牛蒡	牛蒡	1，3	很少引起抗胆碱能综合征
紫卫矛[b]	白鲜	3	光敏性皮炎
紫卫矛[b]	大叶卫矛	3	胃肠不适
紫卫矛[b]	地肤	1，2a，2b，3	可溶的和不溶性草酸盐；皮炎；动物可引起胆红素升高、多尿
毛茛	毛茛属	3	原银莲花碱
仙人掌（刺）	仙人掌	3	皮炎，蜂窝织炎（脓肿可能导致）
仙人掌（杆）	绿玉树	3	大戟科
仙人掌	白背萤叶甲	1	呕吐、心动过速、幻觉
石蜡	芋属	2a	草酸钙晶体
加利福尼亚老鹳草	狗舌草	1，3	肝毒性吡咯里西啶生物碱；皮炎
加利福尼亚罂粟	花菱草	3	潜在轻度镇静，没有记录毒性（不含阿片）
加州女贞	卵叶女贞	3	皂素
马蹄莲	马蹄莲属	2a	草酸钙晶体
烛台	油桐	1，3	大戟科
大麻	大麻	1	轻度幻觉剂（见大麻）
红花	半边莲	1	山梗菜碱
康乃馨	石竹	3	皮炎
卡罗来纳香料	蜡梅属	1	士的宁类生物碱
鼠李属	鼠李属植物	3	蒽醌泻药
木薯	木薯	1，3	氰苷；大戟科；皮炎
蓖麻子	蓖麻	1	毒白蛋白（蓖麻）
猫薄荷	猫薄荷	1，3	轻度幻觉，胃肠不适
雪松	北美乔柏	3	皮炎
芹菜	万寿菊	3	感光性皮炎；叶片含有亚硝酸盐，有报道牛大量摄入后死亡

通用名	植物名称	毒性组[a]	备注（见文本和表2-51）
龙舌兰	美洲龙舌兰	3	刺可引起蜂窝织炎，汁液导致皮炎
洋甘菊	臭春黄菊	3	皮炎（严重大疱性皮炎）；胃肠道不适
樱桃（咀嚼核）	李属	1	氰苷
辣椒	辣椒属	3	皮肤、眼睛、黏膜刺激物
楝树	苦楝	1，3	重度胃肠不适，癫痫发作
野樱（咀嚼核）	野樱桃	1	氰苷
圣诞玫瑰	黑嚏根草	1，3	原花青素；皂苷；可能的强心苷；皮炎
菊花	菊花属	3	胃炎，皮炎
铁线莲	铁线莲属	3	原白头翁素
三叶草，白色[b]	白三叶	1	氰苷
三叶草，甜[b]	白花草木樨	1	香豆素
咖啡果	加州鼠李	3	蒽醌
咖啡树	吉奥菲耶	3	皂素
可乐果	可乐树	1	咖啡因
聚合草	聚合草	1，3	肝毒性吡咯烷类生物碱
征服根	胞外子	3	胃肠不适
珊瑚豆	赤刺桐	1	氰苷
珊瑚莓[b]	鸡尾草	3	胃肠不适
珊瑚莓[b]	忍冬科的红雪果	3	胃肠不适
马桑	马桑属	1	含有类似印防己毒素的惊厥药
胭脂虫	胭脂虫	1，3	氰苷
棉白杨	美洲黑杨	3	皮炎
毒灌木	驼背木瓜	1	慢性摄入可引起上行性麻痹；潜伏发作数周
酸苹果（咀嚼核）	苹果属	1	氰苷
锦葵	金钱薄荷	1，3	胃肠道不适；很少中毒，但马在大量摄入后中毒：瞳孔扩张，出汗，流涎
野生或草原番红花	银莲花	3	原白头翁素
巴豆[b]（室内植物）	青蛤属	3	胃肠不适，皮炎
巴豆[b]	巴豆	1	大戟科
冠脚	匍枝毛茛	1	原白头翁素
虎刺梅	大戟属	1，3	大戟科
仙客来	仙客来	3	胃肠不适
水仙花（鳞茎）	水仙属	2a，3	草酸钙晶体
印度大麻	大麻	1	轻度幻觉剂
雏菊[b]	菊花属	3	消化不良，皮炎（见"除虫菊酯"）
雏菊，黄油[b]	匍枝毛茛	1	原白头翁素
雏菊，海边[b]	灯盏花	3	皮炎
瑞香	瑞香	3	瑞香
曼陀罗	曼陀罗属	1	抗胆碱能生物碱
龙葵[b]	颠茄	1	阿托品
龙葵[b]	茄属	1	茄碱
死亡卡玛斯	红鳍小蜂	1	藜芦生物碱
魔鬼苹果[b]、洋金花	曼陀罗	1	抗胆碱能生物碱
恶魔常春藤	绿萝	2a	草酸钙晶体
黛粉叶	黛粉叶属	2a	草酸钙晶体
小茴香	紫茴香	3	皮炎
罗布麻	罗布麻属	1	可能强心苷
山茱萸，血枝	欧洲红瑞木	3	皮炎

通用名	植物名称	毒性组[a]	备注（见文本和表2-51）
娃娃眼	升麻属	3	原白头翁素；严重胃肠炎，皮炎
龙根	龙根天南星	2a，3	草酸钙晶体；皮炎
万年青	花叶万年青	2a	草酸钙晶体
雪叶莲	狗舌草	1	肝毒性吡咯烷啶生物碱
蓝蓟	蓝蓟	1	肝毒性吡咯烷啶生物碱
茄子（绿色部分）	茄子	1	茄碱
接骨木	接骨木属	1，3	未成熟的浆果、叶、茎、树皮引起腹泻；氰苷
象耳	海芋属，芋属，蔓绿绒类	2a	草酸钙晶体
中国榆树	小叶榆	3	皮炎
常春藤	常春藤属	3	皂苷；皮炎
英国常春藤	月桂李	1	氰苷
桉树	桉树	3	胃肠不适
假嚏根草	藜芦属	1，3	藜芦生物碱
假欧芹[b]（水铁杉）	斑茅	1	毒芹素：癫痫发作
假欧芹[b]（小铁杉）	犬毒芹	1	毒芹碱
蚕豆	蚕豆	1	G6PD缺乏症患者的溶血性贫血
榕属（汁）	榕树	3	皮炎
琴叶榕	榕树	3	皮炎
无花果	无花果	3	皮炎
无花果，爬行或攀登	薜荔	3	皮炎
火棘	火棘属	3	肠胃不适，刺伤
旗帜	鸢尾	3	胃肠不适，皮炎
亚麻	亚麻	1	氰苷
灯盏花素	灯盏细辛	3	皮炎
紫茉莉	紫茉莉	1，3	种子可能具有致幻剂作用；皮炎，胃肠不适
洋地黄	紫花洋地黄	1	强心苷
酢浆草	酸模	2b，3	可溶性草酸酯；皮炎
天竺葵[b]	天竺葵属	3	皮炎
天竺葵，加利福尼亚[b]	千里光蜂斗叶	1，3	肝毒性吡咯里西啶生物碱；皮炎
银杏	银杏	1，3	皮炎，黏膜刺激；胃肠道不适；慢性使用可延长出血时间
无舌状黄花	单冠毛属	1	动物范围报道中枢神经系统抑制
金链	金链花	1	金雀花碱
黄连	黄连碱	1，3	基于动物研究的可能全身毒性 （高血压、癫痫、呼吸衰竭）
洋蓍草	欧蓍草	3	胃肠不适，皮炎
积雪草	积雪草	1，3	中枢神经系统抑郁症，皮炎
葡萄藤	菱叶白粉藤	3	皮炎
缕菊	千里光属	1，3	肝毒性吡咯里西啶生物碱；皮炎
愈创木酚钠	愈创木酚	3	皂素
骆驼蓬碱	卡拔木属	1	哈马灵（致幻剂）
骆驼蓬	骆驼蓬	1	哈马灵（致幻剂）
夏威夷木玫瑰	木玫瑰	1	致幻剂（可能含有LSD）
美丽银背藤	美丽银背藤	1	致幻剂（可能含有LSD）
心叶蕨	喜树属植物	2a	草酸钙晶体
石楠	帚石楠属	1	灰杆菌毒素
天芥菜	天芥菜属	1	吡咯里西啶生物碱；肝毒性
地狱钟声	曼陀罗	1	抗胆碱能反应
铁杉[b]（毒芹）	钩吻叶芹	1	毒芹碱

通用名	植物名称	毒性组[a]	备注（见文本和表2-51）
铁杉[b]（水毒芹）	斑叶毒芹	1	毒芹素：癫痫发作
天仙子，莨菪子	尼日尔莨菪	1	抗胆碱能生物碱
冬青树（浆果）	冬青属	3	胃肠不适，许多含有皂苷
啤酒花，欧洲	啤酒花	3	皮炎
啤酒花，野生	苔藓属植物	3	胃肠不适，皮炎
马栗树	七叶树属	1，3	七叶树苷
马尾	木贼属	1	慢性使用：低钠血症，低钾血症和肌无力，尼古丁样症状可能
风信子	风信子属	3	胃肠不适，皮炎
绣球	八仙花属	1，3	氰苷；胃肠道不适；变应性接触性皮炎
印度醋栗	雪果	3	胃肠不适
印度烟草	半边莲	1，3	山梗菜碱，尼古丁样生物碱；皮炎
靛蓝草、野靛蓝	野靛属	1	金雀花碱
紫莓	光叶冬青	3	皂素
紫莓（美洲商陆）	美洲商陆	3	皂素
鸢尾花	鸢尾花	3	胃肠不适，皮炎
伊塘	帽柱木属	1	克腊托姆：镇静和刺激作用，视剂量而定
伊藤弘	紫薇	1	吡咯里西啶生物碱
常春藤[b]	常春藤属	3	胃肠不适，皮炎
常春藤丛[b]	山月桂属	1	灰杆菌毒素
Jack-in-the-pulpit	三叶天南星	2a，3	草酸钙晶体；皮炎
金棕榈	董棕	2a	草酸钙晶体
木瓜根	球根牵牛	3	胃肠不适
茉莉，卡罗莱纳州	钩吻属	1	钩吻属
豆荚	相思子	1	毒白蛋白（苦杏仁苷）
耶路撒冷樱桃	冬珊瑚	1	茄碱和可能的抗胆碱能生物碱
茉莉，卡罗莱纳州或黄色[b]	钩吻属	1	钩吻属
茉莉，日开花[b]	日香木	1	茄碱和抗胆碱能生物碱
茉莉，夜开花[b]	夜香树	1	茄碱和抗胆碱能生物碱
茉莉，诗人[b]	素馨属	3	皮炎
Jimmy weed	单冠毛菊	1	动物内有报道中枢神经系统抑郁症
曼陀罗	弗吉尼亚刺柏，圆柏属	1	抗胆碱能生物碱
桧柏	紫荆和桧	1，3	胃肠道不适，皮炎；慢性摄入圆柏可能引起肾毒性
紫花百合	君子兰	3	胃肠不适
坎纳	花萼石斛	1	轻度幻觉剂
卡瓦卡瓦	卡瓦胡椒	1	急性：镇静，共济失调；慢性：皮炎（鳞屑皮肤）和肝毒性
肯塔基咖啡树	裸鲤	1	金雀花碱，与尼古丁相似
恰特草	卡塔叶	1	轻度兴奋剂：欣快、散瞳、心动过速、食欲缺乏
克腊托姆	帽柱木属	1	镇静和刺激作用，取决于剂量
女神鞋[b]	杓兰属	3	皮炎
女神鞋[b]	红雀珊瑚	1，3	大戟科；胃肠道、皮肤和眼睛刺激
马缨丹属	马樱丹	1	轻度胃肠道不适；少见中枢神经系统和呼吸抑制
飞燕草	翠雀花	1	乌头样
桂冠[b]	山月桂属	1	灰杆菌毒素
桂冠[b]	月桂	3	皮炎、胃肠不适
甘草	狭叶甘草	1，3	慢性摄入后一次大量摄取后出现低钾血症，水潴留；胃肠不适
甘草，野生[b]	相思子	1	毒白蛋白

续表

通用名	植物名称	毒性组[a]	备注（见文本和表2-51）
尼罗河百合	金盏花	3	胃肠不适，皮炎
山谷百合[b]	铃兰属	1	强心苷
山谷百合灌木[b]	马醉木	1	灰杆菌毒素
狮耳	狮耳花	1	轻度致幻剂
半边莲	半边莲	1	山梗菜碱
疯草[b]	黄芪属	1	吡咯里西啶生物碱
疯草[b]	曼陀罗	1	抗胆碱能生物碱
疯草[b]	大麻	1	轻度致幻剂
羽扇豆碱	羽扇豆属	1	喹唑嗪
疯狂蜂蜜	杜鹃属	1	灰杆菌毒素
曼德拉草[b]	曼德拉草	1	抗胆碱能生物碱
曼德拉草[b]	盾叶鬼臼	1, 3	油有角质溶解、刺激作用；鬼臼毒素类似秋水仙碱
撒银泽泻	黄金葛	2a	草酸钙晶体
大麻	大麻	1	轻度幻觉剂
湿地万寿菊	驴蹄草	3	原白头翁素
配偶	巴拉圭冬青	1	咖啡因
玛雅苹果	盾叶鬼臼	1, 3	油是角质溶解剂，刺激剂；鬼臼毒素类似秋水仙碱
草甸番红花	秋水仙属	1	秋水仙碱
梅花豆[b]	侧花槐树	1	金雀花碱，与尼古丁相似
威廉斯仙人球花[b]	白背萤叶甲	1	致幻剂
墨西哥面包果	蓬莱蕉	2a	草酸钙晶体
马利筋	萝芙木属	1, 3	强心苷，胃肠道异常，中枢神经系统抑制剂，惊厥
槲寄生，美国[b]	黄连	3	胃肠不适，全身毒性很少报道
槲寄生，欧洲[b]	槲寄生	1, 3	癫痫发作（罕见）
锈色杜鹃[b]	铁锈兰	1	灰杆菌毒素
锈色杜鹃[b]	沙漠玫瑰	1	强心苷
附子	欧乌头	1	附子
月光花[b]	月光花	3	皮炎
月光花[b]	毛曼陀罗	1, 3	抗胆碱能生物碱；皮炎
月光籽[b]	半边莲科	1	类毒素样癫痫
月光籽，卡罗莱纳州[b]	木防己属	1	癫痫发作可能
摩门教茶	麻黄冬青	1	麻黄，心动过速，高血压
牵牛花	管花薯	1	种子致幻剂（LSD）
早上中午晚上	南方番茉莉	1	癫痫发作
月桂山	山月桂属	1	灰杆菌毒素
裸体淑女	孤挺花，石蒜属	3	胃肠不适，皮炎
水仙	水仙属	2a, 3	消化不良，可能草酸钙
油桃（咀嚼核）	李属	1	氰苷
针尖常春藤	常春藤属	3	胃肠不适，皮炎
奈弗台属植物	合果芋	2a	草酸钙晶体
荨麻刺	荨麻属	3	皮炎
花烟草	长花烟草	1	尼古丁
茄属植物	茄属	1	茄碱和抗胆碱能生物碱
茄属植物，黑色	龙葵	1	茄碱，抗胆碱能生物碱
龙葵，致命[b]	颠茄	1	阿托品
龙葵，致命[b]	龙葵	1	茄碱，抗胆碱能生物碱
肉豆蔻	肉豆蔻	1	致幻剂；心动过速、口干、瞳孔缩小、腹痛
橡树	栎属	1	单宁
橡树叶常春藤[b]	常春藤属	1, 3	胃肠、皮炎、皂苷

通用名	植物名称	毒性组[a]	备注（见文本和表2-51）
常春藤[b]，葡萄常春藤	菱叶白粉藤	3	皮炎
夹竹桃	夹竹桃	1	强心苷
黄夹竹桃	黄花夹竹桃	1	强心苷，比夹竹桃毒性更大
橄榄	油橄榄	3	皮炎
观赏樱桃（咀嚼种子）	李属	1	氰苷
观赏蟹苹果（咀嚼种子）	苹果属	1	氰苷
观赏梨	豆梨	3	皮炎
观赏辣椒[b]	辣椒属	3	皮肤、眼睛和胃肠刺激
观赏辣椒[b]	冬珊瑚	1	茄碱
观赏李（咀嚼种子）	李属	1	氰苷
酢浆草	酢浆草属	2b	可溶性草酸盐
棕榈（刺或刺）	不同种属	3	蜂窝织炎；滑膜炎
纸白水仙	水仙属	2a，3	胃肠不适，可能含有草酸钙；人类没有全身毒性的报道
天堂树	苦楝	1，3	楝树；重度胃肠不适，癫痫发作
巴拉圭茶	冬青	1	咖啡因
欧洲防风	紫花槐	3	光敏性皮炎
西番莲	西番莲	1	提取物引起中枢神经系统抑郁、QT间期延长和室性心动过速
帕斯克花	银莲花	1	原白头翁素
白鹤芋	白鹤芋属	2a	草酸钙晶体
桃子（咀嚼核）	李属	1	氰苷
梨（咀嚼种子）	梨属	1	氰苷
山核桃	山核桃	3	皮炎
天竺葵属	天竺葵属	3	皮炎可能
薄荷（油）	薄荷	1	肝损伤、凝血病、多系统衰竭
长春花	玫瑰长春花	1	含有长春新碱、长春花碱
长春花，玫瑰	长春花	1	含有长春新碱、长春花碱
秘鲁百合	六出花	3	胃肠不适，皮炎
梅奥卡尔	白背萤叶甲	1	梅斯卡林，幻觉素；呕吐，心动过速，瞳孔散大，躁动
雉眼	黄花金盏花	1	强心苷可能
喜树	喜树属植物	2a	草酸钙晶体
石楠属	紫叶石楠	1	氰苷糖苷
鸽莓[b]	假连翘	3	皂素
鸽莓[b]	御膳桔	3	皮炎
鸽莓[b]	小商陆	3	皂素
鸽莓[b]	美洲商陆	3	皂素
粉红色	石竹	3	皮炎，可能的胃肠不适
李子（咀嚼核）	李属	1	氰苷
一品红	一品红	3	可能的胃肠道不适
毒芹	黄花芋螺	1	毒芹碱
毒药常春藤，毒橡树，毒漆树，毒藤	漆树属	3	漆酚油性树脂；接触性皮炎（漆树皮炎）
美洲商陆（未成熟浆果）	美洲商陆	3	皂素
杨树	杨树	3	皮炎
加利福尼亚罂粟[b]	花菱草	1	未记录的人类毒性（不含阿片）；镇静和抗焦虑作用
普通罂粟花[b]	罂粟	1	阿片类药物
东方罂粟[b]	东方罂粟	1	阿片类药物
马铃薯（绿色部分，芽菜）	马铃薯茄	1	茄碱和抗胆碱能生物碱

通用名	植物名称	毒性组[a]	备注（见文本和表2-51）
黄金葛，葡萄树	绿萝	2a	草酸钙晶体
祷告豆	剑麻	1	毒白蛋白
妊娠洋葱	虎眼万年青	1, 3	含有地高辛样物质；皮炎
花梨（刺）	仙人掌属植物	3	皮炎、蜂窝织炎、刺伤
蓟罂粟	墨西哥蓟	1	血根草属
檀香	苦楝	1	楝树；重度胃肠不适，癫痫发作
光亮蓝蓟	蓝蓟	1	吡咯里西啶生物碱；肝毒性
报春花	报春花	3	皮炎
女贞	女贞属	3	皂素
松子	麻疯树	1	毒白蛋白；大戟科
马齿苋，牛奶	大戟属	3	大戟科
猫柳	黄花柳	3	皮炎
火棘属	火棘属	3	刺伤会引起蜂窝织炎
安妮女王花边	野胡萝卜	3	皮炎（补骨脂素）
皇后之根	香樟	3	大戟科
豚草	豚草	3	皮炎
狗舌草	千里光属	1	肝毒性吡咯烷啶生物碱
毛茛属	毛茛属	1	原白头翁素
猪屎豆	大托叶猪屎豆	1	肝毒性吡咯烷啶生物碱
野百合	荒野靛青	1	金雀花碱
红杉树	北美红杉	3	皮炎
杜鹃花，包括杜鹃花蜂蜜（"疯狂蜂蜜"）	杜鹃属	1	灰杆菌毒素
大黄（叶）	食用大黄	2b	可溶性草酸盐
玫瑰豆	相思子	1	毒白蛋白（苦杏仁苷）
玫瑰（刺）	蔷薇属	3	蜂窝织炎、皮炎、刺伤
橡胶树	橡皮树	3	皮炎
芸香	芸香	3	可能引起流产；皮炎
速行	木贼属	1	长期使用：低钠血症、低钾血症和肌无力；可能的尼古丁样症状
锈叶	铁锈兰	1	灰毒毒素
蒿属植物	蒿属	1, 3	中枢神经系统兴奋剂
鼠尾草属	红花鼠尾草	1	致幻剂
檫木	檫木	1	堕胎药
金雀花	金雀花	1, 3	金雀花碱
三叶草	酢浆草属	2b	可溶性草酸盐
银杯	大花茄	1	茄碱和抗胆碱能生物碱
头盖	侧枝黄芩	1	肝毒性，可能发作
臭菘[b]	臭菘	2a	草酸钙晶体
臭菘[b]	藜芦属	1, 3	藜芦生物碱
大邓伯花	假连翘	3	皂素
烟树	黄栌	1, 3	单宁，对苯二酚；皮炎
蛇根草[b]	泽兰	1	肝毒性吡咯烷啶生物碱
蛇根草[b]（水铁杉）	斑蝥	1	毒芹素；癫痫
蛇根草[b]	蛇马兜铃	1, 3	迟发性肾损伤
雪莓	紫堇属	3	胃肠不适
酢浆草	酢浆草属植物，Rhumex spp	2b	可溶性草酸盐
酢酱草	酢浆草属	2b	可溶性草酸盐

续表

通用名	植物名称	毒性组[a]	备注（见文本和表2-51）
白鹤芋属	白鹤芋属	2a	草酸钙晶体
纺锤树	卫矛属	3	胃肠不适
裂叶蕨菜	喜林芋；蓬莱蕉	2a	草酸钙晶体
海葱	绵枣儿属	1	强心苷
星果	杨桃	2b	可溶性草酸酯；肾衰竭患者可能出现急性低钙血症
伯利恒之星[b]	虎眼兰属	1	强心苷
伯利恒之星[b]	长叶海棠	1	山梗菜碱
圣约翰草	贯叶连翘	1，3	轻度5-羟色胺再摄取抑制剂；MAO抑制剂
刺荨麻	荨麻属	3	皮炎
臭杂草	曼陀罗	1	抗胆碱能生物碱
珍珠串珠	千里光属	1	肝毒性吡咯烷啶生物碱
士的宁	马钱子	1	士的宁；癫痫发作
草木樨	草木樨	1	香豆素
甜豌豆	臭山茶	1	慢性使用后神经病变（羽扇豆中毒）
甜蜜的威廉	美国石竹	3	胃肠不适，皮炎
绳状藤	蓬莱蕉	2a	草酸钙晶体
叙利亚芸香	骆驼蓬	1	致幻剂
菊苣	鞣花碱	3	皮炎
芋头	福鼎芋	2a	草酸钙晶体
芋头	芋芋	2a	草酸钙晶体
德克萨斯伞形树	苦楝	1	楝树
刺苹果	曼陀罗、香花曼陀罗	1	抗胆碱能生物碱
烟草（开花烟草）	烟草属	1	尼古丁
烟草，野生；烟草，印度	半边莲	1	山梗菜碱（类似尼古丁）
香豆	龙凤檀	1	香豆素苷
常绿树（叶）	异叶石楠	1	氰苷
郁金香（鳞茎）	郁金香属	3	皮炎
油桐果，油桐树	油桐属	1，3	大戟科
土三七	三七	1	肝毒性吡咯烷啶生物碱
熊果	熊果属	1，3	氢醌；浆果可食用
缬草	缬草	1	轻度镇静，抗焦虑，催眠药
马鞭草属	马鞭草	3	皮炎
弗吉尼亚藤	爬山虎属	2b	可溶性草酸盐
核桃	黑核桃	3	皮炎
水铁杉	斑蝥	1	瘢痕疙瘩
垂叶榕	垂叶榕	3	皮炎
龙爪槐	槐树	1	金雀花碱
垂枝茶树	白千层	3	皮炎
垂柳	沙柳	3	皮炎
白雪松[b]	苦楝	1	楝树；重度胃肠不适，癫痫发作
白雪松[b]	响盒子	3	胃肠不适，皮炎
白雪松[b]	北美香柏	1	堕胎药，兴奋剂
野生水芋[b]	水芋	2a	草酸钙
野生胡萝卜[b]	野胡萝卜	3	皮炎（补骨脂素）
野生胡萝卜[b]	斑蝥	1	毒芹素；癫痫
野生木薯	麻疯树	1	大戟科
野樱桃（咀嚼种子）	李属	1	氰苷
野咖啡	南洋参	3	皂素

通用名	植物名称	毒性组[a]	备注（见文本和表2-51）
野生棉	叙利亚马利筋	1	强心苷
野黄瓜	牛蛙	1, 3	泡茶后会出现胃肠不适、痉挛、休克、DIC和死亡
野生印度大麻	狮耳花	1	轻度幻觉剂，镇静药
野生茴香	黑种草	3	刺激剂，白头翁毒素可能
野蒜	加拿大葱属	3	胃肠不适，皮炎
野生啤酒花	苔藓属植物	3	胃肠不适，皮炎
野靛草，靛蓝草	灰叶属	1	金雀花碱
野生鸢尾	变色鸢尾	3	胃肠不适，皮炎
野柠檬	鬼臼属	1, 3	油是角质溶解剂、刺激剂；鬼臼毒素类似秋水仙碱
野生马郁兰	牛至	3	胃肠不适
野燕麦	野燕麦	3	胃肠不适
野生洋葱[b]	加拿大葱属	3	胃肠不适，皮炎
野生洋葱[b]	紫茎泽兰属	1	藜芦生物碱
野生西番莲	西番莲	1, 3	提取物引起中枢神经系统抑郁、QT间期延长室性心动过速
野生欧防风[b]	紫花槐	3	补骨脂（皮炎）
野生欧防风[b]	斑蝥	1	毒芹素；癫痫
野生欧防风[b]	曼陀罗	3	皮炎
野生欧防风[b]	圆叶当归	3	皮炎
野生胡椒	二月瑞香	3	瑞香
野蔷薇	蓖麻	3	皮炎
风之花	银莲花	1, 3	原白头翁素；皮炎
紫藤属	紫藤属	3	胃肠不适
金缕梅	金缕梅	1	单宁
五叶地锦	爬山虎属	2b	可溶性草酸盐
木玫瑰	圆萼天茄儿	1	种子致幻剂
苦艾草，苦艾种子	中亚苦蒿	1	苦艾碱：大量摄入影响中枢神经系统
亚罗	千里光	3	胃肠不适，皮炎
黄花夹竹桃	黄花夹竹桃	1	强心苷
加州小薄荷	唇形科烟苏属（而非无毒的夏香草属道格拉斯）	1	薄荷油；肝毒性，弥散性血管内凝血，多系统衰竭
巴拉圭茶奶	大戟属	1	大戟科
巴拉圭茶 mala	大戟属	1	大戟科
马黛茶	巴拉圭冬青	1	咖啡因
昨天今天明天（二色茉莉）	南方番木梨	1	在动物中可引起震颤、僵硬、发热
紫杉[b]	红豆杉	1	钠钙通道阻滞，房室传导阻滞，宽QRS波，低血压
日本紫杉[b]	罗汉松	3	皮炎
育亨宾	育亨宾树	1	中枢α₂受体阻滞剂；高血压，心动过速，催情药

[a]. 毒性组（见正文）：1.系统毒性；2a.不可溶性草酸盐；2b.可溶性草酸盐；3.皮肤或胃肠刺激。

[b]. 注释：通用名与其他植物类似，可能有不同毒性。

（一）毒性机制

PCB代谢物可能导致DNA链断裂，导致细胞损伤。多氯联苯对黏膜有刺激作用。当燃烧时，多氯联苯可能产生更高毒性的多氯联苯二苯并（PCDD）和多氯二苯并呋喃（PCDF）。多氯联苯，特别是PCDD和PCDF污染物，可诱变和致畸，并被国际癌症研究机构认为是人类致癌物。

（二）中毒剂量

油性液体或固体的多氯联苯是无色至淡黄色。有些可以作为空气中的蒸汽存在。多氯联苯没有已知的气味或味道。多氯联苯被所有途径吸收（皮肤、吸入和摄入），并广泛分布于脂肪中，即使在低水平暴露下也会发生生物蓄积。

1.吸入　多氯联苯在空气中水平为0.1mg/m³时对皮肤有轻度刺激，在10mg/m³时非常刺激，ACGIH推荐的工作场所限值（TLV-TWA）为0.5mg/m³（对于54%氯的PCBs）和1mg/m³（对于42%氯的PCBs）作为8h时间加权平均值。被认为是危及生命或健康（IDLH）的任一种类型的空气水平是 5mg/m³。

2.摄入 摄入后不会造成急性毒性，口服 50% 致死剂量（LD_{50}）为 1～10g/kg。

（三）临床表现

1.急性 PCB 暴露可能引起皮肤、眼睛、鼻和咽喉的刺激。

2.长期暴露可能导致痤疮（囊状痤疮样病变多见于面部、后颈、腋窝、上背部和腹部）；发病通常发生在暴露后 6 周或更长时间。皮肤色素沉着、卟啉症、肝转氨酶升高、甲状腺激素异常可能发生。

3.流行病学研究表明，PCBs 暴露与新生儿和儿童的智商下降及其他神经行为影响有关。其他影响包括由于经胎盘传播或暴露于多氯联苯水平升高的母亲的母乳喂养而导致的婴儿出生体重下降和对婴儿的免疫系统的影响。研究表明，儿童早期暴露于多氯联苯与白喉和破伤风疫苗抗体浓度降低有关。有证据表明，PCB 会导致男性新生儿不良的雌激素活性不良。

（四）诊断

通常基于暴露史和氯痤疮的存在或肝转氨酶升高。

1.特定水平 PCB 血清和脂肪水平与健康影响不太相关。血清 PCB 浓度通常低于 20μg/L；更高的水平可以指示暴露，但不一定有毒性。

2.其他有用的实验室检查 包括尿素氮、肌酐和肝酶。

（五）治疗

1.应急及支持性治疗措施

（1）如果发生支气管痉挛，给予治疗。

（2）监测肝药酶升高，氯痤疮，非特异性眼睛，胃肠道和神经系统症状。

2.特效药和解毒剂 没有具体的解毒剂。

3.清除未被吸收的毒物

（1）吸入：将受害者从暴露中移出并补充氧气。

（2）皮肤和眼睛：去除被污染的衣服，用肥皂和清水冲洗暴露的皮肤。用大量温水或生理盐水冲洗眼睛。

（3）摄入：如果条件合适，则口服活性炭（表1-38）。如果能迅速给予活性炭，在小到中等剂量的摄入就不需要洗胃。

4.增强消除 透析、血液灌流或重复剂量的活性炭不起作用。已经提出了降脂药物（如氯贝特和树脂），但缺乏足够的数据来推荐它们。对不可吸收脂肪替代物油膏的管理已被描述为二噁英中毒，但人的数据是有限的。

一百三十三、伪麻黄碱、苯肾上腺素和其他减充血剂

伪麻黄碱和苯肾上腺素是一种拟交感神经药物，广泛应用于非处方鼻腔减充血剂和冷制剂。这些药物通常还含有抗组胺药和止咳药。非处方含麻黄碱的咳嗽和感冒制剂及含麻黄碱的膳食补充剂被广泛使用，直到 2004年，由于存在不可接受的毒性风险被 FDA 禁用。麻黄碱和麻黄的泰宁草药制剂（如麻黄和草药"摇头丸"），常与咖啡因结合使用，也可作为苯丙胺衍生物"摇头丸"的替代品，或作为健身或减肥计划的辅助。苯丙醇胺（PPA）已经作为非处方减充血剂和食欲抑制剂上市多年，但由于与女性出血性脑卒中有关联，于 2000 年从美国撤市。非处方药伪麻黄碱的使用在许多州是有限制的，因为它可以用于非法制造甲基苯丙胺。FDA 在 2008年发布了一项建议，建议 2 岁以下的儿童不要使用咳嗽和感冒药［其中含有减充血药和抗组胺药和（或）右美沙芬］，因为有报道称这些药物会产生严重的危及生命的副作用。

（一）毒性机制

所有这些药物刺激肾上腺素能系统，不同药物对 α和 β 肾上腺素能受体有不同的影响，一般来说，这些药物对中枢神经系统作用远远小于其他苯乙胺。

1.PPA 和苯肾上腺素是直接 α 肾上腺素能激动剂。此外，PPA 产生轻微的 β_1 肾上腺素能激动作用，部分间接通过增强去甲肾上腺素释放而发挥作用。

2.麻黄碱和伪麻黄碱具有直接和间接的 α 和 β 肾上腺素能活性，但临床上产生的 β 肾上腺素能激动作用比 PPA 或苯肾上腺素强。

3.药代动力学峰值效应发生在 1～3h，虽然吸收可能延迟与缓释。这些药物具有较大的分布容积（例如，PPA 的 V_d 为 2.5～5L/kg）。消除半衰期为 3～7h（表2-64）。

（二）中毒剂量

表2-53 列出了每种药物的常用治疗剂量。自主神经功能不全患者和服用单胺氧化酶（MAO）抑制剂的患者可能对这些和其他拟交感神经药物非常敏感，即使在摄入亚治疗剂量后也会出现严重高血压。

1.PPA、苯肾上腺素和麻黄碱对治疗的毒性较低。毒性通常在摄入 2～3 倍治疗剂量后发生。在给予治疗剂量的麻黄碱和 PPA 后出现卒中和心脏毒性。

2.伪麻黄碱毒性较低，症状发生在治疗剂量的4～5倍。

表2-53 麻黄碱及其他OTC减充血剂

药物	主要影响[a]	每日常规剂量（mg）	每日常规剂量（mg/kg）
麻黄碱	α, β	100～200	2～3
去氧肾上腺素	α	40～60	0.5～1
苯丙醇胺[b]	α	100～150	1～2
伪麻黄碱	α, β	180～360	3～5

[a] 肾上腺素受体激动剂；β.β 肾上腺素能受体激动剂。

[b] DRE 已退出美国市场。

（三）临床表现

这些药物中毒的时间过程通常是短暂的，在4～6h消失（除非涉及缓释制剂）。这些药物的主要毒性作用是高血压，可能导致头痛、混乱、癫痫发作和颅内出血。

1.在正常的、健康的年轻人中，可能出现轻微的血压升高（即170/110mmHg），常伴有局灶性神经功能缺损、昏迷或癫痫发作。

2.由于对高血压的压力感受器反射反应，与PPA和苯肾上腺素相关的中重度高血压患者常出现心动过缓或房室传导阻滞。抗组胺药和咖啡因等药物可预防反射性心动过缓，并可增强PPA和苯肾上腺素的高血压效应。

3.心肌梗死和弥漫性心肌坏死与麻黄的使用和PPA中毒有关。

（四）诊断

通常基于摄入减肥药或减充血药病史和高血压的存在。心动过缓或房室传导阻滞提示PPA或苯肾上腺素。严重的头痛、局灶性神经功能缺损或昏迷会增加脑出血的可能性。

1.特定水平　血清药物水平一般不可获得，也不会改变治疗。在高剂量下，这些药物可能在尿液药物滥用筛查试验中产生苯丙胺类药物的阳性结果（表1-33），但可以通过证实性试验加以区分。

2.其他有用的实验室检查　包括电解质、葡萄糖、尿素氮、肌酐、肌酸激酶与MB同工酶、肌钙蛋白、12导联ECG和ECG监测，如果怀疑颅内出血见CT头部扫描。

（五）治疗

1.应急及支持性治疗措施

（1）必要时保持气道开放并辅助通气，补充氧气。

（2）积极治疗高血压。治疗癫痫发作和室性快速性心律失常。不要治疗反射性心动过缓，除非通过降血压间接治疗。

（3）暴露后监测生命体征和心电图至少4～6h，如果摄入缓释制剂，则监测更长时间。

2.特效药和解毒剂

（1）高血压。如果舒张压＞100～105mmHg，则治疗高血压，尤其既往没有高血压病史的患者。如果有颅内出血的CT或明显的临床证据，则应谨慎地将舒张压降至不低于90mmHg，并立即咨询神经外科医师。

1）使用血管扩张剂如酚妥拉明或硝普钠。

2）注意：在未首先给予血管扩张剂的情况下，不要使用β受体阻滞剂治疗高血压；否则可能导致高血压恶化。

3）许多患者的血压有中度直立变化，因此，为了立即缓解严重的高血压，可尝试将患者置于直立的位置。

（2）心律失常

1）快速性心律失常通常对小剂量艾司洛尔或美托洛尔有反应。

2）注意：不要治疗与高血压相关的房室传导阻滞或窦性心动过缓；用阿托品使心率增加可以消除这种限制高血压的反射反应，从而导致高血压恶化。

3.清除未被吸收的毒物　如果条件合适，口服活性炭（表1-38）。如果能迅速给予活性炭，则在小到中度摄入后不必洗胃。

4.增强消除　透析和血液灌流无效。酸化尿液可增强PPA、麻黄碱和伪麻黄碱的清除，但如果患者有横纹肌溶解症，也可能加重肾脏肌红蛋白沉积。

一百三十四、除虫菊酯和拟除虫菊酯

除虫菊酯是从菊花植物中提取的天然杀虫剂。拟除虫菊酯（表2-54）是合成衍生化合物。接触这些杀虫剂导致的急性人类中毒是罕见的，但它们可以引起皮肤和上呼吸道刺激及过敏反应。将胡椒基丁醇加入这些化合物中，通过抑制肝脏中代谢除虫菊酯的混合氧化酶来延长其活性。常见含除虫菊酯的杀虱剂包括A200、Triple X和RID。

表2-54　拟除虫菊酯

丙烯菊酯	氯氰菊酯	氯菊酯
巴斯林	溴氰菊酯	苯菊酯
生物丙烯菊酯	溴氰菊酯	酞菊酯
苄呋菊酯	二甲氰菊酯	雷公藤甲素
顺氯菊酯	氟氰菊酯	超甲氰菊酯
氯氟氰菊酯	氰戊菊酯	溴氰菊酯
氯氰菊酯	呋喃菊酯	

（一）毒性机制

在昆虫中，除虫菊酯和拟除虫菊酯通过破坏神经轴突中的膜离子转运系统而使神经系统瘫痪，从而迅速死亡，并且拟除虫菊酯可以延长钠离子内流，也可能阻断抑制途径。哺乳动物通常能够迅速代谢这些化合物，降低其毒性。

（二）中毒剂量

哺乳动物的毒性口服剂量大于100～1000mg/kg，潜在的急性致死口服剂量为10～100g。除虫菊酯在皮肤或胃肠道中不易被吸收，多年来一直被用作口服驱虫药，除了轻度胃肠不适外，不良反应最小。

1.溴氰菊酯　有报道一名年轻女性服用2.5%溴氰菊酯30ml（750mg）后癫痫发作。"神奇杀虫剂粉笔"每支粉笔中含溴氰菊酯高达37.6mg。摄入一根粉笔通常被认为是无毒的。

2.氯氰菊酯　一名45岁男子因食用了用10%氯氰菊酯烹制的豆类食物而死亡。

（三）临床表现

对人体的毒性主要与超敏反应和直接刺激作用有

关，而不与任何药理性质有关。

1.过敏反应，包括支气管痉挛，口咽水肿和休克可能发生过敏个体中。

2.吸入这些化合物可能会加重哮喘患者的病情。一名11岁女孩在给她的宠物犬使用含有除虫菊酯的洗发液后，发生了致命的哮喘。吸入也可引起过敏性肺炎。

3.皮肤暴露可引起灼烧感、刺痛、麻木和红斑。感觉异常被认为是直接影响皮肤神经末梢的结果。

4.眼睛。在头皮应用A-200吡咯的过程中因意外暴露可引起角膜损伤，包括角膜炎和剥脱。其原因尚未确定，可能与产品中所含的表面活性剂（TriTON-X）有关。

5.摄入。大量摄入（200～500ml浓缩液）可能会影响中枢神经系统，导致癫痫发作、昏迷或呼吸停止。

（四）诊断

基于暴露史。没有明确的临床症状或实验室检查可用于鉴定这些化合物。

1.特定水平　这些化合物在体内迅速代谢，通常没有测定母体化合物的方法。

2.其他有用的实验室检查　包括电解质、葡萄糖和动脉血气或血氧饱和度。

（五）治疗

1.应急及支持性治疗措施

（1）治疗支气管痉挛和过敏反应。

（2）观察有大量摄入史的患者至少4～6h是否有中枢神经系统抑制或癫痫发作的迹象。

2.特效药和解毒剂　没有具体的解毒剂。

3.清除未被吸收的毒物

（1）吸入：必要时将受害者从暴露中移出并补充氧气。

（2）皮肤：用大量肥皂和清水清洗。有报道在植物油中局部应用维生素E可以减轻感觉异常。

（3）眼睛：用大量清水冲洗。冲洗后进行荧光素检查，如果出现角膜损伤应将受害者转给眼科医师。

（4）摄入：在大多数情况下，已摄入亚毒性剂量不需要清除。然而，在大量摄入杀虫剂或浓缩溶液后，如果条件合适，则口服活性炭（表1-38）。如果能迅速给予活性炭，则在小到中等剂量摄入后不必洗胃。

4.增强消除　这些化合物被快速代谢。用体内和体外消除方法估计不会提高其消除率。

一百三十五、奎尼丁和其他Ⅰa型抗心律失常药物

奎尼丁、普鲁卡因酰胺和丙吡胺是Ⅰ型抗心律失常药物。这些药物主要用于抑制室上性心律失常。异帕米特也可用于治疗梗阻性肥厚型心肌病。所有这三种药物对治疗的毒性较低，并且可能产生致命的中毒（表2-55）。

表2-55　奎尼丁和Ⅰa型抗心律失常药物

药物	血清半衰期（h）	正常成人日剂量（mg）	治疗血清水平（mg/L）	主要中毒[a]
丙吡胺	4～10	400～800	2～4	B, V, H
普鲁卡因酰胺	4	1000～4000	4～10	B, V, H
NAPA[b]	5～7	N/A	15～25	H
奎尼丁	6～8	1000～2000	2～4	S, B, V, H

[a]B.心动过缓；H.低血压；S.发作；V.室性心动过速。
[b]NAPA. N-乙酰普鲁卡因胺，是普鲁卡因酰胺的活性代谢物。

（一）毒性机制

1.Ⅰa型药物抑制快速钠依赖性通道，减缓心脏动作电位的0相。在高浓度下，这会导致心肌收缩力和兴奋性降低，严重抑制心脏传导速度。

Ⅰa型药物也抑制外向钾通道，延迟复极，并导致QT间期延长，这可能与多形性室性心动过速（尖端扭转型心动过速）有关。

2.奎尼丁和异吡酰胺也具有抗胆碱能活性；奎尼丁具有α肾上腺素能受体阻断活性，普鲁卡因酰胺具有神经节和神经肌肉阻断活性。

3.药代动力学见表2-64。

（二）中毒剂量

成人急性摄入1g奎尼丁，5g普鲁卡因胺，或1g丙吡胺和儿童摄入任何剂量应被认为具有潜在致命风险。

（三）临床表现

毒性表现主要涉及心血管和中枢神经系统。

1.Ⅰa型药物的心脏毒性效应　包括窦性心动过缓、窦房结阻滞或心搏停止；PR、ORS或QT间期延长；窦性心动过速（由抗胆碱能作用引起）；多室性心动过速（尖端扭转型室性心动过速）和心肌收缩力降低。再加上α肾上腺素能或神经节阻滞，可能导致低血压，偶尔出现肺水肿。抗胆碱能效应可能导致心房颤动或心房扑动。

2.中枢神经系统毒性　奎尼丁和丙吡胺可引起抗胆碱能作用，如口干、瞳孔扩大和谵妄。Ⅰa型药物均可导致癫痫发作、昏迷和呼吸停止。

3.其他作用　奎尼丁急性摄入后通常引起恶心、呕吐、腹泻，特别是慢性中毒会导致"金鸡纳综合征"（耳鸣、眩晕、耳聋和视觉障碍）。普鲁卡因酰胺可能引起胃肠道紊乱，并伴有慢性狼疮样综合征。Ⅰa型药物的抗胆碱能作用可导致急性青光眼的尿潴留和沉淀。

（四）诊断

基于暴露史和典型的心脏毒性特征，如ORS、QT间期延长，房室传导阻滞，多形性室性心动过速。

1.特定水平　每种药物的血清水平通常是可获得的。这些药物的严重毒性通常只在水平高于治疗范围时发生，然而，一些并发症如QT间期延长和多发性室性

心动过速，可能在治疗水平时发生。

（1）奎尼丁的检测方法可能有不同的特异性，有些还测量代谢物和污染物。

（2）普鲁卡因酰胺具有活性代谢物N-乙酰普鲁卡因酰胺（NAPA）；给予治疗剂量的普鲁卡因酰胺，NAPA水平范围为15～25mg/L。

2.其他有用的实验室检查 包括电解质、葡萄糖、动脉血气或血氧饱和度和ECG监测。

（五）治疗

1.应急及支持性治疗措施

（1）必要时保持气道开放并辅助通气。

（2）出现低血压、心律失常、昏迷和癫痫，则进行治疗。

（3）用镁、超速起搏和持续性电复律治疗复发性室性心动过速。不要使用其他Ⅰa型或Ⅰc型药物，因为它们可能会加重心脏毒性。

（4）循环的机械支持（例如体外循环）可能有助于治疗患者的难治性休克，有助于清除体内药物。

（5）连续监测生命体征和心电图至少6h，直到心电图恢复正常。

2.特效药和解毒剂 使用磷酸氢钠1～2mmol/kg快速静脉推注治疗心脏毒性，如QRS间期和低血压，必要时每5～10分钟重复1次。传导明显受损或碳酸氢钠治疗无效的重度房室传导阻滞是使用心脏起搏器的指征。

3.清除未被吸收的毒物 如果条件合适，口服活性炭（表1-38）。如果能迅速给予活性炭，则小到中等剂量的摄入不必洗胃。

4.增强消除

（1）奎尼丁的分布容积非常大，因此不能通过透析的方法有效去除。尿液酸化可能会增加排泄，但并不推荐，因为它可能加重心脏毒性。

（2）丙吡胺、普鲁卡因酰胺和NAPA表观分布容积较小，可通过透析除去。

（3）重复剂量活性炭的疗效尚未研究。

一百三十六、奎宁

奎宁是奎尼丁的光学异构体，具有与奎尼丁相似的药理作用。奎宁是金鸡纳树的树皮中的主要生物碱，曾广泛用于治疗疟疾，偶尔也被用于氯喹耐药。2006年FDA警告不要使用奎宁治疗夜间肌肉痉挛。奎宁是在奎宁水中发现的，并被用来减少街头海洛因。它也被用作堕胎药。

（一）毒性机制

1.奎宁毒性机制与奎尼丁相似，但奎宁心脏毒性弱。

2.奎宁对视网膜也有毒性作用，可能导致失明。一度视网膜小动脉收缩导致视网膜缺血被认为是致盲的原因；然而，最近的证据表明它对光感受器和神经节细胞有直接的毒性作用。

3.抑制钾通道可能导致听力受损、耳鸣、眩晕和低血糖。

4.奎宁对胃肠道有直接刺激作用，并刺激中枢神经系统引起恶心和呕吐。

5.过敏反应包括荨麻疹、光敏性皮炎、皮肤血管炎、血管性水肿和血小板减少（"鸡尾酒紫癜"）。

6.药代动力学见表2-64。

（二）中毒剂量

硫酸奎宁胶囊和片剂中含量为130～325mg。成人最小毒性剂量为3～4g；1g在儿童中是致命的。

（三）临床表现

毒性作用涉及心血管和中枢神经系统、眼睛和其他器官系统。

1.轻度中毒会引起恶心、呕吐和金鸡纳症（耳鸣、耳聋、眩晕、头痛和视觉障碍）。

2.严重中毒可引起共济失调、混乱、抽搐、昏迷和呼吸停止。在大剂量中毒时，奎尼丁样的心脏毒性（低血压、QRS和QT间期延长、房室传导阻滞和室性心律失常）可能是致命的。

3.视网膜毒性发生于摄入后9～10h，包括视物模糊、色觉受损、视野狭窄和失明。瞳孔经常被固定和扩张。眼底镜检查可显示视网膜动脉痉挛、视盘苍白、黄斑水肿。虽然可逐渐恢复，但许多患者留下永久性视力损害。

4.奎宁的其他毒性作用包括低钾血症、低血糖、溶血（葡萄糖-6-磷酸脱氢酶缺乏症患者）和妊娠时使用导致的先天畸形。

（四）诊断

基于摄入史、金鸡纳中毒表现和视觉障碍。奎尼丁样心脏毒性不一定会出现。

1.特定水平 在没有奎尼丁合并用药的情况下，血清奎宁水平可以用与奎尼丁相同的测定方法进行测定。然而，大多数医院的临床实验室不再提供这些检测。血浆奎宁水平高于10mg/L与视觉障碍有关；87%的患者高于20mg/L出现失明。超过16mg/L的水平与心脏毒性有关。

2.其他有用的实验室检查 包括全血细胞计数、电解质、葡萄糖、尿素氮、肌酐、动脉血气或血氧饱和度和ECG监测。

（五）治疗

1.应急及支持性治疗措施

（1）必要时保持气道开放并辅助通气。

（2）治疗昏迷、癫痫发作、低血压和心律失常。

（3）避免使用Ⅰa和Ⅰc型抗心律失常药物，它们可能会加重心脏毒性。

（4）服用后至少持续监测生命体征和心电图6h，并将有症状的患者转入ICU治疗。

2.特效药和解毒剂

（1）使用碳酸氢钠1～2mmol/kg静脉注射治疗心

脏毒性。

（2）由于缺乏有效的证据和潜在的严重并发症，星状神经节阻滞不再推荐用于奎宁引起的失明。

（3）用葡萄糖治疗低血糖，如果需要也可用奥曲肽。

3.清除未被吸收的毒物　如果条件合适，口服活性炭（表1-38）。如果能迅速给予活性炭，则在小到中等剂量摄入后不必洗胃。

4.增强消除　由于广泛组织分布（分布容积为3L/kg），透析和血液灌流是无效的。尿液酸化可能轻微增加肾脏排泄，但不会显著改变总清除率，并可能加重心脏毒性。

一百三十七、辐射（电离）

辐射中毒是一种罕见且具有挑战性的疾病。对核能的依赖及工业和医学中放射性核素的扩大使用增加了意外暴露的可能性。电离辐射可以从各种来源产生。粒子发射源产生β和α粒子和中子。电离电磁辐射包括γ射线和X线。相反，磁场、微波、射频波和超声波是非电离电磁辐射。

辐射事故的管理取决于受害人是否被感染或仅被照射。被照射的受害者不会对医护工作者造成威胁，并且可以在没有特别预防措施的情况下进行管理。相反，被污染的受害者必须净化，以防止放射性物质扩散到他人和环境。

一个恐怖的"脏弹"（分散炸弹）很可能包含放射性物质，如镅（α射线发射体，在烟雾探测器和石油勘探设备中发现）；钴（γ射线发射器），用于食品和邮件辐照。辐射（铱）（γ射线发射器，用于癌症治疗）；锶（γ射线发射器，用于医疗和发电）；铯（γ射线发射器，用于消毒医疗设备和医疗和工业用途）。心理效应（如恐慌）可能会掩盖医学关注，因为受污染的急性辐射一般仅限于立即爆炸区。长期暴露可能增加癌症的风险，而足够的净化可能是有问题的，可能使爆炸区不适合居住。

（一）毒性机制

1.辐射通过电离原子和破坏化学键来损害生物功能。因此，形成的高活性自由基可以破坏细胞壁、细胞器和DNA。受影响的细胞在分裂中被杀死或被抑制。高周转率的细胞（如骨髓、皮肤、胃肠道和肺系统的上皮细胞）对辐射更敏感。淋巴细胞对辐射特别敏感。

2.辐射导致中度高剂量（如600rad）后的炎症反应和微血管效应。

3.辐射效应可能是确定性的或随机的。确定性效应与剂量相关，通常发生在急性时间框架内（1年内）。随机效应没有已知的阈值，并且可能在潜伏期（如癌症）后发生。

（二）中毒剂量

1.Gray（Gy）是曝光中常用的辐射剂量单位，而Sievert（Sv）可用于描述剂量当量生物坝。对于大多数曝光，这些单元可以被认为是可互换的。另一个例外是α粒子暴露（如钚），这会导致更大的双链DNA损伤和更高的sivt比灰色。

注：国际单位制（SI单位）取代了旧的"RAD"和"REM"命名法。对于转换目的，1gray（Gy）＝100rad and 1 Sievervt（Sv）＝100rem。

2.毒性阈值

（1）急性效应：曝光量超过0.75Gy（75rad）引起恶心、呕吐。超过4Gy（400rad）的暴露在没有医学干预的情况下可能是致命的。呕吐在1～5h的暴露表明至少6Gy（600rad）的暴露。短暂暴露于50Gy（5000rad）或更多，通常在几分钟到几小时内死亡。

（2）发生：辐射防护组织尚未就诸如癌症等随机效应的阈值剂量达成一致。

3.推荐的曝光极限

（1）暴露于一般人群。国家辐射防护委员会（NCRP）每年推荐每人最多5mSv（500ml）。海平面辐射每年约0.35mSv（35兆雷姆）。

（2）目前美国暴露标准诊断性X线为每年50mSv的总身体、性腺，或血液形成器官和750mSv/Y的手或足。为了比较，一个胸部X线片导致患者暴露在约0.15mSv附近（但对附近的医护人员只有约0.000 06mSv）。CT扫描将头部暴露于约2mSv；腹部CT扫描可使该区域暴露多达10～20mSv。

（3）妊娠期间的辐射。指导方针各不相同，但一般建议最多不超过0.5mSv/月。常规腹部X线摄影（KUB）暴露于卵巢和胎儿可能高达1.5mSv，而胸部X线的剂量约为0.15mSv。

（4）紧急卫生保健人员的暴露指南。为了挽救生命，NCRP推荐救援人员最大的全身暴露量为500～750mSv。

（三）临床表现

1.急性放射综合征（ARS）由一系列表明全身辐射损伤的症状和体征组成。它分为4个阶段（前驱症状期，潜伏期，明显疾病病变期和恢复期）。每一阶段辐射中毒的发作和严重程度主要取决于剂量。

（1）前驱：0～48h，可能包括恶心、呕吐、腹部绞痛、腹泻。严重的暴露与发汗、定向障碍、发热、共济失调、昏迷、休克和死亡有关。

（2）潜伏期：症状可能改善。这个阶段的持续时间从几小时到几天不等，但随着大量暴露，可能会更短或不存在。

（3）明显疾病期：1～60d，表现为多器官系统受累，尤其骨髓抑制，这可能导致败血症和死亡。

（4）恢复期：可能伴有脱发、毁容和瘢痕。

2.胃肠系统。暴露于1Gy或更多的人通常会在几小时内出现恶心、呕吐、腹部绞痛和腹泻。暴露于6Gy或以上后，胃肠道黏膜层完整性的丧失，导致剥脱和严重的坏死性胃肠炎。临床表现可能包括明显的脱水、胃肠道出血和几天内的死亡。15Gy的剂量被认为完全破坏胃肠道干细胞。

3.中枢神经系统。数千雷德的急性暴露可能会产生精神混乱和昏迷，随后在几分钟到几小时内出现共济失调、抽搐、昏迷和死亡。在大规模暴露的动物模型中，出现了一种称为"早期短暂丧失能力"的现象。

4.骨髓抑制可能是亚临床的，但在暴露于仅0.25Gy的全血细胞计数上是明显的。免疫损伤通常发生在暴露于1Gy以上之后。

（1）早期中性粒细胞减少是由边缘化引起的，真正的最低点发生在约30d或在严重暴露后14d。中性粒细胞减少是败血症最重要的因素。

（2）血小板减少通常在暴露后2周或更长时间内不明显。

（3）淋巴细胞计数具有重要的预后价值，通常在严重暴露48h内达到最低点。淋巴细胞计数低于$300 \sim 500/mm^3$表明预后差，而在$1200/mm^3$或更高则表明可能存活。

5.大剂量急性放射综合征的其他并发症包括多器官系统衰竭、肝静脉闭塞性疾病、间质性肺炎、肾衰竭、组织纤维化、皮肤烧伤和脱发。

（四）诊断

取决于暴露史。应该通过确定放射性核素的类型和暴露的潜在途径来评估污染的严重程度。

1.特定水平

（1）检测。根据情况，放射性核素的存在可以通过以下设备中的一个或多个来验证：用α探针的测量仪、全身计数、胸腔计数和核医学相机。

（2）生物标本可以收集鼻咽部和伤口拭子、痰液、呕吐物、皮肤擦拭物、伤口绷带和衣服物品（特别是鞋子）以进行放射性核素分析和计数。收集$24 \sim 72h$的尿液和粪便可能有助于估计体内剂量。血清放射性物质的水平通常不可用或没有临床用途。

（3）其他方法。暴露于低至0.1Gy的最敏感指标是淋巴细胞染色体变化，可能出现DNA分裂，双着丝粒环和缺失。暴露于0.15Gy可能导致少精子症，首次出现于暴露后45d。

2.其他有用的实验室检查　包括全血细胞计数（每6小时重复1次）、电解质、葡萄糖、尿素氮、肌酐和尿液分析。如果需要骨髓移植，立即抽取淋巴细胞用于人类白细胞抗原分型。

（五）治疗

1.应急及支持性治疗措施　取决于患者的风险，治疗严重的医疗问题优先于放射方面的考虑。如果有潜在的救援人员和设备的污染，应实施适当的辐射响应协议，并且研究者应该穿防护服和戴呼吸器。注意：如果仅暴露于电磁辐射，受害者不会污染，不会对下游人员造成危险。

（1）必要时保持气道开放并辅助通气。

（2）治疗昏迷和癫痫发作。

（3）静脉注射晶体液代替胃液中的液体损失。

（4）根据需要治疗白细胞减少症和感染。骨髓抑制患者需要反向隔离和适当的广谱抗生素治疗。骨髓刺激剂可能有助于选择患者。

2.特效药和解毒剂　如果它们在暴露前或暴露后不久给出药物（表2-56），螯合剂或药理学阻断药物在某些暴露或吸入某些生物活性放射性物质的情况下可能是有用的。

3.清除未被吸收的毒物

（1）暴露于颗粒发射固体或液体。受害者可能对救援人员、运输车辆和健康人员造成严重污染。

1）将受害者从暴露的环境移出，如果条件允许，清除所有污染的衣服，并用肥皂和清水清洗受害者。

2）所有衣物和清洁水必须保存，评估其放射性，并妥善处理。

3）救援人员应穿防护服和戴呼吸装置以避免污染。在医院，必须采取措施防止设施和人员的污染。

4）如果摄入放射性物质，诱导呕吐或进行洗胃。使用活性炭，尽管其有效性尚不清楚。某些其他吸附材料也可能是有效的（表2-56）。

（2）电磁辐射暴露。患者没有放射性，不构成污染威胁。一旦将患者从暴露源移出，就不需要净化，除非电磁辐射发射器碎片嵌在人体组织中。

4.增强消除　螯合剂和强制利尿对于某些暴露可能是有用的（表2-56）。

表2-56　某些辐射暴露用螯合剂

放射性核素	螯合抑制物
镅-241	Ca-DTPA或Zn-DTPA：螯合剂。剂量：1g, 250ml D_5W IV，每天$30 \sim 60min$。伤口：用1g DTPA在250ml水中冲洗。如果DTPA不能立即可用，EDTA也可能是有效的
铯-137	普鲁士蓝（铁氰化亚铁）吸附铯在胃肠道中，也可能增强消除。暴露负荷建立剂量：在低暴露负荷下，500mg PO，每天6次，在$100 \sim 200ml$水中冲洗
钴-60	有限的证据表明可能使用的Ca-DTPA或Zn-DTPA：螯合剂1g，250ml D_5W IV，每天$30 \sim 60min$。伤口用1g DTPA在250ml水中冲洗。如果DTPA不能立即可用，也可以尝试使用EDTA
碘-131	碘化钾稀释放射性碘并阻断甲状腺碘摄取。成人剂量300mg PO，然后每天130mg PO。高氯酸盐，200mg PO，然后每100小时100mg，也被推荐
钚-239	Ca-DTPA或Zn-DTPA：螯合剂。剂量：1度松子酒250ml D_5W IV，每天$30 \sim 60min$。伤口：用1g DTPA在250ml水中冲洗。如果DTPA不能立即可用，EDTA也可能是有效的

续表

放射性核素	螯合抑制物
锶-90	含铝抗酸剂可能与胃肠道中的钙结合。 含藻酸盐或氢氧化铝的抗酸剂可减少锶的肠吸收。 剂量：10g PO，然后1g，每日4次。 硫酸钡也可以减少锶的吸收。剂量：100g，250ml水。 葡萄糖酸钙可稀释锶的作用。剂量：2g，500ml水PO或IV
氚铀-233，235，238	氯化铵是一种脱盐剂。剂量：3g PO，每天3次 强制流体，利尿剂，血液透析。水稀释氚，增强尿排泄 碳酸氢钠与铀酰离子形成碳酸盐复合体，然后在尿液中消除。剂量：100mmol当量500ml D₅W，缓慢，持续静脉输液。含铝的抗酸剂有助于防止铀的吸收

一百三十八、灭鼠剂

虽然灭鼠剂的目的是杀死啮齿动物，但对包括人类在内的所有哺乳动物来说，所有灭鼠剂都具有潜在的毒性。在历史上，许多不同的化合物已经被用于毒害啮齿类动物，但在近代，政府法规试图限制使用最有毒的物质，从而有利于减少新的毒物对环境的影响。随着当今全球市场的准入，外国或禁止的配方偶尔会被引入受管制的市场，并造成意外中毒。目前没有方法能够根据灭鼠剂的颜色、形状或大小来准确鉴定它，并且错误地认为某种未知的灭鼠剂是常用的产品，可能导致不适当的治疗。因此，在确定观察时间和治疗方案前，正确识别化合物是非常重要的。

（一）毒性机制

各种灭鼠剂的作用机制和发病时间见表2-57。

（二）中毒剂量

见表2-57。

（三）临床表现

见表2-57。

（四）诊断

取决于产品，如果产品的身份未知，则诊断可能非常困难。对于一些药物，如超华法林，PT/INR的延长和出血的发生可能会延迟1～3d。许多上市产品的发病/持续时间是基于缺乏人体数据的急性人类中毒报告和哺乳动物毒性研究的估计。注意：某些物质在高剂量时，发病时间可能较快，低剂量时发病速度较慢。

1.特定水平 需要特殊的分析测试，在大多数原理中都没有这种测试。商业或大学实验室可能能够检测和定量某些试剂。

2.其他有用的实验室检查 监测参数基于临床症状。例如，在灭鼠剂引起的癫痫发作时，需要监测葡萄糖、静脉或动脉血气、化学板、乳酸和肌酸激酶，并考虑是否需要行影像学检查、LP或连续脑电图监测。

（五）治疗

1.应急和支持措施见第一章。

2.特效药和解毒剂。对于一些药物都有具体的治疗方法（表2-57）。

3.清除未被吸收的毒物方面没有得到很好的研究，但大剂量暴露患者在症状出现前应予以考虑。

4.增强消除

（1）溴氰菊酯：因为它经历肠肝循环并且半衰期长，因此在大剂量溴氰菊酯暴露后应考虑使用大剂量活性炭。

（2）毒鼠强：由于分布容积大，增强消除不太有效。多次活性炭血液灌流据说改善了异常脑电图，但只回收了一小部分摄入的毒鼠强，并没有改变血清水平。

一百三十九、水杨酸

水杨酸盐广泛用于镇痛和抗炎。它们存在于多种处方和非处方镇痛药、冷制剂、局部溶角质产品（水杨酸甲酯）及亚水杨酸铋中。阿司匹林（乙酰水杨酸）过量是导致儿童意外死亡的主要原因之一。根据暴露是急性还是慢性，可能会出现两种不同的中毒症状。

（一）毒性机制

水杨酸盐有多种毒性作用。

1.呼吸中枢的中枢刺激导致过度通气，出现呼吸性碱中毒。过度换气的继发后果包括脱水和代偿性代谢性酸中毒。

2.细胞内效应包括氧化磷酸化的解耦及葡萄糖和脂肪酸代谢的中断，这可导致代谢性酸中毒。

3.脑和肺水肿发生的机制尚不清楚，但可能与毛细血管完整性的改变有关。

4.水杨酸盐既改变血小板功能，也可能延长凝血酶原时间。

5.药代动力学。水杨酸盐能很好地从胃和小肠吸收。大量片剂和肠溶产品可能会显著延迟吸收（几小时至几天）。水杨酸盐的分布容积为0.1～0.3L/kg，但这可因酸血症而增加，从而促进药物进入细胞。在治疗剂量下，主要通过肝脏代谢消除，促过量时肾脏排泄尤为重要。消除半衰期通常为2～4.5h，但在服药过量后可长达18～36h。肾脏清除取决于尿液pH（表2-64）。

（二）中毒剂量

阿司匹林的平均治疗剂量为1mg/kg，一般每日治疗剂量为40～60mg/（kg·d）。每片阿司匹林中含有325～650mg乙酰水杨酸。一茶匙浓缩的冬青油中含有5g水杨酸甲酯，相当于约7.5g阿司匹林。每克亚水杨酸铋中含有0.38g水杨酸盐，相当于约0.5g阿司匹林。

1.急性摄入150～200mg/kg阿司匹林会产生轻度中毒，严重中毒可能是在急性摄入300～500mg/kg后发生。据报道，摄入5ml或更少的冬青油可导致儿童死亡。

2.长期服用阿司匹林超过100mg/（kg·d），持续2d

表 2-57　杂种啮齿类动物

灭鼠剂	毒性机制	剂量	临床表现	发病/持续时间	治疗
乙酰胆碱酯酶抑制剂（Carbofuran在美国被严格限制）	胆碱能危象（见有机磷酸盐）	因产品而变化	呕吐、腹泻、流涎	依赖于特定化合物	阿托品、解磷定
安特	与肺内皮细胞和肝微粒体的共价结合导致炎症和细胞损伤	未知	突发的白色泡沫和大量的支气管分泌物，肺水肿和肝毒性动物实验性急性肺损伤的实验研究	发病1～4h	没有解毒剂。氯胺酮和咪达唑仑对大鼠模型有保护作用。谷胱甘肽对大鼠毒性的增强作用
砷（无机盐），在美国被严格限制	见砷	随形式而异	呕吐、水样腹泻、横纹肌溶解症、心脏和神经毒性	发病数分钟至数小时	考虑螯合作用
碳酸钡	阻断钾离子通道	1～30g	呕吐、腹泻、深部低钾血症、室性心律失常	发病10～60min	恢复钾水平。口服硫酸镁将钡离子转化为不溶性硫酸钡
溴杀灵	靶向中枢神经系统的线粒体氧化磷酸化导致脑水肿髓鞘异常	未知 0.33mg/kg可导致人类死亡	基于动物和有限的人类数据。轻度胃肠道紊乱可能。中枢神经系统症状：兴奋过度，精神状态改变，共济失调，震颤，癫痫发作，昏迷，脑水肿，颅内压升高和瘫痪	动物实验剂量依赖性发作：大剂量2～36h；低剂量86h潜伏期。时间达到峰值4h，半衰期5～6d，V_d为0.7L/kg	没有解毒剂。考虑多剂量活性炭阻断肠肝再循环的最初2～3d，除非发生肠梗阻
氯醛糖	未知，可能类似于其他氯醛镇静催眠药，但有额外的未识别的神经刺激作用	催眠口服剂量75mg；严重毒性20mg/kg	呕吐、支气管扩张、代谢性酸中毒、肌阵挛或癫痫发作、昏迷和呼吸抑制。潜在刺激或烧伤	持续时间24h，高剂量可能持续时间更长	没有解毒剂。地西泮治疗肌阵挛疗效观察
维生素D	维生素D类似物会导致严重的高钙血症	在犬中4～5mg/kg可致死	恶心、呕吐、腹部绞痛、高钙血症。慢性中毒比单次摄入更有可能产生毒性	发病延迟可达数天，尤其是反复给药	对症治疗高钙血症
香豆素类化合物（华法林，"超级华法林"）	见P239	因产品而异	延长凝血酶原时间（INR）	发病1～2d	维生素K
香豆素类（在美国不再生产或销售）	维生素B₆拮抗剂	低于5mg/kg	在人类数据非常有限	30～60min	静脉注射吡哆醇对犬类有效
氟乙酸盐（化合物1080）。美国的严格限制	代谢毒素	致死剂量2～10mg/kg	呕吐、腹泻、代谢性酸中毒、休克、昏迷	发病延迟到几小时	没有已知的解毒剂
硫化氢	代谢毒素和刺激性气体	600～800ppm	臭鸡蛋味，眼睛和上呼吸道刺激；头痛、恶心和呕吐；突然崩溃、癫痫发作、昏迷	快速和突然发作	亚硝酸盐
磷（黄色或白色）	高度腐蚀和有毒的细胞毒素	致死剂量约1mg/kg	呕吐、腹痛、口腔及胃灼伤、"吸烟便"、癫痫发作、昏迷、休克、心律失常、肝肾衰竭	腐蚀作用可能会立即发作，其他作用可能延迟数小时或数天	无特效解毒剂
嘧啶	抑制NADH-泛醌还原酶和线粒体呼吸，导致胰岛B细胞死亡并产生进行性多神经毒性	低于5.6mg/kg	短暂性低血糖，其次为糖尿病。迟发性进行性神经病：自主神经（直立性低血压、吞咽困难、肠和膀胱肌张力障碍）；周围神经神经源性肌病、感觉和运动神经病变）；中枢功能（皮质和小脑功能障碍）	起始剂量依赖性：高剂量＜7h，小剂量＜48h。严重的渐进性症状在数周内发展，很少可逆峰值吸收1～6h	尽早给予烟酰胺，然后延长维持剂量

续表

灭鼠剂	毒性机制	剂量	临床表现	发病/持续时间	治疗
红鳞鲨主要活性毒物	蟾酥苷，蟾蜍二烯内酯强心苷	未知	呕吐、惊厥、高钾血症、心脏毒性与洋地黄相似	呕吐的快速起效；心脏效应可能被延迟	目前尚不清楚地高辛特异性抗体是否有效
肠炎沙门氏菌	不在美洲及欧洲使用，因其造成人类感染及威胁公共健康	未知	侵袭性肠道感染（沙门氏菌病）	数天	治疗沙门氏菌感染
士的宁	甘氨酸抑制剂	16mg，在成人可致命	强直性肌肉收缩，呼吸衰竭，横纹肌溶解症	发病15～30min，持续时间12～24h	没有特效解毒剂。镇静与神经肌肉麻痹
四胺（毒鼠强，四亚甲基二硫四胺）。1984年以来世界范围内但仍在非法生产，在一些鼠药中存在	γ-氨基丁酸拮抗剂	0.1mg/kg口服和吸入	恶心、呕吐、头晕、癫痫发作、癫痫持续状态和昏迷。癫痫发作很难控制	发病呈剂量依赖性，30min为典型，但可延迟13h。癫痫发作可晚于其他症状	氯胺酮在癫痫持续状态的人类病例报道中是成功的；高剂量吡哆醇也可增强苯二氮䓬类药物的有效性。DMPS对动物有效
铊	广义细胞毒物	最小致死剂量可能是12～15mg/kg，尽管只有200mg就会引起死亡	呕吐、腹泻、液体损失、休克、谵妄和惊厥；其次是周围神经病变、脱发	摄食后12～14h开始发作	普鲁士蓝

以上或更长时间。可能导致慢性中毒。

（三）临床表现

患者在急性发作或用药过量或慢性反复服药数天后，可能会中毒。

1.急性摄入　摄入后不久出现呕吐，随后是呼吸过度、耳鸣和嗜睡。当测定血气时，混合性呼吸性碱血症和代谢性酸中毒是明显的。严重中毒时，昏迷、癫痫发作、低血糖、高热、肺水肿等均可发生。死亡是由中枢神经系统衰竭和心血管衰竭引起的。

2.慢性中毒　受害者通常是使用水杨酸治疗的老年人。诊断常被忽视，因为表现是非特异性的；精神错乱、脱水和代谢异常通常归因于败血症、肺炎或胃肠炎。然而，发病率和死亡率远远高于急性过量服药。脑水肿和肺水肿比急性中毒更常见，水杨酸水平较低时会发生严重中毒。

（四）诊断

如果有典型的症状和体征及急性摄入史，诊断并不困难。在没有过量服药史的情况下，特征性动脉血气提示混合性呼吸性碱中毒和代谢性酸中毒。

1.特定水平　获得STAT和系列血清水杨酸浓度。全身性酸血症增加脑水杨酸浓度，加重毒性。经常通过动脉或静脉血气测定来监测血清pH。

（1）急性摄入。血清水杨酸水平大于90～100mg/dl（900～1000mg/L，或6～7.3mmol/L）通常与严重毒性有关。单次测定是不够的，因为缓释片或片剂或牛黄吸收（特别是在大量摄入）可能延长或延迟。每3～4小时测量1次水杨酸水平（或在急性过量用药的初始阶段更频繁），直到水平达到峰值并明显下降。

（2）慢性中毒。症状与血清水平相关。关节炎患者的慢性治疗浓度范围为10～30mg/dl（100～300mg/L）。>60mg/dl（600mg/L，或4.4mmol/L）伴有酸中毒和精神状态改变被认为是非常严重的。

2.其他有用的实验室检查　包括电解质（阴离子间隙计算）、葡萄糖、尿素氮、肌酐、凝血酶原时间、动脉或静脉血气和胸部X线片。

（五）治疗

1.应急及支持性治疗措施

（1）必要时保持气道开放并辅助通气。警告：确保足够的通气，以防止呼吸性酸中毒，不允许有控制的机械通气干扰患者对维持血清pH的补偿性努力。补充氧气，获得连续的动脉血气和胸部X线片以观察肺水肿（更常见于慢性或重度中毒）。

（2）出现昏迷、癫痫发作、肺水肿和高血压时，进行治疗。

（3）用碳酸氢钠治疗代谢性酸中毒。不允许血清pH降至7.4以下。

（4）用静脉注射晶体液代替呕吐和过度通气引起的液体和电解质丢失。慎用流体疗法，因为过量的液体可能导致肺水肿。

（5）给予补充葡萄糖来治疗低血糖。注：水杨酸中毒患者尽管血糖正常，但脑葡萄糖水平较低。谨慎使用常规含葡萄糖的静脉输液。

（6）监测无症状患者至少6h（如果肠溶制剂或摄入过多或片剂牛黄则监测更长时间）。将有症状的患者送入ICU。

2.特效药和解毒剂　水杨酸中毒没有特效解毒剂。碳酸氢钠经常被用来预防急性肾衰竭并促进肾脏水杨酸的清除。

3.去污染　慢性中毒患者不需要去污染。

（1）如果条件合适，口服活性炭（表1-38）。如果能迅速给予活性炭，则在小到中等剂量摄入后不必洗胃。

（2）注：水杨酸盐（如30～60g）的大量摄入，理论上需要大剂量的活性炭（300～600g）来吸附所有水杨酸盐。在这种情况下，活性炭可以在3～5h的间隔内以25～50g的剂量给予。建议肠道灌洗，以帮助将药丸和活性炭通过肠道。

4.增强消除

（1）尿液碱化在提高尿排出量方面是有效的，但在脱水或危重患者中往往难以达到。其目的是保持尿液pH为7.5或更高。

1）在1L生理盐水中加入100mg碳酸氢钠至5%葡萄糖，静脉滴注200ml/h［3～4ml/（kg·h）］。如果患者脱水，开始用10～20ml/kg。在高危肺水肿（如慢性中毒）患者中，液体和碳酸钙给药有潜在的危险。

2）除非出现肾衰竭，还应向每升静脉输液中添加30～40mmol的钾（钾耗尽抑制碱化）。注意：观察尿量低的患者的高钾血症。

3）事实上碱血症并不是碳酸氢盐治疗禁忌证，尽管血清pH升高，但患者往往存在显著的碱缺乏。

（2）血液透析在快速去除水杨酸盐和纠正酸碱和体液异常方面非常有效。紧急血液透析的适应证如下：

1）急性摄入和血清水平高于90～100mg/dl（900～1000mg/L）的患者，伴有严重酸中毒和其他中毒表现。

2）慢性中毒患者和血清水平高于60mg/L（600mg/L）伴有酸中毒、混乱或嗜睡，特别是老年人或衰弱或肾功能不全者。

3）任何有严重酸血症和其他中毒表现的患者。

（3）重复剂量活性炭治疗可有效降低血清水杨酸半衰期，但它不如透析快速有效，频繁排便可能导致脱水和电解质紊乱。

（4）据报道，连续静脉血液透析滤过在一些情况下是有效的，但关于清除率的信息量不足，无法推荐该方法。

一百四十、蝎子

蝎目包括几个科、属和种。在球状部分中都有成对的毒腺，称为尾节，位于腹部的6个末端部分（通常称为尾部）的前端上的毒刺的前面。在美国，唯一有系统毒性的物种是墨西哥雕像木蝎（原刺尾蝎），也称为树皮蝎子。最严重的中毒通常发生在10岁以下儿童。这种

蝎子主要存在于美国西南部的干旱地区，但在密歇根北部的货物中发现过偷渡者。其他危险的蝎子分布在墨西哥（刺尾蝎属）、巴西（钳蝎属）、印度（东亚钳蝎属）、中东、北非和地中海东部（滑尾蝎和肥尾蝎属）。

（一）毒性机制

蝎子用它的前钳子抓它的猎物，拱起假腹，用刺刺伤。踩到毒刺上也会产生毒刺。细尾似刺尾蝎毒液含有多种消化酶（如透明质酸酶和磷脂酶）和多种神经毒素。这些神经毒素可引起钠通道流量的改变，导致神经肌肉接头和自主神经系统过度刺激。

（二）中毒剂量

可以通过毒刺排出不同数量的毒液。

（三）临床表现

1.蝎子蜇伤　大多数蜇伤会立即导致局部灼痛。可能发生局部组织炎症和偶尔的局部感觉异常。症状通常在几小时内消失，这是美国最常见的蝎子蜇伤。

2.危险蝎子蜇伤　在一些受害者中，尤其是10岁以下儿童，在中枢神经性刺伤后会出现全身症状，包括虚弱、不安、发汗、复视、眼球震颤、眼动不定、兴奋过度、肌肉束紧、角弓反张、阴茎异常勃起、唾液分泌、说话含糊不清、高血压、心动过速。很少有抽搐、瘫痪和呼吸停止。钳蝎属、东亚钳蝎属、肥尾蝎属和滑尾属毒物可引起肺水肿、心血管衰竭和死亡，以及凝血病、弥散性血管内凝血、胰腺炎和肾衰竭伴有血红蛋白尿和黄疸。在非致命病例中，恢复通常发生在12～36h。

（四）诊断

被蝎子蜇伤，必须患者看到了蝎子或临床医师识别出症状。目前尚无实验室检查可证实蝎毒。在中枢性蜇伤的情况下，在刺痛部位敲击通常会产生剧烈疼痛（"抽头试验"）。

1.特定水平　体液毒素水平无法检测。

2.毒性较小的毒物不需要其他实验室检查　对于严重中毒，可给予全血细胞计数、电解质、葡萄糖、尿素氮、肌酐和凝血检查。在有严重症状的儿童中，血氧饱和度可以帮助鉴别呼吸功能不全。

（五）治疗

在美国，治疗包括刺尾蝎属在内的大部分蝎子蜇伤，可以口服镇痛药、冷敷或间歇性冰袋。

1.应急及支持性治疗措施

（1）对于严重的毒物，如果需要，保持气道开放并辅助通气。补充氧气，阿托品在某些情况下已成功用于口腔和呼吸道分泌物的干燥。

（2）治疗高血压、心动过速和抽搐。

（3）镇痛药如吗啡和咪达唑仑等可用于重度疼痛和其他神经系统异常。咪达唑仑连续输注已成功应用于重度损伤患者。

（4）清洁伤口并提供破伤风预防措施。

（5）不要将受伤的肢体浸泡在冰水或热水中，或进

行局部切口或抽吸。

2.特效药和解毒剂。

（1）抗蛇毒血清［刺尾蝎免疫F（ab）₂抗毒血清］在美国被批准用于治疗蛇蝎中毒。大多数抗蛇毒血清的临床试验是儿童，在大多数情况下使用蝎抗蛇毒血清是安全和有效的。由于该产品成本高昂，大多数临床医师将其用于重症患者。

（2）针对其他物种的特异性抗蛇毒血清可在世界其他地区获得，但在美国没有得到批准。

3.清除未被吸收的毒物　无。

4.增强消除　无。

一百四十一、镇静催眠药

镇静催眠药广泛用于治疗失眠和焦虑症。它们是最常用的药物之一。巴比妥类药物、苯二氮䓬类药物、抗组胺药、骨骼肌松弛剂、抗抑郁药和抗胆碱能药物在本书其他章节进行了讨论。本部分和表2-58列出了一些不太常用的催眠药。

表2-58　镇静催眠剂ᵃ

药物	成人常用口服催眠剂量（mg）	近似致死剂量（g）	毒性浓度（mg/L）	通常半衰期ᵇ（h）
丁螺环酮	5～20	未知	—	2～4
水合氯醛	500～1000	5～10	＞20ᶜ	8～11ᵈ
谷胱甘肽	250～500	10～20	＞10	10～12
甲氧苄氨嘧啶	600～1200	10～20	＞60	10～11
甲喹酮	150～250	3～8	＞5	20～60
甲基丙烷	200～400	5～10	＞10	7～11
三聚甲醛	5～10ml	25ml	＞200	6～7
拉米替隆	8	未知	—	1～2.6
苏沃雷生	5～20	未知	—	12
塔西米尔顿	20	未知	—	1.3

ᵃ也见"抗胆碱能药""抗组胺药""巴比妥酸盐""苯二氮䓬类"和"骨骼肌松弛剂"。

ᵇ服用过量可能会延长半衰期。

ᶜ毒性浓度以代谢物三氯己醇的形式测定。

ᵈ代谢物三氯乙醇的半衰期。

（一）毒性机制

每种药物确切的作用机制和药效学（表2-64）都不同。引起严重中毒或死亡的主要毒性机制是中枢神经系统抑制导致昏迷、呼吸停止和胃内容物的肺吸入。

（二）中毒剂量

药物之间的毒性剂量差别很大，在很大程度上取决于个体的耐受性和与其他药物的合用，如乙醇。对于大多数药物，摄入3～5倍催眠剂量可导致昏迷。然而，同时摄入乙醇或其他药物可能会导致较小的摄入量后就出现昏迷，而长期大剂量使用这些药物的人可以耐受更高的急性摄入剂量。

（三）临床表现

过量服用这些药物可能导致嗜睡症、共济失调、眼球震颤、昏迷和呼吸停止。

深度昏迷可能导致反射消失、瞳孔固定、脑电图消失或减弱。体温过低较为常见。大多数这类药物还能减缓胃运动、降低肌张力。剂量过量引起的低血压主要是由于心脏收缩力下降，其次是静脉张力丧失。

1.水合氯醛代谢为三氯乙醇，具有中枢神经系统抑制作用。此外，三氯乙醇可使心肌对儿茶酚胺的作用敏感，从而导致心律失常。

2.丁螺环酮可能引起恶心、呕吐、嗜睡和瞳孔缩小。没有死亡病例报道。

3.谷胱甘肽经常会产生瞳孔扩大和其他抗胆碱能副作用，患者可能表现为长时间、周期性或波动性昏迷。谷胱甘肽有时与可待因联合使用，可能产生阿片类药物效应。

4.据报道，甲氧苄氨嘧啶在大剂量下形成片剂结石，偶尔需要手术切除。与其他镇静催眠药相比，低血压与此药更为密切。甲丙氨酯是骨骼肌松弛剂卡地普罗的代谢物。

5.甲喹酮在镇静催眠药中是不常见的，因为它会引起肌张力亢进、阵挛和反射亢进。骨骼肌松弛剂卡地普多也经常引起肌张力亢进和肌阵挛。

6.雷美替胺和他司类琼是褪黑激素受体激动剂。它们可能会导致轻度中枢神经系统抑制。没有死亡病例报道。

7.苏沃雷生是食欲素受体拮抗剂，可能会引起中枢神经系统抑制。目前没有死亡病例报道。

（四）诊断

通常基于摄入史进行诊断，因为临床症状是非特异性的。低温和深度昏迷可能导致患者死亡，因此，在诊断脑死亡之前应仔细评估。水合氯醛是不透射线的，可以在腹部X线片上看到。

1.特定水平和定性尿液筛查　通常可通过商业毒理学实验室获得，但很少有助于紧急情况处理。

（1）药物水平并不总是与中毒的严重程度相关，特别是在对药物耐受或服用其他药物或乙醇的患者中，在摄入早期，血液水平可能不能反映脑内的浓度。

（2）一些药物（如水合氯醛）具有代谢活性，其水平可能与中毒程度具有更好的相关性。

2.其他有用的实验室检查　包括电解质、葡萄糖、血清乙醇、尿素氮、肌酐、动脉血气、心电图和胸部X线片。

（五）治疗

1.应急及支持性治疗措施

（1）必要时保持气道开放并辅助通气，补充氧气。

（2）昏迷、低温、低血压、肺水肿时进行治疗。

（3）摄入后至少监测患者6h，因为可能会出现延迟吸收。摄入水合氯醛的患者应监测至少18～24h，因为有心律失常的风险。心肌致敏引起的快速性心律失常可静脉注射普萘洛尔 1～2mg 或艾司洛尔 0.025～0.1mg/（kg·min）进行治疗。

2.特效药和解毒剂　无氟马西尼是苯二氮䓬类受体的特异性拮抗剂，但对本章所列药物无效。

3.清除未被吸收的毒物　如果条件合适，口服活性炭（表1-38）。如果能迅速给予活性炭，则摄入小到中等剂量不必洗胃。

4.增强消除　由于广泛组织分布，对于大多数药物来说，透析和血液灌流不是非常有效。

（1）重复剂量的活性炭可以提高谷胱甘肽（经历肠肝再循环）和甲氧丙氨酸消除率，虽然没有研究证明其临床有效性。

（2）甲丙氨酯具有相对小的分布容积（0.7L/kg），血液透析或连续性肾脏替代治疗可用于深度昏迷合并顽固性低血压患者。

一百四十二、硒

硒存在于四种天然氧化态（6、4、0和-2）中，在几种能导致人体中毒的化合物中发现，但它是人类饮食中必需的微量元素。表2-59描述了普通硒化合物的物理性质和有毒空气浓度或剂量。致命的急性硒中毒最常见的是在枪蓝（溶液）溶液中摄入亚硒酸。其他急性中毒是通过使用（通常不适当配制）的膳食补充剂及接触工业化合物而发生。长期硒暴露引起的疾病并不常见，但在食物中硒含量高的地区可见。使用硒化合物的工业包括陶瓷、电子、玻璃、橡胶和冶金。二氧化硒是工业上最常用的化合物。硒主要是铜精炼的副产物。

（一）毒性机制

精确的细胞毒性病理学知之甚少。动物研究涉及形成超氧阴离子和羟基阴离子及氢过氧化物的机制。

（二）中毒剂量

1.摄入

（1）急性过量服药：摄入含2%～9%亚硒酸和2%～4%铜的枪蓝溶液会迅速导致致命的过量服用。摄入含有4%硒酸的15ml枪蓝溶液是致命的。犬的亚硒酸盐的口服平均致死剂量（MLD）约为4mg/kg。5名成人摄入1～5mg/kg亚硒酸钠可引起可逆性毒性反应。据报道，摄入2000mg二氧化硒后仍能存活。

（2）慢性摄入：硒是20多种必需蛋白质的组成部分。美国食品和营养委员会在医学研究所推荐的日摄入量（RDA）为55μg。环境保护署（EPA）饮用水最大污染物水平（MCL）为0.05mg/L（50ppb）。硒的EPA最小风险水平为5μg/（kg·d）。慢性摄入850μg/d与毒性有关。

2.吸入　ACGIH推荐的职业接触元素硒和一般硒化合物已被设置为0.2mg/m³。表2-59列出了被认为对生命或健康有直接危险的暴露水平。

（三）临床表现

1.急性摄入亚硒酸会导致上消化道腐蚀性损伤、呕吐和腹泻、高渗血症和呼吸中有大蒜气味。精神状态恶化和躁动可进展为昏迷，心肌抑制引起低血压、血管阻力降低、呼吸功能不全和死亡。自杀性摄入未知量的二氧化硒是致命的。摄入硒酸钠可导致肠胃炎，伴有大蒜呼气和心电图T波倒置。5例摄入大量亚硒酸钠的患者出现呕吐、腹泻、寒战和震颤，但仍存活。

2.长期摄入元素硒、亚硒酸钠、硒酸钠或二氧化硒可导致面色苍白、胃肠功能紊乱、神经紧张、金属味和大蒜味。

3.急性吸入硒可导致呼吸困难、腹部绞痛和腹泻。吸入六氟化硒会产生严重的腐蚀性损伤和全身毒性，这些毒性来自硒酸和氟离子。吸入硒盐会引起呼吸困难和皮肤黏膜刺激。

（四）诊断

在没有暴露史的情况下诊断是困难的。急性严重胃肠炎伴大蒜味和低血压可能提示亚硒酸中毒，但这些发现并不具有特异性。

表2-59　硒化合物

复合词（同义词）	物理性质	有毒剂量或空气浓度[a]
元素硒 CASRN 7782-49-2（Se）	无定形或结晶性，红色至灰色固体	PEL 0.2mg/m³；IDLH 1mg/m³
硒化氢（硒氢化物）CASRN 783-07-5（H₂SE）	含氮无色气体	PEL 0.05ppm；IDLH 1ppm
硒化钠 CASRN 1313-85-5（Na₂Se）	红白粉	PEL 0.2mg/m³（如 Se）
亚硒酸（亚硒酸氢盐）CASRN 7783-00-8（H₂SeO₃）	白色粉末在枪械发蓝中的2%种解决方案	据报道，15ml的2%溶液在儿童是致命的
亚硒酸钠（三氧化二硒）CASRN 10102-18-8（O₃Se2Na）	白粉	在犬体内亚硒酸盐的平均致死剂量为4mg/kg。人类摄入1～5mg/kg可引起中度毒性
氧化硒（二氧化硒）CASRN 7446-08-4（O₂Se）	白色晶体或白色粉末	PEL 0.2mg/m³（如 Se）
硒酸钠 CASRN 13410-01-0（O₄Se，2Na）	白色晶体	PEL 0.2mg/m³（如 Se）
硒酸 CASRN 7783-08-6（H₂SeO₄）	白色固体	PEL 0.2mg/m³（如 Se）
六氟化硒（氟化硒）CaSrN 783-79-1（F₆Se）	无色气体	PEL 0.05ppm；IDLH 2ppm

[a] PEL.OSHA规定职业暴露的容许暴露限值为8h的时间加权平均值（TWA）；IDLH.被认为是对生命或健康有害的介质（NIOSH）。

1.特定水平　通常不是可用的。各种硒化合物具有不同的潜在毒性，但硒通常测定总硒浓度。硒可以在血液、头发和尿液中测定。吸收后，硒慢慢迁移到红细胞中，导致全血与血浆比率升高。血浆浓度首选用于评估急性暴露；全血首选用于评估长期暴露。

（1）在正常饮食中，全血硒水平为0.1～0.2mg/L。1例慢性中毒患者服用31mg/d后，全血硒水平为0.53mg/L。

（2）平均头发水平高达0.5ppm。头发和组织浓度之间的关系还不是很清楚。由于二硫化硒在洗发水中的广泛使用，头发检测的效用是复杂的。

（3）全血和尿液浓度都反映了饮食摄入。当血硒水平超过0.4mg/L或尿排出量超过600～1000μg/d时，应考虑采取适当措施。

2.其他有用的实验室检查　包括电解质、葡萄糖、尿素氮、肌酐、肝转氨酶和心电图。吸入暴露后，取动脉血气或血氧饱和度和胸部X线片。

（五）治疗

1.应急及支持性治疗措施

（1）必要时保持气道开放并辅助通气。补充氧气。

（2）治疗昏迷、抽搐、支气管痉挛、低血压、肺水肿，因为低血压在成人常是多因素所致，所以需要评估改善容积状态、外周血管阻力和心肌收缩力。

（3）暴露后至少观察6h。

（4）摄入亚硒酸后，考虑内镜检查以排除食管或胃腐蚀损伤。

2.特效药和解毒剂　没有特定的解毒剂。建议的治疗如螯合剂、维生素C、N-乙酰半胱氨酸的价值尚未建立。

3.清除未被吸收的毒物

（1）吸入：立即将受害者从暴露处移出，并提供充足的氧气。

（2）皮肤和眼睛：去除被污染的衣服，用肥皂和大量清水冲洗暴露的皮肤。用大量温水或生理盐水冲洗眼睛。

（3）摄入：摄入元素硒或硒盐通常不会受益于胃肠道清除。考虑到严重腐蚀性胃肠道损伤的危险，仔细洗胃（使用软鼻胃管）加活性炭对1h内摄入亚硒酸可能是有价值的。

4.增强消除　无效。

一百四十三、骨骼肌松弛剂

本部分讨论的药物是中枢作用骨骼肌松弛剂，它们间接发挥作用。丹曲林是一种直接作用的骨骼肌松弛剂。常用作骨骼肌松弛剂的药物列于表2-60中，肌安宁（SOMA®）和巴氯芬常被滥用于娱乐性药物。

（一）毒性机制

1.中枢神经系统　这些药物大多导致广泛的中枢神经系统抑制。

（1）巴氯芬是GABA（B）受体的激动剂，并能产

表2-60　骨骼肌松弛剂

药物	常用半衰期（h）	每日常规剂量（mg）
巴氯芬	2.5～4	40～80
卡里索普罗多	1.5～8	800～1600
氯唑沙宗	1	1500～3000
环苯扎林	24～72	30～60
美托西酮	2～3	2400～3200
美索巴莫	1～2	4000～4500
奥芬达林	14～16	200
替扎尼定	2.5	12～36

生严重的中枢神经系统和呼吸抑制及反常的肌肉高竭性和癫痫样活动。

（2）痉挛性脑病以肌张力增高、反射亢进和肌阵挛为多见。

（3）环苯扎林和奥芬达林具有抗胆碱能特性。

（4）替扎尼定是中枢作用的α_2受体激动剂，其作用类似于可乐定。

2.心血管效应　低血压可在过量服药后发生。巴氯芬在高达30%的摄入中导致心动过缓。邻甲苯海明具有与三环类抗抑郁剂相似的钠通道阻断作用。大量的意外摄入可引起室上性和室性心动过速。

3.药代动力学随药物变化而变化　吸收可能由于抗胆碱能作用而延迟（表2-64）。

（二）中毒剂量

药物之间的毒性剂量差别很大，在很大程度上取决于个体的耐受性，并且可以受其他药物如乙醇的影响。对于大多数这些药物，摄入超过常规治疗剂量的3～5倍可能会导致昏迷。

1.巴氯芬。在成人中，摄入超过200mg后，中枢神经系统抑制、谵妄、癫痫发作和高血压发生率更高。然而，在儿童中，据报道一名22个月儿童在摄入巴氯芬120mg（10.9mg/kg）后出现呼吸骤停。一名3岁儿童在摄入约60g巴氯芬后出现昏迷、乏力、反射不足、心动过缓和低血压。

2.肌安宁。据报道，一名4岁儿童因摄入3500mg片剂而死亡，一名2岁儿童因服用2片（每片350mg)后需要插管。

3.邻甲苯海明。一名2岁儿童在摄入400mg后出现癫痫发作和心动过速。在10例病例中，6名成人的平均摄入量为22mg/kg，4名儿童的平均摄入量为72mg/kg。

4.与成人昏迷相关的替扎尼定最低剂量为60～120mg。

（三）临床表现

中枢神经系统抑制的发作通常见于摄入后30～120min。可能出现嗜睡，言语迟钝，共济失调，昏迷，呼吸停止。大量摄入，尤其是与乙醇结合时，会产生无反应昏迷。

1.巴氯芬过量可导致深度昏迷、松弛性瘫痪和脑干反射消失，持续数天，这可能被误认为是脑死亡。除了中枢神经系统和呼吸抑制外，巴氯芬过量摄入可能导致癫痫发作、心动过缓、低血压或高血压，以及ECG异常（包括一度和二度房室传导阻滞和QTc间期延长）。经脑电图确诊为非癫痫性癫痫持续状态，持续性谵妄导致横纹肌溶解症。幻觉、癫痫发作和高热发生在突然停用巴氯芬12～48h后。虽然戒断综合征可能是由于口服巴氯芬引起的，但严重症状通常会在突然停止鞘内治疗后出现。

2.肌安宁可能引起反常的过度反应、角弓反张和肌张力增加。

3.环苯扎林和奥芬达林可产生抗胆碱能的表现，如心动过速、瞳孔扩大和谵妄。尽管环苯扎林与三环类抗抑郁药具有结构上的相似性，但尚未报道环苯扎林可引起奎尼丁样心脏毒性，尽管它可能引起低血压。过量服用奥芬达林后，有癫痫发作后、癫痫持续状态、室性心动过速和停搏的报道。

4.替扎尼定类似可乐定，可导致昏迷、低血压和心动过缓；此外，过量用药后出现窦房结（SA）和房室结（AV）功能障碍。

（四）诊断

通常基于摄取史和中枢神经系统抑制的表现，常伴有肌肉抽搐或反射亢进。鉴别诊断应包括其他镇静催眠药。

1.特定水平 这些药物可以在尿毒症综合筛查中检测到。定量药物水平并不总是与中毒的严重程度相关，特别是在对药物耐受或服用其他药物或乙醇的患者中。

2.其他有用的实验室检查 包括电解质、葡萄糖、血清乙醇、尿素氮、肌酐、动脉血气和胸部X线片。

（五）治疗

1.应急及支持性治疗措施

（1）必要时保持气道开放并辅助通气，补充氧气。

（2）治疗昏迷、低温、低血压、肺水肿。低血压通常对仰卧位和静脉输液反应迅速。

（3）摄入后监测患者至少6h，因为可能会出现延迟吸收。

（4）巴氯芬戒断症状的确切治疗是重新实施巴氯芬治疗，随后缓慢减量。苯二氮䓬类药物有助于治疗痉挛和中枢神经系统兴奋。

2.特效药和解毒剂 没有特定的解毒剂。氟马西尼是苯二氮䓬类受体的特异性拮抗剂，对骨骼肌松弛剂无益处，但据报道已被成功用于氯氮平和卡地多尔的过量使用。虽然毒扁豆碱可以逆转环苯扎林和奥芬达林过量服用后出现的抗胆碱能症状，但通常不需要，并且可能引起癫痫发作。

3.清除未被吸收的毒物 如果条件合适，口服活性炭（表1-38）。如果能迅速给予活性炭，则在小到中等

剂量摄入后不必洗胃。

4.增强消除 由于广泛组织分布，对于大多数药物，透析和血液灌流不是非常有效。血液透析可显著增强巴氯芬清除率，特别是肾功能受损的患者。在肾功能正常的成人中，巴氯芬的消除半衰期在血液透析前和透析期间分别为15.7h、3.1h。

一百四十四、烟雾吸入

烟雾吸入通常发生在火灾受害者，并与高发病率和死亡率有关。除了热损伤以外，燃烧有机和无机材料还会产生大量不同的毒素，导致呼吸道的化学损伤及通过肺部吸收毒物的全身效应。"烟雾弹"不会释放真正的烟雾，但可能有害，因为有刺激性成分，特别是氯化锌。

（一）毒性机制

烟雾是气体、烟雾和悬浮微粒的复杂混合物。伤害可由以下原因引起。

1.气道和气管支气管通道的热损伤。

2.刺激性气体、蒸汽和烟雾会损害上呼吸道和下呼吸道。许多常见刺激物质是由热分解和燃烧产生的，包括丙烯醛、氯化氢、光气和氮氧化物。

3.由于氧气的消耗和二氧化碳及其他气体的产生引起的窒息。

4.吸入一氧化碳、氰化物和其他系统毒物的全身毒性效应。氰化物是塑料、羊毛和许多其他天然和合成聚合物燃烧的共同产物。

（二）中毒剂量

毒性剂量取决于暴露的强度和持续时间。在出口有限的密闭空间内吸入通常伴随着更大毒性剂量的输送。

（三）临床表现

1.热和刺激作用包括鼻毛、鼻咽部炭质混合物、咳嗽、喘息和呼吸困难。喘鸣是一个不利的表现，表明由于喉部及其周围的肿胀，气道即将受损。可能发生肺水肿、肺炎和成人呼吸窘迫综合征（ARDS）。吸入蒸汽与深度热损伤密切相关，但不伴全身毒性。

2.窒息和全身性毒物可能引起头晕、混乱、精神错乱、癫痫发作和昏迷。此外，一氧化碳中毒、氰化物中毒和高铁血红蛋白血症已被记录在烟雾吸入的受害者中。

（四）诊断

在任何火灾引起的患者中，尤其是面部烧伤、鼻毛烧灼、上呼吸道或痰中炭质沉淀物或呼吸困难，应怀疑诊断。

1.特定水平 碳氧血红蛋白和高铁血红蛋白水平可以用一氧化碳血氧饱和度测定。不幸的是，氰化物因周转时间短故不容易获得，因此，诊断通常基于临床结果。

2.其他有用的实验室检查 包括动脉血气或血氧饱

和度，胸部X线片，肺活量测量或呼气峰流量测量。临床血气、脉搏血氧饱和度和胸部X线片可显示化学性肺炎或肺水肿的早期征象。然而，动脉血气和常规脉搏血氧饱和度在一氧化碳中毒或高铁血红蛋白血症患者中是不可靠的（新的脉冲一氧化碳血氧计能够检测羧基血红蛋白和高铁血红蛋白）。

（五）治疗

1. 应急及支持性治疗措施

（1）立即评估气道；声音嘶哑提示喉部水肿，如果肿胀严重，则可能需要直接喉镜检查和气管插管。必要时辅助通气。

（2）紧急配合非呼吸面罩进行高流量补充氧。

（3）雾化吸入支气管扩张剂治疗支气管痉挛。

（4）如果出现肺水肿，则进行治疗。

2. 特效药和解毒剂

（1）一氧化碳中毒。用面罩或气管插管提供100%的氧气。考虑高压氧。

（2）氰化物中毒。建议使用羟钴胺的经验性解毒疗法治疗精神状态改变、低血压或酸中毒。如果没有羟钴胺素，常规氰化物解毒试剂盒中的硫代硫酸钠也可能有效。注：使用亚硝酸钠可能会引起低血压，并加重高铁血红蛋白血症。

（3）用亚甲蓝治疗高铁血红蛋白血症。

3. 清除未被吸收的毒物　一旦受害者从烟雾环境中被移出，就不需要进一步净化。

4. 增强消除　给予100%氧并考虑高压氧治疗一氧化碳中毒。

一百四十五、毒蛇咬伤

在蛇类的14个科中，有5种是有毒的（表2-61）。在美国，毒蛇咬伤的年发病率为（3～4）/10万。不到60%的病例有明显临床症状，只有极少数死亡病例报告。响尾蛇咬伤是美国最常见的毒蛇咬伤，患者通常是企图处理或操纵蛇的年轻醉汉。蛇能够准确攻击身体1/3长度的距离，最大攻击距离为数英尺。

表2-61　毒蛇（摘选）

科属	通用名	评论
游蛇科		
王蛇属	王蛇	毒蛇咬伤很难处理，因为毒蛇嘴巴很小，尖锐的牙齿固定在嘴巴后部。体型较大的非洲毒蛇能够引起严重的全身凝血病
猪鼻蛇属	猪鼻蛇	
游蛇属	游蛇	
多鳞蛇属	非洲树蛇	
眼镜蛇科		
珊瑚蛇属	珊瑚蛇	蛇的牙齿在嘴巴前部，主要产生神经毒性
眼镜蛇属	眼镜蛇	
环蛇属	金环蛇	
树眼镜蛇属	树眼镜蛇	

续表

科属	通用名	评论
海蛇属	海蛇	蛇的牙齿很小，在嘴巴后部。基本无毒
蝰蛇，蝮亚科		
响尾蛇属	响尾蛇	是美国最常见的毒蛇咬伤。嘴巴前部有长长的、旋转的牙齿。面部有热坑（因此得名"蝮蛇"）
蕲蛇	铜斑蛇，棉口蛇	
具窍蝮蛇属	矛头蛇	
蝰蛇，蝰亚科		
咝蝰属	加蓬蝰蛇	嘴巴前部有长长的、可以旋转的牙齿
角蝰属	埃及眼镜蛇	
锯鳞蝰属	锯鳞蝰蛇	

（一）毒理机制

蛇毒是一种复杂的混合物，能够固定、杀死和消化猎物。在被咬伤的患者中，这些物质对组织产生局部的"消化"或细胞毒性作用，并产生血液毒性、神经毒性和其他全身性影响。细胞毒性、血液毒性和神经毒性蛇毒成分的相对优势取决于蛇的种类、所处地理位置和季节。每种毒蛇咬伤的临床表现都是独特的，原因可能正是因为这种多因素变化。

（二）中毒剂量

毒液的效力与咬伤后注入体内的毒液量相关。约20%的蛇攻击是"干性"咬伤，没有毒液注入体内。

（三）临床表现

美国最常见的毒蛇来自响尾蛇（蝮蛇科，响尾蛇亚属）。常见的北美眼镜蛇（如珊瑚蛇）和游蛇（如国王蛇）咬伤也会在本部分讨论。

1. 响尾蛇　咬伤处可能看起来像刺伤或撕裂伤，后者是由于蛇咬伤时撕扯或受害者突然移动。尖牙往往穿透几毫米，但偶尔会进入更深的组织或血管。毒性症状在咬伤后8～12h很明显。

（1）局部症状：毒液蜇入几分钟内，出现刺痛、灼痛。接下来的几小时逐渐出现肿胀、红斑、瘀斑、淤血和出血。肢体在最初几小时内可能会急剧肿胀。受伤区域体液和血液流失，可继发低血容量性休克和罕见的局部室间隔综合征。

（2）全身症状：包括恶心呕吐、乏力、肌肉震颤、出汗、口周感觉异常、口腔铁锈味、血小板减少和凝血疾病。血管扩张剂可能导致低血压。据报道，肺水肿和心血管衰竭及毒液过敏反应能够迅速导致气道功能异常和严重低血压。给予抗蛇毒血清可能出现症状延迟或复发。

（3）莫哈维响尾蛇咬伤需要特别谨慎，因为神经系统症状和中毒症状可能会延迟发作，并且通常没有肿胀或组织损伤的证据。肌无力、上睑下垂和呼吸暂停被报道在中毒后数小时内发生。面部和喉部水肿也有报道。

2.埃拉皮达珊瑚蛇　这种蛇的蛇毒是罕见的，因为蛇的嘴和尖牙很小。最大和最毒的珊瑚蛇栖息在美国东南部，它们的咬伤更为严重。

（1）局部症状：伤口周围通常有轻微肿胀和炎症反应。可能发生局部感觉异常。

（2）全身症状：全身症状通常在几小时内发生，但很少会延迟12h或更长时间。可能发生恶心呕吐、神志不清、复视、构音障碍、肌肉震颤、全身肌无力和呼吸停止。

3.游蛇　这些小嘴巴、后尖牙的蛇必须缠在受害者身上，并将毒液"咀嚼"到皮肤中，才能发生严重中毒。

（1）局部症状：除了轻微的疼痛和感觉异常外，很少发生局部反应，但可能会出现肢体肿胀。

（2）全身症状：最严重的毒性反应是全身性凝血病，这是极为罕见但致命的，少数非洲疣虫能够导致这种病症。

4.外来物种　"收藏家"越来越多地将外来蛇类引进美国。在一些州，法律允许这种做法，如佛罗里达州。最常见的外来物种是眼镜蛇科，如眼镜蛇属和树眼镜蛇属，咬伤后的毒液注入比珊瑚蛇更大，症状可能进展更快、更严重，但毒谱相似。可能出现神经系统症状，并进展为呼吸停止。此外，这些物种导致的局部组织损伤可能更严重。

（四）诊断

正确的诊断和治疗依赖于正确识别进攻的蛇，特别是一个以上本土有毒物种或外来蛇的情况。

1.确定咬伤是由本土（野生）物种还是动物园外来动物或进口宠物（非法宠物蛇的主人可能不愿意承认这一点，因为害怕罚款或没收）。在寒冷的地域，发生在秋冬季（10月至来年3月），即蛇类冬眠时节的毒蛇咬伤，一般不是野生物种导致。

2.尽量鉴别蛇的物种。警告：即使蛇死后，也可能发生意外中毒。

3.特殊情况时，这些标准是不适用的。

4.其他有用的实验室检查包括血细胞计数、血小板计数、凝血酶原时间（PT/INR）、纤维蛋白裂解产物、纤维蛋白原、D-二聚体、肌酸激酶和尿隐血（游离肌红蛋白或血红蛋白阳性）。对于严重的感染，伴随出血、溶血或预期出血，需完善血型和早期筛查。如果怀疑呼吸功能受损，需要密切监测血氧饱和度和动脉血气。在这些实验室指标中，血小板计数和纤维蛋白原在预测严重程度和需要抗蛇毒血清治疗方面最有用。这些凝血指标需要每隔2～6h复测，直到稳定为止。

（五）治疗

1.应急及支持性治疗措施　无论什么物种，都可能有局部和全身反应。

响尾蛇咬伤后需要密切监护至少6～8h，史氏响尾蛇或眼镜蛇咬伤后密切监护至少12～24h。所有咬伤后出现症状的患者均应考虑使用抗蛇毒血清，其他可采用的辅助疗法将在下文讨论。

（1）局部症状

1）监测局部肿胀。测量肢体周长和近端水肿，至少每小时1次。评估局部瘀斑和循环受损的程度。

2）当有其他症状时，与有经验的外科医师沟通，对严重的并发症进行监护治疗。除非出现筋膜室综合征并监测组织室压力，否则不进行筋膜切开术。

3）如有需要，提前注射破伤风疫苗。

4）毒蛇咬伤后，伤口很少感染。当有感染症状时，再使用广谱抗生素。

（2）全身症状

1）需留观是否有呼吸肌无力，必要时开放气道辅助通气，吸氧。

2）并发出血者予以抗蛇毒血清。如果重症患者急需，可以使用新鲜冷冻血浆（见下文）。低血压予静脉滴注晶体液，横纹肌溶解症予补液、碳酸氢钠。

2.特效药和解毒剂　对于所中毒物已记录在案的患者，应使用特定的抗蛇毒血清。抗蛇毒血清足量给药后，几乎所有的局部和全身症状均得到改善。有些响尾蛇咬伤例外，特定的抗蛇毒血清也没有疗效。警告：马源性IgG抗蛇毒血清或国外抗蛇毒血清产品可能发生致命的过敏反应，即使皮试阴性。新型Fab和F（ab）₂的抗蛇毒血清制品很少有危及生命的过敏反应，皮试也很少呈阳性。

（1）响尾蛇的毒性症状

1）咬痕、肢体肿胀、瘀斑和咬伤部位剧烈疼痛被认为是抗蛇毒血清的轻型不良反应。进展型全身表现，如肌无力和凝血病需要迅速极积治疗。对于莫哈韦响尾蛇咬伤，抗蛇毒血清及时给药的难度更大，因为起初可能根本没有中毒迹象。

2）应用目前已批准的Fab抗毒制剂治疗症状性蛇毒咬伤，给药至4～6小瓶直到肿胀、凝血障碍、血小板减少和其他全身症状稳定。一种新型F（ab）₂抗蛇毒血清产品在美国的早期临床试验中前景良好，但尚未得到批准。

3）由于抗体Fab片段的肾脏清除，一些响尾蛇蛇毒经初步治疗后，毒性症状（例如血小板减少）可能复发。因此，所有抗蛇毒血清的患者最后一次给药后2～4d需要复查。

（2）对于珊瑚蛇中毒，需咨询区域毒物控制中心或经验丰富的药物毒理学家来确定东部珊瑚蛇抗蛇毒血清的质量和效果。一般来说，如果有凝血病或神经毒性的症状，则使用抗蛇毒血清治疗。

（3）对于游蛇中毒，没有抗蛇毒血清可用。

（4）对于其他外来蛇类，请咨询区域毒物控制中心，以协助诊断、定位特定的抗蛇毒血清，以及指示应用。在外来物种较多的地区，许多爬虫学家或蛇爱好者可能有抗蛇毒血清的私人储存。甚至过期血清在严重情况下也可以使用。

3.清洗伤口　急救措施通常是无效的，还可能导致组织损伤。

（1）保持镇静，将受害者移至毒蛇20英尺之外，用肥皂和清水清洗被咬伤处，并脱掉紧身的衣服或珠宝。适当冰敷（冰敷过度，可能加重组织损伤）。

（2）将肢体固定在靠近心脏水平，并保持舒适度。请勿使用止血带。

（3）切勿切开被咬伤部位。

（4）不推荐使用外部抽吸装置（如索耶提取器）。这些装置可能延迟到达医疗机构的时间，没有明确的证据证明其效果，还可能加重组织损伤。也不建议用嘴吮吸伤口。

4.合理解毒　透析、灌流和活性炭都是不适用的。

一百四十六、蜘蛛

全世界有成千上万种蜘蛛，几乎所有的蜘蛛都有毒腺，长在蜘蛛大型颚状结构——螯肢上。幸运的是，只有极少数的蜘蛛有长而坚硬的獠牙，能够刺破人的皮肤。在美国，这些蜘蛛包括拉德克拉特斯（"寡妇"蜘蛛）、洛克斯（棕色蜘蛛）和狼蛛（几个大型蜘蛛种的统称）等。

有些自称"蜘蛛咬伤"的患者实际并没有被蜘蛛咬伤。不明原因的皮肤病变，尤其是皮肤坏死，通常归咎于蜘蛛，特别是棕色隐士蜘蛛。在没有令人信服的临床病史和患者自述的情况下，医生应考虑其他原因。许多所谓的"蜘蛛咬伤"实际上只是感染，其中获得性耐甲氧西林金黄色葡萄球菌（MRSA）感染最常见。

在美国大陆，黑腹蛛属（"黑寡妇"蜘蛛）比较多，雌性蜘蛛可引起严重的中毒症状，但致死率很低。"黑寡妇"蜘蛛在黑暗的地方织网，经常把网织在人类居住区附近，如车库、木桩、户外厕所和庭院家具中。它身长1～2cm，身体是黑色的，泛有光泽，腹部形如沙漏，呈红色至橙色。棕色"寡妇"蜘蛛最近被引入加利福尼亚南部，并沿着墨西哥湾海岸从佛罗里达州蔓延到德克萨斯。这种蜘蛛有褐色或黑色的斑点，腹部也有一个红色沙漏，毒性作用与"黑寡妇"一样。

棕色隐士蜘蛛只出现在美国中部和东南部（例如密苏里、堪萨斯、阿肯色和田纳西）。在其他地区罕见。在西南部的沙漠中也发现过其他落叶松种类，它们不会导致严重的毒性症状。这类蜘蛛有夜间狩猎习惯，而且不喜欢跟人接触，其咬伤通常是防御性的。它身长1～3cm，颜色为浅褐色至暗褐色，头颈胸背有特征性的小提琴或提琴状标记。

狼蛛咬伤的症状一般较轻，但因其体积很大，被咬后比较痛苦。狼蛛还会散播发痒的毛发，从而掠食食肉动物，引起强烈的黏膜刺激。饲养狼蛛作为宠物的人，在清理装蜘蛛的笼子时这些毛发进入角膜，通常会产生眼部炎症（眼睑眼炎）。

（一）毒性机制

蜘蛛用它们的尖牙（螯）注射毒液，毒液含有各种蛋白质和多肽，能够麻痹伤者并帮助消化。

1.拉特罗德斯（"寡妇"蜘蛛）毒液含有拉特罗毒素，导致非特异性阳离子通道开放，大量钙流入，乙酰胆碱（在运动神经肌肉终板）和去甲肾上腺素不均匀释放。

2.棕蛛毒液含有多种消化酶和鞘磷脂酶D，具有细胞毒性，并能将白细胞吸附至咬伤部位，还能产生全身症状如溶血。

（二）中毒剂量

蜘蛛毒液通常是非常强的毒素（远比大多数蛇毒更有效），但提供的剂量非常小。受害者的体面积大小可能是一个重要的变量。

（三）临床表现

根据蜘蛛物种的不同，毒性症状完全不同。

1.拉特罗德斯（"寡妇"蜘蛛）咬伤可产生局部症状，从轻度红斑到数厘米大小的病变，病变有中心穿刺部位，内部漂白和外部红斑环。

（1）咬伤通常被认为是急性蜇伤，但可能不被注意。咬伤后30～120min出现疼痛难忍。3～4h出现疼痛痉挛和肌肉震颤。这种抽筋向中心部位，如胸部、背部或腹部发展，并可能产生板状的僵硬、无力、呼吸困难、头痛和感觉异常等。"寡妇"蜘蛛中毒表现可能类似心肌梗死或外科急腹症。症状会逐渐减轻通常持续12～72h。

（2）常见症状包括高血压、发汗、躁动、恶心、呕吐和心动过速。

（3）不常见症状包括白细胞增多、发热、谵妄、心律失常和感觉异常。年龄很小或很大的患者严重中毒后，有高血压危象或呼吸停止的现象。

2.平甲蛛咬伤最著名的是引起皮肤溃疡的缓慢愈合，是一种常称为"皮肤松弛症"或"蛛网膜下腔坏死"的综合征。

（1）通常咬伤部位会在10min内产生痛苦的灼烧感，也可能延迟。在接下来的1～12h，将形成一个瘀斑环包围漂白环的"牛眼"病灶，病灶直径1～5cm。在接下来的24～72h，这种缓慢的坏死性溃疡可能需要数周才能痊愈。在大多数情况下，坏死都是比较局限的，愈合十分迅速。

（2）全身性疾病可能发生在初始24～48h，与溃疡的严重程度不相关。全身症状包括发热、寒战、乏力、恶心和肌痛，很少发生血管内溶血和弥散性血管内凝血。

3.其他蜘蛛。大多数其他种类的蜘蛛咬伤后的症状较轻。某些物种的蜘蛛咬伤会导致轻到中度的全身症状（肌痛、关节痛、头痛、恶心、呕吐）。许多昆虫咬伤，都可能发生局部炎症反应，任何皮肤部位咬伤都可能继发感染。除了平甲蛛之外，其他蜘蛛也能导致皮肤坏死（如葡萄球菌属和地高辛属细菌感染），但这些关联是值得怀疑的。

（四）诊断

通常基于典型的临床表现。所有蜘蛛都有咬痕，但通常太小，很难被察觉。患者可能没有察觉咬伤或看到蜘蛛。患者可能会将各种皮肤损伤和其他不是蜘蛛咬伤的问题归咎于蜘蛛（尤其是棕色隐士）咬伤。许多其他节肢动物和昆虫也会产生小的穿刺伤口，伴随疼痛、瘙痒、发红、肿胀，甚至坏死性溃疡。以哺乳动物为食的节肢动物比蜘蛛更容易咬人。其他一些病症可导致坏死性皮肤溃疡，包括细菌、病毒、真菌感染和血管、皮肤病甚至罕见疾病。因此，任何"棕色隐窝叮咬"的初步诊断都需要仔细审查。除非患者主诉可靠，对攻击的动物进行鉴定（而不是家里的随便哪只蜘蛛），或者有明确的全身毒物中毒症状，否则证据有偶然因素。

1.特定水平　血清毒素检测，但不是绝对准确的。

2.其他有用的实验室检查

（1）"寡妇"蜘蛛属：电解质、钙、葡萄糖、肌酸磷酸激酶和ECG（胸痛患者）。

（2）平甲蛛科：全血细胞计数、尿素氮和肌酐。如果怀疑溶血，则需测定结合珠蛋白和尿隐血（游离血红蛋白阳性），连续复测1～2d。

（五）治疗

1.应急及支持性治疗措施

（1）一般措施

1）清洁伤口，冰袋间歇性冷敷，治疗感染。

2）必要时接种破伤风疫苗。

（2）"寡妇"蜘蛛属中毒

1）患者监护至少6～8h。因为症状通常是逐渐减轻的，所以患者可能受益于任何治疗措施。

2）必要时保持气道开放并辅助通气，发生严重高血压者应及时治疗。

（3）平甲蛛科中毒

1）留观有全身症状的患者，监测溶血、肾衰竭和其他并发症。

2）坏死性蛛毒中毒伤口的护理通常是保持观察。大部分病变在几周内可以通过最少的干预措施治愈。伤口需要标准护理措施，如果发生二次感染应使用抗生素治疗。大和（或）愈合非常缓慢的伤口需要手术清创和植皮；但不推荐预防性手术切除咬伤部位。

2.特效药和解毒剂

（1）"寡妇"蜘蛛属

1）大多数患者受益于阿片类镇痛药，如吗啡，常需使用24～48h，以缓解严重病例的疼痛。

2）肌肉痉挛可静脉注射钙剂或使用骨骼肌松弛剂，如美索巴莫。然而，这些药物在单独使用时往往是无效的。

3）抗蛇毒血清见效快速，但很少使用，因为通常对症治疗即可，且过敏反应风险很小。抗蛇毒血清适用于重症、老年人或儿科患者，以及合并常规治疗无效

的高血压、肌肉抽搐或呼吸窘迫和有早产迹象的孕妇。"寡妇"蜘蛛抗蛇毒血清在其他一些国家更常用，如澳大利亚和墨西哥。在美国，过敏反应的风险可能被高估。F（ab）$_2$片段抗蛇毒血清正在进行临床试验，过敏反应风险可能性更低。

（2）平甲蛛科：坏死性蛛毒中毒的治疗很难预估，因其难以准确诊断。

1）一些病例报告中氨苯砜在缓解坏死性溃疡的严重程度方面显示出一些希望，但在动物对照模型中无效。

2）通常不推荐使用类固醇激素。

3）在美国没有市售的抗蛇毒血清。

4）高压氧已被推荐用于严重坏死性溃疡，但动物研究结果很模糊，并且缺乏足够的支持数据。

3.清除未被吸收的毒物　这些措施不适用。没有证据表明早期切除平甲蛛咬伤部位有防止坏死性溃疡形成的价值。

4.增强消除　上述方法不适用。

一百四十七、士的宁

士的宁是从马钱子种子中提取的生物碱。马钱子碱是一种相似但碱性较弱的生物碱，来自相同的种子。士的宁在其他植物中也有发现（如吕宋果和蛇纹木），无色无味，带有苦味。士的宁曾是多种非处方药和泻药的成分，在临床上用于治疗心搏骤停和蛇毒中毒，它还是一种镇痛药。虽然士的宁已不再在药物中发现，但它仍然可用作杀虫剂和灭鼠剂，有时也是非法药物（如可卡因、海洛因）中的掺假物。

（一）毒性机制

1.士的宁竞争性拮抗甘氨酸，这是脊髓突触后抑制神经元释放的一种抑制性神经递质。士的宁与氯离子通道结合，导致神经元兴奋性增加和反应过度。这导致了全身性骨骼肌痉挛样收缩。对侧屈肌和伸肌同时收缩导致严重的肌肉损伤、横纹肌溶解症、肌红蛋白尿，以及在某些情况下会发生急性肾衰竭。

2.药代动力学。士的宁摄入或吸入鼻腔后迅速吸收并分布到组织中。它血浆蛋白结合率低，分布量大（在一个病例报告中显示其表观分布容积为13L/kg）。士的宁由肝细胞色素P450微粒体系统代谢为主要代谢物——士的宁氧化物，该代谢是一级动力学。消除主要在肾外进行，消除半衰期为10～16h（表2-64）。

（二）中毒剂量

毒性阈值剂量难以确定。潜在致死剂量为50～100mg（1mg/kg），但有摄入16mg的成人死亡病例报告。毒性症状迅速出现，并且治疗方案应该基于临床表现而不是所报告的摄取量，任何剂量的士的宁都可能危及生命。

（三）临床表现

体征和症状通常在15～30min发生，可能持续12～24h。

1.肌肉僵硬和疼痛痉挛先于全身肌肉收缩出现，伸肌痉挛和角弓反张，面部可呈现强迫的表情。肌肉收缩呈间歇性的，容易由情绪、听觉或很小的物理刺激触发。反复和长期的肌肉收缩往往导致缺氧、通气不足、高热、横纹肌溶解症、肌红蛋白尿、肾衰竭。

2.肌肉痉挛可能类似于癫痫发作的强直期，但士的宁不会引起真正的抽搐，因为它的目标区域是脊髓，而不是大脑。患者通常清醒，痛苦地意识到收缩，称为"意识性发作"。

3.患者也可能经历听觉过敏、痛觉过敏和视觉刺激增加。突然的噪声或其他感觉输入可能触发肌肉收缩。胫骨前间隙综合征很少。

4.死亡通常是由呼吸肌痉挛致使呼吸停止引发的。死亡也可能继发于高热、横纹肌溶解症或肾衰竭。

（四）诊断

基于士的宁用药史（如灭鼠剂或最近滥用静脉药物）和癫痫样的全身性肌肉收缩，通常伴有高热、乳酸酸中毒和横纹肌溶解症（伴肌红蛋白尿和肌酸激酶升高）。在鉴别诊断中（表1-16），考虑其他原因引起的全身性肌肉强直，如破伤风、"寡妇"蜘蛛毒和抗精神病药物恶性综合征。

1.特定水平　通过HPLC、GC/MS、LC/MS等多种技术分析，检测士的宁在胃液、尿液或血液中的含量。据报道，中毒血清浓度为1mg/L，但血液水平与毒性的严重程度并不相关。死亡水平为0.29～61mg/L。

2.其他有用的实验室检查　包括电解质、尿素氮、肌酐、转氨酶、肌酸激酶、动脉血气或血氧饱和度，以及尿隐血（存在尿肌红蛋白时阳性）。

（五）治疗

1.应急及支持性治疗措施

（1）必要时开放气道并辅助通气。

（2）治疗高热、代谢性酸中毒、横纹肌溶解症。

（3）限制外部刺激，如噪声、光线和触觉刺激。

（4）积极治疗肌肉痉挛

1）轻度肌肉收缩患者，给予地西泮0.1～0.2mg/kg静脉注射，劳拉西泮0.05～0.1mg/kg静脉注射，或咪达唑仑0.05～0.1mg/kg静脉注射。给予吗啡镇痛。注意：这些药物可能损害呼吸系统。

2）在更严重的情况下，使用罗库溴铵0.6～1mg/kg，或另一个非去极化神经肌肉阻断剂（如维库溴铵、泮库溴铵），以产生完全的神经肌肉麻痹作用。去极化剂（如琥珀胆碱）应避免使用，是由于其潜在的未知高钾血症。注意：神经肌肉麻痹会导致呼吸停止，患者需要气管插管和辅助通气。

2.特效药和解毒剂　没有特定的解毒剂。

3.解毒　在适当条件下，口服或鼻饲活性炭（表1-38）。不要诱发呕吐，因为有可能加重肌肉痉挛。如果及时给予活性炭，摄入小到中等剂量的士的宁不必洗胃。

4.根除毒素　症状通常在几小时内减弱，并且重症支持护理可以有效治疗。血液透析和血液灌流对提高士的宁的清除率没有益处。重复使用活性炭还没有相关研究。

一百四十八、二氧化硫

二氧化硫是一种无色、不可燃的气体，是由含有硫的材料燃烧形成的。它是汽车、冶炼厂等燃烧硫含量高的软煤或油类的主要污染物。它溶于水形成亚硫酸，可被氧化成硫酸，两者都是酸雨的组成部分。在矿石和金属精炼、化学制造和木浆处理行业二氧化硫职业暴露较高，可作为消毒剂、制冷剂和干燥食品防腐剂使用。

（一）毒性机制

二氧化硫是一种刺激物，它与潮湿的黏膜接触后迅速形成亚硫酸。大多数反应发生在上呼吸道，因为吸入的90%二氧化硫在那里迅速沉积，暴露非常大，大量气体到达下气道导致化学性肺炎和肺水肿。

（二）中毒剂量

二氧化硫的强烈气味在1～5ppm时能被注意到。咽喉和结膜刺激开始于8～12ppm，严重时为50ppm。ACGIH推荐的工作场所容许限度（TLV）为短期暴露极限（STEL）0.25ppm（0.65mg/m³）。NIOSH推荐的8h时间加权平均为2ppm，其推荐的STEL为5ppm（13mg/m³）；立即危及生命或健康的空气水平（IDLH）为100ppm。哮喘患者短暂暴露于0.5～1ppm可能出现支气管痉挛。

（三）临床表现

1.急性暴露会灼伤眼睛、鼻和咽喉，导致流泪和咳嗽。也可能发生喉痉挛。哮喘病可见于正常患者和哮喘患者。化学性支气管炎并不少见。在高水平暴露下，可能发生化学性肺炎和非心源性肺水肿。

2.可能加重哮喘和慢性支气管炎。

3.有报道，吸收硫能引起硫代血红蛋白血症。

4.暴露于液体二氧化硫会导致皮肤冻伤。

（四）诊断

基于暴露史、气道及黏膜刺激症状。症状通常在暴露后迅速发生。

1.特定水平　血液水平是不可用的。

2.其他有用的实验室检查　包括动脉血气或血氧饱和度、胸部CT、肺活量或呼气流速。

（五）治疗

1.应急及支持性治疗措施

（1）警惕上呼吸道水肿或阻塞，必要时应预先气管插管并辅助通气。

（2）给予湿润的氧气，用支气管扩张剂治疗喘息，并观察至少4～6h，警惕肺水肿。

2.特效药和解毒剂　没有特定的解毒剂。

3.清除未被吸收的毒物

（1）吸入：将受害者从暴露环境中移出并吸氧。

（2）皮肤和眼睛：用大量温水或生理盐水冲洗暴露的皮肤和眼睛。治疗冻伤及热烧伤。

4.增强消除　这些措施没有任何作用。

一百四十九、破伤风

破伤风是发达国家罕见的疾病。全球每年破伤风的发病从1万到100万不等，其中只有50～100例发生在美国。破伤风预防的成功很大程度上是由于疫苗接种计划。在发达国家，破伤风最常见于老年人、近期移民和不能维持足够破伤风免疫的静脉吸毒者。破伤风是由破伤风梭菌产生的外毒素引起的，它是一种芽孢厌氧菌，属革兰阳性杆菌，广泛存在于土壤和胃肠道中。

（一）毒性机制

破伤风毒素是由破伤风梭菌在厌氧条件下产生的。毒素通过逆行轴突，从周围的运动神经突触运到中枢神经系统，抑制突触前抑制性神经递质γ-氨基丁酸（GABA）和甘氨酸的释放。抑制性传导的丧失导致剧烈的肌肉痉挛。

（二）中毒剂量

破伤风毒素是一种极危险的毒素。致命性破伤风可由易感个体的轻微穿刺伤口引起。

（三）临床表现

从受伤到出现症状，平均潜伏期为1～2周（2～56d）。5%的病例伤口不明显。伤口培养结果呈阳性的概率只有约1/3。破伤风有几种不同的临床表现形式：全身性、局限性、头面部和新生儿型。

1.全身性是破伤风最常见的形式。最常见的起始症状是下腭疼痛和僵硬，进展为三头肌、多发性痉挛症（"讽刺的笑"）和多角弓反突。不可控制的疼痛性痉挛涉及所有肌群，最小的刺激即可导致骨折、横纹肌溶解症、高热和窒息。患者在痉挛期间保持清醒，痉挛可能持续数天或数周。常伴发交感神经亢进综合征，表现为高血压、心动过速、心律失常和发汗，还可伴有低血压和心动过缓。

2.当循环抗毒素阻止了毒素的全身传播时，局部破伤风就会发生。这会导致类似的疼痛性肌肉收缩，但仅限于伤口区域。

3.头面部破伤风与头部创伤有关，只涉及脑神经。任何具有运动功能的脑神经都会受到影响，第Ⅶ对脑神经受影响最常见。

4.新生儿破伤风因母体免疫力不足或卫生不良而发生，由脐残端坏死引发者最常见。

（四）诊断

依据包括不充分的免疫接种史，患者有创伤，清醒且表现为特征性肌肉痉挛。士的宁中毒产生相同的肌肉痉挛，在鉴别诊断中应注意。其他鉴别诊断也应考虑，包括低血钙、抗精神病药物恶性综合征、癫痫、僵直综合征和张力反应障碍。

1.特定水平　没有特定的毒素测定。血清抗体水平≥0.1IU/ml表明既往产生免疫力，不容易诊断。

2.其他有用的实验室检查　包括电解质，葡萄糖，钙，尿素氮，肌酐，肌酸激酶和尿隐血（尿肌红蛋白阳性）。

（五）治疗

1.应急及支持性治疗措施

（1）必要时保持气道开放并辅助通气。

（2）治疗高热、心律失常、代谢性酸中毒、横纹肌溶解症。

（3）限制外部刺激，如噪声、光线和触觉刺激。

（4）抗生素。青霉素和甲硝唑均具有抗破伤风梭菌的功效。甲硝唑可能是一个更好的选择，因为高剂量的青霉素可能通过GABA-A介导的抑制作用增强破伤风毒素的作用。甲硝唑的用法为500mg（婴儿7.5mg/kg）静脉注射或口服，每6小时1次，连续10d。

（5）积极治疗肌痉挛。轻至中度患者用苯二氮䓬类药物治疗，重度患者可进展为神经肌肉麻痹。

1）轻度肌肉收缩的患者使用地西泮0.1～0.2mg/kg或咪达唑仑0.05～0.1mg/kg静脉注射。使用吗啡缓解疼痛。注意：这些药物可能损害呼吸功能。

2）更严重的情况下，使用非除极神经肌肉阻断剂，如罗库溴铵［首次0.6～1mg/kg，随后0.01mg/（kg·min）］或维库溴铵（首次0.08～0.1mg/kg，随后0.01～0.02mg/kg，每10～20分钟重复1次），以产生完全的神经肌肉麻痹作用。注意：神经肌肉麻痹会导致呼吸停止，患者需要气管插管和辅助通气。

2.特效药和解毒剂

（1）人破伤风免疫球蛋白（HTIg）500IU，将中和循环毒素，但对已经结合神经元的毒素没有影响。疑似破伤风，或疫苗接种史不完整和破伤风易发的患者，应尽早给予HTIg。HTIg的使用没有降低破伤风的死亡率，但可以降低疾病的严重程度和缩短病程。

（2）镁已经被证明可以减少镇静和心脏不稳定所需的药物剂量。

（3）β受体阻滞剂如拉贝洛尔或艾司洛尔可用于治疗与交感神经亢进有关的心动过速和高血压。

（4）破伤风类毒素充分免疫，儿童时期及每隔10年重复接种可确保预防。存活下来的破伤风可能无法预防未来的接触，因为引起疾病的少量毒素不足以产生免疫反应。

3.清除未被吸收的毒物　彻底冲洗伤口，包括去除任何异物。

4.增强消除　这些程序没有任何作用。

一百五十、铊

铊是一种暴露于空气中能迅速氧化的软金属。它是各种矿石中的次要成分。铊盐用于制造珠宝、半导体和光学器件。由于对人体毒性高，在美国不再被用作脱毛剂或灭鼠剂。

（一）毒性机制

铊的毒性机制尚不清楚，可能会影响多种酶系统，导致广泛的细胞中毒。铊代谢与钾有一定的相似性，通过与Na^+/K^+-ATP转运酶结合，可以抑制钾离子在生物膜上的渗透。

（二）中毒剂量

铊盐的最小致死剂量可能是$12 \sim 15mg/kg$，尽管不同化合物间毒性有很大差异，并且有报道至少200mg可导致成人死亡。更多的水溶性盐（如乙酸铊和氯化铊）比不溶性的（如铊氧化物和铊碘化物）毒性稍高。某些铊盐在完整皮肤上能被很好地吸收。

（三）临床表现

症状不会立即发生，通常延迟到服用后$12 \sim 14h$。

1.急性症状　包括腹痛、恶心、呕吐和腹泻（有时伴有出血）。休克可能是由于大量失液或失血造成的。$2 \sim 3d$可能出现谵妄、癫痫发作、呼吸衰竭和死亡。

2.慢性症状　包括疼痛性周围神经病变、肌病、舞蹈病、口腔炎和眼肌麻痹。脱发和指甲萎缩症可能在$2 \sim 4$周后出现。

（四）诊断

当胃肠炎和疼痛性感觉异常伴有脱发时，应考虑铊中毒。

1.特定水平　尿铊通常小于$0.8\mu g/L$。高于$20\mu g/L$即证明过度暴露，并可能与工作场所暴露期间的亚临床中毒相关。除极大剂量的暴露外，血铊水平不是可靠的指标。头发中的铊含量价值有限，主要用于记录暴露既往史和法医案件。

2.其他有用的实验室检查　包括全血细胞计数、电解质、葡萄糖、尿素氮、肌酐和氨基转移酶。由于铊不透射线，在急性摄取后，腹部CT可能是有用的。

（五）治疗

1.应急及支持性治疗措施

（1）必要时开放气道和辅助通气。

（2）治疗癫痫发作和昏迷。

（3）治疗胃肠炎：大量输液（必要时输血）。只有当液体疗法对休克无效时才使用升压药物。

2.特效药和解毒剂　在美国，目前没有推荐的治疗方法。

（1）普鲁士蓝（铁氰化亚铁，放射性凝胶）是欧洲的主要治疗药物，并于2003年获得美国FDA批准在美国使用。该化合物具有结合铊离子并阻断肠肝循环的晶体结构。不溶性普鲁士蓝（放射性葡萄糖）500mg片剂在市场上可购买，推荐成人剂量为一次3g，口服，每日3次。在此剂量下普鲁士蓝是无毒的。

（2）活性炭是容易获得的，并已被证明在体外能够结合铊。建议使用大剂量活性炭，因为铊可通过肠肝循环。在一项研究中显示，活性炭在铊的消除方面优于普鲁士蓝。

（3）二巯基丙醇和其他螯合剂也有不同程度的效果。应该避免使用青霉胺和二乙基二硫代氨基甲酸酯，研究表明它们有助于将铊重新分布到大脑。

3.清除未被吸收的毒物　如果条件合适，口服活性炭（表1-38）。如果能在暴露后几分钟内给予吐根酊诱导呕吐，在当场（如在家的儿童）的初始治疗中可能是有用的。短期大量服用时，可考虑洗胃。

4.增强消除　重复使用活性炭可通过结合分泌到肠腔或胆道的铊，阻断肠肝或肠肠再循环来提高粪便清除率。没有证据证明利尿、透析、血液灌流有临床效果。铊蛋白结合率不高，急性摄入后早期进行血液透析可能有一定的益处；肾脏科工作组2012年强烈建议在严重铊中毒（血清铊＞1mg/L）后$24 \sim 48h$体外去除毒物。

一百五十一、茶碱

茶碱是一种广泛用于治疗哮喘的甲基黄嘌呤。静脉输注氨茶碱，即茶碱乙二胺盐，用于治疗支气管痉挛、充血性心力衰竭和新生儿呼吸暂停。茶碱最常见的制剂是口服缓释制剂（茶碱缓释片、无水茶碱长效片剂、茶碱缓释胶囊和其他种类）。

（一）毒性机制

1.确切机制尚不清楚。茶碱是腺苷受体拮抗剂，它抑制磷酸二酯酶的水平，增加细胞内的环磷酸腺苷（cAMP）。在治疗浓度下释放内源性儿茶酚胺。

2.药代动力学。吸收可能会随着缓释制剂的延迟而推迟。分布容积约为$0.5L/kg$。正常的消除半衰期为$4 \sim 6h$，这可能是由于疾病（如肝病、充血性心力衰竭、流感）或相互作用的药物（如赤藓霉素、西咪替丁）减慢了肝脏代谢，并可能在过量服药后增加至20h（表2-64）。

（二）中毒剂量

急性单次剂量为$8 \sim 10mg/kg$，可使血清水平提高$15 \sim 20mg/L$，这取决于吸收率。超过50mg/kg的急性口服可导致超过100mg/L的血清水平和严重毒性。

（三）临床表现

可能会发生两种不同的中毒综合征，这取决于暴露是急性还是慢性。

1.急性单次过量通常是自杀或儿童误服的结果，也可能是由意外或医源性（治疗过量）引起的。

（1）通常表现为呕吐（有时呕血）、震颤、焦虑和心动过速。代谢作用包括明显的低钾血症、低磷血症、高血糖和代谢性酸中毒。

（2）血清水平在$90 \sim 100mg/L$以上时，常见低血压、室性心律失常和癫痫发作；癫痫持续状态对抗惊厥药物常有抗药性。

（3）癫痫和其他严重中毒的症状可能在摄入后$12 \sim 16h$或更长时间出现，部分原因是缓释制剂延迟了吸收。

2.当过量服用药物24h或更长时间，或当并发疾病或相互作用的药物干扰茶碱的肝脏代谢时，就会发生慢性中毒。常见的受害者是婴儿和老年患者，尤其是那些患有慢性阻塞性肺疾病的患者。

（1）呕吐可能发生，但不像在急性过量服药中那么常见。心动过速是常见的，但低血压是罕见的。代谢作用，如低钾血症和高血糖，不会发生。

（2）癫痫发作发生在较低的血清水平（如40～60mg/L），据报道其水平可低至20mg/L。

（四）诊断

基于摄入病史或震颤、心动过速的症状，以及已知患者服用茶碱的其他表现。低钾血症是急性过量而不是慢性中毒的有力证据。

1.特定水平 血清茶碱水平对急诊诊断至关重要。口服过量后，每2～4小时检测1次，单次测定是不充分的，因为从持续释放的制剂中继续吸收可能导致摄入后12～16h或更长时间达到峰值水平。

（1）急性过量服药后低于80～100mg/L的水平通常不伴有严重的症状，如癫痫发作和室性心律失常。

（2）然而，慢性中毒在40～60mg/L的水平可能发生严重毒性。注意：急性咖啡因过量将导致类似的临床症状，用一些较早的商业免疫测定法（与临床实验室对比）会错误地提高茶碱浓度。

2.其他有用的实验室检查 包括电解质、葡萄糖、尿素氮、肌酸酐、肝功能和ECG监测。

（五）治疗

1.应急及支持性治疗措施

（1）必要时保持气道开放并辅助通气。

（2）治疗癫痫发作、心律失常、低血压。最好用β肾上腺素制剂治疗快速性心律失常和低血压。

（3）低钾血症是由细胞内钾的运动引起的，并没有反映出明显的全身症状；它通常在没有积极治疗的情况下自发消退。

（4）在显著口服过量后16～18h监测生命体征、心电图和茶碱水平。

2.特效药和解毒剂 低血压、心动过速和室性心律失常主要是由过量的β肾上腺素刺激引起的。低剂量普萘洛尔0.01～0.03mg/kg静脉注射，或艾司洛尔0.025～0.05mg/（kg·min）进行治疗。有哮喘病史的患者慎用β受体阻滞剂。

3.清除未被吸收的毒物 如果条件合适，口服活性炭（表1-38）。如果能及时给予活性炭，小到中等剂量摄入后不必洗胃。在摄入大量缓释制剂后重复使用活性炭时，考虑全肠冲洗。

4.增强消除 茶碱分布容积小（0.5L/kg），通过血液透析、活性炭血液灌流或重复使用活性炭可有效去除。虽然它在治疗水平时与蛋白质结合，但游离部分水平更高，占主导地位。

（1）如果患者处于癫痫持续状态或血清茶碱浓度＞100mg/L，应进行血液透析。

（2）重复使用活性炭可能无效，但可用于＜100mg/L水平的稳定患者。

一百五十二、甲状腺激素

甲状腺激素可使用合成的形式：碘甲状腺原氨酸（三碘甲状腺原氨酸，或T_3）、左旋甲状腺素（四碘甲状腺原氨酸，或T_4）、易溶制剂（均为T_3和T_4）和自然干燥的动物甲状腺（包含T_3和T_4）。剂量当量见表2-62。尽管担心甲状腺毒性中毒的潜在致命症状，但急性甲状腺激素摄入后严重的毒性症状很少发生。

表2-62 甲状腺激素：剂量当量

干燥动物甲状腺	65mg（1粒）
甲状腺素（T_4，左旋甲状腺素）	0.1mg（100μg）
三碘甲状腺原氨酸（T_3，碘甲状腺原氨酸）	0.025mg（25μg）

（一）毒性机制

甲状腺激素过多可增强心血管、胃肠道和神经系统的肾上腺素能活性。T_3过量的影响是在摄入后的头6h内发生的。相反，T_4过量的症状可能延迟到摄入后2～5d，而代谢转化为T_3。

（二）中毒剂量

1.急性摄入超过5mg左旋甲状腺素（T_4）或0.75mg三碘甲状腺原氨酸（T_3）被认为存在潜在的毒性。一例成人在摄入48g未特指的甲状腺片后幸存，15个月大的儿童吞食1.5g干燥的甲状腺后出现中度中毒症状。

2.甲状腺功能正常的成人和儿童似乎对急性过量服药有很强的耐受性。既往有心脏病和慢性服药过量的患者有较低的毒性阈值。有报道，健康成人慢性甲状腺激素滥用后导致猝死。

3.药代动力学见表2-64。

（三）临床表现

急性T_4过量的作用可能在几天内不明显，因为T_4向更活跃的T_3的代谢延迟。

1.轻至中度中毒可引起窦性心动过速、体温升高、潮红、腹泻、呕吐、头痛、焦虑、精神病和混乱。

2.重度中毒可能包括室上性心动过速、高热和高血压。急性过量服药后有癫痫发作的病例报告。

（四）诊断

基于摄取史和交感神经活动增强的体征和症状。

1.具体指标 血清T_4、T_3和促甲状腺激素（TSH）检测在急性摄入后早期难以判定，但可用于证实有症状患者的诊断。

2.其他有用的实验室检查 包括电解质、葡萄糖、BUN、肌酐和ECG监测。

（五）治疗

1.应急及支持性治疗措施

（1）必要时保持气道开放并辅助通气。

（2）治疗癫痫发作、高热、心律失常。

（3）在大剂量摄入T_4或联合用药后，需反复评估几天，因为严重症状可能会延迟。

（4）发病率不高，大多数患者只需简单的支持治疗即可康复。

2.特效药和解毒剂　严重快速性心律失常给予普萘洛尔0.01～0.1mg/kg静脉注射，每2～5分钟重复1次，或艾司洛尔0.025～0.1mg/（kg·min）持续静脉注射。单纯窦性心动过速可口服普萘洛尔0.1～0.5mg/kg，每4～6小时1次。

3.清除未被吸收的毒物　如果条件合适，口服活性炭（表1-38）。如果能迅速给予活性炭，则在轻到中等剂量摄入后不必洗胃。

4.增强消除　利尿和血液透析无效，因为甲状腺激素可以与蛋白质广泛结合。采用活性炭血液灌流、血浆置换和输血治疗并未影响临床结果。

一百五十三、甲苯和二甲苯

甲苯（又称苯基甲烷）和二甲苯（又称甲基甲苯）是常见的芳香族溶剂，在胶粘剂、油墨、染料、漆、清漆、油漆、油漆去除剂、农药、清洁器和脱脂剂中作为添加剂，是汽油的固有组分。二甲苯发生在三个异构体（邻位、间位和对位），商业级二甲苯含有以二甲苯异构体为主的混合物。

甲苯和二甲苯都是澄清无色的液体，具有甜、辣气味，低浓度可检测到。它们的密度比水低，而且易挥发，容易在室温下积累到易燃和有毒的浓度。气体质量比空气重，可在低洼地区积聚。甲苯在吸入性油漆稀释剂、油漆、胶水和其他商业产品中被滥用，都能被探测器检测到。

（一）毒性机制

1.甲苯和二甲苯引起全身中枢神经系统抑制。像其他芳香烃一样，它们致使心肌对儿茶酚胺的致心律失常作用更敏感。有轻度的黏膜刺激，可影响眼睛、呼吸道和胃肠道。

2.肺吸入可引起碳氢化合物吸入性肺炎。

3.慢性过度暴露可导致退行性中枢神经系统疾病及其他靶器官效应。

4.药代动力学。吸入高浓度0～60min后，中枢神经系统毒性症状迅速显现。暴露后6h内可能不会出现肺效应。甲苯和二甲苯是由多种肝细胞色素P450酶代谢产生的可预测的代谢产物，包括马尿酸（甲苯）和甲基马尿酸（二甲苯）。甲酚是甲苯的一种微量代谢物。

（二）中毒剂量

1.摄入。据报道，15～20ml的甲苯会造成严重中毒。在成年男性中，60ml是致命剂量，死亡发生在30min内。

2.吸入。甲苯的推荐工作场所的限制剂量为20ppm（ACGIH TLV-TWA，吸收用"皮肤"表示）、10ppm（加利福尼亚OSHA PEL-TWA，也称"皮肤"）和200ppm（联邦OSHA PEL-TWA）和二甲苯100ppm（ACGIH TLV-TWA和加利福尼亚和联邦OSHA PELs）。被认为对生命或健康有害的空气水平（IDLH，NIOSH）甲苯是500ppm，二甲苯是900ppm。据报道，暴露于1800～2000ppm的甲苯1h后就会死亡。EPA的参考浓度（RFC）是甲苯$5mg/m^3$，二甲苯$0.1mg/m^3$，这是对一般人群（包括敏感亚组）的空气水平的估计，长期暴露无有害影响。

3.长期皮肤暴露。除了全身吸收的影响外，可能会导致化学烧伤。甲苯和二甲苯在皮肤上都能很好地吸收。

（三）临床表现

毒性可能是摄入、肺吸入、皮肤吸收或吸入的结果。

1.急性吸入（或皮肤吸收）可刺激呼吸道并产生欣快、头晕、头痛、恶心和虚弱。暴露于高浓度下可能导致谵妄、昏迷、肺水肿、呼吸停止，尽管大多数受害者在被暴露后迅速恢复知觉。心律失常可能是由心脏敏感引起的。大量暴露可导致肺水肿和通气衰竭。

2.长期吸入甲苯可引起永久性中枢神经系统损害，包括震颤、共济失调、脑干、小脑和大脑萎缩，以及认知和神经行为异常。甲苯的其他神经毒性终末器官不良反应包括听力和色觉障碍。肾小管酸中毒是慢性甲苯中毒的另一重要表现。慢性二甲苯暴露对中枢神经系统也有潜在毒性，以及潜在肾、肝和骨髓的不良影响。

3.摄入甲苯或二甲苯会引起呕吐和腹泻。如果发生肺部吸收，可能导致化学性肺炎。全身吸收可导致中枢神经系统抑制。

4.生殖效应。甲苯是一种已知的实验性人类生殖危害物质。虽然二甲苯的生殖毒性不确定，但这两种溶剂都能穿过胎盘并通过母乳排出体外。

（四）诊断

急性中毒的诊断基于暴露史和典型的中枢神经系统表现，如欣快感或"醉酒"状。急性摄入后，咳嗽、呛咳、呼吸急促或喘息提示吸入性肺炎，并可经胸部CT证实。除了接触史和一致的终期器官效应外，在没有其他可能原因的情况下，过去的慢性中毒可能很难确定。

1.特定水平　在急性暴露时，可在用气密注射器抽取的血液中可以检测到甲苯或二甲苯，但通常只有几个小时。代谢产物马尿酸、邻甲酚（甲苯）和甲基马尿酸（二甲苯）在尿液中排泄，可作为监测暴露量的指标。尿液水平可能与全身效应相关。

2.其他有用的实验室检查　包括CBC、电解质、葡萄糖、BUN、肌酐、转氨酶、肌酸激酶（CK）、动脉血气（评估酸中毒）和尿液分析。胸部CT和氧合评估推荐用于严重吸入或怀疑肺吸入。

（五）治疗

1. 应急及支持性治疗措施

（1）吸入。必要时保持气道开放并辅助通气。吸氧并监测氧合。

1）如果患者咳嗽或呼吸困难，考虑吸入性肺炎。治疗碳氢化合物吸入性肺炎。

2）如果患者在观察6h后仍无症状，则不太可能发生化学性肺炎，不需要进一步观察或做胸部CT检查。

（2）治疗昏迷，心律失常，支气管痉挛。注意：肾上腺素和其他拟交感胺可能引起或加重心律失常。快速性心律失常可静脉注射1～2mg普萘洛尔或艾司洛尔0.025～0.1mg/（kg·min）持续静脉注射。

2. 特效药和解毒剂　没有特定的解毒剂。

3. 清除未被吸收的毒物　仅暴露在溶剂蒸气而没有皮肤或眼睛刺激的患者不需要去污。然而，对于衣服或皮肤被液体污染的受害者，可通过直接接触或废气蒸气二次污染其他人员。

（1）吸入：将受害者从毒气暴露中移出，并给予氧气。

（2）皮肤和眼睛：去除被污染的衣服，用肥皂和清水冲洗暴露的皮肤。用清水或生理盐水冲洗暴露或被刺激的眼睛。

（3）摄食：如果条件合适，可以口服活性炭（表1-38），如果近期大量摄入，可以通过鼻胃管取出。

4. 增强消除　没有根除毒素的有效手段。

一百五十四、三氯乙烷、三氯乙烯和四氯乙烯

三氯乙烷和三氯乙烯是有机溶剂，历史上已被用作许多产品的配料，包括打字机校正液（"Wite-Out"）、彩色胶片清洗剂、杀虫剂、去斑剂、织物清洗液、黏合剂和油漆去除剂。在工业上也被广泛用作脱脂剂。三氯乙烷可用两种异构体形式：1,1,2-三氯乙烷和1,1,1-三氯乙烷，后者（也称甲基氯仿）更常见。

虽然一些监管机构，如加利福尼亚空气资源委员会，已逐步限制四氯乙烯（全氯乙烯）的使用，但它仍是干洗行业广泛使用的溶剂。1,1,1-三氯乙烷能够破坏平流层臭氧，大多数应用已考虑用其他化学品替代。

（一）毒性机制

1. 这些溶剂对呼吸和中枢神经系统有抑制作用，对皮肤和黏膜有刺激作用。由于其高脂溶性和中枢神经系统渗透，具有快速的麻醉作用，并且三氯乙烯一直被用于医学，直到更安全的制剂出现。血液峰值水平出现在吸入或摄入后1～2h。作用机制包括阻断神经元钙通道和促进γ-氨基丁酸（GABA）释放。

2. 三氯乙烷、三氯乙烯及其代谢物三氯乙醇和四氯乙烯可使心肌对儿茶酚胺的致心律失常作用更敏感。

3. 三氯乙烯或代谢物可能抑制乙醛脱氢酶，阻断乙醇的代谢，导致"脱脂剂冲洗"。

4. 致癌性

（1）2014年，国际癌症研究机构（IARC）基于对肾癌的充分证据，非霍奇金淋巴瘤和肝癌的提示性证据，将三氯乙烯的分类从可能的人类致癌物（2A组）升级到人类致癌物（1组）。IARC继续将四氯乙烯归类为可能致人类膀胱癌物质，在动物（2A组）中显示了足够的证据。美国国家毒理学计划（NTP）将三氯乙烯和四氯乙烯归类为"合理预测为人类致癌物"。

（2）1,1,1-和1,1,2-三氯乙烷均由IARC列为"不可归类为人类致癌性"（3组），且均未被NTP系统评价。

（二）中毒剂量

1. 三氯苯乙烯　据报道，急性致死性口服剂量为0.5～5ml/kg。空气中1,1,1-三氯乙烷和1,1,2-三氯乙烷异构体的推荐工作场所限制剂量（ACGIH TLV-TWA）分别为350ppm和10ppm，并且被认为对生命或健康有害的空气水平（IDLH）分别为700ppm和100ppm。麻醉水平为10 000～26 000mg/L。大多数人在500ppm时都可以检测到这种气味，但通常会发生嗅觉疲劳。

2. 三氯乙烯　据报道，急性致死性口服剂量为3～5ppm。推荐的工作场所限制剂量（ACGIH TLV-TWA）为10ppm（269mg/m³），立即危及生命或健康的空气水平（IDLH）为1000ppm。

3. 四氯乙烯　推荐的工作场所限制剂量（ACGIH TLV-TWA）为25ppm（170mg/m³），立即危及生命或健康的空气水平（IDLH）为150ppm。

（三）临床表现

中毒可能是吸入、皮肤接触或摄入的结果。

1. 吸入或摄入可引起恶心、欣快、头痛、共济失调、头晕、躁动、混乱和嗜睡。如果中毒明显，则出现呼吸停止、癫痫发作、昏迷。低血压和心律失常也可能发生。吸入性接触可能导致咳嗽、呼吸困难和支气管痉挛。服药后1～2d肝肾损害明显加重。

2. 暴露于液体或气体的局部反应包括眼睛、鼻和咽喉刺激。长时间皮肤接触可导致脂溢性皮炎，三氯乙烷和四氯乙烯可能导致硬皮样皮肤改变。

3. 摄食可引起恶心、呕吐、腹泻、腹痛等胃肠道炎症反应。吸入气管、支气管可导致碳氢化合物吸入性肺炎。

4. 脱脂剂冲洗。接触三氯乙烯蒸气的工人如果摄入乙醇，可能会有短暂的面红和直立性低血压，这是由于二硫氰酸盐的作用。

5. 其他许多病例报道将高水平的三氯乙烯暴露与颅内神经病变的发展有关。在三氯乙烯或四氯乙烯暴露后，也有散发性视神经炎的病例报道。一些研究将职业接触四氯乙烯（以及三氯乙烷的环境暴露）自然流产联系起来。基于暴露模型，四氯乙烯可能会分泌到母乳中。

（四）诊断

依据暴露史和典型症状。

1.特定水平

（1）虽然这三种溶剂都可以在之前的空气、血液和尿液中测量，但它们的水平通常不能迅速获得，也不需要进行紧急评估或治疗。通过检测血液或尿液中的代谢物三氯乙醇，可以确定是否接触三氯乙烷。医院的实验室方法通常对此剂量不敏感。

（2）呼吸分析被越来越广泛地应用于控制工作场所暴露，一系列测量可以估计吸收的量。

2.其他有用的实验室检查　包括电解质、葡萄糖、BUN、肌酐、转氨酶、动脉血气、胸部X线片和心电图监测。

（五）治疗

1.应急及支持性治疗措施

（1）必要时保持气道开放并辅助通气。吸氧，并治疗碳氢化合物吸入性肺炎。

（2）治疗癫痫发作、昏迷和心律失常。注意：避免使用肾上腺素或其他交感神经胺，因为有诱发或加重心律失常的风险。心肌致敏引起的快速性心律失常可用普萘洛尔1～2mg或艾司洛尔0.025～0.1mg/（kg·min）静脉注射进行治疗。

（3）在显著暴露后监测至少4～6h。

2.特效药和解毒剂　没有特定的解毒剂。

3.清除未被吸收的毒物

（1）吸入：如果可能，将受害者从暴露处移出，并给予氧气。

（2）皮肤和眼睛：除掉被污染的衣服，用肥皂和清水冲洗暴露的皮肤。用大量温水或生理盐水冲洗眼睛。

（3）摄食：由于快速吸收和突然发作或有昏迷的危险，不要给活性炭或催吐。只有当摄入量非常大且时间很短（<30min）时，可考虑鼻胃管清洗。活性炭的功效尚不清楚。

4.增强消除　这些程序无效或必要。

一百五十五、丙戊酸

丙戊酸［2-丙基戊酸钠或丙戊酸钠（二戊丙酸钠）］是一种结构独特的抗惊厥剂，用于治疗失神发作、部分复杂发作和广泛性癫痫发作，是继发性癫痫持续状态的辅助治疗药物。也常用于预防和治疗急性躁狂发作和其他情感障碍、慢性疼痛综合征及预防偏头痛。

（一）毒性机制

1.丙戊酸是一种低分子量（144.21）支链卡宾酸（pka＝4.8），它增加了抑制性神经递质γ-氨基丁酸（GABA）的水平，并延长了失活钠通道的恢复时间。这些性质可能是其作为一般中枢神经系统抑制剂的基本特性。丙戊酸也能改变脂肪酸代谢、损害线粒体β氧化、破坏尿素循环，并可导致高氨血症、肝毒性、代谢紊乱、胰腺炎、脑水肿和骨髓抑制。这些效应可能与缺乏肉碱有关。

2.药代动力学

（1）丙戊酸能迅速被胃肠道完全吸收。由于双丙戊酸钠的缓释配方及双丙戊酸钠在肠道转化为2分子丙戊酸，双丙戊酸钠的吸收延迟。

（2）在治疗水平上，丙戊酸蛋白结合率很高（80%～95%），主要分布于细胞外，分布容积很小（0.1～0.5L/kg）。在过量和超过90mg/L的水平下，发生蛋白结合位点的饱和，导致丙戊酸钠更大的循环游离分数和表观分布容积。

（3）丙戊酸主要由肝脏代谢，并可能经历一定程度的肠肝循环。消除半衰期为5～20h（平均10.6h）。过量时，半衰期可延长至30h（有病例报道长达60h，但这可能是由于延迟吸收）。超过1000mg/L的水平可能在至少3d内不会降至治疗范围。此外，通过β氧化和ω氧化途径产生的活性代谢物（如神经毒性2-戊丙酸和肝毒性4-E-丙戊酸）可能有助于延长或延迟毒性。

（二）中毒剂量

成人的每日剂量为1.2～1.5g，以达到治疗性血清水平50～150mg/L，建议的最大每日剂量为60mg/kg。超过200mg/kg的急性摄入与中枢神经系统严重抑制的高风险相关，超过400mg/kg的摄入与昏迷、呼吸抑制、脑水肿和血流动力学不稳定有关。在20个月儿童中公布的最低致死剂量为15g（750mg/kg），但成年患者在摄入75g后存活了下来。

（三）临床表现

1.急性过量

（1）急性摄入通常引起胃肠功能紊乱、中枢神经系统抑制（精神错乱、迷失方向、充血和昏迷伴呼吸衰竭），偶尔伴有心动过速、低血压和QT间期延长。儿童可能是缩瞳，表现可能类似阿片中毒。心脏停搏与严重中毒有关，丙戊酸中毒的发病率和死亡率与缺氧和难治性低血压有关。

（2）自发性癫痫发作患者可能出现类似的癫痫发作。

（3）转氨酶水平的短暂升高已被观察到，但没有肝毒性证据。在治疗水平和过量使用的情况下，已经观察到脑病合并高氨血症，没有其他肝功能障碍的证据。高氨血症也可能与脑水肿的高风险有关。

（4）摄入并达到非常高的血清水平（>1000mg/L）后，可以观察到其他代谢和电解质异常，包括酸中毒、低钙血症和高钠血症。

（5）与严重中毒有关的其他并发症或迟发性后遗症（摄食后）可能包括骨髓抑制、视神经萎缩、脑水肿、非心源性肺水肿、无尿和出血性胰腺炎。

2.长期应用的不良反应　包括肝衰竭（高危患者年龄<2岁，正在接受多种抗惊厥药物，或有其他长期神经并发症）和体重增加。肝炎与剂量无关，通常在急性用药过量后就不再出现。胰腺炎通常被认为是一个非剂量相关的影响，但已报道急性致命的剂量过量。脱发、红细胞再生障碍性贫血、血小板减少症和中性粒细胞减

少症都与急性和慢性丙戊酸中毒有关。

3.用于妊娠　FDA分类D类和X类（用于偏头痛）。丙戊酸是一种已知的人类致畸剂。

（四）诊断

依据暴露史、典型的中枢神经系统抑制和代谢紊乱症状。鉴别诊断是广泛的，包括大多数中枢神经抑制症状。脑病和高氨血症可能与雷氏综合征相似。

1.特定水平　获得稳定的丙戊酸血清水平。应获得连续丙戊酸水平测定，特别是在摄入含双戊菊酯制剂（双丙戊酸钠）后，因为潜在的延迟吸收。在双丙戊酸钠过量服药后18h达到高峰水平，在服用缓释制剂后甚至更晚达到峰值。

（1）一般而言，血清浓度＞450mg/L与溺水或闭塞有关，且＞850mg/L的水平与昏迷、呼吸抑制和代谢紊乱有关。然而，血清水平与预后似乎有很大的相关性。此外，检测可以包括或不包括代谢物。

（2）急性丙戊酸中毒死亡与106～2728mg/L的峰值水平相关，但峰值水平为2120mg/L的患者存活。

2.其他有用的实验室检查　包括电解质、葡萄糖、尿素氮、肌酐、钙、氨（注意：使用草酸钠/灰头管来防止由于体外氨基酸分解引起的氨的假性升高）、氨基转移酶、胆红素、凝血酶原时间、脂肪酶或淀粉酶、血清渗透压和渗透压差（血清水平＞1500mg/L可增加渗透压差≥10mOsm/L），动脉血气或血氧饱和度、心电图监测和全血细胞计数。丙戊酸可引起尿酮测定假阳性结果。

（五）治疗

1.应急及支持性治疗措施

（1）必要时保持气道开放并辅助通气、吸氧。

（2）治疗昏迷、低血压、癫痫发作。有使用皮质激素、过度通气、巴比妥类药物和渗透剂治疗脑水肿的说法。

（3）如果很严重或症状明显，则治疗酸中毒、低钙血症和高钠血症。

（4）摄入后，至少监护6h，摄入双丙戊酸钠（二丙戊酸钠）需监护长达12h，因为潜在的吸收延迟。

2.特效药和解毒剂　没有特定的解毒剂。纳洛酮已被报道会提高兴奋性，但不一致的是患者血清丙戊酸最高水平为185～190mg/L。左旋肉碱已被用于治疗丙戊酸诱导的高氨血症和肝毒性。虽然临床数据不是决定性的，但它似乎有一个安全的不良反应曲线。

3.清除未被吸收的毒物

（1）如果条件合适，口服活性炭（表1-38）。如果能迅速给予活性炭，则在轻到中等剂量摄入后不必洗胃。

（2）中等剂量摄取（如＞10g）理论上需要额外剂量的活性炭来保持活性炭与药物的比例为10∶1。活性炭不是一次性使用的，而是在最初的12～24h重复25～50g的数量。

（3）全肠冲洗可能有助于大剂量的缓释产品服用后的解救，如双丙戊酸钠（Depaote或丙戊酸钠缓释片）。

4.增强消除　尽管丙戊酸在治疗性血清水平上高度结合蛋白质，但是过量使用时蛋白质结合饱和度（在超过1000mg/L的水平下结合降低至15%）使丙戊酸适合采用增强的去除方法。对于严重中毒（如昏迷、呼吸衰竭、高氨血症、血流动力学不稳定）的高血清水平（如＞850mg/L）的患者应考虑这些程序。

（1）血液透析和血液灌流：血液透析可能导致过量用药的患者消除半衰期减少4～10倍，这是一种可选择的方法。透析还可以纠正代谢紊乱，清除丙戊酸代谢物和氨，并与游离肉碱水平升高相关。目前尚不确定使用高效和（或）高通量透析仪是否更有利。活性炭血液灌流（单独和与血液透析串联使用）也被用于与血液透析类似的清除率，并受到色谱柱饱和度的影响。但是，血液灌流柱的可用性可能会受到限制。

（2）连续性肾脏替代治疗（CRRT）：如连续性动静脉血液滤过（CAVH）、连续性静脉-静脉血液滤过（CVVH）和连续性静脉-静脉血液透析滤过（CVVHDF），有时对于血流动力学不稳定患者是优选，但清除率较低。

（3）重复使用活性炭：理论上，重复使用焦煤可以通过中断肠肝循环来提高清除率，但没有对照性数据来证实或量化这种效应。另一个好处是大量摄入后胃肠道净化能力增强，因为单剂量的活性炭不足以吸收所有摄入的药物。

一百五十六、血管扩张剂

多种血管扩张剂和α受体阻滞剂被应用于临床医学。非选择性α肾上腺素能阻滞剂（如苯氧苄胺、酚妥拉明和妥拉唑啉）自20世纪40年代以来已在临床实践中应用。第一个选择性α_1受体阻滞剂哌唑嗪是在20世纪70年代初引入的，多沙唑嗪、吲哚拉明、特拉唑嗪、曲美唑、乌拉地尔和坦索罗辛是新的α_1受体选择性药物。米诺地尔、肼屈嗪和二氮嗪直接作用于周围血管舒张因子。芬诺多泮是一种批准用于短期治疗重症高血压的多巴胺受体激动剂。奈西立肽是一种用于急性失代偿性充血性心力衰竭的静脉治疗的重组肽。西地那非、他达拉非、伐地那非、阿那非尔用于治疗男性勃起功能障碍。

（一）毒性机制

所有这些药物都能通过扩张外周动脉来降低血压。反射性交感神经反应常导致心动过速和偶发性心动过速。哌唑嗪和其他较新的α_1受体选择性药物没有或几乎没有反射性心动过速，但直立性低血压常见，尤其是在低血容量患者中。

（二）中毒剂量

这些药物的最小毒性或致死剂量尚未确定。过量使用吲哚拉明和静脉注射酚妥拉明可致死。

1.吲哚拉明　一名43岁妇女摄入2.5g 6h后死亡；中枢神经系统刺激和癫痫发作也有报道。

2.普拉佐辛　一名年轻人在过量服用150mg 24h后出现阴茎异常勃起。一名19岁男性在服用200mg后出现低血压，36h内恢复。两名摄入40～120mg的老年男性被发现昏迷伴潮式呼吸，15～18h后恢复。

3.米诺地尔　两名成人在局部摄入米诺地尔溶液1.3g和3g后发生了严重的低血压（伴心动过速），需升压药物维持。

4.西地那非　在儿童意外摄入后通常耐受性良好。

5.药代动力学　见表2-64。

（三）临床表现

急性过量服用可引起头痛、恶心、头晕、虚弱、晕厥、直立性低血压、皮肤潮热和心悸。儿童可能出现嗜睡和共济失调。严重低血压可能导致脑缺血和急性肾衰竭。第一次使用α_1受体阻滞剂后可能发生晕厥。

（四）诊断

依据暴露史和直立性低血压，可伴有或不伴有反射性心动过速。

1.特定水平　这些药物的血液水平不是常规可用的或临床有用的。

2.其他有用的实验室检查　包括电解质、葡萄糖、BUN、肌酐和心电图监测。

（五）治疗

1.应急及支持性治疗措施

（1）必要时保持气道开放并辅助通气。

（2）仰卧位和静脉补液对低血压通常有效。有时需要升压治疗。

2.特效药和解毒剂　没有特定的解毒剂。

3.清除未被吸收的毒物　如果条件合适，口服活性炭（表1-38）。如果能迅速给予活性炭，则在小到中等剂量摄入后不必洗胃。

4.增强消除　对于这些药物，没有体外药物清除的临床经验。特拉唑嗪和多沙唑嗪具有长效作用，排泄物中有60%被消除。因此，重复使用活性炭可以增强其消除作用。

一百五十七、维生素

在摄入不含铁的维生素产品（对于存在铁的情况下）时，急性中毒是不可能的。维生素A和维生素D可能引起中毒，但只在长期使用后才能引。据报道，试图通过摄入大量烟酸来掩盖尿液药物筛选的个体可出现严重中毒。

（一）毒性机制

1.维生素A　过量维生素A产生颅内压增高的机制尚不清楚。

2.维生素C　长期过量使用和大剂量静脉注射可以增加代谢物草酸的含量。尿酸化促进了氧化钙结晶的形成，这可能导致肾病或急性肾衰竭。

3.维生素D　摄入过量会增加钙吸收并产生高钙血症。

4.烟酸　烟酸最常见的副作用是前列腺素释放介导的皮肤红肿和瘙痒。

5.维生素B_7　长期过量摄入可能会发生神经传导改变，导致面肌痉挛和肌肉不协调。

（二）中毒剂量

1.维生素A　摄入超过12 000U/kg被认为是有毒的。长期摄入超过25 000U/d，2～3周可能会产生毒性。

2.维生素C　急性静脉剂量超过1.5g和长期摄入超过4g/d可导致肾病。

3.维生素D　急性摄入不太可能产生毒性。在儿童中，长期摄入超过5000U/d数周可导致毒性（成人＞25 000U/d）。

4.烟酸　急性摄入超过100mg可能引起皮肤红肿。即释剂比定时释放制剂更容易引起红肿。摄入2.5g产生恶心、呕吐、头晕、低血糖，随后出现高血糖和凝血病。

5.维生素B_7　长期摄入2～5g/d，持续数月可导致神经病变。

（三）临床表现

多数急性过量服用多种维生素的患者，表现为恶心、呕吐和腹泻。

1.慢性维生素A中毒的特点是皮肤干燥、脱皮、脱发和颅内压增高（头痛、精神状态改变和视物模糊）。婴儿有膨胀的囟门，肝损伤可引起黄疸和腹水。

2.维生素C．草酸钙晶体可引起急性肾衰竭或慢性肾病。血色素沉着症患者的G6PD缺乏症和铁超载可发生溶血。

3.长期过量使用维生素D致浓度超过940ng/ml与高钙血症有关，导致乏力、精神状态改变、恶心、呕吐、便秘、多尿、多饮、肾小管损伤、肌肉骨骼疼痛、体重减轻，偶尔有心律失常及关节周围和脉管系统钙化。但是，一名2岁儿童维生素D水平低至106ng/ml与高钙血症、高血压、呕吐、便秘和嗜睡有关，他在4d内接受了240万U维生素D。

4.长期过量使用维生素E会引起恶心、头痛和虚弱。

5.维生素K可导致新生儿溶血（特别是G6PD缺乏症）。

6.急性摄入烟酸，但不摄入烟酰胺，可能会引起令人不快的剧烈皮肤潮红和瘙痒，可能持续数小时。尝试大量摄入，企图获得阴性的尿液药物筛查，可引起恶心、呕吐、腹痛、心悸、头晕和低血糖，随后出现持续性高血糖、代谢性酸中毒、低血压和凝血病。长期过度使用（尤其是持续释放形式）与肝炎有关。

7.长期过量服用维生素B_7可导致周围神经病变。

8.大剂量摄入B族维生素可能会加重尿液的黄色，维生素B_2可能产生黄色汗液。

（四）诊断

维生素过量的诊断通常基于摄取史。牙龈红肿和瘙痒提示烟酸反应，但可能是由其他组胺类制剂引起的。

1.指定水平　血清维生素A（视黄醇）或类胡萝卜素测定有助于诊断维生素A过量。25-OH维生素D_2和D_3的水平可用于评估摄入过多和所服用补充剂的形式，并且越来越多地可以通过临床实验室获得。

2.其他有用的实验室检查　包括CBC、电解质、葡萄糖、BUN、钙、肌酐、肝转氨酶和尿液分析。

（五）治疗

1.应急及支持性治疗措施

（1）用静脉补液治疗胃肠炎引起的液体丢失。

（2）治疗维生素A引起的颅内压升高和维生素D引起的高钙血症。

（3）非甾体抗炎药可以预防或减轻前列腺素介导的烟酸潮红或瘙痒。

2.特效药和解毒剂　没有特定的解毒剂。

3.清除未被吸收的毒物　一般情况下，除非已经摄入了有毒剂量的维生素A或维生素D，或者产品中含有有毒铁，否则就没有必要进行肠道去污。

4.增强消除　强迫性利尿、透析和血液灌流不能临床获益。

一百五十八、华法林和"超级华法林"

甜三叶草中含有双香豆素和其他天然抗凝血剂。香豆素衍生物既可用于治疗，也可作为灭鼠剂。华法林（可迈丁）被广泛用作治疗性抗凝剂，但由于啮齿动物的耐药性，它不再是主流的灭鼠剂。目前最常用的抗凝血灭鼠剂均含有长效"超级华法林"，如溴鼠灵、敌鼠、溴敌隆、氯鼠酮、鼠得克、杀鼠酮、戊酮等，这些灭鼠剂具有强效并且持久的抗凝血作用。其他灭鼠剂在其他部分也有描述。

（一）毒性机制

1.所有这些化合物抑制维生素K 2,3-环氧化物还原酶和维生素K醌还原酶，这两种酶负责将维生素K转换为其活性形式，同时也是肝脏中合成凝血因子Ⅱ、Ⅶ、Ⅸ和Ⅹ必要的辅助因子（辅酶）。只有新的凝血因子的合成会受到影响，所以其发挥抗凝效果会延迟，直到当前循环中的凝血因子被完全降解后才开始起效。

2.妊娠期间服用过量抗凝血剂会导致胎儿出血、自然流产和死产。妊娠期间长期使用抗凝血剂主要发生先天性畸形、胎儿华法林综合征及自发性流产。

3.药代动力学

（1）华法林：口服华法林的平均半衰期约为40h。抗凝作用可在15～20h开始显现。由于凝血因子Ⅸ和Ⅹ的半衰期较长（24～60h），在2～3d通常观察不到峰效应。华法林单次给药的抗凝作用持续时间一般为5d左右（表2-64）。

（2）超级华法林：在服用超级华法林后2d内其抗凝作用可能不明显，在单次服药后数周至数月内可能会持续产生明显的抗凝作用。

（二）中毒剂量

不同抗凝剂的中毒剂量差异很大。

1.一般来说，单次少量摄入（如10～20mg）华法林不会导致严重中毒（大多数以华法林为基础的灭鼠剂含有0.05%的华法林）。相反，长期或反复摄入少量（如2mg/d）华法林可产生明显的抗凝作用。肝功能不全、营养不良或有出血症状的患者中毒风险更大。

2.超级华法林的药效据估计是华法林的100倍。最小毒性剂量尚不清楚。成人单次、故意的中毒会危及生命和导致抗凝作用的延长。与此相反，儿童单次、意外摄入不太可能导致临床抗凝反应，尽管在抗凝研究中轻微升高和罕见抗凝病例已有报道。相反，重复小剂量摄入超级华法林会使儿童和成人的抗凝时间延长。

3.已知多种药物相互作用可以改变华法林的抗凝作用（表2-63列出了所选的一些与华法林发生药物相互作用的例子）。

表2-63　华法林相互作用（部分示例）

增加抗凝效应	降低抗凝效应
对乙酰氨基酚	抗生素
别嘌醇	硫唑嘌呤
胺碘酮	巴比妥类药物
合成代谢类/雄激素类固醇	卡马西平
抗生素/抗真菌药	考来烯胺
抗凝和抗血小板药物	苯乙哌啶酮
卡培他滨	绿茶
水合氯醛	萘夫西林
西咪替丁	口服避孕药
双硫仑	苯妥英钠
银杏素	利福平
米氮平	圣约翰草
非甾体抗炎药	含维生素K的食物
奎尼丁	
水杨酸盐	
选择性血清素再摄取抑制剂	
磺胺类药	

注：本清单仅列出一小部分可能干扰华法林的药代动力学和抗凝血作用的药物。要获得更完整的列表，请查阅药品信息参考资料。

（三）临床表现

过度的抗凝可能导致淤血、结膜下出血、牙龈出血或内出血的症状（如呕血、黑粪、便血、月经过多或尿血）。最直接危及生命的并发症是消化道大量出血和颅内出血。服用超级华法林会延长凝血指标INR，并且出血的风险可能会持续数周到数月。

（四）诊断

基于既往抗凝作用史和相关证据。重要的是要确定所摄入的药物，明确是否涉及超级华法林。

1.特定水平　一些商业实验室可以检测到溴鼠灵的浓度，这可能有助于诊断和确定维生素K的治疗终点。浓度小于4～10ng/ml预计不会干扰凝血功能。

（1）抗凝效果最好通过基线和每日重复测量的凝血酶原时间（PT/INR）来量化，此数值在服药后1d（华法林）或2d（超级华法林）可能不会升高。24h内PT/INR数值在正常范围可以排除大量摄入华法林，48h内PT/INR数值在正常范围可以排除大量摄入超级华法林。

（2）血液中凝血因子Ⅱ、Ⅶ、Ⅸ和Ⅹ水平会降低。

2.其他有用的实验室检查　包括全血细胞计数、血型和交叉配型。部分促凝血酶原激酶时间、凝血酶时间、纤维蛋白原和血小板计数可能有助于排除其他出血原因。

（五）治疗

治疗方法取决于几个变量，包括测量的PT/INR、出血的存在和严重程度、任何潜在的需要抗凝治疗的情况、抗凝剂的类型（华法林或超华法林）和患者的液体状态。

1.应急及支持性治疗措施　如果发生大出血，需要用全血和（或）新鲜冷冻血浆（FFP）进行输血治疗休克，如果怀疑颅内出血，则立即进行神经外科会诊。

（1）严重的抗凝患者注意避免出血；防止跌倒和其他创伤。如果可能，避免使用鼻饲管或气管插管或中央静脉导管。

（2）继续服用抗凝药。

（3）避免使用可能增加出血或降低抗凝剂代谢的药物（选择的示例见表2-63）。有关药物相互作用的更完整的列表，请参阅药物信息参考资料）。

2.特效药和解毒剂

（1）四因子凝血酶原浓缩复合物（4F-PCC，含凝血因子Ⅱ、Ⅶ、Ⅸ、Ⅹ）与维生素K₁联用是治疗危及生命的出血的首选药物。

（2）新鲜冷冻血浆（FFP）比全血更适合作解毒剂，因为它含有更高浓度的凝血因子。容量超负荷的患者应慎用FFP及全血。

（3）维生素K₁（植物甲萘醌）能有效恢复凝血因子的产生，而维生素K₃（甲萘醌）则不能。如果有明显的抗凝证据，应给予维生素K₁。注意：如果在急性摄入后预防性服用维生素K₁，48h的PT/INR数值则不能用来确定过量的严重程度，建议在患者最后一次服用维生素K₁后至少监测5d。注意：对于需要持续抗凝的患者（如有人工心脏瓣膜的患者），维生素K介导的抗凝效应逆转可能是危险的。然而，当这些患者符合维生素K适应证时，肝素可用来维持抗凝效果。

1）口服维生素K₁。若需要维持一个令人满意的INR数值，每日最高剂量为800mg。维生素K也可以皮下注射或静脉注射，但不建议静脉注射，因为存在过敏反应的风险，而且只有在口服给药不可行的情况下才考虑皮下注射。

2）由于维生素K恢复凝血因子的效应在6h或更长时间内（24h达到峰值）才会起效，活动性出血患者可能需要立即采取替代疗法以获得活动性凝血因子，如4F-PCC、新鲜冷冻血浆或新鲜全血。

3）长效超级华法林药物中毒的患者可能需要将维生素K的服用剂量延长数周至数月。在超级华法林中毒后血液中凝血因子（Ⅱ、Ⅶ、Ⅸ和Ⅹ）的水平可能有助于评估维生素K的服用剂量何时可以安全地逐渐减少。

4）三因子凝血酶原浓缩复合物［（3F-PCC）Ⅱ，Ⅸ，Ⅹ］联合凝血因子Ⅶa和维生素K₁。

5）重组激活因子Ⅶa（诺其）也可作为3F-PCC、FFP和维生素K₁的替代品或辅药。

3.清除未被吸收的毒物　如果情况适宜，可口服活性炭（表1-38）。如果能及时给予活性炭，则少至中等剂量的摄入后无须洗胃，之前有抗凝治疗的人应避免使用。

4.增强消除　该类药物中毒增强消除是没有用的。

表2-64　药代动力学数据[a]（表格由艾琳·B.安德森，药学博士，在吉尔伯托·阿拉亚·罗德里格斯的协助下编写）

药物	起效时间（h）	达峰时间（h）	半衰期（h）	活性代谢产物	活性代谢产物的半衰期（h）	V_d（L/kg）	蛋白结合率（%）	注释
阿巴卡韦		极速	1.54±0.63			0.86±0.15	50	通过酒精脱氢酶代谢
阿卡波糖						0.32	可忽略不计	
醋丁洛尔	1~3	2~3	3~6	有	8~13	3	10~26	
对乙酰氨基酚	0.5	0.5~2	1~3			0.8~1	10~30	
对乙酰氨基酚（ER）		0.5~3						
醋唑磺胺	1~1.5	1~4	4~8			0.2	70~90	90%经过肾脏消除。在晚期肾衰竭患者中的半衰期为26h
醋唑磺胺（ER）	2	3~6						
乙酰苯磺酰环己脲	2	4	1.3	有			65~90	
阿伐斯汀	极速	1~2	1.5~3.5	有			50	
阿昔洛韦		1.5~2	2.5~3.3			0.66~0.8	9~33	
阿德福韦	1.5	1.75	5.83~9.13			0.317~0.467	<4	
阿拉曲伐沙星			9.4~12.7	有		1.2~1.4	76	
阿比鲁肽		3~5d	5d			11L		
沙丁胺醇	0.25~0.5	1~4	5~7.2			2	10	
沙丁胺醇（ER）		6	9.3					
阿夫唑嗪	1.5	3~4	3~10			3.2	82~90	
阿夫唑嗪（ER）		8	10					
阿格列汀	中等速度	1~3	21			417L	20	
阿普唑仑		1~2	6.3~26.9			0.9~1.2	80	
阿普唑仑（ER）		5~11						
阿普洛尔	0.5	2~4	2~3	有	1	3~6	80	
金刚烷胺	1~4	1~4	7~37			4~8	60~70	
阿米卡星		1	2~3			0.25~0.34	0~11	
阿米洛利	2	3~10	21~144			5	23	
胺碘酮		4	50d	有	61d	1.3~66	95	
阿米替林	1~2	4	9~25	有	18~35	6~10	95	代谢产物为去甲替林
氨氯地平		6~9	30~50			21	95	
异戊巴比妥	<1	2	10~40			0.9~1.4	59	
阿莫沙平		1~2	8~30	有	30	0.9~1.2	90	
阿莫西林		1~2	1.3			0.41	20	

药物	起效时间（h）	达峰时间（h）	半衰期（h）	活性代谢产物	活性代谢产物的半衰期（h）	V_d（L/kg）	蛋白结合率（%）	注释
阿莫西林（ER）		3.1						
安非他明	0.5～1	1～3	7～14	有		3.5～6	20	动力学由给药途径决定
安非他明（ER）		7						
氨苯西林		1	1.5			0.28	18	
安普那韦		1～2	7.1～10.6			430L	90	
辛托品		5～6						
阿哌沙班	极速	1～3	8～15			21L	87	CYP3A4代谢；25%～27%经肾脏代谢
阿普比妥	<1	12	14～34				20～55	
阿立哌唑		3～5	75～146	有	94	4.9	99	
阿替卡因			1～2					
阿塞那平（SL）	0.4	0.5～1.5	24			20～25	95	只能通过舌下给药（SL）。舌下给药生物利用度为35%；口服给药生物利用度<2%
阿司匹林		1～2	2～4.5	有	2～3	0.1～0.3	50～80	动力学由给药剂量决定
阿司匹林（SR）		1～12						
阿司咪唑		1～4	20～24	有	10～12d	250	97	主要经过粪便排泄
阿扎那韦	2～3	2.5	6.5～7.9			50～75L	86	
阿替洛尔		2～4	4～10			250L	5	
阿托莫西汀		1～2	3～4				98	
阿托品	极速	极速	2～4			2	5～23	
阿扎他定		3～4	9					
氨卓斯汀	1min	2～3	22	有	54	14.5	88	持续时间0.25h
叠氮化物								
阿奇霉素	2～3	2.4～4	68	有	70	23～31	7～50	
阿奇霉素（ER）		5		有	59			
杆菌肽		1～2（IM）						肾脏消除
巴氯芬	0.5～1	2～3	2.5～4			1～2.5	30～36	
贝达喹啉		5	5.5个月	有	5.5个月	164L	>99.9	主要经过粪便排泄
贝那普利		2～6	0.6	有	22	0.7	97	V_d是活性代谢产物的表观分布容积
苯氟噻嗪		4	3～4					
苯非他明	2	3～4	6～12	有	4～14			代谢产物为安非他明/甲基安非他明
苯硫噻嗪	2	4～6						
苯托品	1～2	4～6	4～6.5					

续表

药物	起效时间(h)	达峰时间(h)	半衰期(h)	活性代谢产物	活性代谢产物的半衰期(h)	V_d(L/kg)	蛋白结合率(%)	注释
苯普地尔	2~3		24	有		8	99	
普萘洛尔	2~3	2~6	12~22			5~13	55	
百比停		1.5	18~24			24		
比索洛尔		3	8~12			3	30	
波普瑞韦		2	3.4	有		772L	75	大量被代谢为非活性代谢产物
溴苯胺	<0.1	1~2	5~14			5.9	5	
溴丙洋		1~4	8~30	有		0.9		
溴丙酸	0.5	1~3	1~2			0.15	99	
溴麦角环肽		1.4	6~50			1~3	90~96	
溴苯那敏	0.5	2~5	25			12		
安其敏		3	15					
布美他尼	0.5~1	1~2	2	有		13~25	95	
布比卡因	<0.1	0.5~1	2~5			0.4~1	82~96	
丁丙诺啡(SL)	1.7	1.6~2.5	31~35	有	34	97~187L	96	持续时间长(24~48h),有呼吸暂停的风险
丁丙诺啡透皮贴剂	11~21	60~80	22~36	有	34	430L	96	
安非他酮		2	16	有	20~24	20~47	84	
安非他酮(PR)		2.5~3			20~37			
丁螺环酮		0.67~1.5	2~4	有	2	5.3	95	
仲丁巴比妥	<1	0.5~1.5	35~50				26	
布他比妥		1~2	35			0.8	26	
丁二醇(BD)				有				代谢产物为GHB(γ-羟基丁酸)
布托啡诺	<0.2	0.5~1.0	5~6			7~8	83	
咖啡因	0.25~0.75	0.5~2	3~10	有	2~16	0.7~0.8	36	在婴幼儿中的半衰期延长
卡格列净		1~2	10.6~13.1			119L	99	
牧地沙坦	2~4	3~4	9			0.13	>99	
卡托普利	0.5	0.5~1.5	1.9			0.7	25~30	
卡马西平		6~24	5~55	有	5~10	1.4~3	75~78	
卡马西平(ER,XR)		3~24	35~40					
羧苄青霉素		1	1.0~1.5			0.18	50	
卡比沙明			10~20					
卡托普利		1~4	1.5~8	有	10~11	0.25	0	
卡洛芬	0.5	1~3	4~10				99	代谢产物为氨甲丙二酯

续表

药物	起效时间(h)	达峰时间(h)	半衰期(h)	活性代谢产物	活性代谢产物的半衰期(h)	V_d(L/kg)	蛋白结合率(%)	注释
卡替洛尔	1	3~6	6	有	8~12		25~30	
卡维地洛	1~1.5	4~7	6~10	有		1.5~2.0	98~99	
卡维地洛(ER)		5	7~10			115L		
头孢克洛		0.75~1	0.6~0.9			0.36	60~85	
头孢羟唑		0.2(IV),0.5~2(IM)	0.5(IV),1(IM)			0.145	56~78	
头孢唑林		1.5~3	1.5~2			0.14	60~80	
头孢妥仑酯			1.2~2				90	
头孢地尼(IV)		1.4~1.6	2			18	20	
头孢美唑			1.2				65	
头孢哌酮		1.5~3	1.5~2.5			0.15	82~93	
头孢替坦		<0.5(IV),1~3(IM)	3~4.6			0.14	88~90	
头孢曲松钠		0.5	4.3~4.6			5.78~13.5	85~95	大量经胆汁排泄
塞来昔布		2~3	11			4~8	97	
头孢噻啶		0.5	0.8					
头孢菌素		0.5		有		0.24	65~79	70%以原型经肾脏排泄
西替利嗪	极速	1	8			0.5	98	
水合氯醛	0.5~1	0.25~0.5	0.07	有	8~11	0.6~1.6	35~41	V_d为活性代谢产物三氯乙醇的表观分布容积
氯霉素		1	4			0.57~1.55	60	
甲氨二氮䓬	中等速度	0.5~4	5~30	有	18~96	0.3	96	
氯普鲁卡因			1.5~6min					
氯喹		2	2个月	有	35~67d	150~250	55	
氯噻嗪	2	4	1~2			0.2	95	
氯酚甘油醚		2	3.5			1.27		
氯苯地胺	0.5~2	2~6	10~43			4~12	70	
氯丙嗪	0.5~1	2~4	8~30	有	4~12	12~30	90~99	
氯磺丙脲	1	3~6	25~48			0.13~0.23	60~90	
氯普噻吨	1.5~2	2.5~3	8~12	有	20~40	10~25	75	
氯噻酮	2~3	2~6	40~65			3.9		
氯唑沙宗	1	1~2	1	有	17	0.41~0.54	<6	
西多福韦			2.5	有				

续表

药物	起效时间（h）	达峰时间（h）	半衰期（h）	活性代谢产物	活性代谢产物的半衰期（h）	V_d（L/kg）	蛋白结合率（%）	注释
桂利嗪		2~4	3~6					
环丙沙星		1~2	4			2	20~40	
环丙沙星（XR）		1~4	5~6					
西酞普兰		4	35	有		12	80	经CYP3A4和CYP2C19代谢；CYP2C19慢代谢型的血药浓度更高
克拉霉素		2~4	3~4	有			42~80	
克拉霉素（MR）		3~5	5.3	有	5~9	2.7~4.4	41~70	可饱和的蛋白结合。高剂量下半衰期延长
氯马斯汀	极速	2~3	21	有	7.7			
克仑特罗	0.5		25~39			13	89~98	
环奎二苯酯	1		2~20					
克林霉素		0.75	2.4~3	有		1	>90	
氧异安定	中等速度	0.5~4	10~50	有	30~82	1	80~90	
氯丙咪嗪	中等速度	3~4	20~40	有	54~77	10~20	97	
氯硝西泮		1~4	18~50			3.2	85	
可乐定	0.5~1	2~4	5~13			3~5.5	20~40	
氯氮䓬	快速	1~2	2.3	有	40~120	0.2~1.3	97~98	
氯氮平		2	8~13			0.5~3	97	
可卡因		0.5	1~2.5	有	4~5	2~2.7	10	动力学由给药途径决定
可待因		0.5~1.0	2~4	有	2~4	3.5	20	
可待因（SR）	0.5~1	1.1~2.3	2.6					
秋水仙碱		0.5~1	4.4~31			2	30~50	药物过量时症状会延迟2~12h
苯甲嗪	0.5	2	7~24	有	20			
环苯扎林	1	3~4	24~72				93	
环苯扎林（ER）		6	32~33					
赛庚啶	2~3	6~9	16					
达比加群酯	极速	1~3	12~17			50~70L	35	前药转化为达比加群酯；80%经肾脏排泄；生物利用度<7%，但直接服用裸药片的生物利用度几乎是服用带壳胶囊的2倍
达巴万星（IV）			346				93	
达肝素钠（SQ）	<2	2~4	3~5			0.4~0.6	低	

续表

药物	起效时间（h）	过峰时间（h）	半衰期（h）	活性代谢产物	活性代谢产物的半衰期（h）	V_d（L/kg）	蛋白结合率（%）	注释
达格列净		2	12.9			118L	91	
氨苯砜	2~4	4~8	30(10~50)	有		1.5	70~90	
达托霉素			8~9			0.092~0.12	90~95	
达沙布韦		4~5	5.5~6			396L	99.5	大量被代谢为非活性代谢产物
地拉夫定		1	2~11			2.7	98	
达非那新		7	3~4			163~276L	98	
达非那新（ER）		7	14~16			163L	98	
达鲁纳韦		2.5~4	15				95	CYP3A代谢
地美环素			10~17			1~2	40~80	
去甲丙咪嗪		3~6	12~24	有	22	22~60	80	
地氯雷他定	1	3	27	有	25~30	10~30	82	
地文拉辛		7.5	10~11			3.4	30	
右旋溴苯吡胺		5	22					
右旋氯苯吡胺	0.5~1	2	20~24				72	在儿童中的半衰期为10~12h
右旋氟苯丙胺	1.5~8	1.5~8.0	17~20	有	32	12	36	
右旋安非他明	1~1.5	1~3	10~12			6	15~34	半衰期由肾脏pH决定
右旋安非他明（SR）		3~8	7~24					半衰期由肾脏pH决定
右美沙芬	<0.5	2~2.5	3~38	有	3.4~5.6	5~6	55	半衰期由表型决定
右美沙芬（CR）		7		有				
地西泮	非常快速	0.5~2	20~80	有	40~120	1.1	98	
氯甲苯噻嗪	1	3~5	24				90	
二氯苯甲酰胺	1	2~4						
双氯芬酸	0.2	1~3	2	有	1~3	0.1~0.5	99	
双氯芬酸（SR）		4	1~2	有	1~3		99.7	
双环胺	1~2	1.5	2~10			3.7		
地达诺新		0.25~1.5	1.5±0.4			0.86~1.3	<5	
地达诺新（EC, DR）		2	1.5±0.4					
二乙胺苯丙酮		2	2.5~6	有	6			
二氟尼柳	1	2~3	8~12			0.1	99	
洋地黄毒苷	2~4	10	5~8d	有	30~50	0.5	95	
地高辛	1~2	6~12	30~50	有		5~10	25	
双氢麦角胺	0.5	0.5~3	2~4	有		15	90	血管痉挛可能会持续数周

续表

药物	起效时间（h）	达峰时间（h）	半衰期（h）	活性代谢产物	活性代谢产物的半衰期（h）	V_d（L/kg）	蛋白结合率（%）	注释
地尔硫䓬	1	2~4	4~6	有	11	5.3	77~93	
地尔硫䓬（ER）		10~14	5~8				80~85	
荼苯海明	<0.5							
二甲茚定	0.5	2	5.9~6.3			1.3~4.3	90	
二甲茚定（SR）			11					
苯海拉明	<0.5	2~4	2.4~9.3			4~6.9	80~85	
苯乙哌啶	1	2~4	2.5	有	3~14	3.8		
地红霉素		4	44(16~55)			504~1041L	15~30	
丙吡胺	0.5~3		4~10			0.6~1.3	35~95	
丙吡胺（ER）		5	12				50~65	
双硫仑	3~12	8~12	7~8				96	
多非利特	0.5	2~3	10	?		3	60~70	
多西拉敏	0.5~1	2~3	10	有	9~22	2.7		
卓那比醇		2~4	20~30	有	4~36	10	90~99	在慢性肺病患者中的半衰期延长
决奈达隆		3~6	13~19	有		20	>98	
氟哌利多（IV., IM.）	极速	0.5(IV),0.5~1(IM)	2			0.6~2	85~90	
度洛西汀		4~6	8~17			17~26	90	
度洛西汀（DR）		6	12.1			23.4	96	在肝脏损伤患者中的半衰期更长
依度沙班	极速	1~3	9~11				50	35%~50%经肾脏排泄
依法韦仑		3~5	40~76			4~8	99	
艾格列净		4	13				98~99	大量被代谢为非活性代谢产物
恩曲他滨	极速	1~2	10				<4	主要经肾脏排泄
依那普利	1	1	1.3	有	35~38	1~2.4	50~60	
恩卡胺		1	2~11	有	11~24	2.7~4.3	70~85	动力学由表型决定
恩夫韦地		4	3.2~4.4			5.5±1.1	92	
伊诺肝素（SQ）	<0.5	3~5	3~6			4.3~6L	低	V_d>总体液量
恩替卡韦		0.5~1.5	128~149			广泛的	13	碱性尿液中的半衰期延长
麻黄碱	0.25~1	2.4	3~6			2.6~3.1		
依普沙坦		1~2	5~9			308L	98	
麦角新碱	<1	2~3						药物过量时，血管痉挛会持续数周

药物	起效时间（h）	达峰时间（h）	半衰期（h）	活性代谢产物	活性代谢产物的半衰期（h）	V_d（L/kg）	蛋白结合率（%）	注释
麦角胺		1～3	3～12			1.8		药物过量时，血管痉挛会持续数周
厄他培南		2.3（IM）	4			0.12～0.16	85～95	在3个月至12岁儿童中的半衰期为2.5h
红霉素		1	1.4			0.6～1.4	75～90	
依他普仑		3～6	22～32			1330L	56	
艾司洛尔	<1min（IV）	5min（IV）	9min（IV）			3.4	55	
艾司唑仑	快速	2	8～28				93	
右旋佐匹克隆		1.6	6			1.1～1.7	52～59	
依特韦林		2.5～4	20～60				99.9	
依他尼酸	0.5	2	2～4	有				
乙胺丁醇			4					
乙氯维诺	0.5	1～2	10～20			2～4	35～50	
乙硫异烟胺		1	1.7～2.2			74～113L	30	
依替卡因	<0.1	0.25～0.5	1.5			1.9	96	
依托度酸	0.5	1～2	7			0.36	99	
依托度酸（ER或PR）		6～8	8.4			0.57	≥99	
艾塞那肽（百泌达）		2	2.4			0.064		动力学为皮下注射的数据。持续时间为6～8h
艾塞那肽（ER）（Bydureon）		双峰：2周，然后是6～7周						持续时间10周
依佐加滨		0.5～2	7～11	有	7～11	2～3	80	
法昔洛韦		0.5～0.9	2～2.3	有	2～2.3	0.91～1.25	<20	前药的代谢产物为喷昔洛韦
法莫替丁	1.5	1～3.5	2.6～4			0.82～2	10～28	
非尔氨酯		2～4	20～23			0.67～0.83	23	
非洛地平	2～5	2～4	11～16			9.7	99	
非洛地平（PR）		3～5	25			10	99	
氟苯丙胺	1～2	2～4	10～30	有		12～16	12～16	
非诺多泮	0.25	0.5～2	0.16			0.6		
非诺洛芬	0.5	2	3				99	
芬太尼	<0.25	<0.5	1～5	有		4	80	
非索罗定	极速	5	12	有	4～7	169L	50	前药代谢迅速；达峰指的是代谢产物
非索非那定		2～3	14			12	60～70	
非达霉素		1～5	12	有	8.2～14.2			
非那雄胺		1～2	3～13	有		0.6～1.4	90	

续表

药物	起效时间（h）	达峰时间（h）	半衰期（h）	活性代谢产物	活性代谢产物的半衰期（h）	V_d（L/kg）	蛋白结合率（%）	注释
黄酮哌酯	1	1.5		有		9	40~68	
氟卡尼		3	14~15			43.2	>90	
氟桂利嗪		2~4	18~23d			3.3~5.5	78	
氟硝西泮	0.33	<4	9~30			0.5~0.7		
氟化物	<1.0	0.5~1.0	2~9					
氟西汀		6~8	1~3d	有	4~16d	1000~7200L	94.5	肠溶衣片的吸收会延迟1~2h；半衰期由表型决定
羟哌氟丙嗪	<1	1~3	12~19	有		1~21	99	
氟西泮	<0.75	0.5~1	2~3	有	47~100	3.4	97	
氟伏沙明			15			25	77	
氟伏沙明（CR）		5	16.3			25	80	代谢产物为非活性或活性很弱
膦沙那韦		极速		有（安普那韦）	7.1~10.6	4.7~8.6	90	在肠道中被迅速水解为安普那韦
磷甲酸		1.5~3	3.3~4			0.41~0.52	14~17	肾小管主动分泌
磷霉素		3~4	12			1.5~2.4	<3	
福辛普利	1	1	<1	有	11.5~12	10L	89~99	在肾功能不全患者中的半衰期延长
磷苯妥英		1~2		有	7~60	4.3~10.8	>95	在0.25h内转化为苯妥英钠
呋喃苯胺酸	0.5	1~3	1			0.11	99	
加巴喷丁		<1	5~7			0.8	<3	
丁内酯（GBL）	0.33	1.8（和食物同服时为3）	<1	有	<1			代谢产物为GHB（γ-羟基丁酸）
γ-羟基丁酸（GHB）	0.25					0.4	0	零级动力学
更昔洛韦		1~2	4（口服）3.5（IV）			0.57~0.84	1~2	
加替沙星		0.5~2	7~14			1.5~2.0	20	>80%以原型排泄
吉米沙星		0.5	7			1.7~12.1	60~70	
庆大霉素		2.9	2			0.25	<10	
格列美脲	2~3	1~3	5~9	有	3	0.1~0.13	>99	
格列吡嗪	0.5	6~12	2~4			0.07~0.16	98~99	持续时间<24h。药物过量会造成低血糖的时间延长
格列吡嗪（ER）	2~3	1~6	2~5			0.11	97~99	持续时间45h。药物过量会造成低血糖时间延长
苯乙双胍	0.5		10~12			2.7	35~59	
格列本脲（粉末形式）	0.5	4（2~3）	5~10	有		0.3	99	药物过量会造成低血糖的时间延长

药物	起效时间（h）	达峰时间（h）	半衰期（h）	活性代谢产物	活性代谢产物的半衰期（h）	V_d（L/kg）	蛋白结合率（%）	注释
格隆溴铵		0.5～5	0.5～2			0.6		
格雷沙星		2～5	11.5～19.9			5.07～8.11	50	
胍那苄	1	2～5	6～14			7.4～13.4	90	
胍法辛	2	1～4	12～24			6.3	72	
胍法辛（ER）		4～8	14～22					
氟哌啶醇	1	2～6	13～35	有		18～30	>90	
肝素（IV；SC），普通的肝素	立即起效（IV） 0.33～1（SC）	2min（IV） 4h（SC）	1～2.5			0.6	高	
海洛因	0.2	0.2	1～2	有	2～4	25	40	迅速被水解为吗啡
肼屈嗪	<0.5	0.5～1	3～5	有	2	1.6	88～90	持续时间0.25h
叠氮酸	极速							
氢氯噻嗪	2	4	2.5			0.83	64	
氢可酮	2	1～2	3～4	有	1.5～4	3～5	6～8	
氢氟噻嗪	2	4	2～17			3.49		
氢化吗啡酮	0.5	1	1～4			1.6～4.2	<30	
氢化吗啡酮（ER）	6	12～16	8～15	有		580～815	45	
羟化氯喹	<0.5	2～4	40d	有	8	19		
羟嗪	0.5	0.5～1	20～25				50	
莨菪碱	0.3～0.5	2.5	3～5					
莨菪碱（SR）	0.5	1～2	5～9					
布洛芬	0.5	1～2	2～4			0.12～0.2	90～99	
依布利特			2～12			11	40	
伊潘立酮		2～4	10～30	有		1340～2800L	95	
亚胺培南/西司他丁	0.33	0.33	1/1	有		20/40	20/40	两种药物的动力学参数均列出
丙米嗪		1～2	11～25	有	12～24	10～20	70～90	代谢产物为去郁敏
吲达帕胺	1～2	2～3	14～18			0.3～0.4	75	
吲哚那韦		0.8	1.8			2.5～3.1	60	
吲哚美辛	0.5	1～2	3～11			0.3～0.9	99	
吲哚美辛（SR）		6.2	3～11				>90	
吲哚拉明		1～2	1～2			7.4	72～92	
门冬胰岛素（Novolog）	0.25	1～3						持续时间3～5h
地特胰岛素注射液（Levemir）	1	6～8						持续时间20h

续表

药物	起效时间（h）	达峰时间（h）	半衰期（h）	活性代谢产物	活性代谢产物的半衰期（h）	V_d（L/kg）	蛋白结合率（%）	注释
甘精胰岛素（Lantus）	1.5	持续作用						持续时间22～24h
赖谷胰岛素（Apidra）	0.3	0.6～1						持续时间5h
低精蛋白胰岛素（NPH）	1～2	8～12						持续时间18～24h
赖脯人胰岛素（Humalog）	0.25	0.5～1.5						持续时间6～8h
鱼精蛋白锌（PZI）	4～8	14～20						持续时间36h
速效胰岛素锌悬液（semilente）	0.5	4～7						持续时间12～16h
长效胰岛素锌悬液（ultralente）	4～8	16～18						持续时间36h
胰岛素锌混悬液（lente）	1～2	8～12						持续时间18～24h
常规胰岛素	0.5～1	2～3						持续时间8～12h
吸入型胰岛素（Afrezza）		0.9						持续时间3h
异丙托铵		1.5～3	2～3.8			0.6～1.5	90	
厄贝沙坦	2	1.5～2	11～15			0.6～0.7	0～10	
异烟肼	<1	1～2	0.5～4			0.6	<10	
异丙醇	<1	<1	2.5～8	有	17～27	6.3～8.9	28	
硝酸异山梨酯	<0.2	<0.5～1	1～4	有	4～5	0.7	<4	
硝酸异山梨酯（PR）		5～11		有	5.4			
单硝酸异山梨酯	<1	0.5～2	6～7			0.6		
单硝酸异山梨酯（PR）		3.1～4.5	6.5					
依拉地平（CR，ER）	1～2	2～3	8			3	95～97	
依拉地平	2	7～18						
卡那霉素	<1min（IV）	1	2～3			0.19	0～3	持续时间0.5～2h
氯胺酮	1～2	1～2	2～4	有		2～4	27	高脂餐会使达峰延迟
酪洛芬	1～2	1～2	2～4			0.1	99	在老年人中的达峰延长
酪洛芬（ER）		6～8	8					高脂餐会使达峰延迟
酮咯酸		1	4～6			0.15～0.3	99	在老年人中的半衰期延长
拉贝洛尔	1～2	2～4	6～8			5～9	50	
拉克酰胺			13					
拉米夫定			5～7			0.9～1.7	<36	70%经过肾脏排泄
拉莫三嗪		1.4～4.8	22～36			0.9～1.3	55	达峰时间及半衰期会随着年龄和联用抗惊厥药物而发生变化

续表

药物	起效时间（h）	达峰时间（h）	半衰期（h）	活性代谢产物	活性代谢产物的半衰期（h）	V_d（L/kg）	蛋白结合率（%）	注释
拉莫三嗪（ER，XR）		4～11						达峰时间及半衰期会随着年龄和联用抗癫痫药而发生变化
雷迪帕韦		4～4.5	47				>99.8	
左乙拉西坦	1	1	6～8			0.7	<10	在老年人及肾损伤患者中的半衰期延长
左乙拉西坦（ER，XR）			7					在老年人及肾损伤患者中的半衰期延长
左布诺洛尔		3	5～6	有	7	5.5		
左布比卡因			1～3					
左西替利嗪		0.9	8～9			0.4	91～92	
左氧氟沙星		1～2	6～8			74～112L	24～38	
左旋米那普仑（ER）	48～120	6～8	12			387～473L	22	
左旋甲状腺素（T_4）	0.5	10～20d	6～7d	有	2d	8.7～9.7L	99	
左旋莨菪碱		0.5～1	3～12				50	
利多卡因			1.2			0.8～1.3	40～80	和肾上腺素一起给药时的半衰期为2h
利格列汀		1.5	>100			1110L	75～99	
林可霉素		2～4	4.4～6.4			64～105L	28～86	
利奈唑胺		1～2	4.5～5.5			0.44～0.79	31	
碘塞罗宁（T_3）	2～4	2～3d	16～49	有		41～45L	>98	
利拉鲁肽		8～12	10～14			13L	最低	
赖诺普利		6～8	12			1.6	0	
碳酸锂		2～6	14～30			0.7～1.4		
碳酸锂 PR		2～12	18～36					
洛美沙星		0.8～1.4	8			1.8～2.5	10～21	
洛匹那韦	0.5～3	3～5	9～14			0.92～1.86	97	
氯雷他定	1～3	4～6	5～6	有	28	40～200	98～99	在老年人及肾损伤患者中的半衰期延长
劳拉西泮	中等速度	3～5	10～20			1～1.3	97	在老年人及肾损伤患者中的半衰期延长
氯沙坦		2～4	2	有	6～9	0.21～0.69	85	
氯氮平	0.5	1	5～14	有	8～30		98	
鲁拉西酮		1～2	18	有	7.5～10	6173L	99	V_d是活性代谢产物的表观分布容积
麦角酸（LSD）	0.5～2	1～3	3			0.27	80	
铁化合物	1～3	1～2	4～5			0.5	34	
马普替林		8～16	21～50	有		18～22	90	

续表

药物	起效时间（h）	达峰时间（h）	半衰期（h）	活性代谢产物	活性代谢产物的半衰期（h）	V_d（L/kg）	蛋白结合率（%）	注释
马拉维罗克		0.5～4	14～18			194L	76	经CYP3A代谢
马吲哚	0.5～1	2	10	有	5.2d			
氯苯甲嗪	1～2		6					
甲氯芬那酸		0.5～2	1～3	有	2.4	0.3	99	
甲芬那酸		2～4	2			1.06	99	
甲氟喹		6～24	20d			13～29	98	
褪黑素	0.5	0.5～2	0.5～1			35L		
美洛昔康	1.5	5～6；第二个峰在12～14h	15～20			0.13～0.23	99.4	第二个峰代表胃肠道再循环
哌替啶	<1	1～2	2～5	有	15～30	3.7～4.2	55～75	
甲基苯巴比妥	0.5～2	1～3	10～70	有	80～120	2.6	40～60	代谢产物为苯巴比妥
氨甲苯丙二酯	<1	1～3	10～11			0.75	20	
美罗培南		1	1				2	
美索达嗪	1～3	4～6	5～15	有		3～6	75～91	
四聚乙醛			27					去极化产生乙醛
奥西那林	0.5	2～4	3～7			6	10	
美他沙酮	1	3	2～3			800L		
二甲双胍		2	2.5～6			80L	可忽略不计	
二甲双胍（ER）		4～8						
美沙酮	0.5～1.0	2～4	20～30			3.6	80	
甲基安非他明		1～3	4～15	有	7～24	3.5～5	10～20	在碱性尿液中的半衰期延长
甲喹酮		1～2	20～60			2.4～6.4	80	
醋甲唑胺	2～4	6～8	14			0.43	55	
甲氧西林		1	0.5			0.4～0.6	28～49	
美索巴莫	0.5	1～2	1～2			1～2.6	83	
美索比妥	<0.2（IV）	<0.1	3～5			0.5～1	50	高剂量下的半衰期延长
甲氨蝶呤	1	1～2	3～15	有		0.24	10	
甲基东莨菪碱		6	2～14					
甲氯噻嗪	3～6	6～9	5～9			5～8	65	
甲基多巴	1～2			有				前药
亚甲基二氧甲基苯丙胺（MDMA）	0.3～1			有		0.17～0.34		
甲基麦角新碱	<0.5	1～3	2～5					

续表

药物	起效时间（h）	达峰时间（h）	半衰期（h）	活性代谢产物	活性代谢产物的半衰期（h）	V_d（L/kg）	蛋白结合率（%）	注释
哌甲酯		1~3	2~7	有	4	12~33	15	
哌甲酯（SR）		1.3~8.6	1.3~7.7			6~13	10~33	
甲乙哌酮	0.75	1~2	7~11	有		0.6~1.5	60	
二甲麦角新碱		1~3	1	有	3~4	0.8~1.0	84	药物过量时，血管痉挛会持续数周
美托拉宗	1	2	6~20			1.6	95	
美托洛尔	1	1.5~2	3~7			5.6	12	
美托洛尔（CR，SR）		4~5	1~9	有				
甲硝唑		1~2	6~14	有	10	0.25~0.85	<20	
甲硝哒唑（ER）		4.6~6.8	7.4~8.7					
美西律		2~3	10~12			5~7	50~70	
美洛西林		0.5	0.8~1.1			0.14~0.26	16~42	
咪拉地尔	1~2	2~6	17~25			130~190L	99	
咪达唑仑	<5min（IV）	0.2~2.7	2.2~6.8	有	2~7	1~3	97	
米格列奈		2~3	2			0.18	<4	
米尔纳西普拉姆		2~4	6~8			400L	13	在肝肾损伤患者中的半衰期延长
米诺环素		1~4	11~26			1~2	55~75	
米诺环素（ER）		3.5~4						
米诺地尔	1	2~8	3~4	有		2.8~3.3	最低	
米氮平		1.5~2	20~40	有	25	107L	85	
吗氯贝胺		1~2	2~4.6	有		1.2	50	
莫达非尼		2~4	7.5~15			0.85	60	
莫西普利	1	1.5~6	1	有	2~10	183L	50~70	
吗啡酮		1.5						
孟鲁司特	3	2~4	3~6			0.1~0.15	99	
莫雷西嗪	2	0.5~2	1.5~3.5	有	3	8~11	95	
吗啡	<1	1	2~4.5	有		1~6	20~36	
吗啡（CR，ER，SR）		3~12	15					缓控释制剂可使药物在24~48h释放
拉氧头孢		<0.25（IV）	2~2.5			0.18~44	36~52	
莫西沙星		1.5~3	12			1.7~2.7	30~50	
纳布美通		4~12	24	有	24~39	5.3~7.5	99	
纳多洛尔	3~4	4	10~24			2	30	
萘夫西林		1	1			1.1	84~90	

续表

药物	起效时间（h）	达峰时间（h）	半衰期（h）	活性代谢产物	活性代谢产物的半衰期（h）	V_d（L/kg）	蛋白结合率（%）	注释
纳布啡	<0.2（IV）	0.5~1.0	5			3.8~8.1		
萘啶酸		2~4	1.1~2.5				93	
纳洛酮	2min（IV）	0.25~0.5（IV）	0.5~1.5			3.6	54	持续时间1~4h
环丙甲羟二羟吗啡酮		1	4~10	有	4~13	3	20	持续时间24~72h
萘普生		2~4	12~17			0.16	99	
萘普生（DR）		4						
那格列奈	0.25	1~2	1.5~3	有			97~99	
奈比洛尔		0.5~6	12~19	有	12~19	695~2755L	98	表型不同会导致代谢及半衰期不同
奈法唑酮		0.5~2	3	有	2~33	0.2~0.9	99	
奈非那韦		2~4	3~5			2~7		
奈韦拉平		4	25~45			1.2	60	
奈韦拉平（ER）		24						
烟酸	<1	3~4	0.9	有				
烟酸（ER）		4~5		有		4.3		
尼卡地平	0.5	0.5~2	8			8.3	>95	
尼卡地平（SR）	0.5	1~4	8.6				>95	
尼古丁			2			3	5~20	不同剂型的动力学不同；半衰期由尿液pH决定
硝苯地平	0.5	1	2~5			0.8~2.2	95	
硝苯地平（ER）		1.5~6	6~11			4~5	92~98	
尼索地平		1~3	4	有			99	
尼索地平（ER）		4~14.3	9.4~18					
尼群地平		2	2~20			6	98	
呋喃妥因	1~2	1~2	0.3			0.8	25~60	
呋喃妥因（ER，PR）			0.3~1				25~60	
硝普酸	1min（IV）	1min（IV）	3~11min					
诺氟沙星		1	3~4				10~15	
去甲替林		7	18~35	有		15~27	93	
氧氟沙星		1~2	6.1~9.7			1.8~3.3	32	
奥氮平		6	21~54	有	59	1000L	93	

续表

药物	起效时间 (h)	达峰时间 (h)	半衰期 (h)	活性代谢产物	活性代谢产物的半衰期 (h)	V_d (L/kg)	蛋白结合率 (%)	注释
奥比他韦/帕利瑞韦/利托那韦		4~5	奥比他韦 21~25 帕利瑞韦 5.5			奥比他韦 50.1L 帕利瑞韦 16.7L	奥比他韦 99.9 帕利瑞韦 97~98.6	大量被代谢为非活性代谢产物
奥利万星 (IV)			245			87.6L	85	
邻甲苯海明		2~4	14~16				20	
奥塞尔米韦磷酸盐		2~4	1~3	有	6~10	23~26L	3	前药转化为奥塞尔米韦羧酸盐
奥沙普秦		2~4	42~50			0.16~0.24	99	
奥沙西洋	慢	2~4	5~20			0.4~0.8	87	
奥卡西平		1~3	1~5	有	7~20	0.8		V_d是活性代谢产物的表观分布容积
奥昔布宁	0.5~1	1~3	1~12	有	4~10	2.7		
奥昔布宁 (ER)		13	13	有			99	
羟考酮	<0.5	1	2~5	有	7.3~9.4	1.8~3.7	45	
羟考酮 (CR)		3	4.5~8	有	7.3~9.4			
羟基甲唑啉	<0.5		5~8					
羟吗啡酮	0.5~1	1~2	7~11	有	7.3~18	3.08±1.14	10~12	
羟吗啡酮 (ER)			0.5~22.1	有			10~12	服药后药物可以持续释放24h
羟基保泰松			27~64				90	
羟苄利明		4	13					
氧烯洛尔	2	3	1~3					
氧烯洛尔 (SR)	2.5~6	4~12				1.2	70~80	
帕潘立酮		24	23			487L	74	
帕潘立酮 (ER)		24	23			487L	74	
三聚乙醛	<0.3	0.5~1	6~7			0.9~1.7		
帕罗西汀		3~8	21			8.7	95	
帕罗西汀 (ER)		6~10	15~20					
苯异妥英		2~4	9~14			0.2~0.6	40~50	
喷布洛尔	1~3	1.5~3	17~26	有	9~54	32~42L	80~98	
喷昔洛韦			2~2.3			1.5	<20	母药为法昔洛韦
青霉素		1	0.5					
戊唑辛	<0.5	1~2	2~3			4.4~8.0	60~80	
戊巴比妥	0.25	0.5~2	15~50			0.65~1.00	45~70	
帕拉米韦		0.25~0.5	20			12.5L	<30	

续表

药物	起效时间（h）	达峰时间（h）	半衰期（h）	活性代谢产物	活性代谢产物的半衰期（h）	V_d（L/kg）	蛋白结合率（%）	注释
吡仑帕奈		0.5~2.5	105				95~96	
培高利特	1.5	1~2	27	有			90	
哌林多普利		1	0.8~1	有	3~120	0.22	60	
羟哌氯丙嗪		3~6	8~12	有		10~35		
芬纳西泮		4	15~60	有		4.7~6.0L		
苯环己哌啶	<0.1	0.5	1（在肥胖人群中为30~100）	有		6	65	持续时间11h至4d
苯二甲吗啉	1	1~3	5~12.5	有	8		15	
苯二甲吗啉（SR）		1~2	2~4	有	8			
苯吡胺		1~2.5	16~19			2		
苯甲吗啉		2~5	8					
苯巴比妥	<0.1	0.5~2	80~120			0.5~1.0	20~50	
酚苄明	1（IV）		24					
芬特明		3~4.4	7~24			3~4		半衰期由尿液pH决定
芬特明（ER，MR）			25					延长释放制剂和改良释放制剂的吸收及达峰时间会延后。半衰期由尿液pH决定
酚妥拉明	1min（IV）		19min					
苯基丁氮酮		2~3	50~100	有	27~54	0.14	98	
苯肾上腺素	0.25（IV）		2~3			5		
苯丙醇胺	0.25~1	5.5	3~7			2.5~4.4		
苯托沙敏	1	2~3						
苯妥英钠		1.5~3	7~60	有		0.5~0.8	>90	零级动力学；半衰期会随着浓度的增加而延长
苯妥英（ER）		4~12	7~42					
哌咪清		6~8	55~66	有	16~24			
咧哚洛尔	1~3	2	3~4	有		1.2~2	40~60	
吡格列酮		2~4	3~7			0.63	>99	
哌拉西林		0.5	0.6~1.2			0.29	22	
吡罗昔康		0.5	45~50			0.13	99	
多黏菌素B			4.3~6					
多黏菌素E（黏菌素）			2~3					
普兰林肽		0.3~0.5	0.5~0.8			56L	60	持续时间3h

续表

药物	起效时间(h)	达峰时间(h)	半衰期(h)	活性代谢产物	活性代谢产物的半衰期(h)	V_d(L/kg)	蛋白结合率(%)	注释
哌唑嗪	2~4	2~4	2~4	有		0.6~1.7	95	
普瑞巴林	0.5	1.5	6~9			0.5	0	
伯氨喹		1~2	3~8	有	22~30	269L±121L		长期用药会有体内蓄积
去氧苯巴比妥		1~2	3.3~12	有	29~120	0.4~1.0	20~30	代谢产物为苯乙酰氨酰胺/苯巴比妥
普鲁卡因	1~2.5		7~8min					
普鲁卡因胺		1~2	4	有	5~7	1.5~2.5	15	
甲基苄肼	0.5	1	0.2(IV)	有				
普鲁氯嗪		2~4	7~23			12~18		
普环啶		1~2	7~16			1.1		
异丙嗪	0.5	2~3	7~16			171	93	
普罗帕酮	0.5	2~3	2~10	有		1.9~3	77~97	
普罗帕酮(ER, SR)	<1	3~8						
普洛本辛	0.5~1.0	6	1~9	有	30~36			
普洛帕防	1~2	2~3	6~12	有	5~7.5	12~26	93	
普萘洛尔		2~4	2~6			6	90	
普萘洛尔(ER)	0.5	6	10~20			4	92	
普罗普林		25	54~92			22	20	
伪麻黄碱		3	5~8			2.5~3		
伪麻黄碱(ER)	<1	8	15					
吡嗪酰胺		2	9~10	有			10	
吡哆醇		1~2	15~20d	有				
吡哆醇(DR)	0.25~1	2.6~5	<0.5	有	46~86			
吡拉明			1.5~2.3					
乙嘧啶		0.5	2~6			96	87	
夸西泮		2	39	有	70~75	5~8.6	>95	
喹西平		1.5	6~7	有	12	6~14	83	
喹硫平(ER)		6	7	有	12	6~14	83	
奎纳克林	1	1~3	5d	有		620		
喹那普利		0.5~2	0.8	有	2		97	
奎尼丁	0.5	1~3	6~8	有	12	2~3	70~90	
奎尼丁(ER)		3~5	3~8			2~3	70~88	
奎宁		1~3	8~14			1.2~1.7	80	

续表

药物	起效时间（h）	达峰时间（h）	半衰期（h）	活性代谢产物	活性代谢产物的半衰期（h）	V_d（L/kg）	蛋白结合率（%）	注释
雷特格韦	3	3	9				83	
雷美替胺		0.5～1.5	1～2.6	有	2～5	73.6L	82	
雷米普利	2	0.7～2	1～5	有	13～17		73	
瑞格列奈	0.5	1～1.5	1～1.5			0.44	98	
利巴韦林		1～1.7	298	有		2825L		大量被代谢为非活性代谢产物
利福布汀		2～4	36			7.8～10.8	89	
利福平		2～4	1.5～5	有	10～16	1.6		在肾损伤患者中的清除率会降低
利福喷汀		3～10	13	有		61～79	97.7	在肾损伤患者中的清除率会降低
利匹韦林		4～5	50	有			99.7	
利培酮		1～2	20～30	有	21～30	1～2	90	
利培酮ER			3～6d	有		1～2	90	
羟苯羟麻黄碱		1	1～2				32	
利托那韦		2～4	2～4	有	15	0.7		经肾脏利粪便排泄
利伐沙班	极速	2～4	5～9	有		50L	92～95	在老年人中的半衰期为11～13h；食物会提高生物利用度；经CYP3A4和CYP2J2代谢；35%经肾脏排泄
罗非考昔		2～3	17			86～91L	87	
罗格列酮	0.25	1～3.5	3～4			0.25	99.8	
沙奎那韦	0.5～1		2.5			700L	90	
沙格列汀		2	3	有	3.1	1.5	可忽略不计	和大蒜有相互作用
莨菪碱	0.5	1						
司可巴比妥	0.25	1～6	15～40			1.5～1.9	45～70	
司立吉兰	0.5～1	0.5～2	0.3～1.2	有	7～20		94	
舍曲林		4～8	28	有	60～100	20	99	
西咪匹韦		4～6	10～13				＞99.9	
西他列汀		1～4	12.4				38	
索非布韦		0.8～1	0.4	有	27	198L	61～65（母药）；最低（代谢物）	90%以上被代谢成活性代谢产物
琥珀酸素非那新		3～8	45～68	有		600L	98	
索他洛尔	1～2	2～3	7～18			1.6～2.4	＜5	
司帕沙星		0.4～6	16～30			3.1～4.7	45	
奇霉素		1	1.2～2.8					

续表

药物	起效时间(h)	达峰时间(h)	半衰期(h)	活性代谢产物	活性代谢产物的半衰期(h)	V_d(L/kg)	蛋白结合率(%)	注释
螺内酯	24	24~48	2	有	16.5	0.5~0.73	95	
司他夫定		1	1.44(PO), 1.15(IV)				可忽略不计	肾小管主动分泌
链霉素		1	2.5					
马钱子碱	0.5		10~16			13	70	V_d是根据个例数据推算出来的
磺胺甲噁唑		2~2.5	9~12			0.21	98	
亚碲酸盐醋酸		2	7~16	有	16	2.4~2.7	14~21	
舒马曲坦	0.5		2~3.1			49L	>99	
苏沃雷生		2	12			0.2	94~99	
坦索罗辛	4~8	4~8	9~13					
坦索罗辛(ER, MR)		6	19					
他喷他多	0.5~1	1.25	4			442~638L	20	通过与葡萄糖醛酸结合来代谢
他喷他多(ER)		3~6	5					
他司美琼		0.5~3	1.3			56~126L	90	
他司美琼(IV)	0.5		1~1.2			18.2L	30	在老年人及有肝肾疾病患者中的半衰期延长
特地唑胺		2.5~3.5	12	有		67~80L	70~90	
特拉匹韦		4~5	9~11			252L	69~76	大量被代谢成弱活性产物
特拉万西		2	6.5~9.5			122~168L	90	
替比夫定	3		15			500L	99.5	V_d>总体液量
替米沙坦		0.5~1	24	有	8.5	0.6~1.3	96	肾小管主动分泌
替马西泮	中等速度	1.2~1.6	3.5~18.4			1.2~1.3	7.2	
替诺福韦		1	17			25~30L	90~94	
特拉唑嗪	0.5~1	1~2	9~12			1.5	15	
特布他林	1~2	3	4~16				97	
特非那定		2~4	6~8.5	有				
丁卡因			5~10min			1~2	65	
四环素	0.25~1		6~12					
四氢唑啉	0.5~1	1~2	1.2~4			0.5	40	
茶碱	<0.1	6~9	4~6					
茶碱ER			5.3~13.4				72~86	
硫喷妥钠		<0.1	8~10			1.4~6.7		

续表

药物	起效时间 (h)	达峰时间 (h)	半衰期 (h)	活性代谢产物	活性代谢产物的半衰期 (h)	V_d (L/kg)	蛋白结合率 (%)	注释
甲硫哒嗪		1～2	10～36	有	1～2	18	96	
氨磺噻吨	1～2	1～3	34					
干粉甲状腺激素	2d	8～10d	2～7d	有	2d		99	
噻加宾	极速	1	7～9				96	
羟基甲酚防霉素		0.5	1～1.2			0.22	45	
替加环素			37～67				<10	
噻吗洛尔		0.5～3	2～4			1.5	12	
碘甲硝咪唑		0.9～2.3	12～14			50L	低	
亭扎肝素（SQ）	2～3	4～5	3～4			3.1～5L	>99.9	
蒂普拉纳韦		2	5.5			7.7～10.2	30	
替托尼定		1.5	2.5			2.4		
妥布霉素		0.5	2～2.5				0～3	主要经粪便排泄
妥卡尼		1～2	11～15			2～4	10～22	
甲磺氨草脲		4～6	7	有				
苄唑啉	1		3～10			1.61		
甲苯磺丁脲	1	5～8	4.5～6.5				80～99	
甲苯酰吡啶乙酸		1	1			0.13	99	
托特罗定（ER，XR）	极速	1	2～3	有	3	0.9～1.6	96	
托吡酯	极速	2～6	6～10	有	10	1.6	13～17	
托拉塞米	0.5～1	1.8～4.3	21			0.6～0.8	97	
曲马多	1	1～4	2～4	有	7.5	0.14	20	
曲马多（ER）		2～3	6～7.5	有	8.8	2.6～2.9		在肝肾损伤患者中的半衰期延长
群多普利		4.8～17	7.9	有	16～24	18L	80	
反苯环丙胺		0.5～2	0.6～1.6	有		3		
曲唑酮		0.7～3.5	1.5～3.5	有		1.3	90～95	
氨苯蝶啶		0.5～2	3～9	有	3	2.5	65	
三唑仑		2～8	1.5～2			0.7～1.5	78～89	
三氯噻嗪	2～4	1～2	1.5～5.5					
三氟噻嗪	快速	4	2～7					
苯海索	2	2～5	5～18	有			90～99	
曲马唑嗪	1	2～3	3.3～4.1					
	1	1	2.7	有			99	

药物	起效时间 (h)	达峰时间 (h)	半衰期 (h)	活性代谢产物	活性代谢产物的半衰期 (h)	V_d (L/kg)	蛋白结合率 (%)	注释
异丁嗪	0.5	3.5~4.5	4~8					
曲美苄胺		1	1			0.5		
甲氧苄氨嘧啶		1~4	8~11				44	
三甲丙咪嗪		2	15~30	有		31	95	
曲吡那敏	0.5	2~3	3~5					
曲普立啶		1.5~2.5	3~5			9~12		
曲司氯胺		5~6	15~21			395L	50~85	
曲司氯胺（ER）		3~7.5	36					
曲伐沙星	<0.4	1~2	9.1~12.7	有	12.5	1.2~1.4	76	
乌拉地尔		0.5	5	有	2.5~3.3	0.4~0.77	75~80	前药，转化为无环鸟苷
伐昔洛韦		3	8~11	有		86L	98	前药，转化为更昔洛韦
缬更昔洛韦		2		有	4	0.57~0.84	1~2	
丙戊酸		1~4	9~16	有		0.1~0.5	80~95	
丙戊酸（双丙戊酸钠）		4~8	9~16	有		0.1~0.5	80~95	
丙戊酸（双丙戊酸钠 ER）		4~17	5~17	有		0.1~0.5	80~95	
丙戊酸（DR）		2	6~17	有		0.1~0.5	80~95	
丙戊酸（ER）		4~17	8~20	有		0.1~0.5	80~95	
缬沙坦	2	2~4	6			17L	95	
万古霉素		1	4~6	有		0.3~0.7	55	
文拉法辛		1~2	5		11	6~7	30	
文拉法辛（ER）	0.5~2	5.5	5		11		27~30	在肾损伤者中半衰期延长
维拉帕米		6~8	2~8	有	10~19	4.7	83~92	
维拉帕米（ER）		4~11	9			1.8~6.7		
阿糖腺苷		2		有	2.4~3.3		20~30	
氨己烯酸	极速	2	4~8			0.8	可忽略不计	
华法林	24~72	3~7d	36~72	有	20~90	0.15	99	
扎西他滨		1~3	1~3			0.534		
扎米普隆	1.5	1	1			1.4	45~75	
扎那米韦		1~2	2.5~5.1				<10	
齐多夫定（AZT）		0.5~1.5	0.5~1.5			1.6	34~38	主要经肾脏排泄
齐拉西酮		4.5	4~10			1.5~2.3	>99	

续表

药物	起效时间（h）	达峰时间（h）	半衰期（h）	活性代谢产物	活性代谢产物的半衰期（h）	V_d（L/kg）	蛋白结合率（%）	注释
唑吡坦	1	1.6	1.4～4.5			0.54	92.5	食物会使达峰时间延后2～4h
唑吡坦（CR）		1.5～2	1.6～4.1					
唑尼沙胺		2～6	50～68			1.45	40	

a. 提供的数据是基于治疗剂量，而不是过量。治疗剂量下药代动力学的差异都是由多种原因引起的，包括年龄、表型、肝肾功能、胃肠道吸收、药物-药物相互作用、尿液pH等。一般情况下，过量的速率、峰效应会延迟，半衰期和药效持续时间会延长。药物的分布体积和蛋白结合率可能因剂型的不同而不同。动力学可能因剂型而发生变化。h. 小时；min. 分钟；L. 升；kg. 千克；CR. 控释制剂；DR. 缓释制剂；EC. 肠溶制剂；ER. 肠溶制剂；ER、XR. 延长释放制剂；IM肌内注射；IV静脉注射；MR. 改良释放制剂；PR. 长效释放制剂；SL. 舌下给药；SQ. 皮下注射。除非有特殊注明，表观分布容积（V_d）的单位均为升每千克（L/kg）。

（翻译：赵青威 林美花 徐娜娜 刘雪玲 辛一婧 赵琪蕾）

第三章

治疗药物和解毒剂

引言

本章详细阐明中毒患者所用的解毒剂和其他治疗药物。针对每种药物，我们分别从药理作用、临床适应证、不良反应和禁忌证、妊娠期用药、剂量、剂型及医院药房（60min内可用）和急诊室（立即可用）的推荐最低储备量等方面进行概述。

Ⅰ.妊娠期解毒剂的使用。妊娠期通常谨慎用药，尽量避免或减少药物暴露，并且医师常因担心伤害胎儿而不愿使用解毒剂。但这需要具体问题具体分析，即通过特定治疗药物的风险-收益分析调整医师的用药思路。妊娠期间急性药物过量或中毒可能危及母亲和胎儿的生命，尽管其对胎儿的作用尚不清楚或存在疑问，但解毒剂或治疗药物可能挽救生命。涉及中毒的药物或有毒化学物质的固有毒性和较大的身体负担可能远远超过治疗药物或解毒剂。

本章讨论的大多数药物在孕妇中使用的信息很少或没有。美国食品药品监督管理局（FDA）确定了5种分类（A、B、C、D和X）以表明潜在的致畸风险（表3-1）。该分类主要取决于动物和人类中数据量和数据可靠性，以及使用特定治疗药物的风险-收益分析。该分类容易产生混淆，人们常误认为从A类到X类风险逐渐增大。要注意分类也可能基于预期的慢性或重复使用，而与单次使用或短暂的解毒治疗无关。注意：《妊娠和哺乳期用药信息标签最终规则》于2015年开始实施，将美国FDA原A～X妊娠类目替换为叙事性章节，将妊娠与泌乳纳入其中，并以风险概述、临床考虑和数据等进行说明。

表3-1 美国食品药品监督管理局（FDA）制定的妊娠期药物危险分级

分级	定义
A	孕妇中的对照研究未证实在妊娠前3个月和妊娠后期对胎儿有风险。对胎儿的伤害可能很小
B	①动物生殖研究未证实有任何不良影响（除了生育率下降），但未对孕妇进行对照研究；②动物研究显示的不良影响尚未通过孕妇对照研究得到证实。对胎儿的伤害可能很小

续表

分级	定义
C	①动物生殖研究显示对胎儿有不良影响，尚无人类对照研究；②尚无动物或人类研究。仅在对胎儿的潜在收益大于潜在风险时用药
D	根据调查或市场经验或人类研究的不良反应数据，有确凿的证据表明对人类胎儿有风险，但鉴于潜在收益，潜在的风险可能是可以接受的（例如，在有生命危险的情况下使用更安全的药物无效或不可用）
X	动物或人类研究证实胎儿致畸，人类经验、动物或人类研究均证实对胎儿有害，并且在妊娠患者中使用该药物的风险大于任何可能收益。此类药物在妊娠或即将妊娠的妇女中禁用

引自：*Code of Federal Regulations*, title 21, section 201.57 (revised April 1, 2010). Cite: 21 CFR § 201.57.

Ⅱ.医院储备。医院药房应确保医务人员批准的解毒剂和其他急救药品的储备。医院调查数据常显示解毒剂的储备不足。许多解毒剂很少使用，保质期短，或价格昂贵。生产厂商也中断和延迟提供解毒剂，并终止某些产品（如多剂量胰高血糖素）。然而，最合适且最具成本效益的中毒病例管理需要充足的解毒剂供应。幸运的是，只需要最低的购置和维护成本，就可以实现这些药物的充分储备。其他降低成本的策略可能包括获取机构批准和进行审查程序（例如，使用昂贵解毒剂需要当地中毒中心的批准），与供应商安排更换过期和未使用的解毒剂（请注意：某些生产厂商有这样的政策），即将过期的解毒剂重新分配及寄售（医院拥有解毒剂，但其属于供应商并可在使用时付费）。此外，一些解毒剂如二巯基丙磺酸（DMPS）只能通过合成药房获得。因此，批发商可能未列出它们，并且需要采取有效措施以确保产品的纯度（因为该药物可能是有多个国外来源，并且需要临时制备）。

A.建议最低储备量是基于多种因素考虑。文献中在8h和24h内给出的最高药物总剂量，生产厂商的最高推荐或耐受的日剂量，以及针对体重100kg成人的估算值。建议将某些解毒剂保存在急诊室，而其他解毒剂则可储存于医院药房并确保全天候60min之内可用。

B.在特殊情况下（如恐怖袭击），尤其当多个患者同时接受治疗或治疗时间延长时，可能需要大量的药物。还可能需要将区域差异和风险（例如，地方毒蛇、工业化学设施、农业杀虫剂的使用）纳入储备策略。邻近的医院可能希望探讨共享或集中储备的可行性，但应仔细考虑后勤安排（例如，下班或周末转移储备）。医院应与危险（以及核/生物/化学恐怖主义）材料、大规模人员伤亡事件以及地方和国家解毒剂储备（即国家战略储备）启动的区域应急反应计划联系起来。

一、乙酰半胱氨酸（N-乙酰半胱氨酸，NAC）

（一）药理学

乙酰半胱氨酸（N-乙酰半胱氨酸，NAC）是一种黏液溶解剂，作为巯基供体代替通常的肝脏巯基供体谷胱甘肽。它可以迅速结合（解毒）代谢的高反应性亲电中间体，或增强毒性中间体NAPQI对母体（对乙酰氨基酚）的还原。在中毒早期（$8 \sim 10h$），它是预防对乙酰氨基酚引起肝损伤的最有效的方法。即使在24h后给药，它也可以通过几种可能的机制（如改善血流和氧气输送，调节细胞因子产生，清除自由基或氧）减轻对乙酰氨基酚和非对乙酰氨基酚引起的肝损伤的严重程度。乙酰半胱氨酸作为谷胱甘肽前体、直接巯基结合剂和抗氧化剂，也为其用于研究与自由基或氧化应激或与巯基结合相关的药物中毒奠定了基础。这种机制与改善肾脏血流动力学相结合可以预防造影剂肾病，并可缓解顺铂和异环磷酰胺引起的肾毒性。当无法获知摄入药物的严重程度或血清浓度时，可以经验性使用乙酰半胱氨酸。

（二）适应证

1. 对乙酰氨基酚过量。

2. 四氯化碳、氯仿、丁腈、多柔比星、砷、金、amanitin蘑菇、一氧化碳、铬、氰化物、呋喃妥因、百草枯和甲基汞中毒的病例报告或试验性使用。

3. 薄荷油和丁香油中毒（病例报告）。戊二醛精油和丁香精油造成肝损伤的机制与对乙酰氨基酚相似，过量摄入戊二醛精油或丁香精油可经验性使用乙酰半胱氨酸。

4. 用于顺铂或异环磷酰胺诱导的肾毒性和预防造影剂肾病。

5. 焦谷氨酸尿症（5-氧代脯氨酸尿症）。

6. 非对乙酰氨基酚引起的肝衰竭。

（三）禁忌证

已知的急性超敏反应或IgE介导的过敏反应（罕见）。如下所述，尽管在临床上有相似的作用，但可以预防或改善过敏反应。

（四）不良反应

1. 乙酰半胱氨酸口服时通常会引起恶心和呕吐。如有呕吐，应重复使用。应准确地计算剂量和适当地进行稀释（至5%）（这种不良反应可能是剂量和浓度依赖性的）。可能需要使用胃管，减慢给药速度及使用强止吐药（如甲氧氯普胺、昂丹司琼）。

2. 快速静脉给药可能引起潮红、皮疹、血管性水肿、低血压和支气管痉挛（过敏样反应）。据报道，一名30个月的幼儿意外大剂量静脉给药（2450mg/kg超过6h45min）后死亡（癫痫持续状态、颅内高压）；严重哮喘的成年患者用药后发生致命性支气管痉挛。

（1）通过稀释溶液（3%～4%）缓慢（至少60min）给予负荷剂量，以及格外小心地进行哮喘处理（用稀释的溶液和较慢的输注速度小心滴定，用抗组胺药预处理），可降低过敏反应。

（2）过敏样反应的另一个危险因素可能是血清中对乙酰氨基酚水平低，而高水平可能对不良反应有防护作用。

（3）如果出现过敏样反应，应立即停止输注。如有荨麻疹、血管性水肿或两者兼有，则用苯海拉明治疗。若出现更严重的反应（休克、支气管狭窄）则用肾上腺素治疗。一旦症状得到缓解，可以以较慢的速度重新开始输注（通过进一步稀释和输注至少1h）。

3. 注意：静脉注射过量水后，3岁儿童出现了稀释性低钠血症和癫痫发作（有关小儿稀释的注意事项，见下文）。

4. 妊娠期用药。美国FDA B类（表3-1）。没有致畸的证据。使用本药治疗对乙酰氨基酚过量对孕妇和发育中的胎儿均有益。但是，孕妇静脉给药后由于严重的过敏样反应引起的低血压或缺氧可能会对胎儿造成伤害。

（五）药物或实验室相互作用

1. 活性炭吸附乙酰半胱氨酸，可能干扰其全身吸收。数据表明，当两者同时口服时，乙酰半胱氨酸的峰值水平降低了约30%，达到峰值水平的时间可能会延迟。但是，这些相互作用的临床意义并不大。

2. NAC导致尿液中酮类试验假阳性。

3. NAC可以延长凝血酶原时间（$0.2 \sim 3.9s$）和INR。

（六）给药剂量和方法

1. 口服负荷剂量。140mg/kg给药，可以用适量10%（1.4ml/kg）或20%（0.7ml/kg）的溶液用果汁或苏打水稀释，以改善口味。用1.4ml/kg的果汁或苏打水稀释10% NAC的负荷剂量（用2ml/kg的果汁/苏打水稀释20% NAC的剂量）。口服稀释指南见表3-2。

表3-2 N-乙酰半胱氨酸（NAC）口服给药的稀释指南

	NAC体积（ml/kg）	制备5%溶液所需的苏打/果汁的大约体积（ml/kg）
负荷剂量（140mg/kg）		
含20%NAC（200mg/ml）溶液	0.7	2
含10%NAC（100mg/ml）溶液	1.4	1.4
维持剂量（70mg/kg）		
含20%NAC（200mg/ml）溶液	0.35	1
含10%NAC（100mg/ml）溶液	0.7	0.7

2.维持口服剂量

（1）每4小时给予70mg/kg（5%溶液）。用0.7ml/kg果汁或苏打水稀释10%NAC（0.7ml/kg）的维持剂量（对于20%NAC，用1ml/kg果汁/苏打水稀释0.35ml/kg）。口服稀释指南见表3-2。

（2）治疗疗程：在美国，对乙酰氨基酚中毒的常规治疗方案要求在72h内口服17次NAC。但是，根据加拿大和欧洲缩短静脉注射方案的成功经验，我们对摄入8h内发生的单纯性中毒采用20h口服方案（每4小时给予70mg/kg，共5次）。在20h疗程结束时，如果检测到对乙酰氨基酚或肝转氨酶升高，继续每4小时给予70mg/kg NAC，直至毒性症状消失。

3.静脉用制剂（Acetadote，Cumberland制药公司）于2004年获得美国FDA的批准，用于因呕吐、机械性和非机械性肠梗阻，或其他胃肠道疾病而无法耐受口服制剂的患者。

（1）对于8h内非复杂中毒（成人）治疗，包装说明书建议采取以下21h方案：60min内以200ml的5%葡萄糖水溶液（D$_5$W）作为稀释液给予负荷剂量150mg/kg（最大剂量，15g），然后在4h内以500ml D$_5$W为稀释液给予50mg/kg，然后在16h内以1000ml D$_5$W为稀释液给予100mg/kg。对于体重超过100kg的患者，负荷剂量应不超过15g。表3-3列出了静脉注射 N-乙酰半胱氨酸的指南和注意事项。

1）如果在输注结束时发现肝毒性或血清中残留对乙酰氨基酚，则继续给予16h NAC维持剂量方案［6.25mg/（kg·h）］，直到毒性反应消失（即肝功能检查明确改善），并且患者血清中没有检测到对乙酰氨基酚。

2）大量摄入（如＞400～600mg/kg）或竞争性延缓全身吸收的药物（如抗胆碱能药或阿片类药物）导致血清对乙酰氨基酚峰值水平持续升高，标准的静脉给药方案可能不够。

①对于大量摄入，请考虑按照17.5mg/（kg·h）或每4小时输注70mg/kg的NAC的静脉负荷剂量（相当于口服剂量方案），直到对乙酰氨基酚浓度检测不到为止。

②对于由于竞争性延长或延迟吸收而导致对乙酰氨基酚水平持续升高的情况，请继续维持输注直至浓度检测不到。

③建议咨询区域毒物中心或医学毒物学家。

（2）小儿患者应使用替代稀释液或含盐溶液，以避免水化过度和低钠血症（静脉注射用对乙酰氨基酚的给药指南和注意事项请参见表3-3）。

（3）如果呕吐停止，许多患者可以在静脉注射1～2次后改用口服方案。

（4）如果没有静脉注射用对乙酰氨基酚，口服制剂可以通过静脉途径给药（使用在线微孔过滤器）。

请与医学毒理学家或区域毒物中心联系，以寻求建议。

4.血液透析期间的剂量。血液透析期间，乙酰半胱氨酸的清除率可能会增加1倍。建议通过增加血液透析期间维持剂量的输注速率，将血液透析期间NAC的剂量增加1倍［例如，如果在第二个4h将输注速率增加到25mg/（kg·h）或在第三个16h袋中增加到12.5mg/（kg·h）］。如果血液透析时间超过6h，则再增加一半的负荷剂量75mg/kg。

5.预防放射性造影剂肾病的剂量

（1）如下几种给药方案，尚不确定哪一种是最佳方案。

1）方案1：口服600～1200mg NAC，前日2次，手术当天2次（共4次，2d）。

2）方案2：在使用造影剂前30min，静脉滴注NAC 150mg/kg，使用造影剂后4h，静脉滴注NAC 50mg/kg。

3）方案3：混合方案，首先静脉注射500～600mg NAC，然后口服600～1200mg，每日2次。

（2）将上述方案与静脉水化联合使用。在手术前后，以1ml/（kg·h）的生理盐水静脉水化12h，或在使用造影剂之前，以3ml/（kg·h）的速率输注154mmol/L

表3-3　静脉注射用 N-乙酰半胱氨酸稀释指南

	N-乙酰半胱氨酸的剂量（20%溶液＝200mg/ml）	所需D$_5$W稀释液的体积[a]	输注时间
负荷剂量（150mg/kg）	0.75mg/kg[b]	3ml/kg（儿童＜20kg） 100ml（儿童20～40kg） 200ml（成人）	建议至少在45～60min减少过敏样反应的风险
首次维持剂量（50mg/kg）	0.25mg/kg	7ml/kg（儿童＜20kg） 250ml（儿童20～40kg） 500ml（成人）	超过4h
二次维持剂量（100mg/kg）	0.5mg/kg	14ml/kg（儿童＜20kg） 500ml（儿童20～40kg） 1000ml（成人）	超过16h

[a]. 制造商指出，NAC在室温下于0.45%生理盐水中能稳定24h。

[b]. 制造商建议对体重超过100kg的患者：负荷剂量＝15g（75ml N-乙酰半胱氨酸）；4h维持剂量＝5g（25ml N-乙酰半胱氨酸）；16h维持剂量＝10g（50ml N-乙酰半胱氨酸）。

碳酸氢钠的5%葡萄糖1h，然后在造影剂使用期间和之后6h内以1ml/（kg·h）速率进行水化。

（七）剂型

1.口服　常用制剂为10%（100mg/ml）或20%（200mg/ml）的溶液，以吸入黏液溶解剂（Mucomyst或通用替代品）的形式给药。大多数医院的药房或呼吸科均可使用此剂型。该制剂未经美国FDA批准用于非肠道给药。在极少数情况下，当需要静脉注射该制剂而 *N*-乙酰半胱氨酸注射液（Acetadote）无法获得时，将负荷剂量稀释成3%～4%溶液（在D_5W中），使用微孔（0.22μm）过滤器，并使用超过45～60min。将10% NAC（1.4ml/kg ＝ 140mg/kg）的负荷剂量用2.1ml/kg的D_5W稀释［20% NAC（0.7ml/kg）用2.8ml/kg的D_5W稀释］成4%的溶液。

2.静脉　*N*-乙酰半胱氨酸注射液（Acetadote）为20%的溶液，规格30ml（200mg/ml），一盒4瓶。注意：在儿科患者中需要采取特殊的预防措施，以防止意外过量或D_5W过度稀释（*N*-乙酰半胱氨酸注射液给药指南和预防措施见表3-3）。

3.前8h和24h内治疗100kg成人的建议最低储备量

（1）口服。前8h：28g或5瓶（每瓶30ml）的20%（口服）溶液；前24h：56g或10瓶（每瓶30ml）的20%（口服）溶液。

（2）静脉。前8h：24g或一盒4瓶（每瓶30ml）的20%的（静脉注射）溶液；前24h：30g或5小瓶（每瓶30ml）的20%（静脉注射）溶液。

我们建议两种制剂均应储备，且在大多数情况下应优先使用口服溶液。

二、抗精神病药（氟哌啶醇、氟哌利多、奥氮平和齐拉西酮）

（一）药理学

1.氟哌啶醇和氟哌利多是丁苯酮类抗精神病药，通常被称为"第一代"或"典型"抗精神病药，用于治疗急性躁狂的精神病患者和用作止吐药。它们具有较强的中枢抗多巴胺能活性和较弱的抗胆碱能及抗α肾上腺素能作用。

2.奥氮平和齐拉西酮是第二代或"非典型"抗精神病药。它们具有较弱且选择性较强的抗多巴胺能活性，以及较高的5-羟色胺－多巴胺的拮抗作用。这样就减少了锥体外系副作用的发生风险。但是，奥氮平具有更强的抗胆碱能作用，并且两者都有更大的抗组胺和抗-α肾上腺素能作用。因此，它们更有可能导致镇静和直立性低血压。

3.药代动力学。氟哌啶醇能通过胃肠道和肌内途径很好地吸收。氟哌啶醇只能通过肠道外给药，经肌内途径可很好地吸收。氟哌利多在3～10min快速起效，两者均在肌内注射后30～40min达到最强药理作用。这两种药物主要经肝脏代谢。氟哌啶醇的血清半衰

期为12～24h。奥氮平和齐拉西酮经胃肠道和肌内途径很好地吸收。奥氮平肌内注射的吸收速度很快，在15～45min达峰，而齐拉西酮肌内注射的达峰时间为30～60min。这两种药物也主要经肝脏代谢。奥氮平的血清半衰期为20～54h，齐拉西酮的血清半衰期为2～5h。

（二）适应证

1.氟哌啶醇用于治疗由兴奋剂或致幻剂引起的急性激动性功能性精神病或剧烈躁动，尤其是当苯二氮䓬类药物治疗无效时。

2.氟哌利多起效更快，对躁动治疗更有效，也可用于药物或毒素引起的恶心和呕吐。但由于有死亡报道和QT间期延长的黑框警告，它在常规治疗中的作用尚不确定（见下文）。因此，其他止吐药（如甲氧氯普胺和昂丹司琼）应作为治疗持续性恶心、呕吐的一线药物。

3.奥氮平和齐拉西酮（肌内注射）被批准用于治疗精神分裂症相关的急性躁动，且奥氮平还被批准用于治疗双相躁狂。两者均已被用于精神性或器质性（如药物诱导的）急性未分化躁动的治疗。当经肌内途径给药治疗急性躁动时，它们的疗效可能与氟哌啶醇相当。

4.注意：苯二氮䓬类药物是兴奋剂（如可卡因或苯丙胺）中毒和戒酒综合征的常用一线疗法。将抗精神病药与苯二氮䓬类药物合用可能会缩短镇静时间以治疗急性躁动。

5.非苯二氮䓬类镇静药（如异丙酚或右美托咪定）通常是使用机械通气的ICU成人患者的首选镇静药物。

（三）禁忌证

1.在没有气道和呼吸控制的情况下严重的中枢神经系统抑制。

2.严重帕金森病。

3.已知对个别药物过敏。氟哌利多在结构上类似于氟哌啶醇。奥氮平与氯氮平相似，是噻吩苯二氮䓬类药物。齐拉西酮具有独特的苯并异噻唑基哌嗪类化学结构。

4.QTc间期延长。氟哌利多给药前，建议监测12导联心电图。

（四）不良反应

1.非典型药物相比，氟哌啶醇和氟哌利产生镇静和低血压的副作用更低，但锥体外系副作用的发生率较高。

2.僵硬、发汗和高热可能是氟哌啶醇、氟哌利多和其他抗精神病药引起的抗精神病药物恶性综合征的表现。

3.抗精神病药可能会降低癫痫发作的阈值，应慎用于癫痫发作的患者或服用引起惊厥药物的患者。

4.大剂量的氟哌啶醇会延长QT间期，引起心绞痛。美国FDA新增氟哌利多的黑框警告，表明在推荐剂量或低于推荐剂量时已有QT间期延长和尖端扭转型室性心动过速的发生。齐拉西酮可能比奥氮平更易引起QT间

期延长。尖端扭转型室速心律失常的危险因素可能包括心动过缓、低钾血症、低镁血症、先天性长QT综合征及同时使用其他导致QT间期延长的药物。

5.所有抗精神病药均可导致直立性低血压和心动过速。与氟哌啶醇和氟哌利多相比，非典型药物发生概率更大。

6.某些氟哌啶醇口服片剂含有酒石黄色素，可能导致易感患者发生过敏反应。

7.美国FDA发布了关于奥氮平和齐拉西酮增加老年痴呆相关精神病患者死亡率的黑框警告。

8.美国FDA发布了关于奥氮平注射后导致谵妄/镇静综合征的黑框警告。这与肌内注射的缓释制剂（再普乐Relprevv）有关。本产品的使用受限于再普乐Relprevv患者护理的计划。

9.非典型抗精神病药与高血糖、酮症酸中毒、高渗性昏迷和死亡有关。

10.肾功能不全的患者应谨慎使用齐拉西酮，因为肌内制剂中的辅料（环糊精）经肾脏清除。

11.奥氮平具有抗胆碱作用，可引起心动过速、口干和便秘。

12.妊娠期用药。美国FDA C类（不确定）。这些药物在动物中具有致畸性和胎儿毒性，可穿过胎盘。它们在人类妊娠中的安全性尚未确定。

（五）药物或实验室相互作用

1.抗精神病药可增强阿片类药物、抗抑郁药物、吩噻嗪类药物、乙醇、巴比妥酸盐和其他镇静药的中枢神经系统抑制作用。

2.与锂盐联合治疗可能增加抗精神病药物恶性综合征的风险。

3.与导致QT间期延长的药物联合治疗可能会增加尖端扭转型心律失常的风险。

（六）给药剂量和方法

1.口服　口服氟哌啶醇2～5mg，必要时重复1次。通常每日剂量是3～5mg，分2～3次服用［3岁以上儿童：0.05～0.15mg/（kg·d）或0.5mg，分为2～3次服用］。奥氮平是一种快速崩解的口服片剂，成人使用10mg来控制急性精神障碍患者的躁动。

2.肠外　警告：连续监测QT间期，若发生尖端扭转型心律失常，应及时治疗。

（1）氟哌啶醇：肌内注射2～5mg氟哌啶醇；可在20～30min后重复1次，必要时每小时重复1次（3岁以上儿童：与口服剂量相同）。氟哌啶醇在美国未获批准用于静脉注射，但该给药方法已被广泛使用，而且显然是安全的（癸酸盐制剂除外，该制剂为仅用于每月1次深度肌内注射的长效制剂）。

（2）氟哌利多：通常用于成人精神失常的剂量为5mg肌内注射，镇静剂量为2.5～5.0mg肌内注射（最大初始剂量为2.5mg，另使用1.25mg滴定至预期效果）。对于止吐，通常在术前30～60min缓慢静脉注射或肌内

注射2.5～10mg（儿童：0.088～0.165mg/kg）。注意：请参阅上述警告；使用可替代止吐药作为一线治疗。

（3）奥氮平：通常用于成人急性期兴奋激越的剂量为2.5～10mg，肌内注射（至少2h后，再使用10mg剂量滴定，第二次注射后至少4h再次静脉滴注，直至达到预期效果，每日最大剂量为30mg）。较高的剂量会增加直立性低血压风险。有低血压反应风险的患者应使用较低剂量（2.5～5mg）。儿童的安全性和有效性尚不清楚。

（4）齐帕西酮：通常用于成人急性期兴奋激越的剂量为10～20mg肌内注射（每2小时滴定10mg或每4小时滴定20mg，每日最大剂量为40mg）。儿童的安全性和有效性尚不清楚。

（七）剂型

1.氟哌啶醇

（1）口服。氟哌啶醇（Haldol）0.5、1、2、5、10和20mg片剂；2mg（以乳酸盐形式）/ml 15ml和120ml浓缩液；5ml和10ml单位剂量。

（2）肠外。氟哌啶醇（Haldol），5mg（以乳酸盐形式）/ml，1ml安瓿瓶、注射器和小瓶，以及2、2.5和10ml小瓶。注意：癸酸盐使用过程中避免剧烈搅动。此为仅用于每月1次深度肌内注射的长效制剂。

2.氟哌利多（Inapsine及其他），2.5mg/ml，1ml和2ml安瓿或小瓶。

3.奥氮平（再普乐肌内注射型，Zyprexa IntraMuscular），针剂、粉剂，每瓶10mg。用2.1ml无菌注射用水配制成5mg/ml溶液。注意：避免使用Zyprexa Relprevv，具有缓释功能的粉末，配制成混悬剂使用。

4.齐拉西酮（注射用Geodon），冻干粉剂，每瓶20mg。用1.2ml无菌水重新配制成20mg/ml溶液。

5.在前8h和24h内治疗100kg成人的建议最低储备量：

（1）氟哌啶醇。前8h：10mg或2瓶（5mg/ml，每瓶10ml）；前24h：30mg或6瓶（5mg/ml，每瓶10ml）。

（2）氟哌利多。前8h：15mg或3瓶（2.5mg/ml，每瓶2ml）；前24h：45mg或6瓶（2.5mg/ml，每瓶2ml）。

（3）奥氮平。前8h：30mg或3瓶（每瓶10mg）；前24h：30mg或3瓶（每瓶10mg）。

（4）齐拉西酮。前8h：40mg或2瓶（每瓶20mg）；前24h：40mg或2瓶（每瓶20mg）。

三、抗蛇毒素，蝮亚科（响尾蛇）

（一）药理学

美国不再生产以马为基础的多价抗蛇毒血清（Wyeth-Ayerst公司），取而代之的是以羊为基础的抗蛇毒血清（CroFab，Protherics公司）。

为了生产这种抗蛇毒血清，要用4种北美蛇类的混合毒液对绵羊进行超免疫。将木瓜蛋白酶添加到从供体动物收集的混合血清产品中，以裂解IgG抗体的免疫原性Fc片段。得到一种亲和纯化的Fab片段抗蛇毒

血清。给药后，抗蛇毒血清广泛分布于全身，与毒液结合。

（二）适应证

抗蛇毒素用于治疗响尾蛇科动物的中毒症状（表3-4）。

（三）禁忌证

已知对绵羊或绵羊血清，或木瓜蛋白酶或木瓜过敏。

（四）不良反应

1.急性过敏反应（包括危及生命的过敏反应）很少见，但即使患者没有动物血清过敏史也可能发生。皮试不适用于CroFab。

2.轻微的面红和喘息很少见，但可在静脉给药的前30min内发生，并且通常在输注速度减慢后会减轻。

3.迟发性超敏反应（血清疾病）过去经常发生在许多使用全IgG马抗蛇毒素的患者中。CroFab也会导致迟发性超敏反应，但这种情况很少见。

4.妊娠期用药。美国FDA C类（不确定；见表3-1）。没有致畸数据。引起孕妇休克或低氧血症的过敏反应可能对胎儿造成不利影响。然而，严重蛇毒中毒的孕妇应该积极治疗，以限制毒液的影响，这些毒液可能影响胎儿或胎盘。

表3-4　抗蛇毒血清的初始剂量

中毒严重程度	初始剂量（瓶数）	
	多价抗蛇毒血清（Wyeth-Ayerst惠氏公司）	CroFab（Protherics公司）
无或很轻	无	无
轻度（局部疼痛和肿胀）	5	4
中度（肿胀、瘀斑、轻度全身症状的近端进展）	10	4～6
严重（低血压、快速进行性肿胀和瘀斑、凝血病）	15	6～12

（五）药物或实验室相互作用

未知。

（六）给药剂量及方法

初始剂量是根据症状的严重程度确定的，而非体重（表3-4）。儿童可能需要与成人相同或更大的剂量。抗蛇毒血清治疗的终点是逆转全身症状（如休克、凝血功能障碍和感觉异常）、阻止进行性水肿和改善疼痛。在一些严重病例中，可能需要大量抗蛇毒血清（例如，每小时4～6瓶），而且实验室的凝血参数即使在大剂量下也可能难以控制。然而，大多数病例通过积极的抗蛇毒血清治疗可以稳定病情。即使在中毒数天后，使用抗蛇毒血清也可能有效。

1.所有患者应在重症监护或监护环境下进行治疗。

2.在注射抗蛇毒血清前，至少插入1根，最好是2根固定的静脉留置管。

3.将所提供的10ml稀释剂或无菌生理盐水加入装有抗蛇毒血清冻干粉的小瓶中，轻轻旋转使之溶解。避免摇晃，这可能会破坏免疫球蛋白（如处方所示）。用生理盐水进一步稀释可促进溶解。复溶后的产品应在4h内使用。

4.仅通过静脉途径注射抗蛇毒血清。缓慢开始，在耐受情况下逐渐增加注射速度。4～6瓶CroFab应在60min以上完成输注，但输注速度可根据耐受性和临床提示而加快或降低。

5.如果初始剂量反应不足，在60min内再注射4～6瓶CroFab。每小时重复注射4～6瓶，直到症状进展停止并达到稳定。

6.由于Fab分子在体内的半衰期较短，接受CroFab治疗的患者可能会出现毒素中毒症状的复发。

（1）CroFab给药后中毒症状复发通常发生在初始剂量达到稳定后的12～36h，在某些地区复发率可达30%或以上。因此，建议在最后一次抗蛇毒血清注射后24～48h或更长时间内复查实验室指标并观察肿胀的进展或复发情况。

（2）作为一种预防复发的替代疗法，CroFab的说明书建议，对于严重的蛇毒中毒患者应给予每6小时2瓶的剂量，症状稳定后再额外给予3次剂量。但根据我们的经验，这些附加剂量通常不能有效预防中毒的复发。

（3）病例报告还建议对于严重复发的患者，应连续数日持续注射2～4瓶低剂量CroFab，但缺乏这种方案的临床试验。

（七）剂型

1.多价抗蛇毒血清（CroFab）　每个盒子包含2瓶CroFab。供应品存放于区域中毒中心。

2.在前8h和24h内治疗100kg成人的建议最低储备量　多价抗蛇毒血清（CroFab），前8h为18瓶；前24h为36瓶。

四、抗蛇毒血清，"黑寡妇"蜘蛛

（一）药理学

为了生产抗蛇毒血清，使用"黑寡妇"（"黑寡妇"蜘蛛）毒液对马进行超免疫。来源于混合马血清的冻干蛋白产品包含特定于某些毒液成分的全IgG抗体，以及残留的血清蛋白，如白蛋白和球蛋白。静脉注射后，抗蛇毒血清广泛分布于全身各处，与毒液结合并中和毒液。已经开发出一种新的抗"黑寡妇"蜘蛛毒血清F（ab）₂，但尚未在美国批准使用。新产品可能比目前批准的全IgG产品更安全。

（二）适应证

1."黑寡妇"蜘蛛中毒引起的严重高血压或肌肉疼痛或痉挛，不能通过肌肉松弛剂、镇痛药或镇静药缓解；特别要考虑那些处于极端年龄（即＜1岁或＞65岁）的患者。

2.孕期"黑寡妇"蜘蛛中毒可能会引起腹部肌肉痉挛，严重者有自然流产或早产的危险。

（三）禁忌证

已知对马血清过敏。

（四）不良反应

1.急性过敏反应，包括危及生命的过敏反应一般很少发生。

2.迟发性血清病可在7～14d后发生，但由于大多数病例使用的抗蛇毒血清量小，很少发生。

3.妊娠期用药。美国FDA C类（不确定）。没有致畸数据。引起孕妇休克或低氧血症的过敏反应可能对胎儿产生不利影响（表3-1）。

（五）药物或实验室相互作用

未知。

（六）给药剂量及方法

在大多数情况下，一瓶抗蛇毒血清就足以治疗成人或儿童的"黑寡妇"蜘蛛中毒。抗蛇毒血清的剂量是根据症状而不是患者的体重来决定的。

1.在一个受监控的环境，如急诊科中治疗患者。

2.在皮肤试验或抗蛇毒血清注射前，置入至少1根，最好是2根固定的静脉留置管。

3.使用1∶10稀释的抗蛇毒血清（一些专家更喜欢用这种方法）或抗蛇毒试剂盒中提供的马血清样本（根据包装说明）进行马血清敏感性皮肤试验。除非存在感染迹象并且即将进行抗蛇毒血清治疗，否则请勿进行皮肤试验。如果皮肤试验呈阳性，应重新考虑是否需要抗蛇毒血清，而不是支持性治疗，但如果需要，不要放弃抗蛇毒血清治疗。即使皮肤试验呈阴性，在一些罕见病例中过敏反应仍可能不可预测地发生。

4.如果对马血清敏感的患者使用抗蛇毒血清，可静脉注射苯海拉明和雷尼替丁或另一种H_2受体阻滞剂，并在床旁准备装有肾上腺素的预填装注射器（静脉注射用1∶10 000）以防过敏反应。将抗蛇毒血清从1∶10稀释至1∶1000，并对这些患者进行非常缓慢地注射。

5.用提供的稀释剂将冻干后的产品重新配制至2.5ml，轻轻旋转15～30min，以避免摇晃和破坏免疫球蛋白（如处方所示）。

6.用生理盐水将本溶液稀释至10～50ml。

7.用稀释后的抗蛇毒血清缓慢注射15～30min。在大多数情况下使用1瓶或2瓶即可。

（七）剂型

1.冻干抗蛇毒血清（L.mactans）6000U，含有1∶10 000的防腐剂硫柳汞。注意：该产品也被列为抗蛇毒血清（L.mactans）。

2.在前8h和24h内治疗100kg成人的建议最低储备量 抗蛇毒血清（L.mactans），前8h为1瓶；前24h为1瓶。注意：默克公司是美国唯一一家获得批准的"黑寡

妇"蜘蛛抗蛇毒血清的制造商，该公司已暂停生产该产品。现在储备很少，默克公司和美国FDA合作，已延长了该产品某些批次的有效期。与默克国家服务中心联系，为有症状的患者提供急救用品。

五、抗蛇毒血清，金黄珊瑚蛇和外来抗蛇毒血清

（一）药理学

1.为生产用于北美珊瑚蛇咬伤的抗蛇毒血清，用金黄珊瑚蛇的毒液对马进行超免疫。从混合的马血清中提取的冻干蛋白制剂含有针对毒液组分的IgG抗体及残留的血清蛋白。静脉注射后，抗体在体内广泛分布，并与目标毒液结合。

2.外来抗蛇毒血清。美国以外的公司生产各种抗蛇毒血清来治疗外来的蛇咬伤。这些产品大多用于治疗眼镜蛇咬伤，因为这一科的蛇导致世界上最严重的中毒。其中许多仍然来自马的全抗体产品。少数为Fab片段，或稍微较大的F（ab）$_2$分子（用胃蛋白酶而不是木瓜蛋白酶裂解）。在这两种情况下，Fc都从溶液中去除。许多外来的抗蛇毒产品都是多价的，是几种动物的抗蛇毒血清的混合物。

（二）适应证

1.东部珊瑚蛇（M.fulvius）或德克萨斯州珊瑚蛇（M.fulviustenere）的毒素中毒。

2.对于西部、亚利桑那州或索诺拉珊瑚蛇（Micrurus euryxanthus）的毒素中毒可能无效，但是被这些美国西部小型眼镜蛇咬伤的症状很少见。

（三）禁忌证

已知对珊瑚蛇血清或马血清超敏反应是一种相对禁忌证。如果有严重中毒的患者需要抗蛇毒血清，应谨慎使用。在美国境外生产的抗毒血清可能是由马或羊血清制成的。

（四）不良反应

1.即使对马血清敏感性进行皮肤试验阴性，也可能发生急性超敏反应，包括危及生命的过敏反应。

2.全抗体抗蛇毒血清注射后1～3周可出现迟发性超敏反应（血清病），其发生率和严重程度取决于注射的抗蛇毒血清总量。

3.妊娠期用药。美国FDA C类（不确定）。没有致畸数据。导致孕妇发生休克或低氧血症的过敏反应可能会对胎儿造成不利影响。应权衡毒液对胎盘和胎儿的潜在有害作用（表3-1）。

4.外来抗蛇毒血清。所有全抗体制剂都具有急性和迟发性过敏的风险。

（五）药物或实验室相互作用

未知。

（六）给药剂量及方法

一般情况下，抗珊瑚蛇蛇毒血清的推荐初始剂量为3～5瓶。如果在出现中毒症状或体征之前服用，效果

最佳。根据神经症状的严重程度，可额外给予3～5瓶药物，给药剂量与体重无关（儿童可能需要与成人相同或更大的剂量）。

外来抗蛇毒血清的推荐剂量会有所不同。对于其他蛇类，如眼镜蛇，如果在中毒早期注射抗蛇毒血清，会更有效。

1.在重症监护室治疗所有患者。

2.在皮肤试验或抗蛇毒血清注射前，至少置入1根，最好是2根固定的静脉留置管。

3.使用抗蛇毒血清（一些专家更喜欢这种方法）或抗蛇毒试剂盒中提供的马血清样本（根据包装说明书）进行马血清敏感性皮肤试验。如果皮肤试验呈阳性，应重新考虑是否需要抗蛇毒血清治疗，还是以支持治疗替代。但如果需要，不要放弃抗蛇毒血清治疗。即使皮肤试验呈阴性，过敏反应也可能不可预测地发生。

针对外来蛇种的抗蛇毒血清可能不包含皮肤试验溶液。少量（0.1ml）抗蛇毒血清可用于皮肤试验，或可省略此步骤。抗蛇毒血清Fab和F（ab）$_2$制剂一般不需要在给药前进行皮肤试验。

4.如果对皮肤试验呈阳性的患者使用抗蛇毒血清，可静脉注射苯海拉明和雷尼替丁或另一种H_2受体阻滞剂，并在床旁准备装有肾上腺素的预填充注射器（静脉注射用1∶10 000）以防止过敏反应。在这些情况下，按1∶10～1∶1000的比例稀释抗蛇毒血清，然后非常缓慢地给药。

5.用提供的10ml稀释剂重新配制冻干的抗珊瑚蛇蛇毒血清，轻轻旋转10～30min。避免摇晃制剂，因为这可能会破坏免疫球蛋白（如处方所示）。用50～200ml生理盐水稀释可能有助于溶解。

6.静脉注射抗蛇毒血清，每瓶注射时间＞15～30min。

7.外来眼镜蛇。被外来眼镜蛇，如亚洲和非洲眼镜蛇、非洲树眼镜蛇和所有澳大利亚毒蛇咬伤，会产生与美国珊瑚蛇蛇毒相同或更严重的神经毒性。因此，要求尽快注射抗蛇毒血清。可以想象，被同一科的蛇咬伤后的患者会对由同一科的另一种蛇的毒液制成的抗蛇毒血清产生反应。因此，对于严重的蛇咬伤，如果不能获得类型特异性抗蛇毒血清，用一些种属相同的抗蛇毒血清替代也可能有效。区域中毒中心可能能够帮助从收藏者或动物园获得外来抗蛇毒血清。

（七）剂型

1.抗蛇毒血清冻干粉（M.fulvius）小瓶，含0.25%苯酚和0.005%硫柳汞为防腐剂。注意：该产品也被列为抗蛇毒血清（M.fulvius）。

2.前8h和24h内治疗100kg成人的建议最低储备量抗蛇毒血清（M.fulvius），前8h为5瓶；前24h为10瓶。注意：美国已停止生产抗珊瑚蛇蛇毒血清。虽然珊瑚蛇最常出没的一些地区仍有储备，但供应可能稀缺或即将耗尽。目前还没有可供替代的国外抗蛇毒血清，但临床

试验正在进行，可能会产生新产品。作为权宜之计，美国FDA测试了大量剩余的已过期抗珊瑚蛇蛇毒血清，发现它们在过期后仍然有效。因此，美国FDA延长了许多剩余的抗珊瑚蛇蛇毒血清的有效期。

六、抗蝎毒血清，刺尾蝎属（蝎子）免疫F（ab'）$_2$（马）

（一）药理学

为了生产抗蝎毒血清，用4种蝎子（剧毒似刺尾蝎、明澈似刺尾蝎、特克曼似刺尾蝎、腥红似刺尾蝎）的毒液对马进行超免疫。马蝎子抗体被胃蛋白酶裂解形成F（ab'）$_2$片段。静脉注射后，抗蝎毒血清广泛分布于全身，并与毒液结合。

（二）适应证

严重的刺尾蝎中毒的临床症状，如肌肉失去控制，剧烈疼痛，眼睛转动或异常运动，口齿不清，呼吸窘迫，过度流涎，口吐白沫和呕吐。

（三）禁忌证

尽管说明书中未列出任何禁忌证，但已知对马血清或马的超敏反应可能更易使患者在使用马源抗毒血清后发生过敏反应。

（四）不良反应

1.急性超敏反应，包括危及生命的过敏反应可能很少发生。

2.可能发生延迟发作的血清病，但相比全IgG抗蝎毒血清，其发生的可能性更小。

3.最常见的不良反应包括呕吐、发热、皮疹和瘙痒。每一小瓶抗蝎毒血清中都含有少量甲酚，使用甲酚作为辅料会导致局部反应和肌痛的发生。

4.妊娠期用药。美国FDA C类（不确定）。没有致畸数据。导致孕妇休克或低氧血症的过敏反应可能会对胎儿造成不利影响（表3-1）。

（五）药物或实验室相互作用

未知。

（六）给药剂量及方法

抗蝎毒血清的起始剂量为3瓶。剂量取决于症状，而不是患者的体重。如果需要额外剂量的抗蝎毒血清，应一次注射1瓶。

1.在急诊科或重症监护室治疗的所有患者。

2.在注射抗蝎毒血清前不需要进行皮肤试验。

3.如果抗蝎毒血清用于已知或怀疑对马血清过敏的患者，则可能需要静脉给予苯海拉明和雷尼替丁或其他H_2受体阻滞剂进行预处理，并在床旁准备装有肾上腺素的预填充注射器（静脉注射用1∶10 000）以防过敏反应。

4.用5ml生理盐水重新溶解冻干产品，轻柔旋转，避免摇晃和破坏免疫球蛋白（如处方所示）。

5.用生理盐水将3瓶的起始剂量稀释至50ml。

6.静脉注射抗蝎毒血清，每次注射时间大于10min。

如有需要，每隔30～60min注射1瓶。大多数情况下注射3瓶即可。

（七）剂型

1.冻干抗蝎毒血清（Centruroides） 每瓶所含蛋白质不超过120mg［＞85%F（ab）$_2$、＜7%Fab和＜5%完整免疫球蛋白］；氯化钠、蔗糖和甘氨酸用作稳定剂，生产过程中可能会存在痕量的甲酚、胃蛋白酶、硼酸盐和硫酸盐。

2.在前8h和24h内治疗100kg成人的建议最低储备量 刺尾蝎（Scorpion）免疫F（ab）$_2$（马），前8h为3瓶；前24h为3瓶。

七、阿托品和格隆溴铵

（一）药理学

阿托品和格隆溴铵竞争性阻断乙酰胆碱对毒蕈碱受体的作用。预期中毒治疗效果包括减少唾液和其他腺体分泌，减轻支气管黏液溢出和喘息，降低肠液分泌和蠕动，加快心率和增强房室传导。

1.阿托品是一种天然存在的叔胺，它可以穿过血脑屏障，并且与莨菪碱、后马托品和异丙托铵在结构和功能上有显著的相似性。阿托品的消除半衰期为2～4h（儿童更长），约50%以原型随尿液排出。

2.格隆溴铵是一种合成的季胺，它很难穿过血脑屏障，并且与阿托品相比引起精神状态改变或心动过速的风险更低。它的效力约为阿托品的2倍。格隆溴铵主要以原型随胆汁和尿液排出。

注意：这些药物不能逆转过量的乙酰胆碱对神经肌肉接头、交感和副交感神经节和中枢神经系统的烟碱受体的作用。

（二）适应证

1.纠正与胆碱酯酶抑制剂（如有机磷和氨基甲酸酯类杀虫剂）中毒有关的支气管黏液溢及口腔和胃肠道分泌物过多。格隆溴铵在治疗胆碱酯酶抑制剂中毒引起的外周毒蕈碱症状中可能特别有用。尽管格隆溴铵不会逆转与胆碱酯酶抑制剂中毒有关的中枢神经系统毒性，但也不会引起大剂量阿托品所致的中枢神经系统副作用，而后者很难与胆碱酯酶抑制剂的毒副作用区分开。

2.在药物诱发的房室传导阻滞（例如由强心苷、β肾上腺素阻滞剂、钙通道拮抗剂、有机磷或氨基甲酸酯类杀虫剂或毒扁豆碱引起的）存在的情况下，窦房结放电速率和房室结传导速度加快。

3.逆转丝盖伞菌属（inocybe）和杯伞菌属蘑菇中毒患者的中枢（阿托品）和外周（阿托品和格隆溴铵）毒蕈碱中毒症状。

4.当使用新斯的明或吡斯的明来逆转非去极化神经肌肉阻滞剂时，格隆溴铵是阻断毒蕈碱作用的首选药物（见"神经肌肉阻滞剂"）。

（三）禁忌证

所有禁忌证都是相对的，在某些临床情况下利大于弊。

1.患有高血压、快速性心律失常、甲状腺功能亢进、充血性心力衰竭、冠状动脉疾病、心脏瓣膜病或其他疾病等的患者无法耐受快心率。注意：胆碱酯酶抑制剂中毒的患者通常心动过速，但仍可以给予抗毒蕈碱类药物，因为它们可以改善氧合作用，从而减少与缺氧有关的儿茶酚胺的释放。与阿托品相比，格隆溴铵引起过度心动过速的风险更小。

2.闭角型青光眼，其中乳头扩张可能会增加眼压（如果患者正在接受缩瞳剂治疗，可以安全使用）。

3.部分或完全梗阻性尿路疾病。

4.重症肌无力。

5.胃肠道阻塞性疾病、严重溃疡性结肠炎、胃肠道细菌感染。

（四）不良反应

1.不良反应包括口干、视物模糊、睫状肌麻痹及瞳孔放大、心悸、心动过速、心绞痛加重、充血性心力衰竭（CHF）及便秘。尿潴留较为常见，可能需要导尿管。效果持续时间可能会延长（数小时）。此外，治疗胆碱酯酶抑制剂中毒需大剂量阿托品，这可能会导致中枢神经系统抗毒蕈碱毒性（谵妄）的发生。

2.相反，当阿托品的剂量＜0.5mg（成人），且通过静脉推注非常缓慢地给药时，可能会导致心率减慢。

3.妊娠期用药。阿托品被归类为美国FDA C类（不确定）。它很容易穿过胎盘。但是，对有严重症状的患者，仍可能进行急性、短期用药。格隆溴铵被归类为美国FDA B类，并且很难透过胎盘。

（五）药物或实验室相互作用

1.如果胆碱酯酶抑制剂中毒的患者同时服用阿托品和解磷定，可能会更快发生阿托品化。

2.阿托品和格隆溴铵与其他抗毒蕈碱和抗组胺药物具有叠加效应。

3.胃肠蠕动减慢可能会延缓口服物质的吸收。

（六）给药剂量及方法

1.胆碱酯酶抑制剂中毒（例如，有机磷或氨基甲酸酯类杀虫剂，"神经毒剂"）

（1）阿托品：对于成人，应从1～5mg静脉注射开始；对于儿童，给予0.02mg/kg静脉注射（也可以通过气管内途径给药；用生理盐水将其稀释至1～2ml），每5分钟将剂量加倍，直至获得令人满意的阿托品化作用（主要是减少支气管分泌物和喘息）。重度中毒的患者可能需要非常大的剂量（例如，几小时内高达100mg）。在大量人员伤亡的情况下，可以肌内注射阿托品。它可以通过眼部和吸入途径给药，以逆转由于暴露于气体或薄雾而引起的局部作用。

（2）格隆溴铵：成人的初始静脉注射剂量为0.5～2mg（儿童：0.025mg/kg）。与阿托品一样，每5分钟将剂量加倍，直到达到令人满意的抗毒蕈碱作用为止。

（3）其他药物：如果大量人员伤亡耗尽了阿托品和

格隆溴铵的本地供应，可以考虑使用其他毒蕈碱受体拮抗剂，如东莨菪碱（叔胺）和异丙托溴铵（季铵盐）。

（4）治疗终点：治疗的目的是使支气管分泌物干燥（如果患者脱水，则可能过早达到该终点），并逆转喘息和明显的心动过缓。

2.药物诱导的心动过缓。在这种情况下，阿托品通常是首选药物。对于成人，给予0.5～1mg静脉注射；对于儿童和青少年，静脉注射0.02mg/kg，最高剂量分别为0.5mg和1mg。根据需要，可重复给药。注意：对于成人来说3mg是完全松弛迷走神经的剂量。如果给药3mg后仍未获得缓解，患者不太可能从进一步治疗中获益，除非心动过缓是由于过量的毒蕈碱作用（如氨基甲酸酯或有机磷中毒）引起的。

（七）剂型

1.肠外　硫酸阿托品注射液的浓度为0.05、0.1、0.4、0.5和1mg/ml，并包装在0.5～10ml注射器、0.5～1ml安瓿和1～30ml瓶中［国家战略性储备（SNS）计划将阿托品以0.4mg/ml、20ml瓶装储存，并将其（2mg/剂次）与解磷定（600mg/剂次）在Mark 1自动注射器包中联合包装］。当需要大剂量时，请使用不含防腐剂的配方。格隆溴铵注射液（Robinul及其他）0.2mg/ml，储存在1、2、5和20ml瓶中（部分含0.9%苯甲醇）。

2.在前8h和24h内治疗100kg成人的建议最低储备量

（1）硫酸阿托品。前8h：100mg或13瓶（0.4mg/ml，每瓶20ml）；前24h：200mg或26瓶（0.4mg/ml，每瓶20ml）。

（2）格隆溴铵。前8h：52mg或13瓶（0.2mg/ml，每瓶20ml）；前24h：100mg或25瓶（0.2mg/ml，每瓶20ml）。

八、二巯基丙醇

（一）药理学

二巯基丙醇（BAL）（英国抗路易士药剂；二巯基丙醇；2,3-二巯基丙醇）是一种二硫醇螯合剂，用于治疗重金属砷、汞、铅和金中毒。由于邻硫醇基团在水溶液中不稳定，本品为10%（100mg/ml）的花生油溶液，花生油中还含有20%（200mg/ml）苯甲酸苄酯。它通过深层肌内注射。大部分药物在1h内被吸收，并广泛分布到大多数组织。BAL或其体内代谢物与特定的有毒金属形成复合物，从而减少金属与内源性配体的反应，并增加其在尿液中的排泄。一项关于人类暴露于砷后用BAL治疗的研究中，尿砷排泄量在2～4h达峰值，然后迅速下降。

（二）适应证

1.急性无机砷中毒　有限的数据表明，它也可能在砷中毒的早期阶段（如在前24h内）有效。

2.汞中毒（单烷基汞除外）　如果在摄入无机汞盐后4h内给予BAL，可最有效地预防肾损害；它在防范或治疗汞蒸气所致急性或慢性神经系统毒性方面

尚不清楚。

3.铅中毒（烷基铅化合物除外）　BAL与EDTA钙同时用于儿童铅性脑病的治疗，其中联合方案可加速血铅水平下降和增加尿铅排泄。注意：BAL不能用作铅中毒的单药治疗。

4.金　对于药物性金制剂导致不良皮肤、血液或神经并发症的患者，BAL与尿液金排泄增加和临床改善有关。

（三）禁忌证

1.因为BAL溶剂为花生油，因此应避免在花生过敏患者中使用。

2.肝肾功能不全患者慎用。少数报道表明，二巯基丙醇或其代谢产物是可透析的，而BAL可增加肾衰竭患者对汞的透析清除率。

3.BAL导致G6PD缺乏症患者发生溶血。

4.由于BAL通过肌内注射给药，因此血小板减少症或凝血障碍患者应谨慎使用。

（四）不良反应

1.注射部位局部疼痛，导致无菌或化脓性脓肿。

2.与剂量有关的高血压，伴有或不伴心动过速。发作15～30min；持续时间2h。高血压患者慎用。

3.其他不良反应症状。恶心和呕吐；头痛；眼睛、唇、口腔和喉咙有灼热感，有时伴有流泪、流鼻涕或流涎；肌痛；感觉异常；发热（尤其是儿童）；胸部收缩的感觉；广泛性焦虑症。过量用药会导致中枢神经系统抑制和癫痫发作。

4.妊娠期用药。美国FDA C类（不确定）。高剂量的BAL对小鼠具有致畸性和胚胎毒性。尽管已将BAL用于患有Wilson病且无明显损害的孕妇，但BAL在人类妊娠中的安全性尚未确定。妊娠期仅可用于危及生命的急性中毒。

5.金属在大脑的重新分布。尽管BAL能提高急性中毒动物的存活率，但它与汞和砷在脑中的重新分布有关。避免用于以大脑为主要靶器官的慢性汞元素或烷基（例如甲基）汞中毒。

（五）药物或实验室相互作用

1.由于可能与铁形成毒性复合物，应避免同时进行铁替代治疗。

2.BAL可能会突然终止金治疗引起的类风湿关节炎的缓解。

（六）给药剂量及方法（成人、儿童）

1.砷、汞和金中毒。如果患者仍然有症状和（或）金属水平仍然很高，则每4～6小时经深度肌内注射给予BAL 3mg/kg，持续2d；然后每12小时注射1次，持续7～10d。对于严重砷或汞中毒的患者，可以使用最高5mg/kg的初始剂量。一旦患者病情稳定并能够吸收口服制剂，则考虑改用口服琥珀酸酯或口服单硫醇。注意：静脉注射二硫基丙醇磺酸比BAL具有更好的治疗效果，在急性砷或汞中毒中可能是一个优选的替代治疗

方法。

2. 铅性脑病（仅与EDTA钙联合使用）。对于急性小儿铅性脑病，一些临床医师开始以3～4mg/kg肌内注射（75mg/m²）BAL进行治疗，然后在4h内同时使用EDTA钙和BAL，每4～6小时给予3～4mg/kg（75mg/m²），持续3d。

3. 砷化氢中毒。如果可以在砷化氢中毒发作后的24h内开始使用BAL，则每4～6小时肌内注射给予3mg/kg的剂量，持续1d。

4. 刘易斯毒气灼伤眼睛。使用植物油以1：1比例稀释10%的安瓿药液，制成5%的BAL溶液，并立即涂在眼睛和结膜表面。肠外治疗也可用于治疗全身反应。

（七）剂型

1. 肠外（仅用于深层肌内注射；不得静脉注射）。BAL油溶液，100mg/ml，3ml安瓿。

2. 在前8h和24h内治疗100kg成人的建议最低储备量：BAL，前8h为600mg或2瓶（100mg/ml，每瓶3ml）；前24h为1800mg或6瓶（100mg/ml，每瓶3ml）。

九、苯二氮䓬类药物（地西泮、劳拉西泮、咪达唑仑）

（一）药理学

1. 苯二氮䓬类药物可增强中枢神经系统中的抑制性γ-氨基丁酸（GABA）神经元活性。药理作用包括减轻焦虑、抑制癫痫发作、中枢神经系统抑制（当快速静脉注射苯二氮䓬类药物时可能出现呼吸骤停）及抑制脊髓传入通路以产生骨骼肌松弛。

2. 苯二氮䓬类药物与中枢神经系统以外的其他受体（尤其是在心脏中）相互作用。据报道，地西泮可拮抗氯喹的心脏毒性作用（机制尚不清楚，但地西泮可能与氯喹竞争心脏细胞的固定位点）。

3. 苯二氮䓬类药物通常对自主神经系统或心血管系统影响较小。然而，GABA神经传递的增强可能会减弱交感神经放电（并降低与拟交感神经中毒有关的血压升高）。此外，地西泮可能会影响中枢神经系统的胆碱转运和乙酰胆碱转换，这可能是其对神经毒剂中毒（如沙林、VX）患者有益作用的基础。

4. 药代动力学。这些药物口服吸收良好，而地西泮经肌内注射吸收不佳。药物通过肝脏代谢排出，血清排出半衰期为1～50h。中枢神经系统作用的持续时间取决于药物从大脑到周围组织的重新分布速率。活性代谢物进一步延长了地西泮的作用时间。

（1）地西泮：静脉注射后起效很快，但口服或直肠给药后起效慢至中等。尽管由于中枢神经系统的重新分布，抗惊厥作用和镇静作用通常较短，但半衰期超过24h。

（2）劳拉西泮：肌内给药后起效时间中等。消除半衰期为10～20h，由于中枢神经系统重新分布较慢，其抗惊厥作用一般比地西泮更长。

（3）咪达唑仑：肌内注射或静脉注射后起效迅速，经鼻给药或食入后起效时间中等。半衰期为1.5～3h，由于大脑的快速重新分布，作用持续时间非常短。然而，由于周围部位的饱和和重新分布缓慢，长时间输注后镇静作用可能会持续10h或更长时间。

（二）适应证

1. **焦虑和激动**　苯二氮䓬类药物通常用于治疗焦虑症或躁动症（如由拟交感神经药、抗胆碱能药、大麻素或致幻药物、植物或毒物引起的中毒）。注意：毒扁豆碱是抗胆碱药引起的躁动谵妄的高选择性解毒剂。

2. **抽搐**　这3种药物均可用于治疗因特发性癫痫、惊厥药物或毒素过量引起的急性癫痫发作或癫痫持续状态。咪达唑仑和劳拉西泮具有肌内注射后快速吸收的优点，且劳拉西泮的抗惊厥作用持续时间长于其他两种药物。

3. **高血压和心动过速**　这些药物可用于拟交感神经诱发的高血压和心动过速的初始治疗。

4. **肌肉松弛剂**　这些药物可用于缓解肌肉僵直和过度收缩（例如，士的宁中毒或"黑寡妇"蜘蛛中毒，或伴有高热、运动障碍或破伤风的僵硬综合征）。

5. **氯喹中毒**　地西泮可拮抗心脏毒性。

6. **乙醇或镇静-催眠药戒断反应**　地西泮和劳拉西泮用于缓解乙醇和镇静催眠戒断作用（如焦虑、震颤和癫痫）的症状和体征。

7. **清醒镇静**　在小手术及联合神经肌肉麻痹行气管插管手术中，咪达唑仑用于诱导镇静和遗忘。

8. **神经毒剂**　这些药物可用于治疗与神经毒物中毒有关的躁动、肌肉痉挛和癫痫发作。它们可能与其他神经毒剂解毒剂（2-PAM、阿托品）具有叠加或协同作用。

（三）禁忌证

已知对苯二氮䓬类药物敏感的患者禁用。

（四）不良反应

1. 中枢神经系统抑制作用可能干扰神经功能的评估。在少于1%的患者（成人和儿童）中，这种作用也可能产生一种相反的反应（如坐立不安、躁动）。氟马西尼已成功用于控制这一作用。

2. 过量或快速静脉注射可能导致呼吸停止。

3. 该药物可能会加速或加重肝性脑病。

4. 由于稀释剂丙二醇，快速或大剂量静脉给药可能引起类似于苯妥英钠的心毒性。连续输注该溶媒也可能导致高乳酸血症、渗透压间隙增加和肾功能不全。劳拉西泮（1ml注射液包含0.8ml或834mg丙二醇）的输注速率超过4mg/h或24h累积剂量超过100mg可能导致血清丙二醇达潜在毒性水平（>25mg/dl）。几种产品中还含有高达2%的苯甲醇防腐剂。

5. 妊娠期用药。美国FDA D类。这些药物都能轻易通过胎盘。但是，这并不妨碍有严重症状患者紧急、短期使用。

（五）药物或实验室相互作用

1. 苯二氮䓬类药物会增强阿片类药物、乙醇和其他镇静催眠药、抑郁药的中枢神经系统抑制作用。

2. 氟马西尼将逆转苯二氮䓬类药物的作用，并可能导致长期使用该药的患者出现急性戒断综合征。接受氟马西尼治疗的患者对苯二氮䓬类药物的反应将无法预测地减少或消失。

3. 地西泮可能导致Clinistix尿糖试纸和Diastix尿糖定量测定试纸产生假阳性葡萄糖反应。

（六）给药剂量及方法

1. 焦虑或躁动、肌肉痉挛或多动、高血压

（1）地西泮：根据严重程度（破伤风需要更高的剂量），最初给予2～10mg（30d至5岁的儿童：1～2mg）静脉注射（成人给药速度不超过5mg/min；儿童给药时间应3min以上）。根据需要每1～4小时重复给药1次。口服剂量为2～10mg（老年患者：较低剂量，不超过2.5mg，且间隔时间较短；6个月以上的儿童：1～2.5mg）。应根据患者耐受性和反应进行剂量调整。警告：不要因注射吸收不稳定和注射部位疼痛而选择肌内注射。如果只能肌内给药，则需换用劳拉西泮或咪达唑仑。

（2）劳拉西泮：静脉注射1～2mg（儿童：0.04mg/kg），肌内注射不得超过2mg/min或0.05mg/kg（最大剂量4mg）。成人通常的口服剂量是每日2～6mg。

（3）咪达唑仑：给予0.05mg/kg（麻醉诱导时可达0.35mg/kg），静脉注射20～30s（成人常用剂量：1～5mg，每2分钟增加2.5mg；老年患者：给予低剂量，最大不超过3.5mg）或肌内注射0.07～0.1mg/kg。如果需要，10～20min后重复给药。以0.02～0.1mg/（kg·h）的初始速率连续输注来维持作用效果［通常成人剂量：1～7mg/h；儿童：1～2μg/（kg·min）］，逐渐滴定至起效。警告：有几篇关于咪达唑仑快速静脉注射后发生呼吸骤停和低血压的报道，特别是当其与阿片类药物联合使用时。由于咪达唑仑会在组织中蓄积，长时间连续输注可能会导致停药后镇静作用仍持续。

2. 抽搐 注意：如果首次服用苯二氮䓬类药物后抽搐持续，可考虑使用其他抗惊厥药物，如苯巴比妥、戊巴比妥和丙泊酚，并给予吡哆醇用于异烟肼或含肼蘑菇的中毒。另见"癫痫发作"。

（1）地西泮：每5～10分钟静脉输注5～10mg，但不要超过5mg/min（5岁或以上的儿童：1～2mg；5岁以下的儿童：0.2～0.5mg），直至最大总剂量30mg（成人）或10mg（大龄儿童）或5mg（幼儿）。如果无法静脉注射，可以进行直肠给药（成人和12岁以上的儿童：0.2mg/kg；6～11岁儿童：0.3mg/kg；2～5岁儿童：0.5mg/kg）。

（2）劳拉西泮：静脉注射1～2mg（新生儿：

0.05～0.1mg/kg；大龄儿童：0.04mg/kg），每次不超过2mg/min；如果需要，请在5～10min后重复给药。癫痫持续状态的常用剂量是在2min内缓慢静脉推注4mg（用等体积的生理盐水稀释）。如果再次发作，请在10～15min后重复给予相同剂量。也可以肌内注射（0.05mg/kg；最大4mg），通常6～10min后起效。

（3）咪达唑仑：在20～30s静脉注射0.05mg/kg（对于难治性癫痫持续状态，最高可达0.2mg/kg）或肌内注射0.1～0.2mg/kg；如果需要，可以在5～10min后重复给予相同剂量，也可以持续输注（见上文"注意"）。肌内注射后，该药物迅速吸收，可在无法静脉注射时使用。儿童中其他给药途径包括鼻内给药（0.2～0.5mg/kg）和口腔给药（大龄儿童和青少年中0.3mg/kg或10mg）。

3. 氯喹和羟氯喹中毒 据报道，大剂量地西泮，即1～2mg/kg静脉注射30min以上，随后以1～2mg/（kg·24h）的速率输注可改善心脏毒性。警告：这可能会导致呼吸暂停；患者必须插管，且必须控制通气。

4. 酒精戒断综合征

（1）地西泮：静脉注射初始剂量为5～10mg，然后每10分钟注射5mg，直到患者平静下来。可能需要大剂量才能使严重戒断症状的患者安静下来。口服给药初始剂量为10～20mg，每1～2小时重复1次，直到患者恢复平静。

（2）劳拉西泮：静脉注射初始剂量为1～2mg，然后每10分钟注射1mg，直到患者平静下来。可能需要大剂量的间歇性静脉推注或高速率的连续输注才能使严重戒断症状的患者镇静下来。（警告：多剂量小瓶可能包含稀释剂和防腐剂，例如，丙二醇和苄醇，大剂量给药时可能有毒；见上文。）口服剂量常为2～4mg，每1～2小时重复给药1次，直到患者平静下来。

（七）剂型

1. 肠外

（1）地西泮（Valium，其他）：5mg/ml溶液；2ml预填装注射器；1ml、2ml和10ml小瓶。可使用10mg的肌内自动注射器（ComboPen）来治疗神经毒剂中毒。请参阅上面的"警告"。

（2）劳拉西泮（Ativan，其他）：2mg/ml和4mg/ml溶液；2ml注射器中有1ml用于稀释；1ml小瓶和10ml多剂量小瓶。

（3）咪达唑仑（Versed，其他）：1和5mg/ml溶液；1ml、2ml、5ml和10ml小瓶；2mg/2ml和10mg/2ml预填装入2ml的注射器中。

2. 口服

（1）地西泮（Valium，5mg/ml浓缩液，其他）：2mg、5mg和10mg片剂；将1mg/ml口服溶液装在5ml杯中，5mg/ml口服浓缩液装于30ml瓶中。

（2）劳拉西泮（Ativan，其他）：0.5mg、1mg和2mg片剂；2mg/ml口服浓缩液装于30ml瓶中。

（3）咪达唑仑（盐酸咪达唑仑）：2mg/ml口服糖浆装于118ml瓶中。

3.直肠　地西泮（Diastat，Diastat AcuDial，其他）：2.5和10mg的直肠凝胶/冻胶（儿科）；20mg直肠凝胶/冻胶（成人）。

4.在前8h和24h内治疗100kg成人的建议最低储备量

（1）地西泮：前8h为200mg或4瓶地西泮（5mg/ml，每瓶10ml）；前24h为400mg或8瓶地西泮（5mg/ml，每瓶10ml）。

（2）劳拉西泮：前8h为8mg或2瓶劳拉西泮（4mg/ml，每瓶1ml）；前24h为24mg或1瓶（2mg/ml，每瓶10ml）和1小瓶（4mg/ml，每瓶1ml）。

（3）咪达唑仑：前8h为50mg或2瓶咪达唑仑（5mg/ml，每瓶5ml）；前24h为130mg或2瓶咪达唑仑（5mg/ml，每瓶10ml）和3瓶（5mg/ml，每瓶2ml）。

十、苯扎托品

（一）药理学

苯扎托品是一种抗毒蕈碱剂，具有与阿托品相似的药理活性。该药还具有抗组胺作用。苯扎托品用于治疗帕金森病和控制与抗精神病药相关的锥体外系副作用。

（二）适应证

在成人中苯扎托品可作为苯海拉明（儿童首选药物）的替代药物，用于治疗与抗精神病药或甲氧氯普胺有关的急性张力障碍反应。它的作用时间比苯海拉明更长，每天服用2次。注意：它对迟发性运动障碍和抗精神病药物恶性综合征无效。

（三）禁忌证

1.闭角型青光眼。

2.梗阻性尿路病（前列腺肥大）。

3.重症肌无力。

4.药品生产厂家不推荐3岁以下儿童使用；使用苯海拉明替代或者如果患者对苯海拉明无效或过敏，且情况严重或危及生命（例如，张力障碍性喉咙或咽部痉挛），可考虑使用苯扎托品。

5.迟发性运动障碍。

6.已知的超敏反应。

（四）不良反应

1.不良反应包括镇静、意识模糊、视物模糊、心动过速、尿潴留、肠梗阻、潮红、口干和发热。单次给药后副作用最小。

2.妊娠期用药。没有被美国FDA归类。未确定可安全使用。然而，这并不排除对有严重症状的患者进行急性、短期使用。

（五）药物或实验室相互作用

1.苯扎托品与其他表现出抗毒蕈碱性质的药物（如抗组胺、吩噻嗪、环型抗抑郁药和丙吡胺）具有叠加效应。

2.胃肠蠕动的减慢可能延缓或抑制某些药物的吸收。

（六）给药剂量及方法

1.肠外　给予1～2mg静脉或肌内注射（3岁儿童：0.02mg/kg，最大1mg）。如果患者无反应，可在15min内重复给药。

2.口服　每12小时口服1～2mg（3岁儿童：0.02mg/kg，最大1mg），持续2～3d，以防症状复发。成人最大推荐剂量为6mg/d。

（七）剂型

1.肠外　甲磺酸苯扎托品（Cogentin，通用），1mg/ml，2ml安瓿和小瓶。

2.口服　甲磺酸苯扎托品（Generic），0.5、1、2mg片剂。

3.在前8h和24h内治疗100kg成人的建议最低储备量　苯扎托品，前8h：4mg或2安瓿（1mg/ml，每个2ml）；前24h：6mg或3安瓿（1mg/ml，每个2ml）。

十一、碳酸氢钠

（一）药理学

1.碳酸氢钠是一种缓冲剂，可与氢离子反应以纠正酸血症并产生碱血症。肾脏排泄的碳酸氢根离子引起的尿碱化，增强肾脏消除某些酸性药物。

2.它也可能有助于预防横纹肌溶解患者肌红蛋白沉积引起的肾小管损伤；甲氨蝶呤的沉淀（通过增强溶解度）；BAL金属复合物的解离；它可以预防造影剂引起的肾病（通过减缓自由基的产生）。此外，维持正常或高血清pH可以防止弱酸如水杨酸盐的细胞内分布。

3.高渗碳酸氢钠产生的钠离子和碱化的血液逆转了几种药物（如三环类抗抑郁药、Ⅰa型和Ⅰc型抗心律失常药、普萘洛尔、丙氧芬、可卡因和苯海拉明）的细胞膜钠通道依赖性抑制剂（"即奎尼丁样"）作用。

4.碱化血液引起钾向细胞内转移，可用于治疗急性高钾血症。

5.口服或通过洗胃给予的碳酸氢钠与铁形成不溶性盐，理论上可能有助于抑制铁的吸收（疗效不确定）。

6.通常不建议使用碳酸氢钠中和酸性物质的腐蚀性损伤，因为可能会发生放热反应，产生气体，且缺乏减少组织损伤的证据。雾化碳酸氢钠已被用于中和因氯气暴露在黏膜表面产生的盐酸（疗效不确定）。

7.通过早期动物研究和在缺乏足够传统解毒剂（肟类、阿托品）的地区发生的有机磷（OP）中毒的人类病例表明，大剂量静脉注射碳酸氢盐［5mmol/kg，60min之后5～6mmol/（kg·d）］可以获益。这些研究者认为，碱化血液可加速有机磷的降解或清除，通过容量扩张改善组织灌注，并加强解磷定的作用。对人体试验的系统回顾未能显示出死亡率差异，但对治疗效果有一定改善（阿托品需求量较低且住院时间较短）。

（二）适应证

1.由甲醇、乙二醇或水杨酸盐中毒或由乳酸过量产生引起的严重代谢性酸中毒（例如，由于癫痫持续状态或休克、线粒体毒素或化学窒息剂、氰化物、一氧化碳、二甲双胍引起的）。

2.碱化尿液进而加快某些酸性药物的清除〔水杨酸盐、苯巴比妥、氯丙胺、氯苯氧基除草剂2,4-d（二氯苯氧基乙酸）〕。注意：尽管可以加强清除效果，但尚不确定该方法能否改善临床结局。

3.预防严重横纹肌溶解后肾脏因肌红蛋白沉积而引起的肾损害；甲氨蝶呤的沉淀；BAL-金属络合物的解离；防止造影剂引起的肾损害。

4.建议用于放射性紧急情况引起的铀内部污染，以防止急性肾小管坏死（见"辐射"）。

5.用于三环类抗抑郁药、Ⅰa型或Ⅰc型抗心律失常药和其他抗抑郁药引起的心室去极化引起的心脏毒性的治疗（QRS间隔延长）。注意：对复极异常（延长QT间期和尖端扭转型室性心动过速）引起的心律失常无效。与红豆杉浆果（Taxus spp）和安非他酮中毒相关的广泛复杂的心律失常可能对碳酸氢钠无反应（中毒机制可能与钠通道阻滞无关）。

（三）禁忌证

以下禁忌证是相对的。

1.严重的代谢或呼吸性碱中毒或高钠血症。

2.严重肺水肿伴容量超负荷。

3.对钠负荷不耐受（肾衰竭，充血性心力衰竭）。

（四）不良反应

1.碱中毒。血红蛋白氧释放受损、低钙血症引起的手足抽搐、反应性细胞内酸中毒（由PCO_2浓度升高引起）和低钾血症。

2.高钠血症和高渗透压。在新生儿和幼儿中快速输注高渗溶液时必须谨慎。

3.充血性心力衰竭和肺水肿加重。

4.外渗导致组织炎症和坏死（溶液高渗）。

5.由于电解质转移（低钾血症），可能加剧QT间期延长和相关的心律失常（如尖端扭转型室性心动过速）。

6.妊娠期用药。美国FDA C类（不确定）。但是，这并不妨碍对有严重症状的患者进行急性、短期使用。

（五）药物相互作用

请勿与其他肠胃外药物混合，因为可能会导致药物失活或沉淀。

（六）给药剂量及方法（成人和儿童）

1.代谢性酸中毒　0.5～1mmol/kg，静脉注射；根据需要重复操作，以将血清pH至少纠正至7.2。对水杨酸类、甲醇或乙二醇中毒，将pH至少提高到7.4～7.5。

2.碱化尿液　在0.25%生理盐水中加入1L 5%葡萄糖，44～100mmol，或在2～3ml/（kg·h）时加入1L 5%葡萄糖，88～150mmol（成人：150～200ml/h）。监测

尿液pH，调整输注速率使尿液pH维持在7～8。注意：低钾血症和容量不足可阻碍有效的尿碱化；除非出现肾衰竭，每升加入20～40mmol钾。预防碱中毒（维持血液pH＜7.55）和高钠血症。每小时监测血液pH和血清电解质。通过不断评估进水量、排出量和滞留量，防止液体过量。

3.心脏毒性（钠通道阻滞剂）药物中毒　在1～2min，1～2mmol/kg，静脉注射；根据需要重复上述步骤，以改善心脏毒性表现（例如延长QRS间期、广泛性复杂心动过速、低血压），并将血清pH维持在7.45～7.55。没有证据表明持续静脉滴注与静脉注射有效性一致。

（七）剂型

1.有几种产品可供使用，从4.2%（0.5mmol/ml，新生儿和幼儿首选）到7.5%（0.89mmol/ml）再到8.4%（1mmol/ml），容量从10～500ml。在大多数紧急情况下，救护车中最常用制剂是8.4%（"高渗"）碳酸氢钠，1mmol/ml，在50ml安瓿瓶或预填装注射器中使用。

2.在前8h和24h内治疗100kg成人的建议最低储备量：碳酸氢钠，前8h为63g（750mmol）或750ml 8.4%的碳酸氢钠溶液；前24h为84g（1000mmol）或1L 8.4%的碳酸氢钠溶液。

十二、肉毒杆菌毒素

（一）药理学

肉毒杆菌毒素包含针对多种肉毒梭菌产生的肉毒杆菌神经毒素的马多克隆抗体片段。它通过与游离的肉毒杆菌神经毒素结合产生被动免疫。

1.肉毒杆菌毒素抗毒素七价（BAT）取代了抗毒素的二价（A，B）和单价（E）。BAT包含马来源的抗体片段，它们结合肉毒杆菌神经毒素血清型A、B、C、D、E、F和G。它由F(ab')₂和F(ab')₂相关的免疫球蛋白组成。用于实验室工作人员的五价肉毒杆菌中毒类毒素疫苗已被停用，不再被疾病防治中心推荐使用。

2.人类源性肉毒中毒免疫球蛋白（IgG抗体），BabyBIG被批准用于治疗由毒素A和B引起的婴儿肉毒中毒，并已证明可显著缩短与婴儿肉毒杆菌中毒相关的住院时间。

3.抗毒素仅结合并灭活游离的肉毒杆菌神经毒素；它们不会清除已与神经末梢结合的毒素，无法逆转已形成的麻痹状态，因此必须在麻痹发作之前用药。在症状发作后24h内进行治疗可能会缩短中毒的病程并阻止进一步发展为完全麻痹。

（二）适应证

1.马衍生抗体（BAT）七价用于有症状的肉毒中毒的治疗，证实或怀疑暴露于A、B、C、D、E、F或G型肉毒杆菌神经毒素。

2.人源性BabyBIG免疫球蛋白用于治疗婴儿肉毒杆菌中毒。

（三）禁忌证

1.马衍生抗体（BAT） 无绝对禁忌证。对已知或怀疑对肉毒杆菌抗毒素或马血清过敏的患者使用本产品需要格外小心和皮肤敏感性测试（见剂量部分）。

2.人源性免疫球蛋白 先前对人类免疫球蛋白产品有严重反应史的患者不应使用BabyBIG。BabyBIG包含痕量的IgA。具有选择性IgA抗体致敏作用的个体可能会对随后服用的含有IgA抗体的血液制品产生过敏反应。

（四）不良反应

1.马衍生抗体 马抗体来源引起的快速发型超敏反应（过敏反应）。过敏反应的监测和管理准备（见剂量部分）。监测迟发性过敏反应（血清病），这种反应可能在给药后10～21d发生。

2.人源性免疫球蛋白 面部和躯干轻度短暂性红斑皮疹已被普遍报道。输液速度相关的反应，从温和冲洗到严重的过敏反应都可能发生。已观察到类似使用其他免疫球蛋白静脉注射产品所见的类似流感的症状。

3.妊娠期用药 没有致畸数据。导致孕妇休克或低氧血症的过敏反应可能会对胎儿造成不利影响。

（五）给药剂量及方法

1.BAT七价 考虑对怀疑有马血清敏感性的患者进行皮肤过敏源测试（见下文）。对于有过敏反应风险的患者，以最低速率开始BAT给药。另外，在生理盐水中按1:10稀释后，通过缓慢的静脉输注给药，如下所示。

（1）成人：总剂量为1小瓶。以0.5ml/min的速度开始，持续30min。如果耐受，则每30分钟将速率加倍至最大2ml/min。

（2）小儿（1～17岁）。给予成人剂量的20%～100%的重量（见下文）。以0.01ml kg/min开始，持续30min不超过0.5ml/min。如果耐受输注，则增加至最大0.03ml/（kg·min），不超过2ml/min。成人剂量的重量百分比：10～14kg为20%，15～19kg为30%，20～24kg为40%，25～29kg为50%，30～34kg为60%，35～39kg为65%，40～44kg为70%，45～49kg为75%，50～54kg为80%，≥55kg为100%。

（3）婴儿（＜1岁）。不论体重，给予成人剂量的10%。从0.01ml/（kg·min）开始，持续30min。如果耐受输液，则每30分钟由0.01ml/（kg·min）增加至0.03ml/（kg·min）。

（4）对因怀疑对马血清有过敏反应风险的患者进行皮肤试验。用生理盐水（1:1000）稀释BAT，并在前臂掌侧皮内注射0.02ml。同时进行阳性（组胺）和阴性（生理盐水）对照试验。阳性试验为周围红斑至少比对照试验大3mm；15～20min检查1次。组胺对照须为阳性，此皮肤试验才具有意义。如果发生超敏反应，请根据反应的严重程度立即停止使用BAT，保持呼吸道通畅，用静脉输液药物治疗低血压，并给予肾上腺素和苯海拉明。

2.BabyBIG 在婴儿肉毒中毒的情况下，一旦临床诊断为婴儿肉毒杆菌中毒，建议的剂量为1ml/kg（50mg/kg）作为单次静脉输注。BabyBIG应以0.5ml/(kg·h)［25mg/(kg·h)］的剂量给药。如果在初始输注速度后15min未发生不良反应，则可将速度提高至1.0ml/(kg·h)［50mg/(kg·h)］。婴儿注射的BabyBIG的半衰期约为28d，单次静脉输注预计在6个月内可提供保护性的中和抗体水平。

（六）剂型

1.肠外

（1）BAT七价。每瓶（20或50ml）无论大小或填装体积，都含有至少4500U血清型A，3300U血清型B，3000U血清型C，600U血清型D，5100U血清型E，3000U血清型F和600U血清型G。医疗服务人员应首先与当地卫生部门联系进行报告，以利于获取抗毒素。可通过CDC急救行动中心对肉毒杆菌值班人员进行24/7的其他紧急咨询。

（2）BabyBIG（人源）。装在单剂量小瓶中，其中包含约100mg±20mg冻干的免疫球蛋白，可与2ml USP级无菌注射用水混合。复溶后的BabyBIG应在2h内使用。有关更多信息，请访问www.infantbotulism.org。

2.建议最低储备量 没有相关内容；仅可通过联邦或州卫生部门提供（请参见上文）。

十三、溴隐亭

（一）药理学

甲磺酸溴隐亭是麦角生物碱的麦角肽组的半合成衍生物，具有多巴胺能激动剂作用。它还具有轻微的α肾上腺素能拮抗剂特性。多巴胺能作用可抑制催乳激素的分泌，并在帕金森病、肢端肥大症、抗精神病药物恶性综合征（NMS）、可卡因成瘾、不良反应和药物相互作用方面具有有益作用。溴隐亭一个不可忽视的局限性是不能通过肠胃外途径给药，同时生物利用度也很差（只有约6%的口服剂量被吸收）。另外，对NMS产生治疗作用（如缓解肌肉僵硬、高血压和高热）可能需要数小时至数天。

（二）适应证

1.由精神抑制药（如氟哌啶醇和其他抗精神病药）或左旋多巴停药引起的NMS治疗。注意：如果患者有明显的高热（如直肠或核心温度≥40℃），则应考虑使用溴隐亭作为次要辅助疗法，立即采取措施，例如神经肌肉麻痹和积极的外部降温。其治疗NMS的功效尚不确定，并且有人担心由于多巴胺激动5-HT$_{2A}$受体，可能恶化其他类型的高热反应（例如恶性高热、中暑）。

2.溴隐亭已被实验性用于减轻对可卡因成瘾。然而，Cochrane数据库综述（2003年）得出的结论是：当前的研究不支持使用多巴胺激动剂来治疗可卡因成瘾。

警告：有在产后可卡因滥用者使用溴隐亭时，会产生严重的不良反应（高血压、癫痫发作和失明）的病例报告。

注意：溴隐亭不适用于药物引起的急性锥体外系或帕金森综合征的一线治疗。

（三）禁忌证

1.无法控制的高血压或妊娠毒血症。

2.已知对该药物过敏。

3.相对禁忌证是心绞痛、心肌梗死、脑卒中、血管痉挛性疾病（如雷诺病）或双相情感障碍。此外，尚无有关7岁以下儿童的经验。在儿童身上可能会形成较高的血药浓度，因而需要较低的剂量。

（四）不良反应

大多数不良反应与剂量相关，临床影响较小。有些是不可预测的。

1.最常见的副作用是恶心。上腹部疼痛、消化不良和腹泻也有文献报道。

2.开始治疗时可能会发生低血压（通常是短暂性的）和晕厥，以后可能会出现高血压。其他心血管疾病包括心律失常（高剂量）、心绞痛加重和血管痉挛性疾病（如雷诺病）及导致急性心肌梗死的血管内血栓形成（1例报告）。

3.神经系统的副作用较多，包括头痛、嗜睡、疲劳、幻觉、躁狂、精神病、躁动、癫痫发作和脑血管意外。多个相互关联的危险因素包括剂量、合并药物治疗及先前存在的医学和精神疾病。

4.罕见的影响包括长期大剂量治疗（数月）引起的肺损害（浸润、胸腔积液和增厚）和近视。1例报告腹膜后纤维化。

5.妊娠期用药。美国FDA B类。该药物已在妊娠期末3个月用于垂体瘤的治疗。它已被证明可以抑制胎儿催乳激素的分泌，并且可能促成早产并抑制孕妇的泌乳。

（五）药物相互作用

1.溴隐亭可能会加重服用抗高血压药物患者的低血压。

2.从理论上讲，这种药物可能与其他麦角生物碱具有叠加作用，而普萘洛尔可能会加剧其引起的周围血管痉挛。

3.溴隐亭可能会降低乙醇耐受性。

4.已有1例帕金森病患者接受左旋多巴和卡比多帕治疗后出现明显的血清素综合征。

（六）恶性神经抑制综合征给药剂量及方法

在成人中，每天口服2.5～10mg或通过胃管给药3～4次（成人平均剂量：5mg/8h）。儿科剂量尚未知的（1例报告在7岁儿童中每8小时给予0.08mg/kg；将片剂混合在2.5mg/10ml液体中，并由鼻饲管给药）。使用小剂量频繁给药以减少恶心的并发症。

1.通常每天总剂量为5～30mg（恶性神经抑制综合征最大每日剂量为45mg）才能达到治疗效果。

2.控制肌肉强直和发热后继续治疗7～10d，然后在3d内缓慢逐渐减少剂量（以防止复发）。完全逆转恶性神经抑制综合征可能需要几天的治疗。

（七）剂型

1.口服　甲磺酸溴隐亭（Parlodel等），0.8mg片剂，2.5mg刻痕片剂（SnapTabs）和5mg胶囊。

2.在前8h和24h内治疗100kg成人的建议最低储备量　甲磺酸溴隐亭，前8h为15mg或3粒胶囊（5mg/粒）；前24h为30mg或6粒胶囊（5mg/粒）。

十四、钙

（一）药理学

1.钙是各种酶和器官系统（包括肌肉和神经组织）必需的阳离子。低钙血症或钙阻滞可能导致肌肉痉挛、手足抽搐和心室颤动。钙依赖性通道的拮抗作用会导致低血压、心动过缓和房室传导阻滞。

2.钙离子迅速与氟离子结合，消除其毒性作用。

3.钙可以逆转钙拮抗剂的负性肌力作用；但是，由这些药物引起的细胞自律性降低、房室传导速度降低和血管舒张可能对利用钙治疗没有效果。

4.钙使高钾血症患者的心肌细胞膜稳定。

5.钙可对抗高镁血症。

（二）适应证

1.氟化物、草酸盐或静脉内抗柠檬酸盐中毒引起的症状性低钙血症。

2.氢氟酸暴露。

3.钙拮抗剂（如维拉帕米）毒性导致的低血压。

4.具有心脏表现的严重高钾血症。

5.症状性高镁血症。

（三）禁忌证

1.高钙血症，但在钙拮抗剂中毒的情况下，可能需要使血液中钙离子水平处于一个较高的位置。

2.较早的教科书将地高辛中毒列为禁忌证，但动物研究或人类病例报告均不支持。

注意：氯化钙盐不宜用于皮内、皮下或动脉内注射，因为它高度浓缩并且可能导致进一步的组织损伤。静脉注射时，使用中心静脉或安全的、自由支配的大的外周静脉。

（四）不良反应

1.组织刺激性，特别是用氯化钙，外渗可能引起局部刺激或坏死。

2.高钙血症，尤其是肾功能减弱的患者。

3.快速静脉给药引起的低血压、心动过缓、晕厥和心律失常。

4.神经肌无力。

5.口服钙盐引起的便秘。

6.妊娠期用药。美国FDA C类（不确定）。这不妨碍严重症状患者可以紧急、短期使用。

（五）药物相互作用

1.地高辛和其他强心苷的正性肌力和心律失常作用可能被钙增强，但是这种相互作用在很大程度上是理论上的，动物研究未能证明钙用于治疗严重高钾血症时的危害。

2.当溶液中含有碳酸盐、磷酸盐或硫酸盐的可溶性盐，以及碳酸氢钠和各种抗生素时，会形成沉淀。

（六）给药剂量及方法

注意：10%的氯化钙溶液每毫升所含钙离子的量是10%葡萄糖酸钙溶液所含钙离子量的3倍（10%的氯化钙溶液包含27.2mg/ml钙；10%的葡萄糖酸钙溶液包含9mg/ml钙）。

1.口服氟化物摄入　口服含钙的抗酸剂（碳酸钙）与氟化物离子络合。

2.症状性低钙血症、高钾血症　给予20～30ml（2～3g）的10%葡萄糖酸钙（儿童：0.3～0.4ml/kg）或5～10ml（0.5～1g）的10%氯化钙（儿童：0.1～0.2ml/kg），在5～10min缓慢静脉注射。根据需要每10～20分钟重复1次。

3.钙拮抗剂中毒　可以从上述剂量开始。通常，静脉给予初始剂量30ml（3g）的10%葡萄糖酸钙（儿童：0.6ml/kg或60mg/kg）或10ml（1g）的10%氯化钙（儿童：0.2ml/kg或20mg/kg）。据报道，在严重的钙拮抗剂过量的某些情况下，高剂量的钙治疗是有效的。纠正后的钙浓度为正常值的1.5～2倍，与心功能改善相关。在钙拮抗剂过量的情况下，在10h内给予30g葡萄糖酸钙，导致血清钙浓度为23.8mg/dl，可以耐受而无副作用。但是，并非所有患者都可以忍受血清钙浓度的极度升高。以多次大剂量（如每10～20分钟给予3g葡萄糖酸钙或1g氯化钙）或连续输注10%葡萄糖酸钙0.6～1.5ml/（kg·h）[60～150mg/（kg·h）]，或10%氯化钙0.2～0.5ml/（kg·h）[20～50mg/（kg·h）]，因为推注剂量只会增加钙离子的含量，在高剂量钙治疗期间，应每1～2小时监测血清钙浓度。

4.皮肤氢氟酸暴露　对于涉及手或手指的任何暴露，请立即咨询经验丰富的手外科医师或医学毒理学家。无论选择哪种具体疗法，全身性阿片类镇痛药都应用于辅助治疗。

（1）外用：用于局部治疗的钙浓度为2.5%～33%；最佳浓度尚未确定。在许多工业环境中，将市售的2.5%葡萄糖酸钙凝胶（Calgonate）保存在工作场所，以快速处理职业暴露。在急诊室也可以将1g葡萄糖酸钙与40g（约40ml）水溶性材料（例如Surgilube、K-Y润滑剂）混合来制备2.5%凝胶。将10个650mg碳酸钙片剂与20ml水溶性润滑剂混合，可以制得32.5%的凝胶。对于涉及手或手指的暴露，请将凝胶放在大的外科手术乳胶手套中用作封闭敷料，以最大限度地与皮肤接触。如果在受伤后3h内应用局部葡萄糖酸钙治疗会更加有效。

（2）对于皮下注射（当局部治疗无法缓解疼痛时），请使用27号或更细的针头对病灶部位或病灶周围（患处皮肤0.5～1ml/cm²）皮下注射5%～10%葡萄糖酸钙（非氯化钙）。如果疼痛没有缓解，可以每隔1～2小时重复进行2～3次。每指宽的注射量不得超过0.5ml。

（3）Bier阻滞技术

1）在患肢（如手背）中建立远端静脉输液通路。

2）抬高肢体5min。另外，可以使用止血绷带从远端到近端缠绕。

3）将血压袖带充气到刚好超过收缩压。然后可以放下手臂或取下绷带。

4）将袖带保持充气状态，向静脉中注入25～50ml的2%葡萄糖酸钙溶液（10ml的10%葡萄糖酸钙用40ml D₅W稀释）。

5）20～25min后，在3～5min缓慢释放袖带。

6）如果疼痛持续存在或使用动脉内输注，请重复进行。

（4）对于动脉内给药，将10ml的10%葡萄糖酸钙与50ml D₅W稀释，并通过肱动脉或动脉导管输注4h。在接下来的4～6h应严密监视患者，如果疼痛再次发作，应再次输注。一些学者报道了48～72h的持续输注。

5.氢氟酸暴露于其他部位

（1）已报道雾化2.5%葡萄糖酸钙用于吸入氢氟酸暴露。皮肤暴露量应超过人体总表面积的5%。将1.5ml的10%葡萄糖酸钙添加到4.5ml的无菌水中配制成2.5%溶液。

（2）每4～6小时眼部给药1%葡萄糖酸钙溶液，持续24～48h，但与用盐水或水冲洗相比，其功效尚未得到证实。较高浓度的葡萄糖酸钙可能会加剧对眼部结构的腐蚀性损伤。应该进行眼科咨询。

（七）剂型

1.口服　悬浮液、片剂或咀嚼片，300～800mg。

2.肠外　葡萄糖酸钙（10%）10ml（1g含有4.5mmol的钙）；氯化钙（10%）10ml（1g含13.6mmol）。

3.局部外用　25g和30g管中的葡萄糖酸钙凝胶（2.5%），但是这些市售制剂均未获得美国FDA批准。

4.在前8h和24h内治疗100kg成人的建议最小使用剂量

（1）氯化钙。前8h：10g或10瓶（每瓶1g）10%氯化钙；前24h：10g或10g（每瓶1g）10%氯化钙。

（2）葡萄糖酸钙。前8h：30g或30瓶（每瓶1g）10%葡萄糖酸钙；前24h：30g或30瓶（每瓶1g）10%葡萄糖酸钙。

十五、肉毒碱（左卡尼汀）

（一）药理学

1.左卡尼汀（左旋肉碱）是一种内源性羧酸，有助于将长链脂肪酸转运到线粒体中进行β氧化，并防止细胞内有毒的酰基辅酶A积累。左旋肉碱在富含肉类和奶制品的饮食中普遍存在，并且还由赖氨酸和蛋氨酸氨基酸在体内合成。尽管饮食缺乏较少见，但低肉碱血症可能是由某些医学医疗因素和先天性代谢缺陷引起的，并且已发生于服用多种抗惊厥药物的患者。假设丙戊酸（VPA）会导致肉碱缺乏，导致线粒体功能障碍。受损的β氧化有助于通过微粒体氧化产生有毒的VPA代谢物。这些代谢物与肝毒性和尿素循环紊乱有关，导致高氨血症。补充左旋肉碱已被证明对预防和治疗与VPA治疗有关的高氨血症有益，并且可能改善VPA诱导的肝毒性和脑病的预后。

2.左旋肉碱也作为膳食补充剂，其中有很多未经证实的说法，例如提高精子活力和预防阿尔茨海默病。据推测，补充肉碱可增加运动中的脂肪利用率，从而提高耐力并促进减肥。但是，尚无研究表明在营养良好的个体中，超生理剂量的左旋肉碱对营养良好的个体有任何好处。由于美国FDA不控制膳食补充剂，因此不能保证左旋肉碱补充剂的安全性（请参阅"中药和替代产品"）。

（二）适应证

1.与VPA治疗或服用过量有关的高氨血症、脑病和肝毒性。

2.服用丙戊酸患者低血浆游离肉碱浓度（参考范围：19 ～ 60μmol/L）或总肉碱（参考范围：30 ～ 73μmol/L）。

3.原发性或继发性肉碱缺乏症。

4.婴儿和2岁以下的儿童接受VPA作为多种抗惊厥药物治疗方案中的一部分。

（三）禁忌证

未知。

（四）不良反应

1.与剂量和用药时间有关的恶心、呕吐和腹泻，以及鱼腥味的体味。

2.美国FDA上市后监测期间报告了静脉给药相关的心动过速、高血压和低血压，这种情况很少见。

3.在美国FDA上市后监测报告5例患者有癫痫发作，但是由于潜在的癫痫发作疾病或同时使用其他药物，无法建立直接联系。

4.妊娠期用药。美国FDA B类。尚未对孕妇进行足够的研究。尚不知道这种药物是否会在乳汁中分泌。

（五）药物或实验室相互作用

未知。

（六）给药剂量及方法

1.丙戊酸盐引起的严重肝毒性、高氨血症、脑病或丙戊酸急性过量。静脉注射肉碱的早期干预与更好的预后相关。由于口服生物利用度较差（5% ～ 15%），因此首选静脉给药。最优剂量尚不清楚，但常用的方法是负荷剂量为100mg/kg（通过15 ～ 30min的静脉输注或2 ～ 3min的缓慢推注），然后每8小时维持剂量为50mg/kg（每针最多3g）。直到临床改善和（或）氨水平降低为

止。病例报告肉碱治疗需要长达4d。

2.药物引起的肉碱缺乏和无症状的高氨血症。分次口服100mg/（kg·d），成人3g/d，儿童2g/d。

（七）剂型

1.口服 左卡尼汀（肉毒碱、左旋肉碱），330和500mg片剂，250mg胶囊和在118ml多次使用容器中的口服溶液（1g/10ml）。

2.肠外 左卡尼汀（肉毒碱，其他），注射单剂量（200mg/ml）5ml小瓶和安瓿，每个小瓶或安瓿中总共含有1g左旋肉碱。

3.在前8h和24h治疗重症患者的建议最低储备量左卡尼汀，前8h：10g或10瓶（每瓶1g）；前24h：19g或19瓶（每瓶1g）。

十六、活性炭

（一）药理学

活性炭由于其表面积大，吸附了许多药物和毒素。高离子盐（如铁、锂和氰化物）和低极性（如醇）吸附得很差。反复口服活性炭可以提高某些药物的清除率，这些药物分布容积小，或经历肠胃或肠肝再循环（如洋地黄毒素），或从肠循环扩散到胃肠腔（如苯巴比妥和茶碱）。参见第一章。与泻药联合用药的益处尚未得到证实，且与风险相关。

（二）适应证

1.活性炭通常在摄入后口服以限制药物或毒素的吸收，尽管这个常规使用尚有争议。在1h内摄入是最有效的，但是有效性取决于许多变量（例如，活性炭与药物的比例、接触时间、pH、物质溶解度，以及摄入的药物是否能在胃或上小肠中持续存在）。

2.在以下情况下可考虑重复使用活性炭以增强某些药物的消除：①如更快速消除有益于患者；②不能立即获取或没有更积极的消除手段（如血液透析）。

3.当摄入的药物或毒素的量大于活性炭常用剂量的1/10（例如，阿司匹林摄取量＞7 ～ 10g）或药物接触表面受到阻碍时（例如，药剂学上包裹的或包装的药物），重复剂量的活性炭可能有用。

（三）禁忌证

1.胃肠梗阻者不宜使用活性炭；有胃肠道穿孔或出血风险的患者（近期手术）不应接受活性炭。

2.酸或碱摄入，除非其他药物也被摄入（活性炭使内镜评估更困难）。

3.应避免在儿童中使用活性炭和山梨醇的混合物（有高钠血症和山梨醇脱水风险）。

4.存在活性炭吸入风险的高危患者（除非呼吸道受到保护）。

（四）不良反应

1.肺吸入含活性炭的胃内容物后，出现肺炎和闭塞性细支气管炎。

2.便秘（可通过使用泻药预防，虽然并不常规

建议）。

3. 同时服用泻药，易引起腹泻、脱水、高镁血症和高钠血症，尤其是反复服用活性炭和泻药，或服用大剂量含有山梨醇的活性炭后。

4. 肠道粪阻塞（特别是大剂量用于肠蠕动受损的患者）。

5. 当活性炭溅在眼睛上时，发生角膜擦伤。

6. 妊娠期用药。活性炭没有被全身吸收，母亲因腹泻导致休克或高钠血症，可能会对胎儿产生不利影响。

（五）药物或实验室相互作用

1. 活性炭可以减少、阻滞或延缓口服解毒剂或其他药物（如乙酰半胱氨酸）的吸收。

2. 同时摄入冰淇淋、牛奶或糖浆可减弱活性炭的吸附能力；此相互作用应该较微弱，是否具有临床意义尚不清楚。

3. 重复剂量活性炭可增强一些必要的治疗药物（如抗惊厥药）的消除。

（六）给药剂量和方法

1. 初始剂量

（1）口服或经胃管摄入活性炭，1g/kg（成人剂量：50～100g；5岁以下儿童：0.5～1g/kg或10～25g），若已知摄入的毒素量，至少是其剂量的10倍。对于过量服用（如60～100g阿司匹林），将此剂量在1～2d分剂量服用。

（2）可通过与调味饮料（如可乐）混合而改善口感；对于儿童，可放置在不透明覆盖的杯子中让他们使用吸管服用。

（3）对于易误吸患者，应注意保护气道，以防止活性炭的吸入。

2. 重复剂量

（1）每2～4小时或每小时使用活性炭15～30g（0.25～0.5g/kg）〔成人：平均12.5g/h；儿童：0.2g/（kg·h）〕口服或胃管（最佳方案和剂量尚未知，但频繁或持续胃部给药可能是有利的）。

（2）由于在第二或第三剂量的活性炭给药时常加入少量泻药（益处尚未证实），建议不要在每剂活性炭时加泻药。连续全肠灌洗可替代不定期的泻药使用。

（3）活性炭治疗终点包括临床改善和血清药物水平下降；通常经验性的使用疗程为24～48h。

3. 对于恶心或呕吐的患者，使用止吐药（甲氧氯普胺或昂丹司琼），并考虑通过胃管给予本品。

（七）药品规格

1. 活性炭有多种品规和品牌。有粉剂、散剂、颗粒剂、混悬剂（优选）和含山梨醇或丙二醇中混悬剂。注意：使用含活性炭的片剂或胶囊不适合用于中毒的处理。

2. 在前8h和24h内治疗100kg成人的建议最低储备量：前8h为200g 1瓶或50g 4瓶；前24h为300g 1瓶或50g 6瓶。普通的混悬剂是最推荐的备药。

十七、西咪替丁和其他H₂受体阻滞剂

（一）药理学

西咪替丁、雷尼替丁、法莫替丁和尼扎替丁是H₂组胺受体的选择性竞争抑制剂。这些受体调节平滑肌、血管张力和胃液分泌，并可能参与过敏性和类过敏性反应及摄入组胺或组胺样物质相关的临床效应（如鲭鱼中毒）。

西咪替丁是一种细胞色素P450酶的抑制剂，在动物研究结果中认为可作为阻断毒性中间代谢产物（如对乙酰氨基酚、四氯化碳、氟烷、鹅膏蕈中毒、氨苯砜中毒）的药物。但这并没有显示出对人类中毒或毒性的益处，可能对接受慢性氨苯砜治疗的患者例外（见适应证）。西咪替丁也是醇脱氢酶的抑制剂（见"药物或实验室相互作用"），并建议用于非典型醛脱氢酶的患者，以减少急性乙醇摄入的二硫仑反应（"面部发红"）。

（二）适应证

1. 辅以H₁受体阻滞剂如苯海拉明，用于过敏性反应的管理和预防治疗。

2. 辅以H₁受体阻滞剂如苯海拉明治疗鲭鱼中毒。

3. 雷尼替丁已被用来减少与茶碱中毒相关的呕吐。因为西咪替丁可能干扰茶碱的肝脏消除，所以不应该使用。

4. 西咪替丁已经被用来通过抑制氧化代谢物的形成降低高铁血红蛋白水平，从而提高慢性氨苯砜治疗患者的耐受度。

（三）禁忌证

对H₂受体阻滞剂过敏者。

（四）不良反应

1. 已有发生头痛、嗜睡、疲劳、头晕的报道，但通常较温和。

2. 在老年人、重病患者和肾衰竭患者中使用西咪替丁有出现意识混乱、躁动、幻觉，甚至癫痫发作的报道。曾报道1例西咪替丁静脉给药后出现肌张力障碍的病例。

3. 有报道尼扎替丁发生血清丙氨酸转氨酶活性出现可逆的、剂量依赖性的升高；雷尼替丁也有发生肝损害的报道。

4. 西咪替丁和雷尼替丁（罕见）的快速静脉注射可能引起心脏节律紊乱（心动过缓、心动过速）和低血压。（注：表3-5提供了其最大输液速率。）

5. 口服西咪替丁后出现严重迟发性超敏反应的病例报道。

6. 含有防腐剂苄醇的制剂可能产生早产儿"喘息综合征"。

7. 妊娠期用药。对胎儿不太可能受到伤害美国FDA B类。

（五）药物或实验室相互作用

1. 西咪替丁和少量雷尼替丁，由于细胞色素P450活性的抑制和肝血流量的减少，降低了肝脏清除率，延长了某些药物的半衰期。受影响的药物包括苯妥英钠、茶碱、苯巴比妥、环孢素、吗啡、利多卡因、钙通道阻滞剂、三环类抗抑郁药和华法林。

2.西咪替丁、雷尼替丁和尼扎替丁抑制胃黏膜醇脱氢酶，因此增加了乙醇的全身吸收。

3.胃pH升高可抑制某些pH依赖性药物的吸收，如酮康唑、亚铁盐和四环素类药物。

（六）给药剂量和给药方法

总的来说，没有任何一种H₂受体阻滞剂得到临床证明，虽然西咪替丁更可能因为药物相互作用。最低强度的剂型可以非处方购买，并且有几种口服剂型（咀嚼片、口服溶液）可以改善口感。口服和胃肠外给药用法用量见表3-5。

表3-5　西咪替丁、法莫替丁、尼扎替丁、雷尼替丁用法和用量

药物	给药途径	剂量ᵃ
西咪替丁	PO	每6～8小时300mg，或每12小时400mg（最大2400mg/d）。儿童：10mg/kg（最多300mg），然后每6～8小时，10mg/kg，最多20～40mg/（kg·d）
	IV，IM	静脉注射或肌内注射300mg，每6～8小时。静脉注射时，用生理盐水稀释至20ml，给药5min以上。可通过持续静脉滴注，初始速度为25～50mg/h，据效应调整滴速（平均速度为160mg/h，最大2400mg/d）。儿童：10mg/kg（最多300mg），然后每6～8小时10mg/kg，最多20～40mg/（kg·d）
法莫替丁	PO	20～40mg，每日1～2次（最多可达160mg，每6小时使用1次）。儿童：0.5mg/（kg·剂），每日1～2次（最多40mg，每日2次）
	IV	静脉注射20mg，每12小时（用生理盐水稀释至5～10ml），并以10mg/min或更少的速度注射至少2min。儿童：0.25～0.5mg/（kg·剂）（最大剂量20mg），每日1～2次
尼扎替丁	PO	每次150mg，每日1～2次（或每次300mg，每日1次）
雷尼替丁	PO	150mg，每日2次（最高6g/d）。儿童：24mg/kg，每日1～2次（最大剂量300mg/d）
	IV，IM	150mg，每日2次（最高6g/d）。儿童：24mg/kg，每日1～2次（最大剂量300mg/d）。静脉注射时，用生理盐水或5%葡萄糖稀释至20ml，注射时间超过5min或更长。可通过持续静脉滴注6.25mg/h，根据效应调整滴速（据报道可高达220mg/h）。儿童：每6～8小时12.5～50mg（0.5～1mg/kg），每日2～4mg/（kg·d）（最大200mg/d）

ᵃ.可能需要减少肾功能不全患者的用药剂量。

（七）药品规格

1.西咪替丁（泰胃美，其他）

（1）口服制剂。200mg、300mg、400mg和800mg的片剂；300mg/5ml口服溶液（含有对羟基苯甲酸酯和丙二醇）。

（2）胃肠外使用制剂。150mg/ml的2ml和8ml小瓶（泰胃美制剂有0.5%苯酚，其他可能含有9mg/ml的苄基醇）；或预混300mg在50ml盐水（6mg/ml）。

2.法莫替丁（Pepcid，Pepcid AC，Pepcid RPD）

（1）口服制剂。10mg、20mg和40mg的片剂；10mg咀嚼片和明胶片；20mg和40mg崩解片；40mg/5ml口服混悬液。

（2）胃肠外使用制剂。10mg/ml，1ml和2ml单剂量和4ml、20ml、50ml多剂量小瓶（可能含有甘露醇或苄基醇）；或预混20mg在50ml生理盐水中。

3.雷尼替丁（善胃得，其他）

（1）口服制剂。75mg、150mg和300mg片剂和胶囊；15mg/ml，10ml糖浆制剂（可能含有乙醇和对羟基苯甲酸酯）；25mg和150mg泡腾片。

（2）胃肠外制剂。1.0mg/ml，置于50ml容器中，25mg/ml，2ml和6ml小瓶（含苯酚）。

4.尼扎替丁（AxiD，或其他）

（1）口服制剂。75mg片剂和150mg、300mg胶囊；15mg/ml口服溶液（含羟基苯甲酸酯），置于480ml容器中。

（2）没有胃肠外制剂。

5.建议最小储备量　治疗100kg的成人头8h和24h的所需最低剂量（均为非肠道给药）。

（1）西咪替丁。前8h：600mg或2瓶（150mg/ml，每瓶2ml）；前24h：1200mg或1瓶（150mg/ml，每瓶8ml）。

（2）法莫替丁。前8h：20mg或1瓶（10mg/ml，每瓶2ml）；前24h：40mg或1瓶（10mg/ml，4ml多剂量小瓶）。

（3）雷尼替丁。前8h：100mg或2瓶（25mg/ml，每瓶2ml）；前24h：250mg或2瓶（25mg/ml，每瓶6ml）。

十八、凝血因子替代品

（一）药理学

凝血酶原复合物浓缩物（PCC）和活性凝血酶原复合物浓缩物（APCC）来源于混合的人血浆，根据不同的制备方法，其所含的人体凝血因子Ⅱ、Ⅶ、Ⅸ、Ⅹ及蛋白质C和S的量也不同。

1.三因子PCC包括Ⅱ、Ⅸ和Ⅹ因子，而没有显著量的Ⅶ因子。

2.四因子PCC产品包括Ⅱ、Ⅶ、Ⅸ和Ⅹ因子以及蛋白质CS和S。

3.APCC，也称为八因子旁路活性抑制剂（FiBa® NF），包含因子Ⅱ、Ⅸ、Ⅹ和活化因子Ⅶ。

4.重组因子Ⅶa（rFⅦa，NOVSCONT RT®）在结构上类似于人血浆衍生因子Ⅶ，但是在动物细胞中培养且仅含有活化因子Ⅶ而没有显著量的其他凝血因子。

5.所有制剂仅静脉注射，且可立即进行生物利用。它们的分布局限于血管空间，它们可通过肝网状内皮系统从循环中去除，类似于内源性凝血因子。

（二）适应证

逆转使用维生素K拮抗剂（如华法林）、直接凝血酶抑制剂（如达比加群）或Xa因子抑制剂（如利伐沙班、阿哌沙班或依达沙班）患者所引起的危及生命、肢体或视力的出血（如颅内出血、大量胃肠道出血、危及生命的外伤、室间隔综合征、视网膜出血）。

（三）禁忌证

1.以前对PCC、APCC或rFⅦa或其任何成分过敏。

2.具有肝素过敏史或肝素诱导血小板减少症（HIT）病史的患者，不应给予BBLILN®VH、Octaplex®、Beriplx®PN或KCentra®，因为这些产品含有少量肝素。注意：活化的PCC（FEIBA®NF）、rFⅦa（NovoSeven RT®）和Profilnine®SD不含肝素。

3.NovoSeven®不应给予已知对小鼠、仓鼠或牛蛋白过敏的患者。

4.Octaplex®在IgA缺乏和已知抗IgA抗体的患者中禁用。

5.凝血酶原复合物浓缩物增加了弥散性血管内凝血（DIC）、心肌梗死和肺栓塞患者血栓栓塞事件的风险，不应用于有这些急性状态的患者。

6.过敏性休克、HIT和血栓栓塞事件的风险必须根据患者情况权衡抗凝逆转的益处。

7.重组因子Ⅶa不应与PCC同时使用，因为血栓事件的风险显著增加。注意：rFⅦa给药后可给予新鲜冷冻血浆。

（四）不良反应

1.黑框警告

（1）KCentra®：在临床试验和上市后监测中已报告严重静脉和动脉血栓栓塞并发症。

（2）FiBa®NF：在上市后监测中已报告血栓形成和血栓栓塞事件，特别是在高剂量或潜在血栓形成危险的患者中。

（3）NOVSCONT RT®：有发生严重静脉和动脉血栓形成事件的报道。

2.其他轻微的副作用　包括头痛、恶心、呕吐、腹泻、腹痛、呼吸困难、高血压、注射部位疼痛、发热、头晕/嗜睡。

（1）Octaplex®：短暂性轻度变应性鼻炎。

（2）FEIBA®：味觉障碍和感觉减退。

（3）NOVSCONT RT®：出血、水肿和皮疹。

3.感染　虽然产品经过病毒感染筛选，但PCC和APCC衍生于人血浆，仍具有携带传染性疾病的风险。Octaplex®的使用与细小病毒B19滴度的血清转化相关（在临床试验中登记的90例患者中有3例发生血清学转化）。

4.妊娠期用药　美国FDA没有足够的人体研究确定PCC、APCC或rⅦa在妊娠患者中的安全性。应告知接受PCC或APCC的孕妇存在可能传染性感染的风险。

（五）药物或实验室的相互作用

没有明确的已被确定的实验室相互作用。然而，三因子和四因子的PCC含有少量肝素，并且在解释凝血结果时应该考虑到这一点。

（六）给药剂量和方法

1.PCC和APCC　如何基于初始INR逆转维生素K拮抗剂的作用，见表3-6。如何逆转直接凝血酶抑制剂和Xa因子抑制剂的作用，见表3-7。

2.重组因子Ⅶa（Novoseven RT®）　关于rⅦa逆转维生素K拮抗剂、直接凝血酶抑制剂或Xa因子抑制剂的剂量尚无共识。逆转维生素K拮抗剂的单次剂量建议为1200mg，而逆转达比加群的单次剂量建议为90mg/kg。

（七）药品规格

1.所有制剂是仅用于静脉注射的冻干粉针剂，必须用无菌溶液根据需要浓度进行配制。三因子和四因子PCC的作用强度以Ⅸ因子效力来表示。

表3-6　逆凝血因子转维生素K拮抗剂（如华法林、超华法林）的剂量

	INR						最大剂量
	2.0～2.4	2.5～2.9	3.0～3.4	3.5～3.9	4.0～5.9	≥6	
四因子PCCª							
Octaplex®	22.5U/kg	32.5U/kg	40U/kg	47.5U/kg	47.5U/kg	47.5U/kg	3000U
Beriplex®	25U/kg	25U/kg	25U/kg	25U/kg	35U/kg	50U/kg	5000U
KCentra®	25U/kg	25U/kg	25U/kg	25U/kg	35U/kg	50U/kg	5000U
三因子PCCª							
Profilnine®	50U/kg	50U/kg	50U/kg	50U/kg	50U/kg	50U/kg	50U/kg
Bebulin®	50U/kg	50U/kg	50U/kg	50U/kg	50U/kg	50U/kg	50U/kg

ª四因子PCC是首选试剂；如果无法获得，则给予三因子PCC和10～15ml/kg新鲜冷冻血浆（FFP）。如果不能给PPC或FFP，考虑给予1200mcg的单剂量重组因子Ⅶa（rFⅦa）。除非禁忌，所有患者应接受一剂维生素K。

表3-7　凝血因子复合物逆转新型口服抗凝剂[a]的剂量

	剂量	最大剂量
APCC[b]		
FEIBA®	25～100U/kg	100U/kg单剂量
四因子PCC[c]		
Octaplex®	50U/kg	3000U
Beriplex®	50U/kg	5000U
KCentra®	50U/kg	5000U
三因子PCC		
Profilnine®	50U/kg	50U/kg
Bebulin®	50U/kg	50U/kg

[a]. 已经开发了达比加群的特异性逆转剂（伊达库珠单抗，Praxbind®）和XaA因子抑制剂（andexanet alfa），如果获得，则应首先给予这些药物。

[b]. APCC是直接凝血酶抑制剂（如达比加群）的首选凝血因子复合物。如果不可获得，则使用四因子PCC。如果这两种方法都不可获得，则使用三因子PCC和10～15ml/kg新鲜冷冻血浆（FFP）。如果不能给予PPC或FFP，可以考虑使用重组因子Ⅶa（rFⅦa）。

[c]. 四因子PCC是Xa因子抑制剂的优选凝血因子复合物。如果不可获得，使用三因子PCC和新鲜冷冻血浆（FFP）。如果两者都不可用，仅使用FFP。如果PPC或FFP都无法获得，考虑使用重组因子Ⅶa（rFⅦa）。

（1）Profilnine® SD。因子Ⅸ（FIX）复合物。包含因子Ⅱ、Ⅸ、Ⅹ和非常少量的因子Ⅶ。它不含肝素。小瓶供应，标示效价为500U/5ml、1000U/10ml或1500U/10ml。

（2）Bebulin®。Ⅸ因子复合物。包含因子Ⅱ、Ⅸ、Ⅹ、非常低量的Ⅶ因子和少量肝素（每1U的FIX含小于0.15U的肝素）。以小瓶供应，200～1200U/20ml。

（3）Octaplex®。人凝血酶原复合物。包含因子Ⅱ、Ⅶ、Ⅸ、Ⅹ、蛋白C和S，和肝素（80～310U/20ml小瓶；160～620U/40ml小瓶）。以小瓶供应，500U/20ml和1000U/40ml。

（4）Beriplex® P/N人凝血酶原复合物。包含因子Ⅱ、Ⅶ、Ⅸ、Ⅹ、蛋白C和S、肝素、人白蛋白和人抗凝血酶Ⅲ。以小瓶供应，标示效价为250U/10ml、500U/20ml、1000U/40ml。

（5）Kcentra®。人PCC，每瓶包含因子Ⅱ、Ⅶ、Ⅸ、Ⅹ、蛋白C和S和8～30U肝素。以小瓶供应，标示效价为500U/20ml和1000U/40ml。

（6）FEIBA® NF。抗阻凝剂复合物。包含因子Ⅱ、Ⅸ、Ⅹ、活化因子Ⅶ及每毫升含1～6U的凝血Ⅷ因子。本品不含肝素。以小瓶供应，以因子Ⅷ抑制旁路活性标示效价，500U/20ml，1000U/20ml，2500U/50ml。

（7）NovoSeven RT®。重组凝血因子Ⅶa，以小瓶供应，每瓶含1mg、2mg、5mg和8mg的rFⅦa。

2.在前8h和24h内治疗100kg成人的建议最低储备量

（1）三因子和四因子PCC作为逆转剂时推荐

单剂量使用，并应储备所需的最大剂量（表3-6和表3-7）。

（2）FEIBA®在100kg的成人中24h内最大剂量为20 000U。

（3）重组Ⅶa没有最大剂量的报道。建议100kg成人最低储备量为9000μg。

十九、赛庚啶

（一）药理学

赛庚啶是具有非特异性5-羟色胺（5-HT）拮抗作用的第一代组胺1（H$_1$）受体阻滞剂。对5-羟色胺综合征患者给予赛庚啶可拮抗5-HT$_{1A}$和5-HT$_2$受体的过度刺激，从而改善临床症状（基于较少的病例报道）。

（二）适应证

赛庚啶可能有助于缓解5-羟色胺综合征患者的轻中度症状。

（三）禁忌证

1.已知对赛庚啶过敏。

2.闭角型青光眼。

3.狭窄性消化性溃疡。

4.有症状的前列腺肥大。

5.膀胱颈梗阻。

6.幽门十二指肠梗阻。

（四）不良反应

1.可能由于抗胆碱能特性引起的短暂性瞳孔散大和尿潴留。

2.妊娠期用药。美国FDA B级，短期治疗不太可能造成损害。

（五）药物或实验室的相互作用

给予其他抗蕈碱药物时，增加其抗胆碱能作用。

（六）给药量和给药方法（成人和儿童）

初始剂量为口服4～12mg，随后按需要每1～4小时4mg，直至症状缓解或达到每日32mg的最大日剂量［儿童：每6小时1次，0.25mg/（kg·d），最大12mg/d］。

（七）药品规格

1.口盐制剂　盐酸赛庚啶（Periactin及其他），片剂4mg，糖浆剂2mg/5ml。

2.在前8h和24h内治疗100kg成人的建议最低储备量　盐酸赛庚啶，前8h：32mg或8片（每片4mg）；前24h：32mg或8片（每片4mg）。

二十、丹曲林

（一）药理学

丹曲林通过抑制肌浆网释放钙离子而松弛骨骼肌，从而减少肌动蛋白-肌球蛋白的收缩活性。丹曲林有助于控制肌肉过度活动引起的体温过高，特别是由肌细胞内缺陷导致的体温升高（如恶性高热）。丹曲林不能替代其他降温措施（如海绵和风扇等物理降温）。

（二）适应证

1.丹曲林的主要适应证是恶性高热。

2.丹曲林可用于治疗由药物诱导的肌肉过度活动导致的不能通过降温措施或神经肌肉麻痹所控制的体温升高和横纹肌溶解。

有许多病例报告表明可以有效控制与肌肉过度活动或僵硬相关的一些症状，包括神经衰弱恶性综合征（NMS）；单胺氧化酶（MAO）抑制剂诱导的发热；5-羟色胺中毒；亚甲二氧甲基苯丙胺（MDMA）过量；二硝基苯酚引起的高热；巴氯芬戒断引起的肌肉僵硬；一氧化碳中毒导致的高渗性；破伤风；甲状腺危象；"黑寡妇"蜘蛛中毒。值得注意的是，对NMS病例报告的Meta分析发现，使用丹曲林与支持治疗相比，死亡率更高。

3.从理论上讲，丹曲林对除肌肉过度活动以外的其他原因引起的高热无效，例如代谢率增加（例如水杨酸或二硝基苯酚中毒）、热散失（例如抗胆碱能综合征）和环境暴露（如中暑）。

（三）禁忌证

无绝对禁忌证存在。肌无力或呼吸障碍的患者可能发生呼吸停止，必须密切监测。

（四）不良反应

1.肌无力，可能加重呼吸抑制。

2.嗜睡，疲劳，头晕，光敏性，腹泻。

3.黑框警告。慢性治疗后存在潜在的致死性肝毒性（超敏性肝炎）。也可能是剂量相关性（常见于800mg/d）。10%患者使用用丹曲林治疗后转氨酶升高。

4.静脉注射可引起肺水肿（甘露醇可缓解）、静脉炎（避免外渗）和荨麻疹。

5.妊娠期用药。美国FDAC级（不确定）。权衡利弊，病情严重患者可短期使用。

（五）药物或实验室相互作用

1.联用镇静和催眠药物可加重中枢神经系统抑制作用。

2.丹曲林和维拉帕米联用可引起高钾血症和低血压（个案报道）。

3.一瓶丹曲林20mg含有3g甘露醇，可增加甘露醇治疗横纹肌溶解的作用。仅使用无菌水（不含抑菌剂）进行配制，与D_5W和NS不相容。

（六）剂量和给药方法（成人和儿童）

1.初始剂量　1～2.5mg/kg外周静脉或中心静脉快速静推给药，必要时每5～15分钟重复1次，累计剂量为10mg/kg(最多使用30mg/kg)。一般总剂量为2.5mg/kg时，就能达到满意疗效。

2.维持治疗　为了防止高热复发，静脉注射或口服1～2mg/kg(每天最多100mg)，每日4次，持续1～3d。每日剂量不超过400mg（黑框警告）。预防用药（有恶性高热危险的患者），术前1～2d口服给药（最后一剂在术前3～4h给药），或静脉注射给药2.5mg/kg，给药

时间在麻醉前至少1min（静脉滴注丹曲林钠）或1h（丹曲林），75min。

（七）规格

1.胃肠外制剂　丹曲林钠，含20mg可溶性冻干粉末（溶解后避光保存，6h内使用，以确保最大的活性）。每瓶20mg药物含有3g甘露醇（见"不良事件"和"药物或实验室相互作用"），应溶于60ml无菌用水中（预先加热的水可减少溶解时间并且需要摇动至澄清）。

新产品：静脉滴注丹曲林钠（Ryanodex），每20ml溶液中含有250mg药物，用5ml无菌用水溶解（溶解后避光保存，6h内使用，以确保最大的活性）。每个小瓶含有125mg甘露醇。需要摇匀至均匀橙色悬浮液。可在1min内迅速溶解，含量为其他产品的1.25倍。

2.口服制剂　丹曲林钠（丹曲林，其他）胶囊有25mg、50mg和100mg规格。

3.在前8h和24h内治疗100kg成人的建议最低储备量　丹曲林钠，前8h为1000mg或50瓶（每瓶20mg）或4瓶（每瓶250mg）静脉滴注丹曲林钠（Ryanodex）；前24h为1300mg或56瓶（每瓶20mg）或5瓶（每瓶250mg）静脉滴注丹曲林钠（Ryanodex）。

二十一、去铁胺

（一）药理学

去铁胺是一种特殊的铁螯合剂。它结合游离铁，也可在一定程度上结合非牢固结合铁（例如，铁蛋白或含铁血黄素）。不影响血红蛋白、转铁蛋白、细胞色素酶和其他所有部位结合的铁。红铁-去铁胺（铁氧胺）复合物是水溶性的，经肾脏排泄，它可以使尿液呈橘红色（淡玫瑰色）。在体外，100mg的盐酸去氧胺可以与8.5mg的铁元素和4.1mg的铝元素结合。去铁胺与铝氧胺和铁氧胺复合物都是可透析滤过的。基础研究文献支持该药物的作用，但缺乏临床有效性和安全性证据。

（二）适应证

1.去铁胺用于治疗铁中毒，当血清铁＞450～500μg/dl，或当存在明显铁中毒的临床症状时（如休克、酸中毒、严重胃肠炎或胃肠道射线检查可见许多不透射线片状物）。

2.去铁胺有时被作为一种"检验试剂"，通过观察尿中特征性玫瑰色来测定游离铁的存在，但是尿液颜色的变化并不是一个可靠指标。

3.去铁胺也被用于治疗肾衰竭患者的铝中毒。

（三）禁忌证

重度铁中毒患者使用去铁胺无绝对禁忌证。该药应慎用于已知对去铁胺敏感的患者和不进行血液透析的肾衰竭或无尿患者。

（四）不良反应

1.过快静脉给药可能会发生低血压或过敏性反应，这可以通过限制给药速率在15mg/（kg·h）来避免。

2.肌内注射部位可能出现局部疼痛、硬结和无菌脓肿形成。大量肌内注射也可能导致低血压。

3.铁氧胺复合物可能导致低血压，并可在肾损害患者中积累；血液透析可去除铁氧胺复合物。

4.去铁胺作为铁载体可促进某些细菌生长，如小肠结肠炎耶尔森菌，可使患者易患耶尔森菌败血症。

5.输注时间超过24h可导致肺部并发症（急性呼吸窘迫综合征）。

6.妊娠期用药。美国FDA C级（不确定）。虽然在动物中，去铁胺可致畸，但其胎盘透过率较低，没有证据表明短期治疗对人类妊娠有害。此外，若孕妇严重急性铁中毒未能及时治疗，可导致母体和胎儿发病或死亡。

（五）药物或实验室的相互作用

去铁胺可能干扰血清铁（假低）和总铁结合能力（假高）的测定。它可以螯合和去除体内的铝。

（六）给药剂量和方法

1.首选静脉给药。在儿童或成人中，以5mg/（kg·h）的输注速度给予去铁胺，输注15min后可以加速，考虑到患者耐受情况，一般不超过15mg/（kg·h），从而降低低血压的发生风险［严重铁中毒患者输注速度高达40～50mg/（kg·h）］。因为15mg/（kg·h）给药速度时铁结合量为1.3mg/（kg·h）。最大日累积剂量一般不应超过6g（最多耐受16g）。治疗的终点为特征性玫瑰色尿消失，血清铁含量＜350μg/dl，以及临床中毒症状的消失。

2.不推荐口服用药。

3.不推荐肌内注射用药。如果患者有症状，立即静脉用药。如果患者没有症状，但预期会发生严重的毒性，建立静脉通路是必不可少的（如静脉输液），同时静脉给药也更可靠。

（七）药品规格

1.胃肠外制剂 甲磺酸去铁胺（Desferal等），每小瓶含500mg药物和2g冻干粉末。

2.在前8h和24h内治疗100kg成人的建议最低储备量 甲磺酸去铁胺，前8h为12g或6瓶（每瓶2g）；前24h为36g或18瓶（每瓶2g）。

二十二、右美托咪定

（一）药理学

1.右美托咪定是一种有效的α_1肾上腺素能受体激动剂。它与可乐定具有结构和功能上的相似性；然而，右美托咪定的α_2/α_1特异性比可乐定高8倍。此外，右美托咪定对α_{2A}和C受体亚型有更强的亲和力，使其镇静和镇痛效果比可乐定更有效。它具有镇静作用且呼吸抑制较弱。交感神经效应通过神经元突触前α_2受体介导，通过负反馈减少神经递质传递。

2.当静脉予以负荷剂量，然后连续输注时，起效时间为5～15min，1h内达到峰浓度。

3.药物迅速分布在二室模型中，稳态表观分布容积（V_d）为118～152L右美托咪定的蛋白结合率为94%，静脉注射后的半衰期约为6min，消除半衰期为2～2.67h。

4.右美托咪定通过N-葡糖醛酸化、N-甲基化和经CYP450 2D6羟基化，完全转化为非活性代谢物。

（二）适应证

1.美国FDA批准成人机械插管患者镇静可用右美托咪定但时间不超过24h。也被批准可在非插管的成年患者术前和（或）术中及其他过程中使用。美国FDA未批准在儿童中使用。

2.临床适应证包括危重患者镇静；微创手术镇静；手术前用药；阿片类药物、苯二氮䓬类药物和乙醇戒断状态；芬太尼或舒芬太尼引起的咳嗽；麻醉后寒战。由于其血流动力学稳定，在神经外科手术中具有潜在的神经保护作用。

（三）禁忌证

无特殊禁忌证。然而，在肝功能受损的患者和65岁以上的患者中建议减少剂量。晚期心脏传导阻滞和（或）严重心室功能障碍的患者也应慎用。

（四）不良反应

1.心动过缓和低血压是最常见的不良反应，呈剂量依赖性。低血压可能继发于短暂（5～10min）的血压升高后。

2.大多数不良反应发生在负荷剂量期间或之后，可通过减慢负荷剂量给药速度或不给予负荷剂量来避免。65岁以上伴有糖尿病、晚期心脏传导阻滞、慢性高血压、低血容量和（或）心室功能障碍患者可发生更严重的不良反应。

3.上市后有其他心血管系统（心房颤动、房室传导阻滞、室性心律失常）、中枢神经系统（躁动、混乱、谵妄、抽搐）和呼吸系统（呼吸暂停、支气管痉挛、肺充血）方面的不良反应报告。

4.输注右美托咪定突然停止可导致心动过速和高血压的反弹。其他药物戒断症状包括恶心、呕吐和躁动。

5.延长给药时间（＞24h）可产生耐受（心动过速），导致需要更高的药物剂量。

6.妊娠期用药。美国FDA C级。没有用于产妇或哺乳期的人体数据。

（五）药物或实验室相互作用

1.使用右美托咪定和其他引起心动过缓或低血压的药物时要慎重。

2.尽管右美托咪定具有高蛋白结合率，但研究表明，华法林、苯妥英钠、地高辛、茶碱或普萘洛尔与其竞争不明显。

（六）给药剂量和方法

1.负荷剂量为1μg/kg（儿童：0.25～1μg/kg）静脉给药10min（手术镇静：0.5μg/kg），然后持续输注0.2～0.7μg/（kg·h），最多24h。

（1）注意：大多数不良反应发生在给予负荷剂量时或给完负荷剂量后不久（见上文描述的不良反应部分）。

（2）个体化制订给药剂量并根据临床疗效进行调整。

（3）65岁以上或肝损害患者需要减量。

2.吸入给药。用于术中或术前镇静，双侧鼻孔共1μg/kg（儿童：1～2μg/kg）（一个鼻孔一半剂量）。

3.肌内注射。剂量为0.5～1.5μg/kg（儿童：1～4.5μg/kg），已作为术前1h的辅助治疗。

（七）药品规格

1.静脉盐酸右美托咪定（Precedex）100μg/ml，每瓶2ml，用0.9%氯化钠稀释成200μg/50ml和400μg/100ml。注意：当2ml小瓶中浓度为100μg/ml时，需再加入48ml 0.9%生理盐水，稀释成4μg/ml的溶液。

2.在前8h和12h内治疗100kg成人的建议最低储备量：右美托咪定盐酸盐，前8h为800μg或4瓶（100μg/ml，2ml/瓶）；前24h为2000μg或10瓶（100μg/ml，2ml/瓶）。

二十三、地高辛特异性抗体

（一）药理学

地高辛特异性抗体是从被免疫的羊体内提取的，对地高辛有很强的结合力，从而减弱洋地黄和其他强心苷的作用。用于解毒的Fab片段是通过抗体裂解获得的。一旦地高辛-Fab复合物形成，地高辛分子不再具有药理活性。复合物进入循环，由肾脏消除，并通过网状内皮系统清除，半衰期为14～20h（肾损害时可能增加10倍）。洋地黄中毒的逆转通常发生在给药的30～60min（平均初始反应时间为19min），完全逆转变化需要24h（平均88min）。

（二）适应证

地高辛特异性抗体用于危及生命的心律失常、高钾血症（5mmol/L），或由强心苷急、慢性中毒引起的血流动力学不稳定性。治疗应基于升高的稳态药物浓度（或分布后），以及存在明显症状（如高钾血症、室性心律失常、缓慢性心律失常和低血压）。

（三）禁忌证

目前尚无禁忌证。对于已知对羊（绵羊）产品敏感性的患者慎用；可以对这类患者进行皮肤过敏性试验，并使用稀释的重组药物。目前还没有关于接受多次该药物治疗的患者出现过敏反应的报道（尽管这是一种理论上的风险）。产品中可能含有少量木瓜蛋白酶，因此，对木瓜蛋白酶、木瓜凝乳蛋白酶、木瓜提取物和菠萝酶、菠萝蛋白酶过敏的患者慎用。

（四）不良反应

1.监测患者潜在的超敏反应和血清病。与快速静脉给药可能发生剂量依赖性和速率依赖性（过敏性）不良反应。

2.在肾功能不全和洋地黄-Fab复合物清除受损的患者中，血清游离地高辛水平回升延迟，可长达130h。

3.洋地黄的正性肌力作用消除可能加重先前存在的心力衰竭。

4.随着洋地黄效应的消除，先前存在心房颤动的患者可能会发展成室性心动过速。

5.洋地黄作用的去除可激活Na^+-K^+-ATP酶，并将K^+转运进细胞，导致血清钾水平降低。

6.妊娠期用药。美国FDA妊娠分级C级（不确定），症状严重患者可短期使用。

（五）药物或实验室相互作用

1.地高辛特异性Fab片段将结合其他强心苷，包括洋地黄毒苷、毒毛旋花苷、夹竹桃苷，也包括在铃兰、龙胆草、海葱和蟾蜍毒液（蟾蜍属）中的苷类。

2.常用地高辛-Fab复合物与抗体的交叉反应进行定量免疫分析。由于测量非活性Fab复合物导致地高辛血清浓度假性升高（总血清地高辛水平可能增加10～21倍），但是一些化验和程序可以测量游离地高辛水平，这可能适用于肾损害患者（给予本品后监测游离血清地高辛水平回升情况）。

（六）给药剂量和给药方法

每瓶地高辛-免疫Fab可结合0.5mg地高辛。

1.完全中和剂量/等摩尔剂量；已知摄入量。Fab剂量的估算是基于体内洋地黄的量。可根据已知摄入量（表3-8）或稳态（分布后）血药浓度（表3-9）计算Fab剂量。稳定的血清药物浓度应在末次给药后至少12～16h测定。注意：使用地高辛摄入量计算，通常会使FAB剂量偏高。此外，地高辛人体负荷量的计算是基于5～6L/kg的分布容积估计的；但是，V_d可能高达10L/kg。如果患者未能对初始治疗做出反应，则剂量必须增加50%。

表3-8 不同地高辛摄入量对应地高辛-Fab剂量

摄入药片 （0.125mg）	摄入药片 （0.25mg）	大致吸收量 （mg）	推荐剂量 （瓶数）
5	2.5	0.5	1
10	5	1	2
20	10	2	4
50	25	5	10
100	50	10	20

表3-9 基于稳态时血浆浓度（平衡后）的地高辛-Fab剂量估算

地高辛[a]：地高辛数量-Fab瓶数量 $= \dfrac{\text{血清地高辛（ng/ml）×体重（kg）}}{100}$

地高辛：地高辛数量-Fab瓶数量 $= \dfrac{\text{血清地高辛（ng/ml）×体重（kg）}}{1000}$

[a] 该计算提供了所需瓶数的快速估计，但由于分布容积的不同（5～7L/kg），会低估实际需要。如果初始剂量的临床反应不佳，可增加50%的剂量。

2.经验性给药（未知中毒程度）。如果摄入的量或分布后的水平尚不清楚，患者有危及生命的心律失常，则可经验性给药。制造商建议20小瓶（儿童10小瓶）和6小瓶分别经验性用于急性和慢性地高辛过量。然而，急性和慢性地高辛中毒平均剂量要求分别是10瓶和1～3瓶。

3.滴定剂量。理论上讲，Fab可用于中和体内部分地高辛，以缓解中毒症状，同时保持地高辛的治疗效果。许多患者对根据身体负荷计算的50%或更少的中和剂量就有反应。Fab剂量可以通过从测量的分布后水平减去期望的地高辛水平来估计。另一方面，如果患者血流动力学稳定，则可以经验性给药，每次1～2瓶，滴定至临床需要的效果。建议在30～60min注入初始或负荷剂量，然后在输液结束后1h评估额外需要剂量。这可以优化解毒剂与毒物结合，减少浪费。然而，局部给药可能导致一些地高辛中毒患者的症状复发。

4.用4ml无菌注射用水配制药物，静脉给药至少30min。注意：延长的输注时间（1～7h）或持续输注可优化地高辛与抗体的结合。对于危及生命的心律失常患者，该药物也可以立刻快速推注。

（七）药品规格

1.胃肠外制剂 DigiFab，每瓶40mg地高辛特异性Fab片段冻干粉（注：Digibind已于2011年停止生产）。

2.最小储备量 100kg成人，地高辛-特定Fab片段：前8h为15小瓶；前24h为20小瓶。

二十四、苯海拉明

（一）药理学

苯海拉明是一种具有抗胆碱、镇咳、止吐和局部麻醉特性的抗组胺药。抗组胺作用可减轻植物性皮炎和昆虫叮咬引起的瘙痒和刺激，并且可用作预处理来避免动物源性抗毒血清或抗毒素引起的过敏反应。药物诱导的锥体外系症状与苯海拉明的抗胆碱作用有关。苯海拉明药效在静脉注射后1h达到最强，可持续7h。该药物经肝脏代谢消除，血清半衰期为3～7h。

（二）适应证

1.减轻过量组胺效应引起的症状（如摄入头孢菌素污染的鱼或快速静脉注射乙酰半胱氨酸）。苯海拉明可以与西咪替丁或其他抗组胺2（H_2）受体阻滞剂合用。

2.动物源性抗毒血清或抗毒素给药前的预处理，特别是在有过敏史或皮试阳性患者中。苯海拉明可以与西咪替丁或其他H_2受体阻滞剂联合使用。

3.抗精神病药引起锥体外系症状和阴茎异常勃起。

4.各种瘙痒，如由毒橡树、有毒常春藤或轻微昆虫叮咬引起的瘙痒。

（三）禁忌证

1.闭角型青光眼。

2.前列腺肥大伴尿路梗阻。

3.使用单胺氧化酶抑制剂治疗。

（四）不良反应

1.可能会出现镇静、嗜睡和共济失调。儿童用药可能出现异常兴奋。

2.过量服用可引起面红、心动过速、视物模糊、谵妄、中毒性精神病、尿潴留和呼吸抑制。

3.一些制剂可能含有亚硫酸盐防腐剂，可导致易感人群产生过敏反应。

4.苯海拉明可能由于多巴胺增加（如苯丙胺或可卡因中毒）或中枢神经系统胆碱能效应降低而加重运动障碍。

5.静脉注射量为500mg的药物外渗至手臂软组织可导致慢性局部疼痛综合征。皮下途径导致局部坏死。

6.妊娠期用药。美国FDA B类。胎儿不太可能受到伤害。

（五）药物或实验室相互作用

1.与阿片类药物、乙醇和其他镇静药的镇静作用。

2.与其他抗蕈碱类药物的抗胆碱能作用。

（六）给药剂量和方法

1.瘙痒 每4～6小时口服给药25～50mg［儿童：分剂量5mg/（kg·d）；6～12岁：一般口服剂量为每4～6小时12.5～25mg；2～6岁：每4～6小时6.25mg］；最大日剂量37.5mg（2～6岁）、150mg（6～12岁）、300mg（成人）。该药物也可局部使用，尽管有报道称该药物具有全身吸收和毒性，尤其当它用于大面积起疱或破损的皮肤时。

2.抗蛇毒血清给药前的预处理 给予静脉注射50mg（儿童：0.5～1mg/kg）。如果可能，在抗蛇毒血清使用前应至少注射15～20min。静脉给药速率不应超过25mg/min。

3.药物诱发锥体外系症状 静脉注射50mg（儿童：0.5～1mg/kg）（速率不超过25mg/min）或深肌内注射；如果30～60min无反应，可重复使用，最大剂量为100mg（成人）。口服维持治疗：25～50mg（儿童：0.5～1mg/kg）；如果<9kg，一般口服剂量为6.25～12.5mg；如果>9kg，则口服剂量为12.5～25mg，每4～6小时1次，持续2～3d，防止复发；最大日剂量：300mg（儿童）和400mg（成人）。

（七）药品规格

1.口服 盐酸苯海拉明（苯那君，其他），片剂和胶囊：25mg和50mg；咀嚼片和崩解剂：12.5mg和25mg；酏剂、糖浆和口服溶液：12.5mg/5ml；混悬液：25mg/ml。

2.胃肠外制剂 盐酸苯海拉明（苯那君，其他）。药筒，安瓿，无菌玻璃瓶或注射器：1ml，浓度50mg/ml；无菌玻璃瓶：10ml（可能含有苯甲磺酰氯）。

3.在前8h和24h内治疗100kg成人的建议最低储备量 苯海拉明（肠外），前8h：150mg或3安瓿（50mg/ml，每安瓿1ml）；前24h：400mg或8安瓿（50mg/ml，每安瓿1ml）。

二十五、多巴胺

（一）药理学

多巴胺是一种内源性儿茶酚胺，是去甲肾上腺素的直接代谢前体。它直接或间接刺激α和β肾上腺素能受体。此外，它还作用于特定的多巴胺能受体。多巴胺在各种受体上的相对活性与剂量有关，低剂量［$1 \sim 5\mu g/(kg \cdot min)$］可引起肾血管床血管舒张，从而增加肾血流量和尿量；中等剂量［$5 \sim 10\mu g/(kg \cdot min)$］的多巴胺除了通过多巴胺能激动剂活性增加肾脏和肠系膜血流量外，还能刺激β_1受体活性（增加心率和收缩力）。在高输注速度［$10 \sim 20\mu g/(kg \cdot min)$］下，以α肾上腺素能刺激为主，导致外周血管阻力增加。多巴胺口服无效。静脉注射给药后，其作用发生在5min内，持续时间 <10min。血浆半衰期约为2min。

（二）适应证

1.多巴胺用于对静脉输液、纠正低体温或逆转酸中毒等治疗无效的休克患者，以增加他们的血压、心排血量及尿量。

2.低剂量输注多巴胺对静脉扩张或降低心脏收缩力引起的低血压最有效；高剂量多巴胺用于外周动脉阻力降低引起的休克。

（三）禁忌证

1.快速性心律失常或心室颤动。使用前应纠正电解质失衡，以尽量减少心律失常的风险。

2.未纠正的低血容量。

3.嗜铬细胞瘤。

4.在伴有血栓形成的周围动脉闭塞性疾病和麦角中毒患者中不适合大剂量输注。对于活动性或新近发生心肌梗死的患者也应慎用。

（四）不良反应

1.严重高血压，可导致颅内出血、肺水肿或心肌坏死。

2.组织缺血加重，导致坏疽（大剂量输注）。

3.室性心律失常，尤其是卤代或芳香烃类溶剂或麻醉剂中毒的患者。

4.渗出后组织坏死。

5.对亚硫酸盐防腐剂敏感的患者容易引起过敏反应。

6.妊娠期用药。美国FDA C类（不确定）。可能对子宫血流有一定的影响。在症状严重患者中并不意味着不能短期临时使用。

（五）药物或实验室相互作用

1.在可卡因和周期性抗抑郁药存在的情况下，由于抑制神经元的再摄取，可能会增强升压反应。

2.在服用单胺氧化酶抑制剂者中，由于神经元代谢降解受到抑制，可能会增强升压反应。

3.由于心肌对儿茶酚胺的作用敏感，水合氯醛和卤代烃麻醉剂可增强多巴胺的致心律失常作用。

4.α和β受体阻滞剂可拮抗多巴胺的肾上腺素能作用；氟哌啶醇和其他多巴胺拮抗剂可能拮抗多巴胺能效应。

5.对于神经细胞中儿茶酚胺含量减少的患者（如慢性使用双硫仑或利血平），其升压反应可能会降低。

（六）给药剂量和方法（成人和儿童）

1.避免外渗　注意：静脉通路必须是通畅的，静脉输液时应经常观察皮下浸润的迹象（有无苍白、寒冷和硬化）。如果出现外渗，立即用酚妥拉明渗透感染部位，用法为$5 \sim 10$mg在$10 \sim 15$ml生理盐水中浸润患处（儿童：$0.1 \sim 0.2$mg/kg；最大10mg）。经细针（$25 \sim 27$号）皮下注射，改善的表现为充血和体温恢复正常。局部硝酸盐和特布他林浸润也被报道成功用于其他儿茶酚胺外渗的治疗。

2.用于正性肌力作用　以$1\mu g/(kg \cdot min)$开始，并根据需要增加$5 \sim 10\mu g/(kg \cdot min)$的输注速度。

3.用于血管升压作用　以$10 \sim 20\mu g/(kg \cdot min)$的速度注入，并根据需要增加。剂量 $>20 \sim 30\mu g/(kg \cdot min)$可能增加心律失常的风险。剂量$>50\mu g/(kg \cdot min)$可导致严重的周围血管收缩和坏疽。

（七）药品规格

1.盐酸多巴胺（多巴胺，其他），浓缩型的静脉输液 40、80和160mg/ml在5ml安瓿、5或10ml小瓶或注射器和20ml小瓶或预混静脉注射产品（0.8、1.6和3.2mg/ml在5%葡萄糖）。所有制剂都含有亚硫酸氢钠作为防腐剂。

2.在前8h和24h内治疗100kg成人的建议最低储备量　盐酸多巴胺，前8h为800mg或1瓶（160mg/ml，每瓶5ml）；前24h为2400mg或3瓶（160mg/ml，每瓶5ml）。

二十六、二乙烯三胺五乙酸酯（DTPA）

（一）药理学

二乙三胺五乙酸酯（Zn-DTPA和Ca-DTPA）是一种螯合剂，用于接触超铀元素钚、镅和锔后的螯合。DTPA是一种钙或锌盐，形成一种螯合物，随尿液排出。DTPA的血浆半衰期为$20 \sim 60$min，分布于细胞外。它具有很小的蛋白质结合率，不会有明显的代谢或组织蓄积。与Zn-DTPA相比，Ca-DTPA的钚去除率提高了10倍，因此它可首选用于初始患者。

（二）适应证

用于钚、镅或锔的体内污染。它也被用来处理由锎和锫引起的体内污染。

（三）禁忌证

1.已知对药物过敏。

2.DTPA不应用于铀或钠暴露，因为它可能会增加这些元素的骨沉积。

3.Ca-DTPA不应用于肾衰竭、肾病综合征、骨髓抑制患者或孕妇。

（四）不良反应

1.恶心、呕吐和腹泻。

2.发热，寒战，肌痛，头痛，金属味，皮炎。

3.在服用了4500次Ca-DTPA和1000次Zn-DTPA后，危及生命的副作用明显少见，对人体没有严重的毒性。

4.妊娠期用药。美国FDA D类（Ca-DTPA）和C类（Zn-DTPA）；Zn-DTPA可用于妊娠期，尽管胎儿风险尚不完全知晓。

（五）药物或实验室相互作用

1.没有已知的重要的药物相互作用。

2.与使用DTPA相关的身体微量元素似乎没有减少。

（六）给药剂量和方法

1.已知接触后，通常的治疗包括尽快给予1g的Ca-DTPA或Zn-DTPA。可以在未稀释的情况下静脉注射3～5min，也可以在100～250ml生理盐水、乳酸林格溶液或5%葡萄糖溶液中稀释。用药时间不超过2h。儿童患者的初始剂量为14mg/kg，不超过1g。

2.在最初的24h内，最好使用Ca-DTPA，因为它比Zn-DTPA更有效。24h后，Zn-DTPA和Ca-DTPA同样有效。如果患者不能获得或禁用Ca-DTPA，则可用相同剂量Zn-DTPA替代。美国FDA建议，Zn-DTPA是维持治疗的首选，这与重要矿物质的损失较小有关。

3.给予初始剂量的Ca-DTPA后，若怀疑体内中毒可重复使用剂量为1g的Ca-DTPA或Zn-DTPA。从接触时开始，收集尿液和粪便样本进行生物测定，以指导初始剂量后的进一步治疗。可以继续给药（通常为每周2～3次），直到通过螯合作用使超铀素的排泄率不增加为止（给药时间可从数天到数年不等）。由于内源性金属耗竭，长期使用Ca-DTPA应辅以锌治疗。

4.由于注射时明显疼痛，一般不建议肌内注射。

5.孕妇仅可用Zn-DTPA治疗。

6.1∶1稀释的雾化对于仅通过吸入污染的人是安全和有效的。如果发生了多条内部污染途径或途径不明，应采用静脉注射。

（七）药品规格

1.肠外或雾化　戊酸钙三钠注射液（Ca-DTPA）、戊酸锌三钠注射液（Zn-DTPA）。每5ml稀释剂中含有1g（200mg/ml），包装在一次性使用的透明玻璃容器中。Geritex公司有提供每箱10安瓿的Ca-DTPA和Zn-DTPA。

2.在前8h和24h内治疗100kg成人的建议最低储备量

（1）戊酸钙三钠：前8h为1g或1安瓿（200mg/ml，每安瓿5ml）；前24h为1g或1安瓿（200mg/ml，每安瓿5ml）。

（2）戊酸锌三钠：前8h为1g或1安瓿（200mg/ml，每安瓿5ml）；前24h为1g或1安瓿（200mg/ml，每安瓿5ml）。建议将Ca-DTPA和Zn-DTPA储存起来。

二十七、EDTA钙（EDTA二钠钙、依地酸钙钠、二磺酸二钠钙）

（一）药理学

EDTA钙（乙二胺四乙酸）已被用作螯合剂，以加强某些有毒金属的消除，主要是铅。也有可能较少地发生内源金属的消除，包括锌、锰、铁和铜。药物的半衰期是20～60min，50%的注射剂量在1h内随尿液排出。在EDTA给药1h内尿铅排泄量增加，随后在治疗过程中全血铅浓度降低。EDTA钙可以从软组织和部分铅含量较高的骨骼中动员出来。随着骨骼的铅储存与软组织中低浓度的铅含量逐渐平稳后，血液中的铅含量通常会回升，可考虑停止EDTA螯合。注意：EDTA钙不应与EDTA（依地酸二钠）混淆，后者偶尔用于治疗危及生命的严重高钙血症。

（二）适应证

1.EDTA钙已被用于降低有症状铅中毒患者和无症状高血铅水平患者的血铅浓度和增加尿铅排泄。虽然临床经验将EDTA钙螯合与症状缓解（特别是铅绞痛）和死亡率降低联系起来，但缺乏证明治疗效果的对照临床试验研究，治疗建议主要基于临床经验。

2.EDTA钙可用于锌、锰和某些重放射性核素的中毒。

（三）禁忌证

由于EDTA钙增加了铅的肾脏排泄，因此无尿是相对禁忌证。EDTA的积累增加了肾病发病风险，特别是在容量减少的患者中。对于中度肾功能不全的患者，应按肌酐清除率相应减少剂量。已有报道应用EDTA联合高通量血液透析或血液滤过治疗肾衰竭患者。

（四）不良反应

1.肾毒性（如急性肾小管坏死、蛋白尿和血尿）。可通过适当的水合作用、建立足够的尿量、避免过量使用以及限制连续用药至5d或更少来最小化。在治疗严重中毒的病例，以及在其他病例的第2天和第5天之后，应每天进行肾功能检测。

2.黑框警告。在患有铅性脑病的个体中，快速或高容量输注可能加重颅内压升高。在这种情况下，最好在静脉输液时使用体积较小、浓度较高的溶液。也可以考虑肌内注射。

3.肌内注射部位可能出现局部疼痛。肌内注射时可加入利多卡因（每1ml EDTA浓缩液中加入1%利多卡因1ml），以减少不适。

4.不慎使用EDTA钠（依地酸二钠）可能导致严重的低钙血症。

5.EDTA钙可能导致短期缺锌，临床意义不明确。

6.妊娠期用药。EDTA钙在人类妊娠中的安全性尚未确立，尽管有在妊娠晚期简单使用的报道。在动物研究中已经发现高剂量使用致胎儿畸形，可能是由于锌缺乏所致。如果重度铅中毒需要在妊娠期间使用，应考虑孕妇补锌。

（五）药物或实验室的相互作用

静脉输注可能与10%葡萄糖溶液、两性霉素或肼屈嗪不相容。

（六）铅中毒的剂量和给药方法（成人和儿童）

注意：服用EDTA不能作为铅暴露后铅清除的替代品。在成人中，联邦职业安全与卫生管理局的铅标准要求职业性铅暴露工人中血液单次铅浓度超过60μg/dl或连续3次平均值超过50μg/dl的需进行铅清除。（然而，最近由于本底铅水平的下降及低水平接触后不良健康影响的担忧使得在更低水平时即考虑铅清除。）预防性螯合是不允许的，定义为常规使用螯合，防止血铅浓度升高或使无症状工人的血铅水平低于标准。请咨询当地卫生部门或OSHA（表4-3）以获得更详细的信息。

1.脑病性铅中毒、急性铅绞痛或血铅含量超过150mg/dl。

（1）成人：每24小时静脉滴注2～4g（或30～50mg/kg）（用生理盐水或5%葡萄糖稀释至2～4mg/ml）。疗程不超过5d。

（2）儿童：每24小时1000～1500mg/m²作为连续静脉输注（用生理盐水或5%葡萄糖稀释至2～4mg/ml）。一些临床医师主张对患有铅性脑病的患者，尤其是儿童，应开始使用单剂量的BAL（二巯基丙醇），4h后再同时使用BAL和EDTA钙。BAL在3d后停止，EDTA钙可连续持续5d。

2.无脑病或绞痛症状的铅中毒。成人剂量24h 2～4g（或30～50mg/kg）静脉注射，儿童剂量1000～1500mg/（m²·d）（持续静脉注射20～30mg/kg，稀释至2～4mg/ml）给予3～5d。

3.虽然静脉给药是可取的，但每日剂量（见上文）可通过深肌内注射2次或3次分剂量（每8～12小时）进行。

4.由于EDTA能促进尿铅排泄，应提供足够的液体维持尿液流量［最佳1～2ml/（kg·h）］。但是要避免过度脱水，否则可能加重脑水肿。

5.治疗疗程应至少间隔2d、2周或更长时间，以评估治疗后血铅水平反弹的程度。根据治疗后血铅浓度和症状的持续或复发，可以考虑增加一个EDTA钙治疗疗程。

6.如果脑病或绞痛已经缓解，血铅水平已经下降到低于100μg/dl，并且患者能够吸收口服制剂，那么可以考虑在EDTA钙治疗3～5d后改用口服琥珀酸或口服单硫醇。

7.单剂量EDTA螯合铅动员试验已被一些临床医师用于评估身体铅负荷，或评估中度血铅水平升高患者是否需要使用，但这些试验的价值和必要性存在争议。

8.口服EDTA不推荐用于预防或治疗铅中毒，因为它可能增加铅从胃肠道的吸收。

9.用于肾衰竭。对于严重铅中毒和肾衰竭的患者，

推荐的方案是在250ml生理盐水中静脉注射1g EDTA钙1h以上，然后立即使用高通量透析膜（如F160）进行4h的血液透析。

（七）药品规格

1.胃肠外制剂　依地酸钙（烯丙酸酯）200mg/ml，每安瓿5ml。静脉输注，用生理盐水或5%葡萄糖溶液稀释至2～4mg/ml。（注：低价的药物级EDTA钙二钠散粉可由医院药房获得，用于配制复合静脉输液。）

2.在前8h和24h内治疗100kg成人的建议最低储备量　依地酸钙钠，前8h：1g或1安瓿（200mg/ml，每安瓿5ml）；前24h：3g或3安瓿（200mg/ml，每安瓿5ml）。

二十八、肾上腺素

（一）药理作用

肾上腺素是一种内源性儿茶酚胺，具有α和β肾上腺素能激动剂的性质，主要用于紧急情况下治疗过敏反应或心搏骤停。药理作用包括抑制肥大细胞和嗜碱性粒细胞释放组胺，支气管扩张，正性肌力作用，以及周围血管收缩。口服给药不起效。皮下注射5～10min起效，20min达到稳态。静脉注射或吸入给药起效更快。肾上腺素在体内迅速代谢，消除半衰期为2min。

（二）适应证

1.过敏和类过敏反应。

2.肾上腺素有时被用于β受体阻滞剂、钙拮抗剂和其他由心脏抑制剂药物过量引起的低血压。

3.心搏骤停，无脉性室性心动过速/心室颤动。

4.对阿托品或起搏无反应症状性心动过缓。

（三）禁忌证

在危及生命的情况下没有绝对禁忌证。

相对禁忌证：器质性心脏病、外周动脉闭塞性血管疾病合并血栓形成、麦角中毒、闭角型青光眼、含卤代烃的全身麻醉及升压药禁用的甲状腺毒症。

（四）不良反应

1.焦虑、不安、震颤和头痛。

2.可导致颅内出血、肺水肿或心肌坏死或梗死的严重高血压。

3.其他心血管反应，如胸痛、心悸、心动过速、异位和室性心律失常。

4.卤代或芳香烃溶剂和麻醉剂中毒的患者慎用，这些物质可导致心肌发生心律失常概率加大。

5.外渗或动脉注射后组织坏死。

6.组织缺血加重，导致坏疽。

7.过敏反应，可能由于亚硫酸盐过敏患者对防腐剂亚硫酸氢盐过敏引起。

8.肾上腺素β受体作用引起的低钾血症、低磷血症、高血糖和白细胞增多。

9.妊娠期用药。美国FDA C类（不确定）。肾上腺素

在动物中可致畸，可透过胎盘，导致胎盘缺血，并可抑制子宫收缩，但这些影响并不排除严重患者的急性短期使用。

（五）药物或实验室相互作用

1. 当给予过量水合氯醛或使用卤化全身麻醉剂麻醉时，心律失常发生率增加。

2. 与普萘洛尔和其他非选择性β受体阻滞剂合用，由于阻断$β_2$受体介导的血管舒张作用，可出现严重的高血压，从而导致不可逆的α受体介导的血管收缩。

3. 与可卡因和三环类抗抑郁药合用，因为抑制神经元肾上腺素再摄取，可以增强兴奋作用。

4. 单胺氧化酶抑制剂可增强加压效应，因为神经元肾上腺素代谢减少。

5. 洋地黄中毒可增强肾上腺素发生心律失常的风险。

（六）给药剂量和方法

1. 避免外渗　静脉输液必须是自由流动的，静脉输液时应密切观察皮下浸润的迹象（苍白、寒冷或硬结）。

（1）如果出现外渗，立即用酚妥拉明5～10mg以10～15ml生理盐水（儿童：0.1～0.2mg/kg；最大10mg）稀释后局部皮下注射（25～27号针头）；改善表现为充血和体温恢复正常。

（2）另外，局部应用硝酸甘油2%糊剂和浸润特布他林被证明是可行的。

2. 轻中度过敏反应　给予0.2～0.5mg肌内注射（儿童：1mg/ml溶液按0.01mg/kg给药；最大0.5mg）。必要时每5～15分钟后重复注射1次。

3. 严重过敏反应　每5～10分钟给予0.05～0.1mg静脉注射（0.1mg/ml溶液0.5～1ml）（儿童：0.01mg/kg；最大0.1mg）或静脉滴注1～4mg/min。如果静脉注射剂不可获得，可以使用气管给药；在气管导管下给予0.5mg（0.1mg/ml溶液的5ml）。

4. 低血压　以0.5～1μg/min灌注，必要时每5分钟滴定1次。难治性低血压和使用β肾上腺素受体阻滞剂者，考虑胰高血糖素。

（七）药品规格

1. 胃肠外制剂　盐酸肾上腺素（肾上腺素，EpIPEN，TWECENT，AUVI-Q，其他），0.1mg/ml的10ml预填充注射器；0.5mg/ml（0.15mg）的0.3ml单剂量自动注射器；1mg/ml的1ml安瓿和小瓶，30ml小瓶和0.3ml（0.3mg）单剂量自动注射器。大多数制剂含有亚硫酸氢钠或焦亚硫酸钠防腐剂。

2. 在前8h和24h内治疗100kg成人的建议最低储备量　盐酸肾上腺素，前8h：4mg或4安瓿（1mg/ml，1ml）；前24h：12mg或12安瓿（1mg/ml，1ml）。

二十九、艾司洛尔

（一）药理作用

艾司洛尔是一种短效、静脉注射型、β肾上腺素受

体阻滞剂，无内在交感神经或膜抑制活性。常规治疗剂量下，哮喘患者几乎不会发生支气管痉挛。艾司洛尔在静脉注射6～10min达到峰浓度。被红细胞酯酶快速水解，消除半衰期为9min；输注停止后30min内药效和不良反应消失。

（二）适应证

1. 快速控制室上性和室性心律失常和高血压，特别是交感神经过度活动（如兴奋剂、甲状腺功能亢进状态）引起的。

2. 逆转茶碱或咖啡因过量导致β肾上腺素受体过多引起的低血压和心动过速。

3. 控制心肌儿茶酚胺过度敏感引起的室性快速性心律失常（如水合氯醛和氯代烃溶剂）。

（三）禁忌证

1. 包括低血压、心动过缓和继发于心脏病的充血性心力衰竭或药物和毒素引起的心脏抑制作用（如抗抑郁药和巴比妥类药物）。

2. 由α肾上腺素受体或全身性兴奋剂（如可卡因、安非他明）引起的高血压，艾司洛尔与血管扩张剂（如硝普钠或酚妥拉明）联用除外。异常高血压的发生可能由非预期的α受体效应引起，但与使用非特异性肾上腺素受体阻滞剂（如普萘洛尔）相比，其发生率要低。

（四）不良反应

1. 低血压、心动过缓和心搏骤停，尤其是心脏病或过量使用心脏抑制药物患者。

2. 支气管痉挛可发生在哮喘或慢性支气管痉挛患者，但其发生率低于普萘洛尔或其他非选择性β受体阻滞剂，且在停止输注后可迅速恢复。

3. 艾司洛尔可掩盖低血糖反应（如颤抖、心动过速和糖原分解），因此，糖尿病患者应慎用。

4. 避免外渗。输液部位反应包括刺激和坏死和血栓性静脉炎。

5. 妊娠期用药。美国FDA类别C类（不确定）。不排除严重患者短期使用。大剂量给药可能有助于胎盘缺血。

（五）药物或实验室相互作用

1. 艾司洛尔可使血清地高辛水平短暂升高10%～20%，但其临床意义尚不清楚。

2. 与钙拮抗剂、交感神经药（可乐定）或胺碘酮合用，低血压、心动过缓、房室传导障碍的风险增大。

3. 与琥珀胆碱合用，可导致神经肌肉阻滞的恢复稍延迟（5～10min）。同时，可以通过抗胆碱酯酶剂（如有机磷酸盐）来抑制。

4. 艾司洛尔与碳酸氢钠溶液不相容。

（六）用法用量

1. 静脉注射。5%葡萄糖，乳酸林格注射液，或盐水溶液稀释至10mg/ml。

2. 静脉滴注。起始剂量0.025～0.05mg/(kg·min)，

按需要增加至0.2mg/（kg·min）［平均剂量0.1mg/（kg·min）］。每次输注后约30min达到稳态浓度。如需更快速的临床效果（5～10min），则应给予负荷剂量0.5～1mg/（kg·min），30s至1min。

3.0.2mg/（kg·min）以上的输液率很可能产生过多的低血压。0.3mg/（kg·min）以上的速率下，无β₁受体阻断作用。

（七）药品规格

1.胃肠外制剂 盐酸艾司洛尔（艾司洛尔，其他），2.5g 10ml/安瓿（250mg/ml），100mg 10ml/小瓶（10mg/ml），20mg/ml（双倍剂量）5ml/小瓶和100ml/袋。

2.在前8h和24h内治疗100kg成人的建议最低储备量 盐酸艾司洛尔，前8h：5g或2安瓿（250mg/ml，10ml）；前24h：15g或6安瓿（250mg/ml，10ml）。

三十、乙醇

（一）药理作用

乙醇（酒精）作为乙醇脱氢酶的竞争底物，阻止甲醇或乙二醇形成有毒代谢物。乙醇血清浓度为100mg/dl，或乙醇与有毒醇/乙二醇至少达到1∶4摩尔比，才能有效地饱和乙醇脱氢酶，并进一步阻止甲醇和乙二醇代谢［参见fimpimZO（4-甲基吡唑，4-MP）］。口服给药时，乙醇能很好地从胃肠道吸收，但静脉给药时，可起效更快以达到预期。乙醇呈零级消除，平均下降速率为15mg/（dl·h）。然而，这是高度可变的，并且会受到长期使用乙醇、有替代代谢途径和血液透析（如除去甲醇或乙二醇）的影响。

（二）适应证

可疑甲醇（甲醇）或乙二醇中毒。

1.有毒剂量摄入史，但未检测血液浓度。

2.代谢性酸中毒和不明原因升高的渗透压间隙。

3.血清甲醇或乙二醇浓度为20mg/dl或更高。

4.注意：由于引入了一种有效的酒精脱氢酶抑制剂——氟哌唑嗪（4-甲基吡唑），大多数乙二醇或甲醇中毒患者可能会用这种药物代替乙醇治疗，特别是涉及儿童、服用双硫仑、胰腺炎的患者。医院无法进行快速乙醇水平检测（用于监测治疗）。乙醇更难计量，需要更多的监测，并有更大产生不利影响的风险。研究表明，尽管氟哌唑嗪的收购成本较高，但比乙醇更具经济效益。

5.由乙醇脱氢酶代谢为有毒代谢物的其他物质包括丙二醇、二甘醇、三甘醇、乙二醇醚（例如乙二醇乙醚、乙二醇丁基醚）和1,4-丁二醇。乙醇用于治疗这些物质的标准和改善结果的证据缺乏。

（三）禁忌证

使用相互作用的药物，可能导致双硫仑反应（见下文）。

（四）不良反应

1.口服给药可发生恶心、呕吐和胃炎。可能加重胰腺炎。

2.醉酒，镇静，低血糖（特别是在儿童和营养不良的成年人）。

3.静脉注射会出现局部静脉炎（特别是10%乙醇溶液）。大剂量的无钠静脉给药可引起低钠血症。

4.急性非典型醛脱氢酶者（高达50%～80%的日本人、中国人和朝鲜人）可能发生急性潮红、心悸和直立性低血压。

5.妊娠期用药。美国FDA C类（不确定）。乙醇穿过胎盘。妊娠期过度使用与出生缺陷（胎儿酒精综合征）有关。这种药物可以减少子宫收缩，减缓或停止分娩。然而，这些不良反应并不排除具有严重症状患者的临时短期使用。

（五）药物或实验室相互作用

1.乙醇增强中枢神经系统抑制剂和降血糖药的药效。

2.双硫仑反应，包括潮红、心悸和直立性低血压，可在服用双硫仑和多种其他药物（如甲硝唑、呋喃唑酮、丙帕肼、氯丙胺、一些头孢菌素和鸡腿菇）患者中发生。在这种情况下，推荐氟哌唑嗪代替乙醇。

3.由酒精脱氢酶（如水合氯醛，异丙醇）代谢的药物或化学物质的清除也受影响。氟咪唑抑制乙醇的代谢，反之亦然。

（六）用法用量

见表3-10。口服或静脉注射（见下面的制剂）。所需的血清浓度约为100mg/dl（20mmol/L）。

1.负荷剂量 800mg/kg作为负荷剂量，除非患者已经具有较高的乙醇水平，在这种情况下，负荷剂量应该成比例地减少剂量（表3-10）。

2.维持剂量 100～150mg/（kg·h）（慢性乙醇中毒者使用较大剂量）。在负荷剂量和维持剂量治疗后确保血清乙醇浓度为100mg/dl（例如，每1～2小时给药，直到达到目标，或在输注速率改变之后；然后在维持给药期间每2～4小时给药）。

3.血液透析期间给药 在血液透析期间，将维持输注率提高至175～350mg/（kg·h）（慢性乙醇中毒者使用较大剂量）以抵消乙醇清除率的增加。或也可将乙醇添加到透析液中。

（七）药物规格

注意：乙醇规格%通常表示为每体积溶液（v/v）的乙醇体积，而不是每体积的重量（w/v）。乙醇的比重（0.789g/ml）小于水的比重（1g/ml）；将ml/dl转化为g/dl，乘以0.789。10%乙醇溶液是静脉给药的首选（为减少液体入量，儿童需要中央静脉输注）；20%的溶液是口服制剂（通常用果汁稀释以获得更好的口感和吸收性）。

1.口服制剂 医用乙醇（70%，95%，96% v/v USP）。与果汁混合并稀释至乙醇浓度为20%（v/v）。

注：如果不使用医用乙醇，商业白酒可口服使用。

表3-10 乙醇剂量（成人及儿童）

剂量	静脉注射[a]		口服[b] 20%（40%酒精纯度）
	5%	10%	
负荷剂量[c]	20ml/kg	10ml/（kg·h）	5ml/kg
维持剂量[d]	2.5～4ml/（kg·h）	1.25～2ml/（kg·h）	0.5～1ml/（kg·h）
血液透析[d]维持剂量	4.5～8ml/（kg·h）	2.25～4ml/（kg·h）	1～1.7ml/（kg·h）

[a]. %为乙醇的ml数/100ml（v/v）。静脉输注量超过20～60min。为达到较慢的速率，在输注过程中加入1ml/kg的负荷剂量，以减缓乙醇代谢。

[b]. %为乙醇的ml数/100ml（v/v）。稀释至20%或更低的乙醇浓度，并口服或经鼻胃管。

[c]. 如果患者的血清乙醇水平大于零，则以比例的方式减少负荷剂量。将计算的加载剂量乘以以下因素：（100－患者的血清乙醇水平mg/dl）/100

[d]. 剂量可根据个体而变化。患有慢性乙醇中毒的人有较高的乙醇清除率，并且应调整维持剂量以维持100～150mg/dl的乙醇水平。

按体积将"乙醇度数"除以2转化为乙醇百分比。

2.胃肠外制剂 脱水（无水）乙醇（98% v/v乙醇，无防腐剂）注射溶液，5ml小瓶和1ml和5ml安瓿。10% v/v乙醇溶液：将55ml无菌乙醇USP（98%乙醇）加入到500ml 5%葡萄糖中。

3.在前8h和24h内治疗100kg成人的建议最低储备量 乙醇肠外溶液，前8h：22（5ml）小瓶或安瓿；前24h：44（5ml）小瓶或安瓿。

三十一、氟马西尼

（一）药理学

氟马西尼（Romazicon）是一种咪唑苯二氮䓬类衍生物，能竞争性抑制中枢神经系统中苯二氮䓬受体的活性，并拮抗苯二氮杂䓬类药物的中枢神经系统作用。它没有明显的苯二氮䓬类激动剂活性，即使在大剂量下也没有明显的毒性。对其他GABA能药物（如巴比妥类药物）、阿片类药物或乙醇中毒没有作用。由于明显的首过效应影响，氟马西尼的口服生物利用度较低（16%），肠道外给药可使其达到最大疗效。静脉给药后，1～2min即开始出现苯二氮䓬类药物的逆转作用，3min内这种逆转作用可达到80%；逆转作用在6～10min时达峰，由于氟马西尼的剂量和治疗前苯二氮䓬类药物作用的程度存在差异，氟马西尼的逆转作用可能持续1～5h。氟马西尼通过肝脏代谢消除，终末半衰期约为1h（41～79min）。肝功能不全可显著降低氟马西尼的正常清除。

（二）适应证

1.快速逆转苯二氮䓬类药物过量引起的昏迷和呼吸抑制，既可作为诊断辅助手段，也可作为气管插管的潜在替代物。不建议在病因不明的昏迷患者或可能混合其他药物过量患者中常规使用氟马西尼，尤其是高风险患者（见下文的不良反应）。低风险患者包括存在已知苯二氮䓬类药物暴露的患者、误服该类药物的幼儿和对治疗量的苯二氮䓬类药物出现一些异常反应（特点是激动或兴奋和过度运动或烦躁不安）而需要逆转该类药物的

患者。

2.用于逆转术后或操作后苯二氮䓬类药物引起的镇静作用。

3.氟马西尼也可以逆转一些特定的非苯二氮䓬类镇静催眠药中枢抑制作用［如唑吡坦（Ambien）、扎来普隆（Sonata）和艾司佐匹克隆（Lunesta）］。

4.氟马西尼对肝性脑病患者可能有明显的一过性作用，但对患者的恢复或生存状况没有影响。

（三）禁忌证

1.已知对氟马西尼或苯并二氮䓬类药物过敏者。

2.怀疑严重的三环类抗抑郁药或其他致癫痫药物的过量使用。

3.使用苯二氮䓬类药物来控制可能危及生命的情况（如癫痫状态或颅内压升高）。

（四）不良反应

1.焦虑、烦躁、头痛、头晕、恶心、呕吐、震颤和一过性面部潮红。

2.黑框警告。对于苯二氮䓬类药物高耐受患者，如存在苯二氮䓬类药物成瘾或长期使用该类药物的患者，尤其是有癫痫发作史的患者，快速逆转苯二氮䓬类药物的作用，可能会导致急性戒断状态，如出现过度兴奋、心动过速和癫痫发作。

3.黑框警告。由于苯二氮䓬类药物的保护作用消失，严重的三环类抗抑郁药或其他致惊厥药物过量使用的患者可能会诱发癫痫发作。

4.氟马西尼曾在苯二氮䓬类药物和水合氯醛混合用药过量患者中诱发心律失常。

5.其他风险包括复发和吸入风险。

6.妊娠期应用。美国FDA C类（未明确）。不排除对症状严重的患者急性、短期使用。

（五）药物相互作用

没有已知的相互作用。氟马西尼不会引起苯二氮䓬类药物或其他药物的药动学改变。

（六）剂量和给药方法

1.苯二氮䓬类药物过量 进行剂量滴定，直到达到

预期效果。

（1）给予 0.2mg 静脉注射超过 30s（儿科用药剂量尚未明确；从 0.01mg/kg 开始，并请参阅下面逆转儿童清醒镇静的剂量信息）。如无反应，给予 0.3mg。如果仍无反应，再给予 0.5mg，必要时每 30 秒重复 1 次，1h 内总最大剂量为 3mg（儿童为 1mg）。

（2）由于药效仅能持续 1～5h，因此要继续密切观察患者的复发情况。如果需要多次重复给药，可考虑连续输注（0.2～1mg/h）。

2.逆转清醒镇静或达到麻醉剂量的苯二氮䓬类药物　通常静脉注射 0.2mg 就足够了，可以重复给药，滴定量不超过 1mg。对于 1 岁及以上的儿童患者，可静脉注射 0.01mg/kg 超过 15s（最高 0.2mg）。如无反应，可每 60 秒重复上一次剂量，直至总剂量达到 0.05mg/kg 或 1mg（注：文献报道通过直肠给药成功逆转儿童患者因为咪达唑仑引起的过度镇静；对于无法通过静脉给药的儿童患者，这可能是一种替代给药途径）。

（七）药物配制

1.非肠道给药　氟马西尼（Romazicon），0.1mg/ml，5～10ml 小瓶，含对羟基苯甲酸酯和 EDTA。氟马西尼可溶于 5% 葡萄糖溶液、乳酸林格液和普通生理盐水。

2.在前 8h 和 24h 内治疗 100kg 成人的建议最低储备量　氟马西尼，前 8h：6mg 或 6 瓶（0.1mg/ml，每瓶 10ml）；前 24h：12mg 或 12 瓶（0.1mg/ml，每瓶 10ml）。

三十二、叶酸

（一）药理学

叶酸是一种蛋白质合成和红细胞生成所必需的 B 族复合维生素。另外，基于对缺乏叶酸的灵长类动物的研究，给甲醇中毒患者服用叶酸可能会增强其毒性代谢物甲酸转化为二氧化碳和水。

注意：叶酸需要代谢激活，对二氢叶酸还原酶抑制剂（如甲氨蝶呤和甲氧苄啶）引起的急性中毒可能无效。亚叶酸是这种情况下的合理选择。

（二）适应证

甲醇中毒和可能的乙二醇中毒的辅助治疗。

（三）禁忌证

无。

（四）不良反应

1.有报道，静脉注射后有罕见的过敏反应。

2.妊娠期应用。美国 FDA A 类。叶酸是一种推荐的补充剂。

（五）药物相互作用

叶酸可通过增强苯妥英钠的代谢而降低苯妥英钠的含量。

（六）剂量和给药方法

虽然治疗甲醇（或乙二醇）中毒所需的叶酸剂量尚未确定，但建议每 4～6 小时给予 1～2mg/kg（标准剂量为 50～70mg 静脉注射）。由于叶酸容易被血透清除，

因此应在血透后重新给予叶酸。

（七）药物配制

1.非肠道给药　叶酸钠 5mg/ml，10ml 小瓶。

2.在前 8h 和 24h 内治疗 100kg 成人的建议最低储备量　叶酸钠，前 8h：100～200mg 或 2 瓶～4 瓶（5mg/ml，每瓶 10ml）；前 24h：300～600mg 或 6～12 瓶（5mg/ml，每瓶 10ml）。

三十三、甲吡唑（4- 甲基吡唑，4-MP）

（一）药理学

1.甲吡唑（4- 甲基吡唑）是乙醇脱氢酶的强效竞争性抑制剂，它是乙醇和其他醇类代谢的第一种代谢酶。甲吡唑可以防止摄入甲醇或乙二醇后形成毒性代谢产物。而且，应用甲吡唑对乙二醇或甲醇中毒（在出现明显的酸中毒之前）进行早期治疗可能可以避免进行透析。自甲吡唑上市以来，大多数乙二醇或甲醇中毒患者可能会用此药代替乙醇进行治疗，尤其是对于儿童患者、服用双硫仑的患者、意识改变和服用多种药物的患者、胰腺炎或活动性肝病患者、医院缺乏实验室支持无法进行快速乙醇水平检测（用于监测疗效）的患者。经济学模型表明，尽管甲吡唑的获取成本较高，但与乙醇相比，甲吡唑可能更具成本效益。

2.甲吡唑主要通过零级动力学消除，但细胞色素 P450 代谢可在 2～3d 发生自诱导。该药可被血透清除。本品吸收良好，口服给药方式也已经成功应用，但该给药途径尚未在美国获得批准。

（二）适应证

怀疑或确诊的甲醇（甲醇或乙二醇）中毒，并伴有以下一种或多种情况。

1.有明确的中毒剂量摄入史，但未检测血药浓度（经验性使用时，允许在一次剂量后有 12h 的"窗口"来评估患者）。

2.代谢性酸中毒和不明原因的渗透压间隙升高。

3.甲醇或乙二醇血药浓度达到 20mg/dl 或以上。

4.其他被乙醇脱氢酶代谢成有毒代谢产物的物质包括丙二醇、二甘醇、三甘醇、乙二醇醚（如乙二醇乙醚、乙二醇丁醚）和 1,4- 丁二醇。对于所有这些物质，都缺乏甲吡唑治疗的标准和改善效果的证据。然而，关于其他二醇类物质（如丙二醇、二乙二醇）中毒的病例报告表明，将甲吡唑治疗与透析相结合，用于去除潜在有毒性的母体化合物并同时防止有毒代谢物形成会有益处。

5.双硫仑反应（或存在风险）：假设乙醇仍然存在的情况下，阻止乙醛的进一步生成（基于病例报告）。

（三）禁忌证

对该药或其他吡唑类药物存在过敏史。

（四）不良反应

1.静脉注射未稀释本品后的静脉刺激和静脉硬化。

2.头痛、恶心和头晕是最常见的副作用。不常见的

副作用是呕吐、心动过速、低血压、醉酒感、皮疹、发热和嗜酸性粒细胞增多症。

3.有报道称，在多次用药后，出现转氨酶的一过性非剂量依赖性升高。

4.尽管厂商尚未确定甲吡唑对儿童的安全性和有效性，但有报道甲吡唑已成功用于8个月婴儿的中毒解救。

5.妊娠期用药。美国FDA C类（未明确）。已在孕妇中使用，对母亲或胎儿无直接不良影响。

（五）药物相互作用

1.由乙醇脱氢酶代谢的药物或化学品（如水合氯醛、乙醇、异丙醇等）也存在清除障碍。甲吡唑会抑制乙醇的代谢，反之亦然。

2.由细胞色素P450酶代谢的药物或化学品可能与甲吡唑存在竞争性消除。此外，这些药物或甲吡唑对细胞色素P450活性的诱导可能会改变代谢。

（六）剂量和给药方法

注意：初始剂量和随后的维持剂量之间的间隔时间为12h，这为实验室检测并进而明确诊断提供了一个时机。

1.初始剂量 给予15mg/kg的负荷剂量（最多1.5g）。至少溶于100ml生理盐水或5%葡萄糖，缓慢输注，时间>30min以避免静脉刺激和血栓性静脉炎（对于不适合静脉注射的患者，可考虑口服给药）。患者体重>100kg，可给予1500mg（1瓶）的负荷剂量，以避免再打开第二瓶甲吡唑造成不必要的浪费。然而，目前尚不清楚是否所有患者都能获得足够的酶阻断，如果有证据表明酸中毒进一步恶化，建议在12h后的下一次维持剂量之前追加剂量（注：药物在室温下可能会凝固，在给药前应进行目测检查。如果有凝固的迹象，应将小瓶置于温水下，或在双手之间滚动）。

2.维持剂量 每12小时给药10mg/kg，连续4次（或48h），然后增加到15mg/kg（以抵消因自诱导导致的代谢增加），直到甲醇或乙二醇血药浓度低于20mg/dl为止。

3.因血液透析而进行的剂量调整 为了抵消透析过程中甲吡唑的损失，在透析开始时（如果距离上次用药时间已过去6h或更长时间）可额外增加一次剂量。透析结束时的甲吡唑给药方案：如果距离上次用药不足1h，无须额外增加1次剂量；如果距离上次给药1～3h，给予下一次计划剂量的50%；如果距离上次给药超过3h，就在透析结束时再给一次全量，此后每12小时继续按常规剂量给药（注：使用新型高通量血液透析设备，甲吡唑的半衰期平均为1.7h，而标准透析时间为3h）。

（七）药物配制

1.非肠道给药 甲吡唑1g/ml，1.5ml小瓶装，预装在装有4个小瓶的托盘包装中。

2.在前8h和24h内治疗100kg成人的建议最低储备量 甲吡唑，前8h：1.5g或1瓶；前24h：6g或4瓶。

三十四、胰高血糖素

（一）药理学

胰高血糖素是一种多肽类激素，能刺激腺苷酸环化酶的形成，进而增加细胞内环磷酸腺苷（cAMP）的浓度。这导致糖原分解增强，血清葡萄糖浓度升高，血管平滑肌松弛，以及正性肌力、正时性和正向性作用。这些效应是不同于β肾上腺素能刺激作用的（胰高血糖素在心肌上有一个特异性受体），对增加心率最有效。胰高血糖素还可以通过活性代谢产物小胰高血糖素来增加心脏组织中花生四烯酸的水平。由于花生四烯酸对钙的作用，可以提高心肌收缩力。胰高血糖素容易被胃肠道破坏，因此需经非肠道途径给药。静脉给药后1～2min起效，并维持10～20min。胰高血糖素的血浆半衰期为3～10min。通常不考虑将胰高血糖素作为治疗低血糖症的一线治疗药物，因为它起效较慢，且对糖原储存的依赖性较大。作为替代，一般使用葡萄糖进行治疗。

（二）适应证

1.β肾上腺素阻滞剂中毒引起的低血压、心动过缓或传导阻滞。同时需要考虑与过敏性反应相关的低血压患者，可能在服用β肾上腺素能阻滞剂。

2.可能对钙拮抗剂、三环类抗抑郁药、奎尼丁或其他类型的Ⅰa型和Ⅰc型抗心律失常药物中毒引起的严重心律失常有效。由于胰高血糖素副作用较少，对于心肌抑制（心动过缓、低血压或心排血量过低）且对常规措施不能迅速起效的患者，可考虑早期经验性使用。

3.促进阻塞的胃内异物（如药包）通过幽门进入肠道（根据病例报告）。

（三）禁忌证

已知对该药过敏（罕见）或肝细胞瘤（刺激儿茶酚胺的释放，可能导致严重高血压）或胰岛素瘤（间接刺激胰岛素的释放，可能导致低血糖）。

（四）不良反应

1.高血糖（通常是一过性的），低钾血症。

2.恶心和呕吐是剂量依赖性的（尤其是在>1mg的情况下），是由胃排空延迟和张力减退引起的。

3.妊娠期应用。美国FDA B类。对胎儿的影响很小。

（五）药物相互作用

同时使用肾上腺素可能增强和延长胰高血糖素升高血糖和心血管作用。目前尚不清楚胰高血糖素是否会干扰胰岛素和葡萄糖治疗严重钙拮抗剂中毒的疗效。需要注意的是，糖肽能刺激内源性胰岛素分泌。

（六）剂量和给药方法

1.初始剂量：给予3～10mg静脉注射（也可以用0.05mg/kg进行滴定）1～2min，每3～5分钟重复1次，直至起效（通常使用10mg就够了，但也可最多给予30mg）。

2.维持剂量：静脉注射1～5mg/h［儿童：静脉注

射0.15mg/kg，或0.05mg/kg每3分钟重复1次进行滴定，随后0.05 ～ 0.1mg/（kg·h）]。或根据首次起效所需的总剂量每1小时给予1次。成人的输注剂量可达10mg/h。注意：长时间输注本品可能导致快速耐受（有输液超过24h的病例报告）。

3.对于大剂量的输液，可考虑使用无菌注射用水或5 %葡萄糖溶液进行稀释，而不是使用本品自带的含甘油稀释液（如将4mg胰高血糖素加入50ml 5 %葡萄糖溶液后持续输注）。

（七）药物配制

注意：胰高血糖素已不再以10mg的小瓶装供应，而是1mg的试剂盒，这可能会导致更高的费用。

1.非肠道给药　胰高血糖素紧急（或诊断）试剂盒（1U，约1mg，在1ml注射器中用甘油稀释）和GlucaGen（盐酸胰高血糖素）诊断试剂盒或HypoKit（1mg，在瓶中或注射器中用1ml无菌水稀释）。也可作为10-pack（10×1mg小瓶），但不含注射器或稀释液。

2.在前8h和24h内治疗100kg成人的建议最低储备量　盐酸胰高血糖素，前8h：90mg或90 个试剂盒；前24h：250mg或250个试剂盒。

三十五、羧肽酶

（一）药理学

羧肽酶（羧肽酶 G2，CPDG2）是一种重组型羧肽酶G2，能快速水解叶酸和叶酸类似物（如甲氨蝶呤）的羧基末端谷氨酸残基。甲氨蝶呤被灭活产生无毒代谢产物4-脱氧-4-氨基-N^{10}-甲基蝶酸（DAMPA）和谷氨酸，导致甲氨蝶呤水平在15min内降低97%以上，这与肾脏清除率无关。由于其分子量大，主要分布在血管内空间，不能穿过血脑屏障和细胞膜，在肠道腔内不能灭活甲氨蝶呤。羧肽酶的半衰期为5.6 ～ 8.2h（肾功能损害）。

（二）适应证

1.羧肽酶适用于肾脏清除功能受损导致甲氨蝶呤中毒的辅助治疗。应与亚叶酸抢救［交错给药；见下文（五）2.］和支持性护理（静脉水化和尿液碱化）配合使用。

2.甲氨蝶呤鞘内注射导致的鞘内甲氨蝶呤过量。

（三）禁忌证

无。

（四）不良反应

1.免疫学　抗体的产生（21%）临床意义不确定，但可能影响重复给药的有效性（见下文的给药剂量和给药方法）。

2.过敏　在产品上市后的监测中，有严重过敏反应的报告。通常情况下，较不严重的反应包括烧灼感、潮红、恶心、呕吐、头痛和低血压。

3.妊娠期用药　美国FDA C类。没有对妊娠动物或人类受试者使用此药进行过对照研究。

（五）药物相互作用

1.甲氨蝶呤的非活性水解产物DAMPA可能干扰甲氨蝶呤的免疫测定，导致羧肽酶用药后48h内采集的样品中甲氨蝶呤浓度过高。而在这个时间段内，甲氨蝶呤的色谱检测是准确的。

2.亚叶酸也是羧肽酶的底物，建议在羧肽酶给药前或给药后2h内不要使用亚叶酸。

（六）剂量和给药方法（成人和儿童）

1.甲氨蝶呤中毒水平　静脉输注50U/kg羧肽酶，输注时间超过5min。将药物溶于1ml的0.9%氯化钠溶液中用于注射。如果血中甲氨蝶呤浓度持续处于中毒水平，可考虑在24 ～ 48h给予第二剂羧肽酶。当然，并没有证据表明第二剂羧肽酶一定有效。

2.急性鞘内药物浓度过高　将2000U羧肽酶溶于0.9%氯化钠溶液中，在甲氨蝶呤过量后立即使用，注射时间超过5min。其可通过脑室切开术、腰椎或Ommaya reservoir装置给药。

（七）药物配制

非肠道给药和鞘内给药。每瓶冻干粉含1000U羧肽酶，在生理盐水中稳定。

三十六、葡萄糖

（一）药理学

葡萄糖是一种必需碳水化合物，是人体内部产生能量的底物。虽然许多器官都是以脂肪酸作为替代能量来源，但是大脑完全依赖葡萄糖作为其主要的能量来源；因此，低血糖可能迅速导致严重的脑损伤。葡萄糖与胰岛素一起给药可使钾离子内流，并维持血糖正常，这可用于钙拮抗剂和β肾上腺素阻滞剂中毒。

（二）适应证

1.低血糖。

2.对可能有昏迷或癫痫发作的患者进行经验性治疗，这些患者可能有不明原因的低血糖。

3.严重的钙拮抗剂中毒、β肾上腺素阻滞剂中毒和高钾血症时，可与胰岛素一起输注。

（三）禁忌证

对于昏迷患者可能的低血糖进行经验性治疗时无绝对禁忌证。然而，高血糖症和可能的脑缺血性损伤有可能会因葡萄糖摄入过多而加重。

（四）不良反应

1.高血糖和高渗透压。

2.静脉注射部位外渗后（浓度≥10%时发生）局部静脉注射部位的静脉炎和蜂窝织炎。

3.给予大量葡萄糖负荷可能会使维生素B_1缺乏患者出现急性Wernick-Korsakoff综合征。为此，对于酗酒或营养不良的患者可常规给予维生素B_1联合葡萄糖治疗。

4.给予大量葡萄糖溶液可能导致体液潴留、低钠血症、低钾血症和轻微低磷血症。

5.妊娠期用药。美国FDA C类（不确定），这并不排除对症状严重的患者急性、短期应用。

（五）药物相互作用

没有已知的相互作用。

（六）剂量和给药方法

1.作为治疗昏迷的经验疗法，缓慢（约3ml/min）给予50～100ml的50%葡萄糖（相当于25～50g葡萄糖）（儿童：25%葡萄糖2～4ml/kg，或10%葡萄糖5～10ml/kg；儿童请勿使用50%葡萄糖）。葡萄糖也可以通过骨髓内注射的方式给药，浓度从10%（新生儿）、25%（儿童）到50%（青少年）不等。

2.持久性低血糖（如因磺酰脲类药物中毒所致）可能需要重复注射25%（儿童）或50%的葡萄糖和5%～10%的葡萄糖进行滴定。在这种情况下可以考虑使用奥曲肽。注意：葡萄糖可刺激内源性胰岛素分泌，可能会加重高胰岛素血症（导致磺酰脲中毒治疗期间血糖水平的大范围波动）。

3.除非患者初始血糖＞200mg/dl，正常血糖-高胰岛素血症治疗通常需要初始葡萄糖25g（50%葡萄糖50ml）或0.5g/kg（儿童：0.25g/kg，溶于10%～25%葡萄糖溶液）输注，随后用5%～10%葡萄糖溶液以0.1～0.5g/（kg·h）的初始速率输注葡萄糖，以维持血糖在正常范围内，同时输注胰岛素。调整输注速率和葡萄糖浓度（如果大于10%的葡萄糖溶液，通过中央静脉给药）并根据需要补充葡萄糖。

（七）药物配制

1.非肠道给药 50%葡萄糖（d-葡萄糖）注射液，50ml安瓿瓶、小瓶和预填充注射器；25%葡萄糖，10ml注射器；2.5%～70%葡萄糖溶液，可溶于生理盐水或其他晶体液使用。

2.在前8h和24h内治疗100kg成人的建议最低储备量 葡萄糖，前8h：450g或6个预装注射器（50%）和3瓶或3袋（10%，每袋1L）；前24h：1250g或6个预装注射器（50%）和11瓶或11袋（10%，每袋1L）。

三十七、羟钴胺

（一）药理学

羟钴胺是维生素B_{12}的类似物，小剂量用于治疗维生素B_{12}缺乏症，大剂量用于治疗人体氰化物中毒。羟钴胺能迅速与游离氰化物交换其羟基，生成无毒、稳定的氰钴胺。由于羟钴胺与氰化物的摩尔结合比为1:1，因此5g羟钴胺可中和97mg的氰化物。羟钴胺除了能与氰化物结合外，还能清除血管扩张介质一氧化氮。氰化物中毒患者给予羟钴胺后，可迅速改善心率、收缩压和酸血症。在呼吸心搏骤停前给予羟钴胺效果最佳。一般给予5g和10g羟钴胺的剂量，钴胺化合物的血浆半衰期平均值分别为26h和31h。药物口服吸收较差；通过鼻内途径吸收治疗氰化物中毒治疗剂量不够；每5g的剂量需要大量的液体（200ml），因此不能使用注射器；目前正在研究经骨髓腔给药。

（二）适应证

1.治疗急性氰化物中毒或怀疑有氰化物中毒高风险的无症状患者（如烟雾吸入者）。

2.在硝普钠使用时输液时预防或治疗氰化物中毒。

（三）禁忌证

已知对羟钴胺或氰钴胺过敏的患者应谨慎使用，并考虑替代治疗。

（四）不良反应

1.健康志愿者发生的不良反应包括100%的色素尿（尿液发红）、94%～100%的红疹、20%～44%的皮疹、18%～28%的高血压、6%～11%的恶心、6%～11%的恶心、6%～33%的头痛、8%～17%的淋巴细胞百分比下降和6%～39%的输液部位反应。虽然体液发红一般在2～7d恢复正常，但红斑可持续2周，色素尿可持续35d。输液后7～28d可出现自限性痤疮样皮疹。

2.静脉注射治疗氰化物中毒未见过敏反应的报道。然而，在使用肌内注射治疗的患者和未接触过氰化物的健康志愿者在参加临床安全试验时接受静脉注射羟钴胺后也有出现过敏反应的报道。

3.妊娠期用药。美国FDA C类。在妊娠期不排除对症状严重的、氰化物中毒的患者短期内使用羟钴胺，并优先于亚硝酸盐给药。钴胺素化合物可穿过胎盘，并能在新生儿尿液样本中检测到。

（五）药物相互作用

1.钴元素引起的体液变色会干扰血浆和血清的比色试验，血浆和血清的变色时间为12～48h，尿液的变色时间为8d。如果可能，建议在给药前取样并保存标本。检测干扰因使用不同品牌的分析仪而有所差异。通常受影响的测试结果如下。

（1）ALT和淀粉酶的假性降低。

（2）AST、血清肌酐、葡萄糖、碱性磷酸酶、白蛋白、总蛋白、胆红素、三酰甘油、胆固醇、血红蛋白、MCH、MCHC、嗜碱性磷酸酶及大部分尿液化学指标均有假性升高。

（3）对一氧化碳、乳酸、CK、CK-MB和PT/INR的影响不可预测。

（4）目前，在血清Na、K、Cl、Ca、BUN和GGT（γ-谷氨酰转氨酶）的检测中，还未见有干扰的记录。

2.有报道，羟钴胺会误触发一些血液透析机的自动漏血检测器，从而导致血液透析机关闭。

3.羟钴胺应与其他药物分开静脉注射。迄今为止，已发现与地西泮、多巴酚丁胺、多巴胺、芬太尼、硝酸甘油、戊巴比妥、丙泊酚、硫喷妥钠、硫代硫酸钠、硝酸钠和抗坏血酸等药物的化学或物理不相容性。

（六）剂量和给药方法

1.急性氰化物中毒 静脉注射5g（儿童：70mg/kg），输注时间超过15min；对于严重的病例，必要时可在15min～2h再输注5g剂量。

2.硝普钠输注期间预防性给药 静脉注射25mg/h。

（七）药物配制

1.非肠道给药

（1）Cyanokit包括一个250ml的玻璃瓶，内含5g羟钴胺冻干粉。羟钴胺应溶于200ml的0.9%氯化钠溶液后轻轻摇动，终浓度为25mg/ml；该溶液在6h内可保持稳定。如果无法获得生理盐水，则可使用林格液或5%葡萄糖注射液。

（2）羟钴胺也有1mg/ml的浓度，可用于治疗维生素B_{12}缺乏症的肌内注射使用，但10ml和30ml的小瓶中的有效药物量不足以治疗氰化物中毒。此外，这些制剂可能含有防腐剂对羟基苯甲酸酯。

2.在前8h和24h内治疗100kg成人的建议最低储备量 羟钴胺，前8h：10g或2个Cyanokits；前24h：10g或2个Cyanokits。注意：烟雾吸入时常有数名受害者暴露在氰化物气体中，可能需要多个Kits。治疗量应根据历史上吸入烟雾后送来医院的重度中毒患者的数量来确定。

三十八、胰岛素

（一）药理学

1.胰岛素是胰腺B细胞分泌的一种激素，能促进细胞内葡萄糖进入骨骼、心脏及脂肪组织。胰岛素能使钾转移到细胞内。

2.高剂量胰岛素治疗（正常血糖-高胰岛素血症，HIE）可改善心排血量，这包括以下机制。

（1）钙拮抗剂和β肾上腺素受体阻滞剂过量时，心肌代谢由游离脂肪酸代谢转向碳水化合物代谢；胰岛素增加了心肌对葡萄糖、乳酸和氧的摄取。

（2）大剂量胰岛素会增加钙依赖性肌张力作用。

（3）大剂量胰岛素能增强一氧化氮合成酶的活性，使冠状动脉、肺部和全身血管扩张，改善细胞灌注。

3.常规胰岛素是用重组DNA技术生物合成而来的。常规胰岛素降低血糖的起效时间为30min～1h，作用时间为5～8h。大剂量胰岛素的起效时间不详，但通常认为是15～45min。常规剂量的常规胰岛素在静脉给药后的血浆半衰期为4～5min。

（二）适应证

1.高血糖和糖尿病酮症酸中毒。

2.严重的高钾血症。

3.用葡萄糖治疗钙拮抗剂和β肾上腺素能阻滞剂引起的低血压。在钙拮抗剂毒性和β肾上腺素能阻滞剂过量的病例报告中，患者的血流动力学有所改善。

（三）禁忌证

已知对该药物过敏（人类胰岛素比动物来源胰岛素发生率低）。

（四）不良反应

1.低血糖。

2.低钾血症。

3.注射部位脂质肥大或脂质增生（反复使用时比较

常见）。

4.大剂量胰岛素输注导致的体液潴留和低钠血症。考虑给予胰岛素和葡萄糖浓溶液，从中央静脉给药。

5.妊娠期用药。美国FDA B类，人胰岛素不能穿过胎盘屏障。

（五）药物相互作用

1.乙醇、磺酰脲类药物和水杨酸酯类药物可能增强低血糖的效果。

2.皮质类固醇（通过降低外周胰岛素抵抗和促进胰岛素生成）、胰岛素（通过增强糖酵解）和肾上腺素（通过β肾上腺素能作用）可拮抗胰岛素的作用。

（六）剂量和给药方法

1.高血糖。初期给予常规胰岛素5～10U静脉注射，随后输注5～10U/h，同时监测对血糖水平的影响［儿童：初始为0.1U/kg，之后为0.1U/（kg·h）］。

2.高钾血症。静脉注射常规胰岛素0.1U/kg和50ml的50%葡萄糖（儿童：给予常规胰岛素0.1U/kg和2ml/kg的25%葡萄糖）。

3.钙拮抗剂和β肾上腺素能阻滞剂引起的低血压对常规治疗（正常血糖-高胰岛素血症治疗）无效。

（1）常规静脉注射人胰岛素1U/kg。如果血糖＜200mg/dl，则静脉注射50ml（25g）的50%葡萄糖（儿童：0.25g/kg的25%葡萄糖）。

（2）连续输注：据报道，胰岛素的使用剂量和持续时间有很大的不同。最高剂量达到过10U/（kg·h）。最常推荐的输液速率为1～10U/（kg·h）。从1U/（kg·h）开始，根据需要每10分钟增加1～2U/（kg·h），以维持血管床的灌注量。由于HIE治疗的血管扩张作用，因此不能仅仅根据血压的高低来调整剂量。

（3）胰岛素溶液通常是将500U的常规人胰岛素稀释到500ml的0.9%氯化钠溶液中（胰岛素浓度为1U/ml）。但为避免体液潴留，可采用10U/ml（10 000U的常规人胰岛素溶于1L的0.9%生理盐水中）或更高浓度的胰岛素溶液。

（4）维持血糖正常：必要时输注葡萄糖。如果没有中心静脉通路，可通过外周静脉给予10%葡萄糖溶液。通常情况下，当胰岛素剂量＞5～10U/（kg·h）时，可使用更高浓度的葡萄糖溶液以维持血糖正常及避免体液潴留。

（5）监测

1）至少每10分钟测量1次血糖，同时进行胰岛素滴定，直到血糖维持在100～200mg/dl范围内数小时；血糖监测可相应降至每30分钟1次。应在HIE停止后至少24h内继续进行血糖监测。

2）最初每小时监测1次血钾，然后在HIE和血钾稳定后至少每4～6小时监测1次。根据需要补充钾，以维持血钾水平在3.0mmol/L以上（目标2.7～3.2）。镁和磷的含量也会有波动。

（6）起效 HIE的起效时间不详，但经常被认为是

15～45min。

（7）治疗持续时间：胰岛素-葡萄糖治疗的持续时间变化很大，从单一的胰岛素治疗到持续输注6h到几天不等。平均胰岛素输液时间为24～31h。

（8）目前还没有研究说明减少HIE治疗的最佳方法。血流动力学参数稳定后，可逐渐减少输液量并停止输液。

（七）药物配制

1. 非肠道给药　人常规胰岛素（Humulin R，Novolin R）100U/ml，每小瓶10ml。只有常规的人胰岛素可以通过静脉注射。

2. 在前8h和24h内治疗100kg成人的建议最低储备量　常规胰岛素，前8h：1000U或1小瓶（100U/ml，每瓶10ml）；前24h：3000U或3小瓶（100U/ml，每瓶10ml）。

三十九、碘化物（碘化钾，KI）

（一）药理学

碘-131是裂变反应的产物，在重大核反应堆事故或核武器爆炸后，很可能成为内部放射性污染的主要形式。碘化钾（KI）通过稀释放射性碘和用无毒的碘"填充"甲状腺，阻止甲状腺对放射性核素碘的吸收。这些放射性分子随后会随尿液排出体外。

为了获得理想的保护效果，应在接触放射性碘之前或接触放射性碘时给药，但在接触后4h内开始使用，都会产生一定保护作用。每天给药，直到不再接触放射性碘为止。

（二）适应证

碘化钾适用于预防甲状腺吸收放射性核素碘。放射性碘引起的甲状腺癌的高危人群包括婴儿、儿童、孕妇和哺乳期女性。风险最低的群体是40岁以上的人。

（三）禁忌证

1. 已知的碘过敏者。患有罕见带状疱疹性皮炎和下丘脑性血管炎的人，其过敏风险增加。

2. 心脏病伴甲状腺结节的患者不宜服用KI。

3. 多发性结节性甲状腺肿、Graves病、自身免疫性甲状腺炎患者应慎用，尤其是超剂量使用时。

（四）不良反应

1. 胃肠道不适、腹泻、咽喉灼热感、口腔内有金属味、牙龈肿痛，很少有唾液腺发炎的情况。随着治疗时间的延长和剂量的增加，这些不良反应会变得更加常见。

2. 过敏反应从皮疹到呼吸困难都有可能发生，尽管危及生命的不良反应非常少见。

3. 碘诱发的甲状腺功能亢进症、甲状腺功能减退症、甲状腺肿等都有可能发生，但发病率不到2%，即使使用较长时间的治疗，发病率也不会显著升高。

4. 大剂量使用含碘药品后，可能会出现涉及大汗腺的皮肤变色。

5. 妊娠期用药。美国FDA D类。KI会穿过胎盘，抑制胎儿的甲状腺功能。美国FDA建议，除非没有其他保护措施，否则孕妇应避免重复用药。短期（＜10d）使用风险最小。

6. 在新生儿中使用，会增加婴儿甲状腺功能减退的风险，尤其是1个月以下的新生儿。当超过一剂KI时，应监测新生儿的甲状腺功能。

7. 哺乳期用药。KI和放射性碘都会进入母乳，哺乳期的母亲应注意不要用母乳喂养婴儿，除非没有其他选择，否则尽量避免母乳喂养。

（五）药物相互作用

1. 与锂剂协同导致甲状腺功能减退。

2. 在KI的标准剂量设置中进行促甲状腺激素（TSH）和游离甲状腺素（T₄）的甲状腺功能监测是一种可靠的方法。推荐在所有接受KI治疗的新生儿中使用。

3. 长期与其他补钾剂和保钾药（如螺内酯）一起使用会有高钾血症的风险。但是，每天从KI中摄取的钾的剂量只有3～4mmol。

（六）给药剂量和给药方法

1. 目前有各种指南，包括美国FDA和WHO推荐的剂量方案。公共卫生官员应该决定他们在特定情况下使用的方案。

2. 单次用药可提供24h的保护，建议每日1次给药。

3. 按年龄用药方案

（1）18岁以上成人：130mg口服，每日1次。

（2）青少年和儿童（3～18岁）：每日65mg（体重在68kg或以上的青少年应服用成人剂量，即130mg）。

（3）婴儿（1个月～3岁）：每日32mg。

（4）新生儿（0～1个月）：一次性给予16mg，并采取保护性措施（如排空、避免吃母乳和牛奶）。

4. 治疗的时间可以从1d到几周不等，这取决于指南的建议。为防止放射性碘污染的农产品和牛奶，可能需要延长预防时间。对切尔诺贝利事故后的儿童甲状腺癌的研究表明，在最初的事故发生后很长时间内继续服药可能会导致细胞增殖减少，降低患甲状腺癌的风险。

（七）药物配制

1. 口服（Iosat、ThyroSafe）。碘化钾片（130mg和65mg）。ThyroShield为65mg/ml的碘化钾口服液。

2. 可将碘化钾片捣碎后制成碘化钾口服液，可供儿童和成人在无法吞咽药片的情况下使用。将130mg的药片捣碎，然后用四茶匙（20ml）的水搅拌至溶解，然后加入四茶匙（20ml）的巧克力牛奶、橙汁、苏打水或婴儿奶粉。溶液的终浓度为3.25mg/ml。水或低脂牛奶可能无法充分掩盖碘化钾片的咸味和不舒服的口感。碘化钾口服溶液可在冰箱中保存7d。美国FDA建议每周配制1次溶液，未用完的部分应丢弃。

3. 在前24h内治疗100kg成人的建议最低储备量：碘化钾，前24h：130mg或1片（每片130mg）。

四十、异丙肾上腺素

（一）药理学

异丙肾上腺素是一种儿茶酚胺类似药物，能刺激β肾上腺素能受体（β_1和β_2）。它的药理特性包括正性肌力和心脏变时效应、外周血管扩张和支气管扩张。异丙肾上腺素口服不吸收，舌下和直肠吸收不稳定。药物的作用由于组织吸收和代谢而迅速终止；静脉注射后药物作用仅维持数分钟。

（二）适应证

1.严重的心动过缓或传导阻滞可能导致显著低血压。注意：β受体阻滞剂过量后，即使是大剂量的异丙肾上腺素也可能无法克服对β受体的阻滞，这时胰高血糖素是首选药物。

2.提高心率，从而消除与QT间期延长相关的多形性室性心动过速（尖端扭转型室性心动过速）。

3.缓解支气管痉挛（尽量首选β_2受体选择性药物如沙丁胺醇等）。

（三）禁忌证

1.心室颤动或室性心动过速（尖端扭转型室性心动过速除外）时，请勿使用异丙肾上腺素。

2.在有卤代或芳香烃类溶剂或麻醉剂或水合氯醛的情况下使用时要特别小心。

（四）不良反应

1.心肌需氧量增加可能导致心绞痛或急性心肌梗死。

2.外周β_2肾上腺素能介导的血管扩张可能会加重低血压。

3.该药可能会诱发室性心律失常。

4.注射制剂中的亚硫酸盐防腐剂可能会引起超敏反应。

5.低钾血症可能继发于β_2肾上腺素能介导的钾向细胞内的转运。

6.妊娠期用药。美国FDA C类（不确定）。这并不排除对症状严重的患者短期或急性使用。但是它可能会导致胎儿缺血，也会减少或停止子宫收缩。

（五）药物相互作用

1.额外的β肾上腺素能刺激发生在与其他拟交感神经药物、茶碱胰高血糖素等联用时。

2.在环丙烷、卤代麻醉剂、其他卤代或芳香烃类药物存在的情况下联合用药可能会增加室性心律失常的风险，因为心肌对儿茶酚胺的致心律失常作用十分敏感。

3.异丙肾上腺素中毒患者在给药时更容易发生室性心律失常。

4.β受体阻滞剂可能通过竞争性阻断β肾上腺素能受体来干扰异丙肾上腺素的作用。

（六）剂量和给药方法

1.静脉输液时，使用含4μg/ml的溶液（将5ml的异丙肾上腺素以1：5000溶于250ml的5%葡萄糖溶液中；开始时以0.5～1μg/min的速度输液［儿童：0.1μg/（kg·min）］，并根据需要增加，以达到预期效果和可耐受（由心律失常的监测结果决定）。通常的剂量范围是2～10μg/min。急诊治疗时，输液量可从5μg/min开始。通常的上限剂量为20μg/min［儿童为1.5μg/（kg·min）］。在普萘洛尔过量的成人中，使用剂量可达200μg/min。暴露在光照、空气或高温下，制剂会变质（颜色可变暗）。

2.静脉注射时，一般成人剂量为20～60μg（1～3ml溶液，稀释比例1：50 000），重复注射剂量为10～200μg。用普通生理盐水或5%葡萄糖溶液稀释1ml的1：5000溶液至体积为10ml，制成1：50 000（20μg/ml）的溶液。

（七）药物配制

1.非肠道给药 盐酸异丙肾上腺素（Isuprel），200μg/ml（1：5000），1ml和5ml安瓿，其中可能含有亚硫酸氢钠或焦亚硫酸钠作为防腐剂。

2.在前8h和24h内治疗100kg成人的建议最低储备量 盐酸异丙肾上腺素，前8h：10 000μg或10安瓿（1：5000，每安瓿5ml）；前24h：30 000μg或30安瓿（1：5000，每安瓿5ml）。

四十一、氯胺酮

（一）药理学

氯胺酮是一种类似于苯环己哌啶（PCP）的芳基环己胺解离麻醉剂，广泛用于快速序列插管（RSI）的诱导剂和儿童程序性镇静。它是一种外消旋混合物，S型异构体的作用时间较短，药效较强。镇痛和解离作用是通过N-甲基−天冬氨酸（NMDA）受体拮抗来介导的。拟交感神经作用是通过抑制大脑中的多巴胺、去甲肾上腺素和5-羟色胺的再摄取来介导的；这些作用可能导致其心血管方面的不良反应，并对抑郁症患者有潜在的治疗作用。此外，氯胺酮与mu-、delta-、sigma-和kappa-阿片受体结合，从而发挥其镇痛作用。其他药理作用通过表观遗传调控和microRNA、炎症介质和一氧化氮合成酶表达其持续的治疗效果，用于精神和情绪障碍、抗炎作用和哮喘持续状态的治疗。氯胺酮可通过肌内途径被很好地吸收，并在肝脏中代谢为一种活性代谢物去甲氯胺酮。它的口服生物利用度较差（16%），鼻内给药的生物利用度不稳定（25%～50%）。相对较高的脂溶性和较低的蛋白结合率有利于快速摄取到大脑中，并迅速起效。静脉给药后30s起效，持续时间10min。肌内给药后3min起效，持续时间可达25min。血清半衰期为2～3h。

（二）适应证

1.用于快速序列插管（RSI）的诱导剂。氯胺酮可用于气管插管的镇静，特别是创伤和低血压患者。

2.程序性镇静。氯胺酮可产生镇静和失忆，呼吸抑制最小。

3.镇痛。低剂量氯胺酮可单独或与阿片类药物联合用于急诊科、术后和癌痛的镇痛。

4.催眠剂。氯胺酮可作为镇静剂，可单用或与咪达唑仑联合使用，虽然对急诊科患者的使用研究仍未完善。

5.其他潜在适应证包括麻醉后颤抖、复杂的区域性疼痛综合征、哮喘持续状态、抑郁症和情绪障碍、自杀意念、难治性癫痫持续状态、阿片类药物和酒精戒断症状等。

（三）禁忌证

1.已知对该药物过敏。

2.由于气道不良反应的可能，请勿用于3个月以下婴儿。

3.高血压患者或不希望血压升高者慎用。

4.氯胺酮引起的眼压升高可能引起急性并发症（如眼眶破裂的患者），应谨慎使用。

（四）不良反应

1.有报道称，出现反应（如梦境、生动的意象、幻觉）或恢复性躁动，发生率不一，从0到36%不等。静脉注射咪达唑仑的预处理可以将这种风险降到最低。

2.喉气管痉挛少见，仅发生在0.3%的儿童中。其效果是暂时性的，通常对面罩通气有反应。

3.一过性呼吸暂停或呼吸抑制也较少见，可发生于0.8%的儿童，成人较少见。在快速静脉输液时更常见，通过至少60s以上缓慢的静脉输液可以预防。

4.可能出现高血压；唾液分泌过多；呕吐（7%～26%）；肌张力过高；随意的、无目的的运动、阵挛、打嗝。

5.氯胺酮是一种潜在的滥用药物。长期使用的患者可能会出现膀胱炎或膀胱问题和精神健康下降（认知障碍、拟精神病作用）。

6.妊娠期用药。此药尚未被美国FDA归类。因此，在妊娠期的安全使用尚未确定。

（五）药物相互作用

1.氯胺酮会增强阿片类药物、乙醇、苯二氮䓬类药物、镇静催眠药和其他镇静药的中枢神经系统抑制作用。

2.尽管在结构上与苯环己哌啶（PCP）相似，但它不与任何一种市售的尿液药物检测方法发生交叉反应。

（六）剂量和给药方法

1.RSI的诱导剂　给予2mg/kg静脉注射或4～5mg/kg肌内注射，同时给予神经肌肉阻滞剂。在需要RSI的患者更推荐静脉注射。

2.操作时镇静　儿童给予4～5mg/kg肌内注射或1.5～2mg/kg静脉注射。成人给予4mg/kg肌内注射或1mg/kg静脉注射。静脉给药时间超过30～60s，因为较快的给药时间可能导致呼吸抑制或呼吸暂停。单次负荷剂量给药比滴定镇静更好。如果5～10min后镇静不足，可额外给予半剂量至全剂量。静脉注射咪达唑仑

（0.03mg/kg）可最大限度降低成人出现不良反应的风险。

3.镇痛　单独给予0.1～0.6mg/kg静脉注射或作为阿片类镇痛的辅助药物。

4.躁动　对于焦虑、好斗的成年患者可给予4mg/kg肌内注射或1mg/kg静脉注射。给予氯胺酮后启动心肺监测。如果5～10min后镇静不足，可额外给予半剂量的药物。

（七）药物配制

1.盐酸氯胺酮（Ketalar），10mg、50mg和100mg氯胺酮/ml，装于10ml和20ml的小瓶中。制备含氯胺酮1mg/ml或0.1%的稀释溶液，可将10ml（50mg/ml）或5ml（100mg/ml）溶于500ml的5%葡萄糖注射液或0.9%氯化钠注射液中。对于有液体限制的患者，用250ml稀释液使其达到2mg/ml浓度。

2.在前24h内治疗70kg成人的建议最低储备量是1小瓶（50mg/ml，每小瓶10ml）。

四十二、拉贝洛尔

（一）药理学

拉贝洛尔是一种α和β肾上腺素能拮抗剂；静脉给药后，非选择性β受体拮抗作用约是α₁受体拮抗活性的7倍。血流动力学效应一般包括心率、血压和全身血管阻力的降低。房室传导速度可能会降低。静脉注射后，降压作用在10～15min达到最大，持续2～4h。药物经肝脏代谢排出体外，半衰期为5～6h。

（二）适应证

拉贝洛尔可用于治疗兴奋剂药物（如可卡因或安非他明）过量和可乐定戒断反应导致的伴心动过速的高血压。注意：高血压伴心动过缓表明α受体介导的血管收缩过度；在这种情况下，纯α受体阻滞剂如酚妥拉明是最好的，因为β₂受体介导的血管扩张的逆转可能会使高血压恶化。此外，它可能对冠状动脉血管张力有不可预知的影响；其他药物，如硝酸甘油，可能是兴奋剂药物诱导的冠状动脉血管收缩的首选药物。

（三）禁忌证

1.哮喘。

2.充血性心力衰竭。

3.房室传导阻滞。

4.已知对该药物过敏。

（四）不良反应

1.当拉贝洛尔在使用具有较强的α和β肾上腺素能激动剂（如可卡因、安非他明）时，以及在嗜铬细胞瘤患者中，由于拉贝洛尔的α受体拮抗剂特性相对于β受体阻断能力较弱，可能会导致反常的高血压（据报道，普萘洛尔有这种情况，但拉贝洛尔没有这种情况）。

2.可能出现直立性低血压和负性肌张力作用。

3.可能导致呼吸困难和支气管痉挛，尤其是哮喘患者。

4.曾有恶心、腹痛、腹泻、震颤、头晕、嗜睡的报道。

5.拉贝洛尔可掩盖低血糖的生理反应（震颤、心动过速和糖原分解），因此，糖尿病患者应慎用。

6.妊娠期用药。美国FDA C类。这并不排除对症状严重的患者急性或短期使用。

（五）药物相互作用

1.与其他降压药、氟烷、钙拮抗剂或硝酸甘油等辅助降压。

2.西咪替丁可增加拉贝洛尔的口服生物利用度。

3.拉贝洛尔与5%碳酸氢钠注射液不相容（形成沉淀）。

4.拉贝洛尔可能导致尿中儿茶酚胺水平假阳性升高，在尿液药物筛查中可产生安非他明假阳性。

（六）剂量和给药方法

1.成人　最初缓慢（2min以上）静脉注射20mg，每隔10分钟重复注射40～80mg，直到血压得到控制或累计剂量达到300mg（大多数患者对总剂量50～200mg有反应）。或以0.5～2mg/min的速度持续输液（调整速率），直到血压得到控制或累计剂量达到300mg为止。之后，给予口服拉贝洛尔，从100mg开始，每日2次。

2.儿童（药物剂量）　初始剂量为0.2～1mg/kg，2min内静脉给药（最大剂量40mg）。可根据需要每10分钟重复1次。

（七）药物配制

1.非肠道给药　盐酸拉贝洛尔（Normodyne、Trandate），5mg/ml、20和40ml多剂量小瓶（含EDTA甲酸酯类防腐剂），4ml和8ml预装注射器。

2.口服　盐酸拉贝洛尔片（Normodyne、Trandate），100mg、200mg和300mg片剂。

3.在前8h和24h内治疗100kg成人的建议最低储备量　盐酸拉贝洛尔，前8h: 300mg或3小瓶（5mg/ml，每小瓶20ml）；前24h: 400mg或2小瓶（5mg/ml，每小瓶40ml）。

四十三、亚叶酸钙

（一）药理学

亚叶酸是叶酸的一种活性代谢产物。与叶酸不同的是，叶酸不需要二氢叶酸还原酶还原，因此，它可以直接参与嘌呤生物合成和细胞DNA和RNA生产所需的一碳转移反应。在甲醇中毒的动物模型中，补充亚叶酸和叶酸可以降低发病率和死亡率，因为这些物质能催化高毒性代谢产物甲酸氧化为无毒产物。但没有证据表明，在没有缺乏的情况下，服用这些药物是有效的。

（二）适应证

1.叶酸拮抗剂（如甲氨蝶呤、甲氧苄啶和乙胺嘧啶）。注意：亚叶酸治疗是必不可少的，因为由于二氢叶酸还原酶的抑制，细胞无法使用叶酸。

2.甲醇中毒。亚叶酸是叶酸的首选形式，以加强甲酸的分解；如果没有亚叶酸，就使用叶酸。

（三）禁忌证

无。

（四）不良反应

1.有报道称，有早期敏化导致的过敏反应。

2.钙盐可能发生高钙血症（成人输液速率限制在160mg/min）。

3.妊娠期用药。美国FDA C类（尚未明确）。这并不排除在症状严重患者中急性或短期使用。

（五）药物相互作用

亚叶酸绕过了甲氨蝶呤的抗叶酸效果。

（六）剂量和给药方法

1.甲氨蝶呤中毒　注意：疗效取决于早期给药。如有可能，应在中毒后1h内给药；不要等甲氨蝶呤水平达到一定程度后才开始治疗。该药应静脉给药。最有效的剂量和治疗持续时间尚不确定。

（1）甲氨蝶呤水平未知。静脉给予的剂量等于或大于甲氨蝶呤的剂量。亚叶酸的剂量范围通常为每6小时给予10～25mg/m²，但已使用的剂量最高为1000mg/m²。最严重的病例是在15～30min接受100mg/m²的静脉输注（在成年人中约150mg），然后每6小时静脉输注10mg/m²（或15mg），至少持续3d，或直到血清甲氨蝶呤水平降至0.01μmol/L以下或无法检测到。

（2）甲氨蝶呤水平升高或血清肌酐升高

1）如果甲氨蝶呤治疗后的前24h内血清肌酐增加50%，或24h甲氨蝶呤水平超过5μmol/L，或48h甲氨蝶呤水平超过0.9μmol/L，则将亚叶酸剂量增加至100mg/m²每3小时静脉注射1次，直到甲氨蝶呤水平小于0.01μmol/L或无法检测到。

2）如果甲氨蝶呤治疗后24h内血清肌酐增加100%，或24h甲氨蝶呤水平达到或超过50μmol/L，或48h甲氨蝶呤水平达到或超过5μmol/L，则每3小时增加1次静脉注射亚叶酸剂量至150mg，直至甲氨蝶呤水平低于1μmol/L。然后每3小时静脉给予1次15mg剂量，直到甲氨蝶呤水平小于0.01μmol/L或无法检测到。

2.其他叶酸拮抗剂　肌内注射、静脉注射或口服5～15mg/d，持续5～7d。

3.甲醇中毒　对于成人和儿童，每4小时静脉注射1mg/kg（最多50～70mg）1～2剂。此后，每4～6小时以相同的剂量口服叶酸片，直至症状缓解并充分清除体内的甲醇（通常为2d）。

（七）药物配制

1.非肠道给药　亚叶酸钙，10mg/ml 1小瓶；内装50、100、200和350mg的粉末。使用无菌水，而不是用苯甲醇稀释。

2.口服　亚叶酸钙片，5mg、15mg和25mg片剂。

3.在前8h和24h内治疗100kg成人的建议最低储备量　亚叶酸钙，前8h: 300mg或3小瓶（每小瓶100ml）；

前24h：300mg或3小瓶（每小瓶100ml）。

四十四、利多卡因

（一）药理学

1.利多卡因是一种局部麻醉药，是Ⅰb型抗心律失常药。它抑制快速的钠通道并降低His-Purkinje系统和心室的自律性，但作用可变，并可能缩短有效不应期和动作电位持续时间。缺血性心肌区域内的传导受到抑制，从而消除了折返回路。与奎尼丁相关药物不同，利多卡因对窦房结的自律性和通过房室结的传导影响很小，并且在常规剂量下不会降低心肌收缩力或血压。它还具有与钠通道的快速"开-关"结合（以使通道重新激活），并与其他钠通道阻滞剂竞争（在整个心动周期中，钠通道阻滞剂的释放和阻滞作用较慢）。这可能是由于其他钠通道阻滞剂（Ⅰa型抗心律失常药物，三环类抗抑郁药）中毒引起的抗心律失常作用。

2.由于广泛的首过效应，利多卡因的口服生物利用度较差（尽管食入可能引起全身中毒）。静脉注射单剂后，起效时间为60～90s，作用持续时间为10～20min。利多卡因的消除半衰期为1.5～2h；活性代谢产物的消除半衰期为2～10h。连续输注会导致利多卡因清除率下降，这可能归因于其代谢产物单乙基甘氨酸二甲苯胺（MEGX）。充血性心力衰竭或肝肾疾病患者可能会发生药物蓄积。

（二）适应证

利多卡因可用于控制由多种作用于心脏的药物或毒物（如地高辛、三环类抗抑郁药、兴奋剂和茶碱）中毒引起的室性心律失常。房性心律失常患者通常对此药无反应。

（三）禁忌证

1.在三度房室传导阻滞或脑室内传导阻滞的情况下出现节律或心室节律。这些通常是反射性逃逸节律，可提供挽救生命的心排血量，而终止它们可能导致心搏骤停。

2.对利多卡因或其他酰胺类局部麻醉剂（罕见）过敏。

（四）不良反应

1.剂量过大会引起头晕、神志不清、躁动和癫痫发作。

2.血浆药物浓度过高的患者或潜在的传导疾病患者可能会出现传导缺陷、心动过缓和低血压。

3.妊娠期用药。美国FDA B类，极小可能造成胎儿伤害。

（五）药物相互作用

1.西咪替丁和普萘洛尔可能会降低利多卡因的肝清除率。

2.利多卡因可能与其他局部麻醉药产生叠加效应。理论上，在严重可卡因中毒者中，利多卡因可能会引起叠加的神经抑制。

（六）剂量和给药方法

1.以25～50mg/min的速度静脉注射1～1.5mg/kg（成人通常剂量：50～100mg；儿童：1mg/kg），然后以1～4mg/min的速度输注［20～50μg/（kg·min）］以保持1.5～5mg/L的血药浓度。也可以通过骨髓腔输注给药。

2.如果初次静脉推注后持续出现明显的异位搏动，可以每5～10分钟重复1次静脉注射0.5mg/kg（在1h内最大总剂量为300mg或3mg/kg）；儿童可每5～10分钟重复1mg/kg，最高5mg/kg或100mg）。

3.对于充血性心力衰竭或肝病患者，使用推荐的维持输注剂量的1/2。

（七）药物配制

1.非肠道给药　盐酸利多卡因用于心律失常（Xylocaine），直接静脉注射：浓度为0.5%（5mg/ml），1%（10mg/ml），1.5%（15mg/ml），2%（20mg/ml）的5ml预填充注射器，2～50ml安瓿瓶，单剂量和多剂量小瓶；浓度为4%、10%和20%的1g和2g单剂量小瓶或注射器用于静脉输注；浓度为0.4%和0.8%的250或500ml的5%葡萄糖溶液用于输注；在2ml安瓿中配制浓度为5%的7.5%葡萄糖溶液。（注：有些含有对羟基苯甲酸甲酯和焦亚硫酸钠作为防腐剂。）

2.在前8h和24h内治疗100kg成人的建议最低储备量　盐酸利多卡因，前8h：2.3g或3支100mg预填充注射器和2瓶1g小瓶用于输注；前24h：6.3g或3支100mg预填充注射器和6瓶1g小瓶用于输注。

四十五、脂肪乳剂

（一）药理学

静脉注射脂肪乳剂（ILE）治疗是一种最新的治疗心血管毒性的脂溶性药物之一。它首先用于局部麻醉药中毒的复苏，特别是丁哌卡因。一些动物研究显示了巨大的益处，包括因心脏毒性药物引起的心搏骤停、严重低血压和心动过缓复苏，但另一些研究却显示不同的结果。病例报告表明，ILE在某些局部麻醉药和其他药物中毒病例中可能有效逆转心血管或神经系统毒性，但在某些情况下则无效，这存在一定的发表偏倚。在动物模型的对照研究中，有效性与人类病例报告不一致。

1.ILE疗效的机制尚不确定，提出了以下几种可能。

（1）"脂质沉积"理论——ILE可能会将脂溶性药物沉积在血管腔隙，从而减少了可导致组织毒性的药物浓度。

（2）ILE可能为应急状态下无法正常使用能量供应的心脏的心肌线粒体提供额外的脂肪酸。

（3）长链脂肪酸可以激活肌细胞中的钙通道，从而增加细胞内钙的进一步释放并导致收缩力改善。

（4）中链和长链脂肪酸刺激胰腺细胞中钙浓度的升高，引起胰岛素释放，进而改善休克时的心脏功能。

（5）ILE可能通过抑制内皮型一氧化氮合酶逆转一氧化氮诱导的血管舒张。

2.注入的脂肪颗粒的行为类似于天然乳糜微粒。循环中的三酰甘油被血管内脂蛋白脂肪酶迅速水解，释放出游离脂肪酸。这些脂肪酸被肝脏及网状内皮系统中的库珀细胞吸收。大量输注时，骨骼肌和皮下组织也会吸收游离脂肪酸。进入组织的任何游离脂肪酸都可以存储或运输到线粒体中，在此处进行β氧化。

（二）适应证

1.ILE的初始使用是基于过量使用局部麻醉药（包括丁哌卡因和甲哌卡因）的患者自发性循环恢复的病例报告。

2.对多种其他药物中毒的病例报告（三环类抗抑郁药，钙通道阻滞剂，β受体阻滞剂，GABA激动剂，抗心律失常药，抗惊厥药，杀虫剂，苯海拉明，镇静催眠药，可卡因等）显示出不同的结果。

3.对于因过量使用脂溶性外源性物质而导致血流动力学不稳定的患者，如果更常规的复苏干预措施失败，可以考虑将ILE作为难治性低血压的辅助治疗。这不应用于危及生命情况下的标准治疗。

（三）禁忌证

1.对大豆或蛋制品过敏者。

2.黑框警告。新生儿。早产儿由于药物清除功能不足，导致肺中静脉脂质沉积，进而导致死亡。

3.相对禁忌证：包括肺部疾病、胰腺炎和脂肪代谢异常。

（1）对患有肺部疾病的患者（尤其是ARDS）大量给予ILE会短暂损害氧合作用。

（2）反复给药会导致胰腺炎，输注ILE可能会导致胰腺炎恶化。

（3）异常的脂质代谢、高脂血症和脂质肾病都是ILE的禁忌证。

（四）不良反应

1.脂肪栓塞综合征。过量输注脂质乳剂可能会暂时增加肺血管阻力并减少肺气体扩散，尤其是在患有基础性肺部疾病患者中。但是，10倍剂量输注速度接近10ml/（kg·h）输注数小时，并没有出现不良反应。动物研究表明，以70ml/kg的剂量输注超过30min，这是大鼠半数致死剂量（LD_{50}）的最佳近似值。

2.可能会导致胰腺炎或加重已有疾病。

3.病例报告中提到了静脉炎、肉眼血尿和淀粉酶水平短暂升高。

4.妊娠期用药。由于缺乏数据，美国FDA已将ILE划分为所有妊娠期的C类。然而，注射用脂质产品已用于孕妇中以提供营养而没有产生不良影响。

（五）药物相互作用

1.ILE与钙混合会导致絮凝，因此应避免同时给药。

2.大量注入ILE后，会影响数小时内血红蛋白、血细胞比容、白细胞计数、血小板计数、电解质、葡萄糖、肝转氨酶、肌酐、肌酸激酶和凝血研究的检测结果。血气血氧测定法还存在一些问题：氧饱和度可能无法测量，而高铁血红蛋白可能会假性升高。

3.在动物研究中，更高剂量的血管加压药（肾上腺素或血管升压素）可影响ILE的疗效。

（六）剂量和给药方法

1.初始推注。成人的经典起始剂量是给予100ml（或1.5ml/kg）的20%静脉脂肪乳悬浮液。儿童应从1.5ml/kg剂量开始。如果最初反应很小或无反应，则可以每隔5分钟重复推注两次。

2.输液。初次推注后以0.25～0.5ml/（kg·min）的速度连续输注30～60min。建议在最初的30～60min最大剂量为10～12ml/kg。

注意：ILE的最佳治疗剂量和治疗持续时间尚不确定。最初改善后，患者的病情可能会恶化，因为从ILE治疗中获益的持续时间可能短于心脏毒性药物的作用时间。

（七）药物配制

1.脂肪乳剂疗法在大多数医院中都可用于肠外营养

（1）Intralipid主要由大豆油（20%）和蛋黄磷脂（1.2%）组成。这是一种含有游离脂肪酸亚油酸、油酸酯、棕榈酸酯、亚油酸酯和硬脂酸酯的中链和长链三酰甘油的混合物，20%的Intralipid为100ml袋装。

（2）另一种配方Liposyn Ⅲ也采用20%的配方，其中有大豆油（20%）和蛋黄磷脂（1.2%），为200ml袋装。

（3）其他制剂包括Clinolipid 20%，配方组成为16%橄榄油、4%大豆油和1.2%蛋黄磷脂，但仅提供1000ml袋装。Nutrilipid 20%的配方为20%大豆油和1.2%蛋黄磷脂，为250ml袋装。

注意：Intralipid有30%的配方，Liposyn Ⅲ有10%的配方，但是这些配方的疗效和安全性与20%的配方的差别仍未明确。同样，尚不明确Intralipid和Liposyn Ⅲ是否同样有效。有证据表明，具有长链脂肪酸的脂质乳剂在结合能力方面可能具有优势。

2.在前8h和24h内治疗100kg成人的建议最低储备量 Intralipid 20%，前8h：3300ml或3袋（100ml一袋）和6袋（500ml一袋）；前24h：3300ml或3袋（100ml一袋）和6袋（500ml一袋）。

四十六、镁

（一）药理学

1.镁是人体中第四丰富的阳离子，是仅次于钾的细胞内第二丰富的阳离子。镁在许多生化途径，包括三磷酸腺苷（ATP）产生能量中作为酶促辅因子起着至关重要的作用。

2.镁是辅助因子，对心脏和神经组织中的Na^+/K^+-ATP泵具有直接作用。它可能促进K^+的流入并稳定心肌膜电位，从而纠正分散的心室复极化。此外，镁具有一定的钙阻断活性，可间接拮抗地高辛对心肌 Na^+/K^+-ATP 泵的作用。

3.镁可改善骨骼和平滑肌的收缩力。静脉输注会引起血管扩张、低血压和支气管扩张。它可以减少或消除癫痫发作的毒血症。

4.镁主要是细胞内离子，仅1%存在于细胞外液。血清 Mg 水平过低（＜1.2mg/dl）表示身体可能缺少至少5000mg镁。

5.低镁血症可能与许多急性或慢性疾病过程（吸收不良，胰腺炎，糖尿病酮症酸中毒）有关。它可能是由于长期使用利尿剂、顺铂给药或酗酒引起的。这是氢氟酸和氟化氢铵中毒导致潜在危及生命的原因。

（二）适应证

1.低镁血症患者的替代疗法。

2.尖端扭转型室性心动过速。

3.其他心律失常被怀疑与低镁血症有关。镁可能对某些强心苷中毒的患者有帮助，但不能替代地高辛特异性Fab片段。

4.在药物或毒物引起的QTc间期延长的情况下，预防尖端扭转型室性心动过速。

5.钡摄取。如果尽早使用硫酸镁，可以口服将可溶性钡转化为不溶性、不可吸收的硫酸钡。

6.镁可能在治疗与铝和磷化锌中毒有关的心律失常中起作用。

（三）禁忌证

1.肾功能不全患者应谨慎服镁，以免发生严重的高镁血症。

2.心脏传导阻滞和心动过缓患者。

（四）不良反应

1.皮肤潮红，出汗，体温过低。

2.深腱反射抑制，松弛性瘫痪，呼吸肌麻痹。

3.心功能下降，低血压，心动过缓，全身循环衰竭（尤其是快速给药情况下）。

4.口服可引起胃肠不适和腹泻。

5.妊娠期用药。美国FDA A类，硫酸镁通常用作早产药物。

（五）药物相互作用

1.一般中枢神经系统抑制剂。当中枢神经系统抑制剂与镁联用时，可能会产生叠加效应。

2.神经肌肉阻滞剂。镁与神经肌肉阻滞剂联合用药可增强并延长其作用。可能需要调整剂量以避免延长呼吸抑制。

（六）剂量和给药方法（成人和儿童）

1.镁可以口服、静脉注射或肌内注射。当肠外途径给药时，静脉注射是更推荐的方式，通常使用硫酸盐。

2.镁的剂量需要依靠经验，并根据临床反应和血清水平估算的镁的总体体内缺乏来指导剂量。

3.成人：每6小时静脉注射1g（8.12mmol），共4剂。对于严重的低镁血症，可采用最高1mmol/

（kg·24h）或8～12g/d的剂量，分次给药。硫酸镁可以在50～100ml的5%葡萄糖溶液或生理盐水中稀释，并输注超过5～60min。儿童：静脉注射每剂剂量为25～50mg/kg，给予3～4剂。最大单次剂量不应超过2000mg（16mmol），也有报道采用每剂100mg/kg的更高剂量。

4.对于成人致命性心律失常（室速或低镁血症相关的心房颤动）的治疗，给予1～2g（儿童：25～50mg/kg直至2g）静脉注射或骨髓注射超过1～2min（如果无脉搏），或超过5～60min（对于有脉搏的患者），用50～100ml的5%葡萄糖溶液或生理盐水来稀释。如果室性心律失常复发，可以给予第二剂。成人常见的治疗方案是在20min内静脉注射2g。

5.对于可溶性钡的摄入，可以给予硫酸镁以形成不溶的、难以吸收的硫酸钡。成人口服或灌洗30g，儿童250mg/kg。在这种情况下，不应静脉注射硫酸镁。

（七）药物配制

1.非肠道给药 硫酸镁小瓶，体积为2、10、20和50ml的50%溶液（4.06mmol/ml，500mg/ml），其中2ml相当于1g或8.12mmol。也可以以10%（0.8mmol/ml）和12.5%（1mmol/ml）的溶液形式分别装在20和50ml的安瓿瓶和小瓶及大容量预混袋中。也可以使用氯化镁注射液，但使用较少。

2.口服 有许多口服剂型，包括即释剂型和缓释剂型。

3.在前8h和24h内治疗100kg成人的建议最低储备量 硫酸镁，前8h：4g或4小瓶（500mg/ml，每瓶2ml）；前24h：12g或12小瓶（500mg/ml，每瓶2ml）。

四十七、甘露醇

（一）药理学

1.甘露醇是一种渗透活性溶质利尿剂。甘露醇可抑制Henle回路和近端小管对水的重吸收。尿量的增加通常伴随溶质排泄的增加。此外，甘露醇通过在脑组织和血管腔隙之间产生渗透梯度，可暂时增加血清渗透压，降低脑脊液（CSF）压力。水通过该梯度进入血管，降低了脑脊液压力并降低了颅内压力。

2.甘露醇可通过抑制雪卡毒素诱导的钠通道开放来逆转雪卡毒素的作用。此外，甘露醇可能会减轻神经元水肿，充当雪卡毒素产生的自由基的清除剂并降低细胞兴奋性。甘露醇还可能增加雪卡毒素从其在细胞膜上的结合位点的解离。

3.过去，甘露醇曾用于某些药物中毒（例如苯巴比妥、水杨酸盐）的"强迫利尿"，以增强肾脏清除作用，但由于缺乏疗效及增加脑水肿和肺水肿的潜在风险而不再应用。

（二）适应证

1.用于治疗由雪卡毒素引起的神经和感觉神经表现。但是，一项随机双盲研究发现，甘露醇在减轻肌肉毒鱼类中毒的体征或症状方面并不优于生理盐水。

2.可能的辅助药物用于治疗严重维生素A中毒引起的颅内压增高（假性脑瘤）。

3.有时用作大量横纹肌溶解所致急性少尿的输液疗法的辅助手段。

（三）禁忌证

1.重度脱水。

2.急性颅内出血。

3.肺水肿。

4.充血性心力衰竭。

5.伴有严重肾脏病的无尿。

（四）不良反应

1.当以高浓度快速给药时，甘露醇可能会引起血管内空间的过度扩张。这可能导致充血性心力衰竭和肺水肿。

2.甘露醇引起细胞内水移动到细胞外空间，并可能产生短暂的高渗性和低钠血症。可能会有电解质紊乱。

3.接受甘露醇的患者发生了少尿或无尿肾衰竭。小剂量甘露醇似乎会导致肾血管舒张作用，而大剂量（>200g/d）可能会引起肾血管收缩。

4.妊娠期用药。美国FDA C类。这不排除在严重症状的患者中急性或短期使用。

（五）药物相互作用

利尿剂可能导致钾和镁水平降低，这可能增加服用索他洛尔和氟哌利多等药物引起的QT间期延长的风险。

（六）剂量和给药方法

1.肌肉毒鱼类中毒　建议静脉注射0.5～1.0g/kg超过30～45min。据报道，在症状或暴露发生后24～72h给予治疗最有效，但病例报告描述了暴露后数周治疗依然有获益。肌肉毒鱼类中毒可能伴有脱水，必须在给予甘露醇之前用静脉输液治疗。

2.维生素A引起的假性脑瘤　静脉注射0.25～1g/kg。

（七）药物配制

1.非肠道给药　甘露醇10%（500ml，1000ml）；15%（150ml，500ml）；20%（250ml，500ml）；25%（50ml小瓶和注射器）。

2.在前8h和前24h内治疗100kg成人的建议最低储备量　甘露醇，前8h：100g或1瓶（20%甘露醇，每瓶500ml）；前24h：100g或1瓶（20%甘露醇，每瓶500ml）。

四十八、亚甲蓝

（一）药理学

1.亚甲蓝是噻嗪染料，可增加高铁血红蛋白向血红蛋白的转化。亚甲蓝通过高铁血红蛋白还原酶和烟酰胺腺苷二核苷酸磷酸（NADPH）还原为亚甲蓝，进而减少高铁血红蛋白。葡萄糖-6-磷酸脱氢酶（G6PD）对于产生NADPH是必不可少的，对于亚甲蓝作为解毒剂的功能也是必不可少的。在30min内即可看到治疗效果。高铁血

红蛋白在胆汁和尿液中排出，尿液可能变成蓝色或绿色。

2.亚甲蓝已被用于治疗异环磷酰胺诱发的脑病，但尚不清楚确切的病理生理机制。亚甲蓝可能会逆转异环磷酰胺代谢产物的神经毒性作用。

3.亚甲蓝作为鸟苷酸环化酶抑制剂，可减少环状鸟苷单磷酸（cGMP）的产生和一氧化氮（NO）的激活。NO活性过高可能会导致血管扩张性休克与败血症、心脏手术后的血管痉挛、过敏性休克及二甲双胍和氨氯地平的毒性。在这些情况下，亚甲蓝用于改善血流动力学。

4.亚甲蓝是一种MAO-A抑制剂，对于心脏和甲状旁腺手术时使用选择性5-羟色胺再摄取抑制剂（SSRI）治疗的患者可能导致5-羟色胺综合征。

（二）适应证

1.如果患者出现低氧血症的症状或体征（如呼吸困难、意识模糊或胸痛）或高铁血红蛋白水平高于30%，则使用亚甲蓝治疗高铁血红蛋白血症。（注意：亚甲蓝对硫化血红蛋白血症无效。）

2.亚甲蓝已被用于逆转和预防异环磷酰胺相关的脑病。

3.已被用作辅助疗法，以改善因败血症、过敏反应及二甲双胍和钙通道阻滞剂毒性引起的难治性血管扩张性休克患者的血流动力学。（有氨氯地平诱发休克的病例报告。）

（三）禁忌证

1.G6PD缺乏症。用亚甲蓝治疗不能有效逆转高铁血红蛋白血症，并可能引起溶血。

2.严重肾衰竭。

3.已知对亚甲蓝过敏。

4.高铁血红蛋白还原酶缺乏症。

5.逆转亚硝酸盐诱导的高铁血红蛋白血症，以治疗氰化物中毒。

6.成人呼吸窘迫综合征的血管扩张性休克。

（四）不良反应

1.可能会引起胃肠不适、头痛和头晕。

2.过量的亚甲蓝（≥7mg/kg）实际上可以通过直接氧化血红蛋白而引起高铁血红蛋白血症。剂量高于15mg/kg与溶血有关，尤其是在新生儿中。也可能使分泌物和黏膜染色并干扰发绀的临床表现。

3.长期使用可能会导致明显的贫血。

4.渗出可导致局部组织坏死。

5.妊娠期用药。美国FDA X类（用于羊膜穿刺术时显示的胎儿异常）。这并不排除对严重症状患者的紧急或短期使用。

（五）药物相互作用

1.当亚甲蓝与其他5-羟色胺能药物同时使用时，由于其对MAO-A的抑制作用，因此存在罹患5-羟色胺综合征的风险。

2.静脉制剂不应与其他药物混合。

3.2mg/kg的亚甲蓝可能产生约15%的高铁血红蛋白水平瞬时假阳性。亚甲蓝也可能会改变脉搏血氧仪的读数。

（六）剂量和给药方法（成人和儿童）

1.高铁血红蛋白血症

（1）缓慢静脉注射1～2mg/kg（0.1%～0.2ml/kg的1%溶液）超过5min。有可能会在30～60min重复1次。

（2）同时给予葡萄糖以提供足够的NAD和NADPH辅助因子。

（3）如果2剂后无反应，请勿重复给药；考虑G6PD缺乏症或高铁血红蛋白还原酶缺乏症。

（4）因长期氧化应激持续产生高铁血红蛋白的患者（例如氨苯砜）可能需要每6～8小时重复用药2～3d。也可以连续静脉输注0.10～0.25mg/（kg·h）（可溶于生理盐水，并稀释至0.05%的浓度）。

（5）用15～30ml生理盐水冲洗静脉输注部位，以减少局部疼痛的产生。

2.异环磷酰胺脑病

（1）预防：患者接受异环磷酰胺治疗时，每6～8小时应使用50mg（口服或静脉输液超过5min）。

（2）治疗：每4～6小时给予50mg静脉注射（超过5min），直到症状消失。

3.血管扩张型休克 尽管使用了血管加压药，持续性低血压的患者需使用剂量为1～2mg/kg静脉注射（超过5min）。在氨氯地平中毒的病例报告中，随后可持续静脉输注1mg/（kg·h）。

（七）药物配制

1.非肠道给药 1%亚甲蓝注射液（10mg/ml）。

2.在前8h和24h内治疗100kg成人的建议最低储备量 亚甲蓝，前8h：400mg或4安瓿（10mg/ml，每瓶10ml）；前24h：600mg或6安瓿（10mg/ml，每瓶10ml）。

四十九、甲氧氯普胺

（一）药理学

甲氧氯普胺是一种在化学感受器触发区具有止吐活性的多巴胺拮抗剂。它还可以加速肠道运动并促进胃排空。静脉给药后1～3min开始起效，单剂给药后无论采用哪种途径，治疗效果均持续1～2h。该药物主要通过肾脏排泄。消除半衰期为5～6h，但对于肾功能不全的患者可能长达14.8h，而对于肝硬化患者则可能长达15.4h。

（二）适应证

1.甲氧氯普胺用于预防和控制持续的恶心和呕吐，尤其是在呕吐会影响使用活性炭（例如，茶碱中毒的治疗）或其他口服解毒剂（例如，乙酰半胱氨酸用于对乙酰氨基酚中毒）时。

2.理论上（未经证实）用于刺激需要重复剂量活性炭或整肠灌洗的肠梗阻患者的肠道活动。

（三）禁忌证

1.已知对药物过敏；与普鲁卡因胺可能的交叉过敏。

2.机械性肠梗阻、活动性胃肠道出血或肠穿孔。

3.嗜铬细胞瘤（甲氧氯普胺可能通过增强肿瘤儿茶酚胺的分泌而引起高血压危象）。

4.癫痫发作患者（癫痫发作的频率和严重性可能会增加）。

5.接受可能引起锥体外系反应的其他药物的患者（考虑在这些患者中使用选择性5-HT$_3$受体拮抗剂作为替代药物）。

（四）不良反应

1.可能会出现镇静、躁动、疲劳和腹泻。

2.可能会发生锥体外系反应，尤其是大剂量治疗时。儿童患者和30岁以下成人似乎更容易受到感染。这些反应可用苯海拉明治疗或预防。

3.含有亚硫酸盐防腐剂的非肠道制剂可能在易感人群中引起支气管痉挛。

4.妊娠期用药。美国FDA B类，用作短期治疗时不太可能造成伤害。

（五）药物相互作用

1.在其他中枢神经系统抑制剂存在下的叠加镇静作用。

2.由于存在其他多巴胺拮抗剂（如氟哌啶醇和其他抗精神病药）的情况下发生锥体外系反应的风险增加，因此禁止联合使用。

3.在一项涉及高血压患者的研究中，甲氧氯普胺增强了儿茶酚胺的释放。因此，建议在高血压患者中谨慎使用，并建议勿在服用单胺氧化酶抑制剂患者中使用该药物。

4.据报道，两名接受选择性5-羟色胺再摄取抑制剂（舍曲林、文拉法辛）的患者静脉注射甲氧氯普胺后出现躁动、发汗和锥体外系运动障碍。

5.该药物可通过促进胃排空来增强药物的吸收。

6.抗胆碱药可能会抑制肠蠕动作用。

7.大量静脉注射不相容性药物包括葡萄糖酸钙、碳酸氢钠、西咪替丁、呋塞米和许多抗生素（如氨苄西林、氯霉素、红霉素、青霉素G钾、四环素）。

（六）剂量和给药方法

1.低剂量治疗 对轻微的恶心和呕吐有效。可口服、舌下、肌内注射或缓慢静脉注射10～20mg（儿童：每剂0.1mg/kg）。10mg或更少的剂量可不稀释直接在1～2min静脉推注。

2.高剂量治疗 用于控制严重或持续的呕吐。对于成人和儿童，静脉输注1～2mg/kg（溶于50ml生理盐水或葡萄糖溶液中）超过15min。可每2～4小时重复1次，每天最多5剂。

（1）在呕吐前或在使用导致恶心的药物（如胰高

血糖素、乙酰半胱氨酸）前30min给予甲氧氯普胺最为有效。

（2）如果对初始剂量无反应，则可以再增加2mg/kg的剂量，每2～3小时重复1次，直至最大剂量为10mg/（kg·d）（5剂总剂量为2mg/kg）。

（3）用50mg（儿童：1mg/kg）苯海拉明进行预处理有助于预防锥体外系反应。

（4）肌酐清除率（CrCl）降低患者的剂量调整

1）CrCl 40～50ml/min：给予75%的剂量。

2）CrCl 10～40ml/min：给予50%的剂量。

3）CrCl＜10ml/min：给予25%～50%的剂量。

（七）药物配制

1.非肠道给药　盐酸甲氧氯普胺（Reglan）；5mg/ml（2ml小瓶）。也可提供不含防腐剂的5mg/ml（2ml小瓶）。

2.口服　盐酸甲氧氯普胺（Reglan）；5mg，10mg。口服溶液（通用）5mg/5ml（10ml，473ml）；口服分散片（Metozolv ODT）分为5片，10mg片剂。

3.在前8h和24h内治疗100kg成人的建议最低储备量　甲氧氯普胺，前8h：750mg或75小瓶（5mg/ml，每瓶2ml）；前24h：1000mg或100小瓶（5mg/ml，每瓶2ml）。

五十、吗啡

（一）药理学

吗啡是阿片类主要的生物碱，是一种有效的镇静镇痛药物。此外，它降低了静脉张力和全身血管阻力，从而降低了前负荷和后负荷。吗啡从胃肠道吸收不稳定，所以通常以肠外方式给药。静脉注射后，在20min内达到镇痛峰值，通常持续3～5h。吗啡通过肝脏代谢被清除，血清半衰期约为3h；但是，由于活性代谢产物吗啡-6-葡萄糖醛酸的积累可导致肾衰竭患者吗啡的清除速度减慢，作用时间延长。

（二）适应证

1.与"黑寡妇"蜘蛛中毒、响尾蛇中毒和其他咬伤或刺痛有关的剧痛。

2.眼睛、皮肤或胃肠道腐蚀性损伤引起的疼痛。

3.充血性心力衰竭引起的肺水肿。化学性非心源性肺水肿不是吗啡的治疗指征。

（三）禁忌证

1.已知对吗啡过敏。

2.呼吸或中枢神经系统抑制伴呼吸衰竭的患者，除非患者已经插管或有设备可用，并且在需要插管或使用逆转剂纳洛酮时有训练有素的人员随时待命可进行操作。

3.怀疑有头部受伤。吗啡可能会掩盖或导致严重的中枢神经系统功能抑制。

（四）不良反应

1.呼吸和中枢神经系统抑制可能导致呼吸停止。肝病和慢性肾衰竭的患者可能会延长镇静作用。增加吗啡

所致呼吸抑制风险的危险因素或合并症包括缺乏耐受者、甲状腺功能减退、病态肥胖和睡眠呼吸暂停综合征［注：潮气量可在呼吸频率无明显变化的情况下降低，这些影响受外部刺激（如噪声、操作）的影响］。

2.低血压可能是由于全身血管阻力和静脉张力降低引起。

3.可能出现恶心、呕吐和便秘。

4.可能出现心动过缓、气喘、潮红、瘙痒、荨麻疹和其他组胺样效应。

5.某些肠外制剂中的亚硫酸盐防腐剂可能引起过敏反应。

6.妊娠期用药。美国FDA C类（不确定）。但这并不排除其在严重症状患者中的紧急、短期使用。

（五）药物相互作用

1.与其他阿片类激动剂、乙醇和其他镇静药（催眠剂、MAO抑制剂和抗抑郁剂）的相加性抑制作用。

2.纳洛酮和纳曲酮能拮抗吗啡的镇痛作用，可能诱发吗啡依赖患者的戒断综合征。

3.吗啡与多种药物溶液不相容，包括氨茶碱、苯妥英钠、苯巴比妥和碳酸氢钠。

（六）剂量和给药方法

1.吗啡可以皮下、肌内或静脉内注射。口服和直肠途径吸收不稳定，不建议在急症患者中使用。

2.成人的常用初始剂量为2～10mg静脉注射（可以用4～5ml无菌水稀释，缓慢注射超过4～5min，并以小增量滴定，每5分钟1～4mg）或10～15mg皮下注射或肌内注射，维持性镇痛剂量为每4小时5～20mg。通常的儿科剂量为0.05～0.1mg/kg，非常缓慢地静脉注射，最大单次剂量为10mg，或0.1～0.2mg/kg皮下或肌内注射，最大剂量为15mg。

（1）剂量范围可能有所不同，应考虑呼吸抑制的危险因素。特别是对病态肥胖患者和儿童要谨慎。

（2）镇痛作用（和毒性）的峰值效应可能会延迟（静脉内给药平均要延迟20min），如果发生呼吸抑制，应立即使用纳洛酮。

（七）药品规格

1.肠外注射剂　注射用硫酸吗啡；有效浓度从0.5mg/ml到50mg/ml不等。（注：有些制剂中含有亚硫酸盐作为防腐剂。）

2.在前8h和24h内治疗100kg成人的建议最低储备量　硫酸吗啡，前8h：50mg或10安瓿（0.5mg/ml，每安瓿10ml）；前24h：150mg或30安瓿（0.5mg/ml，每安瓿10ml）。

五十一、纳洛酮

（一）药理学

纳洛酮是一种合成的*N*-烯丙基衍生物，具有纯阿片类拮抗剂活性，竞争性阻断中枢神经系统内的mu-、kappa-和delta-阿片受体。它没有阿片类激动剂的特性，

可以安全地大剂量给药，而不会产生呼吸或中枢神经系统抑制。正在开发纳洛酮带回家计划，向阿片使用者及其家属提供纳洛酮，以备意外过量时在现场使用。最常见的给药途径是通过自动注射器或注射器经鼻内、肌内或皮下给药。

1.纳洛酮　经历广泛的首过代谢，口服无效，但可通过静脉、肌内、皮下、雾化、鼻内和骨内途径给药。静脉注射后，阿片类拮抗剂在1～2min起效，持续30～120min。血浆半衰期为30～81min。表3-11是纳洛酮给药途径的比较。

表3-11　纳洛酮给药途径的比较

途径	优势	缺点
静脉	快速起效，可预测的最佳剂量和生物利用度	需要静脉通路，阿片类药物依赖患者出现戒断的可能性更高
肌内/皮下	通过注射器或自动注射器输送（带有电子语音以指导使用）；可作为居家使用纳洛酮方案的一种选择	起效较慢；全身吸收取决于注射部位的血流量，并且可能不稳定
鼻内	通过黏膜雾化器装置和避开针头输送；可作为带回家使用纳洛酮方案的一种选择；起效与肌内注射相似	起效较慢；全身吸收取决于鼻黏膜表面和鼻腔开放的血流（如吸食可卡因或使用鼻减充血剂，或出现鼻出血，则可能受到限制）；需要组装
雾化/气管内		低通气患者剂量无法预测，并且变化更大。对ED管理最不理想

2.纳美芬　是一种用于治疗急性阿片类药物中毒的纯阿片类拮抗剂。它比纳洛酮具有更长的消除半衰期和作用时间。然而，其生产在2008年停止，在美国不再供应。

3.纳曲酮　是另一种有效的竞争性阿片类拮抗剂，口服有效，用于预防阿片类药物滥用后戒毒患者的再犯罪。它也被用来减少对酒精的渴望。它不用于阿片类药物中毒的急性逆转。

（二）适应证

1.急性阿片类药物中毒的逆转，表现为昏迷、呼吸抑制或低血压。

2.阿片类药物过量引起的昏迷或昏迷的经验性治疗。

3.据报道，大剂量纳洛酮可部分逆转与可乐定、乙醇、苯二氮䓬类或丙戊酸过量相关的中枢神经系统和呼吸抑制，尽管这些作用并不一致。

（三）禁忌证

已知对纳洛酮或纳美芬过敏的患者（可能有交叉敏感）禁用。

（四）不良反应

人体研究已证明纳洛酮具有出色的安全性。

1.在阿片类依赖患者中使用可能导致急性戒断综合征。上瘾母亲的新生儿可能有更严重的戒断症状，包括癫痫发作。阿片类拮抗剂在快速阿片类药物脱毒（ROD）和超快速阿片类药物脱毒（UROD）中的积极应用与血浆促肾上腺皮质激素、皮质醇和儿茶酚胺水平及交感神经活动的显著升高有关；肺水肿；急性肾衰竭；心室二联律反应；精神病，谵妄，死亡。

2.阿片类药物中毒患者服用纳洛酮后不久，偶尔发生肺水肿或心室颤动。肺水肿还与麻醉后使用纳洛酮有关，尤其是在已注射儿茶酚胺和大量液体的情况下。

3.逆转阿片类药物的镇静作用可能会放大其他药物的毒性作用。例如，纳洛酮给"快球"（海洛因加可卡因或甲基苯丙胺）过量服用后，会出现躁动、高血压和心室刺激。

4.有1例病例报告可乐定过量的患者接受纳洛酮治疗后出现高血压。高血压与术后纳洛酮的使用有关。对有心血管危险因素的患者，尤其是既往有高血压史的患者，请谨慎使用。

5.妊娠期用药。美国FDA B类。纳洛酮可在母亲和胎儿中产生急性阿片类药物戒断综合征，并可在阿片依赖的母亲中催产。

（五）药物相互作用

纳洛酮拮抗阿片类药物的镇痛作用。纳洛酮对阿片类药物的尿液检查呈阳性。

（六）怀疑阿片类药物引起的昏迷的剂量和给药方法

1.成人

（1）初始剂量：静脉注射0.4～2mg；每2～3分钟重复1次，直到达到预期效果。对阿片类药物依赖性患者小心滴定（起始剂量为0.04mg）。

1）逆转阿片类药物作用所需的总剂量高度可变，取决于阿片类药物的浓度和受体亲和力。某些药物（如丙氧芬、苯甲酚-阿托品、丁丙诺啡、喷他佐辛和芬太尼衍生物）对常规剂量的纳洛酮没有反应。但是，如果总剂量为10～15mg仍无反应，则应质疑阿片类药物过量的诊断。

2）注意：当纳洛酮在1～2h失效时，可能发生再镇静。可能需要重复剂量的纳洛酮以维持具有长消除半衰期（例如美沙酮）或持续释放制剂的阿片类药物的作用的逆转；当整包装或整小瓶摄入时，也可能需要重复剂量的纳洛酮。

（2）持续输注。用生理盐水或5%葡萄糖0.4～0.8mg/h滴定至临床起效。另一种方法是估计唤醒患者所需初始剂量的2/3，并每小时给予该剂量。制造商建议在500ml液体中稀释2mg纳洛酮，浓度为4μg/ml。但是，在限制液体的患者中，使用的浓度高达40μg/ml，没有报告任何安全性问题。

2. 儿童剂量

（1）所需的总逆转量（过量用药引起麻醉毒性）：根据需要每2分钟静脉给予0.1mg/kg（最大剂量：2mg），直到达到所需的反应。

（2）不需要完全逆转（如与治疗有关的呼吸抑制逆转）：0.001～0.005mg/kg静脉注射；滴定至所需效果。

（3）持续逆转：静脉输注0.002～0.16mg/(kg·h)。

注意：尽管纳洛酮可以通过肌内或皮下途径给药，但吸收不稳定且不完全。纳洛酮口服无效。当无法使用静脉输液时，雾化和鼻内途径已成功用于院前和急诊室。但是，与静脉注射途径相比，它的起效延迟。

（七）药品规格

1. 盐酸纳洛酮（Narcan） 0.4mg/ml（1ml或10ml样品瓶），1mg/ml（2ml预填充注射器）或0.4mg/0.4ml自动注射器（Evzio）。

2. 鼻内纳洛酮 纳洛酮1mg/ml（2ml）在无针预填充注射器或黏膜雾化装置（MAD）中。

3. 在前8h和24h内治疗100kg成人的建议最低储备量 盐酸纳洛酮，初始8h：20mg或5安瓿（0.4mg/ml，每安瓿10ml）；初始24h：40mg或10安瓿（0.4mg/ml，每安瓿10ml）。请注意，带回家的纳洛酮套件应包含2剂纳洛酮和给药装置。

五十二、神经肌肉阻滞剂

（一）药理学

1. 神经肌肉阻滞剂通过抑制神经肌肉连接处（neuromuscular junction，NMJ）乙酰胆碱的作用而产生骨骼肌麻痹。去极化剂（琥珀胆碱；见表3-12）使运动终板去极化并阻滞恢复；初始去极化时出现短暂的肌肉束颤。非去极化剂（阿曲库铵、潘库溴铵等；见表3-12）竞争性地阻断乙酰胆碱在运动终板的作用，防止去极化。因此，在使用非去极化剂时，不会出现最初的肌肉束颤，并产生弛缓性麻痹。

2. 神经肌肉阻滞剂可产生完全的肌肉麻痹，而不会降低中枢神经系统的功能（它们带有正电荷，且水溶性化合物不能迅速越过血脑屏障）。因此，有意识的患者将保持清醒但无法移动，并且处于癫痫状态的患者尽管出现了瘫痪，但可能仍会继续发作。此外，神经肌肉阻滞剂不能缓解疼痛或焦虑，也没有镇静或健忘作用。

3. 琥珀酰胆碱能最迅速地发挥神经肌肉阻滞作用。静脉内给药后，在30～60s完全麻痹，持续10～20min。它被假胆碱酯酶快速水解，假胆碱酯酶存在于血管腔室中，但不存在于NMJ中。因此，给药剂量的一小部分到达作用部位，并且从NMJ扩散回到血管内的空间决定了代谢。在快速顺序插管（rapidsequence intubation，RSI）过程中，应使用大剂量（1.5mg/kg静脉注射，以成人总体重为基础）而不是小剂量，以达到最佳麻痹状态。

4. 罗库溴铵是一种非去极化剂，在成人中以1mg/kg的RSI剂量（基于理想体重）静脉注射时也能快速起效。然而，阻断的持续时间（20～90min）比琥珀胆碱要长得多。Sugamadex是罗库溴铵和维库溴铵的一种特异性

表3-12 选择性神经肌肉阻滞剂

药物	起效时间（min）	持续时间（min）[a]	剂量（静脉）
去极化			
琥珀胆碱	0.5～1	2～3	0.6mg/kg[b]（儿童：1mg/kg[c]）超过10～20s；根据需要重复
非去极化			
阿曲库铵	3～5	20～45	0.4～0.5mg/kg（2岁以下儿童：0.3～0.4mg/kg）
顺阿曲库铵	1.5～2	55～61	0.15～0.2mg/kg（2～12岁儿童：0.1mg/kg），然后1～3μg/(kg·min)以维持阻断
多沙库铵	5～7	56～160	0.05～0.08mg/kg（儿童：0.03～0.05mg/kg），然后每30～45分钟0.005～0.01mg/kg以维持阻断（儿童可能需要更频繁的给药）
美维库铵	2～4	13～23	0.15～0.25mg/kg（儿童：0.2mg/kg），然后每15分钟或通过持续输注0.1mg/kg；从0.01mg/(kg·min)开始，并以成人平均剂量0.006～0.007mg/(kg·min)[儿童：0.014mg/(kg·min)]维持
潘库溴铵	2～3	35～45	0.06～0.1mg/kg；然后每0.01～0.02mg/kg需要20～40min维持阻断
哌库溴铵	3～5	17～175	0.05～0.1mg/kg（根据肾功能调整）；然后每17～175分钟0.01～0.015mg/kg（儿童可能不太敏感，需要更频繁的给药）
罗库溴铵	0.5～3	22～94	0.6～1mg/kg；然后0.01mg/(kg·min)以维持阻断
维库溴铵	1～2	25～40	对于1岁以上的儿童和成人：每10～20分钟0.08～0.1～mg/kg，然后0.01～0.02mg/kg，以维持阻断

[a]. 对于大多数药物，起效和持续时间是剂量和年龄依赖的。使用琥珀酰胆碱或美维库铵，对遗传性血浆胆碱酯酶缺乏症或有机磷中毒患者的影响可能会延长。

[b]. 为了防止束颤，在琥珀胆碱之前2～3min给予小剂量的非去极化剂（如潘库溴铵，0.01mg/kg）。

[c]. 用阿托品0.005～0.01mg/kg对儿童进行心肺复苏，以防止心动过缓或房室传导阻滞。

快速逆转剂，最近已获得美国FDA批准，可用于接受手术的成人患者。这种药物在需要紧急插管患者中的作用尚不清楚。

表3-12描述了其他几种神经肌肉阻滞剂的起效时间和持续时间。

（二）适应证

1.当可能产生持续的肌肉活动、横纹肌溶解加重、机械性损伤或体温过高时，可使用神经肌肉阻滞剂消除过度的肌肉活动、僵硬或周围性癫痫发作。它们的主要指征是在气管插管过程中改善喉部和其他相关解剖结构的视野（参见下文）。当过度的肌肉运动可能会导致患者（或其他人）受伤时，也会使用它们。

（1）涉及兴奋剂（如苯丙胺、可卡因、苯环利定、单胺氧化酶抑制剂）或士的宁的药物过量。

（2）破伤风：应该选择非去极化剂，因为梭状芽孢杆菌属感染会使患者更容易因使用琥珀酰胆碱而引起病理性高钾血症。

（3）与肌肉僵硬或活动过度有关的热疗（如癫痫持续状态、精神抑制性恶性综合征或5-羟色胺综合征）。注意：在易感患者中，琥珀酰胆碱可引发恶性高热（参见"不良反应"下的讨论）。

（4）在插管患者中，部分或完全的神经肌肉阻滞可促进改善的患者-呼吸机同步性和增强的气体交换，并降低气压伤的风险。

（5）怀疑或证实颈椎损伤，或颅内压增高的任何情况（如颅内出血、肝性脑病）。注意：琥珀酰胆碱可引起颅内压升高，在这种情况下，可在服用麻痹药物之前先使用旨在抑制颅内压升高的药物。

（6）麻痹剂也可用于治疗急性喉痉挛。

2.尽管并不总是需要气管插管，但神经肌肉阻滞剂可提供迅速的麻痹作用，使插管器具有喉部结构的绝佳视野，有助于准确放置气管插管。当以合适的剂量使用时，用于该目的的优选试剂琥珀酰胆碱和罗库溴铵的特征在于起效快并且对心血管的影响最小。

（三）禁忌证

1.完全松弛后缺乏准备或没有能力插管和通气。在给药之前，必须配备适当的设备和训练有素的人员。

2.已知的或家族的恶性高热史是使用琥珀胆碱的绝对禁忌证。

3.已知对药物或其防腐剂的过敏性或过敏反应。琥珀酰胆碱和罗库溴铵最常见，但其他药物也可引起过敏反应。"喘息婴儿"综合征是由新生儿体内苯甲醇（一种常见的防腐剂）引起的，这些新生儿都缺乏充分代谢防腐剂的能力。这个现象是剂量依赖性的，不是过敏反应。无防腐剂制剂现在可供儿科使用。

4.琥珀胆碱引起高血钾的高风险患者或有此病史的患者。使患者易发生琥珀胆碱引起高钾血症的疾病包括遗传性肌病（如杜氏肌营养不良）和进行性神经肌肉疾病（多发性硬化和肌萎缩性侧索硬化）。

（四）不良反应

1.完全麻痹会导致呼吸抑制和呼吸暂停。插管医疗保健提供者必须为肌松患者准备好足够的持续通气和充氧。

2.琥珀胆碱能刺激迷走神经导致窦性心动过缓和房室传导阻滞。对迷走神经效应特别敏感的婴儿，在第一次使用琥珀酰胆碱时会出现明显的心动过缓，但在年龄较大的儿童或成人中，反复服用时更易出现心动过缓。无论哪种情况，阿托品预处理（0.02mg/kg静脉注射）都可以减轻这种影响。对于小于12个月婴儿，建议使用阿托品或另一种迷走神经药物如甘吡咯酸盐进行预处理。大剂量琥珀胆碱可引起儿茶酚胺释放，导致高血压和心动过速。

3.使用琥珀酰胆碱（但不使用非去极化剂）可导致颅内、眼内和胃内压力增高。可以在琥珀酰胆碱之前使用非去极性神经肌肉阻滞剂。但是，许多学者放弃了该建议，认为及时控制气道的必要性比小的颅内压增高的临床风险更重要。

4.由于肌肉活动与束缚有关，可以观察到轻度横纹肌溶解症和肌红蛋白尿，特别是在儿童中。肌肉束颤与术后肌痛有关联，但这是有争议的，并没有很好的特征。

5.琥珀胆碱（高钾血症）黑框警告。高钾性横纹肌溶解症有导致心搏骤停的风险。在"典型"患者中，琥珀酰胆碱通常导致血清钾短暂升高约0.5mmol/L。这种相对适度的增加与血清钾在高达5～10mmol/L的病理性增加不同，后者可能在结节后乙酰胆碱受体上调或横纹肌溶解的临床情况下发生。

（1）尽管这一过程在触发事件后数小时内开始，但在去神经（如脊髓损伤或卒中）、烧伤、辐射和挤压伤以及肉毒梭菌和破伤风梭菌感染后3～5d，受体上调可变得具有临床意义。受体的上调也可能发生在长时间的神经肌肉阻滞中，尤其是当它与其他触发因素（如长时间的固定或烧伤）结合时。据报道，一侧肢体烧伤后（8%的体表面积）出现了高钾血症。

（2）患有慢性神经支配性疾病的患者，如遗传性肌病（例如，杜兴或贝克尔肌营养不良症）、吉兰-巴雷综合征、多发性硬化症或肌萎缩性侧索硬化症，如果暴露于琥珀酰胆碱，则总是处于病理性高钾血症的风险中。琥珀酰胆碱带有美国FDA发布的供儿童使用的黑框警告，反映出将其用于儿童（主要是8岁以下男孩）时未经诊断的遗传性骨骼肌病的发生风险，虽然发生率小，但意义重大。

（3）尚不清楚先前存在的轻度高钾血症（例如，由急性肾衰竭或糖尿病酮症酸中毒引起的）是否代表使用琥珀酰胆碱的重大临床风险。

（4）对于有高钾血症心电图改变的患者或错过透析预约的慢性肾衰竭患者，应使用非去极化剂如罗库溴铵。

6.许多苄基异喹啉（如顺式阿曲库铵、美维库铵、阿曲库铵，特别是筒箭毒碱）均可引起组胺释放，导致低血压和支气管痉挛。缓慢输液可以减轻这些影响。筒箭毒碱的独特之处在于它也能阻断交感神经节，防止通常伴随血管扩张的反射性心动过速。顺式阿曲库铵和阿曲库铵在肝病和（或）肾脏疾病中可能是首选，因为它们都主要通过霍夫曼降解消除。当代谢物劳丹宁积累到高水平时，高剂量阿曲库铵可引起动物的癫痫发作。然而，这一现象在人类中的相关性尚不清楚。

7.氨基类固醇。雷帕库龙（由于这个原因被制造商从美国市场撤出）的支气管痉挛发生率为5%～10%。迷走神经阻滞与雷帕库龙和潘库溴铵有关，可引起心动过速、高血压和心肌耗氧量增加。相反，罗库溴铵和维库溴铵与最小的心血管副作用相关。肾功能不全或肝功能不全的患者可能会经历维库溴铵的长时间神经肌肉阻滞，维库溴铵被肝脏部分代谢为依赖于肾脏清除的活性代谢物。

8.酸中毒、低血钾、低血钙和高镁血症可增强神经肌肉阻滞作用。某些药物（如氨基糖苷类、普萘洛尔、钙通道阻滞剂）的事先给药可能会增加神经肌肉阻滞剂的效力。茶碱、糖皮质激素和卡马西平可以拮抗非去极化的神经肌肉阻滞。然而，这些相互作用在RSI环境中的相关性可能很小。

9.在患有血浆伪胆碱酯酶或肝病的遗传变异的患者中，或最近使用可卡因（由血浆伪胆碱酯酶代谢）的患者，使用琥珀酰胆碱或米伐库铵后可能会产生长期效应。大约每3500个白种人中就有1个是伪胆碱酯酶基因缺陷的纯合子，服用琥珀酰胆碱后（3～8h）可能导致麻痹时间明显延长。一些遗传群体可能具有较高的变异基因发生率。

10.对神经肌肉疾病（如重症肌无力、伊顿-兰伯特综合征）的患者，可能会出现延长麻痹的作用。

11.长期使用神经肌肉阻滞与危重症肌病有关，又称急性四肢瘫痪肌病综合征等。最大的危险因素似乎是同时使用静脉注射糖皮质激素。其病因可能与化学性失神经有关，通常是可逆的。每天的神经肌肉阻滞剂"休假"是一个潜在的缓解策略，但停止静脉注射糖皮质激素应是避免这种并发症的主要手段。

12.携带某些会影响骨骼肌中钙细胞生理的异常遗传基因的患者在暴露于琥珀酰胆碱后易患恶性高热。恶性高热是危及生命的疾病，需要立即用解毒剂丹特罗治疗。心动过速通常是第一个体征。其他特征包括牙关紧闭、自主神经不稳定、肌肉强直，低钙或高钙血症、横纹肌溶解和肌红蛋白血症，高钾血症，精神状态改变和严重的乳酸酸中毒。高热是一个发现较晚的不祥征兆。

13.牙关紧闭或咬肌痉挛。琥珀胆碱能增加咬肌的肌张力，特别是在儿童同时接受氟烷麻醉时。通常情况下这种效应是暂时的。极少数情况下，牙关紧闭的三叉肌可能会阻碍喉结构的显示。在这种情况下，使用非去极化剂可能有助于插管，但插管器应准备好建立替代气道。由于肌张力增高是恶性高热的一个显著特征，因此对牙关紧闭患者也应考虑这一诊断。

14.妊娠期用药。美国FDA C类（不确定）。这并不排除它们在重病患者中的紧急性、短期使用。

（五）药物或实验室相互作用

1.非去极化剂的作用被挥发性麻醉剂增强，并被抗胆碱酯酶剂（如新斯的明、毒扁豆碱、氨基甲酸酯和有机磷酸酯杀虫剂）抑制或逆转。舒更葡糖是最近批准的罗库溴铵和维库溴铵快速逆转剂。

2.有机磷酸酯或氨基甲酸酯中毒可能会增强或延长琥珀酰胆碱的作用。

3.许多药物可能会增强神经肌肉阻滞作用，包括钙拮抗剂、丹特罗、氨基糖苷类抗生素、普萘洛尔、膜稳定药物（如奎尼丁）、镁、锂和噻嗪类利尿剂。

4.抗惊厥药（卡马西平和苯妥英钠）和茶碱可延迟某些非去极化剂的发作并缩短作用时间。卡马西平具有累加作用，可能需要降低神经肌肉阻滞剂的剂量。

5.联用心肌增敏剂（如氟烷）和交感神经刺激剂（如潘库溴铵）可能导致心律失常。

（六）剂量和给药方法

见表3-12。

（七）药品规格

1.氯化琥珀酰胆碱（Anectine和Quelicin），20和100mg/ml，装在10ml小瓶中（可含有尼泊金酯和苯甲醇）。在前8h和24h内治疗100kg成人建议最小储备量：前8h：200mg或1小瓶（10ml）（20mg/ml）；前24h：500mg或1小瓶（10ml）（50mg/ml）。

2.苯磺酸阿曲库铵（Tracrium等），10mg/ml，5ml单剂量和10ml多剂量瓶（10ml瓶含苯甲醇，其他不含防腐剂）。在前8h和24h内治疗100kg成人建议最小储备量：前8h：200mg或2个剂量瓶（10ml）（10mg/ml）；前24h：400mg或4个剂量瓶（10ml）（10mg/ml）。

3.苯磺酸顺沙曲库铵（Nimbex等），2mg/ml装在5ml和10ml小瓶中；10mg/ml装在20ml小瓶中（含苯甲醇）。在前8h和24h内治疗100kg成人建议最小储备量：前8h：200mg或1小瓶（20ml）（10mg/ml）；前24h：300mg或1小瓶（20ml）（10mg/ml）和1小瓶（10ml）（10mg/ml）。

4.盐酸美维库铵（Mivacron），0.5mg/ml和2mg/ml，分别装在5ml和10ml一次性小瓶中。在前8h和24h内治疗100kg成人的建议最低储备量：前8h：80mg或4小瓶（10ml）（2mg/ml）；前24h：240mg或12小瓶（10ml）（2mg/ml）。

5.溴化潘库溴铵（Pavulon等），1mg/ml和2mg/ml，分别装在2ml、5ml和10ml小瓶、安瓿（有些含苯甲醇）和注射器中。在前8h和24h内治疗100kg成人的建议最低储备量：前8h：80mg或8小瓶（5ml）（2mg/ml）；前

24h：140mg或14小瓶（5ml）（2mg/ml）。

6.溴化罗库溴铵（Zemuron等），10mg/ml，装在5ml和10ml小瓶中。在前8h和24h内治疗100kg成人的建议最低储备量：前8h：800mg或8小瓶（10ml）（10mg/ml）；前24h：1400mg或14小瓶（10ml）（10mg/ml）。

7.溴化维库溴铵（Norcuron等），10mg和20mg瓶装冻干粉末，用于重组（Norcuron含有甘露醇，稀释剂可能含有苯甲醇）。在前8h和24h内治疗100kg成人的建议最低储备量：前8h：60mg或3小瓶（20mg）；前24h：100mg或5小瓶（20mg）。

五十三、亚硝酸，钠盐和戊酯

（一）药理学

亚硝酸钠注射液和亚硝酸戊酯可压碎的吸入安瓿是氰化物解毒剂包装的组成部分。亚硝酸盐作为氰化物中毒的解毒剂有两个方面价值：它们将血红蛋白氧化为结合游离氰化物的高铁血红蛋白，并通过产生血管舒张作用来增强内皮氰化物的解毒作用。亚硝酸戊酯的吸入安瓿可产生约5%的高铁血红蛋白。成人静脉注射单剂量300mg亚硝酸钠可产生15%～20%高铁血红蛋白。

（二）适应证

1.症状性氰化物中毒。亚硝酸盐通常不用于经验性治疗，除非强烈怀疑氰化物中毒，也不推荐用于烟雾吸入受害者。

2.如果在暴露后30min内给予亚硝酸盐，可能对硫化氢中毒有效。

（三）禁忌证

1.存在明显的高铁血红蛋白血症（＞40%）。

2.严重的低血压是一个相对禁忌证，因为亚硝酸盐可能会使病情恶化。

3.并发一氧化碳中毒的患者服用是相对禁忌证；高铁血红蛋白的产生可能进一步损害氧气向组织的运输。在有氢氧钴胺的国家，氢氧钴胺已取代亚硝酸盐，用于烟雾吸入受害者（患者常有一氧化碳和氰化物混合中毒）。

（四）不良反应

1.可能会出现头痛、面部潮红、头晕、恶心、呕吐、心动过速和出汗。这些副作用可能被氰化物中毒的症状所掩盖。

2.快速静脉内给药可能导致低血压。

3.可能会导致过多和潜在致命的高铁血红蛋白血症。

4.妊娠期用药。没有指定的美国FDA分类。这些药物可能损害胎儿的血流和氧气输送，并可能诱发胎儿高铁血红蛋白血症。胎儿血红蛋白对亚硝酸盐的氧化作用更敏感。然而，这并不排除他们对严重症状患者的紧急短期使用。

（五）药物和实验室相互作用

1.同时存在乙醇或其他血管扩张药或任何降压药可能会加剧低血压。

2.亚甲蓝不宜用于氰化物中毒的患者，因为它可能会逆转亚硝酸盐诱导的高铁血红蛋白血症，理论上会导致游离氰离子的释放。但是，当存在严重且危及生命的高铁血红蛋白血症时，可以考虑使用。

3.高铁血红蛋白与氰化物（氰化高铁血红蛋白）的结合可能会降低测得的游离高铁血红蛋白的水平。

（六）剂量和给药方法

1.亚硝酸戊酯可压碎安瓿。用纱布或海绵将1～2安瓿粉碎，放在患者的鼻子下方，患者应深吸30s，休息30s，然后重复。每个安瓿瓶持续2～3min。如果患者正在接受呼吸支持，则将安瓿瓶放在面罩或通向气管导管的端口。静脉注射亚硝酸钠时应停止使用安瓿。

2.亚硝酸钠肠外制剂

（1）成人：3～5min静脉注射300mg亚硝酸钠（10ml 3%溶液）。

（2）儿童：给予5.8～11.6mg/kg，最多300mg。在已知情况下儿科剂量应基于血红蛋白浓度（表3-13）。如果怀疑有贫血或存在低血压，则从较低剂量开始，用50～100ml生理盐水稀释，并给予至少5min。

（3）血红蛋白在30min内被氧化为高铁血红蛋白。如果在30min内未对治疗产生反应，则可以额外静脉注射一半剂量的亚硝酸钠。

表3-13　基于血红蛋白浓度的儿童亚硝酸钠剂量

红蛋白（g/dl）	初始剂量（mg/kg）	初始剂量3%亚硝酸钠（ml/kg）
7	5.8	0.19
8	6.6	0.22
9	7.5	0.25
10	8.3	0.27
11	9.1	0.3
12	10	0.33
13	10.8	0.36
14	11.6	0.39

（七）药品规格

1.亚硝酸戊酯吸入剂，包装在0.3ml可压碎安瓿中，每盒12支。它不再是常规氰化物解毒剂试剂盒（Nithiodote®）的组成部分。

2.亚硝酸钠注射液。氰化物解毒剂试剂盒（Nithiodote®）的一种成分，300mg在10ml无菌水（3%）中，每个试剂盒1小瓶。

3.在前8h和24h内治疗100kg成人的建议最低储备量：2个Nithiodote®试剂盒，其中含有2个300mg的亚硝酸钠小瓶或同等数量的小瓶（这是一个较便宜的选择），外加1盒亚硝酸戊酯吸入剂安瓿。建议医院为多个患者准备：为小型医院准备2个氰化物解毒药盒，为大型医疗中心准备6个药盒（急诊室应保留1个药盒）。注：考虑储备羟钴胺解毒剂试剂盒（Cyanokit®）作为氰化物中毒的替代解毒剂。

五十四、硝普钠

（一）药理学

硝普钠是一种超短效、可滴定的肠胃外降压药，作为一氧化氮供体直接舒张血管平滑肌。动脉扩张和静脉扩张均同时发生。在高血压患者中效果更明显。在高血压患者中可以观察到心率略有增加。静脉内给药几乎立即起效，作用时间为1～10min。肾素活性高可能会产生抗药性。硝普钠代谢迅速，血浆半衰期为1～2min。氰化物在代谢过程中产生，并转化为毒性较小的硫氰酸盐。硫氰酸盐的半衰期为2～3d，在肾功能不全患者中会积聚。

（二）适应证

1.严重高血压的快速控制（如刺激性中毒或单胺氧化酶抑制剂中毒）。

2.麦角诱发的周围动脉痉挛患者的动脉血管舒张。

（三）禁忌证

1.代偿性高血压，例如颅内压升高（如出血或肿块）或主动脉缩窄的患者。如果这类患者需要硝普钠，请格外小心使用。

2.肝功能不全患者慎用，因为氰化物代谢可能会受损。

（四）不良反应

1.血压降低过快可能导致恶心、呕吐、头痛和出汗。

2.氰化物毒性表现为精神状态和代谢性（乳酸）酸中毒，快速高剂量输注［10～15μg/（kg·min）］1h或更长时间可能会发生。硫代硫酸盐储备不足（如营养不良）的患者可能在较低的输注速率下就出现氰化物水平升高。采用25mg/h羟钴胺素或硫代硫酸盐持续静脉滴注可限制氰化物的毒性。如果发生严重的氰化物中毒，请停止硝普钠的输注，并考虑使用硫代硫酸盐和亚硝酸钠或高剂量羟钴胺素的解毒剂量。

3.硫氰酸盐中毒，表现为定向障碍、谵妄、肌肉抽搐和精神错乱，可与长时间的高剂量硝普钠输注［通常≥3μg/（kg·min）持续≥48h］一起发生，特别是在肾功能不全患者［可能以低至1μg/（kg·min）的速率发生］。与硫代硫酸钠共同给药也可提高硫氰酸盐的产量。如果硝普钠的输注持续超过1～2d，则应监测硫氰酸盐的水平；毒性与50mg/L或更高的硫氰酸盐水平有关。通常通过降低输液速度或停止使用硝普钠来治疗。血液透析可有效去除硫氰酸盐。

4.突然停药后可观察到高血压反弹。

5.接受超过10mg/kg的患者可能会观察到高铁血红蛋白血症，但通常并不严重。

6.妊娠期用药。美国FDA C类（不确定）。它可能穿过胎盘并可能影响子宫血流；但是，它已成功地用于孕妇。

（五）药物或实验室相互作用

其他抗高血压药和吸入麻醉剂可增强降压作用。

（六）剂量和给药方法

1.仅在具有频繁或连续血压监测能力的紧急或重症监护环境中使用。

2.用5%葡萄糖将50mg小瓶（2ml，25mg/ml）硝普钠稀释至250ml、500ml或1000ml，分别达到200、100或50μg/ml的浓度。用纸张或铝箔覆盖瓶子和管路，防止溶液受光降解（变色）。

3.以0.3μg/（kg·min）的静脉输注速率开始；使用受控的输注装置并滴定至所需效果。儿童和成人的平均剂量为3μg/（kg·min）［0.5～10μg/（kg·min）］。

（1）最大速率不应超过10μg/（kg·min），以避免发生急性氰化物毒性的风险。如果在最大速率下10min后没有反应，停止输注并使用另一种血管扩张剂（如酚妥拉明）。

（2）以10mg硫代硫酸钠与1mg硝普钠的比例添加硫代硫酸钠，以减少或防止氰化物毒性。

（七）药品规格

1.肠外注射剂　硝普钠（Nitropress等），琥珀色，单剂量2ml小瓶，含50mg（25mg/ml）。注：盒装警告，此浓缩静脉溶液必须在给药前稀释（见剂量和给药）。

2.在前8h和24h内治疗100kg成人的建议最低储备量　硝普钠，前8h：400mg或8小瓶（每小瓶50mg）；前24h：1200mg或24小瓶（每小瓶50mg）。

五十五、去甲肾上腺素

（一）药理学

去甲肾上腺素是一种内源性儿茶酚胺，是一种有效的α_1肾上腺素能受体激动剂，具有一定的β_1肾上腺素能受体活性。它主要用作升压药，以增加全身血管阻力并增加静脉回流至心脏。由于其β_1受体效应，还可增加心率和心肌收缩力。去甲肾上腺素口服无效，皮下注射后吸收不稳定。静脉给药后，几乎立即起效，并且作用持续时间为中止输注后1～2min。

（二）适应证

去甲肾上腺素可用于因静脉舒张、全身血管阻力低或两者兼而有之的休克患者增加血压和心排血量。应首先或同时纠正低血容量、心肌收缩力降低、体温过低和电解质失衡。

（三）禁忌证

1.未纠正的低血容量。

2.去甲肾上腺素在肠系膜或外周动脉闭塞性血管疾病伴血栓形成或麦角中毒患者中相对禁用。

3.在被水合氯醛卤化、芳香烃溶剂或麻醉剂中毒的患者中小心使用。

（四）不良反应

1.严重高血压，可导致颅内出血、肺水肿或心肌坏死。

2.反射性心动过缓。

3.室性心律失常。

4.组织缺血加重，导致坏疽。

5.外渗后组织坏死。

6.焦虑、不安、颤抖和头痛。

7.敏感患者中亚硫酸盐防腐剂引起的过敏反应。对亚硫酸盐防腐剂过敏的患者应格外小心。

8.在暴露于卤代烃（例如某些麻醉剂、溶剂和药物）的情况下，由于儿茶酚胺的心肌致敏性，心脏刺激性增加。

9.妊娠期用药。美国FDA C类。药物穿过胎盘，可引起胎盘缺血和减少子宫收缩。

（五）药物或实验室相互作用

1.在可卡因和环状抗抑郁药的存在下（由于抑制神经元再摄取）或与其他血管活性药物（例如二氢麦角胺）一起使用时，血管升压效应可能增强。

2.由于抑制神经元代谢降解，服用单胺氧化酶抑制剂或COMT抑制剂的患者可能会出现升压反应。

3.α和β受体阻滞剂可能拮抗去甲肾上腺素的肾上腺素作用。

4.抗胆碱能药物可阻断反射性心动过缓，这通常是由于去甲肾上腺素引起的高血压所致，增强高血压的反应。

5.水合氯醛过量、环丙烷、卤化或芳香烃溶剂和麻醉剂可增强心肌对去甲肾上腺素致心律失常作用的敏感性。

（六）剂量和给药方法

1.黑框警告　避免外渗：静脉输液必须是自由流动的，并应经常观察静脉输液是否有外渗迹象（苍白，寒冷，或硬结）。

（1）如果发生外渗，立即用5～10mg酚妥拉明溶于10～15ml生理盐水（儿童：0.1～0.2mg/kg；最大10mg）经细针（25～27号）皮下注射渗透到受影响区域；充血和恢复正常温度可证明病情好转。

（2）或者，2%硝酸甘油外用软膏涂在患处。据报道，可使用特布他林的外用渗透；对于大的外渗部位，在10ml生理盐水中稀释1mg特布他林，对于小的外渗部位，在1ml生理盐水中稀释1mg特布他林。

2.静脉输注　初始剂量8～12μg/min，通常维持范围为2～4μg/min；剂量范围根据临床情况而变化〔儿童：1～2μg/min或0.05～0.1μg/（kg·min）〕，并根据需要每5～10分钟增加1次。

（七）药品规格

酒石酸去甲肾上腺素暴露在空气中会迅速氧化；使用前必须将其保存在密闭的安瓿中。如果溶液呈棕色或

含有沉淀物，不要使用。储备溶液必须在5%葡萄糖或5%葡萄糖生理盐水中稀释以供输液；通常，将4mg安瓿加到1L液体中，以提供4μg/ml的溶液。避免通过含有碱性溶液的输液管路输注，否则可能发生去甲肾上腺素失活。

1.肠外注射剂　酒石酸去甲肾上腺素（左旋，通用），1mg/ml，4ml安瓿。含有亚硫酸氢钠作为防腐剂。

2.在前8h和24h内治疗100kg成人的建议最低储备量　酒石酸去甲肾上腺素，前8h：8.0mg或2个安瓿（1mg/ml，每个安瓿4ml）；前24h：24.0mg或6个安瓿（1mg/ml，每个安瓿4ml）。

五十六、奥曲肽

（一）药理学

1.奥曲肽是一种合成多肽，是生长抑素的长效类似物。它能显著拮抗胰腺胰岛素的释放，并有助于治疗由外源性诱导的胰岛素内源性分泌引起的低血糖。

2.奥曲肽还抑制胰腺功能、胃酸分泌、胆道和胃肠道运动。

3.作为多肽，奥曲肽只能通过肠胃外给药（静脉或皮下）生物利用。约30%的奥曲肽在尿液以原型排泄，消除半衰期为1.7h。肾功能不全患者和老年人的半衰期可能会增加。

（二）适应证

口服磺脲类降血糖药过量或奎宁引起的低血糖而静脉输注5%葡萄糖不能维持血糖浓度时使用。奥曲肽可以与葡萄糖一起被认为是一线药物，因为它可以降低磺脲类药物中毒患者的葡萄糖需求，防止发生反弹性低血糖。奥曲肽不用于外源性胰岛素中毒的治疗，因为理论上它不利于阻断对低血糖的有益的反调节反应（防止胰高血糖素和生长激素的分泌）。

（三）禁忌证

对药物过敏（已发生过敏性休克）。

（四）不良反应

总的来说，奥曲肽耐受性很好。患者在注射部位可能会感到疼痛或灼伤。在大多数情况下，不良反应是基于对其他疾病状态的长期治疗。

1.对胆道的抑制作用可能导致严重的胆囊疾病（胆石症）和胰腺炎。

2.可能有5%～10%的使用者出现胃肠道反应（腹泻、恶心、不适）。还观察到头痛、头晕和疲劳。

3.心脏影响可能包括心动过缓、传导异常（QT间期延长）、高血压和充血性心力衰竭加重。这些作用主要在肢端肥大症患者中观察到。

4.妊娠期用药。美国FDA B类。短期治疗不太可能造成伤害。

（五）药物或实验室相互作用

1.奥曲肽可能抑制膳食脂肪和环孢素的吸收。

2.奥曲肽会降低维生素B_{12}的水平，并可能导致异

常 Schilling 试验结果。

（六）剂量和给药方法

1.口服磺脲类药物过量。根据需要，每6～12小时皮下或静脉注射50～100μg（儿童：1～1.25μg/kg）。一些磺脲类药物中毒患者可能需要更频繁（每4小时1次）、更高剂量和数天的治疗。连续输注速度可高达50～125μg/h。一些儿童已经成功接受了2～2.5μg/kg静脉注射、2μg/（kg·h）持续输注的剂量。大多数患者需要持续约24h的治疗，通常在奥曲肽停药后不会出现复发性低血糖（在格列吡嗪暴露30h后出现低血糖复发）。在奥曲肽治疗结束后24h监测复发性低血糖。

2.奎宁引起的低血糖。已对正在接受奎宁治疗的成人疟疾患者使用50μg/h的剂量。

3.皮下注射部位应旋转。

4.静脉给药时，用50ml生理盐水或5%葡萄糖稀释，在15～30min注入。或者，该剂量可以静脉推注超过3min的方式给药。

注意：最佳剂量方案尚不清楚。对于其他适应证，儿童剂量范围为2～40μg/（kg·d），成人每天使用高达1500μg的剂量（120mg输注8h以上，无严重不良反应）。

（七）药品规格

1.肠外注射剂 奥曲肽醋酸酯（Sandostatin），0.05mg/ml、0.1mg/ml和0.5mg/ml，装在1ml安瓿、小瓶和注射器中；0.2mg/ml和1mg/ml，装在5ml多糖小瓶（含苯酚防腐剂）中。注意：避免使用长效剂Sandostatin LAR Depot。本品适用于肢端肥大症患者，每月1次。

2.在前8h和24h内治疗100kg成人的建议最低储备量 奥曲肽醋酸酯，前8h：200μg或2安瓿（1ml）或1小瓶（0.1mg/ml）；前24h：1000μg或一多剂量小瓶（5ml）（0.2mg/ml）。

五十七、昂丹司琼

（一）药理学

昂丹司琼是一种选择性5-羟色胺（5-HT₃）受体拮抗剂，由于其作用于位于迷走神经末梢周围和化学受体触发区中心的5-羟色胺受体，故具有止吐作用。血浆水平平均峰值出现在静脉注射4mg后10min，口服8mg后1.7～2.2h。药物在肝脏中通过羟基化广泛代谢，继而与葡萄糖醛酸或硫酸盐结合。昂丹司琼是人肝细胞色素P450酶的底物，主要为CYP3A4，CYP1A2、CYP2D6次之。成人的平均消除半衰期为3.1～6.2h，严重肝病患者的平均消除半衰期延长至20h。

（二）适应证

1.美国FDA批准用于预防癌症化疗、放疗和术后恶心呕吐。

2.昂丹司琼用于治疗顽固性恶心和呕吐，特别是当使用活性炭或解毒疗法（如N-乙酰半胱氨酸）的能力受到损害时。这些不是美国FDA批准的适应证。

（三）禁忌证

1.对昂丹司琼或制剂的任何成分过敏。对其他选择性5-HT₃受体拮抗剂过敏的患者也有过敏反应，包括过敏反应和支气管痉挛。

2.有深度低血压和意识丧失的报道，阿扑吗啡和昂丹司琼禁同时使用。

3.同时使用昂丹司琼和其他已知导致QT间期延长的药物会增加尖端扭转型心动过速的风险。

4.建议对电解质异常（如低钾或低镁血症）、充血性心力衰竭或缓慢性心律失常患者进行心电图监测。

5.避免用于先天性长QT综合征患者。

6.苯丙酮尿症患者应告知Zofran ODT口腔崩解片含有苯丙氨酸（阿斯巴甜的一种成分）。苯丙酮尿症患者慎用。

7.昂丹司琼被肝细胞色素P450酶CYP3A4、CYP2D6、CYP1A2代谢，这些酶的诱导物或抑制剂可能改变昂丹司琼的清除率和半衰期。

（四）不良反应

1.罕见的即刻过敏反应包括过敏反应、血管性水肿、支气管痉挛、心搏骤停、低血压和喉水肿。此外，还有迟发性超敏反应、史蒂文斯－约翰逊综合征和中毒性表皮坏死溶解症的报道。

2.剂量依赖性QT间期延长与心律失常。报道的上市后心血管事件包括尖端扭转型心动过速、室性和室上性心动过速、心房颤动、心动过缓、二级心脏传导阻滞和QT/QTc间期延长。危险因素包括静脉注射昂丹司琼，同时使用另一种延长QT间期的药物，以及先前存在的心脏病或与电解质异常相关的疾病（如低钾血症、低镁血症）。

3.焦虑、头痛、困倦、疲劳、发热、头晕、感觉异常和偏头痛。罕见癫痫大发作病例。

4.罕见的报告与锥体外系反应一致，但不能诊断。眼睑危象，单独出现或与其他肌张力异常反应一起出现。

5.肝坏死和肝药酶升高与静脉注射和伴随的肝毒性药物有关。严重肝病患者每日总剂量不得超过8mg。

6.腹泻、便秘和口干。

7.注射部位反应（疼痛、发红）、瘙痒和皮疹。

8.暂时性失明的病例，主要发生在静脉注射期间。

9.妊娠期用药。美国FDA B类。

（五）药物与实验室相互作用

1.昂丹司琼和其他选择性5-HT₃拮抗剂与剂量依赖性心电图改变有关，包括PR、QRS和QT间期的增加。

2.与许多药物静脉不相容，包括氨茶碱、碳酸氢钠、呋塞米、劳拉西泮、地塞米松、甲泼尼龙、琥珀酸钠和硫喷妥钠。昂丹司琼不应与碱性溶液混合，因为可能会形成沉淀。

3.同时使用5-HT₃受体拮抗剂和其他5-羟色胺能药

物，包括选择性5-羟色胺再摄取抑制剂（SSRI）和5-羟色胺/去甲肾上腺素再摄取抑制剂（SNRI）可能出现5-羟色胺综合征。

（六）剂量和给药方式

1.化疗和放疗引起的恶心和呕吐的止吐 昂丹司琼最有效的预防措施是在需要止吐药前至少30min给药（例如，在给药化疗前）。

（1）成人：0.15mg/kg（最大单剂量16mg）溶于50ml生理盐水或5%葡萄糖溶液静脉注射超过15min。可以每4小时重复2次。注：由于QT间期延长的风险增加，32mg单次静脉注射剂量不再被美国FDA批准，这可能导致尖端扭转型室性心动过速。

（2）儿童：0.15mg/kg（最大单剂量16mg）（6个月至18周岁）静脉注射超过15min。可以每4小时重复2次。

2.术后恶心呕吐的止吐

（1）成人。给予4mg静脉注射，至少超过30s，最好超过2～5min。也可通过肌内途径作为单次注射给药。

（2）儿童（1个月～12周岁）。40kg或以下患者给予0.1mg/kg剂量，40kg以上患者给予4mg剂量。静脉注射剂量至少超过30s，最好超过2～5min。

（七）药品规格

1.肠外注射剂 盐酸昂丹司琼（Zofran），2mg/ml，装在2ml单剂量瓶和20ml多剂量瓶中。

2.在前8h和24h内治疗100kg成人的建议最低储备量 盐酸昂丹司琼，前8h：32mg或8小瓶（2ml）（2mg/ml）；前24h：45mg或一多剂量小瓶（20ml）（2mg/ml）加2小瓶（2ml）（2mg/ml）。

五十八、氧气和高压氧

（一）药理学

氧气是驱动生化反应所必需的氧化剂。室内空气含有21%的氧气。高压氧（hyperbaric oxygen，HBO）是在2～3个大气压下将100%的氧气输送到患者体内的氧气，可能对患有严重一氧化碳（CO）中毒的患者有益。它能加速逆转CO与血红蛋白和细胞内肌红蛋白的共结合，提供独立于血红蛋白的氧气，对减轻脑缺血后损伤具有保护作用。随机对照研究报道了与高压氧治疗相冲突的结果，但在预防细微的神经精神后遗症方面可能有一定的益处。

（二）适应证

1.可能是由于吸入（化学性肺炎）或有毒气体导致的肺部损伤、正常氧合受损，需补充氧气。如有可能，PO_2应保持在70～80mmHg或更高。

2.通常凭经验向精神状态改变或怀疑低氧血症的患者补充氧气。

3.一氧化碳中毒患者需使用氧气（100%），以增加羧基血红蛋白和羧基肌红蛋白向血红蛋白和肌红蛋白的转化，并增加血浆的氧饱和度并输送至组织。

4.尽管临床证据混杂，高压氧对于严重的一氧化碳中毒患者可能是有益的。可能的适应证包括意识丧失、代谢性酸中毒、年龄＞36岁、妊娠、羧化血红蛋白水平＞25%和小脑功能障碍（例如，共济失调；见表2-20）。

5.提倡使用高压氧来治疗四氯化碳、氰化物和硫化氢中毒及严重的高铁血红蛋白血症，但试验和临床证据很少。

（三）禁忌证

1.百草枯中毒时，氧可导致肺损伤。事实上，轻度缺氧环境（10%～12%氧气）被提倡用来降低百草枯引起肺纤维化的风险。

2.高压氧治疗的相关禁忌证包括最近的中耳或胸部手术史、未经治疗的气胸、癫痫发作障碍和严重的鼻窦炎。

（四）不良反应

注意：氧气极易燃。

1.长期高浓度氧与肺泡组织损伤有关。一般来说，吸入氧气（FiO_2）的比例不应保持在80%以上超过24h。

2.氧疗可能增加新生儿后发性纤维化的风险。

3.对严重慢性阻塞性肺疾病和慢性二氧化碳潴留患者（以低氧血症提供呼吸动力），高浓度的氧气可能会导致呼吸暂停。

4.高压氧治疗可引起高氧惊厥、听觉创伤（鼓膜破裂）和幽闭恐惧症急性焦虑。在较高的大气压下（如≥3atm），更容易癫痫发作。

5.氧可通过增强某些化学治疗剂（如博来霉素、多柔比星和柔红霉素）产生自由基而增强毒性。

6.妊娠期用药。无已知不良反应。

（五）药物和实验室相互作用

未知。

（六）剂量和给药方法

1.补充氧气 提供氧气，以保持至少70～80mmHg的PO_2。如果在FiO_2至少为60%的情况下，PO_2不能维持在50mmHg以上，则考虑呼气末正压或持续气道正压。

2.一氧化碳中毒 通过严密的面罩或气管插管提供100%氧气。如果患者有严重中毒（见上述"适应证"），可在暴露后6h内接受高压氧治疗。请咨询毒物中心或高压氧专家以确定最近的HBO设施的位置。通常，建议在24h内进行3次2.5～3atm的HBO治疗。

（七）药品规格

1.鼻插管 根据流速和患者的呼吸模式，提供24%～40%的氧气。

2.文丘里面罩 提供24%～40%的可变氧浓度。

3.非重复吸入式储氧面罩 提供60%～90%的氧气浓度。

4.高压氧 可在2～3atm的压力下输送100%的氧气。

五十九、青霉胺

（一）药理学

青霉胺是青霉素的衍生物，无抗菌活性，但能有效螯合铅、汞、铜等重金属。由于其安全性较差，大部分已被口服螯合琥珀酸酯（DMSA）取代，但在最初用EDTA钙或BAL（二巯丙脯酸）治疗后，青霉胺被用作辅助治疗。青霉胺经口吸收良好，青霉胺-金属络合物在尿液中消除。没有胃肠外制剂。

（二）适应证

1.青霉胺可用于治疗铅或汞引起的重金属中毒，但口服琥珀酸酯是优先选择，因为它可能导致更多的金属排泄量和更少的副作用。Unithiol可作为抢救铅或汞中毒的替代品。

2.用于铜中毒和肝豆状核变性的治疗以清除组织中的铜沉积。

3.青霉胺也被用于砷、铋和镍中毒，但由于其毒性而不作为首选药物。

（三）禁忌证

1.青霉素过敏者（青霉胺产品可能被青霉素污染）。

2.肾功能不全是相对禁忌证，因为这种复合物只有通过尿液才能消除。

3.不建议与其他造血抑制药物（如金盐、免疫抑制剂、抗疟药和苯丁氮酮）同时服用。

4.镉中毒。青霉胺可能增加肾脏镉的水平和潜在的肾毒性。

（四）不良反应

1.黑框警告。青霉胺引起的不良反应发生率和死亡率较高，必须密切监测治疗，并警告患者及时报告提示毒性的症状。

2.过敏反应。皮疹、瘙痒、药物热、血尿、抗核抗体、Goodpasture综合征、剥脱性皮炎、甲状腺炎和蛋白尿。

3.骨髓抑制和血液系统异常。白细胞减少症、血小板减少症、溶血性贫血、铁粒细胞性贫血、再生障碍性贫血和粒细胞缺乏症。

4.肝炎和胰腺炎。

5.神经系统。耳鸣，视神经炎，周围运动和感觉神经病及重症肌无力。

6.胃肠道。厌食，恶心，呕吐，上腹痛和味觉障碍。

7.肺。闭塞性毛细支气管炎，支气管哮喘，肺泡炎，肺出血，间质性肺炎和肺纤维化。

8.吡哆醇的需求量增加，患者可能需要每日补充。

9.妊娠期用药。美国FDA D类，出生缺陷与妊娠期间的使用有关。

（五）药物与实验室相互作用

1.青霉胺可增强药物如金盐、免疫抑制剂、抗疟药和苯丁氮酮的造血抑制作用。

2.一些药物（如抗酸剂和硫酸亚铁）和食物可以大减少青霉胺的胃肠道吸收。

3.青霉胺可能对尿液中的酮产生假阳性检测结果。

（六）剂量和给药方法

1.青霉胺应在饭前1h或饭后2h及睡前空腹服用。对于吞咽困难的患者，可临时将青霉胺制成混悬剂（参见药品规格），或在5min内以15～30ml冷冻果泥或果汁的形式给药。

2.常规剂量为1～1.5g/d[儿童：20～30mg/(kg·d)]，分3次或4次给药。以该剂量的25%开始治疗，并在2～3周逐渐增加到全剂量，可最大限度减少不良反应。因此，使用250mg/d的起始剂量[儿童：10mg/(kg·d)]，然后在第2周增加至500mg/d（15mg/kg），在第3周增加到全剂量。成人最大日剂量为2g（治疗胱氨酸尿症的最大剂量为4g）。在轻度到中度铅中毒儿童中，低剂量15mg/(kg·d)已被证明可以降低血液铅水平，同时最大限度地减少不良反应。

3.每周测量中毒金属在尿和血中的浓度，以评估继续治疗的必要性。治疗时间可长达3个月。

（七）药品规格

注意：尽管化学衍生物N-乙酰青霉胺可能显示出更好的中枢神经系统和周围神经渗透性，但目前在美国尚不可用。

1.口服剂 青霉胺（Cuprimine，Depen），125mg和250mg胶囊，250mg可滴定片。

2.口服混悬液 可临时用胶囊制成50mg/ml悬浮液。将60个250mg胶囊与3g羧甲基纤维素、150g蔗糖、300mg枸橼酸和对羟基苯甲酸酯（对羟基苯甲酸甲酯120mg，对羟基苯甲酸丙酯12mg）混合。加入足够量的丙二醇以配制成100ml，然后添加纯净水至300ml。可以添加樱桃调味料和标签以摇匀并冷藏（稳定30d）。

3.在前8h和24h内治疗100kg成人的建议最低储备量 青霉胺，前8h：500mg或两滴定片（每片250mg）；前24h：1500mg或六滴定片（每片250mg）。

六十、戊巴比妥

（一）药理学

戊巴比妥是一种具有抗惊厥和镇静催眠作用的短效巴比妥类药物。它被用作治疗癫痫持续状态的三线药物。它还可以通过诱导血管收缩降低脑水肿患者的颅内压。单次静脉注射后，起效时间约1min，持续约15min。肌内注射后，起效较慢（10～15min）。戊巴比妥呈双相消除模式，初相半衰期为4h，终相半衰期为35～50h。持续输注终止后效果延长。

（二）适应证

1.戊巴比妥用于治疗对常规抗惊厥治疗无反应的癫痫持续状态（如地西泮、苯妥英钠或苯巴比妥）。如考虑使用戊巴比妥控制癫痫发作，建议咨询神经科医师。

2.戊巴比妥与其他药物联合用于控制颅内压升高。

3.戊巴比妥可用于治疗或诊断疑似酒精或镇静催眠药物戒断综合征患者。

4.戊巴比妥已被用于控制苯二氮䓬类药物难治的兴奋剂引起的激动和拟交感神经症状。

（三）禁忌证

1.已知对药物过敏。

2.明显或潜在的卟啉症。

（四）不良反应

1.可能出现中枢神经系统抑制、昏迷和呼吸停止，特别是在快速注射或过量注射的情况下。

2.可能导致低血压，特别是快速静脉输液（>50mg/min）。这可能是由药物本身或丙二醇稀释剂引起的。

3.快速静脉注射后出现喉痉挛和支气管痉挛，机制不明。

4.肠外注射液是高度碱性的，需要采取预防措施以避免外渗。动脉内灌注可引起血管痉挛和坏疽。不推荐皮下注射，可能导致坏死。

5.妊娠期用药。美国FDA D类（可能的胎儿风险）。戊巴比妥容易穿过胎盘，长期使用可能导致新生儿出血性疾病（由于维生素K缺乏）或新生儿依赖和戒断综合征。然而，这些潜在的影响并不排除其在严重症状患者中的紧急、短期使用。

（五）药物与实验室相互作用

1.戊巴比妥与其他巴比妥类药物、镇静剂和阿片类药物具有相加的中枢神经系统和呼吸抑制作用。

2.肝药酶诱导通常不会引起急性戊巴比妥过量，尽管它可能发生在24～48h。

3.血液灌流可提高清除率，因此在手术过程中需要补充剂量。

（六）剂量和给药方法

1.间歇静脉注射 缓慢静脉注射100mg至少超过2min；根据需要每隔2分钟重复1次，最大剂量为300～500mg（儿童：1～3mg/kg静脉注射，根据需要重复，最大总量为5～6mg/kg或150～200mg）。

2.肌内注射 将150～200mg（儿童：2～6mg/kg，不超过100mg）注射到大肌肉块中（最好是臀大肌的上外侧象限）。注射部位给药不应超过5ml。

3.持续静脉输液 注：监测血压，根据需要提供气道和通气支持。

（1）低剂量方案：在1h内给予5～6mg/kg的负荷量静脉注射［不超过50mg/min；儿童：1mg/（kg·min）］，然后持续输注0.5～3mg/（kg·h）滴定至所需效果。

（2）对于难治性癫痫持续状态的治疗，在1～2h通过静脉输注给予5～15mg/kg的负荷剂量（可额外给予5～10mg/kg的剂量），然后维持输注0.5～5mg/（kg·h）。如果发生突发性癫痫发作，则额外每12小时给予5mg/kg的剂量，并增加输注速度至0.5～1mg/（kg·h）。注意：在停止持续输注之前，至少要控制发作24～48h。

（3）对于颅内压升高的重型颅脑损伤巴比妥类昏迷患者，给予10mg/kg的负荷量，静脉滴注30min以上，随后每小时注射5mg/kg，每次3剂，然后持续输注1mg/（kg·h），并可增加至2～5mg/（kg·h），以维持对脑电图的突发抑制（突发抑制通常发生在血清戊巴比妥浓度为25～40μg/ml的情况下）。

4.口服 对于巴比妥酸盐或其他镇静药物戒断综合征的治疗，口服200mg，每小时重复1次，直到出现轻度中毒症状（如说话含糊、困倦和眼球震颤）。大多数患者对600mg或更少的药物有反应。根据需要，每6小时重复1次总初始剂量。苯巴比妥是一种替代品（见下文）。

（七）药品规格

1.肠外制剂 戊巴比妥钠（戊巴比妥及其他），50mg/ml，1ml和2ml管和小瓶，20ml和50ml小瓶。（注：溶液呈碱性，含有丙二醇。）

2.口服制剂 胶囊（30mg、50mg和100mg）和栓剂（30mg、60mg、120mg和200mg）。也可作为相当于18.5mg/5ml的当量使用。

3.在前8h和24h内治疗100kg成人的建议最低储备量 戊巴比妥钠，前8h：1000mg或1小瓶（20ml）（50mg/ml）；前24h：3000mg或3小瓶（20ml）（50mg/ml）。

六十一、苯巴比妥

（一）药理学

苯巴比妥是一种常用的巴比妥类抗惊厥药。由于苯巴比妥的治疗作用延迟，地西泮通常是肠外抗惊厥治疗的初始药物。口服苯巴比妥后，在10～15h达到最高脑浓度。静脉注射后通常在5min内起效，但达峰值可能需要30min。治疗血浆浓度为15～35mg/L。药物通过代谢和肾脏排泄排出，消除半衰期为48～100h。

（二）适应证

1.强直阵挛性癫痫发作和癫痫持续状态的控制，通常在地西泮或苯妥英钠试验后作为二线或三线药物。（注：对于药物引起的癫痫，特别是茶碱引起的癫痫，苯巴比妥优于苯妥英钠。）

2.酒精和其他镇静催眠药物戒断的管理。

（三）禁忌证

1.已知对药物过敏者。

2.明显或潜在的卟啉症。

（四）不良反应

1.可能导致中枢神经系统抑制、昏迷和呼吸停止，尤其是快速注射或过量注射。

2.快速静脉注射可导致低血压。这可以通过将给药速率限制在50mg/ml以下［儿童：1mg/（kg·min）］来防止。低血压可能是由于药物本身或稀释丙二醇引起的。

3.肠外注射液是高度碱性的,需要采取预防措施以避免外渗。动脉内灌注可引起血管痉挛和坏疽。不推荐皮下注射,因可能导致坏死。

4.妊娠期用药。美国FDA D类(可能的胎儿风险)。苯巴比妥很容易穿过胎盘,长期使用可能导致新生儿出血性疾病(由于缺乏维生素K)或新生儿依赖性,以及戒断综合征。然而,这些潜在的影响并不排除其在严重症状患者中的紧急、短期使用。

(五)药物和实验室相互作用

1.苯巴比妥与其他镇静药物具有相加的中枢神经系统和呼吸系统抑制作用。

2.慢性使用肝药酶诱导剂,尽管急性苯巴比妥给药并未遇到这种情况。

3.体外清除技术(如血液透析、血液灌流和重复给药-活性炭)可提高苯巴比妥的清除率,因此可能需要补充给药以维持治疗浓度。

(六)剂量和给药方式

1.肠外注射 缓慢静脉注射[速率:<50mg/min;儿童:<1mg/(kg·min)],直到癫痫发作得到控制或达到10～15mg/kg的负荷剂量。对于癫痫持续状态,在10～15min静脉注射20mg/kg,不超过100mg/min(在治疗儿童癫痫持续状态的前24h内需要30mg/kg)。如果出现低血压,减慢输液速度。每5～15分钟间断滴注2mg/kg,可降低呼吸抑制或低血压的风险。对于急性戒酒,治疗方案包括每15～30分钟60～130mg,直到出现轻度中毒症状,或在30min内注入10mg/kg(100ml生理盐水)的单次静脉注射。对于镇静,平均剂量为100～320mg,最高为600mg/d。

(1)如果不能立即进行静脉注射,可以肌内注射苯巴比妥;成人和儿童的初始剂量为3～5mg/kg肌内注射(成人平均剂量100～320mg)。最大单次注射量为5ml。

(2)也可以通过骨内途径给予。

2.口服 对于戒断巴比妥酸盐或镇静药物,口服60～120mg,每小时重复1次,直到出现轻度中毒的迹象(例如,口齿不清、嗜睡和眼球震颤)。

(七)药品规格

1.胃肠外注射剂 苯巴比妥钠(Luminal等),30、60、65和130mg/ml,装在1ml管状注射器、小瓶和安瓿中。注:溶液呈碱性,含有丙二醇。

2.口服剂型 15、16.2、30、32.4、60、64.8、97.2和100mg片剂;16mg胶囊;以及溶液(15和20mg/5ml)。

3.在前8h和24h内治疗100kg成人的建议最低储备量 苯巴比妥钠,前8h:2000mg或16安瓿(1ml)(各130mg);前24h:2000mg或16安瓿(1ml)(各130mg)。

六十二、酚妥拉明

(一)药理学

酚妥拉明是一种竞争性突触前和突触后α肾上腺素能受体阻滞剂,可产生外周血管舒张作用。通过作用于静脉和动脉血管,降低总的外周阻力和静脉回流。也可刺激β肾上腺素能受体,引起心脏刺激。酚妥拉明起效快(通常2min),作用时间短(15～20min)。

(二)适应证

1.与药物过量(如安非他明、可卡因或麻黄碱)有关的高血压危象。也是可卡因诱导的急性冠状动脉综合征逆转冠状动脉收缩的辅助药物。

2.单胺氧化酶抑制剂与酪胺或其他拟交感神经胺相互作用引起的高血压危象。

3.与交感神经降压药(例如可乐定)突然停用有关的高血压危象。

4.血管收缩剂(例如肾上腺素、去甲肾上腺素和多巴胺)的外渗。

(三)禁忌证

颅内出血或缺血性卒中患者应格外小心;血压过度降低可能会加重脑损伤。

(四)不良反应

1.过量服用可能导致低血压和心动过速。

2.可能会发生心绞痛性胸痛和心律失常。

3.缓慢的静脉输注(≤0.3mg/min)可能会由于刺激β肾上腺素受体而导致血压暂时升高。

4.妊娠期用药。美国FDA C类。酚妥拉明在分娩过程中用于处理嗜铬细胞瘤,对新生儿无不良影响。

(五)药物和实验室相互作用

与其他抗高血压药,尤其是其他α肾上腺素能拮抗剂(如哌唑嗪、特拉唑嗪)可能会产生加性或协同作用。

(六)剂量和给药方式

1.胃肠外注射 静脉注射1～5mg(儿童:0.02～0.1mg/kg,最多2.5mg);根据需要每5～10分钟重复1次,以将血压降到所需水平(成人通常舒张压90～100mmHg,儿童舒张压70～80mmHg,但这可能因临床情况而异)。成人嗜铬细胞瘤的剂量范围可达20～30mg。一旦高血压得到控制,根据需要每2～4小时重复1次。

2.儿茶酚胺外渗 用细针(25～27号)将5～10mg生理盐水(儿童:0.1～0.2mg/kg;最大10mg)浸入患处;充血和恢复正常温度可证明病情好转。

(七)药品规格

1.肠外注射剂 甲磺酸酚妥拉明5mg,2ml小瓶(甘露醇冻干粉)。用1ml无菌水溶解,然后立即使用(不要储存)。

2.在前8h和24h内治疗100kg成人的建议最低储备量 甲磺酸酚妥拉明,前8h:40mg或8小瓶(每小瓶5mg);前24h:100mg或20小瓶(每小瓶5mg)。

六十三、苯肾上腺素

(一)药理学

苯肾上腺素直接且优先刺激α₁肾上腺素能受体,尽管在较高剂量下它也可能刺激 α_2 肾上腺素能受体和 β_1 肾上腺素能受体。它是一种有效的血管收缩剂，几乎没有影响肌肉收缩力与频率的作用。因此，在中毒过程中，它主要用作血管升压药以增加全身血管阻力。静脉注射后立即起效，停药后效果可持续 15 ～ 30min。

（二）适应证

苯肾上腺素用于升高因血管扩张或低的系统性血管阻力引起的低血压患者的血压。苯肾上腺素在心动过速或心律失常患者中可能特别有用，而使用 β 肾上腺素能药会加重病情。应在苯肾上腺素给药之前或期间进行液体复苏。

（三）禁忌证

1. 未矫正的低血容量。

2. 在伴有严重局部缺血或血栓形成的周围血管疾病患者中相对禁忌。

3. 在心动过缓或甲状腺功能亢进患者中要小心使用。

（四）不良反应

1. 高血压。

2. 心排血量减少。

3. 反射性心动过缓。

4. 肾灌注减少，尿量减少。

5. 组织灌注减少，导致坏死和（或）乳酸酸中毒。

6. 外渗后组织坏死。

7. 焦虑、不安、颤抖和头痛。

8. 亚硫酸氢钠防腐剂对亚硫酸盐过敏患者的过敏反应。

9. 妊娠期用药。美国 FDA C 类（不确定）。这并不排除对严重症状患者的短期使用。

（五）药物和实验室相互作用

1. 由于抑制神经元去甲肾上腺素再摄取，阿托莫西汀、可卡因或周期性抗抑郁药可增强升压反应。

2. 由于神经末梢中去甲肾上腺素的储存增加，服用单胺氧化酶抑制剂的患者可能出现增强的升压反应。

3. 普萘洛尔和其他 β_2 肾上腺素能阻滞剂可能会由于非对抗性 α 肾上腺素能刺激而使血压升高。

4. 水合氯醛、环丙烷、卤化或芳香烃溶剂和麻醉剂过量可增强心肌对苯肾上腺素致心律失常作用的敏感性。风险可能与高剂量的苯肾上腺素有关。

（六）剂量和给药方式

1. 注意　避免外渗。静脉输液必须是自由流动的，并应经常观察静脉输液的渗透迹象（苍白、寒冷或硬结）。

（1）如果发生外渗，立即用酚妥拉明 5 ～ 10mg 溶于 10 ～ 15ml 生理盐水（儿童：0.1 ～ 0.2mg/kg；最多 10mg）经细针（25 ～ 27 号）皮下注射到外渗区域；充血和恢复正常温度可证明病情好转。

（2）或者，可局部应用硝酸甘油糊剂和特布他林。

2. 静脉注射剂量　从 0.5μg/（kg·min）开始，向上滴定至所需效果。通常剂量范围为 0.5 ～ 2μg/（kg·min）。

（七）药品规格

盐酸苯肾上腺素溶液必须避光，如果表面呈棕色或含有沉淀物，则不应使用。

1. 连续静脉输液，应将 10mg 储备溶液（1ml 1% 溶液）添加到 250ml 或 500ml 5% 葡萄糖或生理盐水中，以分别提供 40μg/ml 和 20μg/ml 的溶液。一些机构还使用了 60、100、160 和 200μg/ml 的浓度。请注意：这些浓度下的稳定性信息可能不能全部获得。

2. 肠外制剂。盐酸苯肾上腺素（Neo-Synephrine 等），1%（10mg/ml）、1、5 和 10ml 小瓶和 1ml 安瓿。还可作为一种复合产品提供，50mg 加入 500ml 5% 葡萄糖（100μg/ml），10mg 加入 250ml 生理盐水（40μg/ml）。含焦亚硫酸钠作为防腐剂。

3. 在前 8h 和 24h 内治疗 100kg 成人的建议最低储备量：盐酸苯肾上腺素，前 8h：40mg 或 4 瓶 1ml（10mg/ml）；前 24h：100mg 或 10 瓶 1ml（10mg/ml）。

六十四、苯妥英和磷苯妥英

（一）药理学

苯妥英通过钠通道阻断的神经元膜稳定作用使其广泛应用于急、慢性癫痫的持续控制和某些心律失常的治疗。由于抗惊厥作用的起效相对较慢，苯妥英通常在地西泮后使用。在控制癫痫发作的血清浓度下，苯妥英的作用类似于利多卡因，可减少心室过早去极化和抑制室性心动过速。静脉给药后 1h 内达到最佳疗效。用于控制癫痫发作的治疗性血清浓度为 10 ～ 20mg/L。消除是非线性的，表观半衰期平均为 22h。磷苯妥英是苯妥英的前药，用于静脉注射，注射后转换为苯妥英，转换半衰期为 8 ～ 32min。

（二）适应证

1. 控制全身性强直阵挛发作或癫痫持续状态。然而，苯二氮䓬类药物和苯巴比妥在治疗药物性癫痫发作方面更有效。

2. 控制心律失常，特别是与洋地黄中毒相关的心律失常。

（三）禁忌证

已知对苯妥英或其他乙内酰脲类药物过敏。

（四）不良反应

1. 快速静脉注射苯妥英［成人：＞ 50mg/min；儿童：1mg/（kg·min）］可能引起低血压、房室传导阻滞和心血管衰竭，这可能是由于丙二醇稀释剂所致。磷苯妥英易溶且不含丙二醇，因此，预期不会出现这些反应。但是，已有少数病例报告了静脉注射非常大剂量的磷苯妥英后出现了心动过缓和心搏骤停反应。

2. 苯妥英的外渗可能导致局部组织坏死和脱落。苯妥英外周静脉注射后可能诱发"紫色手套"综合征（水肿、变色和疼痛）。这种反应可以在输注后数小时内发生，在没有临床外渗迹象的情况下，可以导致室间隔综合征引起肢体局部缺血和坏死。接受大剂量多次给药的老年患者危险程度较高；其他危险因素包括使用较小的静脉导管、高输注率及使用相同导管部位进行两次或多次静脉推注。磷苯妥英尚未观察到外渗问题。

3.可能出现嗜睡、共济失调、眼球震颤和恶心。

4.妊娠期用药。美国FDA D类。长期使用会导致先天性畸形（胎儿乙内酰脲综合征）和新生儿出血性疾病。但是，这并不排除对有严重症状的患者进行紧急、短期使用。

（五）药物相互作用

1.与苯妥英长期使用相关的各种药物相互作用（如加速其他药物的代谢）并不适用于其应急使用。

2.体外清除方法（如血液灌流和重复剂量的活性炭）将提高苯妥英的清除率。此类操作过程中需要补充剂量以维持治疗水平。

（六）用法用量

1.非消化道给药

（1）苯妥英：缓慢以不超过50mg/min的速度静脉注射15～20mg/kg的负荷剂量。

1）高敏感患者（老年人、既往有心血管疾病的患者）应更缓慢地注射苯妥英（20mg/min），儿童为1mg/（kg·min）。

2）使用0.22～0.5μm的过滤器，并将苯妥英稀释于50～150ml生理盐水中。进一步稀释至5mg/ml可能有助于降低患"紫手套"综合征的风险。

3）儿童的苯妥英给药途径是骨内给药。不能进行肌内给药。

（2）磷苯妥英：剂量基于苯妥英等效剂量，750mg磷苯妥英相当于500mg苯妥英。（例如，1g苯妥英的负荷剂量等于1.5g磷苯妥英的负荷剂量。）用5%的葡萄糖或生理盐水稀释2～10倍，以不超过225mg/min的速度给药。

2.苯妥英口服剂量的维持　胶囊的单次口服剂量为5mg/（kg·d），其他剂型和儿童用药为2次/天。需监测苯妥英的血清浓度。

（七）剂型

1.非消化道给药　苯妥英50mg/ml，2ml和5ml安瓿瓶和小药瓶。磷苯妥英（Cerebyx），在2ml小药瓶中为150mg（相当于100mg苯妥英），在10ml小药瓶中为750mg（相当于500mg苯妥英）。

2.口服　苯妥英（地兰汀等）30mg、100mg、200mg和300mg胶囊。50mg咀嚼片。125mg/5ml口服混悬液。

3.在前8h和24h内治疗100kg成人的建议最低储备量

（1）苯妥英。前8h：2g或8小瓶（50mg/ml，每小瓶5ml）；前24h：2g或8小瓶（50mg/ml，每小瓶5ml）。

（2）磷苯妥英。前8h：3g或4小瓶（75mg/ml，每小瓶10ml）；前24h：3g或4小瓶（75mg/ml，每小瓶10ml）。

六十五、毒扁豆碱和新斯的明

（一）药理学

毒扁豆碱和新斯的明是氨基甲酸酯和乙酰胆碱酯酶（可降解乙酰胆碱的酶）的可逆抑制剂。它们增加了乙酰胆碱的浓度，从而刺激毒蕈碱和烟碱样受体。毒扁豆碱也可以直接作用于乙酰胆碱受体。毒扁豆碱的叔胺结构使其可以穿透血脑屏障并发挥中枢胆碱能作用。新斯的明（一种季铵化合物）无法穿透CNS。由于胆碱能刺激脑干的网状激活系统，毒扁豆碱具有非特异性镇痛作用。毒扁豆碱经非消化道给药后，起效时间一般为3～8min，持续时间一般在30～90min。平均消除半衰期为22min（范围12～40min）。新斯的明起效较慢，为7～11min，但持续时间长达60～120min。

（二）适应证

1.毒扁豆碱用于治疗严重抗胆碱能综合征（激动性谵妄、尿潴留、严重的窦性心动过速或发热无出汗），这些抗胆碱药物包括苯托品、阿托品、曼陀罗草（曼陀罗属）、苯海拉明等。经典的适应证是逆转需要物理和（或）化学限制的患者的激动性谵妄。尽管有一些关于使用毒扁豆碱治疗由γ-羟基丁酸（GHB）、巴氯芬和一些非典型抗精神病药物（奥氮平、氯氮平、喹硫平）引起的谵妄和昏迷的病例报告，但其安全性和有效性并不确定。

2.毒扁豆碱有时在诊断上用于区分功能性精神病和抗胆碱能谵妄。

3.新斯的明主要用于逆转非去极化神经肌肉阻滞剂的作用。

（三）禁忌证

1.严重的三环类抗抑郁药物过量。毒扁豆碱可加重心脏传导障碍，引起慢性心律失常或停搏，加重或诱发癫痫发作。

2.不要同时使用毒扁豆碱和去极化的神经肌肉阻滞剂（如琥珀酰胆碱）。

3.已知对药物或防腐剂（如苯甲醇、亚硫酸氢盐）过敏。

4.相对禁忌证可能包括支气管痉挛性疾病或哮喘、外周血管疾病、肠和膀胱梗阻、帕金森综合征和心脏传导缺陷（房室传导阻滞）。

（四）不良反应

1.心动过缓，心脏传导阻滞和停搏。

2.癫痫发作（特别是快速给药或过量使用毒扁豆碱）。

3.恶心，呕吐，唾液分泌过多和腹泻。

4.支气管炎和支气管痉挛（哮喘患者需要谨慎使用）。

5.肌束颤动和肌无力。

6.妊娠期用药。美国FDA C类。曾发现在母亲因重症肌无力而接受毒扁豆碱治疗的新生儿中出现短暂性无力。

（五）药物相互作用

1.可能增强胆碱酯酶代谢的药物（如去极化神经肌肉阻滞剂琥珀酰胆碱、可卡因、艾司洛尔）、胆碱酯酶抑制剂（如有机磷和氨基甲酸酯类杀虫剂）和其他胆碱能药物（如匹罗卡品）。

2.可以抑制或逆转非去极化神经肌肉阻滞剂（例如泮库溴铵、维库溴铵）的作用。新斯的明可用于此治疗。

3.对于三环状抗抑郁药、β肾上腺素能拮抗剂或钙拮抗剂过量使用的患者，它们可能对心脏传导有抑制作用。

4.毒扁豆碱由于其非特异性镇痛作用，可能导致GHB、阿片类药物、苯二氮䓬类药物或镇静催眠药物中毒，或由氯胺酮或丙泊酚镇静的患者的觉醒。

（六）用法用量

注意：如果出现慢性心律失常，患者应接受心脏监护。

1.毒扁豆碱

（1）成人剂量：在2～5min缓慢给予0.5～1mg静脉注射（用10ml的5%葡萄糖溶液或生理盐水稀释），仔细观察其症状改善或副作用（特别是心动过缓或心脏传导阻滞）。如果没有效果，则在第1个小时内每10～15分钟给予0.5mg剂量，最大总剂量为2mg（谵妄逆转通常在初始总剂量≤2mg时实现）。如果需要更大剂量，请咨询药物毒理学家。

（2）儿童剂量为0.01mg/kg（不超过0.5mg），根据需要重复给药，最大剂量为0.04mg/kg（第1个小时不超过2mg的总剂量）。

（3）阿托品应放在附近以逆转过度的毒蕈碱刺激（成人：1～4mg；儿童：1mg）。

（4）不要肌内注射毒扁豆碱。

（5）由于毒扁豆碱的作用持续时间短，可能需要每30～60分钟重复给药1次。

2.新斯的明（非消化道） 缓慢静脉注射0.5～2mg（儿童：每剂0.025～0.08mg/kg），并根据需要重复给药（总剂量很少超过5mg）。格隆溴铵（0.2mg/mg新斯的明；普通成人剂量：0.2～0.6mg；儿童：0.004～0.02mg/kg）或阿托品（0.4mg/mg新斯的明；常规成人剂量：0.6～1.2mg；儿童：0.01～0.04mg/kg）应在新斯的明用药前几分钟使用或同时服用，以预防毒蕈碱作用（心动过缓，分泌物）。

（七）剂型

1.非消化道 水杨酸毒扁豆碱（通用），1mg/ml，在2ml安瓿瓶中（包含苯甲醇和亚硫酸氢盐）。甲硫酸新斯的明（Bloxiverz，其他），0.5mg/ml，1mg/ml，装在10ml多剂量小药瓶（包含苯酚或对羟基苯甲酸酯）中，5mg/5ml的载药注射器。

2.在前8h和24h内治疗100kg成人的建议最低储备量

（1）水杨酸毒扁豆碱。前8h：4mg或2安瓿（1mg/ml，每安瓿2ml）；前24h：20mg或10安瓿（1mg/ml，每安瓿2ml）。

（2）甲硫酸新斯的明。前8h：5mg或1个0.5mg/ml的10ml小药瓶；前24h：5mg或一个0.5ml的10ml小药瓶。

六十六、钾

（一）药理学

钾是主要细胞内阳离子，用于维持酸碱平衡；细胞内张力；神经冲动的传递；心脏、骨骼和平滑肌的收缩；正常的肾功能（和使尿液碱化的能力）。钾还在许多酶反应中起激活剂作用，并参与许多生理过程，如碳水化合物代谢、蛋白质合成和胃分泌。钾在调节神经传导和肌肉收缩，尤其是在心脏中至关重要。多种毒素会引起血清钾水平的改变（表1-27）。

（二）适应证

1.用于治疗或预防低钾血症。

2.碳酸氢盐治疗的补充剂，以使尿液碱化。

（三）禁忌证

1.肾功能不全或肾脏钾排泄受损（ACE抑制剂毒性和醛固酮缺乏症，保钾利尿剂）的患者应谨慎使用钾，以避免发生严重高钾血症。

2.细胞内钾转运受损的患者应谨慎使用钾（由于强心苷抑制Na^+-K^+-ATP泵或β受体阻滞剂抑制β肾上腺素能转运）。给予钾可能导致血钾水平的大量升高。

3.对于细胞内钾离子溢出（横纹肌溶解、溶血）的患者应谨慎使用钾。

4.严重急性脱水患者谨慎使用钾。

（四）不良反应

高钾血症是最严重的不良反应。

1.口服后恶心、呕吐、腹痛和腹泻。

2.非消化道给药。注意：请勿使用未稀释的可注射钾制剂，如果注射太快，可能会致命。注射部位可能会出现疼痛和静脉炎，尤其是在输注溶液大于30mmol/L时。

3.妊娠期用药。美国FDA C类（不确定）。

（五）药物相互作用

1.药物相互作用，请参见上文禁忌证。

2.许多静脉注射药物不相容性：甘露醇、地西泮、多巴酚丁胺、麦角胺、脂肪乳剂、硝普钠、昂丹司琼、苯妥英、青霉素G钠、异丙嗪、链霉素。

3.如果血液样本发生溶血，血清钾水平可能会虚高。

（六）用法用量（成人和儿童）

剂量取决于血钾水平和症状的严重程度。钾的消耗导致血钾水平下降1mmol/L，可能需要多达100～200mmol才能恢复成人体内的存储量。然而，这并不适用于由于细胞内钾的转移导致的钾含量低的情况（如甲基黄嘌呤或β肾上腺素能激动剂的毒性）。

1.非消化道给药时，必须将钾稀释（参见上述不良反应）。

2.一般情况下成人的日维持剂量为40～80mmol（儿童：2～3mmol/kg或40mmol/m^2）。

3.对于3.0mmol/L或更高的血钾浓度，口服途径是优选的补充方法。

4.静脉内给药。注意：建议在静脉注射钾的过程中持续进行心脏监测和频繁的实验室监测［尤其是速率＞0.5mmol/（kg·h）者］。根据患者的体型调整体液量。

（1）血钾浓度介于2.5mmol/L～3.0mmol/L时，钾的最大静脉输注速率为10mmol/h，最大浓度为40mmol/L，最大剂量为200mmol/24h。

（2）血清钾低于2.5mmol/L时，成人血清钾的最大输注速率为40mmol/h，尽管可短期内使用50mmol/h的输注速度。最大浓度为80mmol/L，最大剂量为400mmol/24h。

（3）对于儿科患者，推荐剂量为0.5～1mmol/kg（最大剂量为30mmol），以0.3～0.5mmol/（kg·h）的速率输注。

（七）剂型

1.乙酸钾注射液：在20ml、50ml和100ml小药瓶中为2mmol/ml；在50ml小药瓶中为4mmol/ml。

2.静脉用氯化钾：在250和500ml中为2mmol/ml；在5ml、10ml、50ml和100ml小药瓶及5ml载药注射器中为10mmol；10ml和20ml小药瓶，10ml载药注射器和10ml安瓿瓶中为20mmol；15ml、20ml、30ml和100ml小药瓶和20ml载药注射器中为30mmol；20ml、30ml、50ml和100ml小药瓶，20ml安瓿瓶和20ml载药注射器中为40mmol；30ml小药瓶中为60mmol及30ml小药瓶中为90mmol。

3.治疗1例70kg成人的前24h的建议最低储备量为500mmol。

六十七、解磷定和其他肟类化合物

（一）药理学

尽管抗毒蕈碱药物（阿托品和格隆溴铵）是治疗胆碱酯酶抑制剂中毒的最重要的药物，但它们仅影响毒蕈碱受体，对烟碱样受体激发的4个位点没有临床作用。肟类化合物通过复活磷酸化的乙酰胆碱酯酶（acetylcholinesterase，AChE）并保护酶不受进一步抑制来逆转AChE的抑制情况（从而逆转毒蕈碱和烟碱受体的胆碱能过剩）。最近的几篇综述对肟类化合物的有效性提出了质疑，并指出缺乏支持其效用和安全性的随机试验。但是，它们是唯一能够激活AChE：①神经肌肉接头（逆转骨骼肌无力和肌束颤动）；②副交感神经；③交感神经节；④中枢神经系统的烟碱样受体（逆转躁动、意识错乱、昏迷和中枢性呼吸衰竭）。虽然这些疗效在有机磷杀虫剂中最为显著，但对具有烟碱毒性的氨基甲酸酯（CBM）杀虫剂，以及作

为"神经毒气"的胆碱酯酶抑制剂，均具有积极的临床疗效。

1.氯解磷定（2-PAM）是目前美国唯一批准使用的肟类化合物。肟类化合物对特定药物、推荐剂量和副作用的功效各不相同。其他国家常用的肟类有双复磷、双解磷和HI-6。

2.在乙酰胆碱被有机磷不可逆地结合（"老化"）之前使用肟类更有效。老化速率随每种有机磷酸酯化合物的不同而有很大差异。对于二甲基化合物（如敌敌畏、马拉硫磷），老化半衰期约为3.7h，而对于二乙基化合物（如二嗪农、对硫磷），老化半衰期约为33h。对于某些化学战争试剂，老化可能在几分钟内发生（梭曼磷酸化的AChE老化半衰期为2～6min）。然而，即使在有机磷杀虫剂中毒几天后，使用2-PAM进行治疗仍可能是合适的。例如，被高脂溶性化合物（如倍硫磷、内吸磷）毒害的患者可能会在几天内从组织中释放出这些化合物，从而导致连续或反复中毒。

3.化学战争试剂的"神经"制剂，如沙林、梭曼、塔崩和VX，在机制上类似于抑制AChE的杀虫剂。但它们的作用要强得多，并且仅对某些肟类化合物有反应。例如，解磷定对塔崩没有效果，但已发现HI-6对其有效。当前肟类化合物研究正在寻求对神经毒剂具有更广泛活性的药物，正在评估HI-6、K027、K048、K074和K075。

4.2-PAM用量不足可能与"中间综合征"有关，该综合征的特征是长期肌无力。

5.静脉注射2-PAM后5～15min血浆浓度达到峰值。解磷定通过肾脏排泄和肝脏代谢而消除，半衰期为0.8～2.7h。

（二）适应证

1.肟类化合物用于治疗胆碱酯酶抑制剂杀虫剂和神经毒剂（包括有机磷酯化合物、有机磷酯化合物和氨基甲酸酯混合物杀虫剂及纯氨基甲酸酯杀虫剂）引起的中毒。解磷定的毒性低，能够逆转烟碱和毒蕈碱的作用，并可能减少阿托品的使用量。由于这些原因，对于可疑胆碱酯酶抑制剂中毒，应从经验上早期考虑使用解磷定，特别是在肌束震颤或无力的情况下。

2.发生氨基甲酸酯（CBM）中毒时，胆碱酯酶抑制作用会自发消除，而不会使酶"老化"。因此，许多参考文献指出，CBM中毒不需要解磷定。但是，自发逆转酶抑制作用可能需要长达30h，而且有病例报告表明，解磷定对人的氨基甲酸酯中毒有效。数据表明，在胺甲萘（Sevin）中毒中解磷定的毒性增加，这是基于有限的动物研究得出的，该结果不适用于人类。

（三）禁忌证

1.重症肌无力患者使用可能会导致肌无力危象。

2.肾功能不全患者慎用并减少剂量。

（四）不良反应

1.可能会出现恶心、头痛、头晕、嗜睡、复视和过

度换气。

2.快速静脉给药可能导致心动过速、高血压、喉痉挛、肌肉僵硬和短暂性神经肌肉阻滞。停药或使用血管扩张药（如硝普钠）均可逆转高血压。

3.妊娠期用药。美国FDA C类（不确定）。不排除在严重症状的患者中紧急、短期使用。

（五）药物相互作用

如果同时使用阿托品（或格隆溴铵）和解磷定，则可更快地逆转毒蕈碱阻滞作用。

（六）用法用量

尽早（在AChE发生老化之前）通过静脉注射途径使用解磷定（迅速达到可预测的血清水平）。如果情况允许，可以间歇性肌内或皮下给药，但可能导致血清水平大幅波动和不稳定的临床效果。解磷定的消除半衰期短，因此在负荷剂量后应持续输注。但是，尚未建立标准的持续输注速率，以下引用的速率可被视为指南并通过临床反应进行修正（如缓解肌束震颤和肌无力）。

1.成人静脉内给药：经典的负荷剂量是1000～2000mg药物溶于100ml生理盐水中输注15～30min。如果无法缓解肌无力或肌束震颤，请在1h后重复初始剂量。然后持续输注1%的解磷定盐溶液（例如，1g解磷定溶解在100ml生理盐水中）。制造商引用的连续输注速度为400～600mg/h，已使用的输注速度高达8～10mg/（kg·h）［世界卫生组织建议推注剂量为2g，然后连续输注8～10mg/（kg·h）］。

2.小儿静脉给药（针对16岁及以下的患者）：经典的负荷剂量是30mg/kg（范围20～50mg/kg），不超过2000mg，以1%生理盐水溶液输注15～30min。如果无法缓解肌无力或肌束震颤，请在1h后重复初始剂量。随后连续输注1%的解磷定盐溶液。制造商引用的小儿连续输注速度为10～20mg/（kg·h）。

3.对疑似神经毒剂中毒的患者，立即予以肌内注射治疗。轻至中度症状的给药剂量为600mg，严重中毒的给药剂量为1800mg。Mark I自动注射器套件包含600mg解磷定加上2mg阿托品，该装置设计用于自我给药。

4.治疗时间：尽管早期的建议是解磷定只使用24h，但治疗可能需要持续数天，尤其是涉及长效脂溶性有机磷酸酯时。逐渐减少剂量，仔细观察患者是否有反复肌束震颤、肌无力或其他毒性症状。（注：解磷定可在肾功能不全患者中积聚）。

（七）剂型

1.非消化道给药。氯解磷定（2-PAM，Protopam），1g搭配20ml注射用水。

2.在前24h内治疗70kg成人的推荐最低储存量为18×1g（20ml）小瓶。注意：在农业地区或城市化地区，为可能的意外或恐怖释放大量胆碱酯酶抑制剂，可能需要更大的储备量。解磷定由国家战略储备（SNS）计划储备，包括Mark I自动注射试剂盒和1g小瓶的氯解磷定。

六十八、丙泊酚

（一）药理学

1.丙泊酚（2,6-二异丙基苯酚）是一种镇静催眠麻醉剂，属于烷基酚类化合物的一种。它在室温下为油状，高度脂溶性，以乳剂形式给药。它也是抗氧化剂、抗惊厥药和消炎药，可降低颅内压，并具有支气管扩张剂特性。丙泊酚作用于GABA（A）受体，激活该处氯离子通道。在谷氨酸和甘氨酸受体位点也可能有作用。丙泊酚被认为是N-甲基-D-天冬氨酸（NMDA）受体拮抗剂。它也是细胞色素P450酶的抑制剂。

2.静脉注射治疗剂量的丙泊酚可在40s内诱发催眠作用。

3.它与蛋白高度结合（97%～99%），连续10d输注后其表观分布容积约为60L/kg。在70kg成人中，丙泊酚的清除率较高，为1.6～3.4L/min。此清除率超过肝血流量，提示肝外代谢。

4.丙泊酚通过与水溶性和无活性的葡萄糖醛酸苷和硫酸盐中间体结合而在肝脏中快速代谢。这主要是通过细胞色素P450（CYP）酶2B6氧化而发生的。细胞色素P450同工酶2A6、2C9、2C19、2D6、2E1、3A4和1A2也少量参与丙泊酚的代谢。肝肠循环极少，并且原型药的排泄量不到1%。

（二）适应证

1.成人和3岁以上儿童的全身麻醉诱导和维持。可用于2个月以上儿童的维持。

2.在手术过程中监测成人的镇静作用。

3.在插管的、机械通气的成年患者中监测镇静作用。

4.丙泊酚在与乙醇或其他镇静催眠药（如GHB和巴比妥类药物）相关的难治性戒断综合征的治疗及癫痫持续状态的治疗中也已用作辅助麻醉剂（这不是美国FDA批准的适应证）。

（三）禁忌证

1.对丙泊酚或其任何成分过敏者禁用。对蛋类、蛋类制品、大豆、豆制品过敏者禁用。欧洲制造的产品的标签中（Fresenius Propoven 1%）将花生过敏也作为禁忌证，因为担心潜在的花生油和大豆油交叉反应。

2.配方各不相同，可能含有苯甲醇、苯甲酸钠、乙二酸二钠或焦亚硫酸钠。查阅个别产品的标签以获取特定的辅料信息。

（四）不良反应

1.注射部位可能会出现疼痛（使用较大的静脉或利多卡因作为前药）。

2.可能出现过敏反应、呼吸暂停、低血压、心动过缓、室上性心律失常、传导障碍、咳嗽、支气管痉挛、皮疹、瘙痒和高脂血症。

3.麻醉剂量需要呼吸支持。避免快速大剂量注射，因为低血压、心动过缓、呼吸暂停和气道阻塞的风险较高。

4.麻醉剂量可能与肌阵挛、体位和癫痫样运动（抽动、抽搐）有关。当患者停止使用丙泊酚会引起癫痫发作。

5.丙泊酚输注综合征是一种严重且危及生命的疾病，其特征为严重的代谢性酸中毒、高钾血症、血脂、肾衰竭、横纹肌溶解、肝大、心律失常和心肌衰竭。危险因素包括组织供氧减少、严重的神经系统损伤、败血症、高剂量的血管收缩药、类固醇、正性肌力药和长时间大剂量丙泊酚输注［＞5mg/（kg·h），持续48h以上］。在外科手术麻醉期间大剂量、短期输注异丙酚后，也有类似报道。

6.单次或长时间使用可能会导致急性胰腺炎，长时间使用后也可能发生高脂血症。

7.有癫痫病史的患者慎用。将丙泊酚用于癫痫患者时，有可能在恢复期发作。

8.丙泊酚瓶虽然添加了抑制微生物生长的添加剂，但微生物仍能生长。需严格按照产品标签建议处理和管理丙泊酚。

9.当使用含有乙二胺四乙酸二钠（一种微量矿物质的强螯合剂）的制剂时，在延长治疗（＞5d）或易患锌缺乏症（如烧伤、腹泻或败血症）的患者中可出现锌水平下降。

10.有报道称滥用丙泊酚会导致死亡和其他伤害。

11.尿液可能变成绿色或深绿色。

12.妊娠期用药。美国FDA B类，丙泊酚穿过胎盘，可能与新生儿中枢神经系统抑制有关。

（五）药物相互作用

1.如果丙泊酚与其他中枢神经系统抑制剂同时使用，可能会导致丙泊酚剂量需求降低。丙泊酚通过抑制细胞色素P450酶，可以增加底物药物的水平，包括咪达唑仑、地西泮和阿片类药物（如舒芬太尼和阿芬太尼），引起呼吸抑制、心动过缓、低血压。

2.利多卡因，布比卡因和氟烷可增加丙泊酚的水平，增强其催眠作用。

3.与琥珀胆碱同时使用可能导致心动过缓。

（六）用法用量

丙泊酚目前仅能用于静脉途径给药，剂量必须个体化和滴定（表3-14）。

表3-14　丙泊酚给药指南

适应证	剂量 [a, b, c]（全部静脉注射）	
	初始剂量	维持剂量 [mg/（kg·h）]
镇静：接受手术镇静的患者	0.3 ～ 0.75mg/kg, 3 ～ 5min 以上	1.5 ～ 3

续表

适应证	剂量 [a, b, c]（全部静脉注射）	
	初始剂量	维持剂量 [mg/（kg·h）]
在ICU中插管患者	从0.3mg/（kg·h）开始；每5 ～ 10分钟以小增量滴定	0.3 ～ 3
癫痫持续状态	1 ～ 2mg/kg	1.2 ～ 12

[a.]剂量率各不相同，应滴定以达到所需的临床疗效。

[b.]一些机构避免在16岁以下的儿童中使用，并对最大输注速度和持续时间设置了限制［例如，在24 ～ 48h不得超过4mg/（kg·h），72h内不得使用，或2 ～ 4h不得超过9mg/（kg·h）］以预防丙泊酚输注综合征。

[c.]对于年老、虚弱或神经外科患者，请使用成人剂量的80%。

（七）剂型

1.非消化道给药

（1）美国制造的丙泊酚（得普利麻）1%（10mg/ml）乳剂和APP丙泊酚（1%）可注射乳剂，USP。含丙泊酚（1%）、大豆油（100mg/ml）、甘油（22.5mg/ml）、卵磷脂（12mg/ml）、依地酸二钠（0.005%），用氢氧化钠调pH至7 ～ 8.5。得普利麻有20ml、50ml和100ml的单人输液瓶。注意：得普利酚（1%）和APP丙泊酚（1%）作为现成制剂提供，但是如果需要稀释，请仅使用D5W，并且不要稀释至浓度低于2mg/ml。在稀释形式下，已证明与玻璃接触比与塑料接触更稳定。

（2）欧洲制造的用于注射或输注的丙泊酚1%（Fresenius Propoven 1%）乳剂赋形剂包括大豆油、精制的中链甘油三酸酯、纯化的卵磷脂、甘油、油酸，氢氧化钠和注射用水。未经美国FDA批准，但在与美国FDA的协议下作为临时补充供应而进口。与美国FDA批准的丙泊酚1%（得普利麻1%）不同，它不含任何防腐剂，并且具有中链和长链甘油三酸酯的组合。某些小瓶尺寸不包含尖刺或旋塞阀。

（3）可能会有特定配方的变化。制剂中可能含有苯甲醇、苯甲酸钠、乙二胺四乙酸二钠、硫酸盐或其他赋形剂/防腐剂。

（4）得普利麻（丙泊酚1%）的通用版本已获美国FDA批准。

2.在前8h和24h治疗100kg成人的推荐最低储存量丙泊酚，最初8h：10g或10个100ml瓶（10mg/ml）全身麻醉；24h：20g或20个100ml瓶（10mg/ml）用于维持镇静。

六十九、普萘洛尔

（一）药理学

普萘洛尔是一种非选择性肾上腺素能阻滞剂，作用于心肌中的β_1受体和肺、血管平滑肌和肾脏中的β_2受体。在心肌内，普萘洛尔可降低心率、传导速度、心肌收缩力和自律性。尽管普萘洛尔口服有效，但在中毒急救时，通常通过静脉途径给药。静脉注射后，几乎立即起效，作用持续时间10min～2h，这取决于累积剂量。该药物通过肝代谢消除，半衰期为2～3h。普萘洛尔在5-羟色胺（5-HT$_{1A}$）受体上也具有拮抗作用，已被用于治疗5-羟色胺综合征，效果喜忧参半（病例报告）。

（二）适应证

1.控制儿茶酚胺过量（如茶碱或咖啡因），拟交感神经药中毒（如苯丙胺、伪麻黄碱或可卡因）引起的过度窦性心动过速或室性心律失常，心肌过度敏感（如水合氯醛、氟利昂或氯代烃和其他碳氢化合物）或甲状腺中毒引起的窦性心动过速或室性心律失常。

2.控制由β$_1$介导的心率和收缩力过度增加的患者的高血压；在具有α和β肾上腺素混合性过度刺激的患者中与血管扩张药（如苯酚胺）联合使用。

3.升高由β$_2$介导的血管过度舒张引起的低血压患者的舒张压（如茶碱或异丙肾上腺素）。

4.可能会改善或减少β肾上腺素介导的电解质和其他代谢异常（如低血钾、高血糖和乳酸酸中毒）。

5.5-羟色胺综合征。

（三）禁忌证

1.患有哮喘、充血性心力衰竭、窦房结功能障碍或其他心脏传导疾病的患者及接受钙拮抗剂和其他心脏抑制药物的患者应格外小心。

2.不能用作单一疗法治疗拟交感神经药过量引起的高血压。普萘洛尔发挥外周血管β受体阻滞作用，可消除β$_2$受体介导的血管舒张作用，但不拮抗α受体介导的血管收缩，从而导致血压进一步升高。冠状动脉收缩可引起或加重急性冠脉综合征。

（四）不良反应

1.心动过缓和窦房室传导阻滞。

2.低血压和充血性心力衰竭。

3.哮喘或支气管痉挛性慢性阻塞性肺疾病患者的支气管痉挛。注意：普萘洛尔（小剂量静脉注射）已成功用于治疗过度服用茶碱或β$_2$受体激动剂而不会引起支气管痉挛的哮喘患者。

4.妊娠期用药。美国FDA C类（妊娠早期）和D类（妊娠中期和晚期）。普萘洛尔可能会穿过胎盘，使用该药3d内分娩的新生儿可能会持续存在β肾上腺素能阻滞。但是，这并不排除在症状严重的患者中急性、短期使用。

（五）药物相互作用

1.普萘洛尔可能会在混合性肾上腺素能刺激的患者（例如，急性低血糖、嗜铬细胞瘤或可卡因或苯丙胺中毒患者中肾上腺素激增）中进行无抵抗的α肾上腺素能刺激，导致严重的高血压或终末器官缺血。

2.普萘洛尔与其他抗高血压药联用加强降压作用。

3.普萘洛尔可能增强竞争性神经肌肉阻滞剂。

4.普萘洛尔与钙拮抗剂合用时，对心脏传导和收缩有明显的抑制作用。

5.西咪替丁可降低普萘洛尔的肝清除率。

6.普萘洛尔可加重麦角生物碱引起的血管收缩。

（六）用法用量

1.**非消化道给药**　在监测心率和血压的同时，缓慢静脉输注0.5～3mg，速度不得超过1mg/min（儿童：在5min内缓慢给予0.01～0.1mg/kg；最大剂量，每剂1mg）；5～10min后可根据需要重复剂量。完全阻断β受体所需的剂量约为0.2mg/kg。对于5-羟色胺综合征，每2～5分钟静脉注射1mg，不超过1mg/min（儿童：每剂0.1mg/kg，持续10min；最大为每剂1mg），直至最大5mg。可每6～8小时重复1次。

2.**口服**　患者稳定后可以开始口服给药。儿童和成人的剂量分为3～4次，剂量范围为1～5mg/（kg·d）。对于5-羟色胺综合征，成人剂量为20mg/8h。

（七）剂型

1.**非消化道给药**　盐酸普萘洛尔（通用），浓度为1mg/ml的1ml安瓿，小瓶和载药注射器。

2.**口服**　盐酸普萘洛尔（Inderal等），60、80、120、160mg缓释胶囊；10、20、40、60和80mg片剂；浓度分别为4和8mg/ml的500ml口服溶液，浓度为4.28mg/ml的120ml无乙醇、无尼泊金无糖溶液。

3.**在前8h和24h内治疗100kg成人的推荐最低储存量**　盐酸普萘洛尔，最初的8h：6mg或6小瓶（1mg/ml，每瓶1ml）；前24h：20mg或20小瓶（1mg/ml，每瓶1ml）。

七十、鱼精蛋白

（一）药理学

鱼精蛋白是一种从鱼精子中提取的阳离子蛋白，它能迅速与肝素结合，并通过形成一种稳定的盐使肝素失去活性。静脉给药后几乎立即起效（30～60s），持续时间长达2h。它还可以部分中和低分子量肝素（low-molecular-weight heparins，LMWHs），并可以通过抑制凝血活酶来充当抗凝剂。

（二）适应证

1.当肝素无意中给药过量时，鱼精蛋白用于逆转肝素的抗凝作用。在标准肝素治疗过程中，通常不需要鱼精蛋白来治疗出血，因为通常中断肝素输注就足够了。

2.在禁止患者抗凝治疗（即活动性胃肠道或中枢神经系统出血）的情况下，鱼精蛋白可用于逆转血液透析回路中的局部抗凝治疗。

3.鱼精蛋白可用于逆转低分子量肝素（LMWHs）。但它的作用可能是局部的和不可预测的，并且通常用于急诊和临床上大量出血的病例。

（三）禁忌证

1.黑框警告。不要给已知对药物敏感的患者使用鱼精蛋白。曾使用鱼精蛋白胰岛素的糖尿病患者发生超敏反应的风险较大。

2.由于乙醇有毒性，用苯甲醇合成的鱼精蛋白不应用于新生儿。

（四）不良反应

1. 黑框警告：快速静脉内给药和高剂量，与低血压、心动过缓和类过敏反应有关。准备好肾上腺素、苯海拉明和西咪替丁或其他组胺（H_2）阻滞剂。避免超过5mg/min的高输注速率可防止这些反应发生。

2. 鱼精蛋白给药后8h内可能会发生由肝素引起的反弹作用。

3. 剂量过量可能有抗凝和出血风险。

4. 妊娠时用药。美国FDA C类（不确定）。孕产妇过敏反应或低血压可导致胎盘缺血。但是，这并不排除其在严重症状患者中急性、短期使用。

（五）药物相互作用

除了逆转肝素的作用外，没有已知的药物相互作用。

（六）用法用量

1. 缓慢的静脉内注射给予鱼精蛋白，在10min内不超过50mg或5mg/min。

2. 鱼精蛋白的剂量取决于肝素给药的总剂量和给药时间。

（1）如果在使用肝素后立即使用，每100U肝素使用1～1.5mg鱼精蛋白。

（2）如果给肝素30～60min后，每100U肝素只给0.5～0.75mg鱼精蛋白。

（3）如果肝素给药60～120min后，每100U肝素只给0.375～0.5mg的鱼精蛋白。

（4）如果肝素给药超过2h，每100U肝素只给0.25～0.375mg鱼精蛋白。

（5）如果持续输注肝素，则给予鱼精蛋白25～50mg。

3. 如果患者过量使用了未知量的肝素，在10min内给予25～50mg的经验剂量（以最小化低血压程度），并在5～15min后测定活化部分凝血活酶时间（activated partial thromboplastin time，aPTT），需要长达2～8h才能确定是否需要额外剂量。

4. 低分子肝素（LMWHs）使用过量

（1）达特肝素或替扎肝素：每100ml达特肝素和替扎肝素抗Xa国际单位给予1mg鱼精蛋白，剂量在10min内或5mg/min内不超过50mg。如果使用达特肝素或替扎肝素超过8～12h，则每100抗凝血因子Xa国际单位仅给予0.5mg鱼精蛋白。使用达特肝素或替扎肝素超过12h，则不需要给予鱼精蛋白。如果aPTT在初始剂量后仍延长2～4h，则每100抗凝血因子Xa国际单位给予0.5mg鱼精蛋白。

（2）依诺肝素：在10min内或5mg/min的时间内，每1mg依诺肝素给予1mg鱼精蛋白。如果使用依诺肝素8～12h后，则每1mg依诺肝素仅给予0.5mg鱼精蛋白。如果依诺肝素给药超过12h，则无须注射鱼精蛋白。如果aPTT在初始剂量后仍延长2～4h，则每1mg依诺肝

素再加0.5mg鱼精蛋白。

（3）如果低分子肝素的过量剂量未知，可以考虑在15min内给予25～50mg的经验性剂量。抗Xa因子与抗IIa因子的比值因低分子肝素产品而异，如果它们很高，如低分子肝素类化合物（如达那肝素），则鱼精蛋白可能无效。抗Xa因子活性水平和aPTT值通常不会完全逆转，但它们可用于指导给药（理想情况下在鱼精蛋白给药后5～15min测量）。低分子肝素的半衰期较长（4～6h），如果肾功能不全则会积聚。因此，凝血障碍可能会持续存在，即使在过量几小时后也应考虑使用鱼精蛋白。

（七）剂型

1. 硫酸鱼精蛋白　在5和25ml小瓶中的浓度为10mg/ml。

2. 在前8h和24h内治疗100kg成人的推荐最低储存量　硫酸鱼精蛋白，最初的8h为500mg或2小瓶（10mg/ml，每瓶25ml）；前24h为500mg或2小瓶（10mg/ml，每瓶25ml）。

七十一、普鲁士蓝

（一）药理学

不溶性普鲁士蓝（铁氰化物）已被用于治疗放射性和非放射性铯和铊中毒。由于这些核素的半衰期很长，摄入会造成严重的长期健康风险。不溶性普鲁士蓝结合铊和铯在胃肠道进行肠肝再循环，促进粪便排泄。可能的结合机制包括化学阳离子交换，物理吸附和机械捕获晶格结构。不溶性普鲁士蓝不能被完整肠壁吸收。

（二）适应证

已知或怀疑的内部污染。

1. 放射性铯（如^{137}Cs）和非放射性铯。

2. 放射性铊（如^{201}Tl）和非放射性铊。

（三）禁忌证

没有绝对的禁忌证。药物疗效依赖于功能正常的胃肠道。因此，肠梗阻可能会妨碍其使用和有效性。

（四）不良反应

1. 胃部不适和便秘。

2. 可能与其他元素结合，导致电解质或营养缺乏，如无症状低钾血症。

3. 不能治疗放射线暴露的并发症。

4. 粪便变蓝色（如果打开胶囊，则牙齿也变蓝）。

5. 妊娠期用药。美国FDA C类（不确定）。由于普鲁士蓝不会从胃肠道吸收，因此预计不会对胎儿产生影响。

（五）药物相互作用

1. 没有明显的相互作用。

2. 可能会降低四环素的吸收。

（六）用法用量

1. 成人和青少年常用剂量为每日3次，口服，3g（9g/d），但急性铊中毒（特别是存在于胃肠道的铊）常

使用较高剂量（10g/d）。当体内放射性减少时，可将剂量减少到每日3次，每次1～2g，以提高患者的耐受性。

2.儿童（2～12岁）：1g口服，每日3次。

3.吞咽困难的人可以打开胶囊并与食物或水混合。但是，这可能会导致口腔和牙齿发蓝。

4.与食物同服可能会通过刺激胆汁分泌提高疗效。

5.治疗应至少持续30d。治疗的持续时间应以污染物的水平为准，该污染物的水平应通过全身残留放射量来衡量。

（七）剂型

1.口服不溶的普鲁士蓝粉末（Radiogardase®），0.5g明胶胶囊，装在琥珀色瓶中，每瓶30粒。

2.第1个月治疗100kg成人的推荐最低储存量为540粒胶囊（18瓶，每瓶30粒），每日剂量为9g。目前最低订购量为25瓶。不能将Radiogardase直接卖给医师，只能通过McGuff Compounding Pharmacy的处方药在http：//store.mcguff.com/products/5263.aspx。机构和政府通过lily@heyltex.com与Heyltex联系，开始订购流程。普鲁士蓝保存在疾病控制与预防中心（CDC）的战略国家储备（SNS）中。可以与辐射紧急援助中心/培训站点（REAC/TS）联系以获取有关获得普鲁士蓝及其推荐剂量的信息24h）或在互联网上（www.orau.gov/）。

七十二、吡哆醇（维生素B₆）

（一）药理学

吡哆醇（维生素B_6）是水溶性的B族复合维生素，在许多酶促反应中均作为辅因子。过量使用异烟肼或其他肼类（例如，Gyromitra蘑菇，火箭推进剂或含燃料的肼类，一甲基或二甲基肼）可能会干扰脑中吡哆醇的使用，从而引起癫痫发作，高剂量的吡哆醇可以快速控制癫痫发作，可能会加速意识恢复。它还可以纠正异烟肼诱导的乳酸代谢受损继发的乳酸酸中毒。在乙二醇中毒中，吡哆醇可增强有毒代谢产物乙醛酸向无毒产物甘氨酸的代谢转化。吡哆醇口服吸收良好，但通常紧急使用时采用静脉注射方式。生物半衰期为15～20d。

（二）适应证

1.急性处理由异烟肼、肼、Gyromitra蘑菇或可能的环丝氨酸中毒引起的癫痫发作。吡哆醇可以与地西泮协同作用。

2.辅助治疗乙二醇中毒。

3.可能改善左旋多巴引起的运动障碍。

（三）禁忌证

对吡哆醇或苯甲酸酯类防腐剂敏感的患者慎用。

（四）不良反应

1.吡哆醇的急性给药通常不会引起不良反应。

2.长期过量使用可导致外周神经病变。

3.如果使用50瓶或数量更多的1ml小瓶（给予≥5g的吡哆醇），（相当于≥250mg防腐剂氯丁醇）可能会导致中枢神经系统轻度抑制。

4.含有防腐剂苯甲醇的制剂（例如，某些1ml和30ml小瓶）与早产儿的"喘气"综合征有关。

5.妊娠期用药。美国FDA A类。但是，妊娠期间长期过度使用可能导致新生儿吡哆醇戒断发作。

（五）药物相互作用

急性给药无不良相互作用。

（六）用法用量

1.异烟肼中毒 对于已经摄入的每克异烟肼，静脉注射给予1g吡哆醇（已给予和耐受52g）。用50ml葡萄糖或生理盐水稀释，给药5min以上（1g/min的速度）。如果摄入量未知，则根据经验静脉注射4～5g，并根据需要每5～20分钟重复1次。

2.肼和Gyromitra蘑菇中毒 在15～30min静脉注射25mg/kg治疗癫痫发作；如有必要，可重复进行此操作，建议每日最大累积剂量为15～20g。

3.乙二醇中毒 每6小时静脉注射或肌内注射50mg，直至毒性消失。

4.环丝氨酸中毒 建议剂量为300mg/d。

（七）剂型

1.非消化道给药 盐酸吡哆醇，在1和30ml小瓶中浓度为100mg/ml（10%溶液），（1ml小瓶可能包含防腐剂氯丁醇，而30ml小瓶中含有1.5%苯甲醇）。注意：只有一家美国公司，Legere Pharmaceuticals（亚利桑那州斯科茨代尔）制造并分发了3g（30ml）小瓶。有关使用1ml小药瓶的信息，请参见上文"不良反应"。

2.在前8h和24h内治疗100kg成人的推荐最低储存量 盐酸吡哆醇，最初的8h：9g或3小瓶（100mg/ml，每瓶30ml或同等剂量）；前24h：24g或8小瓶（100mg/ml，每瓶30ml或同等浓度）。

七十三、水飞蓟宾

（一）药理学

自古以来就使用提取的奶蓟草植物（水飞蓟）来治疗各种肝胆疾病，包括胆汁淤积、黄疸、肝硬化、急慢性肝炎和原发性恶性肿瘤，并保护肝脏免受毒素诱导的损伤。成熟种子和叶子的提取物中含有70%～80%的水飞蓟宾，这是一种黄烷醇混合物，其中水飞蓟宾是最具生物活性的成分。假设的作用机制有两个：改变肝细胞膜通透性，防止毒素渗透；并增加核糖体蛋白合成，促进肝细胞再生。

尽管在人体对照研究中尚未确定水飞蓟宾的功效，但在静脉内给药以治疗毒伞蘑菇中毒时，它与减少肝损害有关。已证明通过胆盐膜转运系统竞争性抑制毒伞肽毒素的进入。水飞蓟宾似乎还抑制受损的肝脏释放肿瘤坏死因子（TNF），从而减缓了由毒伞肽毒素诱导的细胞凋亡过程。

据报道，水飞蓟宾还具有抗纤维化、抗炎和抗氧化的活性，在前列腺癌和皮肤癌的治疗中可能具有活性。初步证据表明，奶蓟草成分还可以防止对乙酰氨基酚，顺铂和长春新碱等药物的肾毒性作用。

（二）适应证

1.静脉注射水飞蓟宾在欧洲获得批准，用于预防和治疗摄入含毒伞肽毒素的蘑菇后暴发性肝衰竭。美国FDA批准的临床试验也使该药物在美国上市。

2.尽管这种适应证尚未得到证实，但是在对乙酰氨基酚毒性及其他可能由化学和药物引起的急性肝损伤的情况下，水飞蓟宾可能是有效的辅助治疗药物。

（三）禁忌证

没有报道。

（四）不良反应

不良反应很少发生，而且程度一般较轻。

1.口服制剂的使用者可能会出现恶心、腹泻、腹胀或疼痛、无力和厌食。

2.静脉输注时常有轻度的温暖和刺痛感。

3.奶蓟草是菊科（雏菊）的一员，可使对豚草敏感的个体引起过敏反应，包括皮疹、荨麻疹、瘙痒和过敏反应。

4.妊娠期用药。美国FDA B类。没有足够的可靠信息。

（五）药物相互作用

尽管已显示奶蓟草在体外诱导轻微的细胞色素P450酶抑制作用，但尚未在人体中证实与奶蓟草提取物具有显著的药物相互作用。

（六）用法用量

1.毒伞蘑菇中毒的静脉给药剂量为20～50mg/（kg·d），持续输注或分4次给药，每次2h以上。

2.已发表的研究中使用的口服剂量为280～800mg/d的标准水飞蓟宾。慢性肝炎的典型剂量是420mg/d，分2～3次口服。

（七）剂型

1.口服　在美国，奶蓟草提取物可作为非处方膳食补充品（例如Thisilyn）。口服制剂包括Legallon（标准含量为70%的水飞蓟宾）和Silipide（水飞蓟宾与磷脂酰胆碱复合，具有更高的口服生物利用度）。由于水飞蓟素的水溶性差，因此认为奶蓟草茶不是有效的制剂。

2.非消化道给药　作为美国FDA批准的开放研究用新药，静脉注射水飞蓟宾可用于治疗毒伞蘑菇中毒。

七十四、琥巯酸

（一）药理学

1.琥巯酸（DMSA）［间位2,3-二巯基琥珀酸（DMSA）］是一种螯合剂，用于治疗重金属中毒。琥巯酸是一种与二巯基丙醇类似的水溶性化合物，它能促进尿中铅和汞的排泄。它对消除内源矿物质钙、铁、镁的作用不大。锌和铜的排泄量可能会略有增加。在动物模型中，口服琥巯酸并没有显著增加铅或无机汞（如氯化汞）的胃肠道吸收；口服琥巯酸对砷在胃肠道吸收的影响尚不清楚。

2.口服后，约3h内血药浓度达到峰值。琥巯酸主要在细胞外分布，并且在血液中琥巯酸与血浆蛋白广泛结合（＞90%）。琥巯酸主要通过尿液清除，其中80%～90%以混合二硫化物的形式出现，主要是2∶1或1∶1的半胱氨酸-琥巯酸螯合物。研究表明，这些螯合物而不是前体药物可能在体内具有金属螯合活性。肾脏消除金属螯合物似乎部分是由多药耐药蛋白2（Mrp2）介导的。转化的琥巯酸的消除半衰期为2～4h。儿童铅中毒的情况下，肾脏清除率可能会降低。

（二）适应证

1.琥巯酸被批准用于治疗铅中毒，可增加尿中金属的排泄，同时逆转金属诱导的酶抑制。在血铅浓度中度升高的情况下，口服琥巯酸在降低血铅浓度方面可与肠外EDTA钙媲美。在非常高的铅血药浓度（如＞100μg/dl）下，琥巯酸清除血液和组织中的铅的效率可能会有所下降。尽管琥巯酸治疗与主观临床改善有关，但尚无临床对照研究证明其疗效。在血铅浓度为25～44μg/dl的儿童中进行的一项大型随机、双盲、安慰剂对照试验表明，没有证据证明琥巯酸对临床结局或长期降低血铅浓度有益。

2.在动物模型中，琥巯酸可对抗汞盐的急性致死和肾毒性作用，并增加动物和人类的尿汞排泄。因此，它在治疗人体无机汞中毒方面可能具有一定的临床应用价值。在甲基汞暴露的妊娠期动物模型中，琥巯酸可有效减少母体和胎儿的汞负担。二巯基丙醇磺酸钠在这种情况下似乎更有效。

3.琥巯酸对动物模型中砷的急性致死作用具有保护作用，并且可能在人急性砷中毒中具有潜在的临床应用价值。

（三）禁忌证

有药物过敏史。由于琥巯酸及其代谢产物经过肾脏消除，因此对于严重肾功能不全患者的安全性和有效性尚不确定。没有证据表明，琥巯酸可增加无尿患者血液中有毒金属的血液透析清除率。

（四）不良反应

1.胃肠道紊乱包括厌食，恶心，呕吐和腹泻是最常见的副作用，发生率低于10%。尿液中可能有类似硫醇的气味；这没有临床意义。

2.在不到5%的患者中观察到肝转氨酶的轻度可逆升高。

3.皮疹（某些需要中断治疗）可能发生在不到5%的患者中。皮肤黏膜反应已有个案报道。

4.已有轻至中度中性粒细胞减少的个案报道。

5.可观察到锌和铜的尿排泄量有小幅度增加（2～5倍）。

6.在没有铅暴露或血铅水平升高的情况下对幼年大鼠给药时，琥巯酸与学习、注意力和唤醒的持续缺陷有关。这种作用的机制尚不清楚，但可能涉及神经发育过程中琥巯酸诱导的锌或铜状态的有害变化。

7.妊娠期用药。美国FDA C类（不确定）。当将琥珀酸以超过人体推荐剂量1～2个数量级的量用于妊娠的动物时，会对胎儿产生不利影响。但是，琥珀酸在动物实验中也减少了几种重金属的不良反应。尚未确定其对人类妊娠的影响。

（五）药物相互作用

没有已知的药物相互作用。与其他螯合剂同时使用的研究还不够充分。

（六）用法用量（成人和儿童）

1.铅中毒　在美国，只有经美国FDA正式批准的口服制剂（100mg胶囊）可以用于治疗血铅含量为45μg/dl或更高水平的儿童。DMSA还可以降低成人的血铅浓度。注意：DMSA给药绝不能替代铅暴露的消除。在成人中，联邦OSHA铅标准要求任何职业中单次血铅浓度超过60μg/dl或3次连续平均值超过50μg/dl的工人均需消除职业铅暴露；但是，最新数据表明，较低的血铅水平就进行铅暴露消除也可能是有必要的。禁止对无症状工人预防性使用螯合剂用以防止血铅浓度升高或使血铅水平降低到标准水平。请咨询当地或州卫生部门或OSHA（请参阅表4-3）以获取更多的详细信息。

（1）每8小时口服10mg/kg（儿童：350mg/m²），持续5d，然后每12小时给予相同剂量，持续2周。

（2）根据治疗后血铅水平和症状的持续或复发可考虑额外疗程。尽管在治疗过程中血铅水平可能下降50%以上，但由于骨骼储存与组织水平是保持平衡的，高铅负荷患者的血铅水平可能会反弹至治疗前水平的20%以内。螯合后1d和7～21d检查血铅水平，以评估反弹的程度或再次暴露的可能性。

（3）对于严重铅中毒（如铅脑病），口服琥珀酸治疗的经验有限。在这种情况下，应考虑EDTA钙肠外治疗。在缺乏EDTA钙的情况下，已经成功通过鼻胃管向脑病患儿给予琥珀酸。

2.汞和砷中毒

（1）无机汞化合物和砷化合物中毒可能导致严重的肠胃炎和休克。在这种情况下，肠道吸收琥珀酸的能力可能会严重受损，因此最好使用非消化道途径药物，例如二巯基丙醇磺酸钠或BAL。

（2）每8小时口服10mg/kg（或350mg/m²），持续5d，然后每12小时给予相同剂量，持续2周。在存在持续症状或尿金属排泄量高的情况下，应考虑延长治疗时间，但其作用尚未确定。

（七）剂型

1.口服　琥珀酸，间位-2,3-二巯基琥珀酸，DMSA（Chemet），100mg胶囊，每瓶100粒胶囊。欧洲有200mg的胶囊（Succicaptal）。

2.非消化道给药　中国有非肠道形式的DMSA（2,3-二巯基丁二酸），注射剂量为1～2g/d，但在美国没有上市。

3.在最初8h和24h治疗100kg成人的推荐最低储存量　琥珀酸，最初8h：1g或10粒胶囊（每粒100mg）；最初24h：3g或30粒胶囊（每粒100mg）。

七十五、破伤风毒素和免疫球蛋白

（一）药理学

破伤风是由破伤风梭菌产生的一种蛋白质毒素引起的。

1.破伤风类毒素是改良的破伤风痉挛毒素，它已被制成无毒的，但仍保留刺激抗毒素形成的能力。破伤风类毒素对已知、完整的破伤风免疫史及未知或不完整的破伤风免疫史者提供主动免疫。

2.人破伤风免疫球蛋白（tetanus immune globulin，TIG）是一种抗毒素，通过中和伤口中的破伤风痉挛毒素和游离毒素来提供被动免疫。它对已经与神经组织结合的毒素没有作用。破伤风抗体不能穿透血脑屏障。（注：一些国际产品可能是基于马科动物而生产的。）

（二）适应证

所有伤口都需要考虑预防和治疗破伤风。这包括动物和昆虫的叮咬和刺伤、用受污染的皮下注射针头注射、深层穿刺伤口（包括高压，注射型化学暴露如油漆枪）、烧伤和挤压伤。

1.破伤风类毒素预防（主动免疫）　在儿童时期非常重要，需给予3剂。第一次和第二次给药间隔4～8周，第三次与第二次给药间隔6～12个月。每10年需要1次加强剂量。

（1）先前的预防接种史未知或不完全：破伤风类毒素适用于所有伤口，包括干净的轻微伤口。

（2）已知的完整预防接种史：破伤风类毒素适用于清洁、轻微的伤口（如果从上一次给药后超过10年）和其他伤口（如果从上一次给药后超过5年）。

2.破伤风免疫球蛋白（TIG）（被动免疫）　是一种针对破伤风患者的抗毒素药物。TIG还可以用于破伤风类毒素预防接种史不明或不完整的非清洁、非轻微伤口的预防。

（三）禁忌证

1.类毒素

（1）接种破伤风类毒素后，出现严重的过敏反应（急性呼吸窘迫和昏迷）。

（2）既往接种破伤风类毒素后72h内有脑病史。

（3）如患者在前一次给药后48h内有高于40.5℃的发热史，在前一次给药后48h内出现昏迷或类似休克状态，或在前一次给药后72h内癫痫发作应采取预防措施。

2.抗毒素　人类破伤风免疫球蛋白是美国唯一可用的产品，制造商未列出禁忌证。马破伤风抗毒素（国际上可能有售）禁用于先前对其他马类相关产品过敏或有血清病反应的患者。

（四）类毒素的不良反应

1.局部影响，包括疼痛、红斑和注射部位的硬结。这些作用通常是自限性的，不需要治疗。

2.局部（类似Arthus）反应。这些异常反应可能表现为从肩部到肘部的广泛疼痛肿胀。它们通常发生在已有高水平破伤风抗毒素血清患者中。

3.严重的全身反应，如全身性荨麻疹、过敏反应和神经系统并发症。周围神经炎和吉兰-巴雷综合征也有报道。

4.妊娠时使用。美国FDA C类（不确定）。妊娠期间可使用破伤风类毒素。先前未接种疫苗的孕妇应接受三剂初次接种。

（五）破伤风免疫球蛋白的不良反应

1.传播因子的风险：TIG是由人类血浆制成的，因此存在包含传染性病原体（如病毒性肝炎、HIV和Creutzfeldt-Jacob病的病原体）的风险。认为由该产品传播的感染应报告给制造商。

2.超敏反应：很少有血管性水肿、肾病综合征和过敏性休克的报道。给药前应准备肾上腺素（1∶1000）。对于孤立的IgA缺乏或对人免疫球蛋白有过敏反应史的患者，请谨慎使用。

3.IM给药可能在风险增加的人群（如血小板减少症、血友病）或接受抗凝治疗的人群中引起出血。

4.给药注意事项：不用于静脉内给药。请勿与破伤风类毒素使用相同的注射器。

5.妊娠期用药。美国FDA C类（中级）。仅在明确需要时才用于妊娠期患者。

（六）药物相互作用

无。

（七）用法用量

1.破伤风类毒素

（1）成人注射用破伤风类毒素由5Lf U/0.5ml的破伤风类毒素和吸附范围为2～12.5Lf U/0.5ml的白喉类毒素组成，肌内注射剂量为0.5ml。成人的破伤风类毒素用于7岁及以上人群的常规加强免疫和基本疫苗接种。基本疫苗接种包括3剂。前两剂至少间隔4周，第三剂在第二剂后6～12个月给予。此后每10年给予1次加强免疫。

（2）在7岁以下儿童中，基本破伤风免疫包括破伤风类毒素与白喉类毒素和无细胞百日咳（DTaP或TDaP）联合使用。即使有百日咳疫苗的禁忌证，也可以使用小儿DT（无百日咳）。每一剂至少间隔4周。第四剂接种应不少于第三剂使用后6个月。肌内注射的剂量均为0.5ml，通常含有破伤风类毒素5Lf U/0.5ml。

2.肌内注射500U的人破伤风免疫球蛋白已被发现与先前推荐的更大剂量（3000～10 000U）具有同等效力。在没有人破伤风免疫球蛋白的国家，使用马抗毒素，肌内注射剂量为1500～3000U。儿童和成人均分剂量使用抗毒素，部分剂量注射到伤口周围。

（八）剂型

1.成人：破伤风类毒素5Lf U/0.5ml与白喉类毒素结合，吸附2Lf U/0.5ml，装在0.5ml单剂量小瓶中；破伤风类毒素5Lf U/0.5ml与白喉类毒素结合，吸附6.6～12.5Lf U/0.5ml，提供5ml多剂量小瓶。

2.儿科：儿科DT，0.5ml单剂量小瓶和5ml多剂量小瓶；DTaP，含白喉类毒素6.7Lf U/0.5ml，破伤风类毒素5Lf U/0.5ml和百日咳疫苗4个保护单位/0.5ml。

3.人破伤风免疫球蛋白。HyperTET S/D（溶剂/洗涤剂处理）。提供包含250U的单剂量小瓶。

4.最初的8h和24h内治疗100kg成人的推荐最低储存量是1瓶含有破伤风类毒素和免疫球蛋白的单剂量小瓶。

七十六、硫胺素（硫胺，维生素B₁）

（一）药理学

硫胺素（维生素B₁）是一种水溶性维生素，可作为碳水化合物各种代谢途径的重要辅助因子。硫胺素还作为乙醛酸代谢的辅助因子（在乙二醇中毒中产生）。硫胺素缺乏可能导致脚气病和Wernicke-Korsakoff综合征。口服、肌内或静脉内给药后，硫胺素会迅速吸收。但是，建议通过肠外给药来初始治疗硫胺素缺乏综合征。

（二）适应证

1.预防和治疗乙醇中毒或营养不良患者的Wernicke-Korsakoff综合征的经验疗法。这包括出现任何病因不明的精神状态改变的患者。在这种情况下，应同时给予硫胺素和葡萄糖。

2.乙二醇中毒患者的辅助治疗可能会增强乙醛酸的解毒作用。

（三）禁忌证

已知对硫胺素或防腐剂敏感的患者要慎用。

（四）不良反应

1.快速静脉注射后的类过敏反应，血管舒张，低血压，无力和血管性水肿。这可能归因于过去硫胺素制剂的溶剂或污染物造成；新制剂的反应很少见。

2.由于血管阻力突然增加，导致脚气病患者发生急性肺水肿。

3.妊娠期用药。美国FDA A类药物。剂量不超过建议的每日允许量（RDA），C类药物剂量不超过建议剂量。

（五）药物相互作用

从理论上讲，尽管临床意义尚不清楚，硫胺素可能会增强神经肌肉阻滞剂的作用。

（六）用法用量

非消化道给药，缓慢静脉注射（5min以上）或肌内注射100mg（儿童：10～50mg）；可以5～100mg的剂量每8小时重复1次。对于Wernicke脑病，每天非消化道给药50～100mg，直到患者恢复正常饮食。注意：急性Wernicke-Korsakoff综合征的另一种治疗方案是每天3次静脉注射500mg，持续2～3d，然后每天250mg，持续5d。

（七）剂型

1.非消化道给药 盐酸硫胺素100mg/ml，在2ml多剂量小瓶中（小瓶可能含有氯丁醇）。产品避光保存。

2.在前8h和24h内治疗100kg成人的推荐最低储

存量 盐酸硫胺素，前8h：600mg或3个多剂量小瓶（100mg/ml，每瓶2ml）；前24h：1000mg或5个多剂量小瓶（100mg/ml，每瓶2ml）。

七十七、硫代硫酸钠

（一）药理学

硫代硫酸钠是一种硫供体，它通过硫转移酶硫氰酸酶促进氰化物转化为毒性较小的硫氰酸盐。与亚硝酸盐不同，硫代硫酸盐基本上无毒，可以经验性用于可疑的氰化物中毒。动物实验研究表明，羟钴胺与硫代硫酸盐一起使用时解毒作用增强。硫代硫酸钠的口服生物利用度较差。静脉注射后，硫代硫酸钠广泛分布于细胞外液中，并在尿液中以原型排泄，据报道半衰期为0.65h。

（二）适应证

1.急性氰化物中毒患者可以单独使用或与亚硝酸盐或羟钴胺联合使用；也可以用作经验性治疗，以防止因吸入毒烟而导致的氰化物中毒。

2.输注硝普盐期间的预防。

3.氮芥和顺铂的外渗（局部渗透）。

4.顺铂过量：硫代硫酸钠与游离铂结合形成无毒的硫代硫酸盐-顺铂复合物，从而减少了对肾小管的损害。

5.其他用途：摄入溴酸盐（未经证实）；通过形成硫代硫酸钙（比其他尿钙盐更易溶）来减少尿路结石钙化，并预防顺铂引起的肾毒性。

（三）禁忌证

没有已知的禁忌证。

（四）不良反应

1.静脉输注可能会产生灼烧感、肌肉痉挛、抽搐及恶心和呕吐。

2.据报道，非透析性慢性肾病患者每天静脉输注25g硫代硫酸钠（＞3d）后，出现严重的阴离子间隙酸中毒。

3.妊娠期用药。美国FDA C类（不确定）。这不排除严重症状患者可以紧急、短期使用。

（五）药物相互作用

硫代硫酸盐在一些方法中错误地降低了氰化物浓度。硫代硫酸钠和羟钴胺在化学上是不相容的，不应在同一静脉管路中使用。

（六）用法用量

1.用于氰化物中毒 在10min内或以2.5～5ml/min的速度静脉注射12.5g（50ml的25%溶液）。儿科剂量为400mg/kg（1.6ml/kg的25%溶液）至50ml。如果需要，可以在30～60min后给予50%的初始剂量。

2.用于硝普钠输注期间的预防 据报道，静脉注射液中每毫克硝普钠添加10mg硫代硫酸盐是有效的，并且具有物理相容性。

3.用于顺铂过量 在15min内通过静脉推注（最好在过量后1～2h）给予4g/m²的硫代硫酸钠，随后在6h内输注12g/m²。尽管尚未确定最佳给药方案，但建议继续维持给药直至尿中的铂含量低于1μg/ml。

（七）剂型

1.非消化道给药 作为氰化物解毒剂试剂盒（Nithiodote®）的组成部分，硫代硫酸钠，25%溶液，每个试剂盒一个50ml（12.5g）小瓶。也可以单独购买10ml含量10%（100mg/ml）或50ml含量25%（250mg/ml）的小瓶。

2.在前8h和24h内治疗100kg成人的推荐最低储备量 两个Nithiodote®试剂盒，其中包含两个12.5g小瓶的硫代硫酸钠或同等数量的小瓶（这是一种较便宜的选择）。建议医院为多名患者做准备：为小型医院准备两个氰化物解毒试剂盒，为主要医疗中心准备6个试剂盒（急诊室应备一个试剂盒）。注意：考虑储备羟钴胺解毒试剂盒（Cyanokit®）作为氰化物中毒的替代解毒剂。

七十八、二巯基丙醇磺酸钠

（一）药理学

二巯基丙醇磺酸钠（DMPS；2,3-二巯基丙醇-磺酸）是一种二巯基螯合剂，是BAL的水溶性类似物，用于治疗几种重金属（主要是汞、砷和铅）中毒。从1958年开始在俄罗斯和苏联国家的处方中可用，从1976年开始在德国开始使用，从1999年开始就可以从美国的药剂师处合法地获得二巯基丙醇磺酸钠。该药物可以口服和非消化道给药。口服生物利用度约为50%，峰值血药浓度约为3.7h时出现。它广泛结合血浆蛋白，主要是白蛋白。静脉注射剂量的80%以上通过尿液排泄，10%为未代谢的二巯基丙醇磺酸钠和90%的代谢后产物（主要是环状DMPS硫化物）。总的二巯基丙醇磺酸钠的消除半衰期约为20h。二巯基丙醇磺酸钠和（或）其体内生物转化产物与多种无机和有机金属化合物形成复合物，从而增加了尿液中金属的排泄，并降低了其在各个器官（尤其是肾脏）中的浓度。肾脏消除金属螯合物似乎部分是由多药耐药蛋白2（Mrp2）介导的。与BAL不同，二巯基丙醇磺酸钠不会将汞重新分布到大脑。

（二）适应证

1.二巯基丙醇磺酸钠主要用于治疗由汞、砷和铅引起的中毒。在动物模型中，二巯基丙醇磺酸钠在暴露后迅速给予（数分钟至数小时）可以避免或减少无机汞盐和无机砷的急性毒性作用。二巯基丙醇磺酸钠可减少实验动物体内汞、砷和铅的组织含量，并增加人体中这些金属的排泄量。但是，尚无随机、双盲、安慰剂对照的临床试验证明其对急性或慢性重金属中毒具有治疗效果。

2.动物研究和一些病例报告表明，二巯基丙醇磺酸钠可用于治疗铋化合物中毒。动物研究表明，在暴露于钋-210后，二巯基丙醇磺酸钠可能会提高存活率；但是，可能会重新分布到肾脏。

（三）禁忌证

1.有药物过敏史。

2.由于肾脏排泄是消除二巯基丙醇磺酸钠及其金属配合物的主要途径，因此有严重肾功能不全的患者使用二巯基丙醇磺酸钠时需谨慎。已有报道支持在由汞盐和铋引起的无尿性肾衰竭的患者中使用二巯基丙醇磺酸钠作为高通量血液透析或血液透析过滤的辅助药物。

（四）不良反应

1.德国制造商（Heyl）注意到不良反应的总体发生率较低（＜4%）。

2.自限性、可逆的过敏性皮肤反应，如皮疹和荨麻疹，是最常见的不良反应。已有报道严重过敏反应的病例，包括多形性红斑和史蒂文斯-约翰逊综合征。

3.由于快速静脉注射可能与血管舒张和短暂性低血压有关，因此应在15～20min的间隔内缓慢静脉注射二巯基丙醇磺酸钠。

4.二巯基丙醇磺酸钠可增加铜和锌的尿排泄，对于不缺乏这些微量元素的患者，在标准治疗过程中，这种作用可能没有显著的临床意义。

5.妊娠期用药。在动物实验研究中，二巯基丙醇磺酸钠没有显示出致畸或其他发育毒性。尽管已证明在妊娠动物中可以防止某些有毒金属的不良生殖影响，但在孕妇中使用二巯基丙醇磺酸钠的临床经验不足。

（五）药物相互作用

1.静脉注射二巯基丙醇磺酸钠水溶液不应与其他药物或矿物质混合。口服制剂不应与矿物质补充剂同时服用。

2.已证明二巯基丙醇磺酸钠与砷代谢物甲基胂酸（MMA Ⅲ）形成复合物，然后随尿液排出。使用氢化物还原法测定尿砷及其代谢物（"形态"）的实验室技术可能检测不到这种复合物。然而，这种复合物将有助于测定"总尿砷"。

（六）用法用量

可以通过口服、肌内和静脉途径给予二巯基丙醇磺酸钠。当胃肠道受损或心血管状况可能会干扰胃肠道的快速或有效吸收时，应保留静脉途径用于无机汞盐或砷引起的严重急性中毒。在动物模型中，口服二巯基丙醇磺酸钠不会增加氯化汞在胃肠道的吸收。

1.无机汞或砷引起的严重急性中毒。给予3～5mg/kg每4小时缓慢静脉输注，输注时间需超过20min。如果数天后患者的胃肠道和心血管状况已经稳定，可考虑改为口服二巯基丙醇磺酸钠，每6～8小时服4～8mg/kg。

2.铅引起的症状性中毒（无脑病）。每6～8小时服4～8mg/kg的二巯基丙醇磺酸钠可被认为是琥巯酸的替代品。注意：对于严重铅中毒（铅脑病或铅绞痛）和血铅浓度极高（例如，血铅＞150μg/dl）的患者，首选EDTA肠外治疗。

3.已经报道了单剂量二巯基丙醇磺酸钠治疗后通过动员或"螯合挑战"试验检测出尿中汞和砷的排泄量增加，但尚未确定其诊断或预后价值。

（七）剂型

1.在美国，复合药剂师（包括住院药房的药剂师）可以获取大量药用级二巯基丙醇磺酸钠，并将其配制成注射液（通常在生理盐水中，浓度50mg/ml）。胶囊（通常为100或300mg大小）也可以口服剂型制备。注意：大量二巯基丙醇磺酸钠必须在美国以外的地方获得，并且此类药物应具有分析证书，以确保产品纯度。

2.在前8h和24h内治疗100kg成人的推荐最低储存量：二巯基丙醇磺酸钠，8h：1g；24h：3g。

七十九、加压素

（一）药理学

加压素是在下丘脑中合成的肽激素。内源性生理释放的主要刺激因素是高渗、低血压和血容量不足。它用于重度儿茶酚胺耐药性血管扩张性休克的重症监护环境中，在这种情况下，它可作为有效的血管收缩药。使用加压素的情况包括败血性休克、感染性休克、心脏术后休克和出血性休克。目前没有充分的人类和动物实验数据支持常规使用该药物治疗中毒性休克。还需要进一步的数据来确定其风险、益处和最佳剂量。动脉压力的增加在15min内起效。它的血浆半衰期＜10min。

（二）适应证

1.注意：加压素不应用作治疗低血压的一线药物。它被用作辅助疗法，用于治疗对一种或多种肾上腺素药物（如大剂量多巴胺、肾上腺素、去甲肾上腺素、苯肾上腺素）无反应或难治的严重血管扩张性低血压。使用加压素治疗药物过量的病例报告有限。

2.作为在血管扩张性低血压治疗中减少肾上腺素能药物需求的一种方法。

（三）禁忌证

1.如果心脏指数和（或）卒中量减少，则应停止输注加压素。注意：应认真考虑通过肺动脉导管侵入性监测心脏指数，以测量血流动力学效应和剂量。

2.尽管有足够的血管内容量，但有证据显示心排血量下降或有心源性休克，使用时应格外谨慎。

3.加压素应谨慎用于治疗过量服用具有心肌抑制作用的药物（如钙通道阻滞剂、β受体阻滞剂）的患者。

（四）不良反应

1.负性肌力作用。加压素可导致心脏指数下降，这可能归因于全身血管阻力的增加和心肌抑制后负荷的增加，或部分与心率的代偿性降低有关。多巴酚丁胺和米力农已与血管升压素结合使用，以减轻这种负性肌力作用。

2.缺血（尤其是＞0.05U/min的剂量）

（1）据报道，剂量＞0.05U/min可能发生心搏骤停。

（2）肢体远端、躯干和舌区皮肤缺血性病变。

（3）可能发生肠系膜缺血和肝炎。

3.低钠血症。

4.血小板减少症。

5.妊娠期用药。美国FDA C类。没有加压素引起先天性缺陷的相关报道。妊娠期可考虑加压素及相关的合成药物去氨加压素和赖氨加压素来治疗尿崩症。加压素和与结构相关的多肽可能会增加子宫收缩的频率和幅度。

（五）用法用量

1.以0.01～0.04U/min的速度静脉输注。加压素需溶于生理盐水或5%葡萄糖溶液中稀释至最终浓度为0.1～1U/ml。

（1）对于脓毒性休克或心脏术后血管扩张性休克的患者，使用剂量最高为0.07～0.1U/min。但是，高于0.04U/min的剂量会产生更大的不良反应。

（2）建议通过中央静脉通路进行给药，以最大程度地减少渗出的风险。有报道称，通过外周静脉导管输注加压素时可发生局部皮肤坏死。

2.一旦血压达到适当水平并稳定下来，应采取措施逐步减少肾上腺素能药和加压素的剂量。

（六）剂型

1.加压素（Vasostrict®）20U/ml，1ml小瓶。

2.在前8h和24h内治疗100kg成人的推荐最低储备量 加压素，8h：20U或1小瓶（20U/ml，每瓶1ml）；24h：60U或3小瓶（20U/ml，每瓶1ml）。

八十、维生素K₁（植物甲萘醌）

（一）药理学

维生素K₁是肝脏合成凝血因子Ⅱ、Ⅶ、Ⅸ和Ⅹ的重要辅助因子。在适当剂量下，维生素K₁会逆转香豆素和茚二酮衍生物对这些因子合成的抑制作用。注意：维生素K₃（甲萘醌）不能有效逆转这些药物引起的过度抗凝作用。非消化道给予维生素K₁后，依赖维生素K的凝血因子开始起效要延迟6～8h，并且直到开始治疗后1～2d才达到峰值。效果持续时间为5～10d。维生素K₁的反应是可变的，最佳给药方案是未知的；它取决于摄入抗凝剂的效力和数量、维生素K的药动学和患者的肝脏生物合成能力。

（二）适应证

1.由香豆素和吲哚二酮衍生物引起的过度抗凝，表现为凝血酶原时间升高。维生素K₁不适用于抗凝血剂摄入的经验性治疗，因为大多数情况下不需要治疗，而且它的使用将延迟凝血酶原时间升高，这是中毒性摄入标志的开始。

2.维生素K₁缺乏（如营养不良、吸收不良或新生儿出血性疾病）并伴有凝血障碍。

3.由水杨酸盐中毒引起的凝血酶原血症。

（三）禁忌证

已知对维生素K或防腐剂过敏的患者请勿使用。

（四）不良反应

1.黑框警告。静脉给药后已有过敏反应的报道，并与死亡有关。尽管这些情况很少见（每10 000剂中有3

例），但静脉注射应仅限于真正的紧急情况；必须在重症监护环境中严密监视患者，降低输注速度可降低风险。严重反应和致命性也与肌内注射和类似过敏反应有关。

2.接受抗凝剂的患者进行肌内注射可能会导致大而疼痛的血肿。可以通过口服或皮下途径避免这种情况的发生。

3.由于医学原因（例如深静脉血栓形成或人工瓣膜）接受抗凝剂治疗的患者可能会因抗凝状态的完全逆转而产生不良反应。对此类患者的治疗应基于INR和出血的存在或风险。

4.妊娠时使用。美国FDA C类（不确定）。维生素K₁容易穿过胎盘。但是，这并不排除在症状严重的患者中急性、短期使用。

（五）药物相互作用

急性抗凝血剂过量后的经验性使用将延迟凝血酶原时间的升高（长达数天），如果患者存在严重的"超华法林"过量服用，这可能给人以误导。

（六）用法用量

1.口服

（1）逆转华法林治疗作用。

1）如果INR＜5且无明显出血：保持华法林剂量，不需要维生素K。

2）如果INR为5～9且无出血：保持华法林剂量并口服小剂量（1～2.5mg）维生素K。

3）如果INR＞9且无出血，或无论INR如何，仅出现轻微出血：保持华法林剂量并口服2.5～5mg维生素K。

4）如果存在严重出血（不论INR如何）：保持华法林剂量并口服或静脉内缓慢输注10mg维生素K（请参阅以下警告）。注意：为了更快速地恢复活性凝血因子，可使用新鲜的冷冻血浆或凝血因子替代产品。

5）在达到预期的凝血酶原时间之前，可能需要使用肝素辅助抗凝。

（2）长效抗凝灭鼠剂中毒：成人维生素K₁（非甲萘醌或维生素K₃）的常规剂量为每天10～50mg，每天2～4次；儿童为5～10mg（或每剂0.4mg/kg），每天2～4次。48h后重新检查凝血酶原时间，并根据需要增加剂量。注意：成人溴化物中毒每天需50～250mg的极高剂量（经典每日剂量为100mg），最高可达800mg。此外，由于"超级华法林"的作用时间长，可能需要数周或数月的治疗。由于唯一可用的口服维生素K₁制剂为5mg，因此大剂量治疗可能需要患者每天摄入多达100片，这可能存在患者的长期药物依从性问题。

2.肠外注射是危及生命或严重出血患者可选择的给药途径，但不太可能导致抗凝作用更迅速地逆转，并可能带来严重的副作用。尽管两者都会引起血肿，但皮下注射优于肌内注射。每个注射部位的最大剂量为每剂量5ml或50mg。成人剂量为10～25mg，儿童剂量为

1～5mg；可能会在6～8小时重复1次。尽快改用口服治疗。由于存在过敏反应的风险，因此很少使用静脉给药。通常剂量为10～25mg（12岁以下儿童为0.6mg/kg），具体取决于抗凝血的严重程度，并用不含防腐剂的葡萄糖或氯化钠溶液稀释。以不超过1mg/min或每分钟总剂量的5%的速率缓慢给药，以较慢者为准。

（七）剂型

注意：请勿使用甲萘醌（维生素K$_3$）。

1.非消化道给药　植物甲萘醌（AquaMEPHYTON等），0.5ml的安瓿瓶和载药注射器中的浓度为2mg/ml，

1ml安瓿瓶中的浓度为10mg/ml（安瓿中含有脂肪酸衍生物和苯甲醇或丙二醇）。

2.口服　植物甲萘醌（Mephyton），5mg片剂。

3.在前8h和24h内治疗100kg成人的推荐最低储备量　植物甲萘醌，8h：50mg或10片（每片5mg）和5瓶1ml（10mg）安瓿或当量；24h：100mg或20片（每片5mg）和10瓶1ml（10mg）安瓿或同等剂量。

（翻译：羊红玉　马葵芬　叶子奇　吴佳莹
　　　李　璐　胡　希　周昱君　王　宸）

第四章

环境和职业毒理学

一、危险品事故的紧急医疗响应

随着危险物质的意外泄漏和使化学武器犯罪的威胁日增，当地应急响应系统必须具备随时处理被化学物质污染人群的能力。许多地方都成立了危险品处置小组。危险品处置小组通常由经过专业培训的消防、环境和医护人员组成，能够迅速识别危险情况，并带头组织应对。医疗服务提供者，如急救员、护士、医师和当地卫生部门，都应与当地的危险品处置小组一起参与应急响应计划的制订和演习。

（一）总论

危险品事故紧急医疗响应中最重要的原则如下。

1. 在现场情况未知或不稳定时要格外小心。
2. 迅速评估所涉及物质的潜在危害严重程度。
3. 确定附近人员和设施二次污染的可能性。
4. 在运送患者前，尽量在现场进行必要的洗消工作。

（二）组织

使用标准化的应急管理系统（EMS）处理化学事故，其中不可或缺的是使用事故指挥系统。事故指挥官或现场管理人员通常是拥有主要权力的机构的高级代表，且这种权力也可以授予高级消防或卫生官员。事故指挥官的首要任务是确保该地区的安全，建立指挥所，划分危险区，并为患者提供洗消和紧急院前护理。同时，医院必须做好准备处理那些在救援队伍到达之前就离开现场的患者，这些患者可能受到化学品污染，且在医院没有接到通知的情况就诊。

1. 危险区（图4-1） 危险区的范围取决于泄漏的物质、风和地理条件。一般情况下，指挥所和支援区位于事发地点的上风处和上坡，且和事故地点有足够的距离，如果情况发生变化，可以迅速撤离。

（1）隔离区（也被称为"热"区或"红"区）：是紧邻化学事故的区域。该区域可能对没有适当防护装备的人员极为危险。只有经过训练且佩戴适当防护装备的人员才能进入该区，且离开该区时需要进行全面彻底的洗消。

（2）污染减少区（也被称为"温暖"区域或"黄色"区域）：是受害者和救援人员在接受进一步的医疗评估和院前护理之前进行洗消的地方。由于防护设备的限制，从隔离区和污染减少区转运出来的患者在充分洗

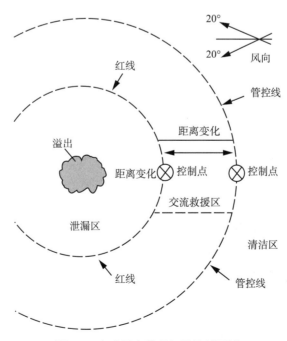

图4-1 危险品事故现场的控制区域

消之前通常只进行基本的急救和拯救生命的干预措施。

（3）支援区（也称为"冷区"或"绿区"）：是事件指挥官、支援小组、媒体、医疗区和救护车所在的地方。它通常处于事故地点的上风处和上坡，且和事故地点有安全距离。

2. 医务人员 指定危险品处置小组的一名成员负责健康和安全。此人应在技术咨询专家的帮助下负责确定化学品的性质、对健康影响的可能严重程度、是否需要专门的个人防护装备、所需去污设施的类型和程度，以及对分诊和院前护理的监督。此外，医疗官员应与现场安全官员一起监督应急现场工作人员的安全，并监测泄漏现场人员的进出。此人还可能与收治医院联系，以了解患者的医疗护理和需求。

（三）潜在危险性评估

及时识别危险的情况并做出适当的处理。化学物质的潜在毒性或其他类型的伤害取决于它们的毒性、理化性质、暴露条件及释放的环境。请注意：化学物质的反应性、易燃性、爆炸性或腐蚀性可能比它的毒性更加危险。不要依赖你的感官来保证安全，即使感官（如气味）可能会提示危险的性质。

1. 识别所涉及的物质 询问并查找标签、警告牌和装运文件。

（1）美国国家消防协会（NFPA）开发了一种广泛用于描述化学危害的标识系统（图4-2）。

（2）美国运输部（DOT）已经开发了一套针对运载危险物质车辆的警告标语牌系统。标语牌通常带有四位

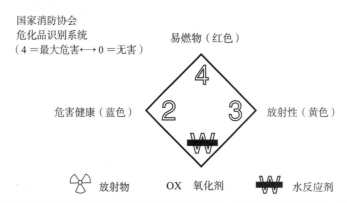

危险性分级	气体/蒸汽			口服 LD_{50}（mg/kg）	经皮 LD_{50}（mg/kg）	皮肤/眼睛接触
	吸入剂 LC_{50}（ppm-v）	蒸汽浓度（×LC_{50} in ppm-v）	灰尘/雾吸入 LC_{50}（mg/L）			
4	0～1000	≥10	0.00～0.5	0.00～5	0～40	—
3	1001～3000	1～10	0.51～2	5.01～50	40.1～200	腐蚀性，眼部不可逆性损伤，如果pH≤2或≥11.5
2	3001～5000	0.2～1	2.01～10	50.01～500	201～1000	严重刺激，眼部可逆性损伤
1	5001～10 000	0～0.2	10.1～200	501～2000	1001～2000	轻至中度眼睛刺激，介于0～1
0	＞10 000	0～0.2	＞200	＞2000	＞2000	基本上无刺激性

图4-2 美国国家防火协会（NFPA）危化品鉴定和危险等级表

（Reprinted with permission from *NFPA 704-2017*, *System for the Identification of the Hazards of Materials for Emergency Response*, Copyright © 2016, National Fire Protection Association. This reprinted material is not the complete and official position of the NFPA on the referenced subject，which is represented solely by the standard in its entirety.）（*continued on next page*）

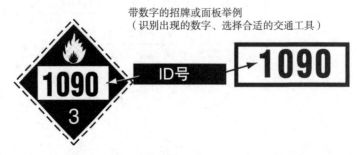

图4-3 美国交通部（DOT）车辆警告牌和带有DOT标识号的面板的例子

（一定不要把板面上的四种不同的数字颜色混淆）

数字的物质标识码和一位数字的危险分类码（图4-3）。通过四位数代码识别物质，可由区域毒物控制中心、CHEMTREC或DOT手册进行提供。

（3）装运文件，可能包括物料安全数据表（MSDSs），通常由驾驶员或飞行员携带，或可在卡车驾驶室或驾驶舱中找到。

2. 获取毒物信息 确定对健康的急性影响，获取毒物的一般信息、洗消程序和医疗管理意见。方法如下。

（1）区域毒物控制中心：区域毒物控制中心可以提供对健康急性影响的信息，对去污或专门防护装备的需要及具体治疗（包括解毒剂的使用）的信息。该区域中心还可以提供医学毒理学家咨询。

（2）化学品运输紧急应变中心24h热线由美国化学理事会运营，可以在适当的时候提供有关化学品的特性及其危险特性的信息，还可以让来电者与行业代表和医学毒物学家进行联系。

（3）见表4-4所述的特定化学品。

（4）有多个文本、期刊及计算机信息系统都涵盖了相关信息，但范围和深度不一。

3. 危险环境识别 一般情况下，如果救援人员可能会受到和患者同样程度伤害的环境是不安全的。在这些情况下，都需要训练有素和装备精良的救援人员。现举例如下。

（1）任何使受害者失去知觉或行动能力的室内环境。

（2）导致救援人员出现急性症状（如胸闷、呼吸短促、眼睛或咽喉发炎、咳嗽、头晕、头痛、恶心和失去协调能力）的环境。

（3）密闭空间，如大型水箱或爬行空间（通风不良和体积小可能会导致空气中污染物的含量极高。此外，这种空间只允许缓慢或费力地通行，对于中毒的患者是不可能的）。

（4）泄漏的物质具有较差的警示性能或蒸汽压较高，特别是当它们发生在室内或封闭的环境时。警示性能差的物质可以在没有任何警示信号（如气味和眼睛刺激）的情况下造成严重伤害。高蒸汽压提示空气中浓度可能性较高。还要注意，大于空气密度的气体或蒸汽可能集中在下层区域。

4. 确定二次污染的可能性 二次污染对应急人员、设备及附近设施会造成很大的危险，二次污染取决于化学物质的浓度，以及是否已经进行了净化处理。虽然有毒物质可能对在热区救援的人员而言极其危险，但并不是所有的有毒物质都有二次污染的风险。仅通过吸入而不通过接触的外在污染一般不构成二次污染的风险。

（1）对热区外人员的二次污染风险较低的物质是气体，比如一氧化碳、砷化氢、氯气和蒸汽（如二甲苯、甲苯、全氯乙烯）等。

（2）有可能造成二次污染并需要对附近人员进行积极洗消和保护的物质，包括强效有机磷杀虫剂、油性含

氮化合物和高放射性化合物，如铈和钇。

（3）在许多发生二次污染风险较高的情况下，二次污染的风险可以通过脱下重污染的衣服，并在减少污染区走廊彻底清洁身体，包括用肥皂或洗发水清洗，将这种风险降到最低。这些措施可以使医疗小组成员受到暴露患者对其健康的威胁降低。

（四）个人保护装备

个人防护装备包括耐化学腐蚀的防护服、手套和呼吸防护装备。此类设备的使用应由工业卫生专家或者其他经过培训和丰富经验的人员进行监督。应特别注意穿戴和拆卸防护设备。选择不当、穿着不当、维护不善或使用不当此设备可能产生错误的安全感，并可能出现故障，导致二次污染或严重伤害。

1. 防护服可以像一次性围裙那样简单，也可以像完全密封的化学防护服那样复杂。然而，防护服也不能完整地不受化学物质暴露的影响。每一套防护服都根据其对特定化学物质的耐受性进行评级，许多防护服还根据化学物质突破时间进行评级。

2. 保护呼吸装置可以是简单的纸口罩、过滤式呼吸器或正压空气供应呼吸器。呼吸机必须适合每个使用者。

（1）纸口罩可以提供部分保护，防止空气中大量的灰尘颗粒，但不能防止其暴露在气体、蒸汽和烟雾中。

（2）过滤式呼吸器可过滤周围空气中的某些化学气体和蒸汽。只有当已知有毒物质可被过滤器吸附，空气中的浓度较低，且环境空气中有足够的氧气时，才使用它们。

（3）空气供应呼吸器提供了一个独立的清洁空气来源。它们可能是完全独立的设备或由长软管供气的面罩。自给式呼吸器（SCBA）的供气时间有限，从5min到30min不等。使用者必须选择合适的装备进行防护。

（五）受害者管理

受害者管理包括迅速撤离污染区、初步洗消、转运至支援区的紧急医疗人员处，以及在支援区进行医疗评估和治疗。通常情况下，热区内对皮肤和呼吸道保护至关重要，因此只有危化品处置小组或其他受过专业训练并穿戴防护装备的人员才可以进入热区进行救援。其他没有经过专门训练、未穿戴合适装备的紧急医疗人员不得进入热区，除非事件指挥官和卫生官员确定热区已经是安全的。

1. 禁区内保持患者稳定 如怀疑有外伤，应将患者置于背板上，有需要的患者戴上颈托。将患者置于气道开放的位置。患者身上较大的污染物会被清除掉。由于救援人员穿着笨重的防护服，戴着厚厚的口罩和手套，所以无法进行进一步的医疗干预。因此，应尽可能快速将重症患者转运出隔离区。可以走动的患者应被引导步行到污染减少区。

2. 初始洗消 隔离区可能会进行初步去污工作（例如，刷掉化学粉和脱去浸湿的衣物），但大部分洗消工作是在"减少污染走廊"进行的，然后才会将受害者转往

支援区的紧急医疗人员。在对受害者进行洗消处理时，不要延误紧急处理，除非污染物的性质使这种处理过于危险。请咨询区域毒物控制中心以获得关于洗消的具体建议。

（1）脱去污染的衣服，并用大量低压水冲洗大量暴露的皮肤、头发或眼睛。对于油性物质，可能需要使用肥皂或洗发水进行额外清洗。行动自如的受害者可以自行进行洗消工作。

（2）对于眼睛的暴露，如果有角膜接触镜，需要摘除，并用清水冲洗眼睛，或用输液袋滴出生理盐水进行冲洗。持续冲洗直到症状消失；或者，如果污染是酸或碱，直到结膜囊的pH接近正常（pH 6～8）。

（3）双重包装打包保存所有移走的衣服和珠宝。

（4）如果可能的话，收集冲洗后的水，但一般不应因环境问题而延迟对皮肤或眼睛的快速冲洗。请记住，在危化品事故中，保护健康比环境问题更重要。

（5）如前所述，在大多数事故中，对受害者进行初步洗消处理将大大减少或消除对附近人员或设备造成二次污染的可能性。清洗设备的程序是针对特定污染物的，取决于化学物持久性和毒性的风险。

3.支援区治疗　如果患者经过洗消（如果需要），且被转运至支援区，紧急医疗人员就可以开始进行分诊、基本医疗评估和治疗。在大多数事件中，一旦受害者从热区移出，脱去衣物进行洗消后，对医务人员造成二次污染的风险就会很低，也不需要复杂的防护装备。简单的外科乳胶手套，一个普通的围裙，或一次性的外衣通常就足够的。

（1）保持呼吸道通畅，必要时辅助呼吸。补充氧气。

（2）对休克、心律失常、昏迷或癫痫发作受害者提供支持性护理。

（3）适当时可用特殊解毒剂进行治疗。

（4）进一步清洗皮肤、头发或眼睛。

（5）记录每个受害者可能或疑似接触的程度、最初的症状和体征以及治疗。对于那些暴露于具有延迟毒性作用的化学物质的受害者来说，这可以挽救他们的生命。

（六）救护车运输和医院治疗

对于皮肤或吸入的暴露，如果运输前在现场进行了充分的洗消，则不需要采取特别的防护措施。

1.摄入有毒物质的患者可能会在转运途中呕吐；携带一个内衬塑料袋的大盆和额外的毛巾以吸收并立即隔离溢出物。呕吐物可能含有最初的有毒物质，甚至是胃酸作用于该物质所产生的有毒气体（例如，从摄入氰化物盐中产生的氰化氢）。在急诊科进行洗胃时，应尽可能隔离洗胃液（例如，用密闭的收纳装置）。

2.对于无法预测的情况，即被污染的受害者未经洗消前到达医院，重要的是要制订好策略，将医院人员接触的风险降到最低。

（1）要求当地的危化品处置小组在医院急诊室门外

设立一个减少污染的区域。然而，需要注意，所有的团队可能已经投入救援工作而不能提供帮助。

（2）提前准备好一根软管（里面盛有30℃的温水）、肥皂和一个旧的轮床，以便在急诊科门口快速洗消。如果可能的话，准备一个充气泳池或其他容器来收集冲洗用水。然而，如果冲洗用水不容易收集，不要因此延迟患者的洗消。

（3）如果患者衣物被化学物浸湿，切勿将患者带进急症室，应将患者的衣物脱去，并在外面进行冲洗，因为液体可能会散发蒸汽，令在场的医护人员受到伤害。

（4）对于涉及放射性物质或其他不易挥发的高污染物质的事故，请参考医院辐射事故处置规程，该规程一般包括以下内容。

1）限制进入区域。

2）隔离引出治疗室空气的通风管道，防止污染扩散到整个医院。

3）如有液体污染物，应使用纸和吸收性材料覆盖地板。

4）医护人员佩戴防护用具和穿防护服（手套、纸口罩、鞋套、防护帽、防护服）。

5）双重包装，并保存所有被污染的衣物和设备。

6）检测污染的程度和持久性（即使用辐射监测器监测辐射事故）。

7）将此事件通知当地有关部门，并获得关于实验室检测和设备净化的建议。

（七）总结

危化品事故的紧急医疗响应需要事先培训和规划，以保护响应人员和受害者的健康。

1.应对计划和培训应该是灵活的。危险程度和所需要采取的行动因现场情况和所涉及化学品的不同而有很大差别。

2.第一响应者应该能够做到以下几点。

（1）识别潜在的危险情况。

（2）采取措施保护自己免受伤害。

（3）获得有关每种化学物质的特性和毒性的准确信息。

（4）使用适当的防护装备。

（5）在送往医院前对受害者进行洗消。

（6）根据需要提供适当的急救和先进的支持措施。

（7）与其他响应机构如危化品处置小组、警察、消防部门和区域毒物控制中心等的行动进行协调。

二、职业性化学暴露后患者的评估

本部分重点介绍工作场所常见的毒物问题。与职业相关的疾病在门诊很常见。据估计，与职业相关的医疗问题在初级保健实践中的比例高达15%～20%，尽管这包括许多肌肉骨骼疾病患者。然而，在所有有症状的中毒控制中心咨询，约有5%是职业性质，表明确实发生了大量与工作相关的化学物质暴露。

（一）总论

1.职业性疾病很难确定病因。疾病和工作场所因素之间的联系通常是模糊的，除非做出额外的努力将暴露与疾病联系起来。

（1）导致急性症状的大规模或灾难性事件（如释放刺激性气体）相对少见，但易于识别。

（2）对于大多数工作场所的暴露，起病往往较隐匿，病程为亚急性或慢性，如重金属（如铅）中毒。

（3）较长的潜伏期，如暴露与疾病之间相隔数年，使得因果联系更加困难（如在慢性肺病或与职业相关的癌症中）。

2.职业评估通常包括法律和行政方面的内容。

（1）职业性疾病，即使是怀疑的，且尚未确定，也可能当作某种疾病被报告。

（2）暴露时，建立完整的暴露时间的不良反应的量化记录可能对损伤的归因至关重要（例如，吸入刺激物后的肺活量评估）。

（3）尽管工人补偿在理论上是一种简单的"无过错"保险制度。但实际上它往往是神秘和对抗性的。重要的是，要记住接受治疗的人是患者，而不是雇主或律师。

（二）职业暴露史的组成部分

1.工作和工作流程

（1）询问工作细节。不要局限于一般职业或行业的描述，如"机械师""油漆工""电子工人"或"农民"。

（2）描述在工作中使用的工业过程和设备。如果使用动力设备，确定它如何提供动力，以评估一氧化碳暴露的风险。

（3）确定工作流程是否使用封闭系统（如密闭的反应桶）或开放系统。确定附近还有哪些工作站。在实验室的通风橱下工作可能是一个有效的"封闭"系统，但要排除窗户升得太高，或者气流没有得到适当校准的情况。

（4）确定进行维护的人员和频率。

2.暴露水平

（1）询问工作场所（甚至室外工作环境）的空气中是否有灰尘、烟雾或薄雾。如果有，询问是否可以清楚地看到同事或附近的物体（较高的浓度会影响视线）。在轮班结束时，痰液或鼻腔分泌物中可见灰尘，也是大量接触的一个标志。

（2）询问工作表面是否有灰尘或潮湿，工作现场的油漆是否剥落或变色（如在腐蚀性环境中）。

（3）确定是否有强烈的气味或味道，如果有，它们是否随着时间而减弱，表明嗅觉疲劳。

（4）查看是否有专门的通风系统，以及新鲜空气进风口的位置（有毒物质可以通过放置不当的进气口系统出现再循环）。

（5）确定个人皮肤是否直接接触过使用后的材料，特别是溶剂或其他液体化学品。

（6）在密闭空间内（包括船舱、储罐和地下保险库

等）工作特别危险。

3.个人防护装备　呼吸系统和皮肤保护对于某些工作场所的暴露至关重要。同时，防护设备的有效性、正确选择、合理穿戴和使用也同样重要。

（1）呼吸防护：一次性纸型口罩防护对大多数暴露而言是不够的。较长时间未更换活性炭的活性炭面罩也可能失效。对于带有供气软管的供气呼吸器，应确定进气口的位置。

（2）皮肤保护：手套或其他皮肤防护装备要能防止所使用化学品的渗透。

4.暴露的时间方面

（1）最重要的问题是在工作过程中、使用的产品或工作职责中是否有任何可能与症状发作有关的变化。

（2）与工作日程相关的反复出现的症状可能很重要。症状在工作周的第一天、第一次轮班结束时、工作周结束时、休息日或假期时都会有所不同。

5.暴露的其他方面

（1）评估工作场所的其他人是否也有症状是很重要的，如果有，确定那个人确切的工作职责。

（2）在工作区域进食会导致误食有毒物质，在工作场所吸烟可能会导致吸入被有毒物质污染的香烟或有毒的热解产物。

（3）确定是否提供制服及负责清洗制服的人员。例如，带回家洗的工作服可以导致家庭铅中毒。在某些类型的污染（如杀虫剂）后，应该销毁制服，而不是清洗后重复使用。

（4）明确工作站点的大小，因为小的工作站点往往维护较差。一个负责的工作安全与健康委员会建议采取更好的一般保护措施。

6.职业接触史中常见的有毒物质接触史

（1）使用前必须混合的胶水、油漆或涂料，如聚氨酯和环氧化合物，这些活性聚合物通常是刺激物和敏化剂。

（2）溶剂或脱脂剂，特别是当吸入或通过皮肤接触，暴露水平足够高的时候可以导致头晕、恶心、头痛或中毒。

（3）可吸入的粉尘，包括易碎的绝缘材料或耐热材料，以及沙尘或石英尘，特别是来自研磨、钻孔或爆破的粉尘。

（4）火灾、火焰切割、焊接和其他高温过程产生的燃烧产物和烟雾。

7.确定具体的化学暴露可能很困难　工作人员可能不知道或未被明确告知接触的化学物质，甚至制造商也可能不能确定，因为化学混合物的成分是从其他地方获得的，或暴露是由化合物混合过程中的副产品造成的。此外，暴露可能发生在很久以前。以下内容可以帮助暴露识别。

（1）产品标签。首先获得产品标签。然而，标签本身不太可能提供足够详细的信息。

（2）材料安全数据库。直接联系制造商获取材料安全数据表（MSDS）。当疑似病例出现时，这些数据必须提供给医师。您可能需要通过进一步与为供应商工作的技术人员直接讨论来获取MSDS的补充信息，因为部分关键信息可能没有在MSDS中写明（例如，某些成分未被写明，因为它只占产品的一小部分或是"商业机密"）。

（3）计算机数据库。可以通过查询电脑数据库寻找进一步的信息，例如Poisindex、HSDB（有害物质数据库）、Toxnet、TOMES（毒理学职业医学和环境科学）、NIOSHTIC（NIOSH技术信息中心）等。区域毒物控制中心也能提供极大的帮助。

（4）交通部门的标识牌。在准许运输的情况下，可以使用DOT识别标语牌。

（5）工业暴露数据。很少有详细的工业卫生数据可用于描述持续、慢性暴露的具体暴露和暴露水平。

（6）现有暴露过程数据。通常，可以根据已知的与某些工作活动密切相关的特定暴露来推断可能的暴露。相关的暴露类型见表4-1。

（三）职业相关的某些器官特异性症状

近日，美国国家职业安全与健康研究所（NIOSH）发布了与工作相关的十大疾病和损伤名单。该列表一般由器官系统组织进行排序，包括在表4-2中，同时还包括未归入表4-2中的其他疾病NIOSH列表。

表4-1 特定有毒暴露的高风险作业过程

工种	暴露
航空航天及其他特种金属加工	铍
人造指甲应用	甲基丙烯酸酯
人造指甲去除	乙腈，硝基乙烷
人造皮革，织物涂层	二甲基甲酰胺
文身	异氰酸酯
回收电池	铅和镉的烟雾和灰尘
化油器清洗（汽车修理）	二氯甲烷
水泥制造	二氧化硫
制冷设备	氨、二氧化硫
混凝土	铬酸
容器制造	氯气（次氯酸盐＋酸混合）
干洗	氯代烃溶剂
环氧树脂胶水和涂料	苯三甲酸
炸药	硝酸氧化剂
发酵操作	二氧化碳
消防	一氧化碳，氰化物，丙烯醛
熏蒸	溴代甲烷，碘代甲烷，氟化硫烷，磷化氢
家具剥离	二氯甲烷
家具和木地板涂饰	异氰酸酯
气体保护焊	二氧化氮

续表

工种	暴露
采金	汞蒸汽、氰化物
医院灭菌工作	环氧乙烷，戊二醛
室内叉车或压缩机操作	一氧化碳
粪坑操作	硫化氢
金属刀片专业切割工	碳化钨钴合金（硬质合金）
金属脱脂	氯代烃类溶剂
镀金属	氰化物，酸雾
芯片蚀刻	氢氟酸
芯片涂层	砷化氢气体、二硼烷气体
造纸工作	氯，二氧化氯，臭氧
泳池和热水浴缸消毒	氯，溴
陶器上釉和玻璃制造	铅尘
散热器修复	铅烟
橡胶水泥胶	正己烷，其他溶剂
火箭和喷气燃料工作	肼，一甲基肼
喷砂、混凝土精加工	二氧化硅粉尘
污水处理厂	硫化氢
筒仓工作与新鲜的青贮饲料	二氧化氮
金属薄板火焰切割或钎焊	镉气体
油漆翻新	铅烟和灰尘
磷酸钙肥料制造	氟化物
烟草收割	尼古丁
粘胶生产（人造丝/玻璃纸）	二硫化碳
水处理或净化	氯、臭氧
焊接镀锌钢	氧化锌烟
焊接金属工	光气

表4-2 职业相关性疾病和损伤及其临床毒理学的相关性

职业相关疾病	NIOSH[a]	相关性	举例
职业性肺病	是	高	刺激性气体吸入
骨骼肌肉病	是	低	化学相关性雷诺综合征
癌症	是	中	急性白血病
外伤	是	低	高压喷漆枪伤
心血管疾病	是	中	一氧化碳致缺血
生殖系统异常	是	中	自发性流产
神经毒性异常	是	高	胆碱酯酶失活
噪声诱发性失聪	是	低	潜在药物相互作用
皮肤病	是	中	氢氟酸烧灼伤
心理障碍	是	中	暴露后应激障碍
肝损伤	否	高	化学性肝炎
肾脏病	否	中	急性肾小管坏死
血液病	否	高	高铁血红蛋白症
物理因素暴露	否	中	辐射病
全身性疾病	否	高	氰化物中毒

[a]NIOSH：美国国家职业安全与健康研究所列出的"10种职业相关疾病和损伤"。

1.职业性肺病

（1）由吸入刺激性气体引起的急性肺损伤，暴露过程往往是短暂而剧烈的。暴露后数分钟到24～48h即可出现初始症状。对刺激性暴露的反应按照严重程度递增依次为黏膜刺激、眼睛灼痛和流涕、气管或支气管炎、声音嘶哑、咳嗽、喉痉挛、支气管痉挛、肺水肿，甚至可能进展为急性呼吸窘迫综合征（ARDS）。水溶性较低的气体（二氧化氮、臭氧、光气）对上呼吸道黏膜的刺激较小。疏水性含氟聚物气溶胶造成的损伤和低水溶性气体相似。任何刺激物（无论水溶性高低），在充分暴露后均可引起肺水肿和ARDS。

（2）重金属肺炎的临床表现和刺激性吸入性损伤相似。与低水溶性气体一样，其对上呼吸道黏膜的刺激很小，因此暴露警示性能较差。这些金属包括镉、汞，部分工业环境中还有羰基镍。其他羰基金属（如五羰基铁）较少。

（3）高热吸入综合征是一类急性自限性、类似流感的综合征，包括：金属烟雾热（由镀锌金属烟雾引起）；某些氟聚物温热分解后的聚合物烟雾热（与高温含氟聚合物分解或防水含氟聚合物损伤引起的急性刺激性损伤不同的综合征）；有机粉尘中毒综合征（ODTS）：在大剂量暴露于高水平的有机灰尘后，如在铲木屑覆盖物时发生。这些综合征中没有显著的肺损伤迹象。如果并存低氧血症或肺部浸润则提示其他诊断（见上文第1项和第2项）。

（4）工作相关性哮喘是一种很常见的职业问题。典型的职业性哮喘通常发生在对高分子量的化学物质（如吸入的外源性蛋白）或小分子量的化学物质［最常见的是氨基甲酸酯类异氰酸酯，如甲苯二异氰酸酯（TDI）］致敏后。在急性吸入高水平刺激性气体（如氯气）后，可能持续存在慢性刺激性哮喘（有时称为反应性气道功能障碍综合征，RADS）。

（5）慢性职业性肺纤维化肺疾病包括石棉肺、矽肺、尘肺和其他与职业暴露相关的不常见肺纤维化疾病，如接触铍、硬质合金（钴钨合金）、氧化铟锡（平板显示器制造）和短纤合成纤维（植绒工人肺）。这些情况通常发生在暴露多年以后，潜伏期较长，但患者可能在急性暴露后进行就诊，建议进行随访检测。

（6）其他职业性肺病：过敏性肺炎（也称过敏性肺泡炎）是一类最常见的疾病，通常是由于长期接触某些有机物质引起的，尤其是嗜热细菌或鸟类来源的抗原。这类疾病最常见的是农民肺（farmer's lung）。某些化学物质也会引起这种疾病（如异氰酸酯）。虽然这一过程是慢性的，但是在致敏后宿主大量暴露于致敏因子后也可急性发病。其他工作相关的肺病包括由二乙酰（如微波爆米花工人肺，microwave worker's lung）和二氧化氮（筒仓装填工人肺，silo filler's lung）引起的闭塞性细支气管炎和严重刺激性吸入损伤后的支气管扩张。

2.骨骼肌肉病，包括急性机械性损伤，是最常见的职业医学问题，但是很少有直接的毒理学影响。

（1）雷诺综合征可能很少与化学接触有关（如氯乙烯单体）。

（2）高压喷射损伤（如油漆喷枪）需要引起重视，但这并不是因为喷射物（如油漆稀释剂）被吸收后产生的全身毒性，而是因为与刺激性物质相关的广泛组织坏死。需要进行强制急诊手术评估。

3.职业性癌症是公众十分关注的一个问题，同时它也是毒理学评估的重要参考。多种癌症都与工作场所的暴露相关，有些较为严重。将一种化学物质归结为某一例癌症的病因较困难。然而，寻找病因与急性治疗护理关系较小，临床上癌症的治疗方案也不会受到病因的直接影响。

4.心血管疾病

（1）动脉粥样硬化性心血管疾病与二硫化碳有关。这种化学溶剂用于人造丝的生产、特殊应用和实验室研究，它也是双硫仑的主要代谢产物。

（2）高水平的一氧化碳（CO）会导致健康人发生心肌梗死，低水平的一氧化碳加重心血管疾病患者的局部缺血。许多辖区会向患有冠状动脉疾病的消防员或警察发放补贴，因为除了被认为这是一种"应激相关"职业病外，可能还与一氧化碳的影响有关。

（3）在弹药生产过程中接触大量硝酸盐的工人中有硝酸盐戒断诱发的冠状动脉痉挛的报道。

（4）烃类溶剂，尤其是氯化烃类和氯氟碳推进剂都能增强心肌对儿茶酚胺诱发的心律失常的敏感性。

5.生殖系统不良反应与职业暴露于重金属（如铅、有机汞）、医院化学暴露（包括麻醉气体和消毒气体）和二溴氯丙烷（现在美国禁止使用的一种土壤熏蒸剂）有关。

6.职业性神经毒性

（1）多种杀虫剂都具有急性中枢神经系统毒性（包括胆碱酯酶抑制剂和氯化烃）。甲基溴（一种结构熏蒸剂）和甲基碘也可以作用于中枢神经系统。细胞毒性气体和缺氧窒息性气体（如一氧化碳、氰化物和硫化氢）都会引起急性中枢神经系统损伤，大量窒息性气体（如二氧化碳）也会导致急性中枢神经系统损伤。高暴露水平的烃类溶剂也是典型的中枢神经系统抑制剂。

（2）慢性中枢神经系统毒性是重金属中毒的特点。这些重金属包括无机形式（砷、铅、汞）和有机形式（四乙基铅、甲基汞和二甲基汞）。慢性锰暴露可引起精神病和帕金森病。另外，二硫化碳和缺氧后损伤（尤其是一氧化碳）也会导致帕金森病。

（3）现已证实引起周围神经病变的病因包括铅、砷、二硫化碳、正己烷（与甲基乙酮存在协同作用）、1-溴丙烷和某些有机磷。

7.职业性耳毒性较为常见，但是通常由噪声引起，而不是化学相关的。已存在的噪声所致的听力损伤可能会放大耳毒性药物和化学物质的影响。

8.职业性皮肤病

（1）过敏性及刺激性接触性皮炎、荨麻疹，以及急性腐蚀性化学或酸损伤是最常见的毒素相关皮肤问题。可能产生全身毒性，但并不常见。

（2）氢氟酸烧伤患者需要特定的医疗治疗护理。相关的职业包括微电子工业、使用含氢氟酸除锈剂的维修和保养工作。

9.工作相关的心理疾病通常并存多种心理障碍。其中，创伤后应激障碍（PTSD）和"群体性心理疾病"可能与医学毒理学极其相关，因为患者可能认为他们的症状有化学病因。排除合理的毒理学病因后，当患者非特异性症状或多种主诉不能与异常体征或生理效应相联系时，应考虑心理诊断。

10.职业性化学肝毒性

（1）急性化学性肝炎的病因包括接触工业溶剂，如卤代烃（二氯甲烷、三氯乙烯、三氯乙烷和四氯化碳，后者在现代工业中较少见）和非卤代化学物质，如二甲基甲酰胺、二硝基丙烷、二甲基乙酰胺。喷气飞机和火箭燃料成分的肼和一甲基肼也是强效无卤化肝毒素。

（2）其他与职业相关的肝反应包括脂肪变性、胆汁淤积损伤、肝门静脉硬化和肝卟啉症。在肝脏疾病的鉴别诊断中，急诊医护人员应始终考虑化学毒性病因。

11.肾脏疾病

（1）急性肾小管坏死可在高水平毒素暴露后发生，常见于自杀性摄入，而不是工作场所吸入。

（2）间质性肾炎和慢性重金属接触有关，而碳氢化合物接触在流行病学上发现与肾小球肾炎有关，尤其是Goodpasture病。

12.血液系统毒性

（1）工业氧化剂是化学诱导高铁血红蛋白症的一个重要的潜在病因，特别是在染料和军火工业中。

（2）骨髓是某些化学物质如苯、甲基溶纤剂的重要靶器官，这两种化学物质都能引起全血细胞减少症。接触苯也会引起白血病。铅能通过干扰血红蛋白的合成而引起贫血。

（3）砷化氢气体是重度溶血的潜在病因，它是微电子制造业中具有重要的材料。

13.工作场所的非化学性质的物理暴露也可以引起类似化学毒素的系统效应。如职业健康中一个主要问题——热应激。其他工作相关的非化学性物理暴露包括电离辐射、非电离辐射（如紫外线、红外线和微波暴露）和高气压暴露（如在沉箱工人中）。除极端暴露外，这些物理因素的不良影响一般与慢性病有关。

14.全身毒物虽然不适用依据器官系统分类，但是在职业毒理学中具有重要意义。主要例子是细胞毒性窒息剂氰化氢，金属电镀和金属精炼中常见副产物，硫化氢（重要的有机物质分解的自然副产物），一氧化碳（主要作为燃烧的副产物，但也是有机溶剂二氯甲烷的代谢物）。砷是一种具有多种效应的多器官毒素，它广泛应用于农业，是金属冶炼重要的副产物。全身性双硫仑反应可以发生在药物相互作用或同时暴露于某些工业化学品之后。二硝基酚是一种工业化学物质，能使氧化磷酸化失效，它的毒性也归类于全身效应。五氯酚是一种使用受到严格限制的木材防腐剂，效应与二硝基酚类似。膦是一种具有全身毒性的熏蒸剂。

（四）实验室检查

1.特定职业毒素的检测虽然有限但十分重要，本书的第二部分对特定的检测进行了具体描述。对于明显的刺激物吸入暴露，除了评估氧合和胸部X线片状态外，早期的肺活量评估通常也是重要的。

2.慢性暴露评估的一般实验室检测应该以先前描述的潜在器官毒性为依据。标准的通用建议（如NIOSH标准文件）通常包括完整的血常规、电解质、肾功能和肝功能检查，以及定期的胸部X线片和肺功能检查。

（五）治疗

1.在职业毒理学中，消除或减少进一步的接触是一个关键的治疗干预，包括不与同事接触。职业安全与健康管理局（OSHA）需要对可能危及生命的工作场所暴露情况进行通知并进行可能的援助。区域OSHA办事处的联系信息见表4-3。工作场所的改造和控制，特别是用危害性较小的材料替代，应该是第一道防线。一般来说，以工人需要的个人防护装备作为预防措施并不可取。

表4-3　职业安全及健康管理局（OSHA）辖下分区办事处

区域	区域办事处	服务州市
I	波士顿	康涅狄格州，缅因州，马萨诸塞州，新罕布什尔州，罗德岛，佛蒙特州
II	纽约	纽约，新泽西，波多黎各，维尔京群岛
III	费城	特拉华州，哥伦比亚特区，马里兰州，宾夕法尼亚州，弗吉尼亚州，西弗吉尼亚州
IV	亚特兰大	阿拉巴马州，佛罗里达州，乔治亚州，肯塔基州，密西西比州，北卡罗来纳州，南卡罗来纳州，田纳西州
V	芝加哥	伊利诺伊州，印第安纳州，密歇根州，明尼苏达州，俄亥俄州，威斯康辛州
VI	达拉斯	阿肯色州，路易斯安那州，新墨西哥州，俄克拉荷马州，德克萨斯州
VII	堪萨斯城	爱荷华州，堪萨斯州，密苏里州，内布拉斯加州
VIII	丹佛	科罗拉多州，蒙大拿州，北达科他州，南达科他州，犹他州，怀俄明州
IX	旧金山	亚利桑那州，加利福尼亚州，夏威夷，内达华，关岛，美属萨摩亚，北马里亚纳群岛
X	西雅图	阿拉斯加，爱达荷，俄勒冈州，华盛顿

2.职业性毒性疾病的诊疗应遵循本章及本书的第一

章和第二章中概述的一般原则。特别是在使用特定解毒剂时，应咨询区域毒物控制中心或其他专家，在开始重金属螯合治疗前更应如此。

三、工业和职业化学品的毒性危害

表4-4提供了许多关于最常见和毒理学意义重大的工业化学品毒性的基本资料。本表旨在加速对潜在危险暴露情况的识别，因此提供了蒸汽压、警告特性、物理外观、职业暴露标准和指南，以及危险代码等信息，这些信息也可用于评估暴露情况。表4-4分为3个部分：健康危害、接触指南和注释。要正确使用该表，理解它提供信息的范围和限制十分重要。

表4-4所列化学品是根据下列标准选择的：①潜在的毒性；②使用的普遍性；③公共卫生关注程度；④是否有足够的毒理学、监管和理化性质信息。我们使用了一些政府和行业的"危险化学品"清单。毒物学资料罕见、没有管制标准或用途十分有限的化学品可能有所遗漏，但广为关注的化学品、有接触建议以及经常使用（即使是低毒性）的化学品一般都包括在表4-4中。

（一）健康危害信息

表4-4的健康危害部分主要描述工作场所可能吸入或皮肤接触的化学品相关的基本危害。它主要基于现存的职业健康文献。有关化学品对人类健康的潜在影响的理解，大多来自于职业接触，其水平通常比环境接触的水平高许多倍。此外，表4-4中还强调对健康的急性影响。人们对于化学物质对人类健康的急性影响要比慢性影响了解得多。接触后迅速出现症状的急性健康影响的因果关系更显而易见。尽管如此，当存在相关关系时，来自于实验动物毒物学和人类非职业暴露数据（如来自消费品的暴发暴露）也在表格中有所体现，后者对癌变评估至关重要，这是一个主要慢性接触点，与前面提到的急性接触效应不同。

1.该表并不具有用于救治严重症状或中毒患者所需要的全面的毒理学和医疗信息。特定中毒的医疗管理信息和建议见第一章和第二章。

2.碳氢化合物广泛定义为含有碳和氢的化学物质，表4-4中大部分物质归于此类。碳氢化合物具有广泛的化学结构和各种各样的毒性作用。碳氢化合物暴露有几个共同的特点，关于一般的诊断和治疗，读者可参阅第二章。碳氢化合物毒性的一些共同特征如下所述。

（1）皮肤：常见的有长时间接触导致皮肤中油脂被去除而引起的去脂性皮炎。一些碳氢化合物制剂也会造成明显的化学灼伤。

（2）心律失常：许多碳氢化合物，如氟化物、氯化物和芳香族化合物，可以增强心脏对肾上腺素的致心律失常作用的敏感性，导致室性期前收缩、室性心动过速或心室颤动。某些简单的脂肪族化合物，如丁烷，也有此类效果。

1）由于心律失常可能不会立即发生，建议对所有有明显碳氢化合物接触史的患者（如伴有晕厥或昏迷）进行24h心脏监护。

2）室性心律失常优选用肾上腺素能阻断剂（如艾司洛尔或普萘洛尔）。急性碳氢化合物中毒应避免使用肾上腺素和其他儿茶酚胺类药物，因为这些可能导致心律失常的突然发生。

（3）大多数碳氢化合物的肺部吸入，尤其是挥发性和低黏度的碳氢化合物（如汽油、煤油和石脑油），可导致严重的化学性肺炎。

3.致癌物质和生殖危害。为了扩大该表的覆盖范围，该表也涵盖了化学品对人类和动物的致癌或生殖毒性的研究资料。评估化学制剂对人体致癌作用最重要的权威机构——国际癌症研究机构（IARC）所进行的全面评估相关内容在表格中的健康危害部分有所罗列。以下IARC评级主要基于人类和动物数据。

（1）IARC 1类：这类物质被认为是人类致癌物；一般来说，有足够的流行病学信息支持与其接触和人类癌症发生之间的因果关系。

（2）IARC 2类：根据人类和动物的研究数据，IARC 2类化合物是被怀疑对人体有致癌作用的化合物。IARC 2组分为两部分。

1）IARC 2A评级表明化学物质可能对人类致癌，且通常情况下人类的致癌证据有限，而动物的致癌证据充分。

2）IARC 2B是指一种化学物质可能对人类致癌。当从流行病学获得的证据有限且缺乏足够的证据证明在动物中具有致癌性时，归为这一分类。当人类致癌证据不足而动物致癌性证据充足时，也可以归为这一分类。

（3）IARC 3类：由于数据不充分，IARC 3类物质无法根据其对人类的致癌作用进行分类。

（4）IARC 4类：该类物质可能对人类没有致癌作用。

（5）如果表中描述化学物质致癌，但未给出IARC分类，那么IARC可能没给该物质进行分类或分在IARC 3类中。尽管其他来源（如美国环境保护署或加利福尼亚州公共卫生风险评估体系和信息服务部分，HESIS）认为该物质致癌，但IARC类别并没有界定。

（6）根据临床报告、流行病学调查或实验动物数据，表中显示为生殖毒物的物质疑似导致人类妊娠的不良后果。

4.健康危害评估的问题。任何化学品的职业或环境暴露有关的健康危害和严重程度取决于其固有毒性和暴露条件。

（1）描述这些危害往往十分困难。需要考虑的重要因素包括化学效力、暴露的方式、暴露的水平和持续时间、有无增加易感性因素（遗传或其他因素）、改变个人敏感性的整体健康状况和生活方式（如在暴露于三氯乙烯的工人，饮酒可能会导致"脱脂剂红脸"）。尽管它们在估计一种效应的可能性和潜在严重性方面有价值，但无法对不良效应暴露剂量进行定量测量。

（2）所产生的未被发现或未被重视的健康影响是无法描述的。主要问题在于大多数化学品对健康影响的信息有限。例如，在现今科学已知的数百万种化合物中，只有约10万种被列在美国国家职业安全与健康研究所（NIOSH）发布的化学物质有毒效应注册表（RTECS）中。在这些物质中，有对动物或人类潜在的致癌或生殖效应进行毒性研究的不到5000种。但是，信息的缺乏并不意味没有危险。

（3）动物研究结果对人类的预测价值有时是不确定的。然而，就许多效应而言，实验动物和人类之间有相当大的一致性。

（4）表4-4所示的发育毒性信息不足以作为临床判定特定暴露是否会对妊娠产生不利影响的充分依据。对于大多数一致的对实验动物的胎儿发育有不利影响的化学物质，在人类中并没有足够的证据。一般来说，人们对于化学物质对胎儿发育造成的影响知之甚少，因此谨慎地控制所有化学物质的接触是明智的。这里提供的资料仅用于识别这些化合物，现有数据表明需要控制化合物暴露程度。

（二）暴露指南和国家消防协会等级

1.阈限值（TLVs）是由专业的非政府组织美国政府工业卫生专家会议（ACGIH）制定的工作场所接触指南。虽然ACGIH没有法律授权的管理结构，但是它的建议得到职业健康安全协会的高度重视和广泛遵循。

每种TLV的毒理基础并不相同。TLV可能基于呼吸敏化、痛觉刺激、麻醉或窒息等多种效应，但是仅仅列出几个不良终点。阈限值和生物暴露指数的文件由ACGIH发布并定期更新，详细描述了每个值的基本原理，可以查阅有关任何特定TLV的毒理学意义的具体信息。TLV的常用单位是百万分之几的空气中的化学成分（ppm）或每立方米的空气中的几毫克化学物质（mg/m³）。在标准温度和压力条件下，TLVppm值可以转换为TLVmg/m³，具体为TLVppm乘以其分子量（MW）除以22.4（在标准温度和压力下，1mol的气体置换22.4L的空气）。

$$mg/m^3 = \frac{ppm \times MW}{22.4}$$

（1）阈限值时间加权平均值（TLV-TWA）来自于ACGIH的研究结果，是指在工人正常工作8h工作日和每周40h工作周中可能反复接触的空气中的污染物，不会产生不良影响的时间加权平均浓度。除非在表4-4中另有说明，ACGIH TLV标题下列出的值均为TLV-TWA。需要注意的是，当工作时间超过8h后，即使污染物浓度在TLV以下，也可能导致过度接触。

（2）阈限值上限（TLV-C）是指在工作接触中任何部分的空气中均不应超过的浓度。上限准则通常是为那些8h加权平均暴露限制不适用的快速起效的物质制订

的。TLV-C列在ACGIH TLV标题下，用"C"表示。

（3）阈限值–短期暴露限值（TLV-STEL）是一种时间加权平均暴露，指在任何15min内不应超过的暴露值，以及8h工作日内不应该超过4次。TLV-STEL的设置是为了避免刺激、慢性副作用、工作表现受损、损伤。

（4）由于皮肤吸收而产生的潜在的局部腐蚀作用或全身毒性作用等以皮肤接触为主的化合物用"S"表示。

（5）ACGIH将某些物质分类为已证实人类致癌物（A1），疑似人类致癌物（A2），或已证实动物致癌物（A3）。表中还提供了这类物质名称。ACGIH认为A3类致癌物不会导致人类癌症，这种分类可能和IARC不同。

2.OSHA法规是由联邦政府机构OSHA制定并执行的，是具有法律效力的空气传播污染物暴露标准。

（1）OSHA规定的允许暴露限值（PEL）与ACGIH的TLV-TWA非常类似。事实上，当OSHA于1971年成立时，几乎所有PEL都采用了1969年ACGIH的TLV。1988年，OSHA依据1986年的TLV更新了大部分PEL，且这些修订的PEL在这本书的1990年版本中被采用并印刷。但是，在1993年初，由于法律原因，1988年修订的意见未能生效，恢复了较早（1969年）版本的限值。这些恢复后的数值对工作者健康的保护作用可能十分有限。

（2）OSHA特别规定的致癌物在ACGIH TLV表格下用"OSHA CA"表示。对于这些致癌物，适用附加规定。TLV列的"NIOSH CA"标记表示为美国国家职业安全与健康研究所（NIOSH）建议作为潜在人类致癌物处理的化学物质。

（3）美国一些州和OSHA合作开展了自己的职业安全与健康项目。在这些州，可能会应用更加严格的标准，或为OSHA PEL没有提及的物质建立标准。特别是加利福尼亚州，有几个此类标准，相关情况见表4-4。

（4）NIOSH结合OSHA PEL（允许暴露限值）建立了非法律性的建议暴露值（REL）。对于NIOSH REL而言，时间加权平均值是指在40h的工作日中最多10h的暴露浓度（而OSHA是8h）。对于NIOSH来说，短期暴露限值通常是在工作日的任何时间都不超过15min或更短时间TWA暴露。NIOSH上限值是建议在任何时候都不要超过的水平。对于很多化合物，NIOSH REL低于OSHA PEL，NIOSH REL通常接近于ACGIH TLV，因此后者在表4-4中列出，而前者只选定了部分化合物，尤其是NIOSH REL比相应的OSHA PEL少10倍或OSHA PEL没有的化合物。从http://www.cdc.gov/niosh/npg/pgintrod.处可获取一个包含677种化合物的NIOSH袖珍指南表。

3."立即危及生命或健康"（危险浓度）是指"一个人在30min内可以逃离，且无任何逃离损伤症状或不可逆健康影响的最大浓度"。危险浓度值最初是由OSHA和NIOSH联合制定的用于呼吸器的选择。NIOSH随后

对其进行了更新。

4.美国工业卫生协会（AIHA）已经制定了近150种特定物质的应急响应规划指南（ERPGs）。这些值通常是基于有限的人类经验和现有的动物数据，应仅视为估算值。虽然这些值可能出现在危险浓度列中，但它们有不同的含义。

（1）ERPG-1是指"几乎所有人都能忍受长达1h的最大空气接触浓度，无任何轻微健康不良影响或明显的令人反感的气味"。

（2）ERPG-2是指"几乎所有人都能忍受长达1h的最大空气接触浓度，而不会导致或发展为不可逆的或其他严重的健康影响或症状，从而削弱他们采取保护措施的能力"。

（3）ERPG-3是指"几乎所有人都能忍受长达1h的最大空气接触浓度，不会出现或发展为危及生命的健康影响"。

（4）应急救援计划是为应急规划和响应而制订的。它们不是暴露指南，也不包括通常用于确定可接受暴露浓度的安全因素，依赖于ERPGs进行持续1h以上的暴露是不安全的。

5.美国国家防火协会（NFPA）的规范是由美国国家防火协会创建的系统的一部分，该系统用于识别和评估材料的潜在火灾危险。该系统有3个主要危害类别：健康（H）、可燃性（F）和反应性（R）。在每个类别中，危害等级从4级（表示严重危害）到0级（表示没有特殊危害）。NFPA对每种物质的排名都列在相应的标题下，每个类别排名标准见图4-2。

（1）NFPA是基于化学品的固有毒性和燃烧或分解产物的毒性进行健康危害评级的。整体排名是由火灾或其他紧急情况下更大的健康危害源决定的，在这些排名中没有考虑来自普通材料燃烧的常见危害。对于亚急性或慢性的不良健康影响，NFPA健康危害等级可能不能提供恰当的毒性指导。

（2）该系统旨在为消防员和应急响应人员提供基本信息。它在特定情况下的应用需要技巧，如现场条件下涉及的物质数量及其释放速度、风力条件、不同人群的接近程度及其健康情况，在确定危害程度方面与化学物质的内在特性同等重要。

（三）注释部分

表4-4的注释部分提供了有关物质的理化性质的补充资料，有助于评估这些物质的健康危害，包括物理状态和外观、蒸汽压、警告特性和潜在的分解产物等。注释部分还包括（在适用情况下）常见用法和暴露场景的简要说明。

1.有关化合物的物理状态和外观的信息可能有助于其识别、指征其在空气中暴露的途径，如灰尘、薄雾、蒸汽或气体。注意：对于许多产品，例如农药，其外观和一些有害特性可能会随着配方的不同而不同。

2.物质的蒸汽压数据有助于确定其潜在的最大空气浓度、影响吸入浓度或空气污染的程度。蒸汽压随温度波动很大。

（1）蒸汽压高的物质比蒸汽压低的物质更易挥发，并能达到更高的最大空气浓度。有些物质的蒸汽压很低，只能通过机械方式或其他方式如气溶胶进行传播，才会对健康造成威胁。

（2）饱和空气浓度低于其TLV的物质不会造成最大的蒸汽吸入危险（但是这与气溶胶的产生或皮肤暴露无关）。蒸汽压可粗略地换算为饱和空气浓度，只要乘以系数1300即可，单位为百万分率（ppm浓度），这相当于除以760mmHg，然后乘以100万，以调整原始单位的百万分率（1个大气压约等于760mmHg）。

$$ppm = \frac{蒸汽压（mmHg）}{760} \times 10^6$$

3.预警属性，如气味和感官刺激可以是重要的暴露警示。然而，由于嗅觉疲劳和嗅觉阈值的个体差异，嗅觉在检测许多化合物时往往是不可靠的。气味的质量和毒性之间没有相关性。气味宜人的化合物并不一定比气味难闻的毒性小。

（1）表中预警属性评估是基于OSHA进行的。就本书的目的而言，被描述为具有良好预警性的化学物质可以通过气味或刺激在TLV以下水平即可为大多数人所识别。在TLV附近的空气浓度水平可以被识别的被描述为具有足够预警性的化学物质；被描述为具有较差预警性的化学物质只能在显著高于TLV的水平上被识别，或根本无法识别。

（2）文献中关于气味阈值的报告值差异很大，因此常不确定。这些差异使得评估预警性质变得困难。

4.热分解产物。在火灾条件下，许多有机物分解成其他有毒物质。分解产物的数量、种类和分布随火灾条件的不同而不同，不易建模。因为它们在评估火灾条件下的健康危害中非常重要，因此将其信息包括在内。

（1）一般来说，任何有机物质的不完全燃烧都会产生一氧化碳。

（2）含有硫、氮或磷原子的化合物的部分燃烧也会释放出对应的氧化物。

（3）含氯原子的化合物在高温或火灾下会释放出氯化氢或氯气，某些氯化物也可以产生光气。

（4）含有氟原子的化合物同样有可能分解生成氟化氢，甚至产生更多含氟的有毒副产物。

（5）一些含有不饱和碳氮键的化合物（如聚氨酯）在分解过程中会释放氰化物。

（6）多氯代芳香族化合物加热后可产生多氯二苯二氮和多氯二苯并呋喃。

（7）此外，化学火灾产生的烟雾可能含有大量挥发性化学物质和其他人工物质（如丙烯醛），以及部分分解特征不明显产物。

（8）表4-4中的热分解产物信息主要来源于文献中的数据和上面描述的一般考虑因素。除了NFPA规范外，

表4-4不包括物质的化学反应性或兼容性。

（四）总结

表4-4描述了与数百种化学品接触有关的潜在健康危害相关基本信息。表4-4并未完整地列出每种化学品的所有可能健康危害，且此表侧重于更有可能或更常报道的健康影响。此处收集的信息有各种来源，主要包括NIOSH、OSHA、ACGIH、NFPA和加州灾害评估系统和信息服务，毒理学和职业健康领域的主流教科书，主流的评论文章。表4-4主要用于指导读者对常见的有毒危害进行快速定性评估。它在特定情况下的应用需要技巧。联系区域毒物控制中心或医学毒理学家，寻求专家协助，以管理特定的紧急暴露。

表 4-4 工业和职业化学品的健康危害概述

IARC=此表中使用的缩写和名称定义如下：国际癌症研究机构总体分类：1=已知人类致癌物；2A=较大可能的人类致癌物；2B=可能的人类致癌物；3=数据不足

TLV=美国政府工业卫生专家会议（ACGIH）阈限值 8h 时间加权平均值（TLV-TWA）空气浓度；ACGIH 确认的人类致癌物；A2=ACGIH 疑似人类致癌物；A3=ACGIH 动物致癌物

NIOSH CA=由美国国家职业安全与健康研究所判定为已知或怀疑为人类致癌物

OSHA CA=由美国国家职业安全与健康管理局（OSHA）规定为职业致癌物

IDLH=Immediately Dangerous to Life or Health air concentration（p 656）.

LEL=对于该物质，危险浓度值设置为爆炸下限的 10%

ERPG=1h 暴露期间的应急计划指南空气浓度

NFPA 代码=国家消防协会危险分类代码
0（无危险）~4（严重危险）
H=健康危害
F=火灾危险
R=反应性危害
Ox=氧化剂
W=水反应性物质

ppm=空气中每百万分之一化学品的成分
mg/m³=每立方米空气中的化学品毫克数
mppcf=每立方英尺空气中百万个尘埃颗粒
（C）=任何时候都不应超过的最高空气浓度（TLV-C）
（STEL）=短期（15min）暴露极限
S=皮肤吸收可能是重要的接触途径
SEN=皮肤接触或吸入暴露可能导致工人致敏

健康危害概述	ACGIH TLV	危险浓度	NFPA 代码 H F R	注 释
乙酰甲胺磷[AP,（CAS:30560-19-1）]：广泛使用的有机磷杀虫剂，被认为具有较低的哺乳动物毒性。最常见的代谢产物为甲胺磷，毒性更大。				白色或透明固体，易溶于水，具有类似硫醇的强烈气味；24℃条件下的蒸汽压为 1.7×10⁻⁶mmHg
乙醛（CAS:75-07-0）：腐蚀性；可严重灼伤眼睛和皮肤，蒸汽对眼睛和呼吸道产生强烈刺激，有证据表明对动物胎儿发育有不利影响。动物实验中有致癌性（IARC 1）	25ppm（C），A2 NIOSH CA	2000ppm	2 4 2	无色液体。具有强警示性的刺激性果味。20℃（68℉）下的蒸汽压为 750mmHg。高度易燃。乙醇饮料摄入可能致癌
乙酸[醋酸（CAS:64-19-7）]：浓溶液具有腐蚀性。可能会严重灼伤眼睛和皮肤。蒸汽对眼睛和呼吸道产生强烈刺激	10ppm	50ppm ERPG-1: 5ppm ERPG-2: 35ppm ERPG-3: 250ppm	3 2 0	无色液体。接近 TLV 阈限值时有的警示性刺激和鼻醋味与刺激性气味。易燃。20℃（68℉）下的蒸汽压为 11mmHg。易燃
乙酸酐（CAS:108-24-7）：腐蚀性。可能会严重灼伤眼睛和皮肤。蒸汽对眼睛和呼吸道产生强烈刺激。有报道称会引起皮肤过敏	1ppm	200ppm ERPG-1: 0.5ppm ERPG-2: 15ppm ERPG-3: 100ppm	3 2 1	无色液体。低于 TLV 阈限值时便有具警示性的臭味和刺激性气味。易燃。20℃（68℉）下的蒸汽压为 4mmHg。与水接触时会释放热量
丙酮[二甲酮，2-丙酮（CAS:67-64-1）]：蒸汽对眼睛和呼吸道有轻度刺激，高浓度能抑制中枢神经系统。中度暴露常引发眼睛刺激和头痛	250ppm	2500ppm[LEL]	1 3 0	无色液体，带有强烈的芳香气味。对眼睛有刺激性。25℃（77℉）下的蒸汽压为 266mmHg。高度易燃。警示性佳
乙腈[甲基氰，氰甲烷，乙腈（CAS:75-05-8）]：蒸汽对眼睛和皮肤轻度刺激性。能抑制几种代谢酶系统。代谢和致死，可致死。症状包括头痛、恶心、呕吐、乏力和昏迷。大剂量下对实验动物胎儿发育有不良影响相关证据缺乏	20ppm，S	500ppm	2 3 0	无色液体。TLV 阈限值即可被检测到类似乙醚的气味，警示性佳。易燃。热分解产物包括氰氧化物和氧化物，可能在卸甲产品提取到该物质

续表

健康危害概述	ACGIH TLV	危险浓度	NFPA代码 H	F	R	注释
苯乙酮［苯基甲基酮（CAS:98-86-2）］：直接接触对眼睛和皮肤有刺激性。高浓度对中枢神经系统有抑制性	10ppm		2	2	0	广泛用于工业（如纺织涂料）
乙炔（CAS:74-86-2）：用于焊接和切割金属的压缩气体；具有爆炸性和窒息性。在20世纪20年代用作全身麻醉剂						无色气体，有浓的大蒜味。NIOSH建议的暴露极限（REL）2500ppm（上限）
乙炔四溴化物［四溴乙烷（CAS:79-27-6）］：直接接触对眼睛和皮肤有刺激性。蒸汽对眼睛和呼吸道有刺激性。可被皮肤吸收。高度毒性：低水平的接触即可导致肝损伤	0.1ppm（可吸入部分和蒸汽）	8ppm	3	0	1	黏稠的淡黄色液体。有刺激性的氯仿味。20℃（68℉）时的蒸汽压小于0.1mmHg。不易燃。热分解产物包括溴化氢和溴基甲基溴
乙酰水杨酸（CAS:50-78-2）：对皮肤和眼睛具有刺激性。全身毒性（参阅"水杨酸酯"）	5mg/m³					无臭，无色至白色结晶性粉末
丙烯醛［2-丙烯醛（CAS:107-02-8）］：高度腐蚀性；可严重灼伤眼睛和皮肤。蒸汽对眼睛、皮肤和呼吸道有强烈刺激；严重者可导致肺水肿。有报道其可导致永久性肺功能损害（IARC 3）	0.1ppm（C），S	2ppm ERPG-1: 0.05ppm ERPG-2: 0.15ppm ERPG-3: 1.5ppm	4	3	3	无色至黄色液体。气味难闻。低水平即可对眼睛有刺激，具有良好的警示性能。在热解中形成多种物质。20℃（68℉）时的蒸汽压为214mmHg。高度易燃。火灾烟雾中常见的燃烧副产物
丙烯酰胺［丙烯酸酰胺（CAS:79-06-1）］：浓溶液有轻微刺激性。能被所有途径好地吸收。强力神经毒素，可引起周围神经病变。接触性皮炎也有报道。动物实验提示其具有睾丸毒性。动物实验具有致癌性（IARC 2A）	0.03mg/m³（可吸入部分和蒸汽），S，A3 NIOSH CA	60mg/m³	2	2	2	无色固体。20℃（68℉）下的蒸汽压为0.007mmHg。分解温度约80℃（176℉），分解产物包括氢氧化物。不易燃。单体用于聚丙烯酰胺塑料的合成
丙烯酸（CAS:79-10-7）：具有腐蚀性。可能导致严重灼伤。对眼睛、皮肤和呼吸道有强烈刺激性。动物实验中，高剂量给药对胎儿发育有不良影响。根据结构类比，包含丙烯酸酯的化合物是潜在致癌物（IARC 3）	2ppm，S	ERPG-1: 1ppm ERPG-2: 50ppm ERPG-3: 750ppm	3	2	2	无色液体；有强烈刺激性气味。25℃（77℉）时的蒸汽压为31mmHg。易燃。需添加抑制剂以防止自聚性爆炸。气味阈值接近1ppm
丙烯腈［氰基乙烯、乙烯基氰（CAS:107-13-1）］：直接接触会严重刺激眼睛和皮肤。能被所有途径很好地吸收。高水平对中枢神经系统有抑制作用。代谢物为氰化物。中度急性暴露动物会造成头痛、恶心和呕吐。有证据表明大剂量水平对动物具有致癌性，但其对人类致癌性的流行病学证据有限（IARC 2B）	2ppm，S，A3 OSHA CA NIOSH CA	85ppm ERPG-1: 10ppm ERPG-2: 35ppm ERPG-3: 75ppm	4	3	2	无色液体，有轻微气味，气味阈值接近10ppm。20℃（68℉）下的蒸汽压为83mmHg。易燃。可迅速聚合。热分解产物包括氰化氢和氨氧化物。可用于制造ABS（丙烯腈丁二烯苯乙烯）和SAN（苯乙烯丙烯腈）树脂
甲草胺（CAS:15972-60-8）：对眼睛无刺激性。对皮肤有轻微刺激性。皮肤致敏剂	1mg/m³，SEN，A3					广泛用作除草剂。无色晶体。25℃（77℉）时的蒸汽压0.000022mmHg
涕灭威（CAS:116-06-3）：一种有效的氨基甲酸酯型胆碱酯酶抑制剂。皮肤吸收性好（IARC 3）						广泛使用的杀虫剂，可被水果吸收进而引起人体中毒

健康危害概述	ACGIH TLV	危险浓度	NFPA代码 H F R	注释
艾氏剂（CAS: 309-00-2）：氯化杀虫剂。轻微的皮肤刺激性。能被皮肤很好地吸收。能致痉挛。肝脏毒性。部分证据表明具有动物致癌性。（IARC 3）	0.05mg/m³（可吸入蒸汽），S，A3 NIOSH CA	25mg/m³		棕褐色至深棕色固体。有轻微的化学气味。20℃（68 ℉）时的蒸汽压为0.000 006mmHg。不易燃，但会分解，分解产物为卤化氢气体。在美国已禁止其多项用途。
烯丙醇 [2-丙烯-1-醇（CAS: 107-18-6）]：对眼睛和皮肤有强刺激性，可致重度烧伤。蒸汽对眼睛和呼吸道有强刺激性。经皮肤接触后可导致全身中毒。可能引起肝肾损伤	0.5ppm，S	20ppm	4 3 1	无色液体。接近TLV阈限值时具有芥末味和刺激性，具有良好的警示性能。20℃（68 ℉）时的蒸汽压为17mmHg。易燃。用于化学合成及杀虫剂
烯丙基氯 [3-氯-1-丙烯（CAS: 107-05-1）]：对眼睛和皮肤有强刺激性。蒸汽对眼睛和呼吸道有强刺激性。易被皮肤吸收，对表层和穿透性刺激和疼痛。动物实验表明其可造成肝肾损害及神经毒性。有报道指出慢性暴露可能导致人类周围神经病变（IARC 3）	1ppm，S，A3	250ppm；ERPG-1: 3ppm；ERPG-2: 40ppm；ERPG-3: 300ppm	3 3 1	无色、黄色或紫色液体。难闻的刺鼻气味。远高于TLV的水平会产生刺鼻、难闻气味。20℃（68 ℉）时的蒸汽压为295mmHg。高度易燃。分解产物包括氯化氢和光气。可用作化学中间体用于合成环氧氯丙烷和甘油
烯丙基缩水甘油醚 [AGE（CAS: 106-92-3）]：对眼睛和皮肤有强刺激性，可导致灼伤。蒸汽对眼睛和呼吸道有强刺激性。有报道指出严重过敏性皮炎。动物实验表明适量暴露可造成血和睾丸毒性。易被皮肤吸收	1ppm	50ppm		无色液体。难闻气味。20℃（68 ℉）时的蒸气压为2mmHg。易燃
烯丙基二硫化物 [洋葱化物（CAS: 2179-59-1）]：黏膜刺激物和催泪药	0.5ppm，SEN			带有刺激性气味的液体。合成增味剂和食品添加剂。热分解产物包括氧化硫烟雾
α-氧化铝 [氧化铝（CAS: 1344-28-1）]：疑有纤维原性的刺激性粉尘。纳米颗粒形式可能还有其他作用	1mg/m³（不溶铝化合物，可吸入）			"McIntyre 粉末"。主要成分是氧化铝。以前专门作为吸入剂用于预防暴露于二氧化硅的矿工的肺部疾病，但因缺乏疗效而终止。
铝金属（CAS: 7429-90-5）：粉尘对眼睛和呼吸道有轻微的刺激作用。已有报道指出长期吸入大量氟化铝粉或氧化铝粉会造成肺纤维化（沙弗病）。铝精炼中的急性暴露（"铝房"）可能导致哮喘样反应。生产精炼的工业过程可能增加工人患癌症的发生率。肾功能不全的职业性暴露与骨骼毒性有关	1mg/m³（金属和不溶化合物，可吸入）	0 3 1（粉）		容易氧化。与空气混合时，细粉和薄片样状态下易燃易爆。与酸和强碱溶液反应生成易燃氢气。铝土矿/矿石可能含有微量的铍
磷化铝（CAS: 20859-73-8）：与潮湿空气接触会产生磷化氢气体。对呼吸道刺激性极强。"磷化物"		4 2W		与磷化锌相类似，以干粉或颗粒状态在住宅、筒仓、棚车等处作用。可能发生潮湿蒸汽，结构潮湿暴露
4-氨基二苯 [对氨基联苯，对苯胺（CAS: 92-67-1）]：膀胱癌相关的致癌物质（IARC 1）。可导致高铁血红蛋白症	S，A1 OSHA CA NIOSH CA			无色晶体。以前用作橡胶抗氧化剂和染料中间体。存在于香烟烟雾中
2-氨基吡啶（CAS: 504-29-0）：轻度刺激性。强效中枢神经系统刺激剂。易被皮肤吸收。体征和症状包括头痛、头晕、恶心、血压升高和抽搐	0.5ppm	5ppm		无色晶体，具有独特的气味。20℃（68 ℉）时的蒸汽压非常低。易燃。人类的大部分经验来源于它在某些神经系统疾病中作为药物治疗的应用
甲酰胺 [3-氨基-1,2,4-三唑（CAS: 61-82-5）]：轻度刺激性。易被皮肤吸收。过度接触会导致急性肺损伤。在动物实验中显示大剂量对动物胎儿的发育有不利影响。动物实验中有致癌性（IARC 3）	0.2mg/m³，A3 NIOSH CA			用作除草剂。晶体。外观和一些危险特性因配方而异

续表

健康危害概述	ACGIH TLV	危险浓度	NFPA代码 H F R	注释
氨气（CAS：7664-41-7）：腐蚀性；重者可灼伤眼睛和皮肤。蒸汽对眼睛和呼吸道有强烈刺激；有肺水肿的报道。严重的反应与无水氨或浓氨氢溶液有关	25ppm	300ppm ERPG-1：25ppm ERPG-2：150ppm ERPG-3：750ppm	3 1 0	无色气体或水溶液。刺激性气味和刺激性有很好的警示性能。脱水氨易燃。分解产物包括氮氧化物。尽管产品式广泛用于工业中，但更常用于农业及制冷剂的制作
氯化铵（CAS：12125-02-9）：对皮肤、眼睛和呼吸道有刺激性	10mg/m³			细碎、无味、白色颗粒。加热或燃烧时分解，产生有毒和刺激性的烟雾（氮氧化物、氨和氯化氢）。电镀作业中可能会产生大量烟尘
乙酸正戊酯（CAS：628-63-7）：能使皮肤脱脂，产生皮炎。高浓度时会抑制中枢神经系统。高浓度的暴露剂量可能可引起可逆的肾损伤	50ppm	1000ppm	1 3 0	无色液体。在TLV阈限值以下可检测到的类似香蕉的气味，有很好的警示性能。20℃（68 ℉）时的蒸汽压为4mmHg。易燃
醋酸仲戊酯[醋酸α-甲基丁酯（CAS：626-38-0）]：能使皮肤脱脂，蒸汽对眼睛和呼吸道有轻度刺激。产生皮炎。高浓度时会抑制中枢神经系统。高浓度的暴露剂量可能会引起可逆的肾损伤	50ppm	1000ppm	1 3 0	无色液体。在TLV阈限值以下可检测到的水果气味，有很好的警示性能。20℃（68 ℉）时的蒸汽压为7mmHg。易燃
苯胺[氨基苯（CAS：62-53-3）]：直接接触眼睛会引起轻微刺激，可能会损伤角膜。高铁血红蛋白症的致导剂。可导致高铁血红蛋白血症。易被人和皮肤吸收。动物实验中有致癌性（IARC 3）	2ppm，S，A3 NIOSH CA	100ppm	220	无色至棕色黏稠液体。在TLV阈限值以下就有明显的胺味和轻微的眼睛刺激，有很好的警示特性。20℃（68 ℉）时的蒸汽压为0.6mmHg。易燃。分解产物包括氮氧化物
邻茴香胺（CAS：29191-52-4）：轻微的皮肤过敏剂，会引起皮炎。可导致高铁血红蛋白血症。易通过皮肤吸收。动物实验中有致癌性（IARC 2B）	0.5mg/m³，S，A3 NIOSH CA	50mg/m³	210	无色、红色或黄色液体，带有胺的难闻气味。20℃（68 ℉）时的蒸汽压小于0.1mmHg。易燃。主要用于染料工业
锑及其盐类[三氯化锑、五氯化锑（CAS：7440-36-0）]：粉尘和烟雾会刺激眼睛、皮肤和呼吸道。可因二氧化硅污染而产生毒性。三氧化二锑（CAS：1309-64-4）在动物实验中具有致癌性，而三氧化二锑生产工人中的致癌性证据有限（IARC 2B）	0.5mg/m³（以Sb计）A2（三氧化二锑）	50mg/m³（Sb计）		该金属为银白色，蒸汽压极低。一些化合物盐与空气接触会释放氯化氢
α-萘硫脲[ANTU（CAS：86-88-4）]：易被人和皮肤吸收。食入可能导致肺水肿和损伤；反复接触可损害甲状腺和肾上腺，导致甲状腺功能减退。α2-萘胺（人的膀胱致癌物）可能会造成微量污染	0.3mg/m³，S	100mg/m³		无色至灰色固体粉末。无臭。灭鼠剂。分解产物包括氮氧化物和二氧化硫
氩气（CAS：7440-37-1）：单纯的窒息剂				惰性气体，无色无味，比空气重。在狭窄的空气中释放可能发生氧的大量置换
砷（CAS：7440-38-2）：对眼睛和皮肤有刺激性；已有色素过度沉着，过度角化和皮肤癌报道。可引起骨髓抑制，周围神经病变以及胃肠道、肝脏和心脏损伤。实验动物发现一些砷化合物对胎儿发育有不利影响。职业暴露与皮肤癌、呼吸道肿瘤和肝肿瘤和肝癌有关（IARC 1）	0.01mg/m³（以砷计），A1 OSHA CA NIOSH CA	5mg/m³（以砷计）		晶体呈灰色。非晶形可以是黄色或黑色。物质形态各异。在372℃（701 ℉）时约为1mmHg。蒸汽压非常低，常温

续表

健康危害概述	ACGIH TLV	危险浓度	NFPA代码 H	F	R	注 释
砷化氢（CAS：7784-42-1）：剧毒溶血剂。症状包括腹痛、黄疸、血红蛋白尿和肾衰竭。据报道，低水平的慢性暴露可引起贫血	0.005ppm NIOSH CA	3ppm ERPG-2：0.5ppm ERPG-3：1.5ppm	4	4	2	无色气体，有难闻的大蒜味。易燃。分解产物包括三氧化二砷和砷烟。用于半导体行业
石棉（温石棉，铁石棉，青石棉，透闪石，叶蜡石）包括石棉沉滞症（肺纤维化），肺癌，间皮瘤，甚至可导致消化道癌症（IARC 1）。	每平方厘米0.1纤维（呼吸性纤维），A1 OSHA CA NIOSH CA					暴露可能发生在先前石棉使用现场的拆除工作中。毒性迹象通常至少延迟15～30年
沥青烟（CAS：8052-42-4）：蒸汽和烟雾可刺激眼睛、皮肤和呼吸道。皮肤接触会产生色素沉着，皮炎或光敏反应。某些成分在动物实验中具有致癌性（IARC 2B）	0.5mg/m³（可吸入部分）NIOSH CA					有难闻的气味。沥青是链烷烃，芳香烃和杂环烃的复杂混合物，是通过从石油中蒸出较轻的烃所残留的烃部分氧化而形成
阿特拉津[2-氯-4-乙基氨基-6-异丙基氨基-三嗪（CAS：1912-24-9）]：皮肤和眼睛刺激性（IARC 3）	2mg/m³（可吸入部分）					无色晶体。蒸汽压可忽略不计。对光轻度敏感。是最常用的三嗪除草剂
谷硫磷[Guthion（CAS：86-50-0）]：低效力有机磷抗胆碱酯酶杀虫剂。需要代谢激活	0.2mg/m³（可吸入部分和蒸汽），S, SEN	10mg/m³				褐色蜡状固体。蒸汽压可忽略不计。不易燃。分解产物包括二氧化硫、氮的氧化物和磷酸
钡及其可溶性化合物（CAS：7440-39-3）：粉末对眼睛、皮肤和呼吸道有轻度刺激性。尽管不是工作场所暴露的典型现象，但摄入可溶性钡盐（与可溶性的不溶性药物相反）与肌肉麻痹有关	0.5mg/m³（以钡计）	50mg/m³（以钡计）				大多数可溶性钡化合物（如氯化钡，碳酸钡）是无味的白色固体。碳元素钡在空气中接触时会自燃，并与水反应成易燃的氢气。碳酸钡是一种杀鼠剂。苯甲酸钡是一种爆炸催化剂
苯菌灵[1-（丁基氨基甲酰基）-2-苯并咪唑-氨基甲酸甲酯，苯甲酸甲酯酸酯（CAS：17804-35-2）]：氨基甲酸酯胆碱酯酶抑制剂。对眼睛和皮肤有轻微刺激。通过各种途径对动物的实验提示其具有低全身毒性。有动物实验表明其对胎儿发育有不利影响	1mg/m³（可吸入部分），SEN, A3					白色结晶固体。20℃（68℉）时的蒸汽压可忽略不计。外观和某些危险特性随配方而异
苯（CAS：71-43-2）：蒸汽对眼睛和呼吸道有轻度刺激。能被所有途径很好地吸收。高水平对中枢神经系统有抑制，症状包括头痛、恶心、震颤、心律失常和昏迷。慢性暴露与造血系统抑制、再生障碍性贫血和白血病相关（IARC 1）	0.5ppm, S, A1 OSHA CA NIOSH CA	500ppm ERPG-1：50ppm ERPG-2：150ppm ERPG3：1000ppm	1	3	0	无色液体。芳香烃的气味接近50ppm。20℃（68℉）时的蒸汽压为75mmHg。易燃。通用术语"苯甲醛"。通常用于汽油或类汽油的溶剂，可能不等同于各苯材料
联苯胺[对二氨基二苯基（CAS：92-87-5）]：极易被吸入和皮肤吸收。暴露可导致膀胱癌（IARC 1）	S, A1 OSHA CA NIOSH CA					白色或微红色晶体。分解产物包括氮氧化物。可在染料，橡胶工业和分析实验室中找到
过氧化苯甲酰（CAS：94-36-0）：灰尘会刺激皮肤、眼睛和呼吸道。皮肤致敏剂（IARC 3）	5mg/m³	1500mg/m³				白色颗粒或结晶固体。有微弱的气味。20℃（68℉）时的蒸汽压可忽略不计。强氧化剂，能与可燃物发生反应。在75℃（167℉）时分解。在高温下不稳定，并且易爆炸

续表

健康危害概述	ACGIH TLV	危险浓度	NFPA代码 H	F	R	注释
苄基氯[α-氯甲基)苯（CAS:100-44-7）]：对皮肤和眼睛有强烈刺激性。强效催泪药。蒸气对呼吸道刺激很强。中毒症状包括虚弱、头痛和频躁不安。可能会伤害肝脏。在动物实验中，致癌和对胎儿发育有影响的不利证据有限（IARC 2A）	1ppm, A3	10ppm	3	2	1	无色液体，刺激性气味接近1ppm。20℃（68 ℉）时的蒸汽压为0.9mmHg。易燃。分解产物包括光气和氯化氢
铍（CAS:7440-41-7）：高度暴露于粉尘和烟雾中会刺激眼睛、皮肤和呼吸道。但更重要的是，长期低水平接触氧化铍粉尘会产生间质性肺疾病（铍病或慢性铍病，是一种类结节病，人体致癌性的证据有限（IARC 1）外表现。动物实验中有致癌性	0.000 05ppm（可吸入部分）, S, SEN, A1 NIOSH CA	4mg/m³（以铍计）, ERPG-2: 25μg/m³, ERPG-3: 100μg/m³	3	1	0	银白色金属或灰尘。与某些酸反应生成易燃氢气。核能和航天工人会接触。可能存在于任何特种金属合金或陶瓷制造过程中；自然界的铝土矿中存在微量，所以铝冶炼中会有暴露；牙医学中也有暴露风险
联苯[双苯]（CAS:92-52-4）：烟气对眼睛有轻微刺激性。长期过度接触可引起支气管炎和肝损伤。周围神经病变和中枢神经系统损伤也有报道	0.2ppm	100mg/m³	1	1	0	白色结晶。气味异常但可具有芳香。易燃。以往在作纸的防霉处理剂（如在包装柑橘中）。据报道，在这种情况下暴发了帕金森病
双酚A [BPA（CAS:80-05-7）]：由于食物和环境污染而引起的慢性暴露可能会影响生殖和发育，会成为"内分泌干扰物"	NIOSH CA					工业上广泛用作碳酸酯塑料、环氧树脂的配方以及其他塑料的添加剂。残留未反应的BPA会导致暴露的发生
硼酸盐，硼砂（CAS:1303-96-4）：粉尘对眼睛、皮肤和呼吸道有强烈刺激性。与组织的水分接触可能会引起灼伤，因为硼酸盐的水合作用会产热	2mg/m³（可吸入部分）					白色或浅灰色固态晶体。无味。
氧化硼（CAS:1303-86-2）：与水蒸气接触会生成硼酸。职业性接触粉尘会刺激眼睛或皮肤。动物实验表明对睾丸有不良影响	10mg/m³	2000mg/m³				无色玻璃状颗粒、薄片或粉末。无嗅。不易燃
三溴化硼（CAS:10294-33-4）：腐蚀性；直接接触可能会导致严重的皮肤和眼睛灼伤。蒸汽对眼睛和呼吸道有强刺激性	1ppm（C）	1ppm	3	0	2 W	无色挥发性液体。与水反应形成溴化氢和硼酸。在14℃（57 ℉）时的蒸汽压为40mmHg
三氟化硼（CAS:7637-07-2）：腐蚀性；通过组织水分解为氢氟酸。可导致严重的皮肤和眼睛灼伤。蒸汽强烈刺激眼睛、皮肤和呼吸道	1ppm（C）	25ppm, ERPG-1: 2mg/m³, ERPG-2: 30mg/m³, ERPG-3: 100mg/m³	4	0	1	无色气体。气味阈值接近2mg/m³。与潮湿的空气接触会产生浓烈的白色刺激性烟雾。这些烟雾包含硼酸和氟化氢
溴（CAS:7726-95-6）：腐蚀性。可能导致严重的皮肤和眼睛灼伤。蒸汽对眼睛和呼吸道有强烈的刺激性；可能导致肺水肿，重度暴露数小时后，皮肤上可能会暴发麻疹	0.1ppm	3ppm, ERPG-1: 0.1ppm, ERPG-2: 0.5ppm, ERPG 3: 5ppm	3	0	0 Ox	浓红色棕色挥发性液体。刺激性气味，低于TLV阈值就有气味和刺激性。具有良好的警示性能。20℃（68 ℉）时的蒸汽压为175mmHg。不易燃。高反应性。在水净化（如热水浴缸）中用作氯的替代品
五氟化溴（CAS:7789-30-2）：腐蚀性。蒸汽对眼睛和呼吸道吸入极具刺激性。可导致严重的皮肤和眼睛灼伤。动物实验中长期过度暴露会引起严重的肝肾损伤	0.1ppm		4	0	3 W, Ox	淡黄色液体。刺激性气味。不易燃。高反应性。与许多金属材料并腐蚀许多金属。与酸发生强反应。分解产物包括溴和氟

续表

健康危害概述	ACGIH TLV	危险浓度	NFPA代码 H F R	注释
溴仿[三溴甲烷（CAS: 75-25-2）]：蒸汽强烈刺激眼睛和呼吸道。易被呼吸道和皮肤吸收。中枢神经系统抑制剂。可致肝肾损伤。两项初步实验表明它可能是动物致癌物（IARC 3）	0.5ppm, A3	850ppm		无色至黄色液体。似氯仿的气味和呼吸道刺激性。具有足够的警示性能。20℃（68 ℉）时的蒸汽压为5mmHg。不易燃。热分解产物包括溴化氢和溴
1-溴丙烷，1-BP（CAS: 106-94-5）]：实验提示生殖和肝毒素。人神经毒素。动物实验中有致癌性（IARC 2B）	0.1ppm, A3	46 000ppm（LEL）		在25℃（77 ℉）的蒸汽压为111mmHg。用作干洗和喷涂黏涂布剂中臭氧消耗溶剂的替代品。已有胶黏剂的职业暴露后的神经毒性的记录
1,3-丁二烯（CAS: 106-99-0）：蒸汽有轻度刺激。动物实验有抑制性。动物实验表明对生殖器官和胎儿发育会产生不利影响。动物实验提示是常见强致癌物；有证据表明工人暴露后致癌（IARC 1）	2ppm, A2 OSHA CA NIOSH CA	20 000ppm（LEL） ERPG-1: 10ppm ERPG-2: 200ppm ERPG-3: 5000ppm	2 4 2	无色气体。轻微的芳香气味具有良好的警示性能。易聚合。加入抑制剂可防止过氧化物的形成。用于形成丁苯和丙烯腈丁二烯苯乙烯（ABS）塑料
2-丁氧基乙醇[乙二醇单丁醚，丁基溶纤剂（CAS: 111-76-2）]：液体对眼睛有强烈刺激性。蒸汽对眼睛和呼吸道有刺激性。对皮肤有轻微刺激性。中枢神经系统抑制剂。易被皮肤吸收。动物实验中有肝肾毒性。生殖毒性远低于某些其他乙二醇醚（例如乙二醇单甲醚）（IARC 3）	20ppm, A3	700ppm	3 2 0	无色液体。带有浓淡的醚味。在TLV阈值以下就有刺激，具有良好的警示性能。20℃（68 ℉）时的蒸汽压为0.6mmHg。易燃。
乙酸正丁酯（CAS: 123-86-4）：蒸汽刺激眼睛和呼吸道。高水平时对中枢神经系统有抑制性。动物实验中对胎儿发育有不利影响的证据有限	150ppm （建议50ppm）	17 000ppm（LEL） ERPG-1: 5ppm ERPG-2: 200ppm ERPG-3: 3000ppm	2 3 0	无色液体。水果气味，具有良好的警示性能。20℃（68 ℉）时的蒸汽压为10mmHg。易燃。
乙酸仲丁酯[乙酸2-丁醇酯（CAS: 105-46-4）]：蒸汽对眼睛和呼吸道有刺激性。高水平时对中枢神经系统有抑制性	200ppm （建议50ppm）	1700ppm（LEL）	1 3 0	
乙酸叔丁酯[乙酸叔丁酯（CAS: 540-88-5）]：蒸汽会刺激眼睛和呼吸道。高水平时对中枢神经系统有抑制性	200ppm （建议50ppm）	1500ppm（LEL）		
丙烯酸正丁酯（CAS: 141-32-2）：对皮肤和眼睛有强烈刺激性。可导致角膜坏死。蒸汽对眼睛和呼吸道有强烈刺激性。基于结构类似物，含丙烯酸酯部分的化合物可能是致癌物（IARC 3）	2ppm, SEN	ERPG-1: 0.05ppm ERPG-2: 25ppm ERPG-3: 250ppm	3 2 2	无色液体。气味阈值接近0.05ppm。20℃（68 ℉）时的蒸汽压为3.2mmHg。易燃。含有防止聚合的抑制剂
正丁醇（CAS: 71-36-3）：直接接触有刺激性。蒸汽轻度刺激眼睛和呼吸道。高水平对中枢神经系统有抑制性。听力损失和前庭损害与慢性的职业暴露相关	20ppm	1400ppm（LEL）	2 3 0	无色液体。在TLV阈值以下就有强烈的气味和刺激性，具有良好的警示性能。易燃
仲丁醇（CAS: 78-92-2）：蒸汽轻度刺激眼睛和呼吸道。高水平时对中枢神经系统有抑制性	100ppm	2000ppm	2 3 0	无色液体。在TLV阈值以下就有芳香味，具有良好的警示性能。20℃（68 ℉）时的蒸汽压为13mmHg。易燃
叔丁醇（CAS: 75-65-0）：蒸汽轻度刺激眼睛和呼吸道。高水平时对中枢神经系统有抑制性	100ppm	1600ppm	2 3 0	无色液体。在TLV阈值以下就有樟脑气味，具有良好的警示性能。20℃（68 ℉）时的蒸汽压为31mmHg。易燃。

健康危害概述	ACGIH TLV	危险浓度	NFPA代码 H F R	注 释
正丁胺（CAS: 109-73-9）：苛性碱。直接接触液体对眼睛和皮肤有强烈刺激性。可导致严重灼伤。蒸汽高度刺激眼睛和呼吸道。可导致组胺释放	5ppm（C），S	300ppm	3 3 0	无色液体。在阈限值以下就有氨气或鱼腥气味，具有良好的警示性能。20℃（68 °F）时的蒸汽压为82mmHg。易燃
铬酸叔丁酯（CAS: 1189-85-1）：液体对眼睛和皮肤有强烈刺激性。蒸汽或雾气可刺激眼睛和呼吸道。具有肝、肾毒素。与其他六价铬化合物类似，可能致癌。没有IARC评估	0.1mg/m³（C）（以CrO₃计），S NIOSH CA	15mg/m³（以 Cr VI计）		液体。可与水反应
正丁基缩水甘油醚［BGE，脱水山梨醇基丙烷，1,2-环氧-3-丁氧基丙烷（CAS: 2426-08-6）］：刺激眼睛和皮肤。蒸汽刺激可引起呼吸道和胃肠道不适。中枢神经系统抑制剂。反复接触会引起过敏性皮炎。在动物实验中，中等剂量可致睾丸萎缩和造血干细胞损伤	3ppm，S，SEN	250ppm		无色液体。20℃（68 °F）时的蒸汽压3mmHg。用于环氧树脂配方
乳酸正丁酯（CAS: 138-22-7）：蒸汽刺激眼睛和呼吸道。接触的工人会发生困倦、头痛、恶心和呕吐等	5ppm		1 2 0	无色液体。20℃（68 °F）时的蒸汽压为0.4mmHg。易燃
正丁基硫醇［丁硫醇（CAS: 109-79-5）］：蒸汽轻度刺激眼睛和呼吸道。动物实验在高暴露水平下发生肺水肿。高水平对中枢神经系统有抑制性。动物实验中高剂量对胎儿发育产生不利影响的证据有限	0.5ppm	500ppm	1 3 0	无色液体。强烈而令人反感的大蒜味。20℃（68 °F）时的蒸汽压35mmHg。易燃
邻仲丁基苯酚（CAS: 89-72-5）：长时间直接接触会腐蚀皮肤；可致烧伤。蒸汽轻度刺激眼睛和呼吸道	5ppm，S			液体
对叔丁基甲苯（CAS: 98-51-1）：直接接触会刺激皮肤。脱脂而引起皮炎。蒸汽刺激眼睛和呼吸道。中枢神经系统抑制剂。动物实验中高剂量对胎儿发育产生不利影响的证据有限	1ppm	100ppm	1 2 0	无色液体。在TLV阈限值以下就有汽油样气味和刺激性，具有良好的警示性能。20℃（68 °F）时的蒸汽压为82mmHg。易燃
γ-丁内酯（CAS: 96-48-0）：代谢物为γ-羟基丁酸（GHB），因此可能发生中枢抑制和呼吸抑制（IARC 3）				工业溶剂。包含在某些"无丙酮"指甲油去除剂中（现在在美国受到限制，因为它是GHB的前体）。20℃（68 °F）时的蒸汽压为1.5mmHg
镉及其化合物（CAS: 7440-43-9）：急性接触烟雾和粉尘可损伤呼吸道；可发生肺水肿。慢性暴露可能导致肾损伤和肺损伤。动物实验中对睾丸和胎儿发育产生不利影响。镉及其些化合物在动物实验中具有致癌性。有关人类致癌性的直接证据有限（IARC 1）	0.01mg/m³（总粉尘，以Cd计），0.002mg/m³（可呼吸分数，以Cd计），A2 OSHA CA NIOSH CA	9mg/m³（灰尘和烟雾，以Cd计）		化合物的颜色各不相同。加热或燃烧时，释放烟雾。警示性能通常较差。金属在394℃（741 °F）时的蒸汽压为1mmHg。可与酸反应生成易燃氢气。"银焊料"通常包含镉

续表

健康危害概述	ACGIH TLV	危险浓度	NFPA代码 H　F　R	注　释
氰胺化钙 [碳化钙，石灰氮 (CAS: 156-62-7)]：粉尘对眼睛、皮肤和呼吸道有强烈刺激性。易引起过敏性皮炎。全身症状包括恶心、乏力、头痛、胸痛和寒战。暴露的工人同时接触酒精后可能发生类似双硫仑的作用，即"氧胺红"	0.5mg/m³			灰色结晶物质。与水反应，生成氨和易燃的乙炔。除工业接触外，用作药物的戒酒精剂
氢氧化钙 [熟石灰 (CAS: 1305-62-0)]：具有腐蚀性；可能导致眼睛严重的眼睛和皮肤的灼伤。粉尘对眼睛和呼吸道有中度刺激性	5mg/m³			白色潮解性结晶粉末。无臭
氧化钙 [石灰，生石灰 (CAS: 1305-78-8)]：具有腐蚀性。直接接触会强烈刺激眼睛和皮肤。粉尘会高度刺激皮肤、眼睛和呼吸道	2mg/m³	25mg/m³		白色或灰色固体粉末。无臭。水合产生热量
合成樟脑 (CAS: 76-22-2)：直接接触会刺激眼睛和皮肤。蒸汽刺激眼睛和鼻子；可致嗅觉丧失。过量摄入会导致惊厥，但工业暴露的典型剂量则不会	2ppm	200mg/m³	2　2　0	无色玻璃状固体。近TLV阈值时产生的尖锐，难闻的芳香气味。警示性佳：20℃(68℉)时的蒸汽压为0.18mmHg。易燃
己内酰胺 (CAS: 105-60-2)：直接接触会强烈刺激眼睛和皮肤。蒸汽、尘土和烟雾对眼睛和呼吸道有强烈刺激性。动物实验中会引起惊厥	5mg/m³（可吸入部分和蒸汽）			白色固体晶体。难闻的气味。120℃(248℉)时的蒸汽压为6mmHg。热分解产物的氧化物。用于6号尼龙的生产；聚合产物中的脱气过程也可以检测到己内酰胺
敌菌丹 [四氯丹 (CAS: 2425-06-1)]：粉尘会刺激眼睛、皮肤和呼吸道。可引起光敏性皮炎。动物实验中有致癌性。(IARC 2A)	0.1mg/m³ S NIOSH CA			白色固态晶体。独特的刺激性气味。杀菌剂。热分解产物包括氯化氢和氰或硫的氧化物
氨基甲酸酯 [1-萘基N-甲基氨基甲酸酯，西维因 (CAS: 63-25-2)]：氨基甲酸酯型胆碱酯酶抑制剂。动物实验表明高剂量对胎儿发育会产生不利影响 (IARC 3)	0.5mg/m³（可吸入部分和蒸汽），S	100mg/m³		无色，白色或灰色固体。无臭。20℃(68℉)时的蒸汽压为0.05mmHg。分解产物包括氮和甲胺的氧化物
呋喃丹 [2,3-二氢-2,2'-二甲基-7-苯并呋喃基N-甲基氨基甲酸酯 (CAS: 1563-66-2)]：氨基甲酸酯型胆碱酯酶抑制剂。不易被皮肤吸收	0.1mg/m³（可吸入部分和蒸汽）			白色固态晶体。无臭。在33℃(91℉)时的蒸汽压为0.000 05mmHg。热分解产物含氮氧化物
炭黑 [碳 (CAS: 1333-86-4)]：可引起眼睛和呼吸道刺激。动物实验中导致肺致癌 (IARC 2B)	3mg/m³（可吸入蒸汽）A3 NIOSH CA			极细粉末形式的元素碳；可能吸附多环有机物
二氧化碳 [碳酸，干冰 (CAS: 124-38-9)]：急性窒息药及中枢神经系统抑制剂。高水平暴露会导致呼吸急促、气短、头痛和其他神经系统症状和体征，甚至昏迷	5000ppm	40 000ppm		无色无味气体。不易燃。重于空气。自然条件(地质，包括煤矿)和人为活动(工业发酵，干冰升华)中均可触发暴露。在封闭的空间中危害较大

续表

健康危害概述	ACGIH TLV	危险浓度	NFPA代码 H F R	注释
二硫化碳（CAS: 75-15-0）：蒸汽对眼睛和呼吸道有轻度刺激。中枢神经系统抑制剂，高浓度引起昏迷。能被所有途径很好地吸收。急性症状包括头痛、头晕、焦虑和乏力。可能发生神经疾病，如帕金森综合征和精神病。肝肾毒素。引起卒中和心脏病的致动脉粥样硬化剂。在动物和人类实验中能影响两性的生殖系统。动物实验表明对胎儿发育会产生不利影响	1ppm, S	500ppm ERPG-1: 1ppm ERPG-2: 50ppm ERPG-3: 500ppm	3 4 0	无色至浓黄色液体。在TLV阈限值以下会产生难闻的气味，具有良好的警示性能。20℃（68℉）时的蒸汽压为300mmHg。极易燃。主要用途是粘胶制造，也可用于化学合成和工业溶剂。曾用作农业熏蒸剂。它是农药威百亩的环境分解产物之一，也是药用双硫仑的代谢产物
一氧化碳（CAS: 630-08-0）：与血红蛋白结合，形成羧基血红蛋白并引起细胞缺氧。心脏病患者更容易受影响。休征和症状包括头痛、头晕、昏迷和抽搐。重度中毒后可能发生永久性中枢神经系统损害，对胎儿发育有不利影响	25ppm	1200ppm ERPG-1: 200ppm ERPG-2: 350ppm ERPG-3: 500ppm	2 4 0	无色无味气体。没有警示性能。室内是重要的暴露源，包括室内使用的内燃机，结构火灾有故障有加热器。它是美国环境保护署规定的环境空气标准污染物。溶剂二氯甲烷和防腐剂碘仿均代谢为一氧化碳
四溴化碳 [四溴甲烷（CAS: 558-13-4）]：直接接触会对眼睛产生强烈刺激。蒸汽高度刺激眼睛和呼吸道。肝脏和肾脏也可能是靶器官	0.1ppm			白色至黄棕色固体。在96℃（204℉）时的蒸汽压力为40mmHg。不可燃。热分解产物可能含溴化氢和溴
四氯化碳 [四氯甲烷（CAS: 56-23-5）]：直接接触会对眼有轻度微刺激性。中枢神经系统抑制剂。可导致心律失常。对肾脏和肝脏有刺激。酗酒会增加肝毒性的风险。动物实验中有致癌性（IARC 2B）	5ppm, S, A2 NIOSH CA	200ppm ERPG-1: 20ppm ERPG-2: 100ppm ERPG-3: 750ppm	3 0 0	无色。类醚气味。警示性能不强（气味阈值接近20ppm）。20℃（68℉）时的蒸汽压为91mmHg。不易燃。分解产物包括氯化氢、氯气和光气。会污染传统灭火器
碳酰氟 [COF2（CAS: 353-50-41）]：对眼睛和呼吸道刺激性极强。可导致肺水肿。其水解的氢氟酸有毒性	2ppm			无色无味气体。与水接触会分解产生氢氟酸。可以是全氟化碳。用于农药的工业化学合成和其他有机化学品合成
邻苯二酚 [1,2-苯二酚（CAS: 120-80-9）]：对眼睛和呼吸道刺激性极强。直接接触时刺激极强；全身毒性类似于苯酚。易经皮肤吸收。高剂量时，重者可能导致皮肤深层灼伤，但邻苯二酚可能更容易引起抽搐和肝脏损伤（IARC 2B）	5ppm S, A3		3 1 0	无色固态晶体。用于农药的工业化学合成和其他化学品合成
铊（氧化物或盐）：稀有元素。烟尘接触可导致人间质性肺疾病				用于玻璃抛光的"胭脂"成分；弧光灯使用和特殊应用产生的烟雾。是建议的柴油添加剂
氢氧化铯（CAS: 21351-79-1）：具有腐蚀性。直接接触时可导致严重灼伤。粉尘刺激眼睛和呼吸道	2mg/m³			无色或黄色晶体。可吸收空气中的水分。蒸汽压可忽略不计
氯胺 [一氯胺（CAS: 10599-90-3）]：蒸汽刺激眼睛和呼吸道。液体对皮肤有刺激性。IARC 3。密切相关的部分包括二氯胺和三氯胺（三氯化氮）				25℃时为无色或无色黄色液体。极易溶于水。当混合使用漂白剂氨水清洁剂或尿液与氯化水接触时，通常会生成一、二、三氯胺的混合物。可来自氯化泳池的少量废气。职业接触包括农产品洗涤、包装和水消毒
氯丹（CAS: 57-74-9）：刺激皮肤。中枢神经系统惊厥剂。皮肤吸收迅速并可引起抽搐和死亡。肝毒性。动物实验具有致癌性（IARC 2B）	0.5mg/m³, S, A3 NIOSH CA	100mg/m³		粘性琥珀色液体。各种制剂的外观不同。有氯味。20℃（68℉）时的蒸汽压为0.000 01mmHg。不易燃。热分解产物包括氯化氢、光气和氯气。自1990年以来，美国禁止使用农药

续表

健康危害概述	ACGIH TLV	危险浓度	NFPA代码 H F R	注　释
氯化莰烯 [毒杀芬 (CAS: 8001-35-2)]: 直接接触有中度刺激性。中枢神经系统惊厥剂。急性中毒症状包括恶心、意识模糊、震颤和抽搐。易被皮肤吸收。潜在皮肤损伤	0.5mg/m³, S, A3 NIOSH CA	200mg/m³		蜡状琥珀色固体。各种制剂的外观不同。松节油般的气味。20℃ (68°F) 时的蒸汽压为0.3mmHg。自1990年以来，美国禁止使用农药
氯化二苯醚 (CAS: 55720-99-5): 即使很小的暴露量，也可导致氯痤疮。动物实验显示慢性暴露有肝毒素。中毒体征和症状包括胃肠道不适、黄疸和乏力。另请参阅 "二噁英"	0.5mg/m³	5mg/m³		蜡状固体或液体。20℃ (68°F) 时的蒸汽压为0.000 06mmHg
氯 (CAS: 7782-50-5): 对眼睛、皮肤和呼吸道有强烈刺激性。可发生严重的烧伤和肺水肿。中毒症状包括流泪、喉咙痛、头痛、咳嗽和喘息。高浓度时可能通过喉头快速水肿引起组织肿胀和气道阻塞	0.5ppm	10ppm ERPG-1: 1ppm ERPG-2: 3ppm ERPG-3: 20ppm	4　0　0 Ox	琥珀色液体或黄绿色气体。接近TLV阈限值时具有刺鼻的醋味和刺激性，具有足够的警示性能。酸性清洁剂与次氯酸盐漂白剂混合时会产生。主要由运输和水处理事故及工业漂白产生
二氧化氯 [过氧化氯 (CAS: 10049-04-4)]: 对眼睛和呼吸道刺激性极强。中毒症状和体征和基本同氯气中毒，二氧化氯毒性更强	0.1ppm	5ppm ERPG-2: 0.5ppm ERPG-3: 3ppm		黄绿色或橙色气体或液体。TLV阈限值时具有强烈气味。警示性能好。与水反应生成高氯酸。在光、热或冲击下爆炸分解，产生氯气。漂白剂广泛用于造纸工业
三氟化氯 (CAS: 7790-91-2): 与组织水接触后，水解为氯、氟化氢和二氧化氯。对眼睛、皮肤和呼吸道刺激性极强；可能导致严重的烧伤或迟发性肺水肿	0.1ppm (C)	20ppm ERPG-1: 0.1ppm ERPG-2: 1ppm ERPG-3: 10ppm	4　0　3 W, Ox	黄绿色或无色液体、气体或白色固体。近0.1ppm时具有甜味。不易燃。与水发生反应，生成氟化氢和氯气。用作燃烧和火箭燃料添加剂
氯乙醛 (CAS: 107-20-0): 直接接触时具有腐蚀性；会导致严重灼伤。蒸汽对眼睛、皮肤和呼吸道极具刺激性	1ppm (C)	45ppm	3　1　0	无色液体，具有刺激性气味。20℃ (68°F) 时的蒸汽压为100mmHg。易燃。易聚合。热分解产物包括光气和氯化氢
α-氯苯乙酮 (CAS: 532-27-4): 催泪性气体 [催泪剂]。对黏膜和呼吸道刺激性极强。极高的吸入暴露量可能会导致下呼吸道伤害。强效皮肤致敏剂	0.05ppm	15mg/m³	3	在接近TLV阈限值时会出现强烈的刺激性气味和刺激感，具有良好的警示性能。20℃ (68°F) 时的蒸汽压为0.012mmHg。常见的人群控制剂
氯苯 [一氯苯 (CAS: 108-90-7)]: 具刺激性；蒸汽刺激眼睛和呼吸道。皮肤灼伤。长期接触可能导致氯痤疮。中枢神经系统抑制剂。可能导致高铁血红蛋白血症。动物实验中，长时间暴露在高水平下导致肝、肝和肾损伤	10ppm, A3	1000ppm	3　3　0	无色液体。低于TLV阈限值有芳香气味，良好的警示性能。20℃ (68°F) 时的蒸汽压为8.8mmHg。易燃。热分解产物包括氯化氢和光气
邻氯亚苄丙二腈 [催泪气, OCBM, CS (CAS: 2698-41-1)]: 直接接触时极具刺激性。可导致严重灼伤。气溶胶刺激眼睛对黏膜和上呼吸道刺激性极强。极高的吸入暴露量会导致下呼吸道伤害。中毒症状包括头痛、恶心和呕吐，重者可有眼睛刺激、流涎过多和咳嗽	0.05ppm (C), S	2mg/m³ ERPG-1: 0.005mg/m³ ERPG-2: 0.1mg/m³ ERPG-3: 25mg/m³		白色固体晶体。0.005mg/m³的浓度出现胡椒味。20℃ (68°F) 时蒸汽压远低于1mmHg。常见的人群控制剂
氯溴甲烷, Halon 1011 (CAS: 74-97-5): 直接接触轻度刺激眼睛和呼吸道。中枢神经系统抑制剂。在高暴露量下可能会使人眩晕、头痛、恶心、癫痫发作和昏迷。动物实验中长期中长期高剂量会造成肝肾损害	200ppm	2000ppm		无色至浅黄色液体，远低于TLV阈限值时即有香甜宜人的气味。20℃ (68°F) 时的蒸汽压为117mmHg。热分解产物包括氯化氢、溴化氢和光气

续表

健康危害概述	ACGIH TLV	危险浓度	NFPA代码 H	F	R	注　释
二氟氯甲烷 [氟利昂 22 (CAS: 75-45-6)]：直接接触有刺激性。蒸汽轻度刺激眼睛和呼吸道。中枢神经系统抑制剂。高水平接触可能会导致心律失常。动物实验有证据表明，高剂量对胎儿的胎儿发育有不利影响 (IARC 3)	1000ppm					无色，几乎无味的气体。不易燃。热分解产物可含氟化氢。广泛使用的商业制冷剂（如在海鲜业制冷业中）
氯仿 [三氯甲烷 (CAS: 67-66-3)]：直接接触会有轻微刺激性；长时间接触可能导致皮肤炎。蒸汽对眼睛和呼吸道有轻度刺激。中枢神经系统抑制剂。高浓度 (15 000～20 000ppm) 时会导致昏迷和心律失常。有肝肾损害。动物实验表明对胎儿发育有不利影响。动物实验中有致癌性 (IARC 2B)	10ppm, A3 NIOSH CA	500ppm ERPG-2: 50ppm ERPG-3: 5000ppm	2	0	0	无色液体。令人愉快的甜味。不易燃。20℃ (68 ℉) 时的蒸汽压为160mmHg。热分解产物包括氯化氢、光气和氯气
双（氯甲基）醚 [BCME (CAS: 542-88-1)]：一种人肺致癌物 (IARC 1)	0.001ppm, A1 OSHA CA NIOSH CA	ERPG-2: 0.1ppm ERPG-3: 0.5ppm	4	3	1	无色液体，具有令人窒息的气味。20℃ (68 ℉) 时的蒸汽压为100mmHg。用于制造离子交换树脂。甲醛与盐酸混合可形成
氯甲基甲基醚 [CMME，甲基氯甲基醚 (CAS: 107-30-2)]：蒸汽对眼睛和呼吸道有刺激性。CMME 被 (1%～7%BCME 污染) 增加工人患肺癌的风险 (IARC 1)	A2 OSHA CA NIOSH CA	ERPG-2: 1ppm ERPG-3: 10ppm	3	3	2	易燃。分解产物包括氧化物和氯化氢。用于制造离子交换树脂
4-氯-2-甲基苯氧基乙酸 [MCPA (CAS: 2698-38-6)]：胃肠道刺激物。其毒性低于相关的苯氧除草剂 2,4-D 和甲丙酸						白色结晶固体
1-氯-1-硝基丙烷 (CAS: 600-25-9)：根据动物研究，蒸汽高度刺激眼睛和呼吸道，并可引起肺水肿。高浓度水平可能会损害心肌、肝脏和肾脏	2ppm	100ppm	3	2	3	无色无味气体。近 TLV 阈值时会产生难闻的气味和刺激，有良好的警示性能。20℃ (68 ℉) 时的蒸汽压为5.8mmHg。用作杀菌剂
氯五氟乙烷 [碳氟化合物115 (CAS: 76-15-3)]：直接接触有刺激性。蒸汽轻微刺激眼睛和呼吸道。动物实验中，仅在很高浓度水平下可导致昏迷和心律失常	1000ppm					无色无味气体。热分解产物包括氟化氢和氯化氢
氯化苦 [三氯硝基甲烷 (CAS: 76-06-2)]：直接接触时有强刺激性。蒸汽对眼睛、皮肤和呼吸道极具刺激性；可导致严重肺水肿。动物实验中可导致肾脏和肝脏损伤	0.1ppm	2ppm ERPG-1: 0.075ppm ERPG-2: 0.15ppm ERPG-3: 1.5ppm	4	0	3	无色油状液体。近 TLV 阈值时会出现尖锐、刺鼻的气味、警示性能好。20℃ (68 ℉) 时的蒸汽压为20mmHg。分解产物包括氮氧化物、光气、亚硝酰氯和氯气。用作熏蒸剂，也用作有警告特性的添加剂。历史上曾用作一战化学战剂
β-氯丁二烯 [2-氯-1,3-丁二烯 (CAS: 126-99-8)]：直接接触有刺激性。蒸汽刺激眼睛和呼吸道。高水平对中枢神经系统抑制。实验动物中对胎儿发育有影响。肝和肾是主要的靶器官。实验动物致癌性证据不确切 (IARC 2B)	10ppm, S NIOSH CA	300ppm	2	3	1	无色液体。带有醚味。20℃ (68 ℉) 时的蒸汽压为179mmHg。极易燃。分解产物包括氯化氢。用于制造氯丁橡胶
邻氯甲苯 [2-氯-1-甲基苯 (CAS: 95-49-8)]：在动物实验中，直接接触会引起皮肤和眼睛刺激，抽搐和昏迷。类似甲苯及其氯化物，高蒸汽暴露导致震颤、抽搐和昏迷，可能会导致心律失常	50ppm		2	2	0	无色液体。43℃ (109 ℉) 时的蒸汽压为10mmHg。易燃

健康危害概述	ACGIH TLV	危险浓度	NFPA代码 H F R	注释
毒死蜱 [O,O-二乙基-O-(3,5,6-三氯-2-吡啶基)（CAS: 2921-88-2)]: 一种有机磷酸酯型胆碱酯酶抑制剂。可引起周围神经病变和中间皮炎。3,5,6-三氯吡啶-2-醇钠（STCP）是合成毒死蜱的重要中间体，可引起中毒，包括氯痉挛和周围神经损伤	0.1mg/m³，S（可吸入部分和蒸汽）			白色固体晶体。25℃(77 ℉) 时的蒸汽压为0.000 02mmHg。用于农药
铬酸和铬酸盐（三氧化铬、重铬酸钠、铬酸钾）: 直接接触有极具刺激性；可导致严重的眼睛和皮肤灼伤（铬溃疡）。灰尘和雾气可能发生皮肤和呼吸道过敏（哮喘）。三氧化铬是试验动物中的致癌物。某些六价铬化合物在动物实验和人体有致癌性（IARC 1）。铬Ⅲ化合物与癌症的关联较小（IARC 3）	0.5mg/m³ [三价铬化合物]，0.05mg/m³，A1（水溶性六价铬化合物），0.01mg/m³，A1（不溶性六价铬）NIOSH CA	15mg/m³（六价铬）	3 0 1 Ox（固体）	可溶性铬酸盐化合物具有水反应性。铬酸盐是混凝土制造中水泥的常见成分。六价铬暴露可能发生在金属镀层以及含铬（如不锈钢）钢的制造和焊接中。逆定的黄色颜料和釉料可以包含六价铬
铬金属和其不溶性铬盐: 与皮肤和眼睛直接接触有刺激性；能导致皮炎。铬铁合金可能与尘肺病有关	0.5mg/m³（金属，以Cr计），0.01mg/m³，A1（六价铬化合物，以铬计）OSHA CA（六价铬）	250mg/m³（二价铬化合物），25mg/m³（三价铬化合物），250mg/m³（铬金属）		铬金属，银光泽。亚铬酸铜，蓝绿色固体。无臭
氯化铬（CAS: 14977-61-8）: 与空气中的水蒸气接触后水解，生成三氧化铬、氯化氢、三氯化铬和氯。直接接触时极具刺激性；可导致严重灼伤。雾和蒸汽强烈刺激眼睛和呼吸道。某些六价铬VI化合物在动物实验和人体中都有致癌性	0.025ppm NIOSH CA			暗红色发烟液体。可与水发生反应，生成氯化氢、铬酸和氯化铬
煤焦油沥青挥发物 [颗粒多环芳烃（CAS: 65996-93-2）]: 直接接触有刺激性。可引起皮炎、痤疮、黑色素沉着和光敏化。烟雾刺激眼睛和呼吸道。动物实验和人类中有致癌物（IARC 1）	0.2mg/m³，A1 NIOSH CA	8mg/m³		由高百分比的多环芳烃组成的复杂混合物。有烟熏味。易燃。杂酚油是重要的暴露源
钴及其化合物: 直接接触有刺激性；可发生皮炎皮肤过敏。烟尘会刺激呼吸道。有慢性间质性肺炎和呼吸道致敏的报道。心脏毒性与摄入钴有关。但职业接触尚无充分证据。动物实验有证据表明具有致癌性（IARC 2B）	0.2mg/m³（单质和无机化合物，如钴），A3	20mg/m³（以钴计）		钴是黑色或灰色的无味固体。蒸汽生可忽略不计。在特种磨削和切割中使用的"硬金属"是碳化钨－钴来合金。会导致特定的暴露引起的（巨细胞）肺炎。金属对金属的含钴的钴微关节功能障引起的暴露已有发生
羰基钴（CAS: 16842-03-8）: 在动物实验中，过度暴露会产生类似于羰基镍和五羰基铁的症状。症状包括头痛、头晕、恶心、呕吐、头晕、发热和肺水肿	0.1mg/m³（以钴计）	ERPG-2: 0.9mg/m³ ERPG-3: 3mg/m³		易燃气体
铜烟、粉尘和铜盐: 直接接触时的刺激因化合物而异。铜盐更具刺激性。过敏性接触皮炎少见。灰尘和薄雾刺激呼吸道；可引起鼻黏膜溃疡。摄入铜盐可导致严重的胃肠炎、肝损伤和溶血	1mg/m³（灰尘和雾气），以Cu计），0.2mg/m³（烟气）	100mg/m³（以铜计）		盐的颜色各不相同。一般无味。农业农药中广泛应用，尤其是硫酸铜（蓝色硫酸铜）

健康危害概述	ACGIH TLV	危险浓度	NFPA代码 H	F	R	注释
棉尘：长期暴露会导致呼吸综合征，称为"棉尘肺"。症状包括咳嗽和喘息，通常在工作周内的第一天出现，并持续几天或整周，但它们可在离开工作后的1h内消退。会导致不可逆性的阻塞性气道疾病。棉花工人中也发生丁类似金属烟雾热的流感样疾病（"周一晨热"）	0.1mg/m³（胸部分）	100mg/m³				棉纺织品制造是暴露的主要来源。"梳棉机"工作（棉线生产的早期阶段）是最重要的暴露来源
杂酚油[煤焦油杂酚油（CAS: 8001-58-9）]：一种主要的刺激物、光敏剂和腐蚀性物质。直接接触会导致严重的角膜炎和角膜瘢痕形成。长时间的皮肤接触可导致化学性痤疮。色素沉着变化和严重的穿透性烧伤。接触烟雾或蒸汽会引起黏膜和呼吸道刺激。全身毒性是由苯酚和甲酚造成的。大量接触可能引起肝肾损伤。实验动物中有致癌性。已有证据表明具有人类致癌性（IARC 2A）。另请参阅"苯酚及相关化合物"	NIOSH CA		2	2	0	油性深褐色液体。外观和某些危险特性随配方而变化。刺鼻的烟雾味。易燃。杂酚油是通过对煤焦油进行分馏而产生的，但也可以源自其他化石燃料。参阅关于煤焦油沥青挥发物的条目。植物来源的"杂酚油"在过去被用作防腐材料，且无类似的致癌风险
甲酚[甲基苯酚，羟甲基苯（CAS: 1319-77-3）]：具腐蚀性。接触皮肤和眼睛可导致严重灼伤。由于对皮肤的局部麻醉作用，可能会延长接触时间。能被所有途径很好地吸收。皮肤吸收是全身中毒的主要途径。可引起高铁血红蛋白血症。中枢神经系统抑制剂。症状包括头痛、恶心和呕吐、耳鸣、头晕、乏力和神志不清。可发生严重的肺、肝和肾损伤。另请参阅"苯酚及相关化合物"	20mg/m³（吸入分数和蒸汽），S	250ppm	3	2	0	无色、黄色或粉红色液体，带有酚醛味。20℃（68℉）时的蒸汽压为0.2mmHg。易燃
巴豆醛[2-丁烯醛（CAS: 4170-30-3）]：直接接触时极具刺激性。蒸汽严重刺激眼睛和呼吸道；可出现迟发性肺水可导致严重灼伤。动物实验中有致癌性（IARC 3）	0.3ppm (C), S, A3	50ppm ERPG-1: 0.2ppm ERPG-2: 5ppm ERPG-3: 15ppm	4	3	2	无色至稻草色液体。在TLV阈值以下会产生刺激性气味，具有良好的警示性能。警告剂已添加到燃气中。20℃（68℉）时的蒸汽压为30mmHg。易燃。加热时聚合
糠酸甲酯[4-叔丁基-2-氯苯基N-甲基O氨基磷酸甲酯（CAS: 299-86-5）]：一种有机磷酸酯胆碱酯酶抑制剂	5mg/m³					晶体或黄色油。刺激性气味。易燃。农业农药
异丙苯[异丙基苯（CAS: 98-82-8）]：直接接触会有轻微刺激性。中度水平的中枢神经系统抑制剂。易被皮肤吸收。高剂量对大鼠胎儿发育有不利影响（IARC 2B）	50mg/m³	900ppm（LEL）	2	3	1	无色液体。低于TLV阈值时有强烈芳香气味，警示性能好。20℃（68℉）时的蒸汽压为8mmHg。易燃
氰胺[碳二亚胺（CAS: 420-04-2）]：引起暂时性血管舒张。对眼睛和皮肤有强刺激性和腐蚀性。与酒精有双硫仑样的相互作用。产生呕吐、头痛和呼吸困难	2mg/m³	50ppm	4	1	3	易燃。热分解产物包括氮氧化物。用作调节植物生长的农药
氰化物盐（氰化钠、氰化钾）：抑制细胞色素氧化酶并阻止细胞呼吸的强效毒素。迅速致命的代谢性窒息剂。易被皮肤吸收。进皮肤吸收	5mg/m³ (C)（作为氰化物），S	25mg/m³（作为氰化物）				固体。淡淡的杏仁味。含释放出氧化氢的气味缺乏警示性能。氰化物盐用于金属电镀和聚丙烯腈等产品的热解操作中。在燃烧中产生。与水接触分解，生成氧化氢和氰酸盐
氰化物[双氰氢（CAS: 460-19-5）]：水解释放出氰化氢和氰酸。毒性类似于氰化物。蒸汽刺激眼睛和呼吸道	10ppm [建议：5ppm (C)]		4	4	1	无色气体。刺鼻的杏仁味。易燃

续表

健康危害概述	ACGIH TLV	危险浓度	NFPA代码 H F R	注 释
氯化氰（CAS：506-77-4）：蒸汽对眼睛和呼吸道极度刺激。可能导致肺水肿。氰化物干扰细胞呼吸	0.3ppm（C）	ERPG-2: 0.4ppm ERPG-3: 4ppm		无色液体或气体，带有刺激性气味。热分解产物包括氰化氢和氯化氢。通过与次氯酸盐反应来处理含氰化物废水而形成
环己烷（CAS：110-82-7）：蒸汽会有轻微刺激眼睛和呼吸道。高浓度水平时有中枢神经系统抑制作用。动物实验显示长期暴露导致肝肾损伤	100ppm	1300ppm（LEL）	1 3 0	无色液体，有甜味，类似氯仿。20℃（68℉）时的蒸汽压为95mmHg。极易燃。有机溶剂；生产已内酰胺是主要工业用途
环己醇（CAS：108-93-0）：直接接触会有刺激性。蒸汽刺激眼睛和呼吸道。易被皮肤吸收。高浓度水平时有中枢神经系统抑制作用。根据动物实验，高剂量可能会损伤肝脏和肾脏	50ppm，S	400ppm	1 2 0	无色黏稠液体。有浓的樟脑味。刺激发生在TLV附近，是很好的警告属性。20℃（68℉）时的蒸气压为1mmHg。易燃
环己酮（CAS：108-94-1）：直接接触会有刺激性。蒸汽刺激眼睛和呼吸道。高浓度水平时有中枢神经系统抑制作用。慢性中度剂量会造成轻微的肝损伤（IARC 3）	20ppm，S，A3	700ppm	1 2 0	澄清至淡黄色液体，带薄荷味。20℃（68℉）时的蒸汽压为2mmHg。易燃。尼龙工业化学前体
环己烯 [1,2,3,4-四氢苯（CAS：110-83-8）]：与环己烷的结构相似，能引起呼吸道刺激。中枢神经系统抑制剂	300ppm	2000pmm	1 3 0	无色液体，有甜味。20℃（68℉）时的蒸汽压为67mmHg。易燃。容易形成过氧化物并聚合
环己胺（CAS：108-91-8）：具有腐蚀性，直接接触时极具刺激性。蒸汽高度刺激眼睛和呼吸道，即刺激神经活性。有药理活性。动物实验活性弱。促高铁血红蛋白形成。动物研究中对繁殖产生不利影响的证据非常有限。动物研究表明，大脑、肝脏和肾脏是靶器官	10ppm		3 3 0	液体，带有令人讨厌的鱼腥味。易燃
黑索今炸药 [RDX，三硝基亚甲基三胺，已基（CAS：121-82-4）]：引起高铁血红蛋白血症。皮肤和吸入暴露会影响中枢神经系统，出现眩晕、头痛、恶心、呕吐、多发性癫痫和昏迷的症状	0.5mg/m³，S			爆炸性结晶固体，是塑料炸药C-4中的主要成分。20℃（68℉）时的蒸汽压可以忽略不计。热分解产物包括氮氧化物。弹药工人和军事人员之间易发生接触
环戊二烯（CAS：542-92-7）：直接接触会有轻微刺激性。蒸汽刺激眼睛和呼吸道。高浓度水平时有中枢神经系统抑制作用。动物研究表明，高剂量可能会引起肾脏和肝脏损伤	75ppm	750ppm		无色液体。有松节油般的甜味。近TLV阈限值就有刺激性，具有良好的警示性能。20℃（68℉）的蒸汽压很高。易燃
环戊烷（CAS：287-92-3）：直接接触会轻微刺激。蒸汽可刺激眼睛和呼吸道。高浓度环戊烷是一种中枢神经系统抑制剂。与正己烷结合使用可能引起周围神经病变	600ppm		1 3 0	无色液体，带有淡的烃味，易燃。31℃（88℉）时的蒸汽压约为400mmHg
环四亚甲基四硝胺 [HMX，奥克托金（CAS：2691-41-0）]：皮肤吸收引起人类癫痫发作。在动物中诱发高铁血红蛋白（人类数据有限）				白色粉末，无臭，易燃，易爆炸。化学性质上与黑索今（RDX）（六氢-1,3,5-三硝基-1,3,5-三嗪）相关，这可能是引起癫痫发作的潜在原因，但不如RDX广泛生产
DDT [二氯二苯基三氯乙烷（CAS：50-29-3）]：粉尘刺激眼睛。摄入可能引起震颤和惊厥。长期低水平接触会导致生物蓄积。动物实验中有致癌性（IARC 2A）	1mg/m³，A3 NIOSH CA	500mg/m³		无色、白色或黄色固体晶体，有浓淡的芳香气味。20℃（68℉）时蒸汽压为0.000 000 2mmHg。可燃物。1973年起美国禁止使用

健康危害概述	ACGIH TLV	危险浓度	NFPA代码 H F R	注 释
癸硼烷（CAS: 17702-41-9）：一种潜在的中枢神经系统毒素。症状包括头痛、恶心、头晕，失去协调能力和疲劳。症状可能会延迟1～2d发作；在更严重的中毒有潜在的肝和肾损伤的可能。动物研究明有和肾损伤的可能。动物研究明有全身中毒。	0.05ppm, S	15mg/m³	3 2 2 W	无色固体晶体，具有刺激性气味。在25℃（77 ℉）下，蒸汽压为0.05mmHg。易燃。与水反应生成易燃氢气。用作火箭燃料添加剂和橡胶硫化剂
内吸磷 [丙硫磷，硫酚盐（CAS: 8065-48-3）]：一种有机磷酸酯型胆碱酯酶抑制剂	0.05mg/m³（可吸入部分和蒸汽），S	10mg/m³		有硫磺味。20℃（68 ℉）时蒸汽压极低。热分解产物包括硫氧化物。农业农药
双丙酮醇 [4-羟基-4-甲基-2-戊酮（CAS: 123-42-2）]：直接接触对眼睛有刺激性。蒸汽对眼睛和呼吸道非常刺激。高水平时为中枢神经系统抑制剂。可能有部分溶血作用	50ppm	1800ppm（LEL）	1 2 0	无色液体。气味宜人。蒸汽压在20℃（68 ℉）下为0.8mmHg。易燃
双乙酰（CAS: 625-34-3）：眼睛，皮肤和呼吸道刺激物。呼吸毒性。在职业接触工人（"爆米花工人的肺"）中产生闭塞性细支气管炎	0.01ppm			在25℃（77 ℉）下，蒸汽压为56.8mmHg。人造黄油调味品。从美国的微波爆米花中去除，但仍在工业中使用并作为其他产品的添加剂
1,2-二乙酰苯 [1,2-DAB（CAS: 704-00-7）]：有机溶剂1,2-二乙苯的假定活性代谢物；在实验动物模型中形成蓝色聚合蛋白加合物，并诱导肌萎缩性侧索硬化（ALS）样巨大的脊髓内神经丝状轴突肿胀的形成				黄色至浅棕色结晶粉末。母体化合物1,2-二乙苯用作工业溶剂
二嗪农 [O,O-二乙基 O-2-异丙基-4-甲基-6-嘧啶基硫代磷酸酯（CAS: 333-41-5）]：一种有机磷酸酯型胆碱酯酶抑制剂。皮肤吸收良好。实验测试中有不利生殖作用证据（IARC 2A）	0.01mg/m³（可吸入部分和蒸汽），S			商业级产品是黄色到棕色液体，带有浓浓的气味。在20℃（68 ℉）下蒸汽压为0.000 14mmHg。热分解产物包括氮和硫的氧化物。农业农药
重氮甲烷 [叠氮基，重氮基（CAS: 33488-3）]：对眼睛和呼吸道极度刺激。有肺水肿的报道。急性症状包括咳嗽、胸痛和呼吸困迫。一种有效的甲基化剂和呼吸道敏化剂（IARC 3）	0.2ppm, A2	2ppm		黄色气体，带有霉味。空气混合物和压缩液体在加热或震动时可能会爆炸。用于微电子行业。在化学合成中用作甲基化剂
乙硼烷 [氢化硼（CAS: 19287-45-7）]：对呼吸道极度刺激。可能导致肺水肿。反复接触会导致头痛、疲劳无力和头晕。动物研究表明，肝脏和肺脏可能也是靶器官	0.1ppm	15ppm ERPG-2: 1ppm ERPG-3: 3ppm	4 4 3 W	无色气体。令人恶心。作呕的甜味。在室温下，接触潮湿空气会自燃。强还原剂。分解原剂。与卤化剂剧烈反应
1,2-二溴-3-氯丙烷 [DBCP（CAS: 96-12-8）]：刺激眼睛和呼吸道。皮肤接触过度暴露导致男性生育不育（无精子症，少精子症）。动物实验中有致癌性（IARC 2B）	OSHA CA NIOSH CA			棕色液体，带有刺激性气味。易燃。热分解产物包括溴化氢和氯化氢。在美国是禁止使用农药
1,2-二溴-2,2-二氯乙基二甲基磷酸酯 [纳布丁，Dibrom（CAS: 300-76-5）]：一种有机磷酸酯抗胆碱酯酶农药。接触对极具刺激性；眼睛刺激。真皮吸收良好。在接触的几分钟就会发生丁局部肌肉抽搐	0.1mg/m³（可吸入部分和蒸汽），S, SEN	200mg/m³		有刺激性气味。蒸汽压在20℃（68 ℉）时为0.002mmHg。不易燃。热分解产物包括溴化氢、氯化氢和磷酸。农药

续表

健康危害概述	ACGIH TLV	危险浓度	NFPA代码 H	F	R	注 释
磷酸二丁酯 [磷酸二正丁酯 (CAS: 107-66-4)]：一种中等强度的刺激，可能在直接接触时刺激呼吸道、低水平暴露可能会引起头痛	5mg/m³（可吸入部分和蒸汽），S	30ppm				无色至褐色液体。无臭。在20℃（68 ℉）下，蒸汽压远小于1mmHg。在100℃（212 ℉）下分解，产生磷酸烟雾
邻苯二甲酸二丁酯 (CAS: 84-74-2)：直接接触会轻微刺激。食入会产生恶心、头晕、畏光和流泪，但没有永久影响。动物实验表明高剂量对的胎儿发育和雄性生殖有不利影响	5mg/m³	4000mg/m³	2	1	0	无色油状液体，带淡淡的芳香味。在20℃（68 ℉）下蒸汽压小于0.01mmHg。易燃
1,2-二氯乙炔 (CAS: 7572-29-4)：蒸汽对眼睛和呼吸极具刺激性；可能导致肺水肿。中枢神经系统毒性包括恶心和呕吐、头痛，三叉神经和面部肌肉受累及面部疱疹暴发。实验动物致癌性的证据有限 (IARC 3)	0.1ppm（C），A3 NIOSH CA					无色液体。可以作为某些氯化有机化合物的分解产物
邻二氯苯 [1,2-二氯苯 (CAS: 95-50-1)]：直接接触会刺激；长时间接触可能会导致皮肤水疱和色素沉着。蒸汽还会刺激眼睛和呼吸道。在动物实验中具有很高的肝毒性。有对雄性生殖不利影响的证据，但对受试动物致癌性的证据有限 (IARC 3)	25ppm	200ppm	2	2	0	无色至浅黄色液体。香气和刺激眼睛的现象远低于TLV，并具有足够的警告意义。热分解产物包括氯化氢和氯气
对二氯苯 [1,4-二氯苯 (CAS: 106-46-7)]：与固体直接接触会刺激。蒸汽刺激眼睛和呼吸道。系统性症状包括恶心、呕吐、腹痛。邻位异构体对肝脏的毒性更大。实验动物中的致癌物和肝损伤。(IARC 2B)	10ppm, A3 NIOSH CA	150ppm	2	2	0	无色或白色固体。在TLV附近会出现樟脑气味和刺激感。这是足够的警告属性。蒸汽压在20℃（68 ℉）下为0.4mmHg。热分解产物包括氯化氢。用作除臭剂和驱虫剂。工业上，用作染料和聚苯基硫醚树脂的化学中间体 带有淡淡气味的结晶针
3,3'-二氯联苯胺 (CAS: 91-94-1)：经皮肤途径吸收良好。实验动物中有强致癌性。表明，可能发生严重的眼外伤和呼吸道刺激。致癌性 (IARC 2B)	S, A3 OSHA CA NIOSH CA					
二氯二氟甲烷 [氟利昂12，碳氟化合物12 (CAS: 75-71-8)]：眼睛和呼吸道刺激性轻。极高的暴露剂量（如100 000ppm）会导致昏迷和心律失常	1000ppm	15 000ppm				无色气体。类似醚的气味有警示性能。蒸汽压在20℃（68 ℉）下为5.7mmHg。不易燃。与火或热接触缓慢分解，产生氯化氢、氟化氢和光气
1,3-二氯-5,5-二甲基乙内酰脲 [Halane，Dactin (CAS: 118-52-5)]：与水分解时释放放次氯酸或次氯酸溶液会刺激眼睛、皮肤和呼吸道	0.2mg/m³	5mg/m³				白色固体，有类似氯的气味。气味和眼睛刺激发生在TLV以下，具有良好的警示性能。不易燃。热分解产物包括氯气、光气、氮氧化物和氯气
1,1-二氯乙烷 [亚乙基氯 (CAS: 75-34-3)]：对眼睛和皮肤有轻度刺激性。蒸汽刺激呼吸道。高水平时有中枢神经系统抑制作用。可能引起心律失常，以其1,2-异构体类似，可能引起心律失常，动物研究表明有潜在的肾脏和肝脏损伤的可能	100ppm	3000ppm	1	3	0	无色油状液体。TLV上出现类似氯仿的气味。蒸汽压在20℃（68 ℉）时为182mmHg。易燃。热分解产物包括氯乙烯、氯化氢和光气

健康危害概述	ACGIH TLV	危险浓度	NFPA代码 H	F	R	注　释
1,2-二氯乙烷 [二氯乙烷 (CAS: 107-062)]: 长时间接触会刺激，蒸汽刺激眼睛和呼吸道。皮肤吸收良好。高水平时可能会液伤；可能与慢性中毒性脑病有关。会引起心律失常。报道中毒有严重的肝肾损害。实验动物中有致癌性 (IARC 2B)	10ppm NIOSH CA	50ppm ERPG-1: 50ppm ERPG-2: 200ppm ERPG-3: 300ppm	2	3	0	气味阈值接近50ppm。易燃。热分解产物包括氯化氢和光气。广泛使用的工业溶剂
1,1-二氯乙烯 [氯乙烯 (CAS: 75-35-4)]: 直接接触会刺激。蒸汽对眼睛和呼吸道刺激性强 中枢神经系统抑制剂。可能导致心律失常，对肝脏和肾脏有损害。实验动物致癌性的证据有限 (IARC 3)	5ppm NIOSH CA	ERPG-2: 500ppm ERPG-3: 1000ppm	2	4	2	无色液体。在TLV下方出现甜味，类似醚或类似氯仿的气味，警示性能良好。容易聚合。也用作与氯乙烯的共聚物
1,2-二氯乙烯 [1,2-二氯乙烯 (CAS: 540-59-0)]: 蒸汽轻度刺激呼吸道。高水平对中枢神经系统有抑制性；曾经用作麻醉剂。可能导致肝毒性	200ppm	1000ppm	1	3	2	无色液体，略带刺激性，类似醚或类似氯仿的气味。在20℃(68°F)下，蒸汽压约为220mmHg。热分解产物包括氯化氢和光气
二氯乙基醚 [双 (2-氯乙基) 醚，二氯乙基氧化物 (CAS: 111-44-4)]: 直接接触会刺激；可能导致角膜损伤。蒸汽高度刺激呼吸道。发生皮肤吸收。动物研究表明，高水平的中枢神经系统抑制的靶器官。实验动物高剂量暴露有致癌性的证据有限 (IARC 3)	5ppm, S NIOSH CA	100ppm	3	2	1	无色液体。达到TLV阈限值会产生令人讨厌的氯化溶剂气味，警示性能良好。易燃。与水接触时分解。热分解产物包括氯化氢
二氯氟甲烷 [碳氟化合物21，氟利昂21，哈龙112 (CAS: 75-43-4)]: 动物研究显示，肝毒性比大多数常见的氯氟烃更大。在很高的空气浓度水平 (如100 000ppm) 下引起中枢神经系统抑制，呼吸道刺激和心律失常 (植入前损失) 有不利影响	10ppm	5000ppm	2	3	3	无色液体或气体，带有浓浓的乙醚味。热分解产物包括氯化氢、氟化氢和光气
1,1-二氯-1-硝基乙烷 (CAS: 594-72-9): 基于动物研究，直接接触刺激眼睛，皮肤和呼吸道，可能导致肺水肿。在动物实验中，致死剂量对肝脏，心脏和肾脏都有损伤	2ppm	25ppm	3	2	3	无色液体。令人讨厌的气味和撕裂 (仅在危险的水平上发生，警告性能差。在20℃(68°F)下蒸汽压为15mmHg
2,4-二氯苯酚 (CAS: 120-83-2): 剧毒，但尚未确定其在人类死亡中的作用机制		ERPG-1: 0.2ppm ERPG-2: 2ppm ERPG-3: 20ppm	3	1	0	气味阈值接近0.2ppm。在2,4-二氯苯氧乙酸 (2,4-D) 的生产中用作化学前体。暴露是通过工业环境中的意外释放而发生的
2,4-二氯苯氧乙酸 [2,4-D (CAS: 94-75-9)]: 直接接触皮肤会产生皮疹。过度接触周围神经系统病变。可能会发生严重的横纹肌溶解和轻微的肝肾损伤。动物实验发现高剂量暴露对胎儿发育有不利影响。苯氧基除草剂与软组织肉瘤的流行病学关联较弱 (IARC 2B) (氯苯氧基除草剂)	10mg/m³, S	100mg/m³				白色至黄色结晶。外观和某些危险特性随配方而变化。无臭。在20℃(68°F)下蒸汽压可以忽略不计。热分解产物包括氯化氢和光气。用作除草剂

健康危害概述	ACGIH TLV	危险浓度	NFPA代码 H F R	注 释
1,3-二氯丙烯 [1,3-二氯丙烯，Telone（CAS：542-75-6）]：基于动物研究，直接接触时会刺激。皮肤吸收良好。蒸汽刺激眼睛和呼吸道。动物实验发现中等剂量会对肝脏、胰腺和肾脏造成严重伤害。动物实验中有致癌性（IARC 2B）	1ppm，S，A3 NIOSH CA	230		无色或稻草色液体。强烈的氯仿气味。容易聚合。在25℃（77℉）下蒸汽压为28mmHg。热分解产物包括氯化氢和光气。一种在美国广泛使用的土壤熏蒸农药
2,2-二氯丙酸（CAS：75-99-0）：与浓缩液直接接触时具有腐蚀性；可能导致严重灼伤。蒸汽轻度刺激眼睛和呼吸道	5mg/m³（可吸入部分）			无色液体。钠盐是固体
二氯四氟乙烷 [碳氟化合物114，氟利昂114（CAS：76-14-2）]：在中等空气水平（25 000ppm）下，蒸汽可使心肌对肾上腺素的心律失常敏感性增加。较高水平（100 000～200 000ppm）下的其他常用会影响呼吸道刺激和中枢神经抑制	1000ppm	15 000ppm		无色气体，带有淡淡的醚味。热分解产物包括氯化氢和光气
敌敌畏 [DDVP，2,2-二氯乙烯基二乙基磷酸酯（CAS：62-73-7）]：一种有机磷酸酯型胆碱酯酶抑制剂。可引起周围神经病变。极易被皮肤吸收。动物实验中有致癌性（IARC 2B）	0.1mg/m³（可吸入蒸汽），S，部分和蒸汽，SEN	100mg/m³	3 1 -	无色至琥珀色液体，略带化学气味。在32℃（90℉）下蒸汽压为0.032mmHg。室内"害虫带"中的农药；滥用可能导致过度暴露
百治磷 [二甲基顺式-2-甲基氨基甲酰基1-甲基乙烯基磷酸酯，Bidrin（CAS：141-66-2）]：一种有机磷酸酯胆碱酯酶抑制剂。可以被皮肤吸收	0.05mg/m³（可吸入蒸汽），部分和蒸汽，S			棕色液体，带有轻微的酯味。农业农药
狄氏剂（CAS：60-57-1）：轻微皮肤刺激性。强效惊厥和肝毒素。皮肤吸收是全身中毒的主要途径。过度接触会导致头痛、头晕、抽搐和抽搐。对实验动物的胎儿发育不利影响和致癌性的证据有限（IARC 3）	0.1mg/m³（可吸入蒸汽），S，A3 NIOSH CA	50mg/m³		浅褐色固体薄片，带有轻微的化学气味。外观和某些危险特性随配方而变化。在32℃（90℉）下蒸汽压为0.000 000 2mmHg。不易燃。农业农药
柴油机废气：呼吸道刺激物。可以作为免疫敏化剂。动物和人类流行病学研究提供了肺致癌性的证据（IARC 1）	100μg/m³（可吸入蒸汽），S，A3（未燃烧液体）NIOSH CA			柴油机排放的气体，蒸汽和可吸入颗粒物的混合物很复杂，包括许多多环芳烃和硝基芳烃及氮氧化物、硫和碳氢氧化物，包括一氧化碳
二乙胺（CAS：109-89-7）：有腐蚀性。直接接触时极具刺激性；可能导致严重灼伤。蒸汽强烈刺激眼睛和呼吸道。亚急性动物研究表明，肝脏和心脏可能是靶器官	5ppm，S	200ppm	3 3 0	无色液体。在低于TLV时会出现鱼腥，类似氨的气味，警示性能良好。在20℃（68℉）下蒸汽压为195mmHg。高度易燃。热分解产物包括氮的氧化物。腐蚀抑制剂在其他工业应用中也是如此
2-二乙氨基乙醇 [N,N-二乙基乙醇胺，DEAE（CAS：100-37-8）]：根据动物研究，直接接触具有高度刺激性，是皮肤致敏剂。蒸汽可能刺激眼睛，皮肤和呼吸道。可引起刺激性哮喘。短暂暴露于100ppm后会导致恶心和呕吐	2ppm，S	100ppm	3 2 0	无色液体。微弱到令人恶心的氨味。易燃。热分解产物包括氮的氧化物。缓蚀剂
二亚乙基三胺 [DETA（CAS：111-40-0）]：具有腐蚀性。直接接触时极具刺激性；可能导致严重灼伤。蒸汽高度刺激眼睛和呼吸道。可能会引起皮肤和呼吸道过敏	1ppm，S		3 1 0	呈黏稠的黄色液体，带有类似氨的气味。在20℃（68F）下蒸汽压为0.37mmHg。易燃。热分解产物包括氮氧化物
二基酮 [3-戊酮（CAS：96-22-0）]：直接接触会轻度刺激眼睛。蒸汽轻度刺激眼睛和呼吸道	200ppm		1 3 0	无色液体，带有丙酮样气味。易燃

健康危害者概述	ACGIH TLV	危险浓度	NFPA代码 H F R	注释
硫酸二乙酯（CAS: 64-67-5）：对眼睛和呼吸道有强烈刺激性。有足够的证据证明对实验动物具有致瘤性。引起人类的致瘤性（喉癌）证据有限（IARC 2A）			3 1 1	烷基化剂。无色油状液体。带有薄荷味
二氟二溴甲烷，氟利昂12B2（CAS: 75-61-6）：根据动物实验，蒸汽刺激呼吸道，中枢神经系统抑制剂。类似于其他氟利昂，可能会导致心律失常。在实验动物中，高水平的暴露引起肺，肝和中枢神经系统损伤	100ppm	2000ppm		浓稠，易挥发，无色液体，带有令人讨厌的独特气味。在20℃（68°F）下蒸汽压为620mmHg。不易燃。热分解产物包括溴化氢和氟化氢
二缩水甘油醚[二（2,3-环氧丙基）-醚，DGE [CAS: 2238-07-5]]：直接接触时极度刺激，可致严重烧伤。蒸汽强烈刺激眼睛和呼吸道；可能导致肺水肿。低剂量实验动物睾丸萎缩及其对造血系统有不利影响，也可能引起中枢神经系统抑制血的恶性肿瘤。没有IARC评估	0.01ppm NIOSH CA	10ppm		无色液体，具有强烈刺激性气味。在25℃（77°F）下，蒸汽压为0.09mmHg。用于环氧工业
二异丁基甲基酮[2,6-二甲基-4-庚酮（CAS: 108-83-8）]：直接接触有轻微刺激。蒸汽轻度刺激眼睛和呼吸道。高水平时有中枢神经系统抑制性	25ppm	500ppm	1 2 0	无色液体。带有浓浓的醚味。在20℃（68°F）下蒸汽压为1.7mmHg
二异丙胺（CAS: 108-18-9）：有腐蚀性。直接接触极具刺激性；蒸汽对眼睛和呼吸道严重刺激。曾有暴露于25～50ppm浓度下的工人出现视物模糊、恶心和头痛的报道	5ppm, S	200ppm	3 3 0	无色液体，具有类似氨的气味。在20℃（68°F）下蒸汽压为60mmHg。易燃。热分解产物包括氮氧化物
乐果[二硫代磷酸酯（CAS 60-51-5）]：有机磷酸酯抗胆碱酯酶药。可疑人类致癌物				白色结晶固体，带有樟脑味。热分解为氮，磷和硫的氧化物。农业农药
二甲基乙酰胺[DMAC（CAS: 127-19-5）]：类似于二甲基甲酰胺。吸入和皮肤接触可引起了幻觉。DMAC也可引起了醉酒。高剂量对实验动物的胎儿发育产生不利影响	10ppm, S	300ppm	2 2 0	无色液体，带有淡淡的氨味。在20℃（68°F）下蒸汽压为1.5mmHg。易燃。热分解产物包括氮氧化物。广泛使用的工业溶剂，特别是在薄膜和纤维应用中
二甲基甲酰胺[DMA（CAS: 124-40-3）]：直接接触时具有腐蚀性；可能导致严重灼伤。蒸汽对眼睛和呼吸道极具刺激性。动物研究表明肝脏是靶器官	5ppm, S	500ppm ERPG-1: 0.6ppm ERPG-2: 100ppm ERPG-3: 350ppm	3 4 0	无色液体或气体。低于TLV时具有腥味或类似氨的气味。警示性能好。易燃。热分解产物包括氮氧化物
二甲胺硼烷[DMAB（CAS: 74-94-2）]：对眼睛，皮肤和呼吸道有刺激性。通过完整的皮肤吸收，有力于中枢神经系统和周围神经毒素			3 3 2	在25℃（77°F）下蒸汽压为266mmHg。在微电子工业中用作半导体非电镀的还原剂
4-二甲基氨基苯酚（CAS: 619-60-3）：在美国以外的某些国家（尤其是德国）用于诱导高铁血红蛋白血症的强氧化剂				

续表

健康危害概述	ACGIH TLV	危险浓度	NFPA代码 H F R	注 释
N,N-二甲基苯胺（CAS: 121-69-7）：导致高铁血红蛋白症。中枢神经系统抑制剂。皮肤吸收良好，实验动物致癌性的证据有限（IARC 3）	5ppm, S	100ppm	3 2 0	稻草色至棕色液体，带有类似胺的气味。在20℃（68°F）下蒸汽压小于1mmHg。易燃。热分解产物包括氮氧化物
二甲基氨基甲酰氯（CAS: 79-44-7）：遇水迅速水解成二甲胺、二氧化碳和盐酸。直接接触或吸入会产生极大的刺激性。实验动物有致癌性（IARC 2A）	0.005ppm, S, A2 NIOSH CA			液体。与水分分解反应，生成二甲胺和氯化氢
N,N-二甲基甲酰胺 [DMF（CAS: 68-12-2）]：皮肤吸收良好。过度暴露的症状包括腹痛、恶心和呕吐。人体内强肝毒素（肝酶升高和脂肪变化）。干扰乙醇以引起二硫仑样反应。人类致癌性（睾丸癌）的证据有限（IARC 2A）。实验动物中对胎儿发育有不利影响的证据有限	10ppm, S	500ppm ERPG-1: 2ppm ERPG-2: 100ppm ERPG-3: 200ppm	2 2 0	无色至浅黄色液体。接近TLV时具有淡淡的类似氨的气味。警示性能良好。在20℃（68°F）下蒸汽压为2.7mmHg。易燃。热分解产物包括氮氧化物。作为溶剂的多种工业应用，尤其是在涂料和人造革制造中
1,1-二甲基肼 [DMH, UDMH（CAS: 57-14-7）]：直接接触时具有腐蚀性；可能导致严重灼伤。蒸汽对眼睛和呼吸道具极极刺激性；可能会发生肺水肿。通过皮肤吸收良好。可能会导致高铁血红蛋白症；可能引起溶血。潜在肝毒性。动物实验中有致癌性（IARC 2B）	0.01ppm, S, A3 NIOSH CA	15ppm	4 3 1	无色液体，有黄色烟雾。胺味。蒸汽压在20℃（68°F）下为1.3mmHg。热分解产物包括氮的氧化物。火箭燃料添加剂。"Aerozine 50"是UDMH和肼的50:50混合物
二甲基汞 [二甲基汞（CAS: 593-74-8）]：剧毒液体。易于吸入人或皮肤吸收。有在乳胶手套上滴加1～2滴会导致化学家死亡的报道。神经毒性作用包括进行性共济失调，构音障碍，视觉和听觉功能障碍及昏迷。另请参阅"汞"	（注：无TLV；烷基汞化合物的OSHA PEL一般：0.01mg/m³）			无色液体，带有微弱的甜味。密度3.2g/ml。蒸汽压在20℃（68°F）时为50～82mmHg。可透过乳胶，氯丁橡胶和丁基橡胶手套。（OSHA建议在外层手套下放银盾层压手套）
硫酸二甲酯（CAS: 77-78-1）：强大的起疱作用：水解成硫酸和甲醇。直接接触极具腐蚀性；可致严重灼伤。蒸汽刺激眼睛和呼吸道。皮肤吸收迅速。也有神经系统毒性的表现。动物实验中有致癌性（IARC 2A）	0.1ppm, S, A3 NIOSH CA	7ppm	4 2 1	无色油状液体。很难闻到的非常温和的洋葱味。警示性能很差。在20℃（68°F）下蒸汽压为0.5mmHg。易燃。热分解产物包括氧化硫。用于化学合成的甲基化剂
N,N-二甲基对甲苯胺（CAS: 99-97-8）：引起高铁血红蛋白症的氧化剂。这可能是其代谢产物对甲基苯甲羟胺引起的。动物实验中有致癌性（IARC 2B）				用作甲基丙烯酸乙酯单体的聚合促进剂。人工（雕刻）指甲可能存在暴露
二硝基苯 [CAS: 528-29-0（邻位）；100-25-4（对位）]：直接接触、蒸汽刺激呼吸道。高铁血红蛋白症可通过皮肤被吸收。长期暴露可能导致贫血和肝损害。动物实验对睾丸有伤害，很好地被皮肤吸收	0.15ppm, S	50mg/m³	3 1 4 （正文）	浅黄色晶体。炸药被热或震动引爆。在20℃（68°F）下蒸汽压应小于1mmHg。热分解产物包括氮氧化物。弹药和其他工业应用

健康危害概述	ACGIH TLV	危险浓度	NFPA代码 H F R	注释
二硝基邻甲酚 [2-甲基-4,6-二硝基苯酚 (CAS: 534-52-1)]: 剧毒。解开线粒体中的氧化磷酸化，增加代谢率，并导致发热，出汗，呼吸急促，心动过速和发热，因为其排泄非常缓慢，症状可能持续数天。皮肤接触可能会导致中毒。皮肤染成黄色可能标志着暴露	0.2mg/m³, S	5mg/m³		黄色固体晶体。无臭。灰尘是爆炸性的。在20℃（68℉）下蒸汽压为0.000 05mmHg。热分解产物包括氮氧化物
2,4-二硝基苯酚 (CAS: 25550-58-7): 氧化磷酸化的强解偶联剂。最初的发现包括高血压，发热，呼吸困难和呼吸急促。可能导致高铁血红蛋白血症并损害肝和肾。接触时可能手掌皮肤发黄。对胎儿发育不利影响的证据有限				工业化学和农药。被滥用作为减肥的化学膳食补充剂和用于健美运动。有导致致命体温过高的报道
2,4-二硝基甲苯 [DNT (CAS: 25321-14-6)]: 可能导致高铁血红蛋白血症。氧化磷酸化，导致代谢率增加和发热，心动过速和疲劳。肝毒性。可能引起血管舒张；头痛和血压下降很常见。停止接触可能会使依赖药理的工人心绞痛发作。所有途径均可被很好地吸收。可能使皮肤变黄。动物实验中对睾丸有伤害，并可能伤害暴露的工人。动物实验中有致癌性	0.2mg/m³, A3, S NIOSH CA	50mg/m³	3 1 3	橘黄色固体（纯净）或油状液体。带有特殊气味。炸药热分解产物包括氮氧化物。在20℃（68℉）下蒸汽压为1mmHg。弹药行业中会接触
1,4-二㗊烷 [1,4-二氧杂环己烷 (CAS: 123-91-1)]: 蒸汽对眼睛和呼吸道有刺激性。吸入或皮肤接触可能导致胃肠道不适和肝肾损害。动物实验中有致癌性（IARC 2B）	20ppm, S, A3 NIOSH CA	500ppm	2 3 1	无色液体。轻度的醚样气味仅在危险水平下出现，警告性能较差。在20℃（68℉）时蒸汽压为29mmHg。易燃。工业溶剂和用于氯化溶剂的化学添加剂稳定剂
敌杀磷 [2,3-p-二氧杂蒽醌 S,S-bis (O,O-二硫代磷酸) (CAS: 78-34-2)]: 一种有机磷酸酯型胆碱酯酶抑制剂	0.1mg/m³ (可吸入部分和蒸汽), S			琥珀色液体。在20℃（68℉）下蒸汽压可以忽略不计。热分解产物包括硫氧化物。农业农药
二丙二醇甲醚 [DPGME (CAS: 34590-94-8)]: 直接接触会轻微刺激。高水平对中枢神经系统有抑制性	100ppm, S	600ppm	2 2 0	无色液体。带有淡淡的醚味。警示性能好。在20℃（68℉）下蒸汽压为0.3mmHg。易燃
敌草快 [1,1-乙烯-2,2'-二溴-2,2'-二吡啶鎓 (CAS: 85-00-7)]: 黏膜刺激物；在实验动物中，在高浓度下具有腐蚀性。长期进食可能会引起白内障。衰竭和肝损伤，但与百草枯不同的是，人类敌草快暴露并未显示出肺纤维化	0.5mg/m³ (总粉尘，可吸入部分), 0.1mg/m³ (可吸入粉尘), S			黄色固体晶体。外观和某些危险特性随配方而变化。非特异性接触除草剂
双硫仑 [四乙基秋兰姆二硫化物，安塔布斯 (CAS: 97-77-8)]: 抑制乙醛脱氢酶，一种涉及乙醇代谢的酶。接触双硫仑和酒精会引起潮红，头痛和低血压。双硫仑也可能与乙醇共享代谢途径的工业溶剂相互作用。动物实验中对胎儿发育有不利影响的证据有限（IARC 3）	2mg/m³			结晶固体。热分解产物包括硫的氧化物。代谢途径包括二硫化碳。双硫仑和相关化合物已用于橡胶工业硫化
乙拌磷 [O,O-二乙基-S-乙基筑基乙基二硫代磷酸酯 (CAS: 298-04-4)]: 一种有机磷酸酯型胆碱酯酶抑制剂。皮肤吸收良好	0.05mg/m³ (可吸入部分和蒸汽), S			在20℃（68℉）下蒸汽压为0.000 18mmHg。热分解产物包括硫氧化物

续表

健康危害概述	ACGIH TLV	危险浓度	NFPA代码 H	F	R	注释
二乙烯基苯 [DVB,二乙烯基苯,乙烯基苯乙烯 (CAS:1321-74-0)]:直接接触会轻微刺激。蒸汽轻度刺激眼睛和呼吸道。中枢神经系统抑制剂。可能代谢为神经毒素 1,2-二乙酰苯	10ppm		1	2	2	浅黄黄色液体。易燃。必须包含抑制剂以防止爆炸性聚合
硫丹 (CAS:115-29-7):吸入和皮肤吸收是主要接触途径。症状包括恶心、神志不清、兴奋、抽搐。动物研究表明,非正常高的暴露量会对肝脏和肾脏造成伤害。在动物研究中,对雄性生殖和胎儿发育产生不利影响的证据有限	0.1mg/m³(可吸入部分和蒸汽),S					氯化烃杀虫剂。棕褐色、蜡质固体,具有轻微的二氧化硫气味。热分解产物包括硫和氯化氢的氧化物
异狄氏剂 (CAS:72-20-8):异狄氏剂是狄氏剂的立体异构体,其毒性非常相似。通过皮肤吸收良好。过度接触可能导致头痛、头晕、恶心、意识模糊、抽搐。动物实验中对胎儿发育有不利影响 (IARC 3)	0.1mg/m³,S	2mg/m³				无色、白色或棕褐色固体。轻微的化学气味。在20℃ (68 ℉) 下蒸汽压为0.000 000 2mmHg,可忽略不计。不易燃。热分解产物包括氯化氢
环境烟草烟雾:被动吸烟会引起呼吸道刺激和肺功能的轻微降低。它增加了儿童哮喘发作的严重程度和频率。可能导致成人咳嗽、痰多、胸闷不适和肺功能下降。在婴幼儿中引起发育毒性,在成年女性中引起生殖毒性。流行病学研究表明,被动吸烟会导致肺癌 (IARC 1)						
表氯醇 [环氧氯丙烷 (CAS:106-89-8)]:直接接触时极度刺激;可能导致严重灼伤。蒸汽强烈刺激眼睛和呼吸道。其他影响包括恶心、呕吐和腹痛。据报道有致敏作用 (接触性皮炎)。动物研究表明有潜在的肝脏和肾脏损伤的可能。动物实验中高剂量会降低生育能力。动物实验中有致癌性 (IARC 2A)	0.5ppm,S,A3 NIOSH CA	75ppm ERPG-1:5ppm ERPG-2:20ppm ERPG-3:100ppm	4	3	2	无色液体。仅在极高的暴露水平下才能检测到刺激性的氯仿样气味。警示性能较差。在20℃(68 ℉) 下蒸汽压为13mmHg。易燃。用于环氧树脂制造。热分解产物包括氯化氢和光气。
EPN [O-乙基O-对硝基苯基苯硫代磷酸酯 (CAS:2104-64-5)]:一种有机磷酸酯型胆碱酯酶抑制剂	0.1mg/m³(可吸入部分),S	5mg/m³	3	2	0	黄色固体或棕色液体。在100℃(212 ℉) 下蒸汽压为0.000 3mmHg。农业农药
乙醇胺 [2-氨基乙醇 (CAS:141-43-5)]:直接接触时极易刺激;可能导致严重灼伤。长时间与皮肤接触具有刺激性。动物研究表明,高水平的蒸汽会刺激眼睛和呼吸道。可能发生肝毒害。动物研究对胎儿发育产生不利影响的证据有限	3ppm	30ppm				无色液体。在TLV处会出现轻微的类似氨的气味。警示性能好。在20℃ (68 ℉) 下蒸汽压小于1mmHg。易燃。热分解产物包括氮氧化物
乙硫磷 [二硫代磷酸 (CAS:563-12-2)]:一种有机磷酸酯型胆碱酯酶抑制剂。皮肤吸收良好	0.05mg/m³(可吸入部分和蒸汽),S					纯净时为无色无味液体。技术产品有令人讨厌的气味。在20℃ (68 ℉) 下蒸汽压为0.000 002mmHg。热分解产物包括硫的氧化物。农业农药
2-乙氧基乙醇 [乙二醇单乙醚,EGEE,溶纤剂 (CAS:110-80-5)]:直接接触会轻微刺激。皮肤接触是吸收的主要途径。过度暴露可能会减少男性的精子数量。在大鼠和兔子中都具有强力致畸作用。动物实验中大剂量会引起的肺、肝、睾丸、肾脏和脾脏损伤	5ppm,S	500ppm	1	2	0	无色液体。仅在非常高的水平下会产生非常温和的甜味,警示性能较差。在20℃ (68 ℉) 下蒸汽压为4mmHg

健康危害概述	ACGIH TLV	危险浓度	NFPA代码 H F R	注　释
2-乙氧基乙酸乙酯（乙二醇单乙醚乙酸酯，乙酸溶纤剂）：直接接触时轻微刺激。可能产生中枢神经系统抑制和肾脏损伤。皮肤接触是吸收的主要途径。代谢为2-乙氧基乙醇。对动物生育力和胎儿发育有不利影响	5ppm, S	500ppm	2　2　0	无色液体。TLV阈限值处会出现轻微的醚样气味，警示性能好。易燃
乙酸乙酯（CAS：141-78-6）：轻微刺激眼睛和呼吸道。蒸汽高水平时有中枢神经系统抑制性作用。代谢为乙醇和乙酸，因此可能具有乙醇的某些毒性潜力	400ppm	2000ppm（LEL）	1　3　0	无色液体。TLV阈限值处会产生水果味，警示性能好。在20℃（68 ℉）下蒸汽压为76mmHg。易燃
丙烯酸乙酯（CAS：140-88-5）：直接接触极度刺激。皮肤敏化剂。蒸汽高度刺激眼睛和呼吸道。高水平时可观察到心脏、肝脏和肾脏的损害。动物实验中有致癌性（IARC 2B）	5ppm NIOSH CA	300ppm ERPG-1：0.01ppm ERPG-2：30ppm ERPG-3：300ppm	2　3　2	无色液体。在TLV阈限值以下会产生刺鼻的气味，警示性能好。蒸汽压在20℃（68 ℉）时为29.5mmHg。易燃。包含一种防止危险的自聚合的抑制剂
乙醇［酒精，谷物酒精，乙醇，乙醚（CAS：64-17-5）］：高水平时，蒸汽会刺激眼睛和呼吸道。高暴露水平对中枢神经系统有抑制性。慢性摄入有证据表明，有力证据表明慢性摄入的实验动物和人类对胎儿发育有不利影响（胎儿酒精综合征）。IARC 1	1000ppm（STEL），A3	3300ppm（LEL） ERPG-1：1800ppm ERPG-2：3300ppm	0　3　0	无色液体，具有温和的甜味。气味阈值接近1 800ppm。在20℃（68 ℉）下蒸汽压为43mmHg。易燃
乙胺（CAS：75-04-7）：直接接触时具腐蚀性；可能导致严重灼伤。蒸汽强烈刺激眼睛、皮肤和呼吸道。中等剂量可能引起肾脏损害。动物研究表明，高水平对中枢神经系统有损害	5ppm, S	600ppm	3　4　0	无色液体或气体，带有氨味。高度易燃。热分解产物包括氮氧化物
乙基戊基酮［5-甲基-3-庚酮（CAS：541-85-5）］：直接接触会刺激眼睛。蒸汽刺激眼睛和呼吸道。高水平对中枢神经系统有抑制性	10ppm	100ppm		无色液体，具有强烈的独特气味。易燃
乙苯（CAS：100-41-4）：直接接触会轻微刺激眼睛。蒸汽刺激眼睛。长期接触可能引起皮肤灼伤。皮肤吸收良好。蒸汽对中枢神经系统有抑制性（IARC 2B）	20ppm, A3	800ppm（LEL）	2　3　0	无色液体。芳香气味和刺激感的发生水平接近TLV，具有足够的警示性能。在20℃（68 ℉）下蒸汽压为7.1mmHg。易燃
乙基溴（CAS：74-96-4）：直接接触会刺激皮肤。刺激呼吸道。高水平抑制中枢神经系统，可能引起心律失常。由于具有致命性，已停止用作麻醉剂。动物实验有致癌性的证据（IARC 3）	5ppm, S, A3	2000ppm	2　1　0	无色至黄色液体。仅在高危险等级下才能检测到类似醚的气味。在20℃（68 ℉）下蒸汽压为375mmHg。高度易燃。热分解产物包括溴化氢和溴气
乙基丁基酮［3-庚酮（CAS：106-35-4）］：直接接触会对眼睛产生轻微刺激。蒸汽刺激眼睛和呼吸道。高水平抑制中枢神经系统	50ppm	1000ppm	2　2　0	无色液体。水果味是很好的警示特性。在20℃（68 ℉）下蒸汽压为4mmHg。易燃
乙基氯化物（CAS：75-00-3）：轻微刺激眼睛和呼吸道。高水平抑制中枢神经系统；麻醉剂量会引起心律失常。动物研究表明，高水平暴露的靶器官是肾脏和肝脏。结构上类似于致癌的氯乙烷（IARC 3）	100ppm, A3, S	3800ppm（LEL）	2　4　0	无色液体或气体，带有刺激性的类似醚的气味。热分解产物包括氯化氢和光气

续表

健康危害概述	ACGIH TLV	危险浓度	NFPA代码 H	F	R	注 释
乙烯氯醇 [2-氯乙醇 (CAS: 107-07-3)]：皮肤接触极度危险，因为它没有足够的刺激性并且吸收迅速。蒸汽刺激眼睛和呼吸道；有肺水肿的报道。全身性影响包括中枢神经系统抑制、心肌病、休克及肝肾损害	1ppm (C), S	7ppm	4	2	0	无色液体，带有淡淡的醚味。在20℃（68 ℉）下蒸汽压为5mmHg。易燃。热分解产物包括氯化氢和光气。化学合成中的工业中间体，但可以从某些塑料的环氧乙烷过程中产生
乙二胺 (CAS: 107-15-3)：直接接触时极易刺激；可能会导致灼伤。蒸汽刺激眼睛和呼吸道。可能发生呼吸道过敏。蒸汽刺激眼睛和皮肤，高剂量可能导致肾损伤	10ppm, S	1000ppm	3	2	0	无色黏稠液体或固体。PEL处会出现类似氨的气味，具有足够的警示性能。在20℃（68 ℉）下蒸汽压为10mmHg。易燃。热分解产物包括氨气。用于有机合成和化学灭菌剂
乙二溴乙烷 [1,2-二溴乙烷，EDB (CAS: 106-93-4)]：直接接触时极易刺激。所有途径均可吸收。蒸汽高度刺激眼睛和呼吸道，导致严重烧伤。可能会发生严重的肝肾损伤。中枢神经系统抑制。对实验动物甚至人类的睾丸有不利影响，动物研究中有致癌性 (IARC 2A)	S, A3 NIOSH CA	100ppm	3	0	0	无色液体或固体。轻微的甜味。警示性能不佳。在20℃（68 ℉）下蒸汽压为11mmHg。不易燃。热分解产物包括溴化氢和溴气。以前广泛用作杀虫剂，但如今在美国已被禁止使用。熏蒸剂的使用范围有限
乙二醇 [防冻剂 (CAS: 107-21-1)]：一种中枢神经系统抑制剂。代谢为乙醇酸、草酸和其他酸，可能导致严重的酸中毒和肾衰竭。草酸钙晶体在组织中的沉淀会引起广泛的伤害。高剂量在动物研究中对胎儿发育有不利影响。皮肤吸收不好	10mg/m³ (C) (仅气雾剂) 25ppm (可吸入部分和蒸汽)		2	1	0	无色黏稠液体。蒸汽压低，无臭
乙二醇二硝酸酯 [EGDN (CAS: 628-96-6)]：与其他硝酸盐化合物相似。会引起血管舒张。可能会出现头痛、低血压、潮红、心悸、谵妄和中枢神经系统抑制。所有途径均能被很好地吸收。耐受和依赖性可能发展为血管舒张作用。反复暴露后戒断可能导致心绞痛。可以诱发高铁血红蛋白血症	0.05ppm, S	75mg/m³				黄色油状液体。在20℃（68 ℉）下蒸汽压为0.05mmHg。易爆炸。历史上是制造化学武器的弹药
乙亚胺 [氮丙啶 (CAS: 151-56-4)]：强碱。直接接触时极具刺激性；可能导致严重灼伤。蒸汽刺激眼睛和呼吸道；可能会发生迟发性肺水肿。过度接触会导致恶心、呕吐、头痛和头晕。皮肤吸收良好。相似的化合物是有效的敏化剂。动物研究中有致癌性 (IARC 2B)	0.5ppm, S, A3 OSHA CA NIOSH CA	100ppm	4	3	3	无色液体，具有类似胺的气味。在20℃（68 ℉）下蒸汽压为160mmHg。易燃。包含抑制剂以防止爆炸性自聚。暴露于银会形成成爆炸性化合物。氮丙啶衍生物，广泛用作多功能胺被广泛用于各种反应中物中的硬化剂和交联剂
环氧乙烷 (CAS: 75-21-8)：直接接触会产生强烈刺激。蒸汽刺激眼睛和呼吸道；有迟发性肺水肿的报道。高水平会抑制中枢神经系统，并可能导致永久性中枢神经系统损害。慢性过度暴露会引起周围神经永久性损害，对生育能力有不利影响，动物研究证据有限。动物研究中有致癌性，而对人类的证据有限 (IARC 1)	1ppm, A2 OSHA CA NIOSH CA	80ppm ERPG-2: 50ppm ERPG-3: 500ppm	3	4	3	无色，高度易燃。类醚气味。警示性能不佳。暴露的重要来源是医疗保健行业的器械灭菌操作

续表

健康危害概述	ACGIH TLV	危险浓度	NFPA代码 H F R	注释
乙醚 [乙醚，乙醚 (CAS: 60-29-7)]：蒸汽会刺激眼睛和呼吸道。中枢神经系统抑制剂和麻醉剂；对比可能会产生耐受。过度接触会产生恶心、头痛、头晕、麻醉和呼吸停止。有对实验动物胎儿发育产生不利影响的证据	400ppm	1900ppm (LEL)	1 4 1	无色液体。低水平具有醚类气味。警示性能好。在20℃（68℉）下蒸汽压为439mmHg。高度易燃
甲酸乙酯 (CAS: 109-94-4)：直接接触会轻微刺激皮肤。蒸汽轻度刺激眼睛和上呼吸道。在实验动物中，很高的浓度会引起快速的麻醉和肺水肿	100ppm (STEL)		2 3 0	无色液体。在TLV阈值附近会产生水果味和刺激性，警示性能良好。在20℃（68℉）下蒸汽压为194mmHg。高度易燃
甲基丙烯酸乙酯单体 (CAS: 97-63-2)：刺激剂和敏化剂			2 3 2	甲基丙烯酸乙酯聚合物的前体。易燃
乙硫醇 [乙硫醇 (CAS: 75-08-1)]：蒸汽对眼睛和呼吸道有轻度刺激。高水平会导致呼吸麻痹和抑制中枢神经系统。强烈的气味可能导致头痛、恶心和呕吐	0.5ppm	500ppm	2 4 1	无色液体。具渗透性，令人反感的硫醇样气味。在20℃（68℉）下蒸汽压为442mmHg
N-乙基吗啉 (CAS: 100-74-3)：直接接触会刺激眼睛。蒸汽刺激眼睛和呼吸道。暴露在TLV阈值附近的工人会出现暂时的视觉障碍。动物实验表明有潜在的皮肤吸收作用	5ppm，S	100ppm	2 3 0	无色液体。有氨水样气味。在20℃（68℉）下蒸汽压为5mmHg。易燃。热分解产物包括氮氧化物
硅酸乙酯 [原硅酸四乙酯，四乙氧基硅烷 (CAS: 78-10-4)]：直接接触会有刺激性。蒸汽刺激眼睛和呼吸道。在蒸汽暴露超过气味阈值时，所有人类都会被影响。在亚慢性动物实验中，高水平蒸汽会引起肝、肺和肾脏损害及迟发性肺水肿	10ppm	700ppm ERPG-1: 25ppm ERPG-2: 100ppm ERPG-3: 300ppm	2 3 1	无色液体。淡淡的酒精味和刺激性是良好的警示性能。在20℃（68℉）下蒸汽压为2mmHg。易燃
依替膦酸 [1-羟基亚乙基-1,1-二膦酸，HEDP (CAS: 2809-21-4)]：工业环境中的误食会导致肾衰竭				一种双膦酸盐，用于洗涤剂、水冷和锅炉、化妆品和医疗中，发挥缓蚀作用。它有粉末和液体形式，液体形式澄清无色，有轻微的气味，含有58%～62%的活性化学物质
苯胺磷 [乙基3-甲基-4-(甲硫基)苯基-N-(1-甲基乙基)磷酰胺 (CAS: 2224-92-6)]：一种有机磷酸酯型胆碱酯酶抑制剂。皮肤吸收良好	0.05mg/m³（可吸入部分和蒸汽），S			棕褐色，蜡状固体。在30℃（86℉）下蒸汽压为0.000001mmHg。农业农药
甲硫磷 [O,O-二乙基-O-(4-甲基亚磺酰基苯基)硫代磷酸酯 (CAS: 115-90-2)]：有机磷酸酯型胆碱酯酶抑制剂	0.01mg/m³（可吸入部分和蒸汽），S			棕褐色液体。农业农药
倍硫磷 [O,O-二甲基-O-(3-甲基-4-甲硫基苯基)硫代磷酸酯 (CAS: 55-38-9)]：一种有机磷酸酯型胆碱酯酶抑制剂。高度脂溶性；毒性可能会延长。皮肤吸收迅速	0.05mg/m³，S			黄色至棕褐色黏稠液体。有浓淡的大蒜味。在20℃（68℉）下蒸汽压为0.00003mmHg。农业农药
福美铁（二甲基二硫代氨基甲酸铁）(CAS: 14484-64-1)：硫代氨基甲酸酯不通过抑制胆碱酯酶起作用。粉尘会直接接触有刺激性；对硫敏感的人会引起皮炎。灰尘是轻度的呼吸道刺激物。对实验动物胎儿发育产生不利影响的证据有限（IARC 3）	5mg/m³	800mg/m³		无臭，黑色固体。在20℃（68℉）下蒸汽压可以忽略不计。热分解产物包括氮和硫的氧化物。用作杀菌剂
钒铁粉 (CAS: 12604-58-9)：对眼睛和呼吸道的轻度刺激	1mg/m³	500mg/m³		无臭深色粉末

续表

健康危害概述	ACGIH TLV	危险浓度	NFPA代码 H F R	注释
芬普尼（CAS: 120068-37-3）：苯基吡唑杀虫剂；阻断GABA门控的氯离子通道，并可能引起癫痫发作。对眼睛和呼吸道有轻度刺激性				用于杀死蟋蟀、火蚁、跳蚤、蟑螂、白蚁和蟑螂。注册用于50多种消费产品。
氟化物粉尘（如氟化物）：刺激眼睛和呼吸道。工人暴露于10mg/m³浓度会出现鼻腔刺激和流血。低浓度暴露会引起恶心、眼睛及呼吸道刺激。长期过度暴露可能导致皮疹、与慢性高氟摄入相关的骨病，与职业性粉尘吸入无关	2.5mg/m³（如氟）	250mg/m³（如氟）		外观因化合物而异。氟化钙是无色至蓝色固体。
氟（CAS: 7782-41-4）：与水迅速反应形成臭氧和氢氟酸。该气体对眼睛、皮肤和呼吸道有严重刺激性。导致严重的穿透性烧伤和肺水肿。暴露于氟或氟化氢可发生全身性低钙血症	1ppm	25ppm ERPG-1: 0.5ppm ERPG-2: 5.0ppm ERPG-3: 20ppm	4 0 4 W	浅黄色气体。尖锐的气味。警示性能较差。高活性、氧化剂物质。用途包括火箭燃料氧化剂。
地虫磷 [O-乙基-S-苯基乙基硫代磷酸盐，地虫磷（CAS: 944-22-9）]：一种有机磷酸酯型胆碱酯酶抑制剂。剧毒；大鼠口服毒性致死量为3～13mg/kg，家兔滴眼后死亡	0.1mg/m³（可吸入部分和蒸汽），S		3 2 0 （气体）	在20℃（68 ℉）下蒸汽压为0.000 21mmHg。热分解产物包括硫氧化物。农用杀虫剂。
甲醛 [甲醛，HCHO，福尔马林（CAS: 50-00-0）]：直接接触具腐蚀性；可能引起眼睛皮肤灼伤；可致皮肤灼伤。对皮肤有刺激性。蒸汽对眼睛和呼吸道极具刺激性。动物实验中有致癌性（IARC 1）	0.3ppm（C），SEN, A2 OSHA CA NIOSH CA	20ppm ERPG-1: 1ppm ERPG-2: 10ppm ERPG-3: 40ppm	3 2 0 （福尔马林）	无色气体，带有令人窒息的气味。气味阈值接近1ppm。易燃。福尔马林（15%甲醇）溶液易燃。广泛用于工业化学品，包括脲醛材料，如一些建筑材料和刨花板。含甲醛的材料会产生甲醛逸出。
甲酰胺 [甲酰胺（CAS: 75-12-7）]：动物实验中，直接接触有轻微刺激性。动物实验表明高剂量对胎儿发育有不良影响	10ppm, S		2 1 0	透明、黏稠液体。无臭。在70℃（158 ℉）下蒸汽压为2mmHg。易燃。热分解产物包括氮氧化物。
甲酸（CAS: 64-18-6）：酸具有腐蚀性；眼睛和皮肤接触浓酸可能导致严重灼伤。蒸汽对眼睛和呼吸道极具刺激性。摄入可能会导致严重的代谢性酸中毒。参见"甲醇"	5ppm	30ppm ERPG-1: 3ppm ERPG-2: 25ppm ERPG-3: 250ppm	3 2 0	无色液体。TLV值附近出现刺激鼻气味和刺激性，具有良好的警示性能。在20℃（68 ℉）下蒸汽压为30mmHg。易燃
糠油 [糠油（CAS: 98-01-1）]：直接接触极具刺激性；蒸汽强烈刺激眼睛和呼吸道；可能导致肺水肿。动物实验中，高剂量会引起反射亢进，肝脏是靶器官。动物研究中有致癌性（IARC 3）	2ppm, S, A3	100ppm ERPG-1: 2ppm ERPG-2: 10ppm ERPG-3: 100ppm	3 2 1	无色至浅棕色液体。在TLV值以下有类似杏仁的气味，具有很好的警示性能。在20℃（68 ℉）下蒸汽压为2mmHg。易燃。热分解产物包括氮的氧化物。
糠醇（CAS: 98-00-0）：可发生皮肤吸收。蒸汽刺激眼睛和呼吸道。高浓度会抑制中枢神经系统	10ppm, S	75ppm	3 2 1	透明无色液体。一旦暴露于光和空气，颜色变为红色或棕色。在20℃（68 ℉）下蒸汽压为0.53mmHg。易燃
钆（CAS: 7440-54-2）：人类肾脏系统性硬化（纤维化）				在磁共振成像中用作医学造影剂

健康危害者概述	ACGIH TLV	危险浓度	NFPA代码 H F R	注 释
汽油（CAS: 8006-61-9）：尽管确切的组成有所不同，但所有汽油混合物的急性毒性相似。高浓度时，蒸汽刺激眼睛和呼吸道。中枢神经系统抑制剂；症状包括不协调，头晕，头痛和恶心。未（通常＜1%）是一种严重的慢性健康危害。四乙基和四甲基铅（如二溴乙烷、二氯乙烷和四甲基铅）的含量很低，可能通过皮肤吸收。动物实验致癌性数据非常有限（IARC 2B）	300ppm, A3。NIOSH CA	(LEL 14 000ppm)。ERPG-1: 200ppm。ERPG-2: 1000ppm。ERPG-3: 4000ppm	1 3 0	透明至琥珀色液体，带有特殊气味。高度易燃。汽油有时被不恰当地用作溶剂。有吸入药物滥用的报道
四氢化硒（CAS: 7782-65-2）：一种溶血剂，对动物的作用与神化三氢类似（但不如后者强。症状包括腹痛，血尿，贫血和黄疸	0.2ppm		4 4 3 W	无色气体。高度易燃
戊二醛 [1,5-戊醛]（CAS: 111-30-8）：戊二醛的纯度和毒性差别很大。可能发生过敏性皮炎。接触时极具刺激性；可能导致严重灼伤。蒸汽强烈刺激眼睛和呼吸道；可能会出现呼吸道过敏或哮喘性咳嗽。在动物研究中，高剂量时肝脏是靶器官	0.05ppm（C），SEN	ERPG-1: 0.2ppm。ERPG-2: 1ppm。ERPG-3: 5ppm		无色固体晶体。气味阈值接近0.2ppm。在20℃（68℉）下蒸汽压为0.015 2mmHg。会发生危险的自聚合。在医疗环境中常用作消毒剂，广泛取代环氧乙烷
缩水甘油 [2,3-环氧-1-丙醇]（CAS: 556-52-5）：接触对眼睛有高度刺激性。对皮肤和呼吸道有中等刺激性。动物实验中有致癌性的证据（IARC 2A）	2ppm, A3	150ppm		无色液体。在25℃（77℉）时蒸汽压为0.9mmHg，可燃
草甘膦（CAS: 1071-83-6）：故意自我投毒会引起急性非心源性肺水肿，肾衰竭；毒性作用可能是由表面活性剂组分而不是草甘膦本身引起的（IARC 2A）				白色或无色固体。无臭或轻微胺味；蒸汽压可忽略不计。对光和热稳定。农用农药（除草剂）
氟烷（CAS: 151-67-7）：在职业性暴露的工人中可能引起肝炎和致畸	50ppm	50mg/m³		无色透明液体，带甜的、宜人的气味；吸入麻醉
铬（CAS: 7440-58-6）：根据动物研究，粉尘对眼睛和皮肤有轻微刺激性。高剂量可引起肺损伤	0.5mg/m³			金属是灰色固体。其他化合物的外观各不相同
七氯（CAS: 76-44-8）：中枢神经系统惊厥药。皮肤吸收迅速并引起抽搐和死亡。肝脏存在，储存在脂肪组织中，高剂量对胎儿发育有不良影响的证据有限。动物实验中有致癌性。（IARC 2B）	0.05mg/m³, S, A3。NIOSH CA	35mg/m³		白色或浅棕褐色蜡状固体，带有樟脑味。在220℃（68℉）下蒸汽压为0.000 3mmHg。热分解产物包括氯化氢。不易燃。1988年EPA禁止使用该杀虫剂
正庚烷（CAS: 142-82-5）：蒸汽仅对眼睛和呼吸道有轻微刺激性。高浓度可引起欣快，眩晕，中枢神经系统抑制和心律失常	400ppm	750ppm	1 3 –	无色透明液体。在TLV值下方会出现轻微的类似汽油的气味，具有很好的警示性能。在20℃（68℉）下蒸汽压为40mmHg，易燃。工业溶剂。也广泛用于商业消费品中
六氯丁二烯（CAS: 87-68-3）：根据动物研究，预计皮肤吸收迅速。动物实验中，肾脏是主要的靶器官，也有肝毒性。动物实验中有致癌性（但是，IARC 3）	0.02ppm, S, A3。NIOSH CA	ERPG-1: 1ppm。ERPG-2: 3ppm。ERPG-3: 10ppm	3 1 0	黏稠的无色液体。热分解副产物包括氯化氢和光气。工业化学合成中的溶剂和副产品
六氯环戊二烯（CAS: 77-47-4）：蒸汽对眼睛和呼吸道极具刺激性。较高浓度时，大脑，心脏和肾上腺均会受到影响。高浓度时还会出现流泪和流涎。动物研究表明其是强效的肾脏和肝脏毒素。	0.01ppm			黄色至琥珀色液体，有辛辣气味。在20℃（68℉）下蒸汽压为0.08mmHg。不易燃

续表

健康危害概述	ACGIH TLV	危险浓度	NFPA代码 H F R	注释
六氯乙烷 [全氯乙烷 (CAS: 67-72-1)]: 热烟雾会刺激眼睛、皮肤和黏膜。根据动物研究，高剂量可引起中枢神经系统抑制及肝肾损伤。动物实验中致癌性的证据有限 (IARC 2B)	1ppm, S, A3 NIOSH CA	300ppm		白色固体，带有樟脑味。在20℃ (68 ℉) 下蒸汽压为0.22mmHg。不易燃。热分解产物包括光气、氯气和氯化氢
六氯萘 [卤蜡 1014 (CAS: 1335-87-1)]: 根据既往的工作经验，这是一种强效毒素，可导致严重氯痤疮和严重至至是致命的肝损伤。可通过皮肤吸收	0.2mg/m³, S	2mg/m³		浅黄色固体，有芳香气味。在20℃ (68 ℉) 下蒸汽压小于1mmHg。不易燃
六甲基磷酰胺 (CAS: 680-31-9): 低浓度暴露可导致大鼠鼻腔癌 (IARC 2B)。动物实验中可见对睾丸产生不良影响	S, A3 NIOSH CA			无色液体，有芳香气味。在20℃ (68 ℉) 下蒸汽压为0.07mmHg。热分解产物包括氮氧化物
正己烷 [正己烷 (CAS: 110-54-3)]: 蒸汽对眼睛和呼吸道有轻度刺激。高浓度抑制中枢神经系统，可引起头痛、头晕和肠道不适。职业性过度暴露会导致周围神经病变。甲基乙基酮增强了这种毒性。动物研究中存在睾丸毒性	50ppm, S	1100ppm (LEL)	− 3 0	无色透明液体，带有轻微的汽油味。在20℃ (68 ℉) 下蒸汽压为124mmHg，高度易燃。以前是一种广泛使用的溶剂，尤其用于橡胶胶黏剂
己烷异构体 (正己烷、异己烷、2,3-二脱甲基丁烷除外): 蒸汽对眼睛和呼吸道有轻微刺激性。高浓度抑制中枢神经系统，可引起头痛、头晕和胃肠道不适	500ppm			无色液体，具有轻微的石油气味。在20℃ (68 ℉) 下蒸汽压很高，高度易燃
乙酸仲己酯 [1,3-二甲基丁基乙酸酯 (CAS: 108-84-9)]: 低浓度时，蒸汽对眼睛和呼吸道。根据动物研究，高浓度抑制中枢神经系统	50ppm	500ppm	1 2 0	无色液体，令人不愉快的果味和刺激性。在20℃ (68 ℉) 下蒸汽压为4mmHg。易燃
己二醇 [2-甲基-2,4-戊二醇 (CAS: 107-41-5)]: 直接接触有刺激性；蒸汽刺激眼睛和呼吸道。动物研究中，高浓度抑制中枢神经系统	25ppm (C)		2 1 0	液体，有浓浓的甜味。在20℃ (68 ℉) 下蒸汽压为0.05mmHg。易燃
肼 [二胺 (CAS: 302-01-2)]: 直接接触具腐蚀性；可导致严重灼伤。蒸汽对眼睛和呼吸道极具刺激性；可能发生肺水肿。高度肝毒性；致癌疑和溶血剂。肾脏也是靶器官。各种途径均可很好地吸收。致癌的人类证据有限 (IARC 2A)	0.01ppm, S, A3 NIOSH CA	50ppm ERPG-1: 0.5ppm ERPG-2: 5ppm ERPG-3: 30ppm	4 4 3 (蒸汽爆炸性)	无色，发烟，黏稠的液体，带有胺味。在20℃ (68 ℉) 下蒸汽压为10mmHg，易燃。热分解产物包括氮氧化物。用作火箭燃料和一些军用喷气机系统中的燃料。可用吡哆醇治疗中毒
溴化氢 [HBr (CAS: 10035-10-6)]: 蒸汽强烈刺激眼睛和呼吸道。直接接触浓溶液可能会致齲齿；可能导致肺水肿	2ppm (C)	30ppm	3 0 0	无色气体或加压液体。在TLV值附近出现辛辣气味和刺激性，具有良好的警示性能。不易燃
氯化氢 [盐酸 (CAS: 7647-01-0)]: 蒸汽强烈刺激眼睛和呼吸道；直接接触浓溶液可能会导致齲齿；可导致肺水肿	2ppm (C)	50ppm ERPG-1: 3ppm ERPG-2: 20ppm ERPG-3: 150ppm	3 0 1	无色气体，带有刺鼻的人气味。在TLV值附近有刺激性，包括大气湿度接触，会导致盐酸的形成
氰化氢 [氢氰酸、亚硫酸、HCN (CAS: 74-90-8)]: 一种快速有效的代谢性窒息剂，能抑制细胞色素氧化酶并阻止细胞呼吸	4.7ppm (C), S	50ppm ERPG-2: 10ppm ERPG-3: 25ppm	4 4 2 (蒸汽剧毒)	无色至淡蓝色液体，或无色气体，带甜、苦杏仁味。即使对此敏感的人，警示性能也较差。在20℃ (68 ℉) 下蒸汽压为620mmHg。氰盐暴露于酸或热时会释放出氰化氢气体

续表

健康危害概述	ACGIH TLV	危险浓度	NFPA代码 H F R	注释
氟化氢 [氢氟酸, HF (CAS: 7664-39-3)]: 直接接触溶液会对眼睛、皮肤和深层组织产生严重的穿透性烧伤。疼痛和红斑的发作可能延迟多达12～16h。气体对眼睛和呼吸道有强烈刺激; 可导致肺水肿。过度暴露可能导致严重的低钙血症	0.5ppm (C)（如氟）, S	30ppm	4 0 1	无色发烟液体或气体。低于TLV值即有刺激性。警示性能良好。在20℃ (68°F) 下蒸汽压为760mmHg。不易燃。浓缩氢氟酸用于微电子工业。非处方除锈产品可能含有氢氟酸，但通常浓度较低（<10%）
过氧化氢 (CAS: 7722-84-1): 一种强氧化剂。直接接触溶液会导致严重的眼睛损伤和皮肤刺激，包括红斑和水泡形成。蒸汽刺激眼睛、皮肤、黏膜和呼吸道 (IARC 3)	1ppm, A3	75ppm ERPG-1: 10ppm ERPG-2: 50ppm ERPG-3: 100ppm	2 0 3 Ox (≥60%) 2 0 1Ox (40%～60%)	无色液体，略带尖锐、独特的气味。在30℃ (86°F) 下蒸汽压为5mmHg。由于不稳定，通常在水溶液中发现 (家用占3%，在某些"健康食品"产品和工业中更高)。不可燃，但是一种非常强效的氧化剂
硒化氢 (CAS: 7783-07-5): 蒸汽对眼睛和呼吸道极具刺激。低浓度暴露时的全身症状包括恶心呕吐、疲劳、口中金属味。高浓度暴露会导致肺水肿。动物研究表明有肝毒性	0.05ppm	1ppm ERPG-2: 0.2ppm ERPG-3: 2ppm		无色气体。极度令人讨厌的气味和刺激性只在远高于TLV值时出现。警示性能较差。易燃。与水反应
硫化氢 (CAS: 7783-06-4): 蒸汽对眼睛和呼吸道有刺激性。高浓度时，可产生全身效应，快速致死。供氧细胞窒息和死亡。低浓度暴露引起的全身影响包括头痛、咳嗽和恶心和呕吐	1ppm	100ppm ERPG-1: 0.1ppm ERPG-2: 30ppm ERPG-3: 100ppm	4 4 0	无色气体。尽管可在极低的浓度下检测到强烈的鸡蛋臭味，但由于嗅觉疲劳的产生，气味仅具微弱的警示性。易燃。由有机物腐烂产生的，如在下水道、粪坑和鱼类加工中可能发生。化石燃料的生产和储存也可能产生该气体
对苯二酚 [1,4-二羟基苯 (CAS: 123-31-9)]: 直接接触对眼睛有高度刺激性。长期职业性暴露可能导致角膜部分变色和混浊。摄入会产生全身症状，包括耳鸣、头晕、胃肠道不适、中枢神经系统兴奋和皮肤色素沉着。动物实验中致癌性证据不足 (IARC 3)	1mg/m³, SEN, A3	50mg/m³	2 1 0	白色固体晶体。在20℃ (68°F) 下蒸汽压小于0.001mmHg。易燃。用于照相显影和工业还原剂; 作为非处方药用于皮肤色素去除剂
丙烯酸2-羟基丙酯, HPA (CAS: 999-61-1): 直接接触极具刺激性。蒸汽对眼睛和呼吸道极具刺激性。基于结构类比，含有丙烯酸酯部分的化合物可能是致癌物。没有IARC评估	0.5ppm, S, SEN		3 1 2	易燃液体
茚 (CAS: 95-13-6): 多环烃。反复直接接触眼睛会引起皮炎，蒸汽可能会刺激眼睛和呼吸道。动物研究没有全身性作用说明，空气中高浓度可能会导致肝脏和急性肾损伤	5ppm			无色液体。水溶性低，工业上用于制造某些聚合物
茚虫威 (CAS: 173584-44-6): 一种噁二嗪类杀虫剂。故意摄入会导致高铁血红蛋白血症和急性肾损伤				白色粉末。蒸汽压可以忽略不计。在棉花、蔬菜和水果中用作一种新的"低风险"农药用来替代有机磷
铟 (CAS: 7440-74-6): 根据动物研究，可溶性盐直接接触眼睛会造成强烈刺激。粉尘会刺激眼睛和呼吸道。与职业同质性肺疾病有关，包括肺纤维化和肺泡蛋白沉积症	0.1mg/m³			外观随化合物的不同而有所变化。该金属元素是银白色有光泽的固体。铟随氧化物是一种结合金属组合，用于平板显示器

健康危害概述	ACGIH TLV	危险浓度	NFPA代码 H	F	R	注　释
碘（CAS: 7553-56-2）：直接接触后可产生强烈刺激，甚至严重灼伤。蒸汽对眼睛和呼吸道极具刺激性和腐蚀性。很少有皮肤过敏。含碘药物的临床应用与胎儿甲状腺肿大有关，这是一种对胎儿或婴儿有潜在生命危险的情况，碘对胎儿甲状腺可产生不良影响	0.01ppm（可吸入部分和蒸汽）	2ppm ERPG-1: 0.1ppm ERPG-2: 0.5ppm ERPG-3: 5ppm				紫色晶体固体。尖锐的特征性气味具有较差的警示性能。在20℃（68℉）下蒸汽压为0.3mmHg。不易燃
氧化铁烟雾（CAS: 1309-37-1）：烟雾和粉尘可导致良性尘肺病（铁质沉着症），胸部X线片可见混浊密度影。烟雾在流行病学上与传染性肺炎有关	5mg/m³（可吸入部分）	2500mg/m³（如铁）				带有金属味的棕红色烟雾。在20℃（68℉）下蒸汽压可忽略不计。低碳钢焊接工是主要的暴露人群
五羰基铁（CAS: 13463-40-6）：急性毒性类似于羰基镍。吸入蒸汽会导致肺部和全身损伤，却无任何症状。过度暴露的症状包括头痛、恶心、呕吐和头晕。严重中毒的症状发热、极度虚弱和肺水肿，这些症状可能延迟36h才会出现	0.1ppm					无色至黄色黏稠液体。在30.3℃（86.5℉）下蒸汽压为40mmHg。高度易燃。用于特殊的化合合成应用，包括纳米管的形成
乙酸异戊酯[香蕉油，乙酸3-甲基丁酯 (CAS: 123-92-2)]：长时间接触可能会刺激皮肤。蒸汽对眼睛和呼吸道有轻度刺激性。男性暴露于950ppm达0.5h，出现的症状有头痛、虚弱、呼吸困难及鼻和喉部刺激，动物实验表明高浓度会抑制中枢神经系统。有1例继体外系综合征。案例报告（可逆）	50ppm	1000ppm	1	3	0	无色液体。香蕉或梨状气味及低浓度时刺激性提示有很好的警示性能。在20℃（68℉）下蒸汽压为4mmHg。易燃。通常用于测试呼吸器是否合适，包括在新兵中
异戊醇[3-甲基-1-丁醇，异戊醇 (CAS: 123-51-3)]：蒸汽对眼睛和呼吸道有刺激性。高浓度会抑制中枢神经系统	100ppm	500ppm	1	2	0	无色液体。刺激的类似酒精的气味和刺激性。在20℃（68℉）下蒸汽压为2mmHg。易燃
乙酸异丁酯[乙酸2-甲基丙酯 (CAS: 110-19-0)]：蒸汽对眼睛轻度刺激性。呼吸道有轻度刺激性。高浓度会抑制中枢神经系统	50ppm	1.300ppm（LEL）	1	3	0	无色液体。宜人的水果味具有很好的警示性能。在20℃（68℉）下蒸汽压为13mmHg。易燃
异丁醇[2-甲基-1丙醇 (CAS: 78-83-1)]：高浓度会抑制中枢神经系统	50ppm, A3	1600ppm	1	3	0	无色液体。微弱的特征性气味有很好的警示性能。在20℃（68℉）下蒸汽压为9mmHg。易燃
异佛尔酮[三甲基甲环己烯酮 (CAS: 78-59-1)]：蒸汽对眼睛和呼吸道有刺激性。暴露在5～8ppm条件下的工人1个月后会出现疲劳和不适。较高剂量暴露会导致恶心、头痛、头晕，以及在200～400ppm时还会令人窒息。动物实验研究表明，其对胎儿发育的不良影响的证据有限	5ppm（C），A3	200ppm	2	2	1	无色液体，带有樟脑味。在20℃（68℉）下蒸汽压为0.2mmHg。易燃
异佛尔酮二异氰酸酯（CAS: 4098-71-9）：基于动物研究，直接接触会导致严重灼伤，可能导致皮肤致敏。与其他异氰酸酯类似，其蒸汽或雾气可能是强效的呼吸道致敏剂，导致哮喘	0.005ppm		2	1	W	无色至浅黄色液体。在20℃（68℉）下蒸汽压为0.000 3mmHg。可能的热分解产物包括氢氧化物和氰化氢
2-异丙氧基乙醇[异丙基溶纤剂，乙二醇单异丙基醚 (CAS: 109-59-1)]：导致皮炎的脱脂剂，可能引起溶血	25ppm, S		3	2	1	透明无色液体，带有特殊气味
乙酸异丙酯（CAS: 108-21-4）：蒸汽刺激眼睛和呼吸道，是一种弱效的中枢神经系统抑制剂	100ppm	1800ppm	2	3	0	无色液体。果味和刺激性有良好的警示性能。在20℃（68℉）下蒸汽压为43mmHg。易燃

续表

健康危害概述	ACGIH TLV	危险浓度	NFPA代码 H F R	注释
异丙醇 [异丙醇，2-丙醇（CAS: 67-63-0）]：蒸汽对眼睛和呼吸道有轻微的刺激性。高浓度暴露会抑制中枢神经系统	200ppm	2000ppm（LEL）	1 3 0	外用酒精。强烈的气味和刺激性具有良好的警示性能。在20℃（68℉）下蒸汽压力为33mmHg。易燃
异丙胺 [2-氨基丙烷（CAS: 75-31-0）]：直接接触具腐蚀性；可能导致严重灼伤。蒸汽对眼睛和呼吸道有强烈刺激性。暴露于蒸汽中会导致短暂性角膜水肿	5ppm	750ppm	3 4 0	无色液体。强烈的氨味和刺激性具有很好的警示性能。高度易燃。在20℃（68℉）下蒸汽压力为478mmHg。热分解产物包括氮氧化物
异丙醚 [二异丙醚（CAS: 108-20-3）]：长时间接触液体对皮肤有刺激性。蒸汽轻度刺激眼睛和呼吸道。一种中枢神经系统抑制剂	250ppm	1400ppm（LEL）	2 3 1	无色液体。令人讨厌的、尖锐的醚样气味和刺激性具有很好的警示性能。在20℃（68℉）下蒸汽压力为119mmHg。高度易燃。与空气接触会形成爆炸性过氧化物
异丙基缩水甘油醚（CAS: 4016-14-2）：直接接触有刺激性。可能发生过敏性皮炎。蒸汽可刺激眼睛和呼吸道。动物研究表明，大剂量口服时，可产生中枢神经系统抑制。长期暴露可引起肝损伤。一些甘油醚具有造血和睾丸毒性	50ppm	400ppm		易燃。在25℃（77℉）下蒸汽压力为9.4mmHg
开蓬 [十氯酮（CAS: 143-50-0）]：有神经毒性；过度接触会导致口齿不清，动作不协调，虚弱，震颤和头痛。引起男性不育，肝毒性。各种途径均可很好地吸收。动物实验证明其有致癌性（IARC 2B）	NIOSH CA			固体。禁用杀虫剂，自1978年以来美国不再生产
煤油（CAS 8008-20-6; 64742-81-0）：中长脂肪烃的混合物。慢性暴露者有报道可致脑病（"溶剂综合征"）	200mg/m³			无色至淡黄色油状液体，具有强烈的特征性气味；用于烹饪和照明燃料或喷气燃料
烯酮 [乙烯酮（CAS: 463-51-4）]：蒸汽对眼睛和呼吸道极具刺激性，可导致肺水肿。毒性类似于光气，其中它是非氯代乙类似物，人体暴露数据有限	0.5ppm	5ppm		无色气体，有强烈的气味。乙酰化剂。与水反应形成双乙烯酮，后者也是有毒的。自动反应
铅（无机化合物，粉尘和烟雾）：对中枢神经系统、周围神经、肾脏和造血系统均有毒性。急性和慢性暴露均可产生毒性。症状和体征包括腹痛、贫血、情绪或人格改变及周围神经病变。高血药浓度会导致脑病。对男性和女性的生殖功能产生不良影响。动物实验中，对胎儿发育产生不良影响。此类无机铅化合物有致癌性（IARC 2A）	0.05mg/m³, A3	100mg/m³（如铅）		金属元素呈深灰色。蒸汽压低，1000℃（1832℉）下约为2mmHg。主要工业来源包括冶炼、电池制造、散热器维修、陶瓷加工及涉及含铅油漆的建筑和装修工作等。业余爱好者和其他无薪水的技工也可接触铅（如彩绘玻璃窗）。环境污染（受污染的水、空气和食品造成的污染）是暴露的重要来源，在某些传统药物（如印度草药、西班牙药、中药）中也有发现铅
砷酸铅（CAS: 10102-48-4）：最常见的急性中毒症状是由砷引起的，慢性中毒由铅引起。症状包括腹痛、头痛、呕吐、腹泻、恶心、瘫痪和嗜睡。可疑致癌物。可能还会发生肝肾损害（IARC 2A）（无机铅）	（注：无TLV；无机铅化合物的 OSHA PEL: 50µg/m³			白色粉末。不易燃
铬黄 [铬黄（CAS: 7758-97-6）]：铬和铅成分均可能引起毒性。铬酸铅和无机铅化合物的致癌性，铬酸铅被怀疑是人类致癌物（IARC 1）和无机铅（"铅"和"铬"）。由于六价铬（IARC 1）是人类致癌物。参阅"铅"和"铬"	0.05mg/m³（如铅），A2; 0.012mg/m³（如铬），A2			粉末或晶体状黄色颜料

续表

健康危害概述	ACGIH TLV	危险浓度	NFPA代码 H F R	注释
林丹 [γ-六氯环已烷 (CAS: 58-89-9)]: 一种中枢神经系统兴奋剂和惊厥剂。蒸汽刺激眼睛和黏膜, 并引起严重的头痛和恶心。各种途径均可良好吸收。动物饲养研究表明, 可致肺、肝和肾损伤, 也可损伤骨髓。动物实验研究表明其致癌性证据不明确 (IARC 1)	0.5mg/m³, S, A3	50mg/m³		白色结晶物质, 不纯时有霉味。不易燃。在20℃ (68 °F) 下蒸汽压力为0.000 009 4mmHg。作为杀虫剂使用, 见于EPA限制的、认证的涂料工使用。在美国不再被许可作为局部灭孵药
氢化锂 (CAS: 7580-67-8): 强力的发泡剂和碱性腐蚀剂。直接接触极具刺激性, 甚至严重灼伤。粉尘严重刺激眼睛和呼吸道极度刺激性, 可能会导致肺水肿。全身中毒症状包括恶心、震颤、意识模糊、视物模糊和昏迷	0.05mg/m³ (C)	0.5mg/m³ ERPG-1: 0.025mg/m³ ERPG-2: 0.1mg/m³ ERPG-3: 0.5mg/m³	3 2 2 W	灰白色半透明固体粉末, 曝光后会变暗。无味。极易与水反应, 产生高度易燃易燃的氢气和腐蚀性的氢氧化锂。细小分散的粉末可能会自燃
LPG [液化石油气 (CAS: 68476-85-7)]: 一种单纯窒息药, 也可能是中枢神经系统抑制剂。可燃性危险性近大于其毒性问题。见碳氢化合物	1000ppm	2000ppm (LEL)		无色气体。纯品无味。故通常添加气味剂。高度易燃
氧化镁烟 (CAS: 1309-48-4): 对眼睛和上呼吸道有轻微刺激性。儿平没有证据支持氧化镁是金属烟尘热的原因	10mg/m³ (可吸入部分和蒸汽)	750mg/m³		白烟
马拉硫磷 [硫基丁二酸二乙酯的O,O-二甲基二硫代磷酸酯 (CAS: 121-75-5)]: 一种有机磷酸酯胆碱酯酶抑制剂。可致皮肤过敏, 通过皮肤吸收	1mg/m³ (可吸入部分和蒸汽), S	250mg/m³		无色至棕色液体, 微弱的臭鼬气味。在20℃ (68 °F) 下蒸汽压为0.000 04mmHg。热分解产物包括硫和磷的氧化物。农用杀虫剂
马来酐 [2,5-呋喃二酮 (CAS: 108-31-6)]: 直接接触时可产生强烈刺激; 可导致严重灼伤。蒸汽和气雾强烈刺激眼睛、皮肤和呼吸道。皮肤和呼吸道致敏剂 (哮喘) (IARC 3)	0.01mg/m³ (可吸入部分和蒸汽), SEN	10mg/m³ (可吸入) ERPG-1: 0.2ppm ERPG-2: 2ppm ERPG-3: 20ppm	3 1 1	无色至白色固体。强、穿透性气味, 有良好的警示性。在TLV值附近对眼睛有刺激性。在20℃ (68 °F) 下蒸汽压为0.16mmHg。易燃
代森锰锌 (CAS: 1018-01-7): 含锰的二硫代氨基甲酸酯类杀菌剂。动物研究表明其急性毒性低。某些个体可产生皮炎				无味黄色粉末。蒸汽压可忽略不计。高温可分解。与此相关的一种含锰除草剂代森锰可能与帕金森病有关
锰化合物和烟雾 (CAS: 7439-96-5): 慢性过度暴露导致中枢神经系统毒性, 表现为精神病, 随后可能出现进行性毒性, 表现为帕金森中毒 (锰中毒)	0.02mg/m³ (元素可吸入部分, 如锰), 0.1mg/m³ (无机化合物, 如锰)	500mg/m³ (锰化合物, 如锰)		金属元素是一种灰色、坚硬、易碎的固体, 易脆产物。其他化合物在外观上有所不同。暴露通常发生在金属的开采和练制, 锰铁生产及电弧焊等过程
环戊二烯基三羰基锰 [MCT (CAS: 12079-65-1)]: MCT是一种"锰"机化合物, 用作汽油抗爆添加剂。参见"锰"	0.1mg/m³ (如锰元素), S			MCT在加拿大使用, 但在美国仍在接受EPA的审查。超细锰是燃烧的副产物
丙酸 [MCPP (CAS: 93-65-2)]: 参见氯苯氧基除草剂 (氯苯氧乙酸除草剂)				无色或白色晶体和片状。农用杀虫剂 (除草剂)
三聚氰胺 (CAS: 108-78-1): 眼睛和呼吸道刺激物。动物实验和食用污染的宠物食品都会造成肾脏损伤和衰竭。致癌性数据不足 (IARC 3)				无色或白色晶体和片状。可升华。热分解产物包括氰化物和氮氧化物, 大众群体也可暴露于受污染的食品。除了职业暴露

续表

健康危害概述	ACGIH TLV	危险浓度	NFPA代码 H F R	注释
汞 [水银（CAS：7439-97-6）]：急性暴露于高浓度蒸汽会导致中毒性肺炎和肺水肿。吸入性良好。皮肤接触会产生刺激性和致敏性皮炎。急性摄入汞盐而不是金属汞，主要对肾脏有毒性。慢性肾脏疾病、慢性过度暴露可导致中枢神经系统中毒。动物实验表明，脑损伤和周围神经病变。一些无机汞化合物会对胎儿的发育产生不良影响（IARC 3）	0.025mg/m³（无机物和元素），S	10mg/m³ ERPG-2：0.25ppm ERPG-3：0.5ppm		金属元素是一种致密的银色液体。无味。在20℃（68℉）下蒸汽压为0.0012mmHg。暴露的来源包括小规模的黄金提炼或业余爱好者的回收性工业，以及室处理泄漏的汞会导致空气中汞含量过高
汞，烷基化合物（甲基汞，二甲基汞，二乙基汞，氯化乙基汞，醋酸苯基汞）：各种途径均可吸收，排泄缓慢可能导致积累发生。易通过血脑屏障和胎盘，器质性脑病和周围神经病变。某些汞化合物有刷痛。甲基汞对人类有致畸作用	0.01mg/m³（烷基化合物，如 Hg），S	2mg/m³（如 Hg）		无色液体或固体。许多烷基化合物具有令人厌烦的气味。无机汞可以在环境中转化为烷基汞化合物。可在食物链中积累。1990年禁止在室内油漆中使用醋酸苯来作为杀菌剂
亚异丙基丙酮 [4-甲基-3-戊烯-2-酮（CAS：141-79-7）]：长时间接触会引起皮炎。蒸汽对眼睛和呼吸道有强烈刺激性。动物实验表明高浓度接触时可抑制中枢神经系统，且会损害肾脏和肝脏	15ppm	1400ppm（LEL）	3 3 1	无色粘稠液体，有强烈气味。刺激性有良好的警示性。在20℃（68℉）下蒸汽压为8mmHg。易燃。易形成过氧化物
威百亩 [甲基二硫代氨基甲酸钠（CAS：137-42-8）]：土壤杀虫剂。对皮肤、眼睛、黏膜和呼吸道有刺激性。与水反应生成异硫氰酸甲酯，一种与气喘有关的刺激物。二硫化碳也是一种副产物				橄榄绿色至浅黄色液体，带有强烈的硫黄味。在水中混溶。沸点110℃。在25℃（77℉）下蒸汽压为21mmHg。燃烧会释放出硫和氮氧化物
甲基丙烯酸 [2-甲基丙烯酸（CAS：79-41-4）]：直接接触时具腐蚀性，可致严重灼伤。蒸汽对眼睛有伤害，且可能对呼吸道有强烈刺激性。基于结构类比，含有丙烯酸酯部分的化合物可能是致癌物。没有 IARC 评估	20ppm		3 2 2	带有辛辣难闻气味的液体。在20℃（68℉）下蒸汽压小于0.1mmHg。高于15℃（59℉）发生聚合，并释放有毒气体。易燃
甲胺磷（CAS：10265-92-6）：刺激皮肤和眼睛；可通过皮肤吸收。有机磷酸型胆碱酯酶抑制剂也可引起迟发性周围神经病变				无色晶体，具有硫醇样气味。不溶于水；可溶于甲苯、丙醇。氧化会产生有毒的氧化磷。与强还原剂接触产生可燃的有毒的磷化氢气体。农用杀虫剂
灭多威 [S-甲基-N-（甲基氨基甲酰基）氧基] 硫代乙酰亚胺酸盐，Lannate，Nudrin（CAS：16752-77-5）：氨基甲酸酯型胆碱酯酶抑制剂	0.2mg/m³（可吸入组分和蒸汽），S			有轻微的硫黄味。氧化会产生有毒的氧化物。在20℃（68℉）下蒸汽压为0.00005mmHg。热分解产物包括氮和硫的氧化物。农用杀虫剂
甲氧基氯 [二甲氧基-DDT，2,2-双（对甲氧基苯基）-1,1,1-三氯乙烷（CAS：72-43-5）]：有机氯。动物实验中极高剂量可致惊厥。动物实验表明低剂量对雄性动物的生殖和胎儿发育产生不良影响的证据有限（IARC 3）	10mg/m³ NIOSH CA	5000mg/m³		无色至棕褐色固体，带淡淡的气味。外观和某些危险特性随配方的不同而变化。在20℃（68℉）下蒸汽压非常低。农用杀虫剂
2-甲氧基乙醇 [乙二醇单甲醚，甲基溶纤剂（CAS：109-86-4）]：工作场所的过度暴露会引起血病。症状包括迷失方向，嗜睡和厌食。皮肤吸收良好。动物实验表明低剂量可引起睾丸萎缩，且有致畸性。工人过度暴露与精子数量减少有关	0.1ppm，S	200ppm	1 2 1	透明无色液体，带淡淡的气味。在20℃（68℉）下蒸汽压为6mmHg。易燃。工业溶剂

续表

健康危害概述	ACGIH TLV	危险浓度	NFPA代码 H	F	R	注　释
乙酸2-甲氧基乙基酯[乙二醇单甲醚乙酸酯，乙酸甲基溶纤剂（CAS：110-49-6）]：直接接触对眼睛有轻度微刺激。皮肤吸收良好。蒸汽对呼吸道有轻度刺激。高浓度可抑制中枢神经系统。根据动物研究，可能会导致肾脏损害，白细胞减少症、睾丸萎缩和先天缺陷	0.1ppm，S	200ppm	2	2	0	无色液体，具有温和宜人的气味。易燃。工业溶剂
乙酸甲酯（CAS：79-20-9）：蒸汽对眼睛和呼吸道有中度刺激性。高浓度可抑制中枢神经系统。体内水解成甲醇。可能产生类似于甲醇的毒性	200ppm	3100ppm（LEL）	2	3	0	无色液体，带有令人愉悦的水果味。具有良好的警示性。在20℃（68℉）下蒸汽压为173mmHg。易燃
甲基乙炔[丙炔（CAS：74-99-7）]：动物实验中，空气浓度很高时可产生中枢神经系统抑制和呼吸刺激	1000ppm	1700ppm（LEL）	1	4	3	无色气体，有甜味。易燃
丙烯酸甲酯[2-丙烯酸甲酯（CAS：96-33-3）]：甲基丙烯酸。直接接触时有强烈刺激性，可能导致严重灼伤。蒸汽对眼睛和呼吸道极具刺激性。基于结构类比，含有丙烯酸酯部分的化合物可能是致癌物（IARC 3）	2ppm，S，SEN	250ppm	3	3	2	无色液体，带有强烈的水果味。在20℃（68℉）下蒸汽压为68.2mmHg。含有阻止暴力聚合的抑制剂。暴露可能通过人工的（雕刻的）指甲产生
甲基丙烯腈[2-甲基-2-丙烯腈，甲基丙烯腈，2-氰基丙烯（CAS：126-98-7）]：直接接触有轻微刺激性。皮肤吸收良好。代谢为氰化物。动物实验中，急性高剂量吸入可导致死亡，但无刺激迹象，其机制可能与丙烯腈类似的。低浓度会引起抽搐和共济失调	1ppm，S		4	3	2	液体。在13℃（55℉）下蒸汽压为40mmHg。工业聚合物
甲缩醛[二甲氧基甲烷（CAS：109-87-5）]：对眼睛和呼吸道有轻微刺激性。高浓度可抑制中枢神经系统。动物研究表明，空气浓度过高可能伤害心脏、肝脏、肾脏和肺	1000ppm，S	2200ppm（LEL）	1	3	1	无色液体，具有类似氯仿的刺激性气味。高度易燃
甲醇[甲醇，木酒精（CAS：67-56-1）]：对眼睛和皮肤有轻微刺激性。各种途径吸收均可导致全身毒性。有毒代谢物是甲酸盐和甲醛。中枢神经系统抑制剂。休克和症状包括头痛、恶心、腹痛、头晕、呼吸急促、代谢性中毒和昏迷（视觉障碍、视觉模糊改变）的范围从视物模糊到失明	200ppm，S	6000ppm ERPG-1：200ppm ERPG-2：1000ppm ERPG-3：5000ppm	1	3	0	无色液体，有一种独特的、尖锐的气味。警示性较差。易燃。存在于挡风玻璃清洗液和防冻剂中
甲胺（CAS：74-89-5）：具腐蚀性。蒸汽强烈刺激眼睛、皮肤和呼吸道。可能导致严重的烷伤和肺水肿	5ppm	100ppm ERPG-1：10ppm ERPG-2：100ppm ERPG-3：500ppm	3	4	0	无色气体，带有鱼腥味或类似氨的气味。由于嗅觉疲劳，警示性能较差。易燃。应用于多种有机合成，包括甲基苯丙胺生产
甲基-正戊基酮[2-庚酮（CAS：110-43-0）]：蒸汽刺激眼睛和呼吸道。中枢神经系统抑制剂。易燃	50ppm	800ppm	1	2	0	无色或淡白色液体，带有水果味。在20℃（68℉）下蒸汽压为2.6mmHg
N-甲基苯胺（CAS：100-61-8）：一种高铁血红蛋白血症的有效诱导剂。各种途径均可很好地吸收。动物研究表明有潜在的肝脏损害可能性	0.5ppm，S		1	2	0	黄色至浅棕色液体，有淡氨味。在20℃（68℉）下蒸汽压小于1mmHg。热分解产物包括氮氧化物

续表

健康危害概述	ACGIH TLV	危险浓度	NFPA代码 H F R	注释
甲基溴 [溴甲烷（CAS：74-83-9）]：直接接触会引起严重刺激和灼伤。蒸汽可致肺水肿，可能导致肾脏和肾脏主要的靶器官。急性中毒可引起恶心、呕吐、谵妄和抽搐。慢性暴露与人类周围神经病变相关。有证据表明对动物实验与儿童发有不利影响。动物实验表明致癌性的证据有限（IARC 3）。该表中的氯③参见条目	1ppm，S NIOSH CA	250ppm ERPG-2：50ppm ERPG-3：200ppm	3　1　0	无色液体或气体，带有浓淡的氯仿气味，警示性较差。氯菊酯（催乳剂）通常被添加为警示剂。甲基溴已做广泛用作农业和结构性农药控制中的熏蒸剂，但由于其潜在消耗臭氧层可能而被淘汰
甲基正丁基酮 [MBK，2-己酮（CAS：591-78-6）]：蒸汽对眼睛和呼吸道具有强烈刺激。高浓度可产生中枢神经系统抑制。通过与正己烷相同的机制引起周围神经病变。被所有途径很好地吸收。在动物研究中具有睾丸毒性	5ppm，S	1600ppm	2　3　0	无色液体，带有丙酮样气味。在20℃（68℉）下蒸汽压为3.8mmHg。易燃。NIOSH建议的暴露极限为1.0ppm。
氯甲烷 [氯甲烷（CAS：74-87-3）]：症状包括头痛、精神错乱、共济失调、惊厥和昏迷。其他靶器官有肝、肾和骨髓。有证据表明对睾丸和胎儿发育有不良影响	50ppm，S NIOSH CA	2000ppm ERPG-1：150ppm ERPG-2：1000ppm ERPG-3：3000ppm	2　4　0	无色气体，具有轻微的甜味，警示性较差。工业化学药品曾用作麻醉剂和制冷剂
2-氰基丙烯酸甲酯（CAS：137-05-3）：蒸汽刺激眼睛和上呼吸道。可作为敏化剂（皮肤和肺）。一种强力且快速作用的胶水，能使身体各部分粘在一起或粘在表面。直接接触眼睛，眼睛立即粘合在一起，若强行分离则可能导致机械伤害	0.2ppm			无色黏稠液体。通常，这种化合物和相关物质被称为"超级胶"
甲基环己烷（CAS：108-87-2）：直接接触有刺激性。蒸汽刺激眼睛和呼吸道。高浓度可产生中枢神经系统抑制。根据动物研究，慢性高剂量服用可能会引起肝损伤	400ppm	1200ppm（LEL）	1　3　0	无色液体，有弱的苯样气味。在20℃（68℉）下蒸汽压为37mmHg。高度易燃。
邻甲基环己酮（CAS：583-60-8）：根据动物研究，直接接触有刺激性。蒸汽可产生中枢神经系统抑制。蒸汽刺激眼睛和呼吸道。高浓度可产生中枢神经系统损伤	50ppm，S	600ppm	2　2　0	无色液体，带有浓淡的薄荷样。警示性能较好。在20℃（68℉）下蒸汽压约为1mmHg。易燃
甲基内吸磷 [O,O-二甲基-2-乙基硫代乙基硫代磷酸盐（CAS：8022-00-2）]：一种有机磷酸盐型胆碱酯酶抑制剂	0.5mg/m³，S			无色至浅黄色液体，有难闻的苯样气味。在20℃（68℉）下蒸汽压为0.000 36mmHg。热分解产物包括硫和磷的氧化物。农用杀虫剂
4,4'-亚甲基双 [2-氯苯胺（MOCA（CAS：101-14-4）]：人类致癌物（IARC 1），可通过皮肤吸收	0.01ppm，S，A2 NIOSH CA			棕褐色固体。热分解产物包括氮的氧化物和氰化氢
亚甲基双 [4环己基异氰酸酯，dmdi，4-HMDI（CAS：5124-30-1）]：强刺激物，皮肤和呼吸道敏化剂（哮喘）	0.005ppm			白色至浅黄色固体薄片。无味。热分解产物包括氮的氧化物和氰化氢
亚甲基双苯基二异氰酸酯 [4,4'-二苯基甲烷二异氰酸酯，MDI（CAS：101-68-8）]：直接接触有刺激性。潜在的呼吸道敏化剂。蒸汽气和粉尘对眼睛和呼吸道有强烈刺激性（哮喘）。IARC 3	0.005ppm	75mg/m³ ERPG-2：5mg/m³ ERPG-3：55mg/m³		白色至浅黄色固体薄片。无味。在20℃（68℉）下蒸汽压为0.05mmHg。可能的热分解产物包括氮的氧化物和氰化氢。聚氨酯成分

续表

健康危害概述	ACGIH TLV	危险浓度	H	F	R	注　释
二氯甲烷 [二氯甲烷，二氯甲烷（CAS：75-09-2）]：长时间接触有刺激性。可通过皮肤吸收。蒸气会刺激眼睛和呼吸道。中枢神经系统抑制剂。可能导致心律失常。高浓度时会造成肝肾损伤。在体内转化为一氧化碳，形成碳氧血红蛋白。动物实验中有致癌性（IARC 2A）	50ppm, A3 OSHA CA NIOSH CA	2300ppm ERPG-1: 300ppm ERPG-2: 750ppm ERPG-3: 4000ppm	2	1	0	重质无色液体，具有类似氯仿的气味。警示性能差。在20℃（68℉）下蒸汽压为350mmHg。可能的热分解产物包括光气和氯化氢。二氯甲烷是许多工业和商业用途的溶剂（如脱漆剂、化油器清洁剂）
4,4'-亚甲基二苯胺 [4,4'-二氨基二苯甲烷（CAS：101-77-9）]：蒸气强烈刺激眼睛和呼吸道。在过度暴露接触甲苯可能导致全身毒性。吸入、食入或皮肤接触的工人中观察到肝毒性（胆汁性黄疸）。高铁血红蛋白血症、肾脏损伤和视网膜损伤。有动物致癌性证据（IARC 2B）	0.1ppm, S, A3 OSHA CA NIOSH CA		2	1	0	浅棕色固体晶体，带有浓淡的胺的胶味。易燃。热分解产物包括氮的氧化物。用于异氰酸酯合成和其他聚合物生产。历史上，大规模的暴露事件可追溯于受污染的食品（黄疸病？）
二碘甲烷 [碘仿（CAS：75-47-8）]：严重的肝毒素。导致中枢神经系统损伤，这与碘化物水平升高相关。代谢成一氧化碳。大量急性摄入后发现碳氧血红蛋白（COHb）升高。长期用于伤口和不完整的皮肤可引起碘中毒	0.6ppm	100ppm				无色液体。有刺鼻的醚类气味。在25℃（77℉）下蒸汽压为400mmHg。医用消毒剂
甲基乙基酮 [2-丁酮，MEK（CAS：78-93-3）]：蒸气对眼睛和呼吸道有刺激性。高浓度可产生中枢神经系统抑制。动物实验中，对极具刺激性。摄入有腐蚀性。在动物实验中，过度暴露会导致肝、肾损伤。胎儿发育有不良影响的证据有限。增强甲基正丁基酮的神经毒性	200ppm	3000ppm	1	3	0	无色液体，带有轻微的丙酮气味。在20℃（68℉）下蒸汽压为77mmHg。易燃
过氧化甲乙酮（CAS：1338-23-4）：具刺激性，可能导致严重灼伤。蒸气或雾气可能对眼睛和呼吸道极具刺激性。摄入有腐蚀性。肝、肾和肺损伤	0.2ppm（C）					无色液体，具有特殊气味。震动敏感。高于50℃（122℉）时分解，如邻苯二甲酸二甲酯、过氧化环己酮和邻苯二甲酸二烯丙基酯，以增加稳定性。用作树脂和塑料（包括玻璃纤维）制造中的硬化剂
甲酸甲酯 [CAS：107-31-3]：蒸气强烈刺激眼睛和呼吸道。高浓度可产生中枢神经系统抑制。暴露在这种环境下会导致视觉障碍，包括暂时性失明	50ppm, S	4500ppm	2	4	0	无色液体，高浓度有宜人气味。气味警示性欠佳。在20℃（68℉）下蒸汽压为476mmHg。高度易燃
甲基肼 [一甲基肼（CAS：60-34-4）]：与肼相似，具有毒性。蒸气对眼睛和呼吸道有强烈刺激性。导致高铁血红蛋白血症。有肝肾毒性。抽搐，动物实验提示是致癌物，没有IARC评估	0.01ppm, S, A3 NIOSH CA	20ppm	4	3	2	无色透明液体。在20℃（68℉）下蒸汽压为36mmHg。易燃。用作火箭推进剂，如相关的二甲基肼。食用假羊肚菌蘑菇也可导致甲基肼的暴露
甲基碘 [碘甲烷（CAS：74-88-4）]：一种化合物。根据化学性质，可通过皮肤吸收。直接接触有强烈刺激性，可能导致严重灼伤。神经毒性体征和症状包括恶心、呕吐、头晕、言语不清、共济失调、震颤，易怒、愤怒、抽搐和昏迷。急性暴露后可能会出现妄想和幻觉。也可能发生严重的肝损伤。动物实验致癌性的证据有限（IARC 3）	2ppm, S NIOSH CA	100ppm ERPG-1: 25ppm ERPG-2: 50ppm ERPG-3: 125ppm				无色、黄色、红色或棕色液体。不易燃。在20℃（68℉）下蒸汽压为375mmHg。热分解产物包括碘和碘化氢，曾被提议作为甲基溴的替代品，但在广泛使用甲基碘之前已被撤销

续表

健康危害概述	ACGIH TLV	危险浓度	NFPA代码 H F R	注 释
甲基异戊基酮 [5-甲基-2-己酮（CAS: 110-12-3）]：与其他脂肪族酮类似，蒸汽可能会刺激眼睛和呼吸道。可能是中枢神经系统抑制剂	20ppm		1 3 0	无色液体，有令人愉快的气味。蒸汽在20 ℃（68 ℉）下蒸汽压为4.5mmHg。易燃
甲基异丁基酮 [4-甲基-2-戊酮，己酮（CAS: 108-10-1）]：直接接触会刺激眼睛。蒸汽刺激眼睛和呼吸道。报道的人体的全身症状有虚弱、头晕、共济失调、恶心、呕吐和头痛。动物实验中对胎儿发育有潜在肝肾损害（IARC 2B）	20ppm, A3	500ppm	1 3 0	无色液体，有轻微气味。在25 ℃（77 ℉）下蒸汽压为7.5mmHg。易燃
异氰酸甲酯 [MIC（CAS: 624-83-9）]：高反应性；直接接触时具有高度腐蚀性。蒸汽对眼睛、皮肤和呼吸道极具刺激性、导致严重烧伤和致命性肺水肿。敏化剂。毒性与氰化物无关。有证据表明严重中毒会对胎儿发育产生不良影响	0.02ppm, S	3ppm ERPG-1: 0.025ppm ERPG-2: 0.25ppm ERPG-3: 1.5ppm	4 3 2 W	无色液体，带有强烈的令人讨厌的气味。警示性能差。在20 ℃（68 ℉）下蒸汽压为348mmHg。易燃。与水反应释放甲胺。加热时聚合。热分解产物包括氰化氢和氮的氧化物。用作氨基甲酸酯农药合成中的化学中间体。MIC不在氨基甲酸酯中
甲硫醇（CAS: 74-93-1）：引起迟发性肺水肿。中枢神经系统的影响包括麻醉和抽搐。据报道在患有G6PD缺乏症的患者中引起高铁血红蛋白血症	0.5ppm	150ppm ERPG-1: 0.005ppm ERPG-2: 25ppm ERPG-3: 100ppm	4 4 1	无色液体，带有令人讨厌的臭鸡蛋味。气味和刺激性具有良好的警示性
甲基丙烯酸甲酯（CAS: 80-62-6）：直接接触有刺激性。蒸汽刺激眼睛。皮肤和呼吸道。敏化剂（哮喘和皮炎）。高浓度可能会引起头痛、恶心、呕吐或头晕。可能会引起周围神经毒性。动物实验中对胎儿发育产生不良影响的证据有限。致癌性证据有限。（IARC 3）	50ppm, SEN	1000ppm	2 3 2	无色液体，具有辛辣的水果味。在20 ℃（68 ℉）下蒸汽压为35mmHg。易燃。含有阻止自聚合的抑制剂。用于树脂聚合物，包括医疗应用
甲基对硫磷 [O,O-二甲基 O-对硝基苯基硫代磷酸酯（CAS: 298-00-01）]：一种高效的有机磷酸酯胆碱酯酶抑制剂。IARC 3	0.02mg/m³（可吸入部分和蒸汽）, S			棕褐色液体，带有强烈的大蒜味。外观可能因配方而异。农用杀虫剂
甲基丙基酮 [2-戊酮（CAS: 107-87-9）]：蒸汽对眼睛和呼吸道有刺激性。高剂量可抑制中枢神经系统	150ppm（STEL）	1500ppm	2 3 0	无色液体，具有特殊气味。在20 ℃（68 ℉）下蒸汽压为27mmHg。易燃
硅酸甲酯 [四甲氧基硅烷（CAS: 681-84-5）]：高反应性；直接接触具有腐蚀性，可能导致严重的眼伤和视力丧失。蒸汽气对眼睛和呼吸道极具刺激性，可能导致严重的眼伤和肺水肿	1ppm	ERPG-2: 10ppm ERPG-3: 20ppm	4 3 2	无色晶体。与水反应生成硅酸和甲醇
α-甲基苯乙烯（CAS: 98-83-9）：直接接触有轻度刺激性。蒸汽会产生中枢神经系统抑制剂（IARC 2B）	10ppm, A3	700ppm	1 2 1	无色液体，具有特殊气味。刺激具有良好警示性能。在220 ℃下蒸汽压为1.9mmHg。易燃
甲基叔丁基醚 [MTBE（CAS: 1634-04-4）]：蒸汽对眼睛和呼吸道有轻度刺激；高浓度中枢神经系统抑制剂；动物实验中，高浓度对肝和肾有不良影响，且具有致癌性（IARC 3）。高浓度则对生殖产生不良影响，极高浓度会心、呕吐、头晕嗜睡	50ppm, A3	（LEL: 1600ppm） ERPG-1: 50ppm ERPG-2: 1000ppm ERPG-3: 5000ppm	1 2 1	在室温下为挥发性无色液体。气味阈值接近50ppm。美国有些州禁止作为汽油添加剂。在25 ℃（77 ℉）下蒸汽压为248mmHg

续表

健康危害概述	ACGIH TLV	危险浓度	NFPA代码 H F R	注释
嗪草酮 [4-氨基-6-(1,1-二甲基乙基)-3-(甲硫基)-1,2,4-三嗪-5[4H]-酮 (CAS: 21087-64-9)]：已有的人体数据显示接触后皮肤无刺激或致敏。在动物实验中，皮肤吸收较差，对皮肤或眼睛没有直接刺激性。反复高浓度作用可抑制中枢神经系统，且累及肝脏及甲状腺	5mg/m³			在20℃（68°F）下蒸汽压为0.000 01mmHg。热分解产物包括硫和氮的氧化物。农用杀虫剂（除草剂）
速灭磷 [2-羧基-1-甲基乙烯基二甲基磷酸酯，磷酸化 (CAS: 7786-34-7)]：一种有机磷酸酯胆碱酯酶抑制剂。各种途径均可很好地吸收。低浓度反复暴露可积累产生症状	0.01mg/m³（可吸入部分和蒸汽），S	4ppm		无色或黄色液体，有淡淡的气味。在20℃（68°F）下蒸汽压为0.0022mmHg。易燃。热分解产物包括磷酸雾。农用农药
云母 (CAS: 12001-25-2)：持续吸入粉尘可引起肺部症状	3mg/m³（可吸入部分）	1500mg/m³		无色的固体片状薄片。无味。在20℃（68°F）下蒸汽压可以忽略不计。不易燃
久效磷 [二甲基2-甲基氨基甲酰基1-甲基乙烯基磷酸盐 (CAS: 6923-22-4)]：一种有机磷酸酯型胆碱酯酶抑制剂。有限的人体数据表明，其可以很好地通过皮肤吸收，但迅速代谢和排泄	0.05mg/m³（可吸入部分和蒸汽），S			红褐色固体，有轻微气味。农用杀虫剂
吗啉 [四氢-1,4-恶嗪 (CAS: 110-91-8)]：具腐蚀性；直接接触极具刺激性，可能导致严重灼伤。皮肤吸收良好。蒸汽其刺激眼睛和呼吸道。接触蒸汽其会导致短暂的角膜水肿。可能导致严重的肝肾损伤。致癌性数据不足 (IARC 3)	20ppm，S	1400ppm（LEL）	3 3 1	无色液体，带有淡淡的氨水味。在20℃（68°F）下蒸汽压为7mmHg。易燃。热分解产物包括氮的氧化物。在某些抛光剂打蜡消费品中发现
甲磺酸单钠 [MSMA (CAS: 2163-80-6)]：含砷除草剂。肝毒素和听觉神经毒素				浅黄色液体。无味
萘 (CAS: 91-20-3)：直接接触对眼睛产生强烈刺激。蒸汽其刺激眼睛，长期接触可能引起白内障。皮肤吸收良好。可能诱发高铁血红蛋白血症。过度暴露的症状包括头痛恶心。动物研究中可引起白内障和视网膜损害。疑似致癌物 (IARC 2B)	10ppm，S，A3	250ppm	2 2 0	白色至棕色固体。樟脑气味和呼吸道刺激性具有良好的警示性能。美国目前的封存球配方中不含萘。在20℃（68°F）下蒸汽压为0.05mmHg。易燃
β-萘胺 [2-氨基萘 (CAS: 91-59-8)]：急性过度暴露会导致高铁血红蛋白血症或急性出血性膀胱炎。皮肤吸收良好。已知的人类膀胱致癌物 (IARC 1)	A1 OSHA CA NIOSH CA			白色至微红色晶体。在108℃（226°F）下蒸汽压为1mmHg。易燃。原橡胶工业化学品
新烟碱类：吡虫啉 (CAS: 138261-41-3)，可比丁 (CAS: 210880)，二甲呋喃 (CAS: 165252-80-0)，乙虫腈 (CAS: 150824-47-8) 和噻虫嗪 (CAS: 153719-23-4)：突触后的临床症状可能类似于尼古丁产生的毒性。暴露后通透性差。脑血障碍和视网膜损伤。据报道，严重的不良反应有呼吸衰竭、镇静、癫痫发作和横纹肌溶解				农用杀虫剂。与哺乳动物相比，它们对昆虫中的尼古丁受体具有高度选择性
羰基镍 [四羰基镍 (CAS: 13463-39-3)]：吸入蒸汽会导致严重肺肺和全身伤害，而没有刺激性征兆。症状包括头痛、恶心、呕吐、发热、极度虚弱和通气衰竭。根据动物研究，可能会发生肝和脑损伤。动物实验有对胎儿发育不良影响，且目有致畸性。没有IARC评估	0.05ppm（如 Ni），C，A3 NIOSH CA	2ppm（如 Ni）	4 3 3	无色液体或气体。发霉的气味，警示能差。在20℃（68°F）下蒸汽压为321mmHg。高度易燃。暴露主要限于镍精炼，金属冶炼副产品

续表

健康危害概述	注　释	NFPA代码 H　F　R	危险浓度	ACGIH TLV
镍金属和可溶性无机盐（氯化镍、硫酸镍、硝酸镍、氧化镍），即"镍样"：反复接触可能引起严重的致敏性皮炎，烟雾强烈刺激呼吸道。一些化合物对胎儿发育有不良影响。动物实验中，镍是人类鼻腔和肺部的致癌物（镍化合物，IARC 1；镍化合物，IARC 2B）	灰色金属粉末或绿色固体。所有形式都是无味的		10mg/m³（如Ni）	1.5mg/m³（元素）0.1mg/m³（可溶性化合物），如Ni；0.2mg/m³（难溶化合物），A1（难溶化合物），如Ni NIOSH CA
尼古丁（CAS：54-11-5）：一种强效的烟碱胆碱能受体激动剂。各种途径均可良好地吸收。症状包括头晕、精神错乱、无力、恶心和呕吐、心动过速和高血压、震颤、抽搐和肌肉麻痹、呼吸麻痹。导致的死亡可能非常迅速。动物研究中对胎儿发育有不良影响	浅黄色至深棕色黏稠液体，带有黏稠或类似胺的气味。在20℃（68℉）下蒸汽压为0.042 5mmHg。易燃。热分解产物包括氢氧化物。尽管通常在烟草制品和节曾制品方面考虑使用，但尼古丁是一种广泛使用的农药。在烟草收割机中可能发生皮肤接触（"绿色烟草病"）	3　1　0	5mg/m³	0.5mg/m³，S
硝酸[富水，雕刻机红酸（CAS：7697-37-2）]：浓溶液会腐蚀眼睛和皮肤，导致非常严重的穿透性烧伤。蒸汽强烈刺激眼睛和呼吸道，导致急性肺损伤。长期吸入暴露可引起支气管炎和牙齿腐蚀。参阅"气体，刺激性"	无色，黄色或红色发烟液体，具有令人窒息的气味，接近1ppm。在25℃（77℉）下蒸汽压约为62mmHg。不易燃。与有机材料或特定金属的相互作用会释放出一氧化氮。在业余爱好者中可能发生了家庭暴露	300Ox (～40%) 401 Ox (fuming)	25ppm ERPG 1：1ppm ERPG 2：10ppm ERPG 3：78ppm	2ppm
一氧化氮[NO，一氧化氮转化为二氧化氮（CAS：10102-43-9）]：一氧化氮在空气中缓慢转化为二氧化氮，眼睛和肺部的测测和肺水肿可能是由二氧化氮引起的。据报道，过度暴露会导致急性和慢性阻塞性气道疾病。根据动物研究，可能会导致高铁血红蛋白血症。与一氧化碳同一位置与血红蛋白结合，这可能导致毒性	无色或棕色气体。在TLV以下出现尖锐的甜味气味，是一种良好的警示性能		100ppm	25ppm
对硝基苯胺（CAS：100-01-6）：直接接触会刺激眼睛，可能会伤害角膜。各种途径均可很好地吸收。过度暴露会导致高铁血红蛋白血症。呼吸窘迫和高铁血红蛋白血症。也可能发生肝损伤	黄色固体，带有类似氨的气味，警示性能不佳。在20℃（68℉）下蒸汽压远小于1mmHg。易燃。热分解产物包括氮氧化物	3　1　2	300mg/m³	3mg/m³，S
硝基苯（CAS：98-95-3）：直接接触有刺激性，可能会出现致敏性皮炎。各种途径均可很好地吸收。导致高铁血红蛋白血症。症状包括头痛、脱发、虚弱和胃肠道不适。可能会伤害肝脏。动物实验表明会影响胎儿发育的不良影响有限（IARC 2B）	浅黄色至黑褐色黏稠液体，像鞋油一样的气味，警示性能好。在20℃（68℉）下蒸汽压远小于1mmHg。易燃。工业用于制造苯胺	3　2　1	200ppm	1ppm，S，A3
对硝基氯苯（CAS：100-00-5）：直接接触有刺激性；反复接触可能会引起致敏性皮炎。各种途径均可很好地吸收。导致高铁血红蛋白血症。症状包括头痛、发绀、虚弱和胃肠道不适。可能导致肝肾损伤	黄色固体，有甜味。在25℃（77℉）下蒸汽压力为0.009mmHg。易燃。热分解产物包括氮氧化物和氯化氢	2　1　3	100mg/m³	0.1ppm，S，A3 NIOSH CA
4-硝基二苯基（4-硝基联苯[CAS：92-93-3]）：极易被皮肤吸收。代谢为4-氨基二苯，这是人类潜在的致癌物。大和兔子会发生膀胱癌。但是该化学品的致癌性数据不足（IARC 3）	白色固体，有甜味。热分解产物包括氮氧化物			S，A2 OSHA CA NIOSH CA

续表

健康危害概述	ACGIH TLV	危险浓度	NFPA代码 H F R	注 释
硝基乙烷（CAS: 79-24-3）：基于动物实验的高暴露研究。中枢神经系统抑制剂。可能导致高铁血红蛋白血症。在动物实验中高浓度暴露会导致肝损伤。丙烷是致癌物。无IARC评估	100ppm	1000ppm	2 3 3（加热时爆炸）	无色黏稠液体，带有水果味，警示性较差。在20℃（68°F）下蒸汽压为15.6mmHg。易燃。热分解产品在消费品中除工业应用外，暴露也发生在消费器（指甲油去除剂）中
二氧化氮（CAS: 10102-44-0）：气体和蒸汽刺激眼睛和呼吸道蒸汽；导致致命的肺水肿。最初的症状包括咳嗽和呼吸困难。肺水肿可在延迟数小时后出现。急性期可出现致命的继发期，伴有发热、寒战、呼吸困难、发绀和迟发性闭塞性细支气管炎（IARC 2B）	0.2ppm	20ppm ERPG-1: 1ppm ERPG-2: 15ppm ERPG-3: 30ppm	3 0 OOₓ（OX. 氧化物，NOₓ的氧化物）	暗褐色发烟的液体或气体。刺激性气味和刺激只在略高于TLV时出现，警示性能较好。在20℃（68°F）下蒸汽压为720mmHg。重要的暴露源包括：结构性火灾、青贮（填土）、气体保护（MIG，金属惰性气体）或TIG（钨惰性气体）焊接及其他材料的相互作用。相关的四氧化二氮 [CAS: 10544-72-6] 与二氧化氮处于平衡状态，并且剧毒
三氟化氮 [氟化氮（CAS: 7783-54-2）]：蒸汽可能会刺激眼睛。根据动物研究，可能导致高铁血红蛋白血症及肝肾损害	10ppm	1000ppm ERPG-2: 400ppm ERPG-3: 800ppm		无色气体，带有发霉气味，警示性较差。不易燃。在许多条件下具有高反应性和爆炸性
硝酸甘油 [三硝酸甘油（CAS: 55-63-0）]：引起血管舒张，包括冠状动脉舒张。常见有头痛和血压下降。各种途径均可很好地吸收。药物会出现血管舒张耐受性；药物依赖则工人停止接触可能会导致心绞痛	0.05ppm, S	75mg/m³	2 3 4	淡黄色黏稠液体。在20℃（68°F）下蒸汽压为0.00026mmHg。极易爆炸。弹药和制药工作人员可能会接触到这种物质
硝基甲烷（CAS: 75-52-5）：基于动物研究，大剂量会引起呼吸道刺激。肝肾损伤及中枢神经系统抑制，共济失调，虚弱，甚至可能出现高铁血红蛋白血症。与人类相关的暴露病的暴发有关。可疑致癌物（IARC 2B）	20ppm, A3	750ppm	2 3 4	无色液体，带有淡淡的水果道气味，警示性较差。在20℃（68°F）下蒸汽压为27.8mmHg。热分解产物包括氮氧化物。用作工业化学品和模型发动机的燃料。会干扰肌酐的临床检测
1-硝基丙烷（CAS: 108-03-2）：蒸汽轻度刺激眼睛和呼吸道蒸汽。可能会发生肝损伤	25ppm	1000ppm	2 3 2（加热时可能爆炸）	无色液体，带有淡淡的水果味，警示性较差。在20℃（68°F）下蒸汽压为27.8mmHg。易燃。热分解产物包括氮氧化物
2-硝基丙烷（CAS: 79-46-9）：轻度刺激性。也会发生肾脏毒性。各种途径均可很好地吸收。动物实验中对胎儿的不良影响的证据有限。动物实验有致癌性（IARC 2B）	10ppm, A3 NIOSH CA	100ppm	2 3 2（加热时可能爆炸）	无色液体。在20℃（68°F）下蒸汽压为12.9mmHg。易燃。热分解产物包括氮氧化物。用作化学溶剂
N-亚硝基二甲胺 [二甲基亚硝胺（CAS: 62-75-9）]：过度暴露刺激眼睛和呼吸道蒸汽。根据动物研究，各种途径均可很好地吸收。对工人有严重的肝损伤，可产生肝癌、肾癌和肺癌（IARC 2A）	S, A3 OSHA CA NIOSH CA		2 3	黄色黏稠液体。易燃。选定工艺中的工业中间体（如合成二甲基肼）和环境污染物
硝基甲苯 [邻、间、对硝基甲苯（CAS: 99-08-1）]：高铁血红蛋白诱导剂，类似于结构相似的化合物，可能通过皮肤吸收。致癌性数据不足（IARC 3）	2ppm, S	200ppm	3 1 1	邻硝基甲苯和间硝基甲苯，黄色液体或固体；对硝基甲苯，黄色固体。所有异构体均具有微弱的芳香气味。在20℃（68°F）下蒸汽压约为0.15mmHg。热分解产物包括氮氧化物。染料和树脂合成中的中间体

续表

健康危害概述	ACGIH TLV	危险浓度	NFPA代码 H F R	注释
一氧化二氮（CAS：10024-97-2）：一种中枢神经系统抑制剂。慢性暴露对造血系统的影响包括巨幼细胞贫血。药物滥用导致神经病。可能对人类的生育能力及胎儿发育产生不良影响	50ppm			无色气体。闻起来很甜。不易燃。在牙科中广泛用作麻醉气体及一种常见的滥用吸入化学物
八氯萘［氯萘1051（CAS：2234-13-1）］：与其他氯化萘类似，因吸入或皮肤接触而过度暴露的工人可能会发生氯痤疮和肝脏损害。关于氯痤疮，另请参见"二噁英"	0.1mg/m³，S	0.1mg/m³（有效危险浓度）		淡黄色固体，带芳香气味。在220℃（68℉）下蒸汽压小于1mmHg。不易燃。热分解产物包括氯化氢
辛烷（CAS：111-65-9）：蒸汽对眼睛和呼吸道有轻度刺激。高浓度有中枢神经系统抑制作用	300ppm	1000ppm（LEL）	1 3 0	无色液体。汽油样气味和刺激性有良好的警示特性。在20℃（68℉）下蒸汽压力为11mmHg。易燃
四氧化锇［锇酸（CAS：20816-12-0）］：直接接触有腐蚀性；可能对眼睛和呼吸道有强烈的刺激性。根据动物研究，烟雾对眼睛会发生氯痤疮损伤和肾损害	0.000 2ppm（如 Os）	1mg/m³（同 Os）		无色至浅黄色固体，带有和氯一般的强烈的刺激性气味。在20℃（68℃）下蒸汽压力为7mmHg。不易燃。催化剂和实验室试剂
草酸［乙二酸（CAS：144-62-7）］：一种强酸。烟雾刺激呼吸道。食入时剧毒。草酸钙沉积会引起低血钙和肾脏损害	1mg/m³	500mg/m³	3 1 0	无色或白色固体。无臭。在20℃（68℉）下蒸汽压小于0.001mmHg
二氟化氧［一氟化氧（CAS：7783-41-7）］：对眼睛、皮肤和呼吸道具腐蚀性。效应类似于氢氟酸。根据动物研究，其可能会损害肾脏，内生殖器官。低浓度暴露可引起严重的头痛	0.05ppm（C）	0.5ppm		无色气体，有强烈而难闻的气味。常见嗅觉疲劳，因此气味警示性较差。强氧化剂
臭氧［三原子氧（CAS：10028-15-6）］：刺激眼睛和呼吸道。有肺水肿的报道	0.05ppm（重负荷），0.08ppm（中度负荷），0.1ppm（轻度负荷），0.2ppm（≤2h）	5ppm		无色或微蓝色气体。尖锐、独特的气味具有良好的警示性。强氧化剂。除水净化和工业漂白操作外，气体保护用焊和特种焊接也是潜在的暴露源
百草枯［1,1'-二甲基-4,4'-联吡啶二氯化物（CAS：4687-14-7）］：直接接触极具刺激性；可能导致严重的腐蚀性灼伤。皮肤吸收良好。一种强效毒素，过度暴露后会导致急性器官衰竭及进行性致命性肺纤维化	0.5mg/m³，0.1mg/m³（可吸入部分）	1mg·m³（总粉尘），0.1mg/m³（可吸入分数）		无臭白色至黄色固体。在20℃（68℉）下蒸汽压可以忽略不计。不易燃。热分解产物包括氮和硫的氧化物及氯化氢。尽管广泛用于农用除草剂，但大多数死亡案例都是因故意摄入导致的
对硫磷［O,O-二乙基对-对硝基苯基硫代磷酸酯（CAS：56-38-2）］：强效有机磷胆碱酯酶抑制剂。吸入、食入和皮肤接触均可引起全身毒性。动物实验中，有证据表明高剂量对胎儿发育有不良影响（IARC 2B）	0.05mg/m³（可吸入部分和蒸汽），S	10mg/m³		黄色至深棕色液体，有大蒜味。0.04ppm的气味阈值表明它具有良好的警示性能。在20℃（68℉）下蒸汽压为0.000 4mmHg。热分解产物包括氧化物，氮和磷的氧化物。在野外，风化/氧化对硫磷转化为对氧磷，后者是一种毒性更大的有机磷酸酯。农用农药

续表

健康危害概述	ACGIH TLV	危险浓度	NFPA代码 H F R	注　释
戊硼烷（CAS：19624-22-7）：直接接触会产生强烈刺激，可能导致严重灼伤。蒸汽刺激呼吸道。有力的中枢神经系统毒素；症状包括头痛、恶心、虚弱、精神错乱、兴奋过度、震颤、癫痫发作和昏迷。残留的中枢抑制效应可能会持续存在。可能还会发生肝肾损伤	0.005ppm	1ppm	4　4　2	无色液体。在20℃（68℉）下蒸汽压为171mmHg。仅在空气浓度远高于TLV时才会产生刺鼻的酸牛奶味，这是一种较差的警示性能。可能自燃。与卤化灭火剂剧烈反应。热分解产物包括硼酸。在微电子工业中用作掺杂剂
五氯萘1013（CAS：1321-64-8）：皮肤长期接触或吸入会导致氯痤疮。各种暴露途径均可引起严重的、潜在的致命性肝损伤或坏死。关于氯痤疮，另请参见"二噁英"	0.5mg/m³，S	0.5mg/m³（有效危险浓度）		淡黄色蜡状固体，具有令人愉快的芳香气味。气味阈值未知。在20℃（68℉）下蒸汽压小于1mmHg。不易燃。热分解产品包括氯化氢烟雾
五氯苯酚［五，PCP（CAS：87-86-5）］：直接接触有刺激性。蒸汽刺激眼睛和呼吸道。强效的代谢毒物；解偶联氧化磷酸化。各种途径均可很好地吸收。动物实验中有对胎儿发育的不良影响和致癌性的证据（IARC 2B）。另请参阅病例报告表明PCP与骨髓毒性有关	0.5mg/m³（可吸入部分和蒸汽），S，A3	2.5mg/m³	3　0　0	略高于TLV时，其对眼睛和鼻子有刺激性，这是一个很好的警示性。在20℃（68℉）下蒸汽压为0.000 2mmHg。不易燃。热分解产物包括氯化氢、氯化酚和八氯二苯并二噁英。已被广泛用作木材防腐剂。痕量二噁英污染会导致并发氯痤疮
戊烷［正戊烷（CAS：109-66-0）］：蒸汽轻度刺激眼睛和呼吸道。高浓度可产生中枢神经系统抑制	1000ppm	1500ppm（LEL）	1　4　0	无色液体，带有类似汽油的气味，警示性能良好。在20℃（68℉）下蒸汽压为426mmHg。易燃。
全氟异丁烯［PFAC，（CAS：79-47-0）］：严重的吸入刺激物，致命				化学结构与烯丙基氯相似的无色气体。在聚合物和神经性气体中用作三氟环氧乙烷的前体（氯二氟甲基）
石油馏出物［石脑油，石油醚］：蒸汽对眼睛和呼吸道有刺激性。如果存在正己烷，苯或其他有毒污染物，则应解决这些危害		1100ppm（LEL）	1　4　0（石油醚）	无色液体。低于TLV的水平时有类似煤油的气味，可起到警示作用。在20℃（68℉）下蒸汽压约为40mmHg
苯酚［碳酸，羟苯（CAS：108-95-2）］：腐蚀性酸和蛋白质变性剂。眼睛或直接接触皮肤严重的组织损伤或会失明。可能发生深层皮肤灼伤而无疼痛警示。各种途径接触均可导致全身毒性；蒸汽可经皮吸收。蒸汽对眼睛和呼吸道极具刺激性。症状包括恶心、呕吐、心律失常、循环衰竭、抽搐和昏迷。对肝脏和肾脏有毒。肿瘤促进剂；但是，致癌性数据不足（IARC 3）	5ppm，S	250ppm，ERPG-1：10ppm，ERPG-2：50ppm，ERPG-3：200ppm	4　2　0	无色至粉红色结晶固体，或黏稠液体。它的气味被描述为独特的、辛辣的或甜的柏油味。芳香的或甜的柏油味。由于在TLV值或以下检测到气味，因此具有很好的警示性。在20℃（68℉）下蒸汽压为0.36mmHg。易燃。
苯二胺［对二氨基苯，对氨基苯胺（CAS：106-50-3）］：直接接触有刺激性。可能引起皮肤和呼吸道过敏（哮喘）。经常暴露的工人发现有咽喉和胸部的炎症反应。致癌性数据不足（IARC 3）	0.1mg/m³	25mg/m³	3　1　0	白色至浅紫色或棕色固体。取决于氧化程度。易燃。热分解产物包括氮氧化物。工业化学中间体，但也存在于一些非处方染发剂中
苯醚［二苯醚（CAS：101-84-8）］：长时间直接接触有轻度刺激性。基于动物实验研究，大剂量摄入后可能发生肝和肾损害	1ppm	100ppm	1　1　0	无色液体或固体。在TLV下检测到的轻微甜闻气味具有良好的警示作用。在25℃（77℉）下蒸汽压为0.02mmHg。易燃。

健康危害概述	ACGIH TLV	危险浓度	NFPA代码 H F R	注释
苯基缩水甘油醚 [PGE, 1,2-环氧-3苯氧基丙烷 (CAS: 122-60-1)]: 直接接触对眼睛和呼吸道极具刺激性。皮肤增敏剂。动物研究表明，蒸汽对眼睛和呼吸道极具刺激性。大剂量可抑制中枢神经系统，对肝脏、肾脏、胸腺和造血系统均有伤害。动物实验中有致癌性 (IARC 2B)	0.1ppm, S, SEN, A3 NIOSH CA	100ppm		无色液体，具有难闻的甜味。在20℃(68°F)下蒸汽压为0.01mmHg。易燃。易形成过氧化物
苯肼 (CAS: 100-63-0): 强碱，直接接触有腐蚀性。强效的皮肤增敏剂。皮肤可吸收。蒸汽对眼睛和呼吸道极具刺激性。引起动物溶血性贫血，继发肾脏损害。动物实验致癌性证据有限。没有IARC评估	0.1ppm, S, A3 NIOSH CA	15ppm	3 2 0	浓黄色晶体或油性液体，具有淡淡的芳香味。暴露在空气和光线下会变暗。在20℃(68°F)时蒸汽压小于0.1mmHg。易燃。热分解产物包括氨氧化物。工业上用于染料合成
苯醌 (CAS: 638-21-1): 动物实验中，亚慢性吸入人2ppm会导致食欲减退、腹泻、震颤、溶血性贫血、皮炎和不可逆的睾丸退化	0.05ppm (C)			结晶固体。在空气高浓度下可自燃
甲拌磷 [O,O-二乙基 S-(乙硫基)甲基二硫代磷酸酯, Thimet, Timet (CAS: 298-02-2)]: 有机磷酸酯型胆碱酯酶抑制剂。各种途径均可吸收	0.05mg/m³, (可吸入部分和蒸汽), S			澄清液体。在20℃(68°F)下蒸汽压为0.002mmHg。农用农药
光气 [碳酰氯, COCl₂ (CAS: 75-44-5)]: 对下呼吸道极具刺激性。因为刺激性和气味不足以警示肺损伤，暴露具有潜在危险性。高浓度会刺激眼睛、皮肤和黏膜	0.1ppm	2ppm ERPG-2: 0.5ppm ERPG-3: 1.5ppm	4 0 1	无色气体。低浓度时有类似干草的气味；高浓度时有强烈的刺激性气味。危险浓度不能通过气味检测到。是受热或经紫外线照射的氯化溶剂的分解产物，还是其他氯化有机物的热分解产物
亚胺硫磷 [imidan, 二硫代磷酸 (CAS: 732-11-6)]: 有机磷酸酯胆碱酯酶抑制剂				热分解产物是氮、磷和硫的氧化物。农用农药
磷化氢 [磷化氢 (CAS: 7803-51-2)]: 对呼吸道极具刺激性。可导致命的肺水肿。多系统毒药。恶心、呕吐、咳嗽、头痛和头晕	0.3ppm	50ppm ERPG-2: 0.5ppm ERPG-3: 5ppm	4 4 2	无色气体。TLV下检测到的鱼腥味或大蒜味是一种很好的警示特性。一种常见的熏蒸剂，由磷化铝或磷化锌和大气中的水分在现场(如在粮食储藏和其他封闭空间)产生
磷酸 (CAS: 7664-38-2): 一种强腐蚀性酸；直接接触可能导致严重灼伤。雾或蒸汽会刺激眼睛和呼吸道	1mg/m³	1000mg/m³ ERPG-1: 3mg/m³ ERPG-2: 30mg/m³ ERPG-3: 150mg/m³	3 0 0	无色、糖浆状、无味的液体。在低于20℃(68°F)的温度下凝固。不易燃。在20℃(68°F)下蒸汽压为0.03mmHg
磷 [黄磷，白磷，P (CAS: 7723-14-0)]: 直接接触可导致严重的穿透性烧伤。接触皮肤可能会自燃。烟雾对眼睛和呼吸道有刺激性；可能发生肺水肿。强效肝毒素，全身症状包括腹痛、黄疸、呼吸中有大蒜味。从历史上看，慢性中毒会导致颌骨坏死("磷性颌骨")	0.1mg/m³ (黄磷)	5mg/m³	4 4 2	白色至黄色，蜡状或结晶固体，有辛辣烟雾，易燃。在20℃(68°F)下蒸汽压为0.026mmHg。接触空气会自燃。热分解产物包括磷酸烟雾。历史记录的暴露涉及火类产业。目前用途包括弹药(包括一些烟花)和杀虫剂

续表

健康危害概述	ACGIH TLV	危险浓度	NFPA代码 H F R	注 释
氯氧化磷（CAS: 10025-87-3）：与水分反应释放出磷酸和盐酸；直接接触时具有高度腐蚀性。烟雾对眼睛和呼吸道具刺激性；可能导致急性肺损伤。全身影响包括头痛、头晕和呼吸困难。可能会出现肺毒性	0.1ppm		4 0 2 W	透明无色至浅黄色，有刺鼻气味。在27.3℃（81.1°F）下蒸汽压为40mmHg。不易燃
五氯化磷（CAS: 10026-13-8）：与水分反应释放出磷酸和盐酸；直接接触时具有高度腐蚀性。烟雾对眼睛和呼吸道具刺激性；导致急性肺损伤	0.1ppm	70mg/m³	3 0 2 W	淡黄色固体，有类似盐酸的气味。不易燃
五硫化二磷（CAS: 1314-80-3）：与水分解和湿润的组织迅速反应形成硫化氢和磷酸，长时间与组织接触可能会导致严重的损伤。粉尘成烟雾对眼睛和呼吸道极具刺激性。全身毒性主要是由硫化氢引起的	1mg/m³	250mg/m³	2 1 2 W	黄绿色固体，有臭鸡蛋味。嗅觉疲劳降低了气味作为一种警示性能的价值。热分解产物包括二氧化硫、硫化氢、五氧化二磷和磷酸烟雾。有水存在的情况下自燃。工业中间体
三氯化磷（CAS: 7719-12-2）：与水分解反应释放出磷酸和盐酸；直接接触时具有高度腐蚀性。烟雾对眼睛和呼吸道极具刺激性；会导致急性肺损伤	0.2ppm	25ppm, ERPG-1: 0.5ppm ERPG-2: 3ppm ERPG-3: 15ppm	4 0 2 W	发烟无色至黄色液体。刺激性有良好的警示性能。在20℃（68°F）下蒸汽压为100mmHg。不易燃
邻苯二甲酸酐（酞酸酐 CAS: 85-44-9）：直接接触极具刺激性；长期接触会发生化学灼伤。粉尘和蒸汽会严重刺激呼吸道。强效的皮肤和呼吸道增敏剂（哮喘）	1ppm, SEN	60mg/m³	3 1 0	白色结晶固体。在空气浓度很高时带有令人窒息的气味。在20℃（68°F）下蒸汽压为0.05mmHg。易燃。热分解产物包括邻苯二甲酸烟雾
毒莠定［4-氨基-3,5,6-三氯甲苯甲酸（CAS: 1918-02-1）]：粉尘轻度刺激和呼吸道。眼睛和肝脏。动物实验中具有较低的口服毒性。动物致癌性的证据有限（IARC 3）	10mg/m³			白色粉末，有漂白味。在35℃（95°F）下蒸汽压为0.000 000 6mmHg。热分解产物包括氮氧化物和氯化氢。与二氯苯氧乙酸联用可用于除草剂
苦味酸［2,4,6-三硝基苯酚（CAS: 88-89-1）]：直接接触有刺激性。粉尘会将皮肤染成黄色，并可能引起过敏性皮炎。低浓度暴露后的症状包括头痛、头晕和胃肠道不适。可能诱发高铁血红蛋白血症。摄入会引起溶血、肾炎和肝炎，结膜和房水染色可使视网膜呈现黄色。弱氧化磷酸化解偶联剂	0.1mg/m³	75mg/m³	3 4 4	淡黄色结晶固体或糊状物。无气味。在220℃（68°F）下蒸汽压近小于1mmHg。大于120力远（248力远）爆炸性分解。可能在震动时引爆。与金属、氨或钙化合物接触可以形成对冲击爆炸更敏感的盐。弹药制造中可能发生较大的接触（历史上是主要的接触触源）
品丹酮［比瓦尔, 2-吡戊酰-1,3-吲嗪二酮（CAS: 83-26-1）]：抗凝剂。一种维生素K拮抗剂	0.1mg/m³	100mg/m³		亮黄色结晶物质
盐酸哌嗪（CAS: 142-64-3）：直接接触有刺激性；中度皮肤和呼吸刺激性。服用过高剂量会引起精神道增敏剂；副作用可见恶心、呕吐和腹泻。头晕、昏迷和癫痫发作错乱、嗜睡	0.03ppm（哌嗪盐的可吸入部分和蒸汽），SEN			白色结晶固体，有轻微的腥臭味。该哌嗪盐和其他哌嗪盐曾用作抗蠕虫药（杀螨剂）。在美国已停止使用

续表

健康危害概述	ACGIH TLV	危险浓度	NFPA代码 H F R	注释
哌啶 (CAS: 110-89-4): 直接接触极具刺激性; 可能导致严重灼伤。蒸汽对眼睛和呼吸道有刺激性。神经毒性。小剂量最初刺激自主神经节, 大剂量则产生抑制作用。30~60mg/kg的剂量可引起人体症状			3 3 0	易燃。广泛应用于医药合成等工业中间体
铂可溶盐 (氯铂酸钠, 氯铂酸铵, 四氯化铂): 哮喘和皮炎的增敏剂。金属铂不具有这些作用。可溶性铂化合物对眼睛、黏膜和呼吸道有极高的刺激性	0.02mg/m³ (如Pt)	4mg/m³ (如 Pt)		外观随氧化合物的不同而变化。一些氯盐的热分解产物包括氯气。用作工业催化剂及专门的摄影应用
多氯联苯 (氯联苯; 42%氯, CAS: 53469-21-9; 54%氯, CAS: 11097-69-1): 高浓度对眼睛、鼻子和喉咙有刺激性损伤。可出现灭食症。慢性过度暴露的工人有氯痤疮和肝变症状。胃肠不适和周围神经病变症状。污染物或热分解产物对健康可能含有一些影响。动物实验表明对胎儿发育和生育有不良影响。动物实验中的致癌物 (IARC 2A)	1mg/m³ (42%氯), S NIOSH CA 0.5mg/m³ (54%氯), S, A3 NIOSH CA	5mg/m³ (42%或54%氯)	2 1 0	含氯42%: 无色至深棕色液体, 微弱烃类气味, 在20℃ (68 ℉) 下蒸汽压为0.001mmHg。含氯54%: 淡黄色油状液体, 微弱烃类气味, 20℃ (68 ℉) 下蒸汽压0.000 06mmHg。热分解产物包括氯化二苯并呋喃和氯二苯并二噁英, 虽然不再使用, 但旧变压器仍可能含有多氯联苯
聚氯乙烯分解产物: 过度暴露导致聚合烟雾热, 一种类似流感的疾病, 包括寒战、发热和咳嗽。全氟异丁烯 [PFIB (CAS: 382-21-8)] 在职业暴露中出现严重的肺损伤和死亡。其作用类似于光气, 但强度约为光气的10倍	0.01ppm (对于PFIB)			在全氟异丁烯的生产或在聚四氟乙烯及相关材料 (PFIN, 碳酰氟及其他) 的热解中产生
聚氯乙烯塑料: 对呼吸道有刺激性		5000mg/m³		聚氯乙烯塑料高温部分分解而产生。分解产物包括盐酸。增塑剂和其他添加剂及其分解产物也可能被释放
硅酸盐水泥 (主要是硅酸三钙和硅酸二钙与一些氧化铝、铝酸钙和硅酸铁的混合物): 眼睛、鼻子和皮肤的碱性刺激物; 可能发生腐蚀性烧伤。长期大量接触与皮肤和支气管炎有关	1mg/m³ (无石棉和结晶二氧化硅小于1%)			灰色粉末。无味。硅酸盐水泥生产通常与二氧化硅暴露有关。混凝土是水泥 (通常以铬酸盐作为添加剂) 和骨料 (以沙子作为二氧化硅暴露的潜在来源) 的组合。可能含有铬酸盐
氢氧化钾 [KOH (CAS: 1310-58-3)]: 苛性碱, 直接接触会严重灼伤组织。暴露于粉尘或雾气会刺激眼睛、鼻子和呼吸道	2mg/m³ (C)		3 0 1	白色固体。吸水。在20℃ (68 ℉) 下蒸汽压可忽略不计。与水接触时会散发热量和腐蚀性雾
高锰酸钾 (CAS: 7722-64-7): 强氧化剂。组织接触会产生坏死, 因为多器官衰竭。眼睛接触会严重损害。摄入往往是致命的。暴露于锰会引起锰中毒	[建议: 0.02mg/m³ (可吸入分数, 如锰)]		3 0 3	紫灰色水晶。强氧化剂。高锰酸钾用于处理非法药物的污染导致温用注射后最终产物的毒性
丙烷 (CAS: 74-98-6): 单纯窒息。另见"碳氢化合物"		2100ppm (LEL)	2 4 0	高度易燃
丙酰胺 (CAS: 709-98-8): 氯痤疮症在一项对生产丙烯的农药工厂工人的研究中报道, 前者可能是由于二噁英污染引起的				无色, 白色或浅棕色无臭固体。农用农药 (除草剂)
炔丙醇 [2-丙炔-1-醇 (CAS: 107-19-7)]: 直接接触对皮肤有刺激性。皮肤吸收良好。一种中枢神经系统抑制剂。动物实验出现肝肾损伤	1ppm, S		4 3 3	淡至草黄色液体, 有天竺葵样气味。在20℃ (68 ℉) 下蒸汽压为11.6mmHg。易燃

续表

健康危害概述	ACGIH TLV	危险浓度	NFPA代码 H F R	注 释
丙酸（CAS：79-09-4）：直接接触浓溶液时对眼睛和皮肤有刺激性；可能会导致烧伤。蒸汽对眼睛、皮肤和呼吸道有刺激性	10ppm		3 2 0	无色油状液体。有刺鼻的、腐臭的气味。在39.7℃（103.5 ℉）下蒸汽压为10mmHg。易燃
残杀威 [（邻-异丙氧基）苯基-N-甲基氨基甲酸酯，DDVP，Baygon（CAS：114-26-1）]：氨基甲酸酯抗胆碱酯酶杀虫剂。动物实验中，对胎儿发育的不良影响的证据有限	0.5mg/m³（可吸入颗粒和蒸汽），A3			白色结晶固体。有微弱的特征性气味。在120.2℃（248.4 ℉）下蒸汽压为0.01mmHg。许多商用制剂中常用的杀虫剂
乙酸正丙酯（CAS：109-60-4）：蒸汽对眼睛和呼吸道有刺激性。过量吸入可能导致虚弱、恶心和胸闷。动物实验中高暴露研究表明其是一种中枢神经系统抑制剂	200ppm	1700ppm	1 3 0	无色液体。有微弱的水果气味和刺激性的特性充分，警示性能好。在20℃（68 ℉）下蒸汽压为25mmHg。易燃
丙醇 [1-丙醇（CAS：71-23-8）]：蒸汽对眼睛和呼吸道有轻度刺激性。一种中枢神经系统抑制剂。另见"异丙醇"	100ppm	800ppm	1 3 0	无色易挥发液体。在20℃（68 ℉）下蒸汽压为15mmHg。微弱的酒精味，警示性能充分
二氯丙烯 [1,2-二氯丙烷（CAS：78-87-5）]：蒸汽对眼睛和呼吸道极具刺激性。动物实验表明，中等剂量下可导致中枢神经系统抑制和严重的肝和肾损害，且高剂量有睾丸毒性。（IARC 1）	10ppm, SEN NIOSH CA	400ppm	2 3 0	无色液体。氯仿样气味，警示性能充分。在20℃（68 ℉）下蒸汽压为40mmHg。易燃。热分解产物包括氯化氢。工业化学中间体；在美国不再用于农用杀虫剂
硝酸丙二醇酯，PGDN（CAS：6423-43-4）：化学上类似于硝酸甘油。直接接触可轻微刺激皮肤。可通过皮肤吸收。可能引起高铁血红蛋白血症。引起血管扩张，包括冠状动脉血压。可出现血管舒张的耐受性；停止暴露可能会诱发药物依赖工作人员心绞痛	0.05ppm, S		1 3 0	难闻气味的无色液体。热分解产物包括氮氧化物。主要用于鱼雷燃料推进剂（Otto燃料II的组成部分）；军事人员是高危群体
丙二醇单甲醚 [1-甲氧基-2-丙醇（CAS：107-98-2）]：蒸汽对眼睛和呼吸道。一种温和的中枢神经系统抑制剂	50ppm	100ppm		无色，易燃液体
丙烯亚胺 [2-甲基氮丙啶（CAS：75-55-8）]：直接接触强刺激性；可能会导致严重烧伤。蒸汽对眼睛和呼吸道有强刺激性。也可能损伤肝脏和肾脏。皮肤吸收充分。动物实验表明有致癌性。（IARC 2B）	0.2ppm, S, A3, NIOSH CA	100ppm		冒烟的无色液体。具有强烈的类似氨的气味。易燃。热分解产物包括氮氧化物。烷基化剂用于聚合物合成和其他工业应用
环氧丙烷 [2-环氧丙烷（CAS：75-56-9）]：直接接触刺激性强；严重烧伤。蒸汽对眼睛和呼吸道有高度刺激性。基于动物的研究，大剂量可能引起CNS抑制和周围神经病变。动物实验中有致癌性。（IARC 2B）	2ppm, SEN, A3 NIOSH CA	400ppm, ERPG-1：50ppm, ERPG-2：250ppm, ERPG-3：750ppm	3 4 2	无色液体。甜味，乙醚样气味，警示性能充分。在20℃（68 ℉）下蒸汽压为442mmHg。高度易燃。剧烈聚合
硝酸正丙酯 [硝酸正丙酯（CAS：627-13-4）]：血管扩张剂。可引起头痛和低血压，引起高铁血红蛋白血症。另见"硝酸盐和亚硝酸盐"	25ppm	500ppm	2 3 3Ox（加热时可能爆炸）	淡黄色液体。有不快的甜味。在20℃（68 ℉）下蒸汽压为18mmHg。易燃。热分解产物包括氮氧化物

续表

健康危害概述	ACGIH TLV	危险浓度	NFPA代码 H	F	R	注释
除虫菊酯（除虫菊酯 I 或 II；菊酯 I 或 II；茉莉酯 I 或 II）：粉尘引起原发性接触性皮炎、粉尘引起的全身毒性	5mg/m³	5000mg/m³				在20℃（68℉）下蒸汽压可忽略不计。广泛使用的杀虫剂，存在于消费品中
吡啶（CAS：110-86-1）：长期直接接触有刺激性；偶有皮肤接触过敏报道。蒸汽对眼睛和呼吸道有刺激性。一种中枢神经系统抑制剂。引起高铁血红蛋白血症。慢性少量摄入可造成致死性的肝肾损伤。皮肤吸收充分。暴露于6～12ppm条件下的工人出现头痛、头晕和胃肠不适。致癌性数据不足（IARC 3）	1ppm，A3	1000ppm	3	3	0	无色或黄色的液体，有恶心的气味，有特定的味道，警示性能充分。在20℃（68℉）下蒸汽压为18mmHg。易燃。热分解产物包括氢氧化物和氰化物。大规模工业化学品，用于包括药物在内的化学合成
邻苯三酚 [1,2,3-三羟基苯；焦没食子酸（CAS：87-66-1）]：直接接触极具刺激性。可能会导致严重烧伤。强还原剂和一般细胞毒素。引起高铁血红蛋白血症。可损伤心脏、肝脏、肾脏、红细胞、胃肠和肌肉。局部使用含有邻苯三酚的药膏可导致死亡						白色至灰色无味固体
醌 [1,4-环己二酮，对苯醌（CAS：106-51-4）]：对眼睛和呼吸道有严重刺激性。急性过度暴露于粉尘或蒸汽中会导致结膜刺激和变色、角膜水肿、溃疡和结疤。长期接触会永久性降低视力。皮肤接触会引起刺激、溃疡和色素沉着变化。致癌性数据不足（IARC 3）	0.1ppm	100mg/m³	3	2	0	浅黄色结晶固体。刺鼻气味，警示性能差。在20℃（68℉）下蒸汽压为0.1mmHg。加热时升华
间苯二酚 [1,3-二羟基苯（CAS：108-46-3）]：腐蚀性能和蛋白质变性剂；直接接触极具腐蚀性；严重烧伤可引起高铁血红蛋白血症。敏化剂。皮肤吸收充分。另见"苯酚及相关化合物"。致癌性数据不足（IARC3）	10ppm		3	1	0	白色结晶固体，有微弱气味。可能会在与空气接触时变成粉红色。在108℃（226℉）下蒸汽压为1mmHg。易燃
铑（可溶性盐）：呼吸刺激物。微弱的眼睛刺激物。接触性皮炎过敏源的可溶性盐敏源和潜在的哮喘致因	0.01mg/m³					在25℃（77℉）下蒸汽压小于0.1mmHg。用于特种金属（珠宝）电镀化的催化剂
罗内尔 [O,O-二甲基-O-（2,4,5-三氯苯基）硫代磷酸酯，非氯磷（CAS：299-84-3）]：毒性最小的有机磷抗胆碱酯酶杀虫剂之一	5mg/m³（可吸入馏分和蒸汽）	300mg/m³				在20℃（68℉）下蒸汽压为0.0008mmHg。不是易燃物。超过149°4（300°0）不稳定；可能会释放有害气体，如二氧化硫、二甲基亚砜和三氯酚。农用农药
鱼藤酮 [鱼藤毒素，立方根，德瑞根，德瑞林（CAS：83-79-4）]：直接接触有刺激性。粉尘刺激呼吸道。代谢毒物；抑制细胞呼吸，抑制有丝分裂纺锤体的形成。大剂量摄入可使口腔黏膜麻木，引起恶心呕吐、肌肉震颤、抽搐。在动物实验中，慢性暴露会导致肝和肾损害。高剂量对动物胎儿发育有不良影响的证据有限	5mg/m³	2500mg/m³				白色至红色结晶固体。在20℃（68℉）下蒸汽压可以忽略不计。从植物中提取的天然杀虫剂，如方根、鹿角根、鹿角藤。无臭，遇空气或光分解。对碱不稳定
沙林 [GB（CAS：107-44-8）]：可通过各种途径接触的剧毒神经化学战神经毒剂。通过呼吸道、皮肤和眼睛吸收。一种有效的胆碱酯酶抑制剂。发作迅速。蒸汽极具刺激性						透明，无色液体。无味。最易挥发的神经毒剂。在20℃（68℉）下蒸汽压为2.1mmHg。不易燃。化学制剂

续表

健康危害概述	ACGIH TLV	危险浓度	NFPA代码 H F R	注　释
硒和无机化合物（如硒）：烟雾、粉尘和蒸汽对眼睛、皮肤和呼吸道有刺激性；可能发生肺水肿。一种普通的细胞毒素。慢性中毒导致抑郁、紧张、皮疹、胃肠不适、口腔金属味和口臭、指甲或头发脱落。肝脏和肾脏也是靶器官。动物实验表明，一些硒化合物已可导致出生缺陷和癌症；然而，致癌性数据不足（IARC 3）	0.2mg/m³（如硒）	1mg/m³（如硒）		元素硒是一种黑色、灰色或红色结晶或无定形固体，无臭。在武器维修中用作红色发蓝剂。含硒洗发水会导致头发重金属检测中硒浓度升高。重要的环境污染物
二氧化硒［一氧化硒（CAS: 7446-08-4）］：强烈的发泡剂；直接接触可造成严重烧伤。遇水生成亚硒酸。皮肤吸收充分。烟雾和粉尘对眼睛和呼吸道极具刺激性				白色固体。遇水反应生成硒酸
六氟化硒（CAS: 7783-79-1）：发泡剂遇水形成硒酸和氢氟酸；直接接触可导致严重的HF烧伤。对眼睛和呼吸道有强烈刺激性；可能导致肺水肿和肺损伤	0.05ppm	2ppm		无色气体。不易燃
氯氧硒（CAS: 7791-23-3）：强烈的发泡剂。直接接触可引起严重烧伤。皮肤吸收充分。烟雾对眼睛和呼吸道极具刺激性；可能导致肺水肿和肺损伤				无色至黄色液体。遇水产生氯化氢和亚硒酸烟雾
二氧化硅，无定形硅石（硅藻土、沉淀硅石和硅胶硅石）：很少或无引起矽肺的可能性。大多数无定形硅石的来源都含有石英（见下面的晶体二氧化硅条目）。如果石英大于1%，则必须处理石英时与石灰石强烈加热（煅烧）时，它会变成结晶，会引起矽肺病。无定形二氧化硅与肺纤维化有关，但晶态二氧化硅污染的作用仍存在争议。与下述的二氧化硅相反，硅酸盐的致癌性数据不足（IARC 3）		3000mg/m³		白色至灰色粉末。无气味，蒸汽压力可忽略不计。如果没有石棉和石英小于1%的，粉尘的TLV为10mg/m³
二氧化硅，结晶性［石英，熔融的无定形二氧化硅，斜晶石，三云母，硅藻岩（CAS: 1464-46-1）］：吸入灰尘会引起矽肺，肺部一种渐进的、纤维状的瘢痕。矽尘肺患者更易患肺结核。结晶二氧化硅会引起肺纤维化。无定形二氧化硅与此相反，二氧化硅是人类致癌物（IARC 1）	0.025mg/m³（可吸入部分），A2 NIOSH CA	25mg/m³（石榴石、三长石）、50mg/m³（石英、硅藻岩）		无色、无味的固体，蒸汽压可忽略不计。许多矿物粉尘的组成部分。暴露可发生在各种职业环境中，包括喷砂、二次混凝土工作、石材切割（包括含有二氧化硅的合成材料）及采矿和采石
硅（CAS: 7440-21-3）：一种不会引起肺纤维化的有害粉尘。肠外暴露与全身毒性有关				灰色到黑色，有光泽，针状晶体。不计
四氯硅烷［四氯硅烷（CAS: 10026-04-7）］：与水接触产生盐酸蒸汽，可能导致严重烧伤。对眼睛和呼吸道极具刺激性；可能导致肺水肿和肺损伤	ERPG-1: 0.75ppm ERPG-2: 5ppm ERPG-3: 37ppm		3　0　2　W	气味阈值接近0.75ppm 不易燃。在20℃（68°F）下蒸汽压可忽略
银（CAS: 7440-22-4）：银化合物会引起银质沉淀症，组织呈蓝灰色的变色，也可能局限于结膜，鼻中隔和牙龈。一些银盐与组织接触时具有腐蚀性	0.01mg/m³（可溶化合物，同Ag）、0.1mg/m³（金属）	10mg/m³（银化合物，同银）		化合物的外观各不相同。硝酸银是一种强氧化剂。重度系统性暴露通常是通过有意识的慢性摄入摄入作为一种替代疗法的自我治疗，而不是职业吸入

续表

健康危害概述	ACGIH TLV	危险浓度	NFPA代码 H F R	注释
叠氮化钠[叠氮酸，钠盐，NaN₃（CAS: 26628-22-8）]: 强效细胞毒素。抑制细胞色素氧化酶。过度暴露的工人有报道出现眼睛刺激，支气管炎，头痛，低血压和晕倒	0.29mg/m³（C）（同叠氮化钠），0.11ppm（C）（同叠氮酸蒸汽）			白色，无臭，结晶固体。存在于一些机动车气囊系统中
二硫氢钠[NaSH（CAS: 16721-80-5）]: 遇水分解生成硫氢和氢氧化钠。对眼睛，皮肤和呼吸道具有极强的腐蚀性和刺激性				白色结晶物质，有微弱二氧化硫气味
亚硫酸氢钠，NaHSO₃（CAS: 7631-90-5）]: 对眼睛，皮肤和呼吸道有刺激性。可能发生过敏性反应	5mg/m³			白色结晶固体，有微弱二氧化硫气味和不愉快的味道。广泛用作食品和化学防腐剂
氟乙酸钠[化合物1080（CAS: 62-74-8）]: 一种剧毒的代谢性毒物。代谢成氟代柠檬酸，其可阻止柠檬酸循环中醋酸盐的氧化。人类致死剂量范围为2～10mg/kg	0.05mg/m³，S	2.5mg/m³		蓬松的白色固体或细白色粉末。有时染成黑色。吸湿性。无气味。在20℃（68℉）下蒸汽压可忽略不计。热分解产物包括氢氟化物。曾被用作杀鼠剂
氢氧化钠[NaOH（CAS: 1310-73-2）]: 腐蚀性碱；可能引起严重烧伤。烟雾或雾气对眼睛，皮肤和呼吸道有强刺激性	2mg/m³（C）	10mg/m³, ERPG-1: 0.5mg/m³, ERPG-2: 5mg/m³, ERPG-3: 50mg/m³	3 0 1	白色固体。吸水。无气味。溶于水产生大量的热。碱液是一种水溶液
亚硫酸钠[焦亚硫酸钠（CAS: 7681-57-4）]: 直接接触对眼睛和皮肤极具刺激性。粉尘对眼睛和呼吸道有刺激性。可能导致肺水肿	5mg/m³			白色粉末或结晶物质，有微弱二氧化硫气味。遇水反应生成二氧化硫
索曼[GD（96-64-0）]: 剧毒化学战神经毒剂，可通过各种途径接触。通过呼吸道，皮肤和眼睛吸收。发作迅速。蒸汽压极低				透明，无色液体。微弱的樟脑样气味，警示性能差。在25℃（68℉）下蒸汽压为0.4mmHg
锑[锑氢化物（CAS: 7803-52-3）]: 一种与砷相似的强效溶血剂。肝脏和肾脏是次要靶器官。蒸汽对肺有刺激性；可能发生肺水肿。蒸汽压极速	0.1ppm	5ppm, ERPG-2: 0.5ppm, ERPG-3: 1.5ppm	4 4 2	无色气体。气味类似于硫化氢。但警示性能可能不可靠。锑的酸溶液或强还原剂处理时可形成氢化物。用于微电子行业。易燃
斯托达溶剂[矿物油，脂肪和芳香烃的混合物（CAS: 8052-41-3）]: 可通过皮肤吸收。蒸汽对眼睛和呼吸道有刺激性的。一种中枢神经系统抑制剂。慢性过度暴露与头痛，疲劳，骨髓发育不全和黄疸有关。可能含有少量苯。另见"碳氢化合物"	100ppm	20 000mg/m³	1 2 0	无色液体。煤油样气味。在20℃（68℉）下蒸汽压约为2mmHg。易燃
土的宁（CAS: 57-24-9）: 神经毒素与抑制性甘氨酸受体的突触后甘氨酸受体结合，导致过度的运动神经元活动，导致痉挛和肌肉强制性亢进，导致呼吸障碍或窒息	0.15mg/m³	3mg/m³		白色固体。无气味。在20℃（68℉）下蒸汽压可忽略不计。热分解产物包括氨氧化物。常用为灭鼠药（地鼠饵）

健康危害概述	ACGIH TLV	危险浓度	NFPA代码 H F R	注　释
苯乙烯单体 [乙烯基苯（CAS: 100-42-5）]：直接接触有刺激性。可通过皮肤吸收。蒸汽对呼吸道有刺激。一种中枢神经系统抑制剂。症状包括头痛、恶心、头晕和疲劳。已报道对周围神经疾病病例。动物研究表明有神经毒性。对胎儿发育有不良影响的证据有限。可能的致癌物（IARC 2B）	20ppm	700ppm	2　3　2	无色黏稠液体。低浓度具有甜的芳香气味。高浓度时有辛辣味。警示性能充分。在20℃（68°F）下蒸汽压为4.5mmHg。易燃。必须添加抑制剂，以避免爆炸聚合。用于SBR（丁苯橡胶）、ABS（丙烯腈＋丁二烯＋苯乙烯）、SAN（苯乙烯＋丙烯腈）聚合物
枯草杆菌蛋白酶 [枯草芽孢杆菌蛋白水解酶（CAS: 1395-21-7）]：原发性皮肤和呼吸道刺激物。促发哮喘端的潜在敏化剂	0.06μg/m^3（C）			浅色粉末。职业性哮喘端与将粉末配方加入洗涤剂有关
二氧化硫（CAS: 7446-09-5）：与水接触形成亚硫酸。对眼睛和皮肤有强刺激性。对呼吸道有极强的刺激性；对上气道有刺激性，造成上气道阻塞，肺水肿。有文献记载，哮喘患者会增加二氧化硫空气污染导致的支气管收缩效应的敏感性。致癌数据不足（IARC 3）	0.25ppm（STEL）	100ppm; ERPG-1: 0.3ppm; ERPG-2: 3ppm; ERPG-3: 15ppm	3　0　0（液化）	无色气体。充分带有"味道"的刺鼻、令人窒息的气味和刺激效果。具有很好的警示作用。空气污染物标准。化石燃料燃烧是主要的环境来源。冶炼等工业过程中的副产品。以前用作制冷剂。可能从古董冰箱中接触
六氟化硫（CAS: 2551-62-4）：基本上是一种无毒气体。空气置换至窒息是最大的危险	1000ppm	1000ppm		无味，无色致密气体。可能被其他氟化硫污染，包括剧毒的五氟化硫。与水接触释放氢氟酸或氧氟醚
硫酸 [玻璃酸油，H_2SO_4（CAS: 7664-93-9）]：直接接触具有高度腐蚀性。可能导致严重烧伤。分解可能释放二氧化硫。暴露于二氧化硫气雾中会刺激眼睛，皮肤和呼吸道	0.2mg/m^3（胸部分数），A2（强酸雾剂）	15mg/m^3; ERPG-1: 2mg/m^3; ERPG-2: 10mg/m^3; ERPG-3: 120mg/m^3	3　0　2　W	无色至深褐色重，油状液体。强氧化剂。加水会产生强烈的放热反应。在20℃（68°F）下蒸汽压小于0.001mmHg
一氯化硫（CAS: 10025-67-9）：与水接触形成盐酸和二氧化硫。蒸汽对眼睛，直接接触有极强的刺激性，皮肤和呼吸道具有高度刺激性	1ppm（C）	5ppm	3　1　1	发烟，琥珀色至红色油状液体。有刺鼻，刺激性病态气味。眼睛刺激是一个充分的警示性能。在20℃（68°F）下蒸汽压为6.8mmHg。易燃。分解产物包括硫酸氢，氯化氢和二氧化硫
五氟硫 [二氟脱氟（CAS: 5714-22-7）]：蒸汽对呼吸道有极大的刺激性，低浓度（0.5ppm）可引起急性肺损伤。可发生急性肺损伤，动物实验中，及氟化物的升高	0.01ppm（C）	1ppm		无色液体或蒸汽，有二氧化硫脱的气味。在20℃（68°F）下蒸汽压为561mmHg。不易燃。热分解产物包括二氧化硫和氟化氢
四氟化硫 [SF_4（CAS: 7783-60-0）]：易水解成二氧化硫盐酸和二氧化硫。可发生肺水肿和肺损伤。蒸汽对眼睛和皮肤有很强的刺激性	0.1ppm（C）	0.1ppm		无色气体。与水反应形成二氧化硫和氟化氢
硫酰氟 [Vikane, SO_2F_2（CAS: 2699-79-8）]：对眼睛和呼吸道有刺激性；慢性暴露可能导致肾脏和肝脏损伤，及氟化物的升高	5ppm	200ppm		无色无味气体。无警示作用。经常添加氯丁菊酯（催乳剂）以提供警示作用。热分解产物包括二氧化硫和氟化氢。一种广泛使用的结构性农药熏蒸剂。由于不适宜早期摄入可能导致中毒
硫丙磷 [O-乙基-S-丙基硫酸二酯 [S-丙基硫酸代酯（CAS: 35400-43-2）]：一种有机磷抗胆碱酯酶杀虫剂	0.1mg/m^3（可吸入部分和蒸汽），S			褐色液体，有一种特殊的硫化物的气味。农用农药
塔邦 [GA（CAS: 77-81-6）]：可通过各种途径接触的剧毒化学战神经毒剂。通过呼吸道，皮肤和眼睛吸收。一种有效的胆碱酯酶抑制剂。发作迅速，发作非常强烈的刺激性				透明无色液体。微弱果香味。暴露迹象不充分。蒸汽在20℃（68°F）下蒸汽压为0.037mmHg

续表

健康危害概述	ACGIH TLV	危险浓度	NFPA代码 H F R	注释
滑石粉，不含石棉纤维或结晶二氧化硅（CAS: 14807-96-6）: 组织剌激性。不含石棉纤维人可引起肺炎，肠外注射也可引起肺部疾病。致癌性的数据不足（IARC 3）	2mg/m³（可吸入，不含石棉纤维和小于1%结晶二氧化硅）	1000mg/m³		在许多工业和化妆品中使用
钽和化合物（如Ta）: 急性毒性低。粉尘对肺部有轻微剌激性		2500mg/m³（金属和氧化物粉尘，如Ta）		金属是灰黑色固体，如果抛光则为铂白色。无臭。五氧化二钽是无色固体，用于航空航天及其他特种合金
碲和化合物（如Te）: 工作场所暴露可见包括嗜睡、恶心、金属味及呼吸出汗大蒜味。高剂量研究中已发现可致神经系统疾病。碲吸入引起肺部剌激和溶血；然而，其易分解特性减少了有毒物质暴露的可能性。在动物实验中，一些碲化合物有胎儿毒性或致畸作用	0.1ppm（如Te）	25mg/m³（如Te）		金属碲是一种具有银白色或浅灰色光泽的固体。用于特种合金和半导体行业
六氟化碲（CAS: 7783-80-4）: 缓慢水解释放氢氟酸和碲酸。对眼睛和呼吸道极度剌激；可能发生肺水肿。过度暴露的工人会出现头痛、呼吸困难，以及呼吸道中长大蒜味	0.02ppm	1ppm		无色气体，令人讨厌的气味。不易燃。热分解产物包括氟化氢
双硫磷［Abate, O,O,O',O'-四甲基-O,O'-thiodi-对苯基二硫代磷酸酯（CAS: 3383-96-8）］: 眼睛、皮肤和呼吸道的主要剌激物；一种中度毒性的有机磷酯型胆碱酯酶抑制剂。各种途径均可吸收，且吸收充分	1mg/m³（可吸入馏分和蒸汽），S			无色或白色晶体；液体高于87℉。不溶于水；溶于甲苯、乙醚和正己烷。很低的蒸汽压。农用农药
三联苯类［二苯基苯，三苯基（CAS: 26140-60-3）］: 直接接触有剌激性。蒸汽和薄雾剌激呼吸道；在动物实验中，肺水肿的发生率很高。动物研究还表明，与其他氟利昂类似，可能引起心律失常，对肝脏和肾脏有轻微的潜在损伤	5mg/m³（C）	500mg/m³	1 1 0	白色至浅黄色结晶固体。剌激性是具有可能的警示属性。在20℃（68℉）下蒸汽压非常低。易燃。商用等级是邻位-、间位-，同位-和对位-异构体的混合物
2,3,7,8-四氯二苯并二噁英［TCDD（CAS: 1746-01-6）］: 显而易见的痤疮（氯痤疮）是暴露的特定标志。人类致癌物（IARC 1）。另见"二噁英"	NIOSH CA			白色结晶固体。多种氯化除草剂的有毒污染物，包括2,4,5-T和2,4-D
1,1,2-四氯-2,2-二氟乙烷［氟碳112a（CAS: 76-11-9）］: 急性毒性低。高浓度对眼睛和呼吸道有剌激性。高浓度可抑制中枢神经系统。与其他氟利昂类似，动物实验中高剂量研究表明，可能会损伤肾脏和肝脏	100ppm	2000ppm		无色液体或固体，有轻微的醚状气味。在20℃（68℉）下蒸汽压中等，约40mmHg。不易燃。热分解产物包括氯化氢和氟化氢
1,2,2-四氯-1,2-二氟乙烷［氟代烃112: 制冷剂112（CAS: 76-12-0）］: 急性毒性低。曾用作抗蠕虫药。高浓度可致中枢神经系统抑制，可能引起心律失常，类似于其他氟利昂	50ppm	2000ppm		无色液体或固体，有轻微的醚状气味。警示作用未知。在20℃（68℉）下蒸汽压为40mmHg。蒸汽不易燃。热分解产物包括氯化氢和氟化氢
1,1,2,2-四氯乙烷（CAS: 79-34-5）: 皮肤吸收可能引起全身毒性。蒸汽对眼睛和呼吸道有剌激性。一种中枢神经系统抑制剂。类似于其他四氯乙烷衍生物，可能引起心律失常。可导致肝或肾损伤。动物实验中致癌性的证据不足（IARC 2B）	1ppm, S, A3 NIOSH CA	100ppm		无色至浅黄色液体。甜的，令人窒息的，氯仿样气味。警示作用强。在20℃（68℉）下蒸汽压为8mmHg。非易燃物。在美国曾用作溶剂大量使用

续表

健康危害概述	ACGIH TLV	危险浓度	NFPA代码 H F R	注 释
四氯乙烯 [四氯乙烯, PERC (CAS: 127-18-4)]: 长期接触有刺激性; 可能会导致轻度烧伤。蒸汽对眼睛和呼吸道有刺激性。一种中枢神经系统抑制剂。类似于三氯乙烯等氯化溶剂。可能引起肝损伤。慢性过度暴露可能导致生殖功能和胎儿发育不良影响的证据有限。动物实验中对男性生殖功能和胎儿发育不良影响的证据有限。动物实验中有致癌性的证据 (IARC 2A)	25ppm, A3 NIOSH CA	150ppm ERPG-1: 100ppm ERPG-2: 200ppm ERPG-3: 1000ppm		无色液体。氯仿样或醚样气味。对眼睛有刺激性; 在20℃ (68℉) 下蒸汽压力为14mmHg。不易燃。热分解产物包括光气和盐酸。用于干洗行业
四氯萘 (CAS: 1335-88-2): 引起氯痤疮和黄疸。蓄积于人体脂肪组织中。可通过皮肤吸收。另参见氯痤疮 "二噁英"	2mg/m³	50mg/m³		白色至浅黄色固体。芳香气味。警示作用未知。在20℃ (68℉) 下蒸汽压小于1mmHg。热分解产物包括二氧化硫和磷酸
四乙基二硫磷酸盐 [TEDP, 磺酸盐 (CAS: 3689-24-5)]: 一种有机磷胆碱酯酶抑制剂。皮肤吸收充分	0.1mg/m³ (可吸入成分和蒸汽), S	10mg/m³		黄色液体, 有大蒜气味。不易燃。警示作用未见。农用杀虫剂
四乙基铅 (CAS: 78-00-2): 一种强效的中枢神经系统毒素。皮肤吸收充分。可引起精神病、躁狂、抽搐和昏迷。据报道, 过度暴露的工人其精子数量会减少, 并出现阳痿。另见 "铅"	0.1mg/m³ (同Pb), S	40mg/m³	3 2 3 W	无色液体。可能被染成蓝色、红色或橙色。轻微臭味。在20℃ (68℉) 下蒸汽压力为0.2mmHg。易燃。见光分解; 在历史上, 由于不恰当地使用含汽油作为汽油添加剂, 基本淘汰。作为溶剂和滥用药物而发生了大量暴露
焦磷酸四乙酯 [TEPP (CAS: 107-49-3)]: 一种强效的有机磷胆碱酯酶抑制剂。皮肤吸收迅速	0.01mg/m³ (可吸入成分和蒸汽), S	5mg/m³		无色至琥珀色液体, 有淡淡的果味。水中缓慢水解。蒸汽在140℃ (284℉) 下蒸汽压为1mmHg。不易燃。热分解产物包括磷酸雾
四氢呋喃 [THF, 二乙烯氧化物 (CAS: 109-99-9)]: 直接接触有轻微刺激性。蒸汽对眼睛和呼吸道有轻微刺激性。高浓度时可抑制中枢神经系统。动物实验中高浓度中暴露会出现肝脏和肾脏毒性	50ppm, S, A3	20 000ppm (LEL) ERPG-1: 100ppm ERPG-2: 500ppm ERPG-3: 5000ppm	2 3 1	无色液体。TLV阈值以下可检测到醚样气味。充分警示作用强。易燃。蒸汽在20℃ (68℉) 下蒸汽压为145mmHg
四氢噻吩 [THT (CAS: 110-01-0)]: 眼睛和呼吸道刺激物。病例报告中可见严重气道阻塞存在关系			1 3 0	淡黄色或澄清液体, 有刺鼻、难闻的气味。气体的气味添加剂。在25℃ (77℉) 下蒸汽压为18mmHg。高度易燃。警示作用强 (如添加到天然气中)
四甲基铅 (CAS: 75-74-1): 一种类似于四乙基铅的强效中枢神经系统毒素。另见 "铅"	0.15mg/m³ (同Pb), S	40mg/m³ (同Pb), S	2 3 3 W	无色液体。可能被染成红色、橙色或蓝色。轻微的发霉味。在20℃ (68℉) 下蒸汽压为22mmHg
四甲基丁二腈 [TMSN (CAS: 3333-52-6)]: 一种强效的神经毒素。过度暴露的工人可出现头痛、恶心、头晕、抽搐和昏迷	0.5ppm, S	5ppm		无色, 无味固体。热分解产物包括氰氧化物。用于半导体制造
四甲基氢氧化铵 [TMA H (CAS: 75-59-2)]: 一种腐蚀性物质, 可对皮肤、眼睛和呼吸道造成伤害。暴露可致人死亡				极强的碱, 形成腐蚀性的碱性溶液
四硝基甲烷 (CAS: 509-14-8): 直接接触有强烈刺激性; 可能会导致皮肤烧伤。蒸汽对眼睛和呼吸道极具刺激性。已有肺水肿病例报道。可能引起高铁血红蛋白血症。动物实验中高剂量可致肝、肾和中枢神经系统损伤。过度暴露与头痛、疲劳、呼吸困难有关。另见 "硝酸盐和亚硝酸盐" (IARC 2B)	0.005ppm, A3	4ppm		无色至淡黄色液体或固体, 有刺激性气味。警示作用强。在20℃ (68℉) 下蒸汽压为8.4mmHg。不易燃。弱爆炸物和氧化剂。含有杂质时极易爆炸

健康危害概述	ACGIH TLV	危险浓度	NFPA代码 H F R	注 释
特屈儿 [硝胺，2,4,6-三硝基苯甲基硝胺（CAS: 479-45-8）]: 引起皮肤过敏并伴有皮炎。粉末对眼睛和呼吸道极具刺激性。组织可被染成亮黄色。过度接触肝脏和肾脏。头痛，恶心和呕吐有关。	1.5mg/m³	750mg/m³		白色至黄色固体。无气味。强氧化剂。在20℃（68°F）下蒸汽压远小于1mmHg。用于雷管的炸药
铊（CAS: 7440-28-0）和可溶性化合物（硫酸铊，醋酸铊，硝酸铊）: 一种强效毒素，可引起多种慢性表现，包括精神病、神经病、视神经炎、脱发。恶心、腹痛，易怒和体重减轻。可能发生肝肾损伤。摄入可引起严重胃出血性肾损伤。所有途径均可能吸收	0.02mg/m³（可吸入成分，同TI），S	15mg/m³（同TI）		外观随化合物的不同而变化。单质是一种蓝白色的延性重金属，蒸汽压可以忽略不计。铊已被用作杀鼠剂
乙硫醇酸 [巯基乙酸（CAS: 68-11-1）]: 皮肤或眼睛接触酸会引起严重烧伤。蒸汽对眼睛和呼吸道有刺激性	1ppm, S			无色液体。令人不快的硫醇味。在18℃（64°F）下蒸汽压为10mmHg。在一些冷波和脱毛制剂中有发现
双硫胺甲酰 [四甲基二硫化秋兰姆（CAS: 137-26-8）]: 皮肤或眼睛刺激性。中度过敏原和强效皮肤增敏剂，皮肤和呼吸道有轻微刺激性。饮酒者暴露后出现二硫仑样效应。一种实验性甲状腺激素。动物实验表明，高浓度对胎儿发育有不良影响。致癌性数据不足（IARC 3）	0.05mg/m³, SEN	100mg/m³		白色至黄色粉末，有特征性气味。可被冷波染成蓝色。热分解产物包括二氧化硫和碳二硫化物。可应用于橡胶制造（硫化）和作为杀菌剂使用
磷酸替米考星 [Micotil 300（CAS: 137330-13-3）]: 严重过敏原和急性心脏毒素				黄色至琥珀色液体。兽用抗生素。被用于故意自我投毒，暴露的发生可通过注射器事故所导致的自动注射
锡，金属和无机化合物: 长时间吸入可能导致胸部X线异常。有些化合物与水反应生成酸（四氯化锡，氯氧化锡和硫酸亚锡）或碱（锡钠和锡）	2mg/m³（同Sn）	100mg/m³（同Sn）		金属锡无臭，颜色暗淡，银白色
锡，有机化合物: 直接接触有高度刺激性。可能会导致烧伤。粉尘、烟雾或蒸汽对眼睛和呼吸道具有高度刺激性。三乙基锡是一种强效的神经毒素，醋酸三苯基锡有严重的肝毒性。该类化合物中，乙基锡化合物毒性最强，其次是二烷基锡和单烷基锡基。皮肤吸收充分	0.1mg/m³, S（同Sn）	25mg/m³（同Sn）		有机锡化合物有多种：单、二、三、四烷基锡和芳基锡化合物。易燃。有机锡化合物用于一些聚合物涂料中（作为防霉剂）
二氧化钛（CAS: 13463-67-7）: 轻度肺刺激物（IARC 2B）	10mg/m³ NIOSH CA	5000mg/m³		白色无味粉末。金红石是一种常见的结晶形式。蒸汽压力可以忽略不计
甲苯胺 [邻甲苯胺，3,3'-二甲基联苯胺（CAS: 119-93-7）]: 动物实验表明可致癌（IARC 2B）	S, A3 NIOSH CA			白色至淡红色固体。热分解产物是氮氧化物。纳米粒子制剂应用广泛的商业，包括各种消费品
甲苯 [甲苯醇（CAS: 108-88-3）]: 蒸汽对眼睛和呼吸道有轻微刺激性。中枢神经系统抑制剂。滥用可能导致脑、肾和肌肉损害。强暴露可致肝肾损伤。妊娠期间吸入过量与出生缺陷有关。致癌性数据不足（IARC 3）	20ppm, S	500ppm ERPG-1: 50ppm ERPG-2: 300ppm ERPG-3: 1000ppm	2 3 0	无色液体。芳香的，苯样气味。在20℃（68°F）下蒸汽压为22mmHg。作用较强，极低浓度即可闻到，刺激气味警示。易燃。常见的工业溶剂，也存在于许多消费品中（如粘合剂、脱衣剂）

续表

健康危害概述	ACGIH TLV	危险浓度	NFPA代码 H F R	注释
甲苯-2,4-二异氰酸酯 [TDI (CAS: 584-84-9)]: 一种强效的呼吸道增敏剂 (哮喘), 对眼睛, 皮肤和呼吸道也有强的刺激性。强暴露可致肺水肿。动物实验中有致癌性 (IARC 2B)	[推荐: 0.001ppm (可吸入成分和蒸汽), S, SEN], A3 NIOSH CA	2.5ppm ERPG-1: 0.01ppm ERPG-2: 0.15ppm ERPG-3: 0.6ppm	3 1 2	无色针或在0.01ppm附近有尖锐, 刺鼻气味的液体。在20℃(68℉)下蒸汽压约为0.04mmHg。易燃。聚氨酯的原始材料; 聚合在现场应用中, 可暴露于TDI
邻甲苯胺 [2-甲基苯胺 (CAS: 95-53-4)]: 腐蚀性碱; 可引起严重烧伤。可能引起高铁血红蛋白症。可通过皮肤吸收。人类致癌物 (IARC 1)	2ppm, S, A3 NIOSH CA	50ppm	3 2 0	无色至浅黄色液体。微弱芳香气味。警示作用较强。在20℃(68℉)下蒸汽压小于1mmHg
间甲苯胺 [3-甲基苯胺 (CAS: 108-44-1)]: 腐蚀性碱。可引起严重烧伤。可引起高铁血红蛋白症。可通过皮肤吸收	2ppm, S			浅黄色液体。在20℃(68℉)下蒸汽压小于1mmHg
对甲苯胺 [4-甲基苯胺 (CAS: 106-49-0)]: 腐蚀性碱; 可引起严重烧伤。可引起高铁血红蛋白症。可通过皮肤吸收。动物实验中有致癌性	2ppm, S, A3 NIOSH CA		3 2 0	白色固体。在20℃(68℉)下蒸汽压为1mmHg
磷酸三丁酯 (CAS: 126-73-8): 直接接触有强烈刺激性; 引起严重的眼睛损伤和皮肤剥离。其蒸汽或烟雾对眼睛和呼吸道有刺激性; 动物实验表明强暴露会引起肺水肿。报道可见头痛和恶心	5mg/m³ (可吸入蒸汽和分和蒸汽), A3	30ppm	3 1 0	无色至浅黄色液体。无气味。在20℃(68℉)下蒸汽压非常低。易燃。热分解产物包括磷酸烟雾
三氯乙酸 (CAS: 76-03-9): 强酸。蛋白质变性剂。致癌性数据不足 (IARC 2B)	0.5ppm, A3		2 1 0	结晶固体。在51℃(128.3℉)下蒸汽压为1mmHg。热分解产物包括盐酸和光气
1,2,4-三氯苯 (CAS: 120-82-1): 长时间或反复接触会刺激皮肤和眼睛。蒸汽对眼睛, 皮肤和呼吸道有刺激性。动物实验表明高浓度时暴露会损害肝, 肾, 肺和中枢神经系统。不会引起氯痤疮	5ppm (C)		2 1 0	一种无色液体, 具有令人讨厌的樟脑样气味。在38.4℃(101.1℉)下蒸汽压为1mmHg。易燃。热分解产物包括氯化氢和光气
1,1,1-三氯乙烷 [甲基氯仿, TCA (CAS: 71-55-6)]: 蒸汽对眼睛和呼吸道有轻微刺激性。一种中枢神经系统抑制剂。可能引起心律失常。可通过皮肤吸收。部分可见引起肾损伤。(IARC 3)	350ppm	700ppm ERPG-1: 350ppm ERPG-2: 700ppm ERPG-3: 3500ppm	2 1 0	无色液体。气味阈值接近350ppm。在20℃(68℉)下蒸汽压为100mmHg。非易燃物, 热分解产物包括氯化氢和光气。常用氯化溶剂
1,1,2-三氯乙烷 (CAS: 79-00-5): 皮肤可吸收。蒸汽可吸收。一种中枢神经系统抑制剂。可能引起心律失常。动物实验中致癌性证据有限 (IARC 3)	10ppm, S, A3 NIOSH CA	100ppm	2 1 0	无色液体。甜的, 氯仿样气味。警示作用未知。在20℃(68℉)下蒸汽压为19mmHg。不易燃。热分解产物包括光气和盐酸
三氯乙烯 [TCE (CAS: 79-01-6)]: 可出现皮肤吸收。蒸汽对眼睛和呼吸道有轻度刺激性。一种中枢神经系统抑制剂。可能引起心律失常。可能引起脑周围神经病变和肝损害。有二硫化样反应。据报道小鼠可发生肝癌和肺癌 (IARC 1)	10ppm A2 NIOSH CA	1000ppm ERPG-1: 100ppm ERPG-2: 500ppm ERPG-3: 5000ppm	2 1 0	无色液体。甜味, 有氯仿样气味, 接近100ppm。在20℃(68℉)下蒸汽压为58mmHg。常温下不可燃。分解产物包括氯化氢和光气, 常用作氯化溶剂

健康危害概述	ACGIH TLV	危险浓度	NFPA代码 H	F	R	注释
三氯氟甲烷[氟利昂11 (CAS: 75-69-4)]: 蒸汽对眼睛和呼吸道有轻度刺激性。一种中枢神经系统抑制剂。可能引起心律失常	1000ppm (C)	2000ppm				常温下无色液体或气体。在20℃（68°F）下蒸汽压为690mmHg。不易燃。热分解产物包括氯化氢和氟化氢
三氯萘[卤蜡 (CAS: 1321-65-9)]: 引起痤疮。低剂量时有肝毒性，可引起黄疸，储存于脂肪组织中。皮肤暴露后可能发生全身毒性，也见"氯痤疮"	5mg/m³, S	20mg/m³ (有效危险浓度)				无色至浓黄色固体，芳香气味。警示作用未知。在20℃（68°F）下蒸汽压小于1mmHg。易燃。分解产物包括光气和氯化氢
2,4,5-三氯苯氧乙酸[2,4,5-T (CAS: 93-76-5)]: 对皮肤和呼吸道有中度刺激性，并对中枢神经系统、肌肉、肾脏和肝脏造成伤害。弱的氧化磷酸化解偶联剂。多氯二苯二噁英(二噁英)化合物是污染物。有报道敷料工可发生肉瘤。动物实验表明可影响胎儿发育	10mg/m³	250mg/m³				无色至棕褐色固体。外观和一些危险特性随配方的不同而变化。无气味。在20℃（68°F）下蒸汽压可忽略不计。不易燃。热分解产物包括氯化氢和二噁英。一种曾被广泛用作脱叶剂的除草剂，在越南被称为"橙剂"
1,1,2-三氯-1,2,2-三氟乙烷[氟利昂113 (CAS: 76-13-1)]: 对眼睛和黏膜有轻度刺激性。高浓度会抑制中枢神经系统，并可能损害肝脏。动物实验中，浓度低至2000ppm可能导致心律失常	1000ppm	2000ppm				无色液体。高浓度时可闻到甜甜的、类似氯仿的气味。警示作用差。在20℃（68°F）下蒸汽压为284mmHg。不易燃。热分解产物包括氯化氢、氟化氢和光气
三乙胺 (CAS: 121-44-8): 碱性腐蚀性；对眼睛和皮肤具有高度刺激性；可能发生严重烧伤。蒸汽对眼睛和呼吸道极具刺激性；可能发生肺水肿。高剂量导致动物心脏、肝脏和肾脏损伤。中枢神经系统刺激可能是由于抑制单胺氧化酶引起的	0.5ppm, S	200ppm	3	3	0	无色液体，具有鱼腥味、类似氨气的气味。警示作用未知。在20℃（68°F）下蒸汽压为54mmHg。易燃。用于工业化学领域，但也作为昆虫的"麻醉剂"应用于研究和其他领域
三氟溴甲烷[哈龙1301; 氟利昂13B1 (CAS: 75-63-8)]: 极高的浓度 (150 000～200 000ppm) 可引起中枢神经系统抑制和心律失常	1000ppm	40 000ppm				无色气体，高浓度下有微弱的醚状气味。警示作用差。不易燃
三氟甲烷[氟利昂23 (CAS: 75-46-7)]: 蒸汽对眼睛和黏膜有轻度刺激性。高浓度会引起中枢神经系统抑制和心律失常						不易燃。热分解产物包括氟化氢
偏苯三酸酐[TMAN(CAS: 552-30-7)]: 粉尘和蒸汽对眼睛、鼻子、咽喉、皮肤和呼吸道极具刺激性。潜在的呼吸道增敏剂 (哮喘)。也可引起弥漫性肺出血 (及后续的肺含铁血黄素沉着症)	0.000 5mg/m³ (可吸入成分), S, SEN					无色固体。水溶液中水解成偏苯三酸酐。在25℃（77°F）下蒸汽压为0.000 004mmHg。易燃。TMAN是某些环氧配方的重要组成部分
三甲胺 (CAS: 75-50-3): 碱性腐蚀性；直接接触时具有高度刺激性；可发生严重烧伤。蒸汽对呼吸道极具刺激性	5ppm	ERPG-1: 0.1ppm ERPG-2: 100ppm ERPG-3: 500ppm	3	4	0	高度可燃气体，具有刺激性、腥味、类似氨的气味，浓度接近0.1ppm。可作为天然气中的警示剂
亚磷酸三甲酯[磷酸三甲酯 (CAS: 121-45-9)]: 直接接触时具有高度刺激性。蒸汽对呼吸道有高度刺激性，且有对胎儿发育的不良影响的证据。动物实验中，高浓度可导致白内障实验，且对胎儿发育有不良影响的证据	2ppm		1	3	1	无色液体，有强烈的腥味或类似氨的气味。遇水发生水解。在25℃（77°F）下蒸汽压为24mmHg。易燃

健康危害概述	ACGIH TLV	危险浓度	NFPA代码 H F R	注释
三硝基甲苯[2,4,6-三硝基甲苯, TNT (CAS: 118-96-7)]: 直接接触有刺激性。组织接触后变黄, 引起致敏性皮炎。对呼吸道有刺激性。可引起肝损伤, 高铁血红蛋白血症。职业性过度暴露与白内障发生有关, 高引起血管扩张, 包括冠状动脉血管扩张。常见症状包括头痛和血压下降。可通过多种途径吸收。可出现血管舒张的耐受性; 药物依赖可能会诱发心绞痛。另见"硝酸盐和亚硝酸盐"。致癌性数据不足 (IARC3)	0.1mg/m³, S	500mg/m³		白色至浅黄色结晶固体。无气味。在85℃ (185 ℉) 下蒸汽压为0.05mmHg。加热或撞击时可发生爆炸。弹药工人可能暴露于此环境
磷酸三甲酚酯[TOCP (CAS: 78-30-8)]: 抑制乙酰胆碱酯酶。强效神经毒素, 通过各种途径引起迟发性神经病变, 部分可逆的周围神经病变有报道迟发型神经病变	[推荐: 0.02mg/m³ (可吸入成分)], S	40mg/m³	1 1 0	无色黏稠液体。无味。不易燃。虽然是一种抗胆碱酯酶抑制剂, 但它被广泛用作化学添加剂和化学合成。受污染的食品是暴露源
磷酸三苯酯 (CAS: 115-86-6): 人弱抗胆碱酯酶活性。动物实验中有报道迟发型神经病变	3mg/m³	1000mg/m³	1 1 0	无色固体。淡淡的醚类气味。不易燃, 热分解产物包括磷酸烟物
钨及其化合物: 很少有关于人类中毒的报道。有些盐与水接触时可能会释放酸。在硬质金属工业中, 钴和钨合金可能与纤维肺病有关	5mg/m³ (不可溶性物质) 1mg/m³ (可溶性物质)			元素钨是一种灰色, 硬, 脆的金属。细粉易燃。硬质金属用于特种锯片和金刚石切割等应用
松节油 (CAS: 8006-64-2): 直接接触对眼睛有刺激性。蒸汽刺激呼吸道。高浓度抑制中枢神经系统。另见"碳氢化合物"	20ppm, SEN	800ppm	2 3 0	无色至浅黄色的液体。有一种特殊的漆状气味, 具有无分的示性。在20℃ (68 ℉) 下蒸汽压为5mmHg。易燃
铀化合物: 许多盐对呼吸道有刺激性。可溶性盐是强效的肾脏毒素。铀是弱放射性元素 (α发射体)。衰变到放射性核素钍-230。铀可能对肺, 气管支气管淋巴结, 骨髓和皮肤造成辐射损伤	0.2mg/m³ (可溶和不可溶性物质, 同U), A1 NIOSH CA	10mg/m³		致密, 银白色, 有光泽的金属。细粉自燃。放射性。含贫铀武器已被鉴定为稳定残留的弹片
戊醛[皮肤] (CAS: 110-62-3): 对眼睛和皮肤有刺激性。可能会导致严重烧灼伤。蒸汽对眼睛和呼吸道有高度刺激性	50ppm		1 3 0	无色液体。有水果味。易燃
五氧化二钒 (CAS: 1314-62-1): 粉尘或烟雾对眼睛, 皮肤和呼吸道具有高度刺激性。急性过度暴露与持续性支气管炎和哮喘样反应 ("锅炉制造者喘端") 有关。有致敏性皮炎报道。低水平暴露可能导致舌头的发绿。金属味。咳嗽 (IARC 2B)	0.05mg/m³ (可吸入成分), A3	35mg/m³ (同V)		黄橙色到锈棕色结晶粉末或深灰色薄片。无气味。不易燃
醋酸乙烯酯 (CAS: 108-05-4): 直接接触时具有强烈刺激性; 可能导致严重的皮肤和眼睛灼伤。蒸汽对眼睛和呼吸道有刺激性。高浓度轻度抑制中枢神经系统。动物实验中, 高剂量对雄性生育的不良影响证据有限 (IARC 2B)	10ppm, A3	ERPG-1: 5ppm ERPG-2: 75ppm ERPG-3: 500ppm	2 3 2	挥发性液体, 低浓度有令人愉快的水果味。在25℃ (77 ℉) 下蒸汽压为115mmHg。易聚合。必须加入抑制剂, 以防止自聚合
溴化乙烯 (CAS: 593-60-2): 高浓度时可刺激眼睛和呼吸道, 和抑制中枢神经系统; 也是肾脏和肝脏毒物。动物致癌物 (IARC 2A)	0.05ppm, A2 NIOSH CA		2 4 1	无色, 高度易燃的气体, 有独特的气味

健康危害概述	ACGIH TLV	危险浓度	NFPA代码 H	F	R	注释
氯乙烯（CAS: 75-01-4）：高浓度对眼睛和呼吸道有刺激性。远端趾骨变性伴"肢端骨溶解"，雷诺病和硬皮病均与工作场所过度暴露有关。高浓度抑制中枢神经系统，以前用作麻醉剂。可能引起心律失常。引起人类肝血管肉瘤（IARC 1）	1ppm, A1 OSHA CA NIOSH CA	（LEL: 36 000ppm）ERPG-1：500ppm ERPG-2：5000ppm ERPG-3：20 000ppm	2	4	2	无色、高度易燃的气体，有甜醚状气味。易聚合。仅限于氯乙烯合成和制成氯乙烯聚合
乙烯基二氧化环己烷 [乙烯基己烷（CAS: 106-87-6）]：直接接触有中度刺激性；可能会导致严重烧伤。蒸汽对眼睛和呼吸道有高度刺激性。动物实验中出现睾丸萎缩、白血病和胸腺坏死。动物研究发现局部应用导致皮肤癌（IARC 2B）	0.1ppm, S, A3 NIOSH CA					无色液体。在20℃（68 ℉）下蒸汽压为0.1mmHg
乙烯基甲苯（CAS: 25013-15-4）：蒸汽对眼睛和呼吸道有刺激性。高浓度可抑制中枢神经系统。动物实验中高剂量可观察到肝、肾和血液毒性。高剂量对胎儿发育的不利影响的证据有限。致癌性数据不足（IARC 3）	50ppm	400mg/m³	2	2	2	无色液体。强烈的、难闻的气味具有充分的警示性。在20℃(68 ℉)下蒸汽压为1.1mmHg。易燃。添加抑制剂以防止爆炸自聚合
VM&P石脑油 [清漆制造商和打印机石脑油；Ligroin（CAS: 8032-32-4）]：蒸汽对眼睛和呼吸道有刺激性。高浓度抑制中枢神经系统。另见"碳氢化合物"			1	3	0	无色易挥发液体。普通溶剂
VX（CAS 50782-69-9）：各种途径接触的剧毒化学战神经毒剂。易通过呼吸道、皮肤和眼睛吸收。一种强大的胆碱酯酶抑制剂，症状出现快。蒸汽极具刺激性			4	1	1	无色或琥珀色液体。化学神经毒剂的挥发性最小。在25℃（77 ℉）下蒸汽压为0.007mmHg。气味不足以警示暴露。易燃性未知
华法林（CAS: 81-81-2）：抗凝剂。动物实验和人体研究表明，药物剂量与胎儿的不良影响相关	0.1mg/m³（可吸入蒸汽）	100mg/m³	1	0	0	无色结晶物质。无气味。用作灭鼠药和药物抗凝剂。暴露通常来自无意或故意摄入
二甲苯 [o-, m-和p-二甲苯的混合物（CAS: 1330-20-7）]：挥发对眼睛和呼吸道有刺激性。一种中枢神经系统抑制剂。类似于甲苯和苯，可能引起心律失常。在动物实验中，高剂量对胎儿发育的不良影响的证据有限。致癌性数据不足（IARC 3）	100ppm	900ppm	2	3	0	无色液体或固体。微甜的芳香气味。刺激性具有充分的警示性。在20℃（68 ℉）下蒸汽压约为8mmHg。易燃
二甲基胺 [CAS: 1300-73-8]：可引起高铁血红蛋白血症。可通过皮肤吸收。动物实验发现肝脏损害	0.5ppm（可吸入蒸汽）, S, A3	50ppm	3	1	0	淡黄色至棕色液体。微弱芳香胺气味具有充分的警示性。在20℃（68 ℉）下蒸汽压小于1mmHg。易燃。热分解产物包括氮氧化物。用于化学合成，包括染料工业
钇和化合物（钇金属、六水硝酸钇、氯化钇、氧化钇）：粉尘可能对眼睛和呼吸道有刺激性	1mg/m³（同Y）	500mg/m³（同Y）				外观因化合物而异
氯化锌（CA: 7646-85-7）：直接接触具有腐蚀性和高度刺激性。可严重烧伤。据报道，皮肤暴露在烟雾中会发生灼烧。烟雾能导致严重呼吸道刺激；导致肺水肿	1mg/m³（烟雾）	50mg/m³	3	1	0	白色粉末或无色晶体，可吸水。烟雾呈白色。有刺鼻气味。暴露主要通过吸入烟雾弹

续表

健康危害概述	ACGIH TLV	危险浓度	NFPA代码 H F R	注　释
铬酸锌（碱性铬酸锌，ZnCrO₄；铬酸锌钾，KZn₂（CrO₄）锌黄：含有六价铬，与工人患肺癌有关	0.01mg/m³（同Cr），A1			碱性铬酸锌为黄色颜料；重铬酸盐为橙色
氧化锌（CAS: 1314-13-2）：对呼吸道有刺激性的烟雾。引起金属烟热。症状包括头痛，发热，畏寒和肌肉疼痛	2mg/m³（呼吸分数）	500mg/m³		白色或黄白色粉末。当元素锌被加热到其熔点以上时，形成大量的氧化锌烟雾。主要暴露方式是通过黄铜铸造厂或镀锌钢焊接
锆化合物（氧化锆，ZrO₂；氯氧锆，ZrOCl；四氯氧锆，ZrOCl₄）：锆化合物一般毒性低。有些化合物具有刺激性；四氯化锆在接触潮剂引起水分时会释放氯化氢。已经观察到由于使用含有锆的除臭剂引起的肉芽肿。皮肤过敏尚未见报道	5mg/m³（同Zr）	50mg/m³（同Zr）		元素形态为蓝黑色粉末或灰白色有光泽金属。细粉可能易燃

C. 室内空气浓度（TLV-C）；S. 明显的皮肤吸收；SEN. 潜在增敏剂；STEL. 短暂（15min）暴露水平。A1.ACGIH 确认人致癌物；A2.ACGIH 可疑人致癌物；A3.ACGIH 动物致癌物；ERPG. 应急响应规划指南（详见ERPG解释）。IARC 1.已知人致癌物；IARC 2A. 可能人致癌物；IRAC 2B. 可能人致癌物；IARC 3. 证据不充分。NFPA. 危险代码；F. 火；R. 反应性；Ox. 氧化剂；W. 水–反应性；H. 健康。
0（无）～4（严重）。

（翻译：金晓君　朱晓璐　童利会　赵瑞巧　姜久昆　凌　克　陆远强）